Wichtige Fachbegriffe und Abkürzungen

°C	Grad Celsius
A	Ampere
A., Aa.	Arterie, Arterien
Abb.	Abbildung
ADP	Adenosindiphosphat
AMP	Adenosinmonophosphat
Anamnese	Kranken(vor)geschichte
Anatomie	Lehre vom Bau des Körpers
ATP	Adenosintriphosphat
benigne	gutartig
bzw.	beziehungsweise
ca.	circa, ungefähr
cal	Kalorie
d	Tag
d. h.	das heißt
Diagnose	Erkennung und Benennung einer Krankheit
DNA, DNS	Desoxyribonukleinsäure (engl. -acid)
dys	Vorsilbe für krankhafte Veränderung oder Normalabweichung
EEG	Elektroenzephalogramm
EKG	Elektrokardiogramm
endogen	im Körper entstehend, von innen kommend
evtl.	eventuell (möglicherweise eintretend)
exogen	außerhalb des Körpers entstehend, von außen kommend
extra	Wortteil für außerhalb, außen
FAD	Flavin-Adenin-Dinukleotid
gastro-intestinal	den Magen-Darm-Trakt betreffend
ggf.	gegebenenfalls
gr.	griechisch
GTP	Guanosintriphosphat
h	Stunde
HN	Hirnnerv
hyper	Wortteil für übermäßig, Überfunktion
hypo	Wortteil für unter, zu wenig, Unterfunktion
Hz	Hertz
i. m.	intramuskulär (in den Muskel)
i. v.	intravenös (in die Vene)
Insuffizienz	Funktionsschwäche, unzureichende Organfunktion
inter	Wortteil für zwischen, dazwischen
intra	Wortteil für innerhalb, innen
J	Joule
K	Grad Kelvin
kardial	das Herz betreffend
kardiovaskulär	das Herz-Kreislauf-System betreffend
kcal	Kilokalorie
kJ	Kilojoule
l, L	Liter
lat.	lateinisch
m	Meter
M., Mm.	Muskel, Muskel (lat. musculus, musculi)
maligne	bösartig
Manifestation	Offenbarwerden, Zutagetreten
min, Min.	Minute
mmHg	Millimeter-Quecksilbersäule
mol	Mol
N	Newton
N., Nn.	Nerv, Nerven (lat. nervus, nervi)
NAD	Nikotinamid-Adenin-Dinukleotid
oral	den Mund betreffend, durch den Mund
Pa	Pascal
parenteral	unter Umgehung des Magen-Darm-Traktes
Pathologie	Lehre von den Krankheiten
peri	um, herum, ringsum
Physiologie	Lehre von den normalen Vorgängen und Funktionen des Körpers
post	nach, hinter
prä	vor
primär	erstrangig, zuerst vorhanden, ursprünglich
Prognose	voraussichtlicher Verlauf einer Krankheit
Protein	Eiweiß
rektal	zum Mastdarm gehörend, durch den Mastdarm
Rezidiv	Rückfall
RNS, RNA	Ribonukleinsäure (engl. acid)
s, Sek.	Sekunde
s. c.	subkutan (unter die Haut)
sekundär	zweitrangig, nachfolgend
sog.	sogenannt
Std.	Stunde
Symptom	Krankheitszeichen
Syndrom	Symptomenkomplex, charakteristische Kombination von Symptomen
Tab.	Tabelle
Therapie	Behandlung einer Krankheit
Trauma	Verletzung, Wunde
u. a.	unter anderem
Ulcus, Ulkus	Geschwür
V	Volt
V., Vv.	Vene, Venen
v. a.	vor allem
W	Watt
z. T.	zum Teil

N. Menche (Hrsg.)

Biologie Anatomie Physiologie

Dieses Buch
begleitet mich durch
Ausbildung und Beruf

Mit diesem Buch lernt:

....

Ich bin im Kurs:

....

Meine Ausbildungsstätte ist:

....

Meine Kontaktdaten sind:

....

Nicole Menche (Hrsg.)

BIOLOGIE ANATOMIE PHYSIOLOGIE

Kompaktes Lehrbuch für Pflegeberufe

10. Auflage

Herausgegeben von: Dr. med. Nicole Menche, Langen

Mit Beiträgen von: Dr. med. Nicole Menche, Langen; Dr. rer. nat. Katharina Munk, Idstein; Dr. med. Herbert Renz-Polster, Vogt

Autoren der Vorauflage: Dr. med. Bernd Guzek, Hamburg; Dr. med. Hubert Hasel, Wangen

Zeichnungen von: Gerda Raichle, Ulm

ELSEVIER

Elsevier GmbH, Bernhard-Wicki-Str. 5, 80636 München, Deutschland
Wir freuen uns über Ihr Feedback und Ihre Anregungen an kundendienst@elsevier.com

ISBN 978-3-437-26805-2
eISBN 978-3-437-05462-4

10. Auflage 2023

Wichtiger Hinweis
Die medizinischen Wissenschaften unterliegen einem sehr schnellen Wissenszuwachs. Der stetige Wandel von Methoden, Wirkstoffen und Erkenntnissen ist allen an diesem Werk Beteiligten bewusst. Sowohl der Verlag als auch die Autorinnen und Autoren und alle, die an der Entstehung dieses Werkes beteiligt waren, haben große Sorgfalt darauf verwandt, dass die Angaben zu Methoden, Anweisungen, Produkten, Anwendungen oder Konzepten dem aktuellen Wissensstand zum Zeitpunkt der Fertigstellung des Werkes entsprechen.
Der Verlag kann jedoch keine Gewähr für Angaben zu Dosierung und Applikationsformen übernehmen. Es sollte stets eine unabhängige und sorgfältige Überprüfung von Diagnosen und Arzneimitteldosierungen sowie möglicher Kontraindikationen erfolgen. Jede Dosierung oder Applikation liegt in der Verantwortung der Anwenderin oder des Anwenders. Die Elsevier GmbH, die Autorinnen und Autoren und alle, die an der Entstehung des Werkes mitgewirkt haben, können keinerlei Haftung in Bezug auf jegliche Verletzung und/oder Schäden an Personen oder Eigentum, im Rahmen von Produkthaftung, Fahrlässigkeit oder anderweitig übernehmen.

Für die Vollständigkeit und Auswahl der aufgeführten Medikamente übernimmt der Verlag keine Gewähr.
Geschützte Warennamen (Warenzeichen) werden in der Regel besonders kenntlich gemacht (®). Aus dem Fehlen eines solchen Hinweises kann jedoch nicht automatisch geschlossen werden, dass es sich um einen freien Warennamen handelt.

Bibliografische Information der Deutschen Nationalbibliothek
Die Deutsche Nationalbibliothek verzeichnet diese Publikation in der Deutschen Nationalbibliografie; detaillierte bibliografische Daten sind im Internet über https://www.dnb.de abrufbar.

23 24 25 26 27 5 4 3 2 1

In ihren Veröffentlichungen verfolgt die Elsevier GmbH das Ziel, genderneutrale Formulierungen für Personengruppen zu verwenden. Um jedoch den Textfluss nicht zu stören sowie die gestalterische Freiheit nicht einzuschränken, wurden bisweilen Kompromisse eingegangen. Selbstverständlich sind **immer alle Geschlechter** gemeint.

Planung: Hilke Nüssler, München
Projektmanagement: Birgit Pietzsch, München
Redaktion: Esther Kinateder, Waldkirchen
Herstellung: Birgit Pietzsch, München
Rechteklärung: Katja Sieger-Schauer, München
Satz: abavo GmbH, Buchloe/Deutschland; TnQ, Chennai/Indien
Druck und Bindung: Drukarnia Dimograf Sp. z o. o., Bielsko-Biała/Polen
Umschlaggestaltung: FAVORITBUERO, München; SpieszDesign, Neu-Ulm
Umschlagherstellung: SpieszDesign, Neu-Ulm
Titelabbildungen/-fotografien: Herz: © iStock.com/magicmine; Lunge: © iStock.com/jm1366; Kniegelenk: © SciePro – stock.adobe.com

Aktuelle Informationen finden Sie im Internet unter **www.elsevier.de**

VORWORT

Gesundheit und Krankheit haben Menschen zu allen Zeiten beschäftigt. Das Bemühen, kranke, alte und auch neugeborene Menschen bestmöglich zu behandeln und zu pflegen, kennzeichnet die Geschichte des Menschen seit vielen Jahrtausenden.

Allerdings ist es ist ein relativ „moderner“ Gedanke, dass systematisches Wissen und das Verständnis der körperlichen Funktionen Voraussetzungen für eine fachgerechte Pflege von Kranken sind. Und erst seit ungefähr 400 Jahren haben sich Anatomie, Biologie und Physiologie zu Bezugswissenschaften für die Pflege entwickelt.

Was kennzeichnet diese drei Wissenschaften:

- Die **Biologie** als Grundlagenwissenschaft untersucht die Gesetzmäßigkeiten des Lebens und der Lebewesen unserer Erde. Biologisches Wissen ist für Pflegende vor allem im Rahmen der Zellfunktionen (Zellbiologie) und der Genetik (Vererbungslehre) von Bedeutung.
- In der **Anatomie** werden der menschliche Körper, seine Organe und Gewebe, sowohl von außen als auch von innen betrachtet. Diese Betrachtung kann mit dem bloßen Auge, mit der Lupe oder dem Lichtmikroskop oder elektronischen Geräten wie etwa dem Elektronenmikroskop erfolgen.
- Die **Physiologie** dagegen will präzise erfassen und verstehen, wie der Körper funktioniert. Dazu gehört z.B., warum das Blut durch den Körper fließt oder wie der Sauerstoff aus den Lungen ins Blut kommt. Dazu gehören aber auch extrem komplexe Fragestellungen wie etwa nach der Funktion des Immunsystems bis hinunter zur molekularen Ebene, nach den Vorgängen im Gehirn oder bei der Entstehung menschlichen Lebens.

Als Herausgeberin habe ich versucht, das für Pflegende relevante Wissen dieser drei Fächer in einem **kompakten Lehrbuch** zusammenzufassen.

Wir hoffen, dass sich dieses Buch auch in der 10. überarbeiteten und aktualisierten Auflage im Lernalltag bewähren wird. Das Buch berücksichtigt die anatomischen und physiologischen Besonderheiten von Kindern und alten Menschen und eignet sich somit für alle Pflegeausbildungen und -berufe.

Passend zum Lehrbuch haben Sie in dieser Auflage erstmals online Zugriff auf Videos zu den Organsystemen des menschlichen Körpers. Die Videos wurden basierend auf der weltweit fortschrittlichsten 3D-Anatomie-Plattform und App **Complete Anatomy** entwickelt und werden Ihnen helfen, Bau und Funktion des menschlichen Körpers besser zu verstehen.

Ganz herzlich bitte ich als Herausgeberin – auch im Namen des Verlags und der Autoren – weiterhin um Ihre Anregungen und Kritik: Nur so kann das Buch in der nächsten Auflage noch besser werden.

Langen im Dezember 2022
Nicole Menche

FEHLER GEFUNDEN?

An unsere Inhalte haben wir sehr hohe Ansprüche. Trotz aller Sorgfalt kann es jedoch passieren, dass sich ein Fehler einschleicht oder fachlich-inhaltliche Aktualisierungen notwendig geworden sind.
Sobald ein relevanter Fehler entdeckt wird, stellen wir eine Korrektur zur Verfügung. Mit diesem QR-Code gelingt der schnelle Zugriff.

https://else4.de/978-3-437-26805-2

Wir sind dankbar für jeden Hinweis, der uns hilft, dieses Werk zu verbessern. Bitte richten Sie Ihre Anregungen, Lob und Kritik an folgende E-Mail-Adresse: kundendienst@elsevier.com

ABBILDUNGSNACHWEIS

Der Verweis auf die jeweilige Abbildungsquelle befindet sich bei allen Abbildungen im Werk am Ende des Legendentextes in eckigen Klammern. Alle nicht besonders gekennzeichneten Grafiken stammen von Gerda Raichle, Ulm, alle Mindmaps auf den Kapitelauftaktseiten von Heike Hübner, Berlin.

E260	Waugh, A., Grant, A.: Ross and Wilsons Anatomy and Physiology in Health and Illness. Churchill Livingstone/ Elsevier, 11 ed., 2010, 978-0702032271
E277	Prof. Dr. Mathias Freund, Rostock
E337	Solomon, E.: Introduction to human anatomy and physiology. Saunders/Elsevier, 3ed. 2009, 9781416044055
E355	Goldmann, L., Ausiello, D.: Goldman Cecil Medicine. Saunders/Elsevier, 23ed. 2008, 978-1-4160-2805-5
E362	Thibodeau, G., Patton, K.: Structure & Function of the Body. Mosby/Elsevier, 14 ed. 2011, 978-0323077224
E363	Rumack, C.,Wilson,S., Charboneau, J.W., Johnson, J.A. : Diagnostic Ultrasound. Mosby/Elsevier, 3 ed., 2004, 978-0323020237
E364	Drake et al.: Gray's Anatomy for Students. Churchhill Livingstone/Elsevier 2005, 9780443066122
E365	James, W., Berger,T., Elston.D.: Andrew's Diseases of the Skin, Saunders/Elsevier, 10 ed, 2006, 978-0-7216-2921-6
E366	Sanders, M., McKenna, K.: Mosby's paramedic textbook Elsevier 3 ed., 2006, 978-0323046916
E367	Hoffbrand,V.: Color Atlas of Clinical Hematology, Mosby, 4 ed. 2009, 978-0-323-04453-0
E368	Rodak,B., Fritsma,G., Doig,K.: Hematology. Saunders/ Elsevier, 3ed., 2007, 978-1-4160-3006-5
E369	Patton, K., Thibodeau,G., Diehl,J.: The Human Body in Health & Disease, Elsevier, 4ed., 2005, 9780323036429
E371	Patton, K., Thibodeau,G.: Anatomy & Physiology. Mosby/ Elsevier, 7ed. 2009, 978-0-323-05532-1
E437	Salvo S.: Mosby's Pathology for massage therapists. Fig.5-6 b+c.Mosby/Elsevier, 2 ed. 2008,978-0323055888
E449	Goodman, C., Fuller, K., Boissonnault, W.: Pathology: Implications for the Physical Therapist. Elsevier, 2 ed. 2002, 9780721692333
E457	Herring, J.A.: Tachdjian's Pediatric Orthopaedics. Saunders/ Elsevier, 4 ed. 2008, 978-1-4160-2221-3
E458	Kelley/Petersen: Sectional Anatomy for Imaging Professionals 2e. 2007 Elsevier
E460	Drake et al.: Gray's Atlas of Anatomy. Churchhill Livingstone/Elsevier 2008, 9780443067211
E581	Moore, K., Persaud, T.: The developing human: clinically oriented embryology. Saunders/ Elsevier, 7 ed., 2003. 978-0721694122
E645	Telser, A., Young, J.K., Baldwin,K.: Elsevier's Integrated Histology. Mosby/Elsevier, 1 ed., 2007, 978-0323033886
E745	Thibodeau, G., Patton, K.: Structure & Function of the Body. Mosby/Elsevier, 13 ed. 2007, 978-0323049917
F221	Waterland, R.: Epigenetic mechanisms and gastrointestinal development. In: American Academy of pediatrics, Volume 149, Issue 5, 2006
F222	Kouzi-Koliakos, K.; et al. Prebypass histological and ultrastructural evaluation of the long saphenous vein as a predictor of early graft failure. In: Cardiovascular Pathology, 15, 6, 336–346, fig. 7
F989-003	Frankenburg, W. K./Dodds, J. B.: The Denver Developmental Screening Test. In: The Journal of Pediatrics. Volume 71, Issue 2, Pages 181–191. Elsevier, August 1967.
G401	Habif, T., Campbell, J., Chapmann, M.: Skin Disease Diagnosis and Treatment, Mosby/Elsevier, 2 ed, 2004, 9780323031691
G1163	McSweeney, P../ McNamara, J.: Encyclopedia of Dairy Sciences, 3rd Edition. Elsevier Ltd. 2022.
G1164	Winn, H.R,: Youmans & Winn Neurological Surgery, Eighth Edition. Elsevier Inc. 2023.
J751-100	iStockphoto.com/ Watcom
J751-101	iStockphoto.com/ leonello
J751-102	iStockphoto.com/ Inok
J787	Colourbox.com
K115	Andreas Walle, Hamburg
K157	Werner Krüper, Bielefeld
K303	Gerhard Westrich, Berlin
K324	Michaela Mejta, Wien
L190	Gerda Raichle, Ulm
L253	Dr. Wolfgang Zettlmeier, Barbing
M121	Nicole Menche, Langen
M375	Prof. Dr. med. Dr. rer. nat. Ulrich Welsch, München
M500	Prof. Dr. med. G. W. Kauffmann, Radiologische Universitätsklinik Heidelberg
O405	Stefanie Schröder, München
O408	Martina Gärtner, Gauting
O530	Prof. Dr. med. Dr. sci. nat. Christoph Klein
O568	Prof. Dr. med. G. Wennemuth/ I. Lang
R174	Male, D. Immunologie. 1. Aufl. Elsevier 2005
R177	Kugler, P.: Zelle Organ Mensch- Bau, Funktion und Krankheiten. Elsevier/Urban & Fischer. 1.Aufl., 2006
R252	Welsch,U.: Atlas Histologie. Elsevier/Urban & Fischer. 7. Aufl., 2005 9783437431418. Abb. 341
R285	Böcker, D. et al.: Pathologie. Elsevier/Urban & Fischer. 5. Aufl., 2012
R309	Drake, R. L., Vogl, A. W., Mitchell, A. Paulsen, F. (editors): Gray's Anatomie für Studenten, 1. Aufl., Urban & Fischer 2007
R319	Oestmann, J.-W.: Die 50 wichtigsten Fälle. Bildgebende Verfahren. Elsevier/Urban & Fischer. 1.Aufl., 2014
R403	Hagendorff: Basiswissen Echokardiografie. Elsevier/Urban & Fischer. 2017
S700	Sobotta-Archiv: Sobotta. Atlas der Anatomie des Menschen, div. Aufl., Elsevier Urban & Fischer
T077	Prof. Dr. Bruno Imthurn, Klinikdirektor, Klinik für Reproduktions-Endokrinologie, UniversitätsSpital, Zürich
T192	Dr. med. Kay Goerke, Rheine
T332-01	Dr. Volker Brinkmann, MPI für Infektionsbiologie, Berlin
T451	Prof. Dr. med. Stephan Miller, Tübingen
T484	PD Dr. med. Andreas Kreft, Mainz
U244	Medtronic GmbH, Meerbusch
V655	Dr. Gundolf Meyer-Hentschel, Saarbrücken
V658	AIDAmed e.K. Ortho Medical System
W193-06	© Statistisches Bundesamt (Destatis), Wiesbaden – Bevölkerung Deutschlands bis 2060, 2015
W193-011	© Statistisches Bundesamt (Destatis), Wiesbaden – Pflegestatistik 2019
W801	Hardt, Herkner, Menz, Safari zum Urmenschen, Kleine Senckenberg Reihe 51, 2009. Copyright senckenberg gesellschaft für naturforschung, www.Schweizerbart.de/ 9783510613953
X141	Dr. med. Wolfgang Frank, Gauting
X221-036	Tobias Hoffmann, Robert Koch-Institut (RKI)
X243	Heinz Günter Beer, Oberasbach

INHALTSVERZEICHNIS

1

BEGRIFFE ZUR BESCHREIBUNG DES MENSCHEN

LERNZIELÜBERSICHT

1.1 Kennzeichen des Lebens

- Als Kennzeichen von Lebewesen werden üblicherweise Aufbau aus Zellen, Stoffwechsel, Erregbarkeit und Kommunikation, Motilität (aktive Bewegungsfähigkeit), Vermehrung sowie Wachstum und Entwicklung angesehen.

1.2 Aufbau des Körpers

- Kleinste selbstständig lebensfähige „Einheit" ist die Zelle. Zellen bilden Gewebe, diese wiederum Organe, die zu Organsystemen zusammengefasst sind.
- Den Organen übergeordnet ist die Psyche bzw. das Bewusstsein.

1.3 Regulations- und Anpassungsvorgänge

- Um auf Dauer bestehen zu können, muss der Organismus sich ständig an veränderte Umweltbedingungen anpassen und seine Körperfunktionen regulieren können. Dies geschieht in komplexen Regelkreisen.
- Nach dem Prinzip des Regelkreises werden z. B. der Blutdruck oder die Körpertemperatur reguliert.

1.4 Lebensphasen

- Menschsein bedeutet auch Veränderung: Beim Menschen werden als große Lebensphasen die Kindheit und Jugend, das Erwachsenenalter sowie das Alter unterschieden.

1.5 Körperabschnitte

- Der Körper kann in verschiedene Abschnitte unterteilt werden. Kopf, Hals und Rumpf bilden den Körperstamm, Schultergürtel, Arme und Hände sowie Becken(gürtel), Beine und Füße die Extremitäten.
- Seröse Höhlen sind flüssigkeitsgefüllte Spalträume, welche vor allem die Verschieblichkeit von Organen gewährleisten.

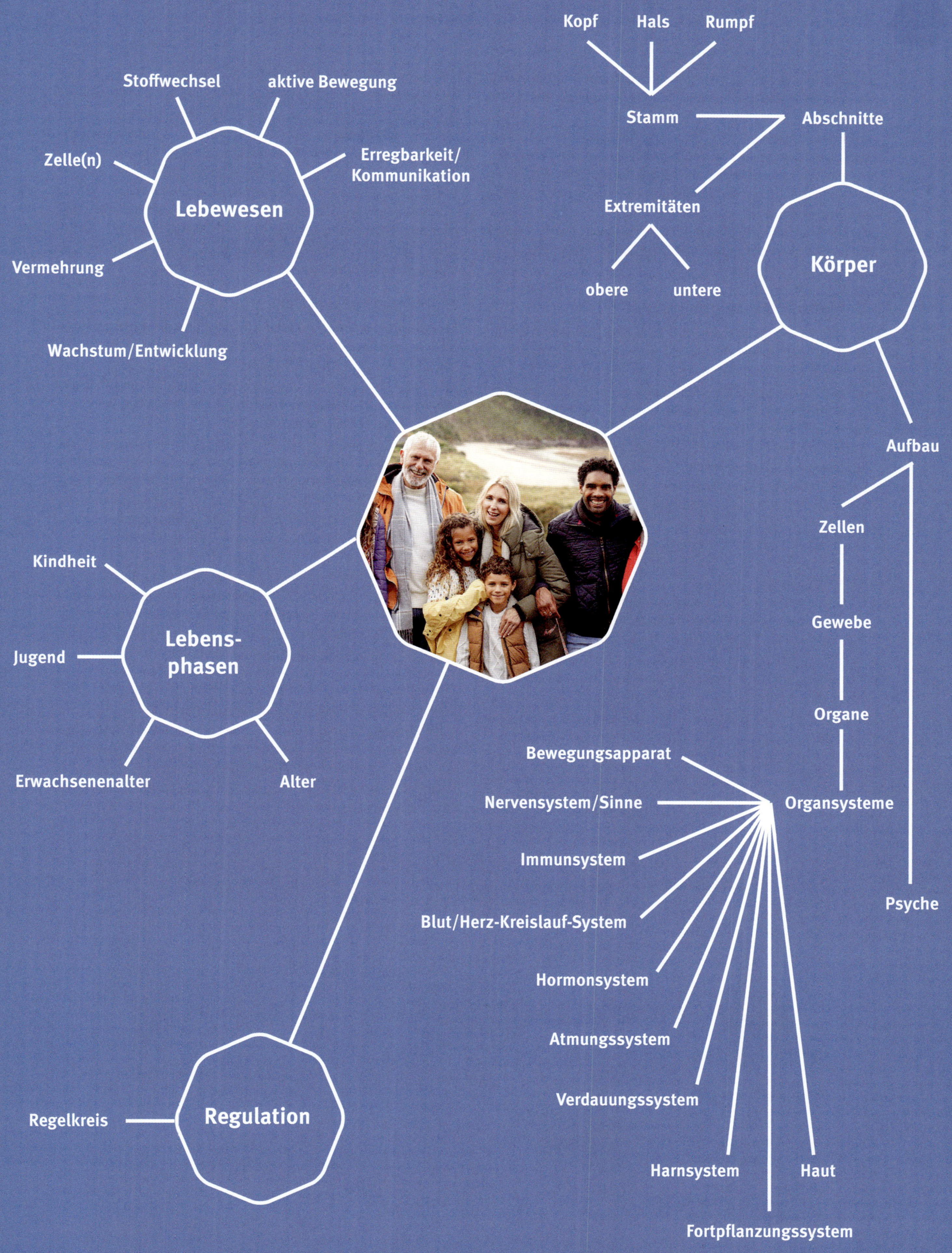
Lebewesen
Stoffwechsel
aktive Bewegung
Erregbarkeit/
Kommunikation
Zelle(n)
Vermehrung
Wachstum/Entwicklung
Körper
Abschnitte
Stamm
Kopf
Hals
Rumpf
Extremitäten
obere
untere
Aufbau
Zellen
Gewebe
Organe
Organsysteme
Bewegungsapparat
Nervensystem/Sinne
Immunsystem
Blut/Herz-Kreislauf-System
Hormonsystem
Atmungssystem
Verdauungssystem
Harnsystem
Haut
Fortpflanzungssystem
Psyche
Lebens-
phasen
Kindheit
Jugend
Erwachsenenalter
Alter
Regulation
Regelkreis

[J787]

Ziel dieses Buches ist es, den Aufbau **(Anatomie)** und die Funktionsweise **(Physiologie)** des gesunden menschlichen Körpers zu vermitteln.

Wesentliche Grundlage dafür ist die **Biologie,** die Lehre vom Leben im Allgemeinen und den Besonderheiten der Lebewesen. Dazu gehören unter anderem die **Molekularbiologie,** die **Zytologie** *(Zellbiologie, Zelllehre),* die **Genetik** *(Vererbungslehre)* und die **Evolutionsbiologie.**

Ferner sind zum Verständnis der Physiologie und Biologie Grundkenntnisse der **Chemie** und **Biochemie** erforderlich.

1.1 Kennzeichen des Lebens

Trotz der enormen Unterschiede zwischen den verschiedenen **Lebewesen** (man denke etwa an Bakterien, Moose, Blumen, Würmer, Vögel, Elefanten und auch den Menschen) lassen sich Gemeinsamkeiten ausmachen, die Lebewesen gegenüber **nicht lebenden Strukturen** auszeichnen. Dabei müssen *alle* der folgenden Kriterien erfüllt sein (→ Abb. 1.1):

- Aufbau aus einer oder mehreren Zellen
- Stoffwechsel (Metabolismus)
- Erregbarkeit und Kommunikation
- Motilität (aktive Bewegungsfähigkeit)
- Vermehrung (Reproduktion)
- Wachstum und Entwicklung.

Aufbau aus Zellen

Jedes Lebewesen ist aus *einer* oder *mehreren* **Zellen** aufgebaut. Sie sind die kleinsten selbstständig lebensfähigen Einheiten.

Die Zellen von **Prokaryonten** *(Prokaryoten),* beispielsweise Bakterien, enthalten keinen Zellkern (das Erbgut schwimmt lose in der Zelle) und sind insgesamt einfach gebaut. **Eukaryonten** *(Eukaryoten),* zu denen auch der Mensch gehört, zeichnen sich durch komplizierter gebaute Zellen mit Zellkern aus (Details → Kap. 3).

Stoffwechsel

Unter **Stoffwechsel** *(Metabolismus)* versteht man sämtliche im Organismus ablaufenden chemischen Reaktionen.

Es gibt mehrere Möglichkeiten, den Stoffwechsel einzuteilen. Alle Reaktionen, welche die Energie erzeugen, die der Organismus zur Aufrechterhaltung seiner Lebensvorgänge benötigt, werden z. B. als **Katabolismus** *(Abbaustoffwechsel)* zusammengefasst. Den chemischen Abbau von Nahrungsstoffen bezeichnet man auch als *Verbrennung,* wobei die Energie unter Sauerstoffverbrauch gewonnen wird *(oxidative Energiegewinnung).*

Demgegenüber wird beim **Anabolismus** *(Aufbaustoffwechsel)* die durch katabole Prozesse gewonnene Energie dazu verwendet, neue Bausteine für den Organismus (z. B. Moleküle, Organellen, Zellen, Gewebe) aufzubauen.

Erregbarkeit und Kommunikation

Erregbarkeit *(Reizbarkeit)* ist die Fähigkeit eines Organismus, Informationen über die Verhältnisse inner- und außerhalb des Organismus (etwa Lichtverhältnisse, Temperatur) aufzunehmen, diese ggf. weiterzuleiten, zu verarbeiten und zu beantworten. Selbst Einzeller müssen z. B. Nahrung in der Umgebung wahrnehmen (und danach aufnehmen) können.

Organismen, die aus mehreren Zellen bestehen, sind außerdem auf die Fähigkeit zur **Kommunikation** angewiesen, also Informationen von einer Körperregion bzw. Körperzelle zur anderen weiterzuleiten. Hoch spezialisierte Kommunikationssysteme des Menschen sind das *Nerven-, Hormon-* und *Immunsystem.*

Motilität

Weiteres Merkmal von Lebewesen ist die **Motilität,** die *aktive Bewegungsfähigkeit.* Dazu zählen Bewegungen von Zellbestandteilen, etwa des Zytoplasmas oder des Zytoskeletts, ebenso wie z. B. die Flucht des Lebewesens bei Bedrohung. Hierzu benötigen Lebewesen *aktiv bewegliche* **(kontraktile)** Strukturen.

Vermehrung

Zellen können sich teilen und besitzen dadurch die Fähigkeit zur **Vermehrung** *(Reproduktion).* Dies ist eine der wesentlichen Voraussetzungen für das Wachstum, die kontinuierliche Neubildung von Zellen mit nur kurzer Lebensdauer (z. B. Blutkörperchen), die Heilungsprozesse nach Verletzungen, aber auch die Fortpflanzung und die Vererbung.

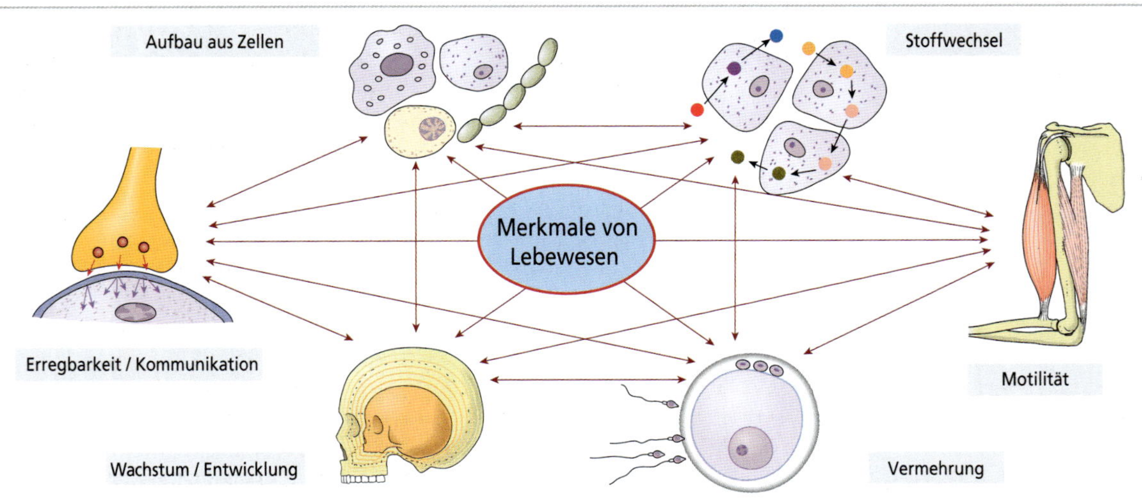

Abb. 1.1 Die Kennzeichen des Lebens.

Wachstum und Entwicklung

Schon Einzeller können durch Substanzaufnahme größer werden. **Wachstum** bei mehrzelligen Organismen kann auf mehrere Arten erfolgen:

- Über eine Vergrößerung bereits vorhandener Zellen
- Über eine Erhöhung der Zellzahl durch Teilung von Zellen
- Über eine Vermehrung nichtzellulärer Strukturen (z. B. Mineralsubstanz des Knochens).

Mehrzellige Organismen zeigen darüber hinaus **Entwicklung,** von der Entstehung und einer durch Wachstum geprägten Phase über Alterungsvorgänge bis zum **Tod.** Sterben bzw. Tod bedeutet dabei nicht nur den Individualtod des Organismus: Während des gesamten menschlichen Lebens ist es notwendig, dass Zellen durch den *programmierten Zelltod,* die **Apoptose** (→ 3.8), kontrolliert zugrunde gehen. Nur so können sich beispielsweise die Organe regelrecht entwickeln.

SPICKZETTEL

Kennzeichen des Lebens: Eigenschaften, die alle vorhanden sein müssen, um als lebend zu gelten. Umfassen in aller Regel Aufbau aus Zellen, Stoffwechsel, Erregbarkeit/Kommunikation, Motilität (aktive Bewegungsfähigkeit), Vermehrung, Wachstum/Entwicklung.

1.2 Aufbau des Körpers

Zelle

Die **Zelle** stellt wie erwähnt die Grundeinheit aller lebenden Organismen dar. Sie ist selbstständig lebensfähig.

Jede Zelle des menschlichen Körpers besitzt einen *Zellkern* mit dem Erbgut und das *Zytoplasma,* die wässrige Grundsubstanz der Zelle. Das Zytoplasma enthält *Organellen,* spezielle abgetrennte Räume für bestimmte Aufgaben. Die *Zellmembran* grenzt die Zelle nach außen hin ab (Details zum Zellaufbau → Kap. 3).

Gewebe

Zellen ähnlichen Baus, die in der Regel eine gemeinsame Funktion erfüllen, schließen sich zu einem **Gewebe** zusammen. Muskelzellen beispielsweise bilden die drei Typen des Muskelgewebes, das Organteilen, Organen und dem ganzen Menschen Bewegungsfähigkeit verleiht (Details zu den Geweben → Kap. 5).

Organ

Mehrere räumlich beieinanderliegende Gewebe bilden ein **Organ** wie z. B. Leber oder Niere. Organe haben in aller Regel eine charakteristische Gestalt und sind mit dem bloßen Auge erkennbar. Sie sind aus unterschiedlichen Geweben zusammengesetzt (Funktionsgewebe = **Parenchym** und Bindegewebe = **Stroma,** → 5.1), die letztlich jedoch eine gemeinsame Funktion erfüllen.

Organsystem

Unter einem **Organsystem** versteht man mehrere Organe, die in enger Beziehung miteinander stehen, indem sie einer gemeinsamen Aufgabe dienen (→ Tab. 1.1).

So besteht beispielsweise das Organsystem des Atmungstrakts aus den Organen Nase, Rachen, Kehlkopf, Luftröhre, Bronchien und Lungen. Seine Hauptaufgabe ist der Gasaustausch mit der Umgebung.

Psyche

Die *Seele* (**Psyche**) wird in aller Regel den Organsystemen übergeordnet. Der Psyche kann kein spezielles Körperorgan zugeordnet werden, sie ist aber aufs Engste mit dem (zentralen) Nervensystem und dabei insbesondere dem Großhirn verbunden. Die Psyche ermöglicht dem Menschen z. B. Entscheidungsfreiheit und das Setzen von Werten und Zielen.

SPICKZETTEL

Aufbau des Körpers: Zelle → Gewebe → Organ → Organsystem. Psyche meist als übergeordnet betrachtet.

1.3 Regulations- und Anpassungsvorgänge

Inneres Milieu bezeichnet die Gesamtheit der für das Funktionieren der Zellen maßgeblichen (konstanten) Umgebungsbedingungen. Kann der Körper, der ständig mit der Umwelt in Kontakt steht und somit ein offenes System ist, sein inneres Milieu konstant halten, nennt man diesen Gleichgewichtszustand **Homöostase.**

Die Homöostase ist keine Selbstverständlichkeit, sondern eine Leistung des Organismus. Sie ist gleichzeitig die wichtigste Voraussetzung dafür, dass der Mensch auf Dauer existieren kann, denn die Körperzellen können ihre speziellen Aufgaben nur bei gleichbleibenden und möglichst guten Bedingungen erfüllen. Um die Homöostase trotz unterschiedlichster Umgebungsbedingungen zu gewährleisten, müssen in unserem Körper in jeder Sekunde tausendfach **Regulationsvorgänge** ablaufen.

Ein Beispiel: Noch schlaftrunken und ohne nachzudenken stehen wir morgens aus dem Bett auf und recken uns, um wach zu werden. Dabei ändern sich binnen Sekunden die Druckverhältnisse in den Blutgefäßen durch die veränderte Körperhaltung, zusätzlich verbraucht die Muskulatur durch die Bewegung mehr Blut als zuvor im Bett. Regulationsvorgänge sorgen nun ganz schnell dafür, dass die Blutzufuhr zum Gehirn trotz der Veränderungen nicht leidet – eine Mangelversorgung der Gehirnzellen ließe uns in kürzester Zeit bewusstlos werden. Gleichzeitig muss sich der Körper vor einem Wärmeverlust schützen – denn kalt ist es im Schlafzimmer obendrein.

Eng verknüpft mit der Regulation ist die **Anpassung.** Sie bezeichnet in der Physiologie meist die Einstellung von Zellen, Geweben, Organen oder des ganzen Organismus auf Veränderungen in der Umgebung. Beispiele sind die sekundenschnelle Anpassung des Auges auf veränderte Lichtverhältnisse oder das Muskelwachstum durch vermehrte körperliche Beanspruchung über Monate.

Beide Begriffe sind aber nicht scharf voneinander getrennt und werden vielfach gleichbedeutend benutzt.

Regelkreis

Alle Regulationsvorgänge in unserem Körper folgen einem einheitlichen Prinzip, dem des **Regelkreises** (→ Abb. 1.2).

Die Größe, die konstant gehalten werden soll (etwa der Blutdruck), heißt **Regelgröße. Messfühler** (*Sensoren,* früher auch *Rezeptoren*) im Körper registrieren ständig den aktuellen **Istwert** dieser Größe (z. B. Blutdruck 90/50 mmHg) und melden ihn an den **Regler** (meist ein bestimmtes Gehirngebiet) weiter, der den Istwert mit einem vorgegebenen **Sollwert** (z. B. 120/80 mmHg) vergleicht. Bei deutlichen Regelabweichungen, verursacht durch **Störgrößen** (z. B. einen Blutverlust), werden **Stellglieder** aktiviert, die den Istwert durch Korrekturmaßnahmen dem Sollwert

Tab. 1.1 Die Organsysteme des Menschen. Viele Kliniker zählen das Blut als eigenständiges elftes Organsystem.

... dazu gehören	Wichtige Aufgaben
Bewegungs- und Stützapparat (→Kap. 6, →Kap. 7)	
Skelett (Knochen, Knorpel), Muskeln, Hilfseinrichtungen (z. B. Sehnen)	• (Willkürliche) Bewegungen • Stütz- und Haltefunktion • Ort der Blutzellenbildung • Mineralspeicher • Wärmeproduktion
Haut (→Kap. 8)	
Haut, Hautanhangsgebilde (Haare, Nägel, Hautdrüsen)	• Schutz vor Außeneinflüssen • Sinnesorgan (z. B. für Druck) • Mitregulation v. a. von Temperatur, Flüssigkeitshaushalt • Vitamin-D-Synthese • Fettspeicher (Unterhaut)
Nervensystem und Sinnesorgane (→Kap. 9, →Kap. 10)	
Zentrales und peripheres Nervensystem, Sinneszellen/-organe	• Informationsaufnahme, -verarbeitung • (Überwiegend schnelle) Regulation des inneren Milieus und fast aller Körperaktivitäten • Ursprung aller willkürlichen Aktivitäten, bewussten Empfindungen und Gedanken, strukturelle Grundlage der Psyche
Hormonsystem (→Kap. 11)	
Alle hormonproduzierenden Einzelzellen, Zellgruppen und Drüsen	• (Überwiegend mittelschnelle und langsame) Regulation des inneren Milieus und fast aller Aktivitäten des Körpers
Abwehrsystem (→Kap. 12, →Kap. 13)	
Weiße Blutkörperchen, primäre (Thymus, Knochenmark) und sekundäre (z. B. Lymphknoten, Milz) lymphatische Organe	• Bekämpfung von körpereigenen/-fremden schädlichen Substanzen • Immunologisches Gedächtnis • Mithilfe bei Entzündungs-/Heilungsvorgängen
Herz-Kreislauf-System, Blut (→Kap. 14, →Kap. 15, →Kap. 12)	
Herz, Blutgefäße, Blut	• Transport von Sauerstoff, Nährstoffen und Stoffwechselprodukten • Aufnahme der Lymphe • Regulation der Körpertemperatur • Verschluss von Blutungsquellen (Gerinnungssystem)
Atmungssystem (→Kap. 16)	
Atemwege (Nase, Rachen, Kehlkopf, Luftröhre, Bronchien, Bronchiolen) und Lungen	• Sauerstoffaufnahme • Kohlendioxidabgabe • Mitregulation des Säure-Basen-Gleichgewichts
Verdauungssystem (→Kap. 17)	
Mund, Speiseröhre, Magen, Darm, Leber, Bauchspeicheldrüse	• Aufnahme von Flüssigkeit und Nahrungsmitteln • Verdauung und Resorption von Nährstoffen • Ausscheidung • Bauchspeicheldrüse: Bereitstellung von Verdauungsenzymen • Leber: Gallenproduktion, „Stoffwechselzentrale“, Mitregulation des inneren Milieus
Harnsystem (→Kap. 18)	
Nieren, Harnleiter, Harnblase, Harnröhre	• Urinproduktion und -ausscheidung • Mitregulation von Blutdruck, Flüssigkeits-, Elektrolyt-, Säure-Basen-Haushalt
Fortpflanzungssystem (→Kap. 19, →Kap. 20)	
Äußere und innere Geschlechtsorgane	• Unterschiedliches Aussehen von Mann und Frau, Libido (Geschlechtstrieb) • Fortpflanzung (Erhaltung der Art) • Bei der Frau: Ernährung des Säuglings

annähern. So ziehen sich bei einem zu niedrigen Blutdruck die Arteriolen (kleine Blutgefäße → 15.1.2) zusammen, damit der Blutdruck wieder steigt. Die Veränderungen des Istwerts (hier der Blutdruckanstieg) werden an den Regler zurückgemeldet, der daraufhin die Aktivierung der Stellglieder zurücknimmt **(negative Rückkopplung).** Dieses ganze, in sich geschlossene (quasi kreisförmige), sich selbst regulierende System wird als Regelkreis bezeichnet.

Wesentlich seltener ist die **positive Rückkopplung,** bei der die Abweichung nicht gegenreguliert, sondern verstärkt wird. Sie ist nur kurzzeitig möglich, da sich das System sonst immer weiter aufschaukeln und schließlich zusammenbrechen würde. Bei-

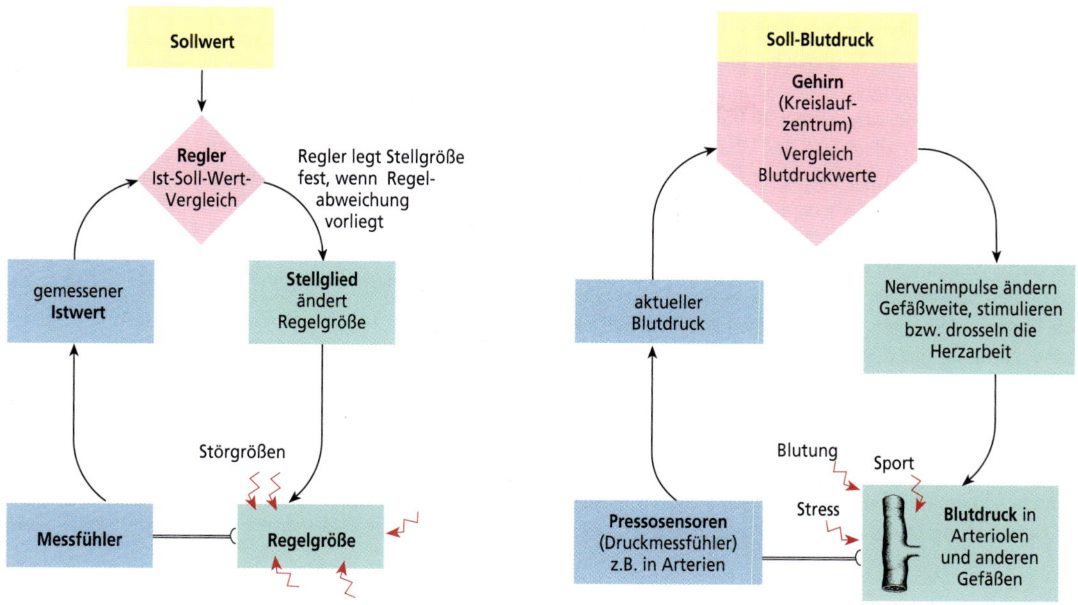

Abb. 1.2 Allgemeiner Regelkreis mit negativer Rückkopplung (links) sowie Regelkreis am Beispiel der Blutdruckregulation (rechts, vereinfacht).

spielsweise fördern sich Natriumleitfähigkeit und Natriumeinstrom zu Beginn einer Nervenzellerregung (eines Aktionspotenzials) gegenseitig (→9.2.3). Nach Zustandekommen des Aktionspotenzials schließen sich aber die Natriumkanäle schnell, sodass die positive Rückkopplung unterbrochen wird, denn einen ständig steigenden Natriumeinstrom könnte die Nervenzelle nicht verkraften.

Komplexität physiologischer Regelkreise

Ein einzelner Regelkreis mit einer überschaubaren Zahl von veränderlichen Größen ist noch recht einfach zu verstehen. In unserem Körper sind die Verhältnisse aber wesentlich komplizierter:

- Die Regelkreise haben in der Regel mehrere Stellglieder. So sind z. B. nicht nur die Arteriolen Stellglieder der Blutdruckregulation, sondern auch Herz und Blutvolumen
- Fast immer greifen mehrere Regelkreise ineinander. Der Blutdruck ist einerseits Sollwert des Regelkreises „Blutdruckregulation", aber auch Stellglied des Regelkreises „Volumenregulation"
- Bei einigen Regelkreisen ist der Sollwert nicht konstant, sondern veränderlich. Bei Fieber z. B. ist der Sollwert der Körpertemperatur zu höheren Werten hin verschoben.

Regulation und Anpassung in „Biologie Anatomie Physiologie"

Folgende besonders wichtige Regulations- und Anpassungsvorgänge behandelt „Biologie Anatomie Physiologie" ausführlich:

- Abwehr gegen Körperfremdes → 13
- Anpassung an körperliche Arbeit → 6.4
- Höhenpolyglobulie → 12.2.6
- Regulation der Atmung → 16.12
- Regulation des Blutdrucks → 15.3.5
- Regulation des Blutvolumens → 15.3.4
- Regulation des Blutzuckers → 17.9.4
- Regulation der Herzleistung → 14.6.2
- Regulation des Hormonhaushalts → 11.1.5
- Regulation des Kalziumhaushalts → 11.5, → 18.8.3
- Regulation der Körpertemperatur → 15.4
- Regulation der Muskelgrundspannung und Reflexe → 6.3.6, → 9.10
- Regulation der Nahrungsaufnahme → 17.9.3
- Regulation des Säure-Basen-Haushalts → 18.8
- Regulation des Wasserhaushalts → 18.6
- Weiblicher Monatszyklus → 19.2.6

SPICKZETTEL

Homöostase: Aufrechterhaltung eines in etwa gleichbleibenden inneren Milieus im (menschlichen) Körper.
Regulation: In der Biologie meist Sammelbegriff für Vorgänge zur (Wieder-)Herstellung des inneren Gleichgewichts des Körpers.
Regelkreis: In sich geschlossener Vorgang, um eine bestimmte Größe trotz verschiedenster Störgrößen bei einem Sollwert zu halten. Besteht aus Regelgröße (z. B. Blutdruck), Messfühlern (z. B. Drucksensoren), Regler (z. B. Kreislaufzentrum im Gehirn) und Stellgliedern (z. B. Herzleistung, Blutgefäßweite).
Anpassung: Bezeichnet in der Physiologie meist die Einstellung von Zellen, Geweben, Organen oder Lebewesen auf veränderte äußere Bedingungen.

1.4 Lebensphasen

Menschsein bedeutet auch *Entwicklung,* und zwar bis ins hohe Alter. Diese Entwicklung, die sowohl genetisch bestimmt als auch von Umweltfaktoren beeinflusst wird, ist die Grundlage für die Einteilung des (nachgeburtlichen) menschlichen Lebens in verschiedene **Lebensphasen.** Meist werden **Kindheit und Jugend, Erwachsenenalter** und **Alter** unterschieden.

Einheitliche Definitionen gibt es allerdings nicht – so hängen z. B. die „Altersgrenzen" der verschiedenen Lebensabschnitte auch davon ab, ob man eher die körperliche, die psychische oder die soziale Entwicklung betrachtet.

Bei der biologischen Entwicklung sind z. B. Pubertät, Erreichen der Fortpflanzungsfähigkeit, Abschluss des Wachstums und bei der Frau die Wechseljahre wichtige „Meilensteine".

Die Psychologie verknüpft die Lebensphasen v. a. mit *Entwicklungsaufgaben,* also Problemen, die sich dem Menschen während seiner Entwicklung stellen, etwa Entwicklung von Bindungsfähigkeit, Erlangen eines Selbstbildes, Ablösung von den Eltern, Entwicklung von Wertvorstellungen, Anpassung an körperliche Defizite, Auseinandersetzung mit der eigenen Vergänglichkeit. Sie ist eng verbunden mit der sozialen Entwicklung. Wesentliche Schritte hier sind beispielsweise die Einschulung, der Eintritt in den Beruf oder das Erlangen der finanziellen Unabhängigkeit.

Außerdem gehen die verschiedenen Abschnitte nicht abrupt, sondern allmählich ineinander über und können zudem je nach individueller Entwicklung etwas früher oder später erreicht werden.

Kindheit und Jugend

Die ersten Lebensjahre von der Geburt bis etwa zum 18. Lebensjahr werden als Kindheit und Jugend bezeichnet. Die Entwicklung verläuft hier besonders rasant mit einer Fülle von Entwicklungsaufgaben, die in Kapitel 21 detailliert dargestellt werden.

Erwachsenenalter

Vom 18. Lebensjahr an spricht man vom Erwachsenen. Die weitere Unterteilung des Erwachsenenalters ist vollkommen uneinheitlich, die genauen Bezeichnungen aber eigentlich ohne Belang:

- Bis etwa zum 25. Lebensjahr sind Abschluss der Identitätsfindung, Berufseinstieg und Partnerwahl die Hauptthemen, gleichzeitig wird der Höhepunkt der körperlichen Leistungsfähigkeit erreicht
- Die folgenden 20–25 Jahre werden als Plateau auf hohem Niveau empfunden. Zwar lässt die körperliche Leistungsfähigkeit in Teilbereichen schon nach, Familiengründung, Erziehung von Kindern und hohes berufliches Engagement bedeuten aber insgesamt eine höchst aktive Phase
- Etwa ab dem 45.–50. Lebensjahr bemerken die meisten Erwachsenen ein gewisses Nachlassen der körperlichen Leistungsfähigkeit, Frauen durchleben mit den Wechseljahren (Klimakterium, → 19.2.6) eine weitere hormonelle Umstellung, und erste „Alterserscheinungen" wie etwa Hautfalten oder graue Haare treten auf. Die jungen Jahre sind vorbei – nicht wenige Menschen geraten durch diese Erkenntnis etwa in der Lebensmitte in eine Lebenskrise (oft **Midlife-Crisis** genannt).

Alter

Der Beginn des Alters als „Teilphase" des Erwachsenenalters wird von den meisten Autoren um das 65. Lebensjahr, von einigen aber auch fünf oder gar zehn Jahre früher oder fünf Jahre später angesetzt.

Infolge der demografischen Entwicklung wird der Anteil alter Menschen an der Gesamtbevölkerung steigen. Gleichzeitig nehmen ältere Menschen aufgrund der im Alter zunehmenden Gesundheitsprobleme die Gesundheitseinrichtungen stärker in Anspruch, weshalb auch dem älteren Menschen ein eigenes Kapitel gewidmet ist.

PFLEGE

Die **Besonderheiten der verschiedenen Lebensabschnitte** haben Einfluss auf die Pflege. So sind etwa bei Kleinkindern ganz andere Werte für Puls oder Blutdruck normal als bei Erwachsenen, und die Bedürfnisse älterer Erwachsener unterscheiden sich erheblich von denen jüngerer.

Organbezogene (pflegerelevante) Veränderungen in den verschiedenen Lebensabschnitten werden in den jeweiligen Organkapiteln dargestellt, Informationen zu den besonderen Bedürfnissen und Problemen von Kindern oder älteren Menschen finden Sie hingegen in den Kapiteln 21 bzw. 22.

SPICKZETTEL

Lebensphasen: Durch bestimmte Merkmale/Entwicklungen gekennzeichnete Zeitabschnitte im Leben eines Lebewesens. Beim Menschen werden üblicherweise **Kindheit und Jugend, Erwachsenenalter** und **Alter** unterschieden. Die weitere Unterteilung dieser Lebensphasen ist nicht einheitlich.

1.5 Körperabschnitte

Man kann den menschlichen Körper nicht nur nach funktionellen Aspekten in verschiedene *Organsysteme* (→ Tab. 1.1) gliedern, sondern außerdem nach anatomischen Gesichtspunkten in verschiedene **Körperabschnitte** (→ Abb. 1.3).

Körperstamm

Am unpaaren **Körperstamm** werden **Kopf, Hals** und **Rumpf** unterschieden. Dabei werden am Rumpf nochmals **Brust** *(Thorax),* **Bauch** *(Abdomen)* und **Becken** *(Pelvis)* differenziert.

Brust. Innerhalb der Brust liegt die **Brusthöhle** *(Brustraum, Cavitas thoracis),* die von außen durch die Rippen, die Brustwirbelsäule und das Brustbein begrenzt wird. Nach unten wird die Brusthöhle durch das Zwerchfell verschlossen, während nach oben keine scharfe Grenze zur Halsregion existiert.

Bauch und Becken. Der **Bauch-Becken-Raum** wird von der äußeren Bauchmuskulatur, der Lendenwirbelsäule, dem knöchernen Beckenring sowie nach oben vom Unterrand des Zwerchfells begrenzt.

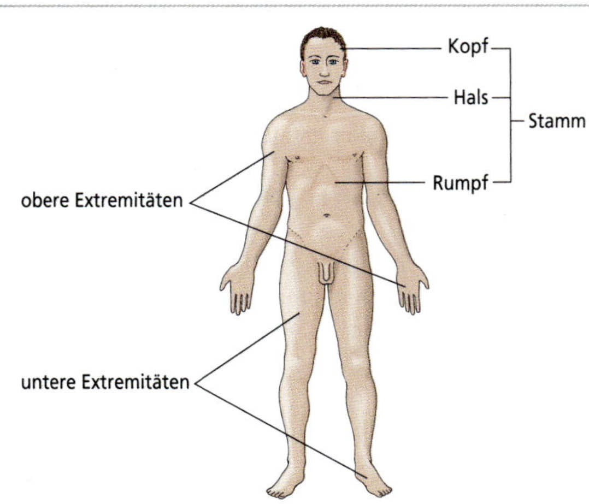

Abb. 1.3 Die verschiedenen Körperabschnitte.

Meist wird aus praktischen Gründen der Raum *oberhalb* einer *Linea terminalis* genannten Kante im knöchernen Becken (→ 7.5.1) als **Bauchhöhle** *(Cavitas abdominalis)*, der Raum darunter bis hin zum Beckenboden als **kleines Becken** oder kurz *Becken* bezeichnet. In ihm liegen Blase, Mastdarm und die Mehrzahl der Geschlechtsorgane.

Extremitäten

Schultergürtel, Arme und Hände bilden die **oberen Extremitäten** *(obere Gliedmaßen)*. Dabei stellt der *Schultergürtel* die Verbindung zum Rumpf her, Arme und Hände bilden die bewegliche *freie obere Extremität.*

Entsprechend werden Beckengürtel (kurz Becken), Beine und Füße als **untere Extremitäten** *(untere Gliedmaßen)* bezeichnet, mit dem *Becken (Beckengürtel)* als Verbindung zum Rumpf und Beinen und Füßen als *freier unterer Extremität.*

Die Extremitäten sind paarig angelegt und äußerst beweglich. Beim Menschen stellen die Arme und Hände hoch spezialisierte Greifwerkzeuge dar, die Beine und Füße tragen die Körperlast und dienen der Fortbewegung.

Seröse Höhlen

Im Bereich des Körperstamms liegen die **serösen Höhlen.** Dies sind schmale Spalträume, die mit *seröser Flüssigkeit* gefüllt sind und die Verschieblichkeit der Organe beispielsweise bei Bewegungen gewährleisten. Ausgekleidet sind die serösen Höhlen von der **Serosa** *(seröse Haut)*, einer aus zwei Blättern bestehenden „Haut“, die auch die seröse Flüssigkeit produziert.

Serosa und seröse Höhlen haben jeweils Eigennamen:

- Die beiden **Pleurahöhlen** *(Brustfellhöhlen)*, begrenzt von der **Pleura** *(Brustfell)*, umschließen die Lungen (→ 16.8)
- Die ebenfalls im Brustraum gelegene **Perikardhöhle** *(Herzbeutelhöhle)* nimmt das Herz (→ 14.3.3) auf. Das innere Blatt des **Herzbeutels** heißt **Epikard,** das äußere **Perikard**
- Im Bauchraum umgibt das *Bauchfell* **(Peritoneum)** die *Bauchfell-* oder **Peritonealhöhle** (→ 17.1.3).

Über die Orientierung am menschlichen Körper

Neben Kenntnissen über den Aufbau des menschlichen Körpers spielt in der Medizin auch die Kenntnis der Lage einzelner Strukturen eine wichtige Rolle. Zur Orientierung am menschlichen Körper ist die bloße Benennung des Körperabschnitts nicht genau genug. Hauptachsen und Hauptebenen des Körpers sowie gebräuchliche Bezeichnungen für (Bewegungs-)Richtungen am menschlichen Körper zur exakten Angabe von Lagebeziehungen finden Sie im hinteren Buchdeckel.

SPICKZETTEL

Körperabschnitt: Große Körperregion. Beim Menschen **Kopf, Hals** und **Rumpf** (mit **Brust, Bauch** und **Becken**) und **Extremitäten.** Kopf, Hals und Rumpf werden auch zum **Körperstamm** zusammengefasst.

WIEDERHOLUNGSFRAGEN

1. Welche sechs Merkmale haben alle Lebewesen gemeinsam? (→ 1.1)
2. Die Fähigkeit zur Reproduktion ist für Zellen und Gewebe nicht nur im Rahmen der Schaffung von Nachkommen unerlässlich, sondern auch im Rahmen weiterer Stoffwechselvorgänge. Welche sind dies? (→ 1.1)
3. Was verstehen wir unter „Stoffwechsel“? (→ 1.1)
4. Was ist ein Gewebe? (→ 1.2)
5. Was ist der Unterschied zwischen Gewebe und Organ? (→ 1.2)
6. In welche Organsysteme lässt sich der Mensch einteilen? (→ Tab. 1.1)
7. Was sind die Grundbestandteile eines Regelkreises? (→ 1.3)
8. Welche Lebensphasen werden üblicherweise unterschieden? (→ 1.4)
9. In welche großen Abschnitte kann man den menschlichen Körper gliedern? (→ 1.5)
10. Was sind seröse Höhlen? (→ 1.5)

2

CHEMIE UND BIOCHEMIE

LERNZIELÜBERSICHT

2.1 Chemische Elemente

- Alle Materie besteht aus Atomen.
- Bei chemischen Elementen sind alle Atome gleich.
- Im menschlichen Organismus am häufigsten sind Kohlenstoff, Sauerstoff, Stickstoff und Wasserstoff.

2.2 Aufbau der Atome

- Atome haben einen Kern mit Protonen (positiv) und Neutronen (neutral) sowie eine Hülle aus Elektronen (negativ).
- Die verschiedenen Elemente unterscheiden sich durch die Anzahl der Protonen und damit die Ordnungszahl.

2.3 Periodensystem der Elemente

- Im Periodensystem der Elemente sind diese waagerecht nach Ordnungszahlen und senkrecht nach chemischem Verhalten sortiert.
- Vereinfacht wird der Atomkern von mehreren Elektronenschalen umgeben. In die erste Schale passen maximal zwei Elektronen, bei den Hauptgruppenelementen in die äußerste Schale acht. Bei Erreichen dieser Maximalzahl sind Atome besonders stabil (Edelgaskonfiguration).

2.4 Chemische Bindungen

- Bei der Ionenbindung gibt ein Bindungspartner Elektronen ab und der andere nimmt sie auf, sodass beide die Edelgaskonfiguration erreichen.
- Bei der kovalenten Bindung benutzen die Partner Elektronenpaare gemeinsam.
- Wasserstoffbrücken sind schwache Bindungen zwischen „Mini-Ladungen".

2.5 Chemische Reaktionen

- Chemische Reaktionen bestehen aus dem Knüpfen oder Lösen von chemischen Bindungen.
- Bei katabolen Reaktionen werden aus größeren Einheiten kleinere, meist wird Energie frei. Anabole Reaktionen bauen Substanz auf und verbrauchen Energie (also Adenosintriphosphat, ATP).

2.6 Chemische Verbindungen

- Anorganische Verbindungen enthalten in aller Regel keinen Kohlenstoff.
- Organische Verbindungen bestehen v. a. aus Kohlen- und Wasserstoffatomen.

2.7 Anorganische Verbindungen

- Wasser aus einem Sauerstoff- und zwei Wasserstoffatomen dient u. a. als Lösungsmittel und Reaktionspartner.
- Säuren können Wasserstoff-Ionen (H^+) abgeben, Basen aufnehmen.
- Der pH-Wert von 0 bis 14 gibt die Menge der H^+-Ionen in einer Lösung an; pH 7 = neutral, pH < 7 = sauer, pH > 7 = basisch.
- Puffer wie beispielsweise das Kohlensäure-Bikarbonat-System gleichen Überschuss (Azidose) oder Mangel (Alkalose) an H^+ aus.

2.8 Organische Verbindungen

- Hauptenergieträger für den Menschen sind Kohlenhydrate. Glukose wird für die ATP-Synthese über Glykolyse, Zitratzyklus und Atmungskette restlos abgebaut.
- Zu den Lipiden zählen z. B. Triglyzeride (Neutralfette, zur Energiegewinnung) und Cholesterin (v. a. zum Aufbau von Zellmembranen und Hormonen).
- Proteine (Eiweiße) sind für Struktur und Stoffwechsel unabdingbar. Sie bestehen aus großen Ketten von Aminosäuren.
- Nukleinsäuren bestehen aus organischen Basen, Zuckermolekülen und Phosphatgruppen. Die Desoxyribonukleinsäure (DNA) ist Träger der genetischen Information. Eine wichtige Aufgabe der Ribonukleinsäuren (RNA) ist die „Übersetzung" dieser Information in Proteine.
- Das Nukleotid ATP ist der Energiespeicher der Zelle.

2.9 Oxidation und Reduktion

- Oxidation (Elektronenabgabe) und Reduktion (Elektronenaufnahme) sind stets aneinander gekoppelt (Redoxreaktion).

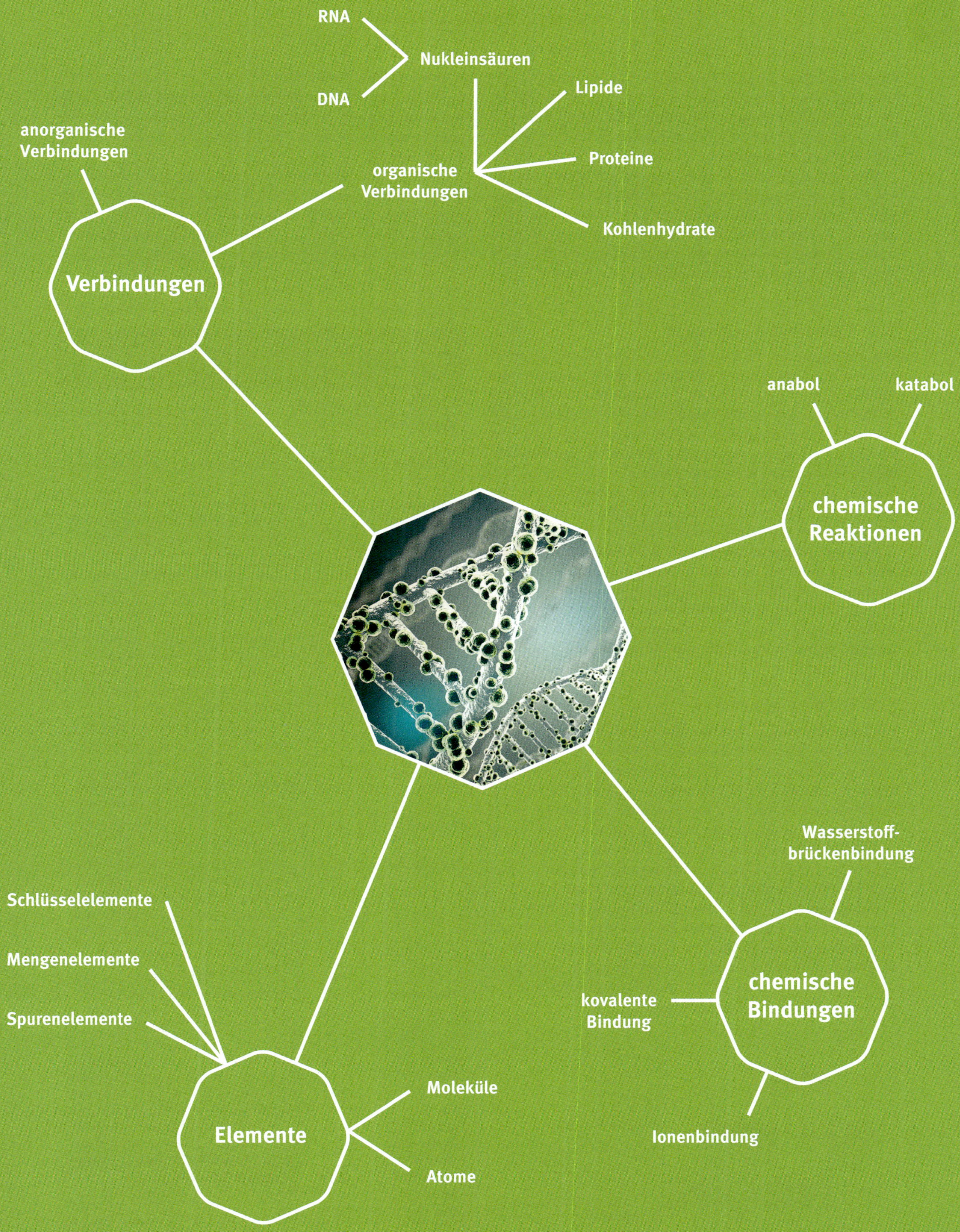
RNA
DNA
Nukleinsäuren
Lipide
Proteine
Kohlenhydrate
organische Verbindungen
anorganische Verbindungen
Verbindungen
anabol
katabol
chemische Reaktionen
Wasserstoff-brückenbindung
kovalente Bindung
chemische Bindungen
Ionenbindung
Schlüsselelemente
Mengenelemente
Spurenelemente
Elemente
Moleküle
Atome

[J787]

Chemie bezeichnet die Lehre von Aufbau, Eigenschaften und Veränderungen bzw. Umwandlung von Stoffen. Die **Biochemie** ist, wie der Name schon sagt, an der Schnittstelle von Biologie und Chemie angesiedelt und befasst sich mit den chemischen Stoffen und Vorgängen in Lebewesen.

Alle Gegenstände und Lebewesen bestehen aus **Materie,** also etwas, das Raum beansprucht und Masse besitzt. Materie kann in festem, flüssigem oder gasförmigem **Aggregatzustand** vorliegen und aus einem **Stoffgemisch** oder einem **Reinstoff** bestehen (→ Abb. 2.1). Letztlich ist aber jede Materie aus winzig kleinen, chemisch nicht weiter teilbaren Bausteinen zusammengesetzt, den **Atomen.**

2.1 Chemische Elemente

Kommt nur eine Art von Atomen in einer Substanz vor, so spricht man von einem **chemischen Element,** das durch ein **chemisches Symbol** *(Elementsymbol)* abgekürzt werden kann. Das chemische Symbol leitet sich meist vom lateinischen Namen des Elements ab.

Von den derzeit nachgewiesenen 118 Elementen kommen 91 in der Natur vor und nur etwa zwei Dutzend sind für den menschlichen Organismus von Bedeutung (→ Tab. 2.1).

Allein vier „Schlüsselelemente" bilden ungefähr 96 % der Körpermasse: **Sauerstoff** (chemisches Symbol *O*), **Kohlenstoff** *(C)*, **Wasserstoff** *(H)* und **Stickstoff** *(N)*.

Die sieben **Mengenelemente** (→ 17.9.10) **Kalzium** *(Ca)*, **Phosphor** *(P)*, **Kalium** *(K)*, **Schwefel** *(S)*, **Natrium** *(Na)*, **Chlor** *(Cl)* und **Magnesium** *(Mg)* bilden noch einmal etwa 3 % der Körpermasse. Ungefähr 1 % bilden die **Spurenelemente** (→ 17.9.10), die nur in geringsten Mengen – eben Spuren – anzutreffen sind. Mengen- und Spurenelemente werden als **Mineralstoffe** zusammengefasst.

2.2 Aufbau der Atome

Jedes Atom besteht aus zwei Hauptteilen: dem Atomkern im Zentrum und der Elektronenhülle am Rand (→ Abb. 2.2).

Der **Atomkern** enthält die elektrisch positiv geladenen **Protonen** sowie – außer beim Wasserstoffatom – die elektrisch neutralen **Neutronen.** Da jedes Proton eine positive Ladung trägt, ist der Kern insgesamt positiv geladen. Protonen und Neutronen werden als **Nukleonen** zusammengefasst (*nucleus* = Kern). Die Nukleonen machen praktisch die gesamte Masse des Atoms aus, wobei ein Proton etwa die gleiche Masse hat wie ein Neutron.

Elektronen sind negativ geladene Partikel, die den Kern „umkreisen" und die **Elektronenhülle** des Atoms bilden. Die Anzahl der negativ geladenen Elektronen entspricht immer der der positiv geladenen Protonen, sodass sich ihre Ladungen ausgleichen und das Atom als Ganzes nach außen elektrisch neutral ist. Die Masse der Elektronen ist vernachlässigbar.

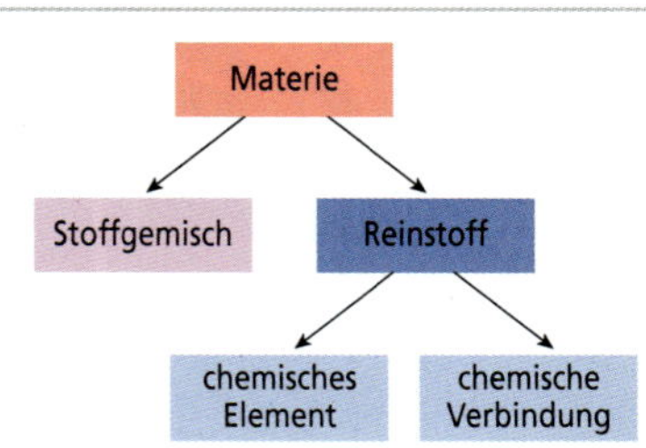

Abb. 2.1 Einteilung von Materie

Atome verschiedener Elemente

Die Atome verschiedener Elemente unterscheiden sich durch die *Anzahl der Protonen im Kern* und, da jedes Atom nach außen elektrisch neutral ist, damit auch die *Gesamtzahl der Elektronen in der Elektronenhülle.*

Die Anzahl der Protonen eines Atoms bzw. Elements wird als **Ordnungszahl** *(Kernladungszahl)* bezeichnet, die Summe der Protonen und Neutronen als **Massenzahl.** So hat Stickstoff (N) die Ordnungszahl 7 und die Massenzahl 14, da sich neben den sieben Protonen auch sieben Neutronen im Kern befinden (→ Abb. 2.3).

Tab. 2.1: Die chemischen Elemente des menschlichen Körpers.

Chemisches Element (Symbol)	Anteil am Körpergewicht	Biologische Funktion
Ca. 96 % „Schlüsselelemente"		
Sauerstoff *(O)*	65,0 %	Bestandteil von Wasser und vielen organischen Molekülen
Kohlenstoff *(C)*	18,5 %	Bestandteil jedes organischen Moleküls
Wasserstoff *(H)*	9,5 %	Bestandteil von Wasser und organischen Molekülen; als Ion (H^+) verantwortlich für die Säureeigenschaft einer Lösung
Stickstoff *(N)*	3,2 %	Bestandteil vieler organischer Moleküle, z. B. aller Proteine, Nukleinsäuren
Ca. 3 % Mengenelemente		
Kalzium *(Ca)*	1,5 %	Bestandteil von Knochen und Zähnen; beteiligt an der Freisetzung von Neurotransmittern sowie der elektromechanischen Koppelung bei Muskelkontraktionen
Phosphor *(P)*	1,0 %	Bestandteil vieler Biomoleküle wie Nukleinsäuren und ATP; Bestandteil von Knochen und Zähnen
Kalium *(K)*	0,4 %	Nötig zur Weiterleitung von Nervenimpulsen und für Muskelkontraktionen
Schwefel *(S)*	0,3 %	Bestandteil vieler Proteine, besonders der kontraktilen Filamente des Muskels
Natrium *(Na)*	0,2 %	Notwendig zur Weiterleitung von Nervenimpulsen sowie für Muskelkontraktionen; Hauption des Extrazellulärraums, wesentlich für die Aufrechterhaltung der Wasserbilanz
Chlor *(Cl)*	0,2 %	Wesentlich für die Aufrechterhaltung der Wasserbilanz
Magnesium *(Mg)*	0,1 %	Bestandteil vieler Enzyme
Ca. 1 % Spurenelemente		
Chrom *(Cr)* **Eisen** *(Fe)* **Fluor** *(F)* **Jod** *(J)* **Kobalt** *(Co)* **Kupfer** *(Cu)* **Mangan** *(Mn)* **Molybdän** *(Mo)* **Selen** *(Se)* **Zink** *(Zn)*	Alle jeweils weniger als 0,1 % →Tab. 17.6	Weiter gibt es fragliche Spurenelemente – sie sind im Körper nachweisbar und werden mit der Nahrung zugeführt, aber es sind weder der tägliche Bedarf noch Mangelerscheinungen bekannt. Zu ihnen zählen **Arsen** *(As)*, **Nickel** *(Ni)*, **Silizium** *(Si)*, **Vanadium** *(V)*, **Zinn** *(Sn)*.

2.3 Periodensystem der Elemente

Die Elemente werden üblicherweise im **Periodensystem der Elemente** *(PSE)* dargestellt. Dabei werden sie nach zwei Kriterien angeordnet (→ Abb. 2.5):

- Waagerecht nach steigender Ordnungszahl in sieben **Perioden**
- Senkrecht nach chemischer Ähnlichkeit in 18 **Gruppen.** Dabei werden acht **Hauptgruppen** und zehn **Nebengruppen** (eingeschoben nach der zweiten Hauptgruppe) unterschieden.

Schalenmodell der Elektronenhülle

Es gibt verschiedene **Atommodelle,** also Vorstellungen vom Aufbau der Atome und damit auch der Elektronenhülle. Eines davon ist das **Schalenmodell.**

Ein den Atomkern umkreisendes Elektron bewegt sich nicht auf einer einfachen Bahn, sondern nimmt einen größeren *Raum* ein. Wie groß dieser Raum ist, hängt von der Energie des Elektrons ab. Modellhaft stellt man sich diesen Raum als **Elektronenschale** vor. Elektronen mit gleicher Energie bewegen sich somit in der gleichen Elektronenschale (→ Abb. 2.4).

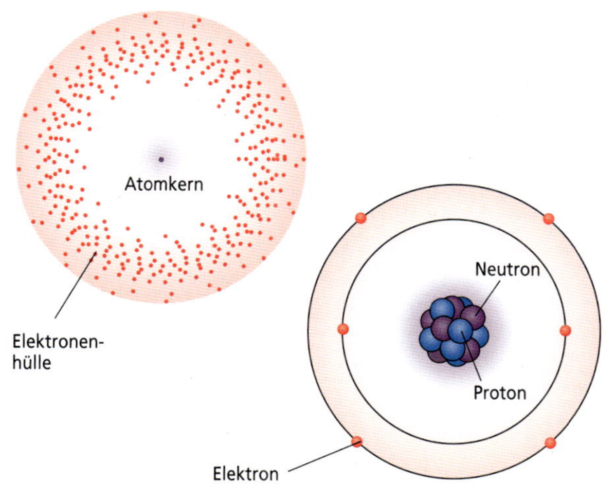

Abb. 2.2 Der Aufbau eines Atoms. Oben mit eher realitätstreuen Proportionen, unten mit stark vergrößertem Kern, sodass Protonen und Neutronen erkennbar sind. Weiter sind schematisch zwei Elektronenschalen dargestellt.

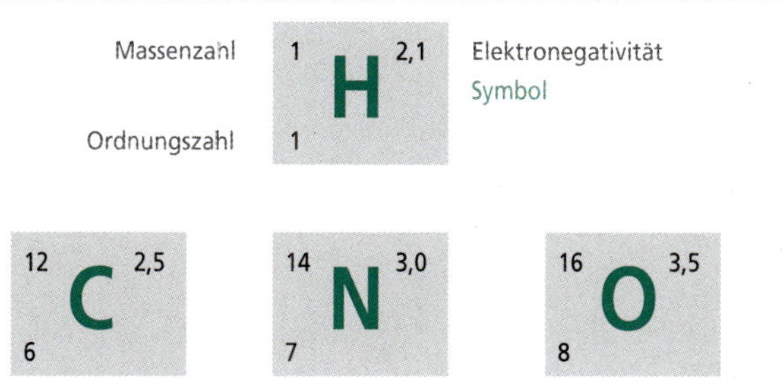

Abb. 2.3 Symbol, Ordnungszahl, Massenzahl und Elektronegativität am Beispiel der vier „Schlüsselelemente".

Isotope

Manchmal sind nicht alle Atome eines Elements genau gleich: **Isotope** haben die gleiche Zahl von Protonen und Elektronen, aber eine unterschiedliche Zahl von Neutronen. Der Körper kann die Isotope eines Elements nicht unterscheiden, sie werden im Stoffwechsel auf die gleiche Weise verarbeitet.

MEDIZIN

Insbesondere bei Elementen hoher Ordnungszahl gibt es instabile **radioaktive Isotope,** die von selbst unter Freisetzung energiereicher Strahlung zerfallen. Sie werden in der Nuklearmedizin diagnostisch (z. B. Szintigrafie) oder therapeutisch (z. B. Radiojodtherapie) genutzt.

SPICKZETTEL

Atom: Kleinster Baustein jeder Materie. Bestehend aus dem **Atomkern** mit den positiv geladenen **Protonen** und den neutralen **Neutronen** und der **Elektronenhülle** mit den negativ geladenen **Elektronen.**
Ordnungszahl *(Kernladungszahl):* Zahl der Protonen im Atomkern.
Massenzahl: Summe der Protonen und Neutronen.
Element: Substanz, bei der alle Atome die gleiche Protonenzahl im Kern haben, z. B. Sauerstoff.

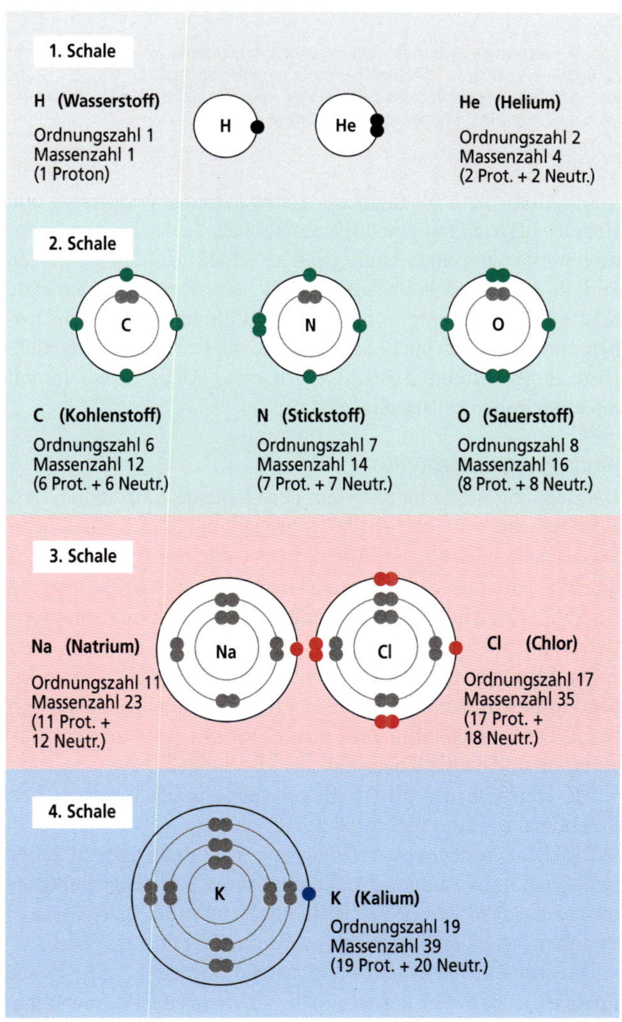

Abb. 2.4 Aufbau der Elektronenschalen bei einigen wichtigen Elementen. Die Elektronen sind zur Vereinfachung jeweils paarweise abgebildet.

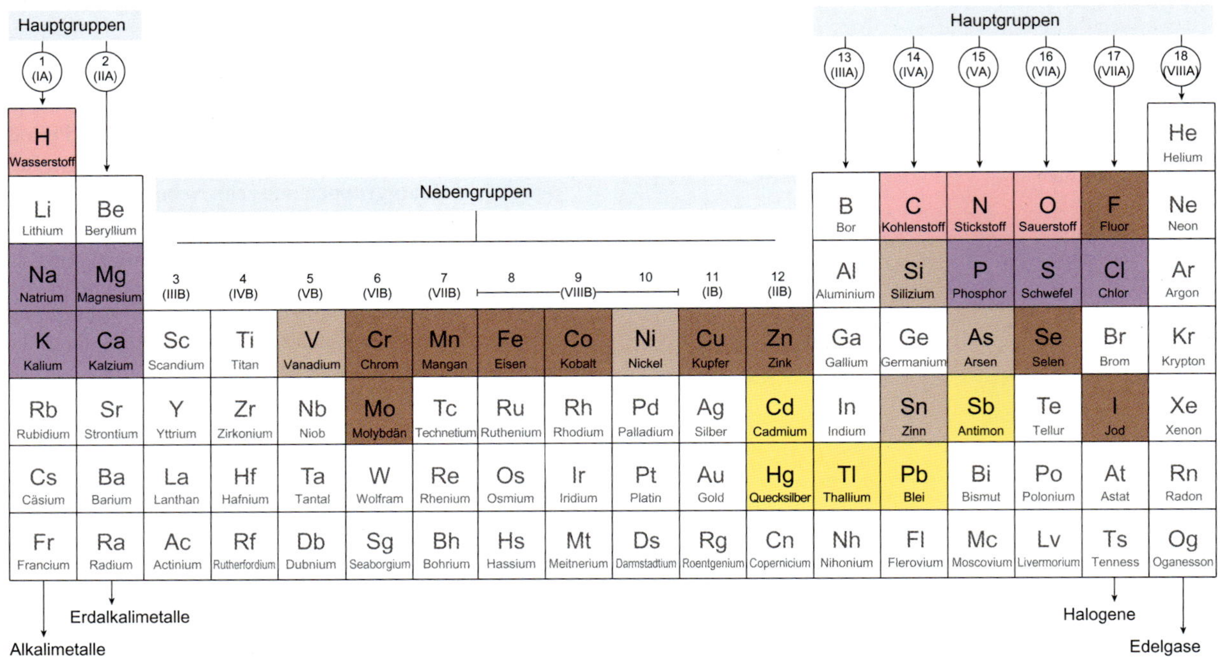

Abb. 2.5 Auszug aus dem Periodensystem der Elemente. Waagerecht nebeneinanderstehende Elemente bilden jeweils eine Periode, senkrecht untereinanderstehende eine Gruppe. Entsprechend der neueren Konvention sind die Gruppen in arabischen Ziffern nummeriert (in Klammern die ältere Nummerierung). Die vier „Schlüsselelemente" des Lebens sind rosa, die sieben Mengenelemente violett, die Spurenelemente braun, fragliche Spurenelemente hellbraun und einige toxische (giftige) Elemente gelb unterlegt.

Die Atome bzw. Elemente der ersten Periode (Wasserstoff und Helium) besitzen nur eine Elektronenschale, in der zweiten Periode kommt außen eine weitere, größere Schale hinzu. In der dritten Periode schließt sich abermals eine Schale an usw. Die äußerste Schale darf bei Hauptgruppenelementen immer nur acht Elektronen enthalten, anschließend wird eine weitere Schale aufgefüllt. Diese Regel hat eine Ausnahme: Die erste Schale ist bereits mit zwei Elektronen vollständig besetzt.

Hauptgruppenelemente

Die Ordnung im Periodensystem der Elemente rührt daher, dass sich Elemente mit gleicher Elektronenzahl in der *äußersten* Elektronenschale stark ähneln: Alle Elemente der ersten Hauptgruppe besitzen auf ihrer äußersten Elektronenschale ein Elektron. Es sind lauter weiche Metalle, die **Alkalimetalle** mit den Hauptvertretern *Natrium* und *Kalium.*

Die Elemente der zweiten Hauptgruppe besitzen in ihrer äußersten Elektronenschale zwei Elektronen. Die wichtigsten Vertreter dieser **Erdalkalimetalle** sind das *Magnesium* und das *Kalzium,* sie sind deutlich härter als die Alkalimetalle.

Die Elemente der dritten Hauptgruppe besitzen jeweils drei Elektronen auf ihrer äußersten Schale usw.

Die Elemente der siebten Hauptgruppe bzw. der Gruppe 17 haben sieben Elektronen auf ihrer äußersten Schale. Sie heißen **Halogene** oder *Salzbildner,* weil sie sich leicht mit Metallen zu *Salzen* (→ 2.4.1) umsetzen lassen. Zu ihnen zählen z. B. das *Chlor* und das *Fluor.*

Die Elemente der achten Hauptgruppe bzw. der Gruppe 18, die **Edelgase** (z. B. *Neon*), besitzen in ihrer äußersten Elektronenschale acht Elektronen. Ausnahme ist das Helium mit nur einer Schale und zwei Elektronen. Eine solche voll besetzte äußerste Schale stellt einen extrem stabilen und damit besonders reaktionsträgen Zustand dar, die **Edelgaskonfiguration.** Deshalb gehen die Edelgase praktisch keine chemische Reaktion ein und spielen im Stoffwechsel keine Rolle.

Die Elemente der siebten und achten Hauptgruppe, *Wasserstoff, Kohlenstoff, Stickstoff, Sauerstoff, Phosphor* und *Schwefel,* zählen zu den **Nichtmetallen.**

Nebengruppenelemente

Nebengruppenelemente haben auf ihrer äußersten Elektronenschale zwei Elektronen, sie unterscheiden sich in ihren inneren Elektronenschalen. Alle Nebengruppenelemente sind (Übergangs-)Metalle, sie verhalten sich chemisch vergleichsweise ähnlich. Nebengruppenelemente sind z. B. *Kupfer* und *Eisen.*

Valenz und Valenzelektronen

Die stabile Edelgaskonfiguration ist auch für die anderen Elemente „erstrebenswert", und je näher sie dieser Edelgaskonfiguration bereits sind, desto stärker versuchen sie, diese tatsächlich zu erreichen. Dies gelingt ihnen, indem sie von anderen Atomen Elektronen aufnehmen oder abgeben oder Elektronen gemeinsam mit anderen Atomen benutzt werden.

Die Anzahl der Elektronen auf der äußeren Schale bzw. die Zahl der Elektronen, die zum Erreichen der Edelgaskonfiguration fehlt, hat somit bei allen chemischen Prozessen eine enorme Bedeutung. Die Zahl der fehlenden Elektronen heißt **Valenz** oder *Wertigkeit* des Atoms. Die Außenelektronen heißen entsprechend **Valenzelektronen.**

Elektronegativität

Elemente wie *Fluor* oder *Sauerstoff,* die im Periodensystem rechts stehen, sind sehr bestrebt, Elektronen aufzunehmen. Sie üben eine große Anziehungskraft auf fremde Elektronen aus, um sie auf ihre äußerste Elektronenschale herüberzuziehen. Ein Maß für die Anziehungskraft eines Elements auf Fremdelektronen ist die **Elektronegativität** (je höher die Elektronegativität, desto größer diese Anziehungskraft). Die höchste Elektronegativität (4,0) hat Fluor.

Nimmt ein Stoff Elektronen auf, wird er **reduziert** – gibt er Elektronen ab, wird er **oxidiert** (→ 2.9).

Stoffmenge in mol

Das Periodensystem ist auch unerlässlich für die in der Chemie üblichen Stoffmengenangaben in **Mol** (Zeichen *mol*). Die Stoffmenge 1 mol bedeutet, dass die Anzahl der Teilchen in dieser Menge gleich der Anzahl der Kohlenstoffatome in 12 g Kohlenstoff mit dem Isotop ^{12}C ist. Dies sind unvorstellbare $6{,}023 \times 10^{23}$ Teilchen! Ein Mol einer beliebigen Substanz (egal ob Zucker oder Wasser) enthält immer $6{,}023 \times 10^{23}$ Teilchen (z. B. Atome, Moleküle).

Die Umrechnung von Mol in Gramm läuft dann recht einfach über das Periodensystem. Bei jedem Element ist seine durchschnittliche (relative) **Atommasse** verzeichnet, also wie viel schwerer ein Atom des betreffenden Elements ist im Vergleich zu einem Zwölftel eines ^{12}C-Atoms. Diese Zahl ist oft keine ganze Zahl, weil viele Elemente mehrere unterschiedlich schwere Isotope haben. Die Atommasse ist fast gleich der Massenzahl. Elementarer Wasserstoff hat z. B. die durchschnittliche relative Atommasse 1,008. Versieht man diese Zahl mit der Einheit g (Gramm), so erhält man die Wasserstoffmasse, die einem Mol entspricht: 1 mol H entspricht 1,008 g H.

Bei Molekülen werden die einzelnen Atommassen der aneinandergebundenen Atome addiert: Wasser etwa besteht aus H_2O-Molekülen. 1 mol H_2O (H Atommasse 1,008; O Atommasse 15,999) entspricht also $2 \times 1{,}008\,g + 15{,}999\,g = 18{,}015\,g$.

Entsprechend ihrer Stoffmenge in mol gibt man die Konzentration auch in Mol pro Liter (mol/l) an **(Molarität).** Zur Herstellung einer 1-molaren Lösung gibt man die Stoffmenge 1 mol in ein Gefäß und füllt dieses mit dem Lösungsmittel zu einem Gesamt*volumen* von 1 l auf. Bei der ganz ähnlichen **Molalität** wird die Stoffmenge in Mol bezogen auf die *Masse* des Lösungsmittels (mol/kg).

SPICKZETTEL

Periodensystem der Elemente *(PSE):* Tabellarische Darstellung der chemischen Elemente. Sortiert waagerecht nach steigender Ordnungszahl in **Perioden,** senkrecht ursprünglich nach chemischer Ähnlichkeit in **Gruppen (Haupt-, Nebengruppen).** Letztlich bestimmt die Elektronenkonfiguration eines Elements dessen Stellung im Periodensystem der Elemente.
Valenzelektronen: Elektronenzahl auf der äußersten Schale (nach dem Schalenmodell der Elektronenhülle).
Elektronegativität: Maß für die Anziehungskraft eines Elements auf Fremdelektronen.
Mol: Stoffmenge mit $6{,}023 \times 10^{23}$ Teilchen.

2.4 Chemische Bindungen

Wie erwähnt kann die erstrebenswerte, stabile Edelgaskonfiguration im Wesentlichen durch Elektronenaufnahme, Elektronenabgabe und gemeinsames Benutzen erreicht werden. Alle drei führen zu einer **Bindung** von Atomen aneinander.

Im Folgenden sind einige Formen der chemischen Bindung beschrieben.

2.4.1 Ionenbindung

Natrium steht in der ersten Hauptgruppe und hat demgemäß ein Elektron auf seiner äußersten Elektronenschale. Chlor steht in der siebten Hauptgruppe, hat also sieben Elektronen auf seiner äußersten Schale. Reagieren diese beiden nun miteinander, so erfolgt wegen der starken Anziehungskraft des Chloratoms auf weitere Elektronen ein **Elektronenübergang:** Das Außenelektron des Natriums wird vom Chloratom „eingefangen“. Dadurch haben beide Partner die Edelgaskonfiguration erreicht.

Natrium tritt hier als **Elektronenspender,** Chlor als **Elektronenempfänger** auf:

- Das Chlor besitzt nun 18 Elektronen, jedoch nur 17 Protonen im Kern (Ordnungszahl 17). Damit ist ein elektrisch negativ geladenes Partikel entstanden. Man schreibt **Cl^-**
- Das Natrium hingegen hat ein Elektron verloren und somit nur noch zehn Elektronen. Dem stehen elf Protonen im Kern (Ordnungszahl 11) gegenüber, sodass ein Partikel mit positiver Ladung entstanden ist, das **Na^+.**

Allgemein werden elektrisch geladene Partikel als **Ionen** bezeichnet. Positiv geladene Ionen (wie das Na^+-Ion) nennt man **Kationen,** negativ geladene (wie das Cl^--Ion) **Anionen.** Die Bindung, die durch die elektrische Anziehung der gegensätzlich geladenen Ionen entsteht, heißt **Ionenbindung.**

Verbinden sich gegensätzlich geladene Ionen durch Ionenbindung miteinander, entsteht ein **Salz.** Salze sind also durch Ionenbindung zustandekommende **Ionenverbindungen.**

Kochsalz

Die bekannteste Ionenverbindung ist das im Volksmund als „Salz“ bezeichnete **Kochsalz** aus Na^+- und Cl^--Ionen (NaCl → Abb. 2.6). Seine Ionen bilden, wie die meisten Salze, ein dreidimensionales **Kristallgitter** (→ Abb. 2.7), wobei jedes Natrium-Ion von sechs Chlorid-Ionen und jedes Chlorid-Ion von sechs Natrium-Ionen umgeben ist. Dieser Gitterverband ist insgesamt elektrisch neutral, und die Ionen sind nicht beweglich, da sie im Gitterverband festgehalten werden.

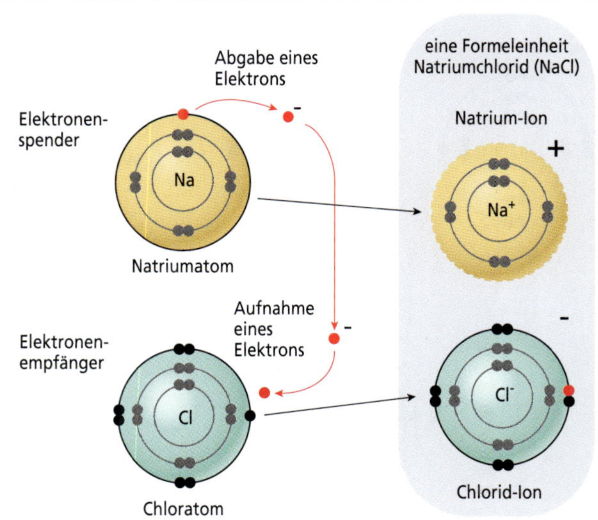

Abb. 2.6 Ionenbindung am Beispiel des Na^+Cl^-. Natrium gibt sein Außenelektron an Chlor ab. Dadurch erreichen beide die Edelgaskonfiguration.

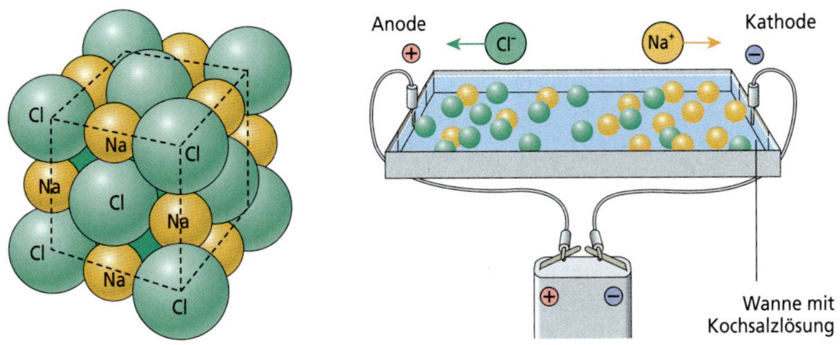

Abb. 2.7 Links NaCl-Kristallgitter, rechts wässrige NaCl-Lösung. Die Ionen sind nun frei beweglich und wandern im elektrischen Feld zur Kathode (Minuspol) bzw. Anode (Pluspol).

Löst man Salzkristalle in Wasser, so dringen Wassermoleküle in das Kristallgitter ein und lösen es auf. Die Ionen liegen nun frei beweglich in einer wässrigen Lösung vor (→Abb. 2.7) – man spricht von einer **Elektrolytlösung.**

2.4.2 Kovalente Bindung

Zwischen Atomen des gleichen Elementes oder Elementen mit nur geringem Unterschied in der *Elektronegativität* (→2.3) wie z. B. Wasserstoff und Kohlenstoff sind Elektronenübergänge nicht möglich. Solche Atome gehen eine andere Bindung ein, die **kovalente Bindung** (*Elektronenpaar-, Atombindung* →Abb. 2.8). Die kovalente Bindung kommt im menschlichen Organismus wesentlich häufiger vor als die Ionenbindung.

Durch kovalente Bindungen entstehen **Moleküle:** Ein Molekül besteht aus mindestens zwei Atomen, die durch kovalente Bindungen aneinandergekoppelt sind.

Bei einer kovalenten Bindung rücken die Atome so eng zusammen, dass sie jeweils ein Elektron gemeinsam benutzen. Auf diese Weise entsteht ein **Elektronenpaar.** Auch hierdurch entsteht ein stabiler Zustand. Bei der kovalenten Bindung zweier Chloratome beispielsweise bildet sich ein Elektronenpaar aus **(Einfachbindung).** Jedes der beteiligten Chloratome hat nun acht Elektronen auf seiner äußersten Schale. Das Teilchen Cl–Cl oder Cl_2 heißt *Chlormolekül* (→Abb. 2.8).

Doppel- und Dreifachbindung

Die Bildung des *Sauerstoffmoleküls (O_2)* verläuft in gleicher Weise: Sauerstoff steht in der sechsten Hauptgruppe, hat also sechs Elektronen auf seiner äußersten Schale. Zur stabilen Edelgaskonfiguration fehlen jedem Sauerstoffatom zwei Elektronen. Deshalb werden von jedem Sauerstoffatom nicht nur ein, sondern zwei Elektronen gemeinsam benutzt. Da nun *zwei* Elektronenpaare von beiden Partnern gemeinsam benutzt werden, spricht man von einer **Doppelbindung** (O=O). Bei der Bildung des *Stickstoffmoleküls (N_2)* wird sogar eine **Dreifachbindung** (drei gemeinsame Elektronenpaare →Abb. 2.8) ausgebildet.

Die so entstandenen Moleküle sind stabiler als die unverknüpften Atome, auch **Radikale** genannt. Radikale können den Organismus schädigen, indem sie mit lebenswichtigen Molekülen reagieren und deren Eigenschaften verändern. Radikale, insbesondere Sauerstoffradikale, werden auch mit der Entstehung einiger Erkrankungen wie etwa der Arteriosklerose (→15.1.2) und dem Alterungsprozess (→15.1.2) in Zusammenhang gebracht.

Wasserstoffmolekül

Beim Wasserstoff ist die äußerste Elektronenschale mit der ersten identisch. Diese kann aber statt acht nur zwei Elektronen aufnehmen, d. h. Wasserstoff erreicht die stabile Edelgaskonfiguration bereits mit zwei Elektronen auf seiner Elektronenschale.

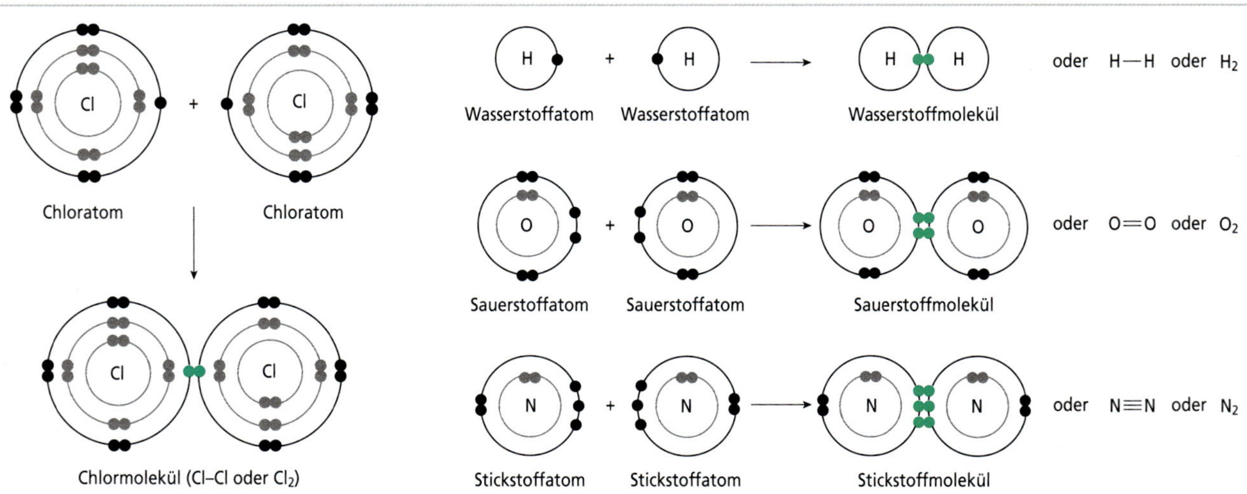

Abb. 2.8 Kovalente Bindungen. Links kovalente Bindung von zwei Chloratomen zum Chlormolekül, rechts von Wasserstoff-, Sauerstoff- und Stickstoffatomen zu ihren jeweiligen Molekülen. Nach Zahl der gemeinsam benutzten Elektronen werden Einfach-, Doppel- und Dreifachbindung unterschieden.

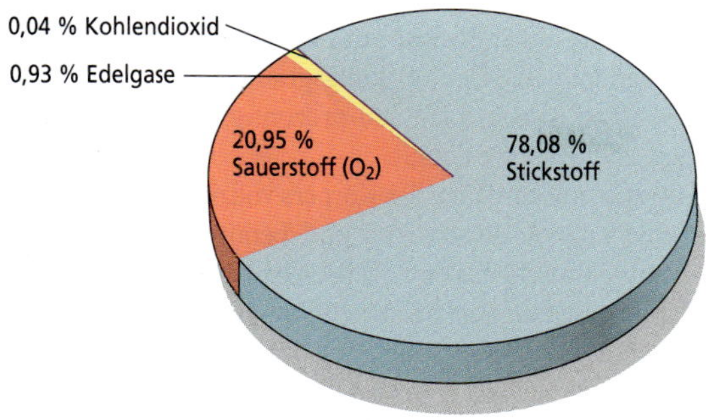

Abb. 2.9 Zusammensetzung trockener Luft. Normaltemperierte Raumluft enthält außerdem 1–2 % Wasserdampf, Ozon und Staub.

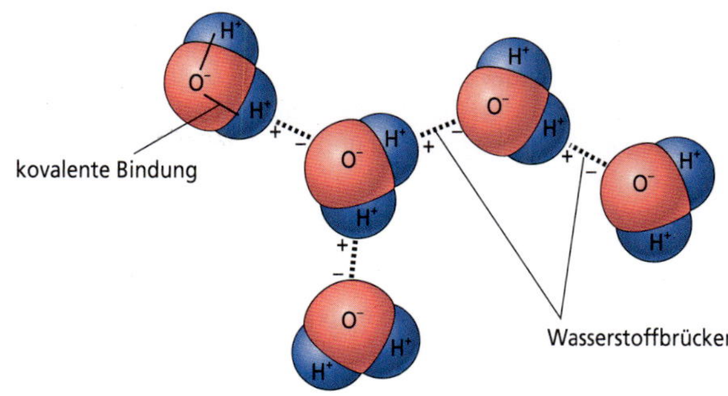

Abb. 2.11 Fünf Wassermoleküle und die sie verbindenden Wasserstoffbrücken.

Da der Wasserstoff nur aus einem Proton und einem Elektron besteht, ist zur Bildung des *Wasserstoffmoleküls* (H–H oder H_2) die Ausbildung *eines* gemeinsam benutzten Elektronenpaares zwischen zwei Wasserstoffatomen erforderlich und ausreichend (→ Abb. 2.8).

Moleküle der Luft

Luft ist ein Gasgemisch aus etwa 78 % Stickstoff und fast 21 % Sauerstoff. Dabei liegen beide fast ausschließlich in der stabilen Molekülform (O_2 bzw. N_2) vor (→ Abb. 2.9).

Chemische Verbindungen

Kovalente Bindungen existieren nicht nur zwischen zwei gleichen Atomen eines Elements, sondern können zwischen unterschiedlichen (und beliebig vielen) Atomen eingegangen werden. Beim Methanmolekül z. B. treten vier Wasserstoffatome mit einem Kohlenstoffatom in Kontakt, wobei vier kovalente Bindungen ausgebildet werden.

Derartige Substanzen, die aus Atomen *verschiedener* Elemente in festem Verhältnis zueinander bestehen, nennt man **chemische Verbindungen** (→ Abb. 2.10). Sie werden durch **chemische Formeln** dargestellt (z. B. CH_4 für Methan).

Polare kovalente Bindung

Bei kovalenten Bindungen zwischen Atomen mit deutlich unterschiedlicher Elektronegativität zieht das Atom mit der höheren Elektronegativität die gemeinsam benutzten Elektronen ein Stück weit zu sich herüber.

Das entstehende Molekül ist zwar nach außen hin elektrisch neutral. Innerhalb des Moleküls sind die Ladungen aber nicht symmetrisch verteilt. Vielmehr hat das Molekül an einem Ende eine positive und am anderen eine negative „Schlagseite“. So sind etwa beim Wassermolekül die beiden Wasserstoffatome leicht positiv und das Sauerstoffmolekül leicht negativ geladen. Man bezeichnet dies als **polare** *(polarisierte)* **kovalente Bindung.**

2.4.3 Weitere Bindungsformen

Von den weiteren Bindungsformen sind v. a. die **Wasserstoffbrücken** von Bedeutung für den Organismus. Sie sind zwar keine echten Bindungen, werden aber trotzdem oft als Wasserstoffbrücken*bindungen* bezeichnet (→ Abb. 2.11).

Entgegengesetzte Ladungen ziehen sich an. Dies gilt auch für die „Mini-Ladungen“ bei polaren Atombindungen. Die leicht positive Ladung des Wasserstoffatoms und die leicht negative Ladung z. B. des Sauerstoffatoms ziehen sich an. Diese Kräfte sind zwar mit 5–10 % der Stärke einer kovalenten Bindung gering, halten aber aufgrund ihrer Vielzahl die Moleküle doch stark zusammen.

Wasserstoffbrücken bilden sich nicht nur *zwischen* Molekülen aus, sondern auch *innerhalb* großer Moleküle und tragen dadurch z. B. zur Stabilisierung und Struktur von Eiweißen bei (→ 2.8.3).

SPICKZETTEL

Ionenbindung: Chemische Bindung mit Elektronenübergang und Bildung von **Ionen** (**Kation** = positiv, **Anion** = negativ geladen) mit starker elektrostatischer Anziehung. Beispiel Bindung zwischen Natrium (Na, hier Elektronenspender) und Chlor (Cl, hier Elektronenempfänger) mit Entstehung eines Natrium-Ions (Na^+) und eines Chlorid-Ions (Cl^-).

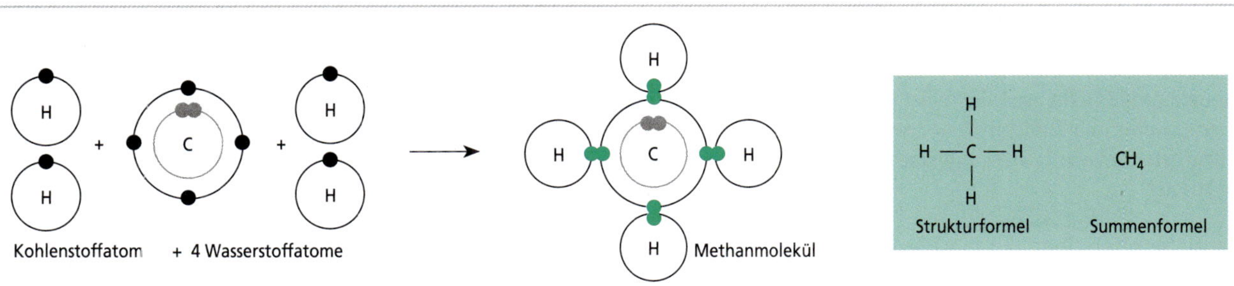

Abb. 2.10 Methan (CH_4). Ein Kohlenstoffatom ist mit vier Wasserstoffatomen durch kovalente Bindung verknüpft.

Kovalente Bindung *(Elektronenpaar-, Atombindung):* Chemische Bindung mit gemeinsamer Elektronenbenutzung und Ausbildung **bindender Elektronenpaare,** z. B. zwischen zwei Sauerstoffatomen (O_2). Bei unterschiedlichen Atomen **polare kovalente Bindung** mit positiver und negativer Teilladung an den Enden möglich.
Molekül: Mindestens zwei durch kovalente Bindung verbundene (gleiche oder unterschiedliche) Atome.
Wasserstoffbrückenbindung: Schwache elektrostatische Anziehung zwischen einem kovalent gebundenen H-Atom mit positiver Teilladung und einem anderen Atom mit negativer Teilladung, z. B. einem ebenfalls kovalent gebundenen O-Atom.

2.5 Chemische Reaktionen

Bei **chemischen Reaktionen** geschieht nichts anderes als das Knüpfen von neuen Bindungen zwischen Atomen oder das Aufbrechen von bestehenden chemischen Bindungen. Dabei geht nichts verloren, d. h. die Gesamtzahl der Atome bleibt gleich. Die Atome werden nur umgruppiert, wobei durch die geänderte Verknüpfung der Atome neue Moleküle mit neuen Eigenschaften entstehen.

Chemische Reaktionen finden in jeder menschlichen Zelle ständig und in großem Ausmaß statt. Nur mit ihrer Hilfe kann der Organismus seine vielfältigen Funktionen erfüllen, vom Sehen und Bewegen bis zum Aufbau neuer Strukturen beim Wachstum.

Anabole Reaktionen

Verbinden sich mehrere Atome, Ionen oder Moleküle zu einer größeren Einheit, so bezeichnet man dies als **anabole Reaktion.** Diese *Stoffvereinigung* heißt auch **(chemische) Synthese.**

Ein einfaches Beispiel ist die *Ammoniaksynthese* (NH_3) aus einem Molekül Stickstoff (N_2) und drei Molekülen Wasserstoff (H_2):

$$N_2 + 3\,H_2 \rightarrow 2\,NH_3$$

Weitaus komplizierter ist z. B. die *Proteinsynthese,* der Aufbau der Körpereiweiße: Sie sind *Riesenmoleküle* **(Makromoleküle),** die durch die Verbindung zahlreicher kleinerer Moleküle entstanden sind.

Katabole Reaktionen

Katabole Reaktionen sind das Gegenteil von anabolen Reaktionen: Größere Einheiten werden in kleinere zerlegt. Diese Stoffzerlegung heißt auch **(chemische) Analyse.** Beispielsweise kann Ammoniak unter geeigneten Bedingungen wieder zerlegt werden:

$$2\,NH_3 \rightarrow N_2 + 3\,H_2$$

Im Organismus spielen katabole Reaktionen z. B. bei der Verdauung eine große Rolle, weil die meist riesigen Nährstoffmoleküle (Fette, Eiweiße und Kohlenhydrate) erst nach der Spaltung in kleine Bruchstücke von der Darmschleimhaut ins Blut überführt werden können.

Energiebereitstellung durch ATP

Anabole Reaktionen sind üblicherweise an die Zufuhr von Energie gebunden, die vom „Zellakku" **ATP** (Adenosintriphosphat → 2.8.5) bereitgestellt wird.

Im Gegensatz dazu wird bei katabolen Reaktionen in aller Regel Energie frei, die üblicherweise zur Regeneration des verbrauchten ATP verwendet wird. Der Wirkungsgrad dieser Energieumwandlung in ATP ist jedoch nicht 100-prozentig, sodass als Nebenprodukt zusätzlich Wärme anfällt.

Die Wachstumsvorgänge des Körpers vollziehen sich im Wesentlichen über anabole Reaktionen und benötigen deshalb Energie. Diese Energie stammt aus dem Abbau von Nährstoffmolekülen, also aus katabolen Reaktionen, bei denen Energie freigesetzt wird.

SPICKZETTEL

(Chemische) Reaktion: Knüpfen oder Lösen chemischer Bindungen. **Anabole Reaktionen** sind aufbauende, **katabole Reaktionen** sind abbauende Reaktionen.

2.6 Chemische Verbindungen

Wie erwähnt bestehen chemische Verbindungen aus Atomen verschiedener Elemente in festem Verhältnis zueinander. Dabei werden als große Gruppen die anorganischen und die organischen Verbindungen unterschieden. Beide sind für den Menschen lebensnotwendig.

Anorganische Verbindungen

Anorganische Verbindungen zeichnen sich dadurch aus, dass in ihnen gewöhnlich *kein Kohlenstoff* enthalten ist. Zu ihnen gehören viele Salze, Säuren, Laugen, Wasser und als Ausnahme die Kohlenstoffverbindungen Kohlendioxid (CO_2) und -monoxid (CO).

Organische Verbindungen

Organische Verbindungen bestehen hauptsächlich aus *Kohlenstoff-* und *Wasserstoffatomen* und werden überwiegend durch *kovalente Bindungen* zusammengehalten (→ 2.4.2). Alle Schlüsselmoleküle des Lebens wie Kohlenhydrate, Fette, Eiweiße und Nukleinsäuren gehören dazu (→ 2.8).

SPICKZETTEL

(Chemische) Verbindung: Substanz aus Atomen mindestens zweier chemischer Elemente in festem Verhältnis zueinander, z. B. Wasser (H_2O). **Anorganische Verbindungen** in der Regel ohne Kohlenstoff, **organische Verbindungen** mit Kohlen- und Wasserstoff als wesentlichen Bestandteilen.

2.7 Anorganische Verbindungen

2.7.1 Wasser

Die Zellen unseres Körpers bestehen zu rund 60 % aus Wasser **(intrazelluläres Wasser).** Die Flüssigkeit, welche die Zellen umgibt **(extrazelluläres Wasser),** enthält sogar zu über 90 % Wasser. Folglich spielen sich im Organismus alle chemischen Reaktionen und damit alle Lebensvorgänge in einem **wässrigen Milieu** ab.

Wasser chemisch gesehen

Das Wassermolekül besteht aus einem Sauerstoff- und zwei Wasserstoffatomen, die über kovalente Bindungen in leicht abgewinkelter Stellung zusammengehalten werden. Zwischen den Wassermolekülen bilden sich zahlreiche Wasserstoffbrücken aus (→ Abb. 2.11).

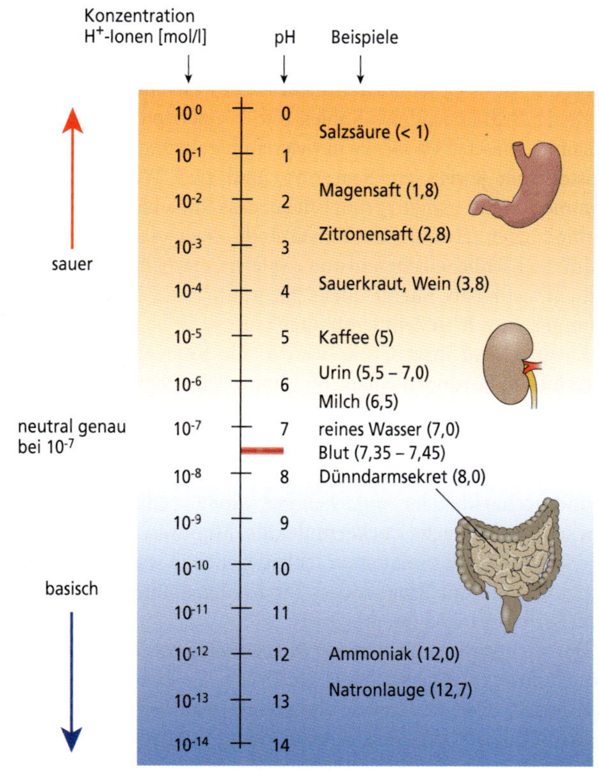

Abb. 2.12 pH-Werte bekannter Flüssigkeiten.

Funktionen des Wassers im Organismus

Wasser ist ein ausgezeichnetes **Lösungsmittel.** Lebenswichtige Substanzen wie Sauerstoff- oder Nährstoffmoleküle können über das extrazelluläre Wasser alle Zellen erreichen und von diesen verwertet werden. Umgekehrt können Stoffwechselprodukte abtransportiert werden und z. B. über die Nieren den Organismus verlassen. Bei chemischen Reaktionen ermöglicht das Wasser den beteiligten Molekülen die Annäherung aneinander. Wasser ist zudem selbst Reaktionspartner bei vielen chemischen Reaktionen.

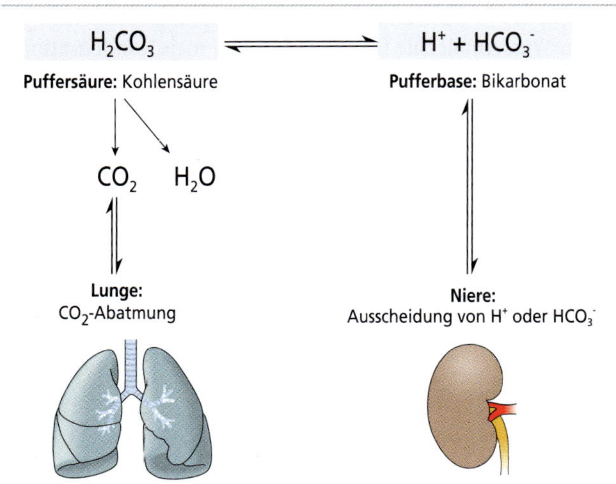

Abb. 2.13 Kohlensäure und Bikarbonat als lebenswichtiges Puffersystem.

Daneben ist Wasser z. B. ein Hauptbestandteil von Schleimen und dient dadurch als *Schmiermittel.* Außerdem nimmt Wasser Wärme nur langsam auf und gibt sie ebenso langsam ab – es isoliert.

2.7.2 Säuren und Basen

Werden Salze wie z. B. das Kochsalz (→ 2.4.1) in Wasser gelöst, zerfallen sie, d. h. die im Kristallgitter gebundenen Ionen lösen sich voneinander und liegen nun frei beweglich vor.

Ähnliches passiert mit **Säuren** und **Basen,** wenn sie in Wasser gelöst werden:

- Beim Chlorwasserstoff (HCl) z. B. werden H^+-Ionen (Wasserstoff-Ionen) frei; das Wasser wird *sauer,* es entsteht *Salzsäure*
- Beim Natriumhydroxid (NaOH) werden dagegen Hydroxid-Ionen (OH^-) frei, welche H^+-Ionen aufnehmen können; das Wasser wird *basisch* und es entsteht *Natronlauge* (**Laugen** sind wässrige basische Lösungen).

Dieser Vorgang wird allgemein **Dissoziation** genannt.

Als Säuren bezeichnet man (nach *Brönsted*) chemische Verbindungen, die H^+-Ionen abgeben können (z. B. HCl), als Basen solche, die H^+-Ionen aufnehmen können (z. B. KOH). Eine (Puffer-)Säure und die dazugehörende (Puffer-)Base werden auch als **korrespondierendes Säure-Basen-Paar** bezeichnet (etwa HCl = Puffersäure und Cl^- = Pufferbase oder H_2O = Puffersäure und OH^- = Pufferbase oder H_2CO_3 = Puffersäure und HCO_3^- = Pufferbase, → Abb. 2.13).

Je mehr H^+-Ionen sich in einer Lösung befinden, desto **saurer** *(azider)* ist diese Lösung. Je weniger H^+-Ionen sich darin befinden, desto **basischer** *(alkalischer)* ist die Lösung. Entsprechend spricht man auch von **Azidität** bzw. **Alkalität** *(Basizität)* einer Lösung,

2.7.3 pH-Wert

Azidität oder Alkalität einer Lösung lassen sich laborchemisch messen, wobei aber die H^+- und OH^--Konzentrationen sehr gering sind. Deshalb wurde als Maßeinheit der **pH-Wert** festgelegt, der als *negativer dekadischer Logarithmus* der H^+-Ionen-Konzentration definiert ist:

- Neutrale Lösungen (z. B. reines Wasser) haben einen pH-Wert von 7,0. Die Konzentration der H^+- und auch der OH^--Ionen beträgt hier 10^{-7} mol/l
- Saure Lösungen haben mehr H^+-Ionen als OH^--Ionen und somit einen pH-Wert < 7
- Alkalische Lösungen haben weniger H^+-Ionen als OH^--Ionen und einen pH-Wert > 7.

Je kleiner also der pH-Wert einer Flüssigkeit ist, desto saurer ist sie (→ Abb. 2.12).

2.7.4 Puffer

Die pH-Werte in verschiedenen Körperflüssigkeiten sind sehr unterschiedlich, der pH-Wert der meisten Körperflüssigkeiten wird aber konstant gehalten. Dafür sorgen u. a. die **Puffer.** Das sind Substanzen, die überschüssige H^+-Ionen auffangen oder bei Mangel wieder abgeben. Sie puffern („federn") also pH-Schwankungen ab.

Die Puffer alleine reichen allerdings nicht zur Konstanthaltung des pH-Wertes. Es sind auch Regulationsprozesse (→ 1.3) beteiligt. So können die Nieren – allerdings wesentlich langsamer – die Ausscheidung sowohl von H^+ als auch HCO_3^- regulieren.

Kohlensäure-Bikarbonat-System

Ein wichtiges Puffersystem im menschlichen Körper ist das **Kohlensäure-Bikarbonat-System** (→Abb. 2.13). Wie jedes Puffersystem besteht es aus einer Säure und der dazugehörigen Base:

- H_2CO_3 (Kohlensäure = Puffersäure)
- HCO_3^- (Bikarbonat = Pufferbase).

Bei Säureüberladung (**Azidose,** →18.8) nimmt die Pufferbase (HCO_3^-) H^+-Ionen auf und es entsteht die Puffersäure (H_2CO_3). Diese dissoziiert in H_2O und CO_2, wobei CO_2 rasch über die Lunge abgeatmet wird. Auf diese Weise werden „saure Valenzen" aus dem Körper entfernt.

Bei Basenüberladung (**Alkalose,** →18.8) dagegen kann die Abgabe von CO_2 in begrenztem Maße durch verminderte Atmung gedrosselt werden. Die vermehrt zurückgehaltene Puffersäure H_2CO_3 gibt H^+ ab, welche die überschüssigen OH^- aufnehmen und zu Wasser (H_2O) neutralisieren.

Solche Puffersysteme, die im Austausch mit ihrer Umgebung stehen, heißen **offene Puffersysteme.** Sie puffern besser als **geschlossene Puffersysteme** ohne diese Möglichkeit.

Weitere Puffersysteme

Neben dem Kohlensäure-Bikarbonat-Puffer tragen v. a. zwei weitere Puffer zur Aufrechterhaltung des pH-Wertes bei:

- **Proteinpuffer.** Zu diesem gehören das Hämoglobin (→12.2.2) in den Erythrozyten sowie die Plasmaproteine
- **Phosphatpuffer.** Seine Pufferkomponenten sind anorganische Phosphate.

SPICKZETTEL

Säuren (nach *Brönsted*): Verbindungen, die H^+-Ionen abgeben können.
Basen (nach *Brönsted*): Verbindungen, die H^+-Ionen aufnehmen können.
pH-Wert: Maß für die H^+-Ionen-Konzentration einer wässrigen Lösung. pH = 7 heißt neutral, pH > 7 heißt basisch (mehr OH^-- als H^+-Ionen), pH < 7 heißt sauer (mehr H^+- als OH^--Ionen).
Puffer: Substanzen bzw. Gemische, die H^+-bzw. OH^--Ionen abfangen, sodass sich der pH-Wert weniger stark ändert als ohne Puffer.

2.8 Organische Verbindungen

2.8.1 Kohlenhydrate

Kohlenhydrate *(Saccharide)* spielen für das Leben auf der Erde eine zentrale Rolle. Sie werden von den grünen Pflanzen im Rahmen der **Fotosynthese** aus Kohlendioxid und Wasser mithilfe von Sonnenlicht in gigantischen Mengen gebildet. Die *Sonnenenergie* wird hierbei als *chemische Energie* in den Kohlenhydraten gespeichert und ist in dieser Form für jedes Lebewesen nutzbar.

Kohlenhydrate sind aus Kohlenstoff, Wasserstoff und Sauerstoff zusammengesetzt. Da formal in vielen Kohlenhydraten auf ein Kohlenstoffatom jeweils ein Sauerstoff- und zwei Wasserstoffatome kommen, nahm man ursprünglich an, dass Kohlenhydrate Wasserverbindungen *(Hydrate)* des Kohlenstoffs seien – daher der Name.

Im menschlichen Organismus spielen die Kohlenhydrate als schnell verfügbare Energiequelle die größte Rolle. Darüber hinaus kommen sie z. B. in Zellmembranen vor.

Entsprechend ihrer Größe werden die Kohlenhydrate in vier verschiedene Gruppen eingeteilt: Mono-, Di-, Oligo- und Polysaccharide.

Monosaccharide

Monosaccharide oder *Einfachzucker* (*mono* = eins, *Saccharide* = Zucker) sind einfache **Zuckermoleküle.** Monosaccharide mit fünf oder sechs Kohlenstoffatomen schließen sich in wässrigem Milieu überwiegend zum Ring, sodass ihr Kohlenstoffgerüst ein Fünf- oder Sechseck bildet (→Abb. 2.14).

Der wichtigste Einfachzucker im menschlichen Organismus ist die **Glukose** *(Traubenzucker, Dextrose).* Sie besteht aus sechs C-Atomen, zwölf H-Atomen und sechs O-Atomen und wird deshalb mit $C_6H_{12}O_6$ abgekürzt. Glukose kann von den meisten Zellen zur Energiegewinnung herangezogen werden – Glukose ist der Hauptenergieträger des menschlichen Körpers!

Andere sehr häufige Monosaccharide mit *sechs* C-Atomen sind die **Fruktose** *(Fruchtzucker, Lävulose)* und die **Galaktose** *(Schleimzucker).*

Ribose und **Desoxyribose,** zwei Monosaccharide mit *fünf* C-Atomen, sind Bestandteile der Nukleinsäuren (→2.8.4).

Disaccharide

Reagieren zwei Monosaccharide miteinander, so entsteht ein *Zweifachzucker* (**Disaccharid,** *di* = zwei).

Saccharose *(Rohr-, Rüben-, Haushalts-, Kristallzucker)* beispielsweise wird aus Glukose und Fruktose gebildet, **Laktose** *(Milchzucker)* aus Glukose und Galaktose, **Maltose** *(Malzzucker)* aus zwei Glukosemolekülen.

Beim Aufbau eines Zweifachzuckers wird ein Wassermolekül abgespalten (→Abb. 2.14). Solche Verknüpfungsreaktionen, bei denen Wassermoleküle frei werden, nennt man **Kondensationsreaktionen.**

Disaccharide können wieder in Monosaccharide gespalten werden. Dabei wird im Gegenzug ein Wassermolekül verbraucht.

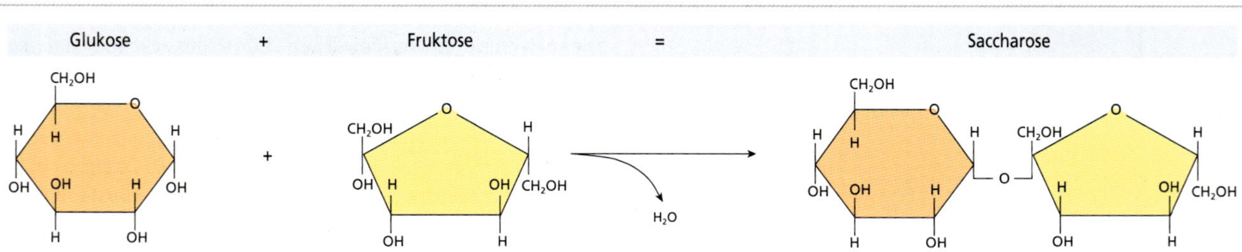

Abb. 2.14 Bildung des Zweifachzuckers (Disaccharids) Saccharose aus den Monosacchariden Glukose und Fruktose. Einer gängigen Schreibweise folgend sind die C-Atome an den Eckpunkten des Rings nicht ausgeschrieben, wohl aber hiervon abweichende Atome wie die O-Atome.

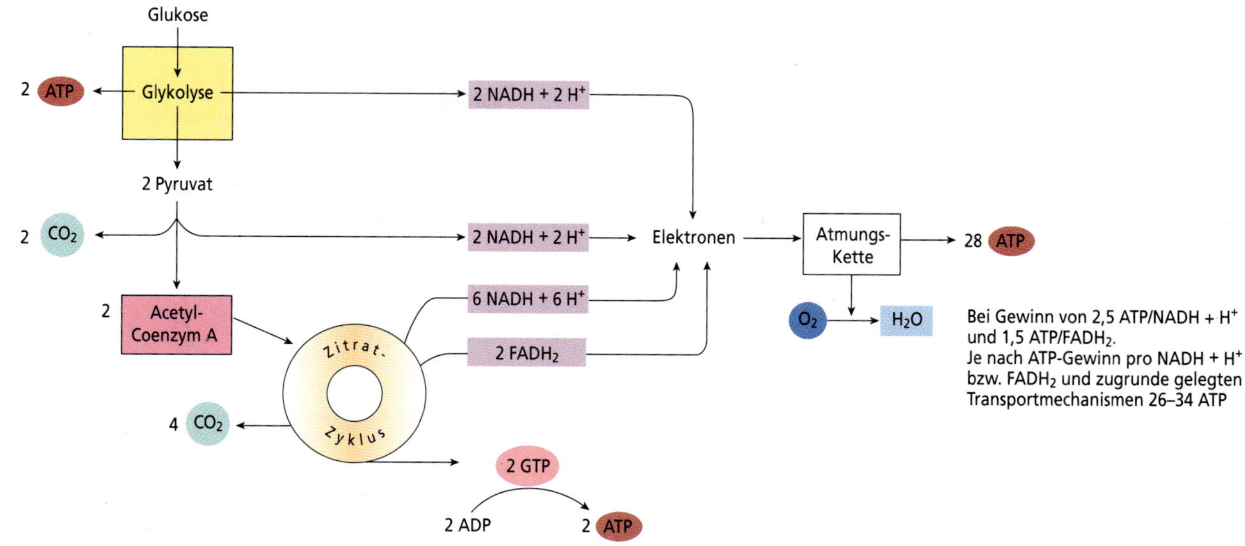

Abb. 2.15 Die vier Phasen der Energiegewinnung aus Glukose. GTP (Guanosintriphospat) ist wie ATP ein energiereiches Phosphat.

Oligosaccharide

Ketten aus 3–10 Monosacchariden heißen **Oligosaccharide** (*oligos* = wenig).

Im menschlichen Körper kommen Oligosaccharide in erster Linie in oder auf Zellmembranen vor, gebunden an Fette (Lipide → 2.8.2) oder Proteine (Eiweiße → 2.8.3). Auf den Erythrozyten beispielsweise sind Oligosaccharide die Träger der AB0-Blutgruppen (→ 12.2.7).

Polysaccharide

Manche Disaccharide können durch Verknüpfung mit weiteren Einfachzuckern zu **Polysacchariden** (*Vielfachzuckern, poly* = viele, → Tab. 2.2) reagieren, wobei riesige Makromoleküle entstehen. **Homoglykane** bestehen nur aus einer Zuckerart (z. B. Glykogen), **Heteroglykane** aus mehreren (z. B. Heparin).

Ein Beispiel ist die **Stärke:** Sie ist die pflanzliche Speicherform der durch Fotosynthese aufgebauten Glukose. Kartoffeln, Weizen und Mais enthalten sehr viel Stärke. Nimmt der Mensch eine stärkehaltige Mahlzeit zu sich, so wird die Stärke im Verdauungstrakt wieder zerlegt.

Auch die **Zellulose,** ein weiteres pflanzliches Kohlenhydrat, ist nur aus Glukosemolekülen zusammengesetzt. Da diese aber anders verknüpft sind als in der Stärke, kann der Mensch die Zellulose im Darm nicht aufspalten.

Tierische und auch menschliche Speicherform der Glukose ist das **Glykogen.**

Energiegewinnung aus Kohlenhydraten

Durch die Verdauung werden die Poly- und Disaccharide in die Monosaccharide Glukose, Fruktose und Galaktose gespalten (→ 17.7.2, → 17.9.4). Nach Aufnahme im Dünndarm gelangen diese zur Leber, wo Fruktose und Galaktose ebenfalls in Glukose umgewandelt werden. Die Leber ist das *einzige* Organ, das hierfür die nötigen Enzyme besitzt. Der weitere Stoffwechselweg entspricht dann dem der Glukose.

Die Glukose wird von den meisten Zellen des menschlichen Körpers als *Rohstoff zur Energiegewinnung* bevorzugt. Wird Energie benötigt, so wird die Glukose in den Zellen oxidiert („verbrannt"). Die gewonnene Energie wird in kleinen Bausteinen, dem *Adenosintriphosphat* **(ATP)** „zwischengelagert" (→ 2.8.5).

Der Verbrennungsvorgang, auch *Zellatmung* oder *innere Atmung* genannt, erfolgt vereinfacht in vier Schritten (→ Abb. 2.15):

1. **Glykolyse.** Aus einem Molekül Glukose entstehen im Zytoplasma der Zelle (→ 3.1) zwei Moleküle **Pyruvat** *(Brenztraubensäure)* und zwei Moleküle ATP. Hierzu wird kein Sauerstoff benötigt
2. **Umwandlung von Pyruvat in Acetyl-Coenzym A.** Bei Vorhandensein von Sauerstoff wird Pyruvat in die Mitochondrien („Zellkraftwerke" → 3.3.6) eingeschleust und reagiert dort mit *Coenzym A* zu Acetyl-Coenzym A (Acetyl-CoA). Außerdem wird das Coenzym *NAD⁺* (*Nikotinamid-Adenin-Dinukleotid),* (→ 2.9) reduziert, d. h. es nimmt Elektronen auf
3. **Zitratzyklus.** Es folgt im Mitochondrium eine Serie von Reaktionen, die als Zitratzyklus zusammengefasst werden. Im Zitratzyklus werden sowohl energiereiche Phosphate (aus denen direkt ATP gewonnen werden kann) als auch weitere reduzierte Coenzyme gebildet, die in der Atmungskette verwertet werden

Tab. 2.2: Übersicht über einige Polysaccharide. Unterschiede bestehen in der Art der Grundbausteine, der Art der Verknüpfung und der Größe des entstehenden Moleküls.

Polysaccharid	Vorkommen und Bedeutung
Glykogen	Tierische Speicherform der Glukose
Stärke (genau: 80 % **Amylopektin,** 20 % **Amylose**)	Pflanzliche, vom Menschen verwertbare Speicherform der Glukose
Zellulose	Vom Menschen nicht verwertbare Gerüstsubstanz von Pflanzen; sog. Ballaststoff (→ 17.9.11)
Inulin	Wasserlösliches, pflanzliches Kohlenhydrat, das nicht vom Menschen, aber von einigen Darmbakterien verwertet werden kann (→ 17.9.11)
Pektin	Pflanzliche Gerüstsubstanz mit hoher Wasserbindungsfähigkeit; sog. Ballaststoff (→ 17.9.11)

4. **Atmungskette** *(Elektronentransportkette).* Die Atmungskette in den Mitochondrien führt nun die in den beiden vorherigen Reaktionsketten an die Coenzyme gebundenen Elektronen dem Sauerstoff zu. Dabei entstehen Wasser und viel Energie, die zur Regeneration von ATP verwendet wird.

Glykogen

Ist genügend Glukose in den Zellen vorhanden bzw. der Energiebedarf gering, so kann die Glukose in Leber sowie Skelettmuskulatur in Form von **Glykogen** gespeichert werden. Glykogen ist ein Polysaccharid und chemisch nahe mit der pflanzlichen Speicherform der Glukose, der *Stärke,* verwandt. Die Aufnahme von Glukose in die Zelle sowie ihre Überführung in Glykogen wird durch das Hormon *Insulin* (→ 17.9.4) gefördert.

Der Erwachsene kann insgesamt etwa 300–500 g Glykogen speichern. Hieraus ist ein Energiegewinn von etwa 1.200–2.000 kcal möglich, was bei einem Erwachsenen nicht einmal einen Tag reicht. Im Vergleich zu den großen Fettspeichern des Organismus ist der Glukosevorrat somit klein.

Werden trotz voller Glykogenspeicher weiter Kohlenhydrate aufgenommen, so werden diese in Fett umgewandelt.

Glukoneogenese

Bei der **Glukoneogenese** (→ Abb. 2.16) wird Glukose aus Nicht-Kohlenhydrat-Vorstufen neu gebildet. Sie findet zu etwa 90 % in der Leber und zu etwa 10 % in der Nierenrinde statt.

Ziel ist, auch bei fehlender Nahrungszufuhr und leeren Glykogenspeichern die lebensnotwendige Glukose bereitzustellen: Der Körper baut Fette und Proteine (Eiweiße) ab und gewinnt in verschiedenen Umbauschritten Glukose daraus. Man kann die Glukoneogenese auch als Umkehrvorgang der *Glykolyse* (→ Abb. 2.15) sehen. Es müssen aber drei Schritte der Glykolyse (unter Energieverbrauch) umgangen werden, da sie nur in Richtung der Glykolyse ablaufen.

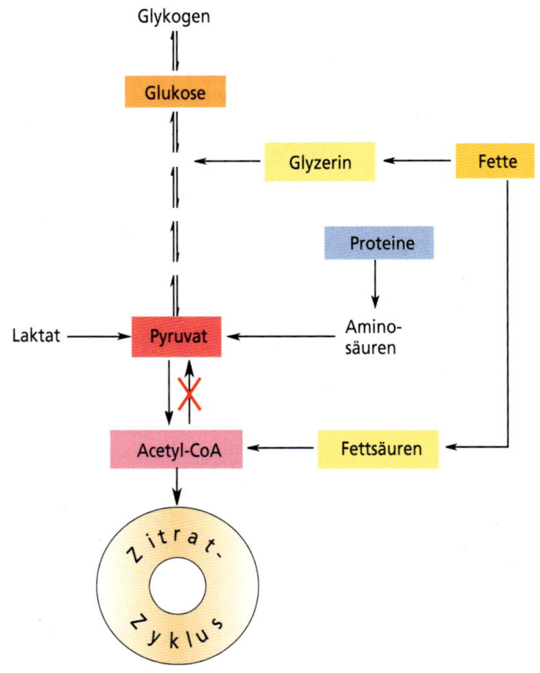

Abb. 2.16 Glukoneogenese. Verschiedene Ausgangsstoffe (Lakat, Glyzerin, Aminosäuren) können an unterschiedlichen Stellen in die Glukoneogenese eintreten. Aus Fettsäuren kann im menschlichen Körper hingegen keine Glukose gebildet werden, weil Acetyl-CoA nicht in Pyruvat überführt werden kann.

SPICKZETTEL

Kohlenhydrate *(Saccharide):* Organische Verbindungen aus Kohlen-, Sauer- und Wasserstoff, meist im Verhältnis 1 : 1 : 2. Im menschlichen Körper wichtige Energieträger, auch Bestandteil z. B. von Zellmembranen. Je nach Kettenlänge unterteilt in
- **Monosaccharide** *(Einfachzucker)* aus einem „Grundmolekül", z. B. **Glukose** *(Traubenzucker),* **Fruktose** *(Fruchtzucker)*
- **Disaccharide** *(Zweifachzucker)* aus zwei Monosacchariden, z. B. **Saccharose** *(Rohrzucker),* **Laktose** *(Milchzucker)*
- **Oligosaccharide** aus 3–10 Monosacchariden, oft an Zellmembranen gebunden, z. B. die ABO-Blutgruppen-Merkmale
- **Polysaccharide** *(Vielfachzucker)* aus über zehn Monosacchariden, z. B. **Glykogen, Stärke** (Speicherformen der Glukose).

2.8.2 Lipide

Lipide *(Fette und fettähnliche Stoffe)* sind eine Gruppe von Substanzen mit:
- Schlechter Löslichkeit in Wasser
- Guter Löslichkeit in **unpolaren** *(apolaren)* Lösungsmitteln wie Chloroform oder Ether. Unpolar heißt, dass die elektrischen Ladungen im Molekül (fast) gleichmäßig verteilt sind, das Molekül also keine „Mini-Ladungen" an den Enden hat.

Wichtige Lipide im menschlichen Körper sind:
- Fettsäuren
- Triglyzeride (Neutralfette)
- Cholesterin
- Phospholipide.

Lipide dienen als Energiespeicher und sind z. B. Bestandteil von Zellmembranen und Ausgangsstoffe für einige Hormone.

Fettsäuren

Fettsäuren sind lange Kohlenwasserstoffketten mit meist 16 oder 18 C-Atomen. Sie können mit der Nahrung aufgenommen oder vom menschlichen Organismus selbst hergestellt werden. Je nachdem, ob das Kohlenstoffgerüst der Fettsäuren Doppelbindungen enthält, unterscheidet man:
- **Gesättigte Fettsäuren,** die nur Einfachbindungen enthalten (Beispiel *Palmitinsäure, Stearinsäure*)
- **Einfach ungesättigte Fettsäuren** mit einer Doppelbindung (Beispiel *Ölsäure*)
- **Mehrfach ungesättigte Fettsäuren** mit zwei oder mehr Doppelbindungen (Beispiel *Linol-, Linolen-, Arachidonsäure*).

Bei ungesättigten Fettsäuren ist die Kohlenstoffkette an den Doppelbindungen nicht mehr frei drehbar. Je nach Stellung der Wasserstoffatome (bzw. der restlichen Kohlenstoffkette) werden **Cis- und Trans-Fettsäuren** unterschieden (Merkhilfe: cis klingt wie zusammen = auf der gleichen Seite). Im menschlichen Organismus überwiegen die Cis-Fettsäuren bei Weitem. Physiologisch bedeutsam ist außerdem die Lage der letzten Doppelbindung, gerechnet vom Omega(ω)-Ende, also dem C-Atom, das am weitesten weg vom Carboxylende ist. Besonders wichtig sind **Omega-6-** und **Omega-3-Fettsäuren.**

Linolsäure und *Linolensäure* enthalten Doppelbindungen, die der menschliche Organismus aufgrund ihrer Position (weit weg vom Glyzerinmolekül) nicht selbst einfügen kann. Solche lebensnotwendigen Fettsäuren, die mit der Nahrung zugeführt werden müssen, heißen **essenzielle Fettsäuren.**

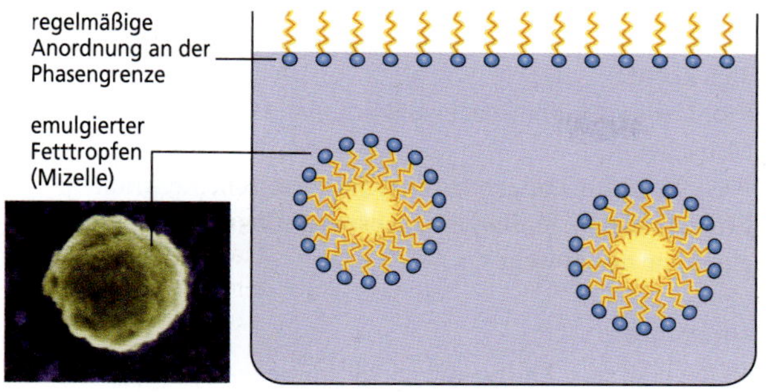

Abb. 2.17 Fettsäuren in Wasser. Die Fettsäuremoleküle richten ihre hydrophoben Enden zum Fetttropfen hin. An der Wasseroberfläche weisen die hydrophoben Enden vom Wasser weg. [Foto: G1163]

Fett- und Wasserlöslichkeit

Fettsäuren vereinigen zwei unterschiedliche chemische Eigenschaften:

- Der lange „Schwanz" aus CH-Gruppen ist *unpolar.* Deshalb werden keine Wasserstoffbrücken (→ 2.7.1) ausgebildet, sodass dieser Molekülteil ausgesprochen gut fettlöslich bzw. schlecht wasserlöslich ist. Man nennt dies **lipophil** (fettfreundlich) bzw. **hydrophob** (wasserfeindlich)
- Der kleine „Kopf" (die Carboxylgruppe → 2.8.3) der Fettsäure ist dagegen *polar* und kann somit Wasserstoffbrücken ausbilden. Er ist gut wasserlöslich **(hydrophil)** bzw. schlecht fettlöslich **(lipophob).**

Gibt man nun Fettsäuren in Wasser, so bilden sie an der Wasseroberfläche einen dünnen Film, indem sich die Köpfe zum Wasser hin und die Fettsäureschwänze von ihm weg orientieren. Im Wasserinnern bilden sich „Kugeln" **(Mizellen),** wobei die hydrophoben Fettsäureschwänze ins Innere der Kugeln zeigen. Aufgrund dieser gegensätzlichen Eigenschaften sind Fettsäuren in der Lage, lipophile Substanzen in Wasser zu **emulgieren,** d. h. ganz fein zu verteilen (→ Abb. 2.17), und so zu transportieren.

Triglyzeride

Die größte Gruppe der Nahrungslipide sind Gemische von **Triglyzeriden** *(Neutralfetten).* Bei Zimmertemperatur feste Triglyzeride heißen auch **Fette,** bei Zimmertemperatur flüssige **Öle.**

Jedes Triglyzerid ist aus *einem* **Glyzerin-** und *drei* **Fettsäuremolekülen** zusammengesetzt. Dies können drei gleiche Fettsäuren sein oder auch drei verschiedene (→ Abb. 2.18).

Triglyzeride sind nach den Kohlenhydraten der zweitwichtigste Rohstoff zur Energieerzeugung. Sie enthalten mehr als doppelt so viel Energie wie die Kohlenhydrate (9,3 statt 4,1 kcal/g, entsprechend 37 bzw. 17 kJ/g, jeweils physiologische Brennwerte → 17.9.7). Diese Energie kann allerdings nicht so leicht freigesetzt werden wie bei den Kohlenhydraten, da die Fettsäuren schwer abbaubar sind.

Bei Energiemangel werden Triglyzeride in Glyzerin und Fettsäuren gespalten **(Lipolyse).** Die Fettsäuren werden dann in den Mitochondrien durch die **β-Oxidation** schrittweise verkürzt und die entstehenden reduzierten Coenzyme und Acetyl-CoA zur Energiegewinnung verwertet (→ Abb. 2.15). Übersteigt der Acetyl-CoA-Anfall die Kapazität des Zitratzyklus, so werden Ketonkörper daraus gebildet (→ 2.8.3).

Ist genug Energie vorhanden, werden Triglyzeride v. a. im Fettgewebe als Energiereserve für „Notzeiten" gespeichert. Wie erwähnt kann auch ein Zuviel an Energie aus Kohlenhydraten oder Eiweißen in Form von Triglyzeriden gespeichert werden. Den Triglyzeridaufbau bezeichnet man als **Lipogenese.**

Cholesterin

Cholesterin (→ Abb. 2.19) ist eine für den Organismus wichtige Substanz, die vom Körper selbst hergestellt und über tierische Nahrungsmittel aufgenommen werden kann. In Pflanzen kommt es nicht vor.

Cholesterin ist ein:

- Wichtiger Bestandteil der Zellmembranen (→ 3.2)
- Vorläufer von Steroidhormonen wie etwa Östrogen und Testosteron (→ Tab. 11.1)
- Vorläufer von Gallensäuren (→ 17.6.4).

Gemeinsamer Bestandteil dieser Substanzen ist das aus vier Ringen zusammengesetzte **Sterangerüst** (→ Abb. 2.19).

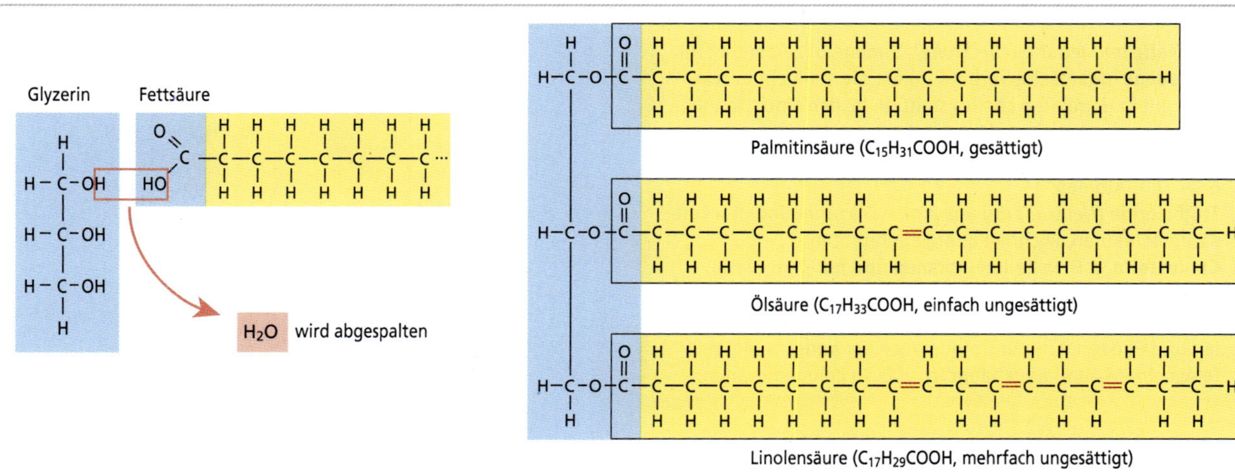

Abb. 2.18 Links Verknüpfung einer Fettsäure mit Glyzerin unter Abspaltung von H_2O (Kondensationsreaktion). Rechts Triglyzeridbildung – alle drei Bindungsstellen des Glyzerins sind mit einer Fettsäure verknüpft. Die unten rechts abgebildete Linolensäure ist eine Omega-3-Fettsäure – die letzte Doppelbindung liegt am dritten C-Atom vom Methylende aus.

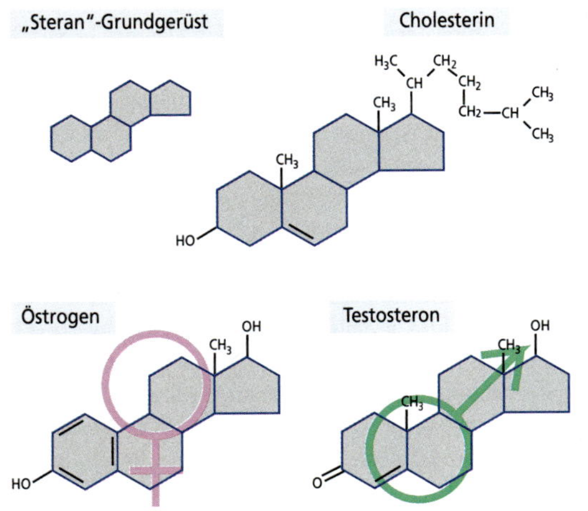

Abb. 2.19 Das auf dem Sterangerüst basierende Cholesterin und zwei Abkömmlinge, die Hormone Östrogen und Testosteron.

MEDIZIN

Idealerweise sollte ein Gleichgewicht zwischen dem aufgenommenen bzw. selbst produzierten Cholesterin sowie dem ausgeschiedenen und verarbeiteten Cholesterin bestehen. Funktioniert diese Regulation nicht, steigt die Cholesterinkonzentration im Blut **(Hypercholesterinämie)** und damit die Gefahr einer Arteriosklerose (→15.1.2). Diese erhöht das Risiko, an einem Herzinfarkt oder Schlaganfall zu erkranken.

Phospholipide

Phospholipide sind ähnlich aufgebaut wie Triglyzeride, wobei jedoch nur zwei Fettsäuren mit dem Glyzerin verknüpft sind. Die dritte Bindungsstelle ist über eine Phosphatgruppe meist mit einem stickstoffhaltigen Alkohol verknüpft. Ihre größte Bedeutung besitzen die Phospholipide im Organismus als Bestandteile der Zellmembranen (→Abb. 3.2).
Bekanntestes Phospholipid ist das *Lezithin.*

SPICKZETTEL

Lipide *(Fette und fettähnliche Stoffe):* Sammelbezeichnung für verschiedene organische Verbindungen, die schlecht in Wasser und gut in unpolaren Lösungsmitteln löslich sind. Hauptvertreter im menschlichen Körper
- **Fettsäuren,** lange Kohlenwasserstoffketten mit meist 16 oder 18 C-Atomen
- **Triglyzeride** *(Neutralfette)* aus einem Glyzerin- und drei Fettsäuremolekülen, wichtige Energielieferanten
- **Cholesterin,** z. B. in Zellmembranen und nötig für die Bildung von Gallensäuren und einigen Hormonen
- **Phospholipide** aus einem Glyzerin-, zwei Fettsäuremolekülen und Phosphat, an das meist noch ein anderes Molekül (etwa ein Alkohol) angehängt ist, z. B. in Zellmembranen.

2.8.3 Proteine (Eiweiße)

Proteine *(Eiweiße)* sind sowohl für die *Struktur* als auch für die *Funktion* des Menschen von überragender Bedeutung:
- Proteine sind ganz maßgeblich für die Gestalt eines Menschen
- Proteine der Zellmembranen kontrollieren die Passage von Stoffen in die Zelle und aus der Zelle heraus und sind Teile von Signalketten
- Proteine in den Muskeln ermöglichen die Beweglichkeit des Menschen
- Proteine beschleunigen als Enzyme chemische Reaktionen
- Proteine dienen im Blut als Transportproteine und als Immunglobuline der Abwehr.

Aminosäuren

Proteine sind aus **Aminosäuren** zusammengesetzt. Alle Aminosäuren sind prinzipiell gleich aufgebaut. Sie besitzen ein zentrales Kohlenstoffatom, das mit vier verschiedenen Gruppen bzw. Atomen verbunden ist:
- Einer COOH-Gruppe **(Carboxylgruppe)**
- Einer NH_2-Gruppe **(Aminogruppe)**
- Einem Wasserstoffatom
- Dem variablen Rest **R** (→Abb. 2.20) – durch ihn unterscheiden sich die verschiedenen Aminosäuren.

20 Aminosäuren kommen in menschlichen Proteinen vor. Sie heißen **proteinogene Aminosäuren.**
- Davon sind acht **essenzielle Aminosäuren,** d. h. sie können vom Körper nicht aus anderen Molekülen synthetisiert werden und müssen über die Nahrung aufgenommen werden. Dies sind **Isoleucin, Leucin, Lysin, Methionin, Phenylalanin, Threonin, Tryptophan** und **Valin.** Für Säuglinge sind zusätzlich **Arginin** und **Histidin** essenziell
- Dagegen können die zehn **nichtessenziellen Aminosäuren** vom Körper selbst hergestellt werden: **Alanin, Asparagin, Aspartat, Cystein, Glutamin, Glutamat, Glycin, Prolin, Serin, Tyrosin.**

Darüber hinaus gibt es im Körper weitere Aminosäuren, die aber nicht Bestandteil von Proteinen sind. Zu diesen **nichtproteinogenen Aminosäuren** zählt z. B. der Überträgerstoff *GABA (Gamma-Aminobuttersäure,* →9.3.2).

Verkettung der Aminosäuren

Werden zwei Aminosäuren unter Wasserabspaltung miteinander verknüpft, entsteht ein **Dipeptid.** Die Bindung heißt entsprechend **Peptidbindung** (→Abb. 2.21). Jedes Peptid besitzt an seinem

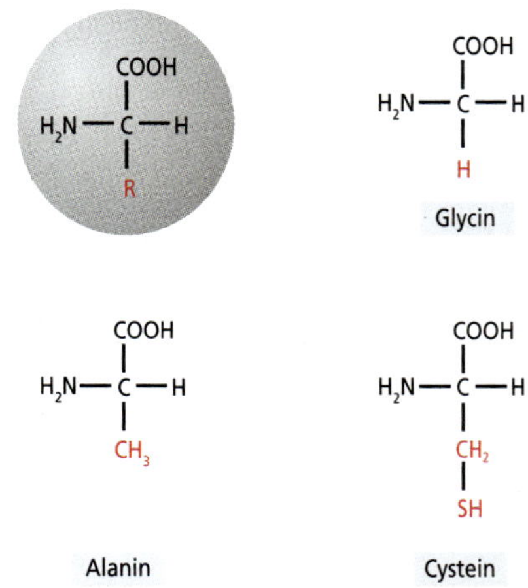

Abb. 2.20 Prinzipieller Aufbau einer Aminosäure (links oben) und drei Beispiele. Sie unterscheiden sich nur im variablen Rest (R).

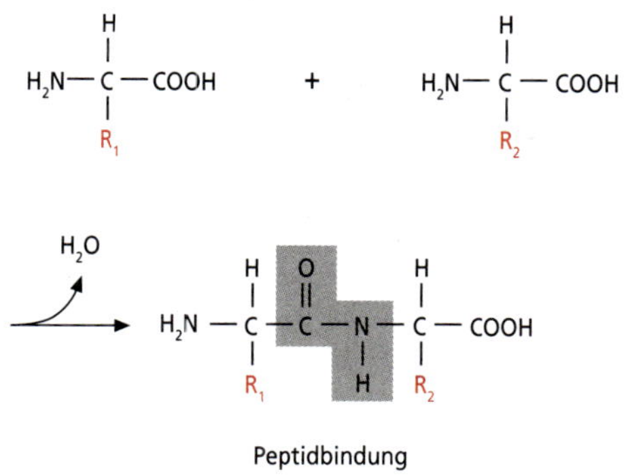

Abb. 2.21 Die Peptidbindung zur Verkettung von Aminosäuren.

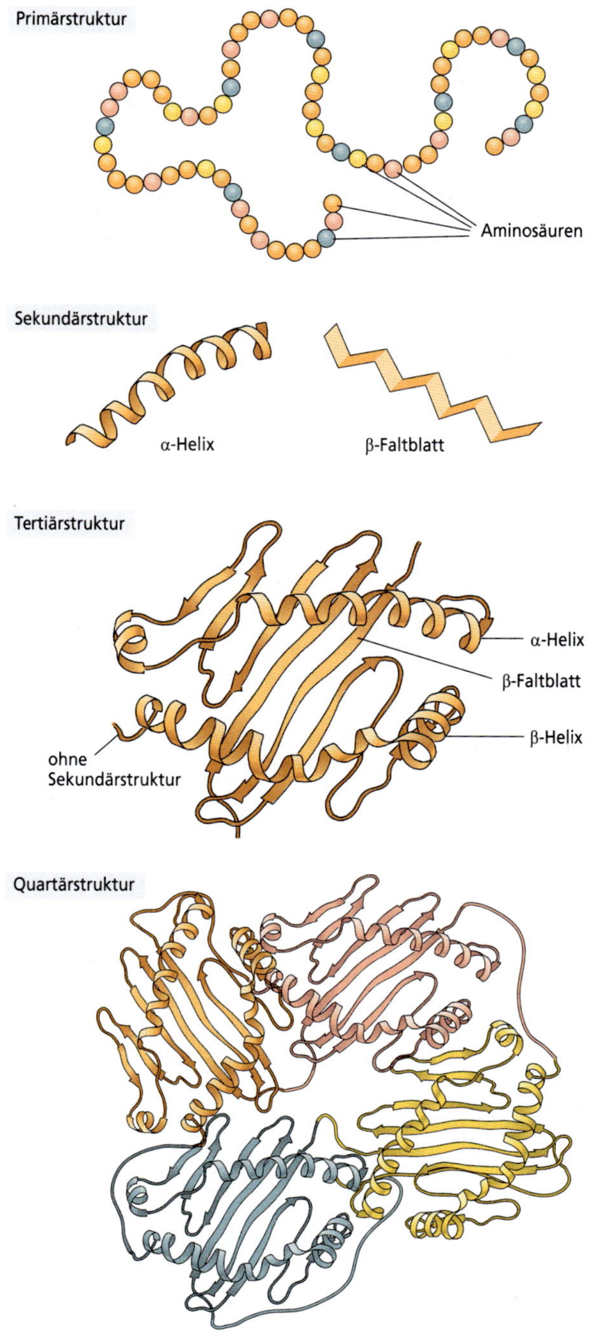

Abb. 2.22 Proteinstruktur.

einen freien Ende eine COOH-Gruppe und am anderen eine NH_2-Gruppe, an denen weitere Aminosäuren in gleicher Weise angelagert werden können.

Wird so an ein Dipeptid eine dritte Aminosäure angelagert, entsteht ein **Tripeptid.** Bis zu einer Länge von zehn Aminosäuren spricht man von **Oligopeptiden,** bei mehr als zehn Aminosäuren von **Polypeptiden** (*poly* = viele). Polypeptide aus über 100 Aminosäuren mit einer bestimmten räumlichen Struktur heißen **Proteine.** Die Übergänge sind allerdings fließend ohne genaue „Grenzen" für die Aminosäurenzahl.

Die meisten menschlichen Proteine bestehen aus 100–500 Aminosäuren. Da einerseits 20 verschiedene Aminosäuren für den Aufbau von Proteinen verwendet werden und andererseits die Reihenfolge der einzelnen Aminosäuren veränderlich ist, ergibt sich eine riesige Zahl unterschiedlicher Proteine.

Ebenen der Proteinstruktur

Bei den Proteinen werden vier Strukturebenen differenziert (➔ Abb. 2.22):

- Die Aminosäurefolge eines Proteins wird auch als **Primärstruktur** bezeichnet
- Aufgrund von Wasserstoffbrücken nimmt die Aminosäurekette dann eine bestimmte räumliche Form an, sie windet sich z. B. spiralig zur Helix oder ähnelt einem Faltblatt. Diese Anordnung heißt **Sekundärstruktur.** Ein Protein kann in verschiedenen Abschnitten unterschiedliche Sekundärstrukturen zeigen
- Für die Funktionsfähigkeit des Proteins, z. B. als Enzym, ist entscheidend, dass sich die Aminosäurekette außerdem zu einem dreidimensionalen Gebilde formiert. Diese vollständige dreidimensionale Struktur der *gesamten* Aminosäurekette heißt **Tertiärstruktur.** Man kann sich eine solche Struktur z. B. wie ein Wollknäuel vorstellen
- Häufig lagern sich mehrere Aminosäureketten bzw. Proteine zu einem noch größeren Komplex zusammen – eine **Quartärstruktur** bildet sich aus.

MEDIZIN

Geht die dreidimensionale Struktur eines Proteins z. B. durch Hitzeeinwirkung verloren **(Eiweißdenaturierung),** kann es seine biologische Funktion nicht mehr erfüllen. So können bei **Desinfektion** und **Sterilisation** Bakterien- und Virusproteine durch Hitze unschädlich gemacht werden.

Protein- und Aminosäurenstoffwechsel

Während der Verdauung werden Proteine (Eiweiße) in ihre Bausteine, die Aminosäuren, zerlegt, welche über die Pfortader zunächst zur Leber gelangen. Auch im Körper werden ständig Proteine abgebaut **(Proteinkatabolismus)** und Aminosäuren freigesetzt. Die frei gewordenen Aminosäuren werden je nach Bedarf des Organismus unterschiedlich umgesetzt:

- Zum Ersten können die frei gewordenen Aminosäuren zum Aufbau körpereigener Eiweiße dienen **(Proteinanabolismus),** etwa bei Wachstumsvorgängen

- Hierzu können einige Aminosäuren in andere Aminosäuren umgewandelt werden, je nachdem, welche Aminosäuren gerade knapp sind. Nur die essenziellen Aminosäuren müssen über die Nahrung aufgenommen werden
- Aus **glukogenen Aminosäuren** kann im Rahmen der Glukoneogenese (→ 2.8.1) Glukose hergestellt werden. Die Abbauprodukte **ketogener Aminosäuren** hingegen können zur Bildung von **Ketonkörpern** (→ 17.9.7, → 18.4.2) oder Fettsäuren (→ 2.8.2) verwendet werden. Bei einem Teil der Aminosäuren ist beides möglich. Unter dem Begriff Ketonkörper werden – etwas ungenau – die Substanzen *Azeton, Acetessigsäure* und *Betahydroxybuttersäure* zusammengefasst (Letztere enthält nicht die Ketogruppe C=O), die z. B. beim Fasten vermehrt entstehen. Ketonkörper können im Hungerzustand in Gehirn und Muskeln zur Energiegewinnung verwendet werden. Im Übermaß führen sie zur *Ketoazidose*
- Manche Aminosäuren können zu Acetyl-CoA abgebaut und nach Einschleusen in den Zitratzyklus (→ 2.8.1) direkt zur Energiegewinnung herangezogen werden. Dieser Stoffwechselweg ist jedoch eher die Ausnahme
- Aus einigen Aminosäuren können durch **Decarboxylierung** (CO_2-Abspaltung) **biogene Amine** gebildet werden, etwa der Neurotransmitter Serotonin aus Tryptophan.

Enzyme

Chemische Reaktionen werden im Reagenzglas durch Wärmezufuhr erheblich beschleunigt, ja oft erst möglich. Nun ist der menschliche Organismus auf schnelle und fein gesteuerte chemische Reaktionen angewiesen, ohne diese über Wärmezufuhr steuern zu können – der Körper erträgt keine großen Temperaturschwankungen. Der Stoffwechsel *katalysiert* deshalb bestimmte Reaktionen, d. h. er beschleunigt sie um das Tausend- bis Millionenfache durch den Einsatz von (lebenswichtigen) Hilfsstoffen, den **Enzymen** *(Biokatalysatoren).* Voraussetzung für die Funktionsfähigkeit eines Enzyms ist das **aktive Zentrum.** Hier ist die Polypeptidkette des Enzyms so gefaltet, dass das **Substrat** (die umzusetzende Substanz) genau passt **(Schlüssel-Schloss-Prinzip).** Das Substrat oder die Substrate binden an das aktive Zentrum, werden umgesetzt, und das oder die **Reaktionsprodukte** verlassen das Enzym wieder. Enzyme sind *substrat- und reaktionsspezifisch,* d. h. sie binden nur ein oder wenige Substrate und beschleunigen nur eine bestimmte chemische Reaktion.

Die meisten Enzyme benötigen für ihre Funktion einen zusätzlichen „Helfer", ein **Coenzym,** denn das Enzym nimmt selbst an der chemischen Reaktion *nicht* teil, sondern bringt lediglich die beteiligten Partner in geeigneter Weise zusammen. Nur das *Coenzym* wird bei der Enzymreaktion verändert, indem es vom **Substrat** abgespaltene Elektronen bzw. Atome aufnimmt oder diese dem Substrat entsprechend zur Verfügung stellt (→ Abb. 2.23). Coenzyme sind meist sehr kompliziert aufgebaute organische Moleküle und im Gegensatz zu den Enzymen grundsätzlich *keine* Proteine. Coenzyme leiten sich häufig von *Vitaminen* (→ 17.9.9) ab.

SPICKZETTEL

Aminosäure: Organische Verbindung aus einem Kohlenstoffatom, an das eine Carboxylgruppe, eine Aminogruppe, ein Wasserstoffatom und ein variabler Rest angehängt sind.
Dipeptid: Zwei miteinander verknüpfte Aminosäuren.
Oligopeptid: Kette aus 3–10 Aminosäuren.
Polypeptid: Kette von mehr als zehn bis etwa 100 Aminosäuren.
Protein *(Eiweiß):* Kette von mehr als 100 Aminosäuren, die dann eine spezifische räumliche Struktur annimmt. Im menschlichen Körper wichtig u. a. als Struktur-, Transport-, Signalproteine und Enzyme.
Enzym: Substanz, die eine bestimmte chemische Reaktion beschleunigt, selbst aber unverändert wieder aus dieser hervorgeht.

2.8.4 Nukleinsäuren

Proteine sind lebenswichtig für den menschlichen Organismus. Art und Reihenfolge der Aminosäuren müssen daher für jedes Protein im Erbgut exakt festgelegt sein und bei der Proteinsynthese fehlerfrei umgesetzt werden. Dies erfolgt durch die verschiedenen **Nukleinsäuren.** Dabei unterscheidet man prinzipiell **DNA** *(Desoxyribonukleinsäure, DNS,* engl. *acid* = Säure) und **RNA** *(Ribonukleinsäure, RNS).*

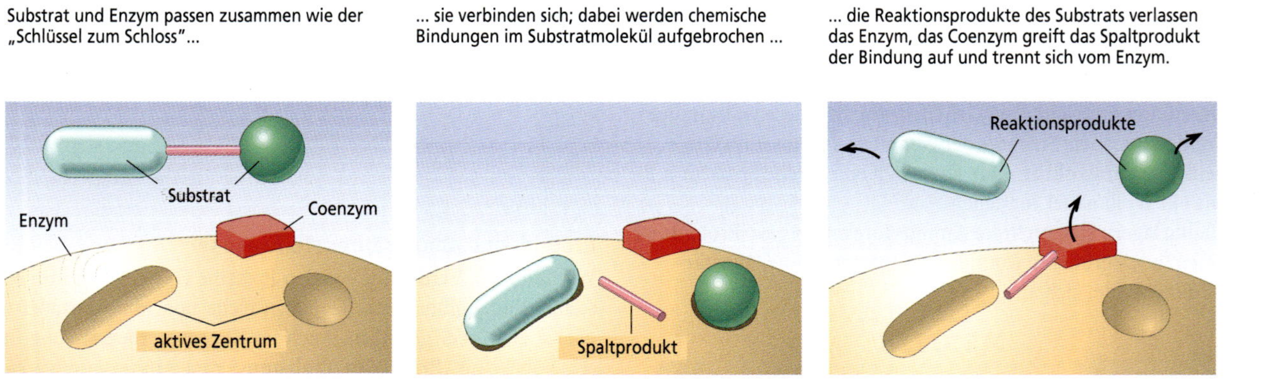

Abb. 2.23 Enzymvermittelte Spaltung eines Substrats mit beteiligtem Coenzym. Die neu gebildeten Reaktionsprodukte entfernen sich dann von der Enzymoberfläche, das unveränderte Enzym kann neue Substratmoleküle binden.

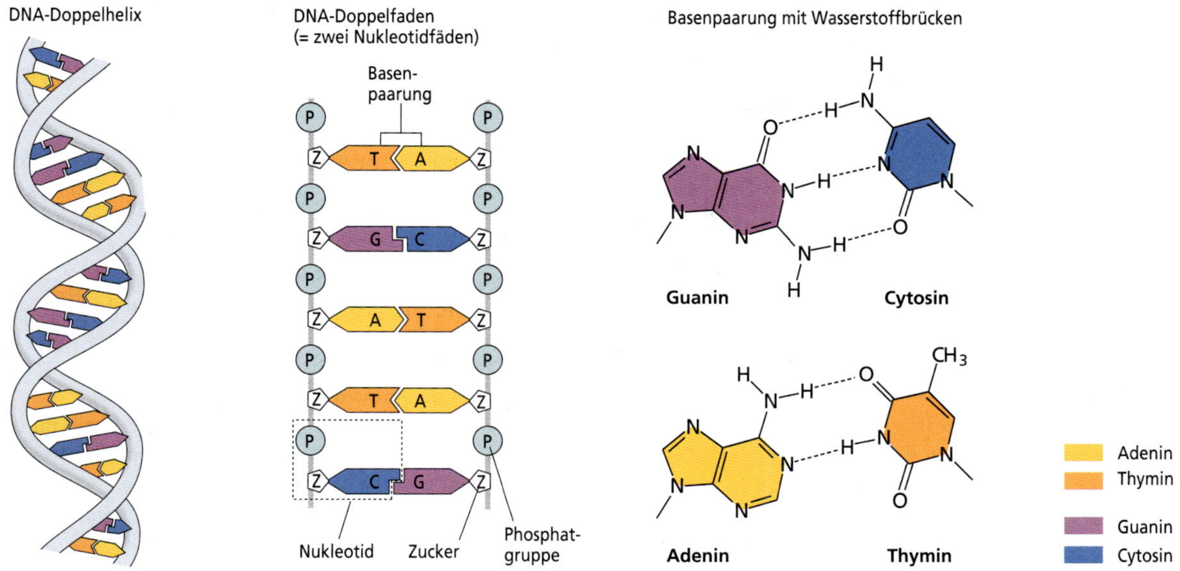

Abb. 2.24 Aufbau der DNA. Zuckermoleküle (Z) und Phosphatgruppen (P) sind abwechselnd aneinander geheftet und bilden zwei Stränge. Von den Zuckermolekülen aus bilden Basenpaare über Wasserstoffbrückenbindungen die „Sprossen" der „Strickleiter" [links L253]

Aufbau der DNA

Die DNA kann in ihrem Aufbau mit einer Strickleiter verglichen werden (→ Abb. 2.24):

- Die seitlichen Stränge bestehen aus sich abwechselnden Zuckermolekülen und Phosphatgruppen. Das Zuckermolekül ist immer **Desoxyribose.** Jedes Zuckermolekül ist mit einer Phosphatgruppe und jede Phosphatgruppe wiederum mit einem Zuckermolekül fest verknüpft. Die Richtung der beiden Stränge ist gegenläufig
- Die „Sprossen" der Strickleiter gehen jeweils von den Zuckermolekülen aus und werden von je zwei *stickstoffhaltigen Basen* gebildet, und zwar entweder aus **Adenin (A)** und **Thymin (T)** oder aus **Guanin (G)** und **Cytosin (C).** Die **Basenpaarung** zwischen den beiden Basen erfolgt über Wasserstoffbrückenbindungen (→ 2.4.3).

Aufgrund von Größe und chemischer Struktur der Basen ist Adenin immer mit einem gegenüberliegenden Thymin und Guanin immer mit einem gegenüberliegenden Cytosin gepaart. Andere Kombinationen sind nicht möglich.

Deshalb bestimmt die *Basenreihenfolge* **(Basensequenz)** des einen Stranges immer auch die des anderen. Beide Stränge sind einander *komplementär,* vergleichbar mit dem Negativ und dem Positiv einer Fotografie.

Nukleosid und Nukleotid

Die Kombination einer dieser Basen mit einem Zuckermolekül heißt **Nukleosid** (z. B. **Adenosin, Guanosin**). Werden an ein Nukleosid ein, zwei oder drei Phosphatgruppen gehängt, entsteht ein **Nukleotid** (*Nukleosinmonophosphat, -diphosphat, -triphosphat* → Abb. 2.25).

Da in der DNA nur vier verschiedene Basen vorkommen, gibt es in ihr auch nur vier verschiedene Nukleotide. Die beiden Stränge der DNA sind nun aus gut 6,5 Milliarden solcher Nukleotide zusammengesetzt – oder anders ausgedrückt, die „Strickleiter" hat ca. 3,3 Milliarden „Sprossen".

Gen

Die DNA ist in Informations- oder Erbeinheiten gegliedert, die als **Gene** bezeichnet werden.

Der Mensch hat ca. 20.000 proteincodierende Gene – von unter 200 bis ca. 2,5 Millionen Basenpaaren lang (mehr zu Gen und Protein → 3.6).

Aufbau der RNA

Die zweite Art von Nukleinsäuren ist die RNA. Im Gegensatz zur DNA:

- Ist die RNA nur einsträngig
- Findet man in der RNA als Zucker die **Ribose**
- Ist die Base Thymin in der RNA durch **Uracil** ersetzt.

Es gibt mehrere Arten von RNA, die überwiegend Teilaufgaben im Rahmen der Proteinsynthese erfüllen (→ 3.6).

SPICKZETTEL

Nukleinsäure: Organische Verbindung aus vielen Nukleotiden.

- **DNA** *(Desoxyribonukleinsäure).* Doppelsträngig. Basen Adenin, Thymin, Guanin, Cytosin, Zucker Desoxyribose. Träger der genetischen Information im Zellkern
- **RNA** *(Ribonukleinsäure).* Einsträngig. Basen Adenin, Uracil, Guanin, Cytosin, Zucker Ribose. Vor allem verschiedene Aufgaben bei der Proteinsynthese.

Nukleosid: Nukleinbase plus Fünferzucker.
Nukleotid: Nukleosid plus 1–3 Phosphatgruppen.

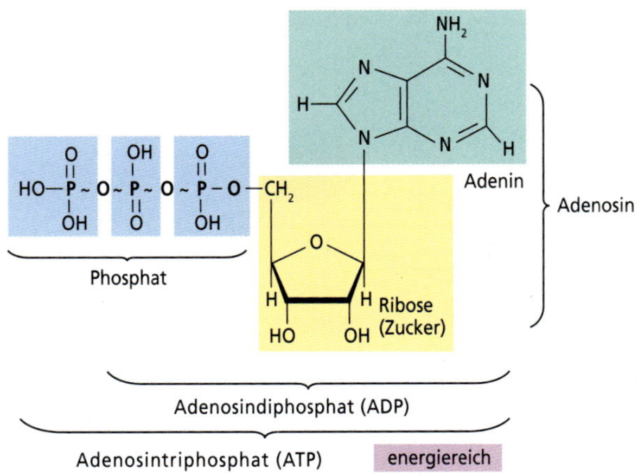

Abb. 2.25 ATP besteht aus Adenosin (Adenin plus Ribose) und drei Phosphatgruppen. ADP besitzt nur zwei Phosphatgruppen.

2.8.5 Adenosintriphosphat (ATP)

Nukleotide stellen auch im Energiehaushalt in Form von **ATP** (*Adenosintriphosphat,* →Abb. 2.25) eine der Schlüsselsubstanzen dar. ATP ist gewissermaßen ein Zell-„Akku": Es speichert Energie und gibt sie bei Bedarf wieder ab.

Eine Zelle kann nur überleben, wenn sie genügend ATP hat. Leben ist an die Anwesenheit von Energie und damit von ATP gebunden – man findet es in *allen* Organismen der Erde.

ATP besteht aus der Base Adenin, dem Zuckermolekül Ribose und drei Phosphatgruppen.

Die Bindungen zwischen den Phosphatgruppen sind sehr energiereich: Wird die dritte Phosphatgruppe unter Mithilfe von Wasser *(hydrolytische Reaktion)* abgespalten, so wird Energie verfügbar, welche die Zelle für energieverbrauchende Vorgänge verwendet.

Anschließend muss das entstehende *Adenosindiphosphat* **(ADP)** wieder zu ATP regeneriert werden, wozu Energie verbraucht wird. Diese Energie stammt aus der „Verbrennung" energiereicher Nährstoffmoleküle (v. a. Glukose) unter Verbrauch von Sauerstoff in der Zelle.

SPICKZETTEL

ATP *(Adenosintriphosphat):* Energiereiches Nukleotid aus Adenin, Ribose und drei Phosphatgruppen. Universeller Energiespeicher der Zellen.

2.9 Oxidation und Reduktion

Ursprünglich bezeichnete **Oxidation** *(Oxidationsreaktion)* die Reaktion eines Stoffes mit Sauerstoff zu einem Oxid. Beispiel ist die Reaktion von Magnesium und Sauerstoff zu Magnesiumoxid ($2\,Mg + O_2 \leftrightarrow 2\,MgO$).

Heute wird der Begriff weiter gefasst: Von einer Oxidation spricht man, wenn ein Molekül *Elektronen abgibt.* Im Organismus erfolgt dies oft über die Abgabe von Wasserstoffatomen (also von jeweils einem Elektron und einem Proton).

Im Gegenzug müssen die abgegebenen Elektronen von einem anderen Stoff – in einer praktisch umgekehrten Reaktion – wieder aufgenommen werden. Diese Elektronenaufnahme heißt **Reduktion** *(Reduktionsreaktion).* Im Organismus geschieht dies ebenfalls oft über die Aufnahme von Wasserstoffatomen.

Oxidations- und Reduktionsreaktionen sind somit untrennbar miteinander verbunden – man spricht von **Redoxreaktion.** Wann immer eine Substanz oxidiert wird, wird eine andere reduziert. Beispiel ist die Umwandlung von **Laktat** *(Milchsäure)* in **Pyruvat** (*Brenztraubensäure,* →Abb. 2.26).

Im Stoffwechsel spielen die *Coenzyme* eine bedeutende Rolle als Überträger von Elektronen bzw. Wasserstoffatomen. Meist nehmen sie vom Substrat Protonen und Elektronen entgegen oder geben diese bei Bedarf wieder ab.

Ein wichtiges Coenzym ist z. B. das **NAD^+** *(Nikotinamid-Adenin-Dinukleotid),* das sich von dem Vitamin Niazin (→17.9.9) ableitet. Es kann in einer Reduktionsreaktion ein Proton und zwei Elektronen aufnehmen ($NAD^+ + 2\,H^+ + 2$ Elektronen $\leftrightarrow NADH + H^+$). Ähnlich funktioniert das **FAD** *(Flavin-Adenin-Dinukleotid).*

Bei Oxidationsreaktionen wird gewöhnlich Energie frei. Die Hauptmenge entsteht, wenn die Coenzyme ihre aufgenommenen Elektronen auf Sauerstoff übertragen. Diese Energie wird dazu verwendet, aus ADP und Phosphat wieder ATP zu bilden.

SPICKZETTEL

Oxidation: Chemische Reaktion mit Elektronenabgabe.
Reduktion: Chemische Reaktion mit Elektronenaufnahme.

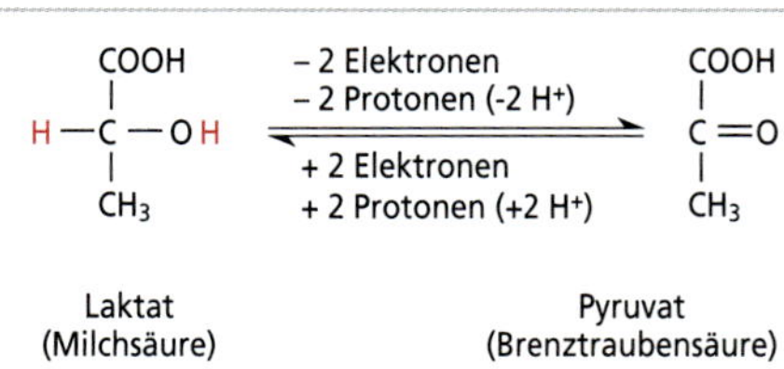

Abb. 2.26 Oxidationsreaktion bei der Umwandlung von Laktat zu Pyruvat.

WIEDERHOLUNGSFRAGEN

1. Welche vier Elemente bezeichnet man als Schlüsselelemente des Organismus? (→ 2.1)
2. Wie unterscheiden sich Ordnungs- und Massenzahl eines Atoms? (→ 2.2)
3. Nach welchen Prinzipien sind die Elemente im Periodensystem eingeordnet? (→ 2.3)
4. Was ist die Edelgaskonfiguration? (→ 2.3)
5. Was ist eine Ionenbindung? (→ 2.4.1)
6. Was ist eine kovalente Bindung? (→ 2.4.2)
7. Woraus ist die Luft zusammengesetzt? (→ 2.4.2)
8. Woher nimmt der Körper die für anabole Reaktionen benötigte Energie? (→ 2.5)
9. Was sind anorganische Verbindungen? (→ 2.6)
10. Wie sind Säuren und Basen definiert? (→ 2.7.2)
11. Welchen pH-Wert haben neutrale Lösungen wie z. B. chemisch reines Wasser? (→ 2.7.3)
12. Wie werden Kohlenhydrate gebildet, was sind die Grundmerkmale der einzelnen Gruppen? (→ 2.8.1)
13. Wie kann der Mensch Glukose speichern? (→ 2.8.1)
14. Was versteht man unter der Glukoneogenese? (→ 2.8.1)
15. Wie sind Triglyzeride aufgebaut, welche Funktion haben sie? (→ 2.8.2)
16. Wie heißen die Bausteine der Proteine? (→ 2.8.3)
17. Durch welche Begriffe wird die Proteinstruktur beschrieben? (→ 2.8.3)
18. Wie können Proteine im Körper verstoffwechselt werden (mindestens zwei Möglichkeiten)? (→ 2.8.3)
19. Welche wichtigen Eigenschaften zeichnen die Enzyme aus? (→ 2.8.3)
20. Welche Nukleinsäuren gibt es im menschlichen Organismus, und wie sind sie aufgebaut? (→ 2.8.4)
21. Wie speichert die Zelle Energie, die sie für Stoffwechselvorgänge benötigt? (→ 2.8.5)
22. Was ist Oxidation, was Reduktion? (→ 2.9)

3

ZYTOLOGIE (ZELLLEHRE)

LERNZIELÜBERSICHT

3.1 Zelle als elementare Funktionseinheit

- Die Zelle ist die kleinste lebensfähige Einheit des Organismus.
- Alle Zellen bestehen aus dem Zellkern sowie dem Zytoplasma mit (weiteren) Zellorganellen.

3.2 Zellmembran

- Jede Zelle wird von einer Zellmembran umschlossen. Chemisch betrachtet ist diese eine Lipid-Doppelschicht.
- Die Zellmembran kontrolliert v. a. den Durchtritt von Stoffen in die und aus der Zelle (selektive Permeabilität).

3.3 Zellorganellen

- Der Zellkern enthält die genetische Information in Form der 46 Chromosomen.
- Die Ribosomen sind die Organellen für die Proteinsynthese.
- Das endoplasmatische Retikulum ist ein verzweigtes Kanalsystem v. a. für die Protein- und Lipidsynthese. Es steht in enger Beziehung zum Golgi-Apparat, der v. a. Ausscheidungsfunktion hat.
- Aufgabe der Mitochondrien ist die Bereitstellung von Energie.
- Das Zytoskelett gibt der Zelle Form und Halt, die Zentriolen spielen eine wichtige Rolle bei der Zellteilung.

3.4 „Wasserbasis" des Organismus

- Kinder bestehen zu ca. 70 %, Erwachsene zu ca. 60 % aus Wasser, wobei sich der Großteil davon in den Zellen findet.

3.5 Stofftransport

- Stoffaustausch mit der Umgebung ist für die Zelle lebenswichtig.
- Passive Transporte sind Diffusion, Osmose und Filtration.
- Beim aktiven Transport wird Stoffwechselenergie eingesetzt, um Stoffe zu transportieren, oft gegen ein Konzentrationsgefälle.
- Bei Endo- und Phagozytose werden größere Stoff- oder Flüssigkeitsmengen bzw. Partikel ins Zellinnere aufgenommen.

3.6 Proteinsynthese

- Proteine (Eiweiße) werden nach den Anweisungen der Erbsubstanz DNA aufgebaut. Die Reihenfolge der Basentripletts der DNA legt die Aminosäurenfolge im Protein fest.
- Bei der Transkription im Zellkern wird von Teilen der DNA eine RNA-Kopie hergestellt. Diese übernimmt selbst eine Funktion in der Zelle oder wandert als mRNA (messenger-RNA) zu den Ribosomen ins Zytoplasma.
- Die mRNA wird im Zuge der „eigentlichen" Proteinsynthese, der Translation, an den Ribosomen mithilfe von tRNA-Molekülen (transfer-RNA) in ein Eiweißmolekül übersetzt.

3.7 Teilung von Zellen

- Bei der Mitose teilt sich eine Mutterzelle in zwei Tochterzellen mit identischer DNA. Erst erfolgt die Kern-, dann die Zellteilung.
- Bei der Meiose zur Bildung der Keimzellen werden die Chromosomen auf zwei Zellen verteilt und der Chromosomensatz halbiert. Erst nach der Verschmelzung von männlicher und weiblicher Keimzelle ist der Chromosomensatz wieder komplett.
- Während der Meiose werden die entsprechenden Chromosomen väterlicher und mütterlicher Herkunft zufällig verteilt und teilweise genetisches Material zwischen ihnen ausgetauscht, sodass neue Genkombinationen entstehen.

3.8 Zelltod

- Bei der Apoptose stirbt die Zelle kontrolliert ab.
- Eine Nekrose ist durch Schädigung von außen verursacht.

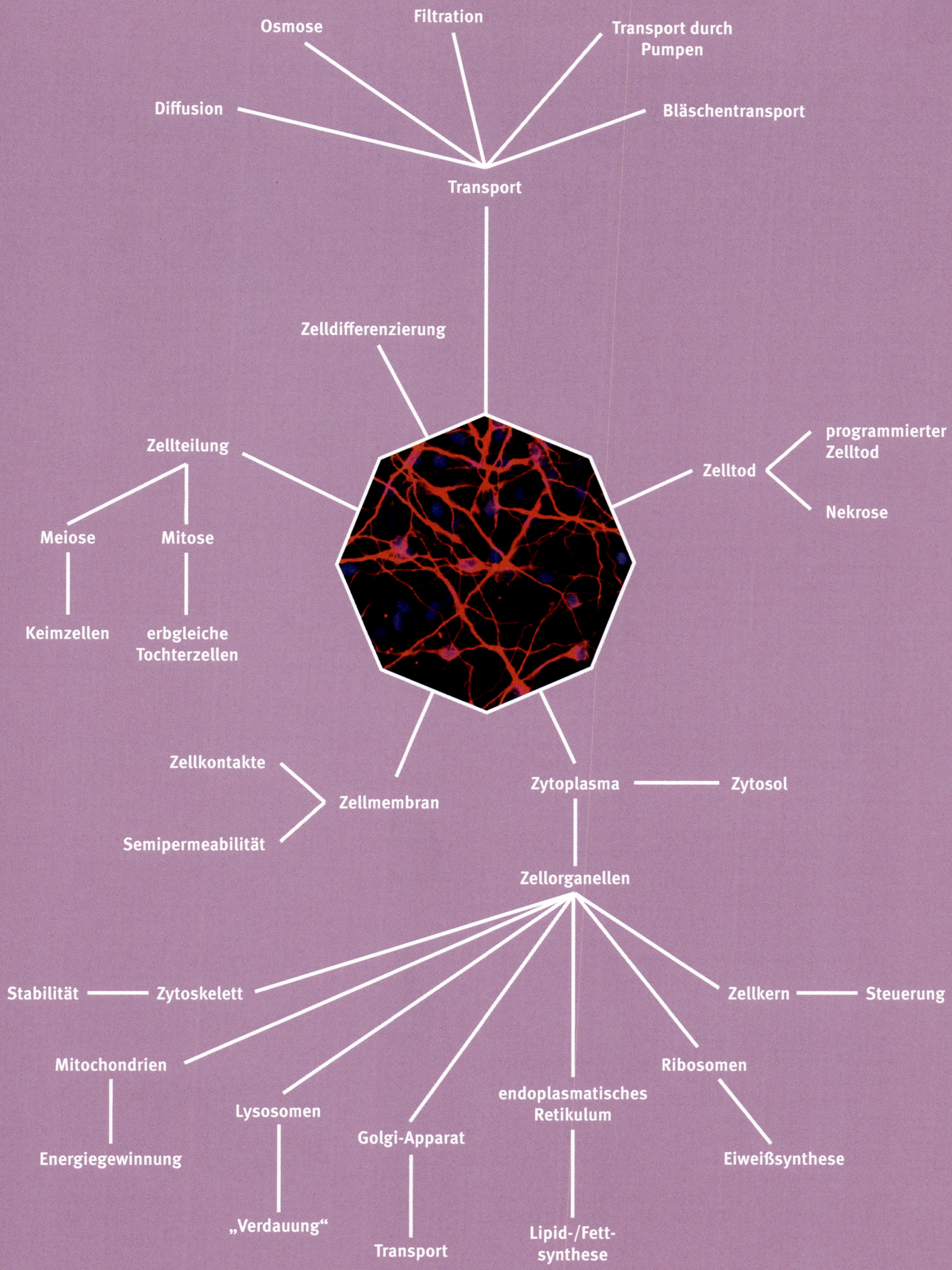
Osmose
Filtration
Transport durch Pumpen
Diffusion
Bläschentransport
Transport
Zelldifferenzierung
Zellteilung
Meiose
Mitose
Keimzellen
erbgleiche Tochterzellen
Zelltod
programmierter Zelltod
Nekrose
Zellkontakte
Zellmembran
Semipermeabilität
Zytoplasma
Zytosol
Zellorganellen
Stabilität
Zytoskelett
Zellkern
Steuerung
Mitochondrien
Energiegewinnung
Lysosomen
„Verdauung“
Golgi-Apparat
Transport
endoplasmatisches Retikulum
Lipid-/Fett-synthese
Ribosomen
Eiweißsynthese

[G1164]

3.1 Zelle als elementare Funktionseinheit

Zellen sind die kleinsten Bau- und Funktionseinheiten des Organismus (→ 1.1). Große Organismen wie der Mensch bestehen nicht etwa aus besonders großen, sondern aus ungeheuer vielen Zellen: Der Körper eines 70-kg-Menschen besteht aus schätzungsweise 30.000–100.000 Milliarden (3×10^{13}–10^{14}) menschlichen Zellen. Ebenso unvorstellbar: Pro Sekunde gehen mehrere Millionen Zellen zugrunde, und ebenso viele werden neu gebildet.

Zelldifferenzierung

Alle Zellen des Menschen haben sich durch zahlreiche Teilungen aus einer einzigen Zelle entwickelt. Dabei haben sie sich im Dienste des Gesamtorganismus spezialisiert, Drüsenzellen z. B. auf die Sekretbildung oder Sinneszellen auf die Reizwahrnehmung. Nur durch diese **Differenzierung** zu mehr als 200 **Zelltypen** kann der Organismus seine vielfältigen Aufgaben optimal erfüllen. Die Differenzierung der Körperzellen spiegelt sich auch in ihrer unterschiedlichen Form und Größe wider (→ Abb. 3.1).

Die Lebensdauer der Zellen schwankt von wenigen Tagen (beispielsweise einige Epithel- oder Blutzellen) bis zu Jahrzehnten (Nervenzellen).

MEDIZIN

Stammzellen sind unbegrenzt teilungsfähige, undifferenzierte Zellen mit noch nicht festgelegter Entwicklung. **Totipotente Stammzellen** können zu einem vollständigen Lebewesen heranreifen. **Pluripotente Stammzellen** können sich zu allen Zelltypen eines Organismus entwickeln, aber nicht mehr zu einem eigenständigen Organismus. **Multipotente Stammzellen** können nur noch die verschiedenen Zellen „ihrer Linie" bilden (z. B. Blutstammzellen alle Blutzellen).
Ethisch höchst umstritten ist die Verwendung **embryonaler Stammzellen.** Sie werden gewonnen aus abgegangenen oder abgetriebenen Feten, aus nicht benötigten Embryonen bei Reagenzglasbefruchtungen oder durch Übertragung von Zellkernen aus bereits differenzierten Körperzellen in „entkernte" Eizellen **(therapeutisches Klonen).** Die Arbeit mit embryonalen Stammzellen ist in Deutschland durch das **Embryonenschutzgesetz** nur sehr begrenzt erlaubt, das therapeutische Klonen verboten.
Ethisch weit weniger problematisch, aber auch mit geringeren Differenzierungsmöglichkeiten sind **adulte Stammzellen.** Die *Blutstammzelltransplantation* mit Blutstammzellen aus Nabelschnurblut, Knochenmark oder Blut ist heute eine risikobehaftete, aber etablierte Behandlung z. B. bei Leukämien.
Mittlerweile können pluripotente Stammzellen auch durch Reprogrammierung ausgereifter Körperzellen künstlich hergestellt werden. Diese **induzierten pluripotenten Stammzellen** sind jedoch derzeit noch nicht therapeutisch nutzbar.

Gemeinsamkeiten aller Zellen

Trotz aller Unterschiede gibt es grundlegende Gemeinsamkeiten aller Zellen.

Schon mit einfachen *Lichtmikroskopen* sah man, dass die Zelle von einer Hülle, der **Zellmembran,** umschlossen und aus mindestens zwei Bestandteilen zusammengesetzt ist: der *Grundsubstanz* **(Zytoplasma)** und dem **Zellkern** (*Nukleus* → Abb. 3.2). Mit verbesserter Mikroskopiertechnik entdeckte man dann noch wesentlich kleinere „Zellorgane", die **Zellorganellen** (→ Abb. 3.4). Deren Feinbau konnte jedoch erst mithilfe des *Elektronenmikroskops* näher betrachtet werden.

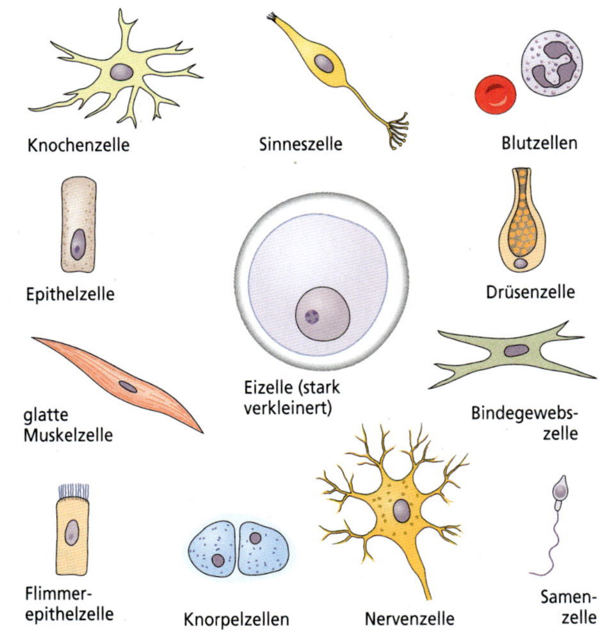

Abb. 3.1 Beispiele für die Differenzierung menschlicher Zellen (Größenverhältnisse zwischen den Zelltypen nicht maßstabsgetreu, insbesondere ist die Eizelle stark verkleinert).

Die Zellorganellen nehmen etwa 50 % des gesamten Zellvolumens ein. Der verbleibende Rest des Zytoplasmas wird als **Zytosol** bezeichnet. Das Zytosol besteht zu 70–95 % aus Wasser. Den Rest bilden darin gelöste Moleküle, v. a. Proteine, Fette, Kohlenhydrate und Ionen.

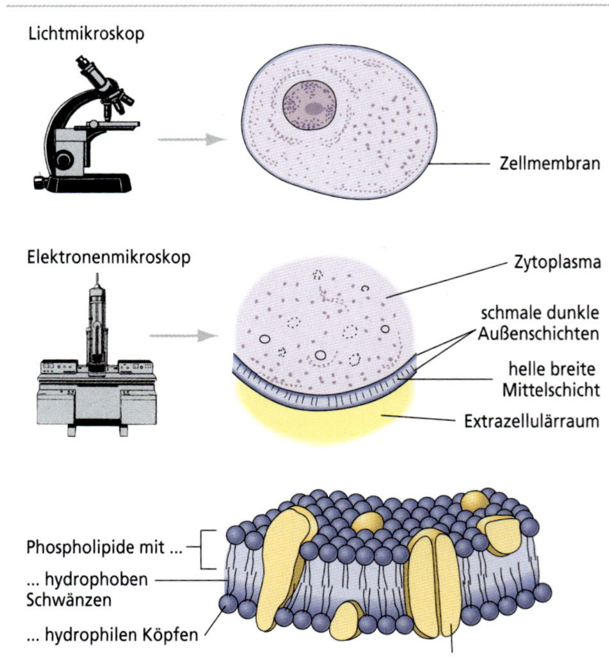

Abb. 3.2 Die Zellmembran unter verschiedenen Vergrößerungen.

SPICKZETTEL

Zelle: Kleinste selbstständig lebensfähige Baueinheit aller Organismen. Die **Zellmembran** umhüllt das **Zytoplasma** mit **Zellkern,** weiteren **Zellorganellen** und **Zytosol.**
Stammzelle: Unbegrenzt teilungsfähige, noch nicht ausdifferenzierte Zelle.

3.2 Zellmembran

Jede Zelle ist von einer hauchdünnen, knapp ein hunderttausendstel Millimeter (5–8 nm) dicken Membran umschlossen, der **Zellmembran** *(Zytoplasmamembran, Plasmalemm).* Die Zellmembran gibt der Zelle eine flexible Hülle und schützt ihren Inhalt.

Ganz ähnliche Membranen kommen auch im Zellinneren vor, weshalb man auch von der **Einheitsmembran** spricht.

3.2.1 Aufbau der Zellmembran

Lipid-Doppelschicht

Die Zellmembran ist aus einer Doppelschicht fettähnlicher Substanzen **(Lipid-Doppelschicht)** aufgebaut, v. a. den **Phospholipiden** mit einer Phosphatgruppe und den **Glykolipiden** mit einer Zuckerseitenkette. Dazwischen eingelagert ist Cholesterin.

Ein Lipidmolekül besteht jeweils aus einem *hydrophilen* (Wasser anziehenden) Kopf und zwei *hydrophoben* (Wasser abweisenden) Schwänzen (→ 2.8.2). In der Zellmembran stehen sich jeweils zwei Lipidmoleküle gegenüber, wobei die Schwänze jeweils nach innen und die Köpfe nach außen gerichtet sind. Hieraus resultiert der dreischichtige Aufbau in der Elektronenmikroskopie: Die Schwänze der Lipidmoleküle bilden die breite helle Schicht in der Mitte, die Köpfe die beiden äußeren dunklen Schichten (→ Abb. 3.2).

Die Lipid-Doppelschicht ist nicht starr, sondern dynamisch; Lipidmoleküle wie auch Membranproteine sind beweglich. Diese Membraneigenschaft heißt auch **fluide** (flüssig).

Membranproteine

Für die meisten Membranfunktionen wie Rezeptor- oder Transportfunktion sind die **Membranproteine** verantwortlich.

- **Integrale Membranproteine** sind tief in die Membran eingelagert und durchdringen sie oft ganz **(Transmembranproteine)**
- **Peripere Membranproteine** sind nur außen oder innen an die Membran an- bzw. eingelagert, reichen aber nicht bis zur Mittelschicht. Die Bindung erfolgt z. B. über Wasserstoffbrücken-, Ionen- oder kovalente Bindung, etwa bei **Lipidankerproteinen** über den sog. *Lipidanker.*

Glykokalix

An den Membranlipiden und -proteinen hängen oftmals Zuckermoleküle, die in ihrer Gesamtheit eine Hülle um die Zelle bilden, die **Glykokalix.** Sie schützt die Zelle und spielt bei vorübergehenden Zellkontakten eine Rolle.

3.2.2 Semipermeabilität der Zellmembran

Die Zellmembran reguliert den Durchtritt von Stoffen und bestimmt damit, welche Stoffe in die Zelle eintreten bzw. sie verlassen. Diese Eigenschaft heißt *selektive Permeabilität* oder **Semipermeabilität.** Sie hängt im Wesentlichen ab von:

- Molekülgröße. Sehr kleine Moleküle, z. B. Wasser, Sauerstoff (O_2) und Kohlendioxid (CO_2), können die Membran ungehindert überwinden, während sie für große Moleküle wie die meisten Proteine ein unüberwindbares Hindernis darstellt
- Fettlöslichkeit. Je besser eine Substanz in Fett löslich ist *(lipophil),* desto leichter kann sie die Zellmembran passieren. Steroidhormone beispielsweise sind gut fettlöslich und können die Membran daher relativ leicht durchdringen
- Elektrische Ladung. Elektrisch geladene Teilchen (Ionen) können die Membran kaum überwinden.

Hydrophile und geladene Teilchen müssen aber dennoch durch Membranen transportiert werden. Hier ist die Zelle auf **Membrantransportproteine** angewiesen. Alle Membrantransportproteine sind Transmembranproteine (→ 3.2.1):

- **Kanalproteine** bilden hydrophile Poren (Kanäle) durch die Zellmembran. Beim Ionentransport spricht man von **Ionenkanälen,** Wasserkanäle heißen **Aquaporine**
- **Carrierproteine** (*Carrier* = Träger) schleusen die Substanz durch Änderung der räumlichen Struktur durch die Membran. Einige Carrier transportieren eine Substanz **(Uniport),** andere zwei **(Cotransport),** entweder in der gleichen oder in entgegengesetzter Richtung (**Symport** bzw. **Antiport**)
- **Ionenpumpen** wie etwa die **Natrium-Kalium-Pumpe** (→ 3.5.7) transportieren Ionen aktiv und unter Energieverbrauch durch die Membran.

Die Semipermeabilität der Zellmembran ist unabdingbare Voraussetzung, um die für viele Substanzen nötigen Konzentrationsunterschiede zwischen dem Zellinneren und der äußeren Umgebung (Interstitium) aufrechtzuerhalten.

3.2.3 Zellkontakte

Viele Zellen stehen über **Zellkontakte** (→ Abb. 3.3) miteinander in Verbindung. An diesen Zellkontakten ist die Zellmembran wesentlich mitbeteiligt.

- **Haftkontakte** *(Adhäsionskontakte)* wie etwa die fleckförmigen **Desmosomen** *(Maculae adhaerentes)* oder die gürtelartigen **Zonulae adhaerentes** dienen der mechanischen Verbindung von Zellen. Desmosomen bestehen aus beidseits verdichteten

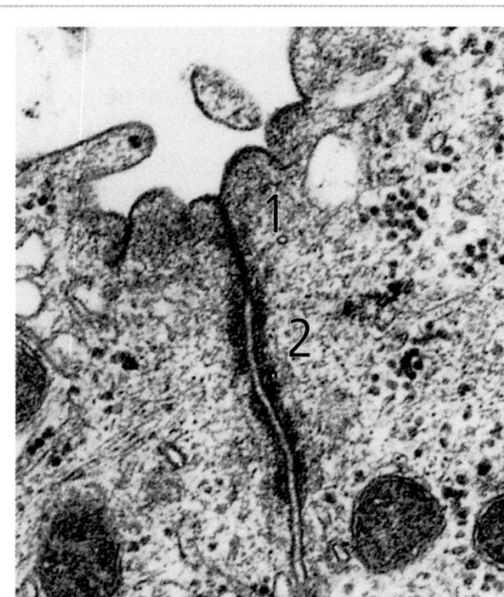

Abb. 3.3 Zellkontakte, hier im Harnleiterepithel (elektronenmikroskopische Aufnahme). Bei 1 ein Verschlusskontakt (Zonula occludens), bei 2 eine Zonula adhaerens als Beispiel eines Haftkontaktes. [M375]

Membranabschnitten und dazwischen liegender Kittsubstanz. Besonders ausgeprägt sind sie in Epithelien

- **Verschlusskontakte** *(Tight Junctions, Zonulae occludentes)* dichten Zwischenzellräume ab. So verhindern sie in Epithelien nahe der Oberfläche, dass Stoffe unkontrolliert durch die Zwischenzellräume in die Tiefe dringen
- **Kommunikationskontakte** verbinden benachbarte Zellen metabolisch oder elektrisch miteinander. **Nexus** *(Gap Junctions)* bilden einen „Tunnel" zwischen Zellen, der in geöffnetem Zustand die Passage von Ionen oder anderen Substanzen erlaubt. Sie spielen bei der Erregungsausbreitung im Herzen eine große Rolle. Auch die **Synapsen** des Nervengewebes zählen zu den Kommunikationskontakten (→ 9.3.1).

SPICKZETTEL

Zellmembran: Flexible äußere Umhüllung jeder Zelle aus einer **Lipid-Doppelschicht** mit auf- und eingelagerten Membranproteinen. Schützt die Zelle, kontrolliert die Passage von Substanzen in die Zelle und aus ihr heraus und dient der Signalübermittlung.

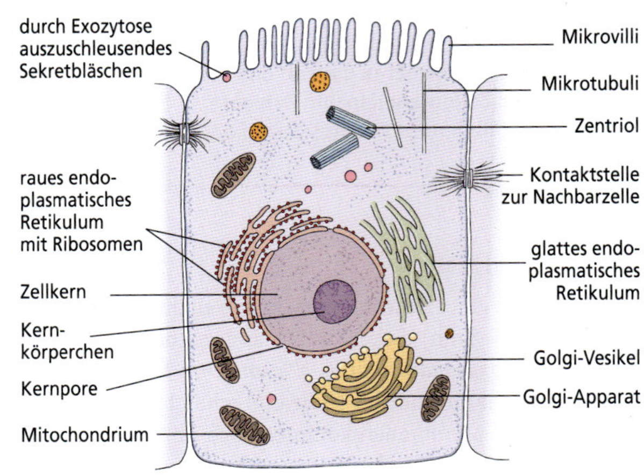

Abb. 3.4 Schnitt durch eine Zelle.
Die Organellen bieten der Zelle abgeteilte Räume für unterschiedliche Funktionen.

3.3 Zellorganellen

Die überwiegend membranumhüllten **Zellorganellen** (→ Abb. 3.4) sind die „Organe" der Zelle. Gesamtzahl und Typen der Organellen variieren von Zelle zu Zelle je nach ihrer Funktion.

3.3.1 Zellkern

Der **Zellkern** (*Nukleus*, → Abb. 3.5) ist mit ca. 15 % des Zellvolumens die größte (Einzel-)Struktur innerhalb der Zelle. Er beherbergt die genetische Information und ist das Steuerungszentrum der Zelle. Die meisten Körperzellen besitzen einen einzigen Kern. Es gibt jedoch Ausnahmen: Skelettmuskelfasern haben mehrere Kerne, reife rote Blutkörperchen und Blutplättchen gar keinen.

Wenn sich der Kern nicht teilt, ist er von der **inneren** und der **äußeren Kernmembran** umgeben, die zusammen die **Kernhülle** bilden. Diese ist von zahlreichen **Kernporen** durchsetzt. Die *äußere Kernmembran* geht in die Membran des endoplasmatischen Retikulums über (→ Abb. 3.4, → Abb. 3.5).

Alle Bestandteile des Kerninnenraums zusammen heißen **Karyoplasma.** Es besteht aus:

- Der Erbsubstanz DNA (→ 2.8.4), die in 46 Untereinheiten, den **Chromosomen,** gruppiert vorliegt
- Einem oder mehreren **Kernkörperchen** *(Nukleoli).* In diesen werden die (ribosomale) RNA (→ 2.8.4) und die Ribosomen-Untereinheiten gebildet
- Dem löslichen Anteil des Karyoplasmas, dem **Nuklear-Sol,** das aus einem Gemisch vieler verschiedener Proteine besteht.

Chromosomen

Der doppelsträngige DNA-Faden jeder Zelle ist zwar sehr dünn (und lichtmikroskopisch nicht sichtbar), aber ca. 2 m lang! Er muss mithilfe spezialisierter Proteine **(Histone)** in eine kompakte Struktur verpackt werden, damit er in den Zellkern „passt". Je acht Histone bilden einen **Histonkomplex,** um den sich ein Stückchen DNA wickelt. Dieser DNA-Histon-Komplex heißt **Nukleosom.** Aus den Nukleosomen ragen kleine Histon„schwänze" heraus (→ Abb. 3.6). Hinzu kommen weitere **Nicht-Histon-Proteine,** z. B. Enzyme.

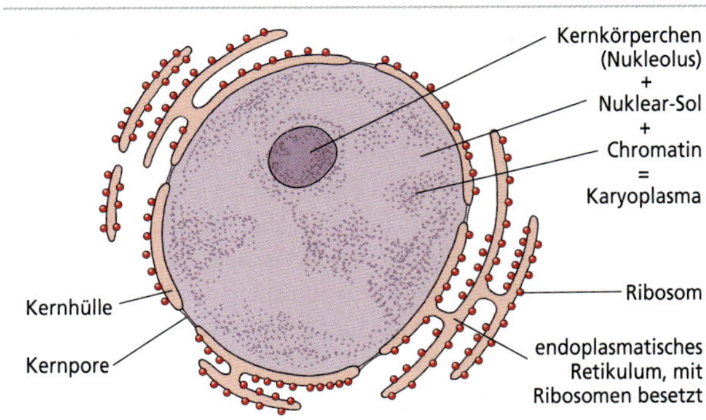

Abb. 3.5 Zellkern.
Die drei Hauptbestandteile des Karyoplasmas – Nuklear-Sol, Chromatin und Kernkörperchen – sind deutlich zu erkennen.

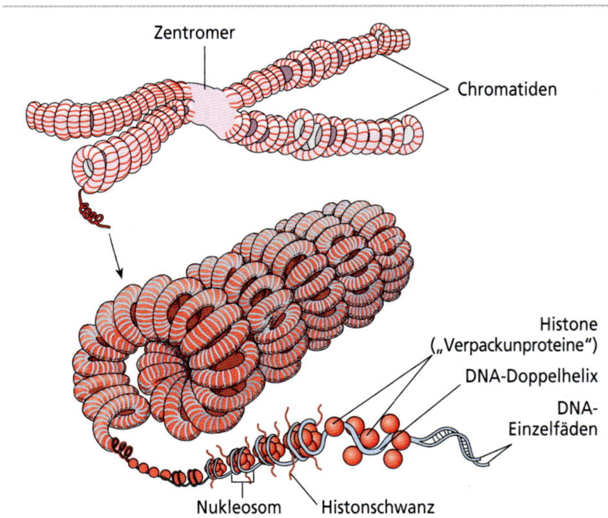

Abb. 3.6 Feinbau eines Chromosoms.

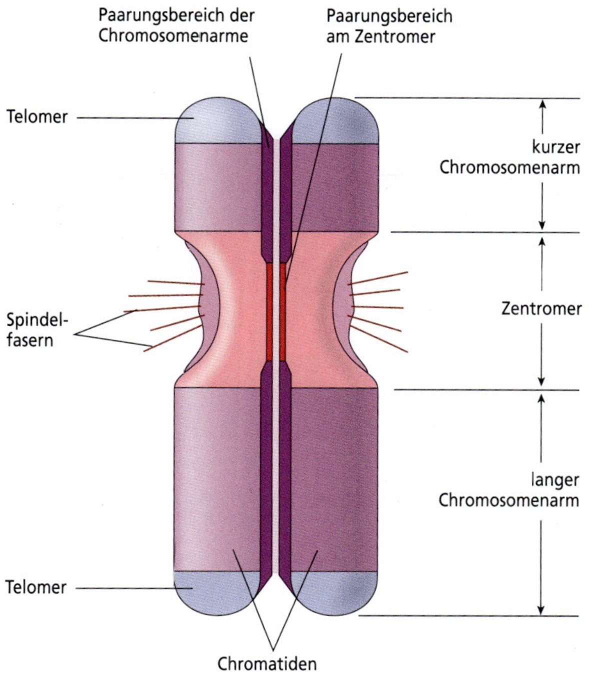

Abb. 3.7 Chromosom. Im Bereich des Zentromers setzen an Proteinauflagerungen bei der Teilung die Spindelfasern an. Die Telomere an den Chromosomenenden spielen bei der Replikation der DNA eine Rolle, an ihnen wie auch an den Zentromeren wird keine genetische Information abgelesen.

Der Komplex aus DNA und Proteinen, das **Chromatin**, kann durch Anfärben sichtbar gemacht werden. Das schollige **Heterochromatin** ist stark kondensiert, an ihm wird keine Information abgelesen. **Euchromatin** ist aufgelockerter, es entspricht entspiralisierter DNA, an der gerade Information abgelesen wird (Transkription → 3.6).

Nur während der Kernteilung sind die Chromosomen für kurze Zeit im Mikroskop sichtbar, weil sie dann extrem kompakt „aufgeknäuelt" sind. Die sichtbaren Chromosomen sind x-förmige Gebilde. Die Einschnürung in der Mitte heißt **Zentromer** (→ Abb. 3.6, → Abb. 3.7). Das Zentromer gliedert das Chromosom in zwei meist unterschiedlich lange **Chromosomenarme** *(Chromosomenschenkel).*

Chromosomensatz des Menschen

Die 46 Chromosomen der menschlichen Körperzellen bestehen aus 23 **Chromosomenpaaren,** wobei jeweils 23 Chromosomen von der Mutter und 23 vom Vater stammen. Da jedes Chromosom also zweimal vorhanden ist, spricht man auch vom **diploiden Chromosomensatz.**

Mit bestimmten Färbetechniken kann jedes Chromosom durch seine charakteristischen Bandenmuster gekennzeichnet werden. Solch eine Chromosomenkarte heißt **Karyogramm** (→ Abb. 4.1), die Gesamtheit der Chromosomen eines Menschen **Karyotyp.**

Die Chromosomenpaare gleichen sich allerdings nicht völlig: Nur 22 der 23 Chromosomenpaare, die **Autosomen,** sind in Form, Größe und Bandenmuster identisch. Das verbleibende Chromosomenpaar sind die **Geschlechtschromosomen** *(Gonosomen).* Sie sind bei Mann und Frau unterschiedlich: Männer haben ein **X-** und ein wesentlich kleineres **Y-Chromosom,** Frauen zwei X-Chromosomen.

Verdoppelung der Chromosomen

Vor jeder Kernteilung werden die beiden Chromosomenarme verdoppelt, wodurch zwei identische Untereinheiten entstehen, die **Chromatiden.** Die beiden Chromatiden sind zunächst noch am Zentromer miteinander verbunden. Im Laufe der Kernteilung ziehen jedoch die *Mikrotubuli* der *Mitosespindel* die beiden Chromatiden am Zentromer auseinander (→ 3.3.7).

SPICKZETTEL

Zellkern *(Nukleus)*: „Steuerzentrum" der Zelle mit
- **Kernhülle** aus zwei **Kernmembranen**
- **Karyoplasma** aus **Chromatin** (Erbsubstanz DNA plus Proteine, bei maximaler „Kompaktheit" mikroskopisch als **Chromosomen** sichtbar), **Kernkörperchen** (*Nukleolus*, zur Herstellung der Ribosomen) und löslichem **Nuklear-Sol.**

3.3.2 Ribosomen

Ribosomen finden sich in Millionenzahl in jeder Zelle. Sie sind aus einer kleineren und einer größeren Untereinheit zusammengesetzt, bestehen hauptsächlich aus Proteinen und *ribosomaler RNA* **(rRNA)** und dienen der Proteinbiosynthese (→ 3.6). Häufig sind zahlreiche Ribosomen kettenförmig zu **Polysomen** zusammengelagert (→ Abb. 3.19).

3.3.3 Endoplasmatisches Retikulum

Das Zytoplasma der meisten Zellen enthält ein reich verzweigtes, membranumschlossenes Hohlraumsystem, das **endoplasmatische Retikulum** *(ER).* Ist seine Membran mit Ribosomen besetzt, spricht man von **rauem endoplasmatischem Retikulum** (→ Abb. 3.8, → Abb. 3.9), ansonsten von **glattem endoplasmatischem Retikulum** (→ Abb. 3.4).

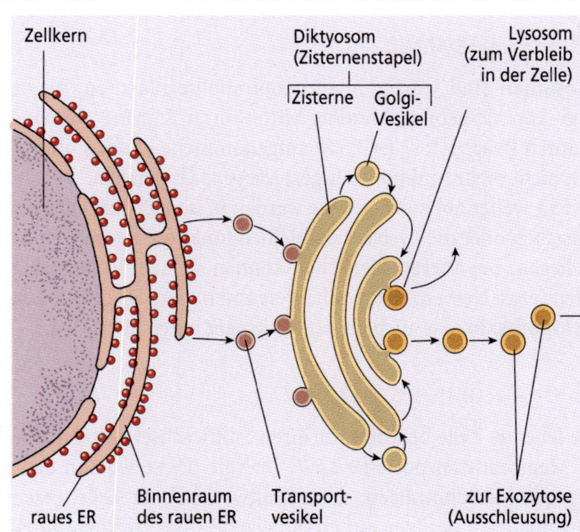

Abb. 3.8 Raues endoplasmatisches Retikulum und Golgi-Apparat. Im rauen endoplasmatischen Retikulum werden Proteine gebildet und mithilfe von Transportvesikeln zum Golgi-Apparat gebracht. Bei ihrer „Wanderung" von der Aufnahme- zur Abgabeseite des Golgi-Apparats werden die Proteine modifiziert und nach Bestimmungsort sortiert. Die Lysosomen bleiben in der Zelle, die Sekretgranula werden ausgeschleust.

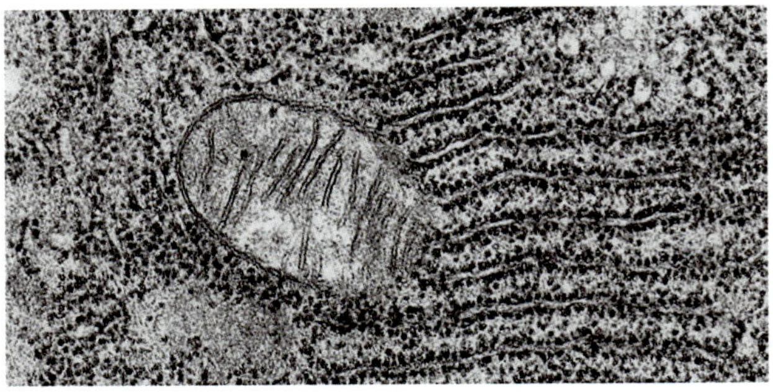

Abb. 3.9 Raues endoplasmatisches Retikulum und Mitochondrium, elektronenmikroskopische Aufnahme. [M375]

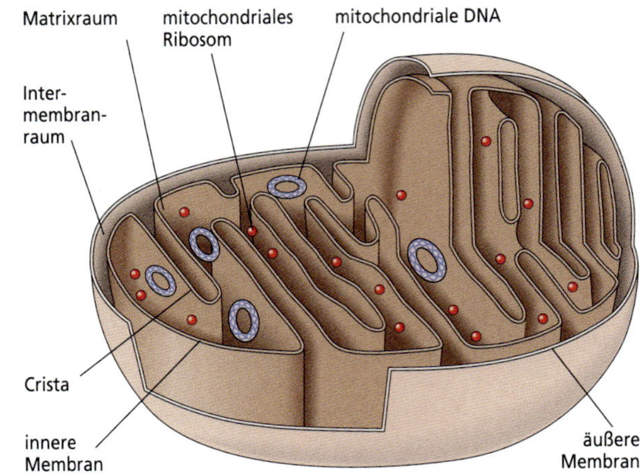

Abb. 3.10 Mitochondrium in der Schemazeichnung. Die Auffaltungen der inneren Membran sind unterschiedlich geformt, z. B. leistenförmig (Cristae) oder röhrenförmig (Tubuli).

Im rauen endoplasmatischen Retikulum werden Proteine synthetisiert (→3.6). Das glatte endoplasmatische Retikulum spielt v. a. eine Rolle bei der Lipidsynthese und bei der Lipidverteilung innerhalb der Zelle, in Muskelzellen auch als Kalziumspeicher (→6.3.4).

3.3.4 Golgi-Apparat

Typischerweise in Kernnähe findet man ein System aus napfförmigen Membransäckchen, die in Stapeln von 5–10 dicht gepackt aufeinanderliegen. Ein einzelner Stapel wird als **Diktyosom** bezeichnet, die Gesamtheit aller Diktyosomen ist der **Golgi-Apparat** (→Abb. 3.8). Von Rand und Innenseite der Diktyosomen schnüren sich substanzgefüllte Bläschen ab, die **Golgi-Vesikel.**

Der Golgi-Apparat erhält Substanzen vom endoplasmatischen Retikulum, modifiziert und „adressiert" sie (z. B. für Ausschleusung durch *Exozytose* →3.5.8, zum Verbleib in der Zelle als *Lysosom* →3.3.5) und schnürt sie dann portionsweise ab. Der Golgi-Apparat ist deshalb in hormon- und sekretbildenden Zellen besonders ausgeprägt.

3.3.5 Lysosomen

Lysosomen sind winzige membranumhüllte Bläschen, die vom Golgi-Apparat gebildet werden. Mittels ihrer Enzyme „verdauen" sie durch Phagozytose (→3.5.8) aufgenommene Fremdstoffe, aber auch nicht mehr funktionsfähige, *zelleigene* Organellen.

Nicht weiter abbaubare Reste werden in den Extrazellulärraum abgegeben oder die Lysosomen bleiben funktionslos im Zytoplasma liegen. Bei älteren Menschen können sie sich in langlebigen Zellen (etwa Nervenzellen) anhäufen und bilden das gelb-bräunliche **Lipofuszin,** das auch als *Alterspigment* bezeichnet wird.

3.3.6 Mitochondrien

Jede lebende Zelle benötigt für ihren Stoffwechsel sowie die *aktiven* Membrantransporte (→3.5.7) Energie. Diese wird in den eiförmigen **Mitochondrien,** den „Kraftwerken" der Zelle, erzeugt. Mitochondrien besitzen außerdem eigene DNA (**mitochondriale DNA,** *mtDNA*) und Ribosomen, sodass sie selbst Proteine herstellen können.

Mitochondrien haben eine **innere** und eine **äußere Mitochondrienmembran.** Zur Oberflächenvergrößerung bildet die innere Membran zahlreiche Auffaltungen (→Abb. 3.9, →Abb. 3.10). Im Innenraum der Mitochondrien **(Matrixraum)** sind die Enzyme für den Zitratzyklus und den Fettsäureabbau lokalisiert (→2.8.1, →2.8.2). Die entstehenden Protonen und Elektronen werden in die Atmungskette an der inneren Membran eingeschleust. Hier findet die ATP-Synthese statt.

Die Zahl der Mitochondrien spiegelt den Energiebedarf einer Zelle wider. Herzmuskelzellen etwa haben viele Mitochondrien, Knorpelzellen nur wenige.

3.3.7 Zytoskelett und Zentriolen

Das Zytoplasma besitzt stabilisierende Strukturen, die in ihrer Gesamtheit als **Zytoskelett** *(Zellskelett)* bezeichnet werden.

Filamente

Mikrofilamente *(Aktinfilamente)* sind lange, fadenförmige Gebilde aus dem Protein *Aktin.* Sie lagern sich meist zu Bündeln **(Fibrillen)** zusammen, die in den verschiedenen Zelltypen unterschiedlich ausgeprägt vorkommen. Mikrofilamente versteifen Zellmembran und Zellfortsätze (z. B. Mikrovilli) und sind Bestandteile vieler Zellkontakte (→3.2.3). Je nach Funktion sind die Filamente mit anderen Proteinen verbunden, z. B. mit dem Motorprotein *Myosin,* das sich an das Aktin anlagert und es verschiebt. Bei den auf die Vernichtung von Bakterien spezialisierten Phagozyten wird so die Beweglichkeit der Zelle möglich, und bei Muskelzellen erlauben *Myofibrillen* ein Zusammenziehen der Muskelzelle (→6.3.4).

Als **Intermediärfilamente** werden verschiedene Eiweiße mit Stützfunktion zusammengefasst, die etwas dicker als die Mikrofilamente sind. Beispiel sind die *Neurofilamente* in Nervenzellen.

Mikrotubuli

Mikrotubuli sind verschieden lange, über das ganze Zytoplasma verstreute „Röhren" aus dem Protein *Tubulin.* Mikrotubuli tragen zur Erhaltung der Zellform bei, sind Bestandteile anderer Organellen wie z. B. der Kinozilien (Flimmerhaare) und Zentriolen und dienen als Transportschienen. Auch die *Mitosespindeln,* die während der Zellteilung die beiden Chromatiden voneinander trennen, bestehen aus Mikrotubuli.

Die **Zentriolen** sind winzige L-förmige Gebilde, die als *Zentriolenpaar* (**Zentrosom,** *Zentralkörperchen*) typischerweise in Kernnähe gelegen sind. Jedes Zentriol besteht aus neun parallelen Mikrotubuli. Zentriolen spielen als Teil des Spindelapparates eine wichtige Rolle bei der Zellteilung (→ Abb. 3.22).

3.3.8 Zelleinschlüsse

Zelleinschlüsse sind Ansammlungen verschiedenster Substanzen, die in der Regel von der Zelle selbst produziert werden und teilweise aufgrund ihrer Form oder Farbe zu erkennen sind.

So wird z. B. das Hauptpigment *Melanin* (→ 8.2.1) von bestimmten Zellen der Haut gebildet, *Lipofuszingranula* (→ 3.5) sind Reste von Lysosomen. Glykogentröpfchen (→ 2.8.1) finden sich hauptsächlich in Leber- und Skelettmuskelzellen. Auch Fetttröpfchen bilden Zelleinschlüsse, insbesondere in den Zellen des Fettgewebes, aber auch in Leberzellen.

SPICKZETTEL

Zellorganellen: Innerhalb der Zelle gelegene, abgegrenzte und meist membranumhüllte Strukturen mit spezieller Funktion für die Zelle.
Ribosomen: Aus zwei Untereinheiten bestehende Organellen zur Proteinsynthese.
Endoplasmatisches Retikulum *(ER):* Membranbegrenztes Hohlraumsystem
- Mit Ribosomen besetzt **(raues ER),** Aufgabe Proteinsynthese
- Ohne Ribosomen **(glattes ER),** Aufgabe v. a. Lipidsynthese.

Golgi-Apparat: Viele Stapel von Membranzisternen. Nimmt Proteine und Lipide des ER auf, verändert, „verpackt" und „versendet" sie.
Lysosomen: Membranumschlossene Bläschen zum Abbau zelleigener oder -fremder Substanzen.
Mitochondrien: Eiförmige Organellen mit aufgefalteter innerer Membran zur Energieversorgung der Zelle. Der Matrixraum ist der Ort von Zitratzyklus und Fettsäureoxidation, an der Innenmembran erfolgen Atmungskette und ATP-Synthese.
Zytoskelett *(Zellskelett):* Gesamtheit der überwiegend faden- oder röhrenförmigen Stützstrukturen der Zelle.

3.4 „Wasserbasis" des Organismus

Wasser macht beim „Durchschnittserwachsenen" ca. 60 %, beim „Durchschnittskind" ca. 70 % des Körpergewichts aus (Details → 18.7).

Altersabhängige Körperwasserverteilung

Mit ca. 40 % des Körpergewichts befindet sich mehr als die Hälfte des Körperwassers als Hauptbestandteil des Zytosols *in* den Zellen **(intrazelluläre Flüssigkeit).** Bei einem Erwachsenen mit 70 kg Körpergewicht sind dies etwa 30 l.

Die **extrazelluläre Flüssigkeit** *außerhalb* der Zellen verteilt sich auf drei Räume (→ Abb. 3.11):

- Den **Intravasalraum** *(Plasmaraum).* Die Flüssigkeit in den Blutgefäßen (Blutplasma → Abb. 12.1) macht altersunabhängig ca. 5 % des Körpergewichts aus
- Den **interstitiellen Flüssigkeitsraum** *(Interstitium, Zwischenzellraum).* Er umgibt alle Körperzellen – jeder Stoff, der zur Zelle gelangen soll oder von der Zelle abgegeben wird, kann dies nur über die interstitielle Flüssigkeit. Zwischen Interstitium und Zellen sowie Blutplasma besteht ein reger Stoffaustausch. Zur interstitiellen Flüssigkeit zählt auch die aus dem Interstitium in die Lymphkapillaren abfließende **Lymphe** (→ 13.8.1, → 15.1.3). Der interstitielle Flüssigkeitsraum ist beim Kind prozentual größer als beim Erwachsenen (25 % zu 15 %)
- Die **transzellulären Flüssigkeiten,** u. a. Liquor cerebrospinalis (→ 9.14.4), Kammerwasser des Auges und Synovialflüssigkeit der Gelenke. Ihr Volumen ist insgesamt gering.

SPICKZETTEL

Gesamtkörperwasser: Gesamtmenge des Wassers im Körper. Wasseranteil bei Erwachsenen ca. 60 % des Körpergewichts, bei Kindern mehr. Unterteilt in **intrazelluläres Wasser** und **extrazelluläres Wasser** (v. a. Blutplasma, interstitielles Wasser, Liquor).

3.5 Stofftransport

Alle Zellfunktionen erfordern einen Transport bzw. Austausch von Stoffen innerhalb des Organismus: So müssen z. B. Sauerstoff und Nährstoffe zu und in die Zellen gebracht und Stoffwechselprodukte wie etwa Kohlendioxid aus der Zelle abtransportiert werden. Dafür müssen die Stoffe mehrere Grenzbarrieren wie Kapillarwände und Zellmembranen überwinden.

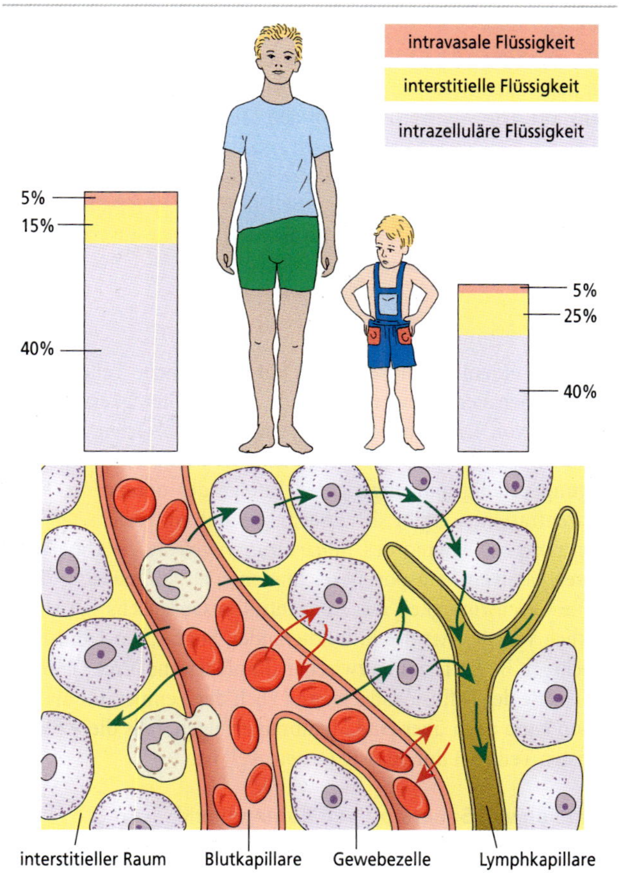

Abb. 3.11 Oben altersabhängige Größe der Flüssigkeitsräume des Menschen (in Prozent des Körpergewichts). Unten der Stoffaustausch im Kapillargebiet; rote Pfeile O_2-/CO_2-Austausch; grüne Pfeile Nährstoffe. Zwischen Kapillaren, Gewebezellen und interstitiellem Raum findet ein ständiger gegenseitiger Stoffaustausch statt. Die Flüssigkeitsbewegung im Bereich der Lymphgefäße ist hingegen einseitig vom interstitiellen Raum zur Lymphkapillare gerichtet.

3.5.1 Stoffaustausch zwischen Kapillaren und Interstitium

Die riesige Austauschfläche der kleinsten Blutgefäße *(Kapillaren)* stellt die Grenze zwischen dem Blutplasma und dem interstitiellen Raum dar. Durch die Kapillarwände (Aufbau → 15.1.3) findet ein reger, aber geregelter Flüssigkeitsaustausch statt: Wasser und kleine Moleküle werden aus dem Blut ins Gewebe abgepresst, wohingegen Blutzellen, größere Proteine und andere größere Partikel die Kapillarwand nicht durchdringen können und im Plasma zurückbleiben.

3.5.2 Stoffaustausch zwischen Interstitium und Lymphkapillaren

Die interstitielle Flüssigkeit steht nicht nur mit den Blutkapillaren, sondern auch mit *Lymphkapillaren* in Verbindung (→ Abb. 3.11). Diese Lymphkapillaren vereinigen sich zu größeren Lymphgefäßen und erreichen als erste Station kleine Lymphknoten, die fast überall im Körper zu finden sind. Stoffe, die aus dem Kapillargebiet in die Lymphe *abgefiltert* werden, werden also direkt in die Lymphknoten transportiert. Dort kommen sie mit dem körpereigenen Immunsystem (→ 13.1) in Kontakt.

3.5.3 Stoffaustausch zwischen Interstitium und Zelle

Wie erwähnt (→ 3.2.2) sind Zellmembranen für die meisten Stoffe nur begrenzt durchlässig und somit Hindernisse für den Teilchentransport. Die Stofftransporte an den Membranen unterteilt man in:

- **Passive Transporte,** das heißt der Transport durch die Membran verbraucht keine Energie (z. B. Diffusion, Osmose, Filtration)
- **Aktive Transporte,** für welche die Zelle Energie aufbringen muss (z. B. Ionenpumpen).

3.5.4 Passiver Transport – Diffusion

Sobald in einem Flüssigkeitsraum unterschiedliche Teilchenkonzentrationen herrschen, wandern die in der Flüssigkeit gelösten Teilchen von Orten höherer Konzentration zu Orten niedriger Konzentration. Zwar ist die ursächliche **Brownsche Molekularbewegung** zufällig und ungerichtet. Infolge der unterschiedlichen Konzentrationen ergibt sich aber insgesamt ein gerichteter Teilchentransport entlang des *Konzentrationsgefälles* (→ Abb. 3.12). Diesen passiven Transport bezeichnet man als **Diffusion.**

Die Geschwindigkeit des Konzentrationsausgleichs hängt wesentlich von der Art des diffundierenden Stoffes, der Diffusionsstrecke (z. B. Entfernung zwischen Kapillarwand und Gewebe), der Größe der Diffusionsfläche und auch der Temperatur ab. Diffusion kann auch über eine Membran erfolgen, falls diese für die gelösten Teilchen durchlässig *(permeabel)* ist.

Diffusion von Sauerstoff und Kohlendioxid

So diffundiert z. B. der Sauerstoff (O_2) aus den Kapillaren entlang seines Konzentrationsgefälles über das Interstitium in die Zellen, wo er verbraucht wird. Durch den ständigen Sauerstoffverbrauch in den Zellen findet kein Konzentrationsausgleich statt; das Konzentrationsgefälle als treibende Kraft für die Diffusion bleibt erhalten.

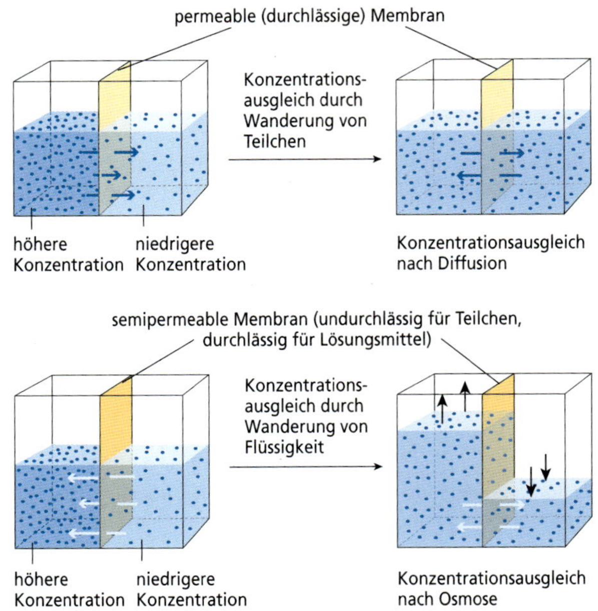

Abb. 3.12 Oben Diffusion, unten Osmose. Bei der Diffusion treten die Teilchen bis zum Konzentrationsausgleich durch die Membran. Bei der Osmose fließt hingegen das Lösungsmittel (beim Menschen Wasser) von der Seite niedriger zur Seite hoher Teilchenkonzentration. Nach dem Konzentrationsausgleich entspricht die hydrostatische Druckdifferenz (Höhenunterschied der Flüssigkeitssäulen) dem osmotischen Druck.

Ein genau entgegengesetztes Konzentrationsgefälle besteht für das in den Zellen ständig anfallende Kohlendioxid (CO_2): Es diffundiert durch die Zellmembran ins Interstitium und von dort ins Blut, aus dem es durch Abatmung in der Lunge ständig entfernt wird.

Erleichterte Diffusion

Sehr große oder schlecht fettlösliche Moleküle können die Zellmembran mithilfe entsprechender Carrier- oder Kanalproteine (→ 3.2.2) durch Diffusion überwinden. Diese Diffusion, die an geeignete Transportproteine gebunden ist, heißt **erleichterte Diffusion.** So gelangen die meisten Zucker (z. B. *Glukose*) in die Zelle.

3.5.5 Passiver Transport – Osmose

Osmose bezeichnet einen nicht energieverbrauchenden *Lösungsmitteltransport* (beim Menschen immer Wasser) durch eine semipermeable Membran, die zwei Lösungen unterschiedlicher Teilchenkonzentration voneinander trennt. Die semipermeable Membran ist durchlässig für die Lösungsmittelmoleküle, jedoch *nicht* für die größeren, darin gelösten Teilchen (→ Abb. 3.12).

Auch die Osmose erfolgt entlang eines Konzentrationsgefälles, indem das Lösungsmittel vom Ort niedriger Teilchenkonzentration (also hoher Lösungsmittelkonzentration) durch die Membran zum Ort höherer Teilchenkonzentration (also niedriger Lösungsmittelkonzentration) diffundiert, bis ein Ausgleich erreicht ist.

Infolge des Einstroms von Lösungsmittel in den Raum mit höherer Teilchenkonzentration steigt dort der **hydrostatische Druck** (Druck der Wassersäule), der einem weiteren Transport von Lösungsmittel entgegenwirkt und schließlich den Osmosevorgang beendet. Die hydrostatische Druckdifferenz der Flüssigkeitssäulen entspricht dem **osmotischen Druck.** Er hängt ab von der Konzentration der Teilchen, welche die semipermeable Membran nicht passieren können:

- Eine hohe Teilchenkonzentration erzeugt einen starken Lösungsmitteleinstrom und dadurch einen hohen osmotischen Druck
- Eine niedrige Teilchenkonzentration erzeugt durch geringen Lösungsmitteleinstrom einen niedrigen osmotischen Druck.

Osmolarität

Aufgrund der Abhängigkeit des osmotischen Drucks von der *Konzentration osmotisch wirksamer Teilchen* wurde ähnlich der *Molarität* (Konzentrationsangabe in mol/l, → 2.7.1) die **Osmolarität** (in osmol/l) eingeführt.

Bei Lösungen mit *mehreren* gelösten Bestandteilen, z. B. dem Blutplasma, ist die Osmolarität von der *Gesamtkonzentration* aller osmotisch wirksamen Teilchen abhängig und beträgt beim Blutplasma etwa 0,3 osmol/l = 300 mosmol/l.

Lösungen (beispielsweise Infusionen), die dieselbe Osmolarität wie das Blutplasma aufweisen, heißen **isoton.** Bekannteste isotone Lösung ist die *physiologische Kochsalzlösung* mit 9 g NaCl/l Lösung.

MEDIZIN

Die **Plasmaosmolarität** muss konstant gehalten werden, da es sonst zu lebensgefährlichen Flüssigkeitsverschiebungen zwischen den Flüssigkeitsräumen kommt.

Kolloidosmotischer Druck

Der **kolloidosmotische Druck** ist der osmotische Druck, der durch sehr fein verteilte Makromoleküle *(Kolloide)* in den Gefäßen erzeugt wird, v. a. Proteine. Die meisten Proteine können aufgrund ihrer Größe die Membranen nicht passieren und bewirken, dass Flüssigkeit aus dem Interstitium wieder in die Kapillaren aufgenommen wird.

Sinkt die Konzentration von Plasmaeiweißen (insbesondere des Albumins → 12.1.4) im Blutplasma, lagert sich Wasser im Gewebe ein **(Ödeme).**

3.5.6 Passiver Transport – Filtration

Unter **Filtration** versteht man den passiven Transport von Flüssigkeiten durch eine semipermeable (halbdurchlässige) Membran, wobei eine *hydrostatische Druckdifferenz* zwischen beiden Seiten der Membran die treibende Kraft ist. Die Menge des Filtrats hängt von dieser Druckdifferenz und der Membranfläche ab.

Im menschlichen Organismus erfolgt die Filtration vorwiegend im Bereich der Blutkapillaren, wobei der durch den Herzschlag erzeugte Druck in den Kapillaren, der *hydrostatische Druck,* das Blutplasma ins Interstitium abpresst.

3.5.7 Aktiver Transport

Aktiver Transport bedeutet die Beförderung einer Substanz durch die Zellmembran unter Verbrauch von Energie, die aus dem Zellstoffwechsel zur Verfügung gestellt wird. Diese energieverbrauchenden Vorgänge erfordern immer Transportproteine. Ein aktiver Transport kann eine Substanz auch *gegen* ein Konzentrationsgefälle durch die Membran hindurch befördern.

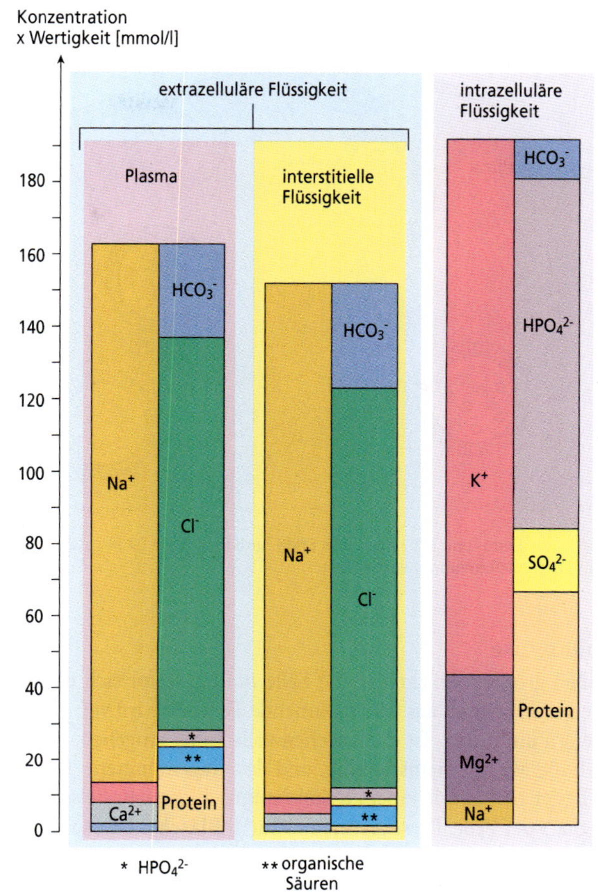

Abb. 3.13 Elektrolytkonzentrationen von Plasma, Interstitium und intrazellulärer Flüssigkeit (unter Berücksichtigung der Ionenwertigkeiten). Die K^+-Konzentration in der Zelle ist viel höher als im Plasma und im Interstitium. Dagegen ist die Na^+-Konzentration im Plasma und im Interstitium höher als in der Zelle.

Über aktive Transportmechanismen werden insbesondere unterschiedliche Ionenkonzentrationen zwischen dem Zellinneren und dem Interstitium aufrechterhalten (→ Abb. 3.13).

Ein Beispiel ist die **Natrium-Kalium-Pumpe,** ein Transmembranprotein, das Kalium-Ionen in die Zelle hinein und Natrium-Ionen aus ihr herauspumpt (→ 9.2.1). Da die Energie hier direkt für den gewünschten Transport verwendet wird, spricht man von **primär aktivem Transport.** Wird hingegen ein aktiver Transport als Motor für den Transport anderer Substanzen genutzt, handelt es sich um einen **sekundär aktiven Transport.** So ist z. B. die Aufnahme von Glukose oder Aminosäuren im Darm an die Natrium-Kalium-Pumpe gekoppelt.

3.5.8 Bläschentransport

Die beschriebenen aktiven und passiven Transporte beziehen sich auf kleinmolekulare Substanzen. Für *größere* Partikel (z. B. Reste abgestorbener Zellen, Proteine) ist die Membran an sich undurchlässig. Der Transport solcher Teilchen erfordert besondere Mechanismen.

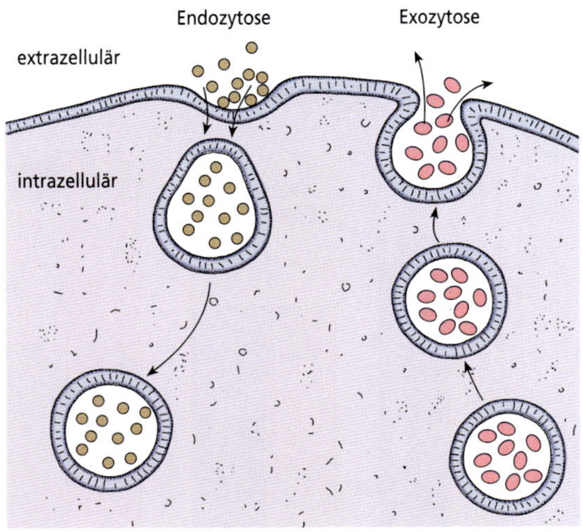

Abb. 3.14 Endo- und Exozytose. Mit Endo- und Exozytose ist ein ständiger Umbau der Zellmembran verbunden.

Endozytose

Sollen größere Teilchen in die Zelle *hinein,* stülpt sich die Zellmembran ein und das aufzunehmende Teilchen wird von Zellausläufern umflossen. Ist das Teilchen vollständig umgeben, schließt sich die Membraneinstülpung, und das aufgenommene Teilchen befindet sich nun in einem membranumschlossenen *Bläschen* innerhalb der Zelle. Diese Aufnahme durch **Bläschentransport** *(Vesikeltransport, membranverlagernder Transport)* heißt **Endozytose** (→ Abb. 3.14). Der Inhalt dieses Bläschens kann z. B. von Lysosomen (→ 3.3.5) abgebaut werden.

Phagozytose („Zellfressen") bezeichnet die Endozytose ganzer Zellen. Viele Abwehrzellen, v. a. weiße Blutkörperchen *(Leukozyten),* sind auf Phagozytose spezialisiert und können so defekte körpereigene Zellen oder Bakterien „auffressen" (→ Abb. 3.15).

Exozytose

Zellen (z. B. Drüsen- oder hormonbildende Zellen) können größere Moleküle nach außen hin abgeben. Dann läuft der Bläschentransport in umgekehrter Richtung ab und heißt **Exozytose.**

SPICKZETTEL

Passiver Transport: Teilchentransport über eine Membran entlang eines Konzentrations-/elektrochemischen Gefälles ohne Energieverbrauch.
Diffusion: Ausgleich von Konzentrationsunterschieden in einer Lösung durch Wanderung der gelösten Teilchen. Passiver Transport. Sonderfall **erleichterte Diffusion** (Diffusion über die Zellmembran mithilfe von Membranproteinen).
Osmose: Ausgleich von Konzentrationsunterschieden in einer Lösung mit einer **semipermeablen** *(halbdurchlässigen)* **Membran** durch Wanderung der Lösungsmittelteilchen durch die Membran. Passiver Transport.
Filtration: Transport von Flüssigkeit und (kleinen) Teilen über eine semipermeable Membran infolge einer hydrostatischen Druckdifferenz. Passiver Transport.
Aktiver Transport: Teilchentransport über eine Membran unter Energieverbrauch, z. B. durch Ionenpumpen. Auch entgegen einem Konzentrations-/elektrochemischem Gefälle.
Bläschentransport *(Vesikeltransport):* Transport größerer Teilchen durch die Zelle mit Membranverlagerung.

- **Endozytose** (Teilchenaufnahme durch Bläschentransport) mit Umschließen des Teilchens von der Zellmembran, dann Wiederverschluss der Zellmembran, sodass ein abgeschnürtes Bläschen mit dem Teilchen im Zellinneren entsteht
- **Exozytose** (Teilchenabgabe durch Bläschentransport) durch Umhüllen des Teilchens mit zelleigener Membran, Verschmelzen des Bläschens mit der Zellmembran und Öffnen nach außen.

3.6 Proteinsynthese

Proteine (*Eiweiße* → 2.8.3) sind für Aufbau und Funktion der Zellen unerlässlich. Ihre Herstellung ist also eine wesentliche Aufgabe aller menschlichen Zellen.

Sieht man von den Mitochondrien ab (→ 3.3.6), so findet beim Menschen die **Proteinbiosynthese** (Herstellung von Eiweißen) an den Ribosomen im Zytoplasma statt, während die Erbinformation in Form der DNA im Zellkern lagert. Aufgrund dieser Trennung zwischen dem Sitz der genetischen Information (Zellkern) und der Produktion der Proteine (Ribosomen im Zytoplasma) ist eine *Zwischenkopie* erforderlich, welche die Erbinformation vom Zellkern ins Zytoplasma bringt.

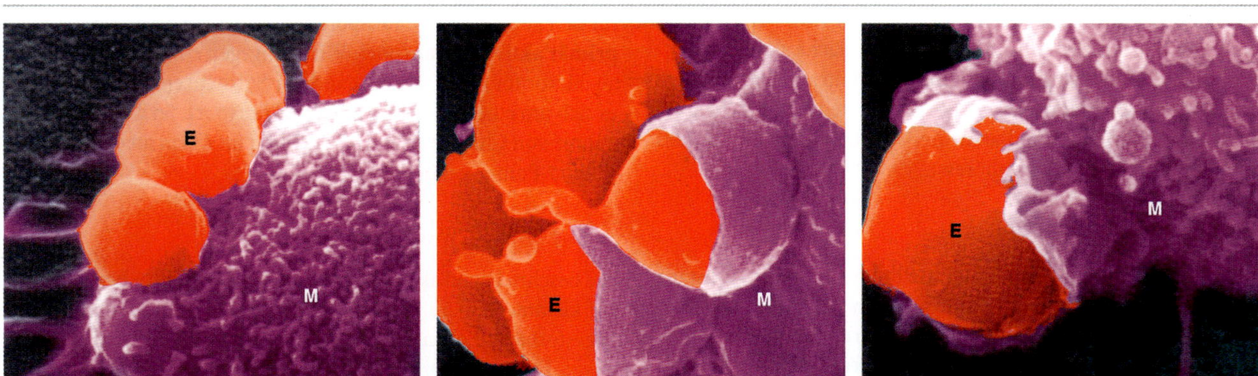

Abb. 3.15 Kolorierte rasterelektronenmikroskopische Aufnahmen eines Makrophagen (M), der beschädigte rote Blutkörperchen (E = Erythrozyt) phagozytiert. Links Blutkörperchen angelagert, Mitte teilweise, rechts fast vollständig umflossen. [E362]

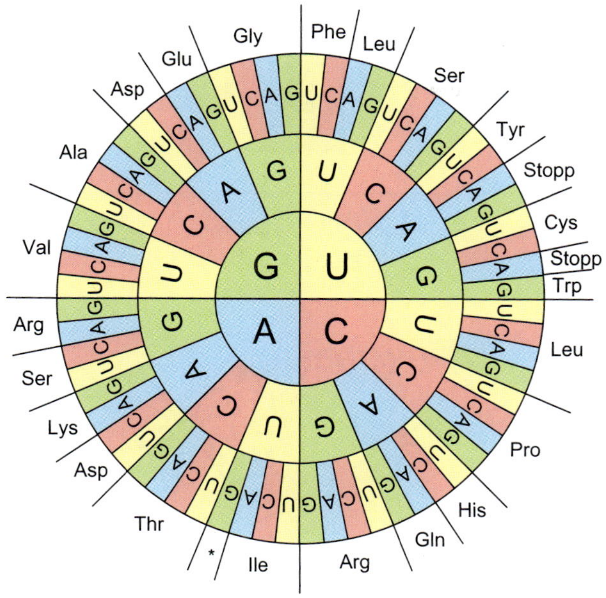

Abb. 3.16 Code-Sonne (bezogen auf mRNA). Von innen nach außen abgelesen zeigt sie, welches Basentriplett welche Aminosäure verschlüsselt. [L253]

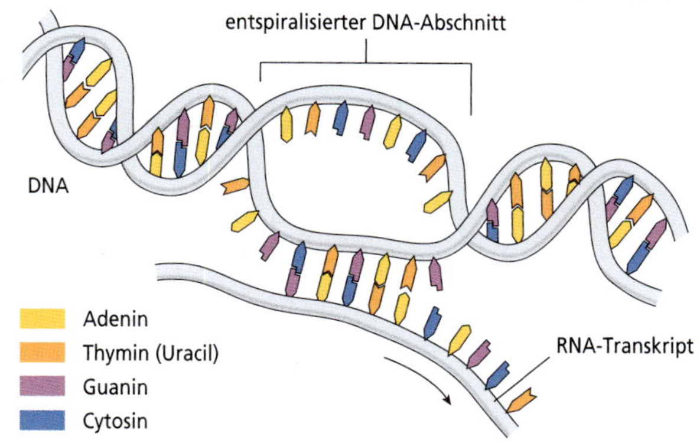

Abb. 3.17 Transkription. Am entspiralisierten DNA-Abschnitt wird eine einsträngige Zwischenkopie (RNA-Transkript) des DNA-Strangs gebildet. An jede Base des abzulesenden DNA-Strangs wird die komplementäre Base am RNA-Strang angebaut, wobei jedoch bei der RNA Uracil statt Thymin verwendet wird.

Genetischer Code und Transkription

Zum Verständnis dieser Vorgänge bereits hier ein kleiner Ausflug in die Genetik:

Genetischer Code. Jeweils drei aufeinanderfolgende Basen des DNA-Stranges (→ 2.8.4) bilden eine Dreiergruppe. Ein solches **Basentriplett** *(DNA-Triplett, Codon)* der DNA codiert jeweils eine Aminosäure, die Bestandteil eines bestimmten Proteins wird. So codiert das Triplett Adenin – Cytosin – Adenin die Aminosäure Threonin, das Triplett Adenin – Adenin – Adenin hingegen die Aminosäure Lysin. Die meisten Aminosäuren werden durch *mehrere* Tripletts codiert, außerdem gibt es **Start-** und **Stopp-Codons** für Beginn bzw. Ende des Ablesens. Die vier DNA-Basen Adenin, Thymin, Guanin und Cytosin können also als Buchstaben der Nukleinsäure-Schrift bezeichnet werden. Ordnet man den verschiedenen Basentripletts die unterschiedlichen Aminosäuren zu, so erhält man den **genetischen Code** (→ Abb. 3.16). Er ist die „Übersetzungsvorschrift" für die Übersetzung der genetischen Information in Proteine. Fast alle Organismen arbeiten mit dem gleichen Code – der genetische Code ist (fast) *universell.*

Transkription. Der erste Schritt der Übertragung genetischer Information vom Zellkern ins Zytoplasma besteht in der Herstellung einer Zwischenkopie der DNA, der **RNA** *(Ribonukleinsäure).* Dieser Vorgang wird als **Transkription** bezeichnet.

Für die Transkription sind **RNA-Polymerasen** erforderlich. Sie binden an die DNA, entspiralisieren sie und der Doppelstrang zwischen den korrespondierenden Basen wird aufgebrochen (→ Abb. 3.17). An den nun frei liegenden Tripletts lagern sich nach dem *spezifischen Basenpaarungsprinzip* (→ 2.8.4) RNA-Nukleotide an. Diese werden mithilfe der RNA-Polymerasen verkettet, und es entsteht die *einsträngige RNA.* Die Tripletts der RNA sind sozusagen das Spiegelbild der Tripletts auf dem DNA-Strang. Bei der RNA ist aber im Unterschied zur DNA die Base Thymin durch **Uracil** ersetzt, und anstatt des Zuckermoleküls *Desoxyribose* findet *Ribose* Verwendung.

Die neu gebildete RNA wird noch im Kern weiter modifiziert, denn die DNA enthält nicht nur proteincodierende Abschnitte, die **Exons,** sondern auch Abschnitte mit regulatorischen und bisher unklaren Funktionen. Diese nichtcodierenden Abschnitte innerhalb eines Gens heißen **Introns** (*engl.* intragenic regions). Bei dieser **RNA-Prozessierung** *(RNA-Reifung)* im Kern werden unter anderem nichtcodierende Abschnitte „herausgeschnitten" **(Spleißen)** und die entstehenden RNA-Stücke wieder verknüpft. Durch Spleißen können aus *einem* Gen *mehrere* Proteine entstehen, durch **alternatives Spleißen** (unterschiedliches Herausschneiden) in den Geweben sogar *verschiedene* Proteine trotz gleicher DNA. Dies ist mit ein Grund, weshalb der Mensch mit „nur" gut 20.000 Genen auskommt.

Nach den Modifikationen übernimmt die RNA entweder selbst eine Funktion innerhalb der Zelle oder wandert, dann als *messenger-RNA* **(mRNA)** bezeichnet, durch die Poren der Kernhülle zu den Ribosomen ins Zytoplasma, wo sie bei der Translation als Vorlage für die Eiweißsynthese dient (Übersicht über die RNA-Typen → Tab. 3.1).

Ein **Gen** wird meist definiert als ein aus vielen Basentripletts bestehender Abschnitt der DNA, der die Information für die Bildung *eines* funktionell aktiven RNA-Moleküls enthält.

Tab. 3.1 Wichtige RNA-Typen.

Typ von RNA	Aufgabe
miRNA *(micro-RNA)*	Kleine haarnadelförmige RNAs, die durch Bindung und teilweise Abbau von mRNA an der Genregulation beteiligt sind
mRNA *(messenger-RNA)*	DNA-Zwischenkopie, bringt die Information zur Aminosäurenreihenfolge eines Proteins aus dem Kern zu den Ribosomen im Zytoplasma
rRNA *(ribosomale RNA)*	Bestandteil der Ribosomen, beteiligt an der Peptidbindung
snRNA *(small nuclear-RNA)*	Kleine RNA im Zellkern, beteiligt am Spleißen
tRNA *(transfer-RNA)*	Kleeblattförmige RNA, setzt die Basenreihenfolge der RNA in die Aminosäurenreihenfolge des Proteins um

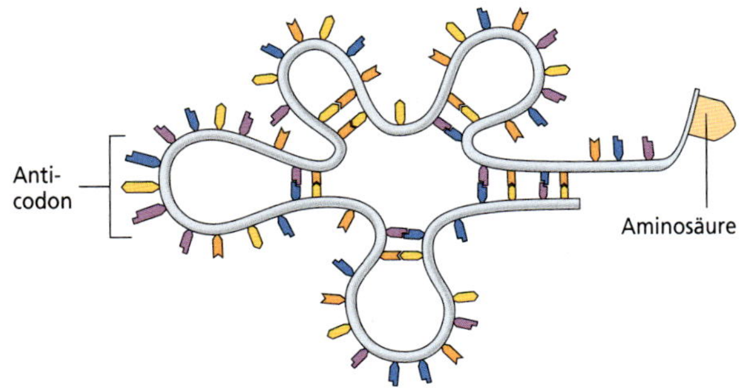

Abb. 3.18 tRNA. Die kleeblattförmige tRNA enthält am einen „Ende" ein Basentriplett (Anticodon) und am anderen die dazugehörige Aminosäure. So „übersetzen" die tRNAs die Basentriplett- in eine Aminosäuresequenz.

Translation

Die „eigentliche" Proteinsynthese, d.h. die Übersetzung des mRNA-Codes in die Aminosäuresequenz der Proteine an den Ribosomen (→ 3.3.2), erfolgt durch die **Translation.**

Sobald die mRNA ein Ribosom erreicht, kann die Proteinsynthese beginnen. Als Adaptermoleküle fungieren dabei die relativ kleinen und beweglichen *transfer-RNAs* **(tRNA),** die an gegenüberliegenden Enden je eine Bindungsstelle für das Basentriplett der mRNA **(Anticodon)** und eine für die von diesem Basentriplett codierte Aminosäure besitzen (→ Abb. 3.18). Im Verlauf der Proteinsynthese wandert nun das Ribosom entlang der mRNA von Codon (Basentriplett) zu Codon, die passenden tRNA-Moleküle lagern sich mit ihrem Anticodon an, und ihre anhängenden Aminosäuren werden dabei an die wachsende Peptidkette angefügt (→ Abb. 3.19, → Abb. 3.20).

Das Ende des Zusammenbaus eines Proteins am Ribosom wird durch Stopp-Codons signalisiert. Auf diese passt kein entsprechendes Anticodon einer tRNA; somit kann dem Peptidstrang keine Aminosäure hinzugefügt werden und sein Aufbau ist beendet. Die Aminosäurekette wird dann ins Zytoplasma freigesetzt.

Die fertigen Proteine werden in der Regel noch *posttranslational* (= nach der Translation) verändert und stehen dann z.B. als Enzym, Strukturprotein oder Hormon zur Verfügung. Sie können in der Zelle verbleiben oder ausgeschleust werden.

SPICKZETTEL

Proteinbiosynthese: Herstellung von Eiweißen in der Zelle durch
- **Transkription** = Herstellung von **mRNA** *(messenger-RNA)* als „Zwischenkopie"
- Transport der mRNA aus dem Zellkern ins Zytoplasma
- **Translation** = eigentliche Eiweißproduktion an den Ribosomen, indem sich mit einer passenden Aminosäure beladene **tRNA** *(transfer-RNA)* an die mRNA anlagert, diese Aminosäure mit der bereits vorhandenen Aminosäurekette verknüpft und sich dann wieder löst
- Ggf. weitere Veränderungen des Proteins.

Gen: DNA-Abschnitt, der *ein* funktionell aktives RNA-Molekül codiert.
Genetischer Code: Verschlüsselung der Aminosäurenfolge eines Proteins durch die Basenreihenfolge (genauer Folge von **Basentripletts** = Basen-Dreierkombination) der DNA/mRNA.

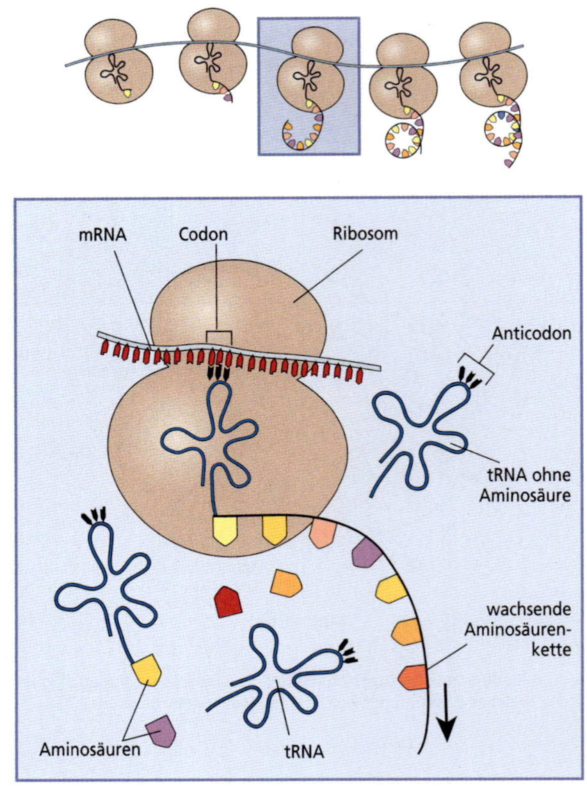

Abb. 3.19 Translation. An die mRNA lagern sich entsprechende tRNA-Moleküle an. Nach Knüpfen der Aminosäureverbindung verlässt die tRNA ihre Aminosäure, um sich mit einer frei im Zytoplasma umherschwimmenden Aminosäure neu zu beladen.

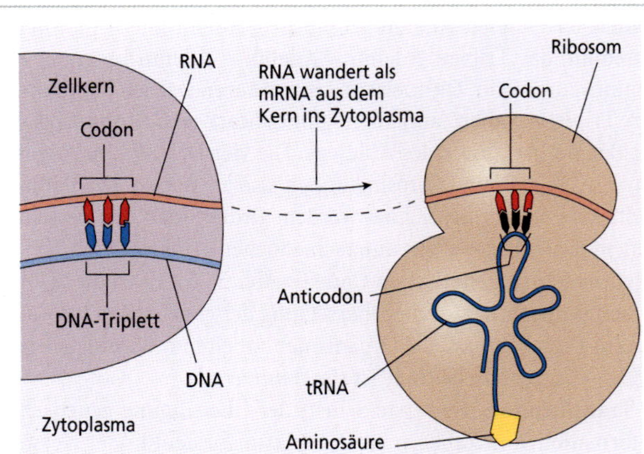

Abb. 3.20 Zusammenfassung der Proteinsynthese. Die Transkription, bei der eine einsträngige RNA-Kopie der DNA erstellt wird, erfolgt im Zellkern. Die gebildete mRNA verlässt den Kern und wandert ins Zytoplasma, wo sie im Ribosom übersetzt wird (Translation). Das Basentriplett auf der tRNA (Anticodon) ist also wieder identisch mit dem Basentriplett auf der DNA.

3.7 Teilung von Zellen

Neue Körperzellen entstehen ausschließlich durch *Teilung* bereits vorhandener Zellen. Tag für Tag müssen Zellen neu gebildet werden, um *Wachstum* zu ermöglichen und zugrunde gegangene Zellen zu *ersetzen.* Diese Zellneubildung und -vermehrung von Körperzellen erfolgt über eine *Kernteilung,* die **Mitose** (→ Abb. 3.22), mit nachfolgender Aufteilung des Zytoplasmas in der *Zellteilung* **(Zytokinese).**

3.7.1 Mitose

Die häufigste Art der Kernteilung ist die **Mitose,** wobei sich die **Mutterzelle** letztlich in zwei *erbgleiche* **Tochterzellen** teilt.

Interphase: DNA-Replikation

Wenn beide Tochterzellen nach der Mitose die gleiche DNA enthalten sollen wie die Mutterzelle, muss die DNA vor der Mitose verdoppelt werden. Diese **DNA-Replikation** findet in der **Interphase** (Phase zwischen zwei Zellteilungen) statt.

Die DNA wird wie ein Reißverschluss in der Mitte, also zwischen den korrespondierenden Basen, aufgetrennt (→ Abb. 3.21). An die frei werdenden Basen beider Stränge lagern sich dann die jeweils korrespondierenden Basen an, sodass schließlich zwei neue Doppelstränge entstehen, die mit dem ursprünglichen Doppelstrang *völlig identisch* sind. Unabdingbar für diesen Vorgang ist die **DNA-Polymerase,** die nicht nur die neuen DNA-Stränge

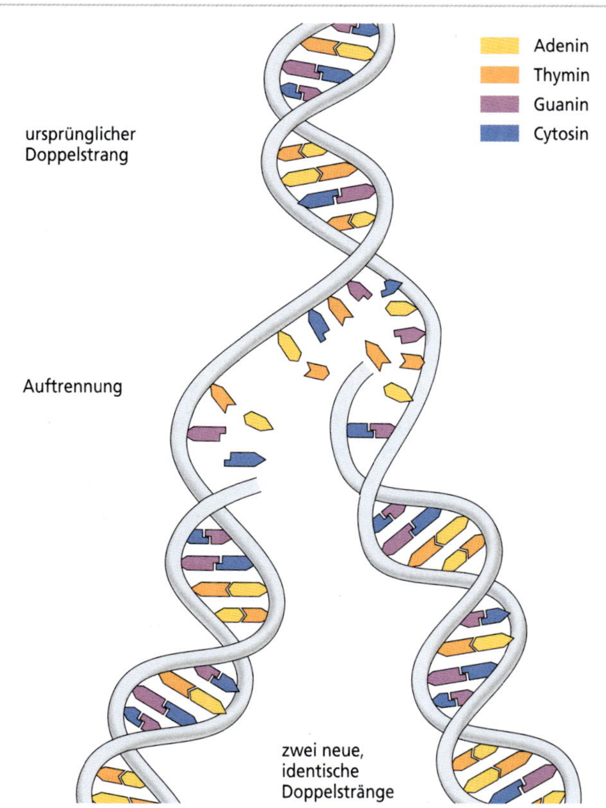

Abb. 3.21 Replikation der DNA (vereinfacht). Wie ein Reißverschluss wird die DNA in der Mitte zwischen ihren korrespondierenden Basen aufgetrennt. An die freien Basen lagern sich korrespondierende Basen an, die zu einem neuen Strang verknüpft werden.

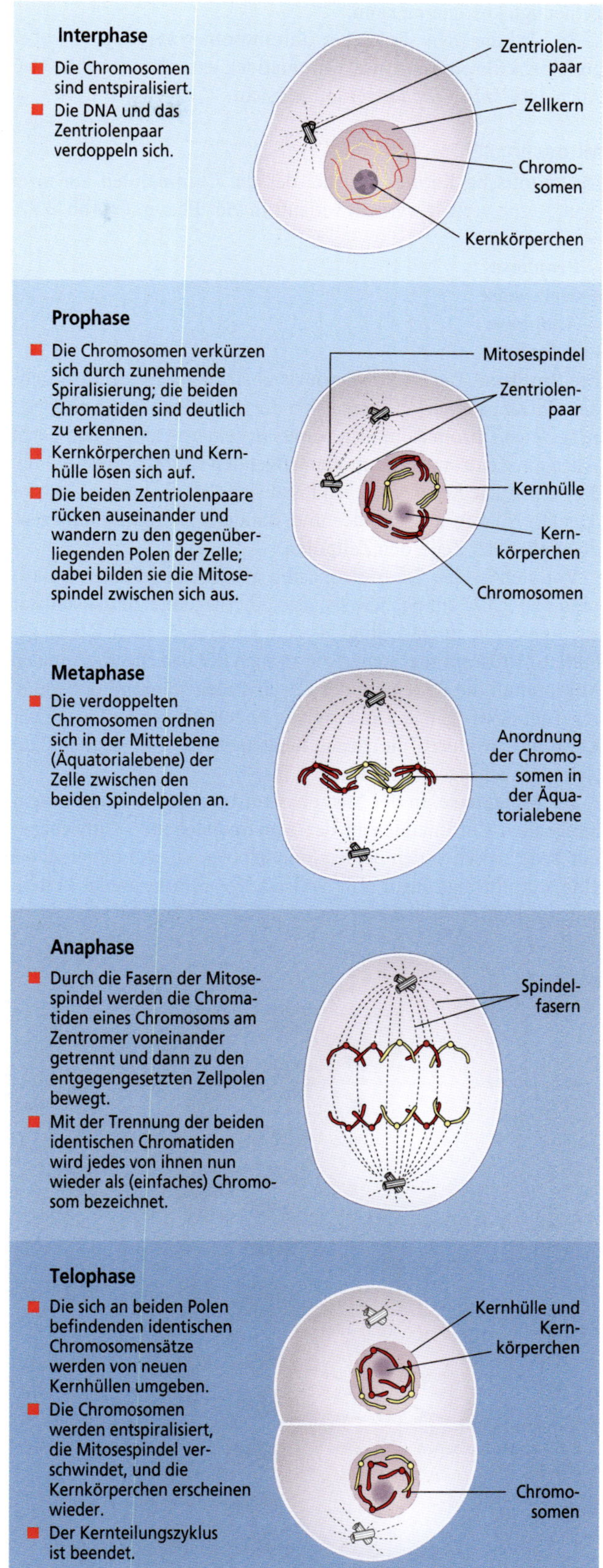

Abb. 3.22 Der Zellzyklus mit der Interphase und den vier Phasen der Mitose (Prophase, Metaphase, Anaphase, Telophase).

herstellen, sondern diese auch auf falsche Basen überprüfen und Fehler ggf. korrigieren kann.

So wird die DNA sämtlicher Chromosomen verdoppelt, wobei aus einem Chromosom zwei Chromatiden entstehen (→ Abb. 3.6). Auch das *Zentriolenpaar* verdoppelt sich.

Mitosephasen

Die mitotische Kernteilung, bei der die Chromatiden auf zwei neue Kerne verteilt werden, verläuft in vier Phasen (→ Abb. 3.22, → Abb. 3.23):

- **Prophase**
- **Metaphase**
- **Anaphase**
- **Telophase**

Die **Prophase.** Die im Ruhekern als unsichtbare Fäden vorliegenden Chromosomen verkürzen sich durch zunehmende Spiralisierung. Jedes Chromosom liegt bereits in seiner verdoppelten Form – den am Zentromer zusammenhängenden Chromatiden (→ Abb. 3.6) – vor. Die *Kernkörperchen* lösen sich auf, die beiden *Zentriolenpaare* rücken auseinander und wandern zu gegenüberliegenden Enden der Zelle, den **Zellpolen.**

Von den beiden Zentriolenpaaren ausgehend wachsen Mikrotubuli (→ 3.3.7) auf das jeweils gegenüberliegende Zentriolenpaar zu, bis sie von einem Zellpol bis zum anderen reichen. Die so gebildete **Mitosespindel** steuert zusammen mit den chromosomalen Mikrotubuli die Bewegung der Chromatiden während der weiteren Teilungsvorgänge. Die Prophase endet mit der Auflösung der Kernhülle, wodurch die zusammenhängenden Chromatiden ins Zytoplasma freigesetzt werden.

Die **Metaphase.** In der Metaphase ordnen sich die zusammenhängenden Chromatiden in der **Äquatorialebene** (Mittelebene) der Zelle zwischen den beiden Spindelpolen an und bilden dabei eine sternförmige Figur. Die vollständige Mitosespindel besteht nun aus Mikrotubuli, die:

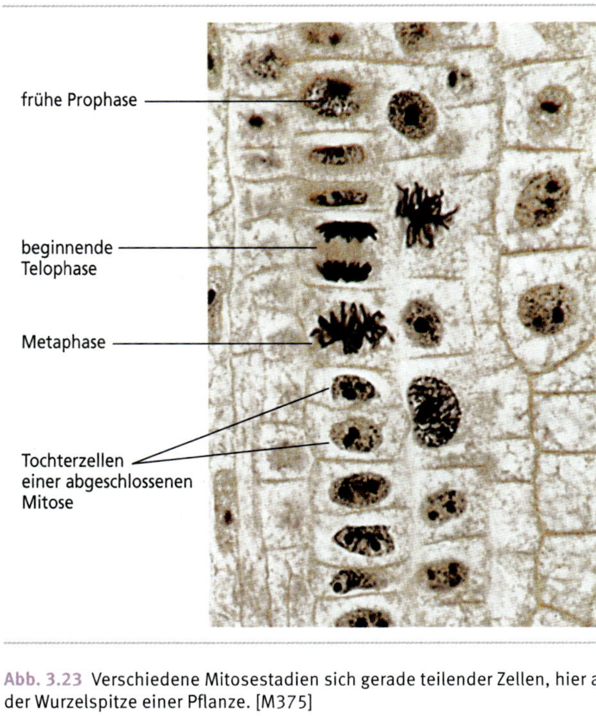

Abb. 3.23 Verschiedene Mitosestadien sich gerade teilender Zellen, hier an der Wurzelspitze einer Pflanze. [M375]

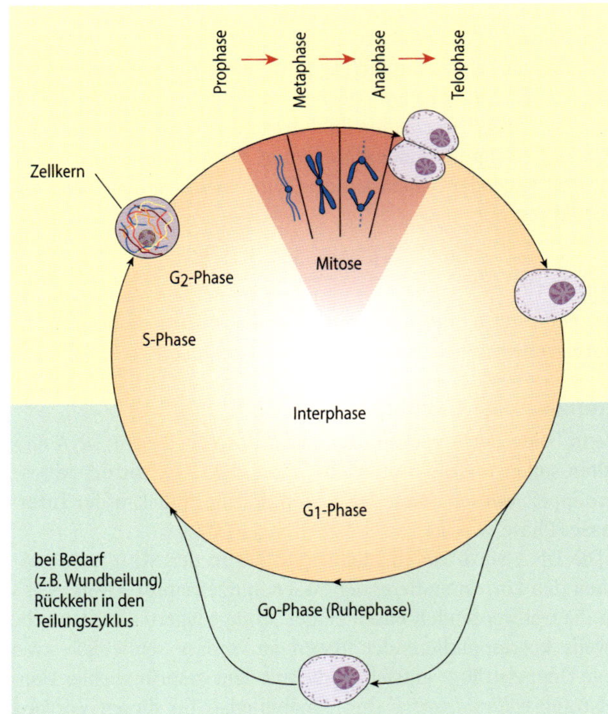

Abb. 3.24 Schematische Darstellung des Zellzyklus.

- Sowohl von Zellpol zu Zellpol reichen
- Als auch als **Spindelfasern** an den Zentromeren ansetzen.

Die **Anaphase.** Die Anaphase beginnt mit dem Auseinanderweichen der Zentromere aller Chromosomen. Die so voneinander getrennten Chromatiden werden dann durch die an den beiden Zentromerenhälften ansetzenden Spindelfasern zu den entgegengesetzten Zellpolen bewegt. Mit der Trennung der beiden identischen (doppelten) Chromatiden wird jedes von ihnen wieder als (einfaches) Chromosom bezeichnet.

Die **Telophase.** Die an beiden Polen befindlichen identischen Chromosomensätze werden von Membranen umgeben, sodass neue Kerne entstehen. Die Chromosomen in den neuen Kernen werden entspiralisiert, und das typische Chromatinmuster des Zellkerns in Ruhe erscheint. Die Mitosespindel verschwindet, die Kernkörperchen erscheinen wieder.

Eine intakte DNA, ihre fehlerfreie Replikation, Transkription und Translation sowie koordiniertes Zellwachstum und Zellteilung sind lebenswichtig für den Organismus. Vielfältige Kontroll- und Reparaturmechanismen auf den verschiedensten Ebenen sollen Fehler minimieren. So gibt es beispielsweise **DNA-Reparatursysteme,** die fehlerhafte DNA-Abschnitte ausschneiden und ausbessern.

Zytokinese

Die *Kern*teilung wird üblicherweise von der *Zell*teilung begleitet. Diese **Zytokinese** beginnt meist schon in der späten Anaphase und wird in der Telophase abgeschlossen. Hierbei schnürt sich die Zellmembran etwa in Zellmitte vom Rand her zunehmend ein, bis zwei etwa gleich große Tochterzellen mit eigenem Zytoplasma und Organellen entstanden sind.

3.7.2 Phasen des Zellzyklus

Mitose und Zytokinese umfassen im **Zellzyklus** der meisten Zellen nur einen kurzen Zeitraum. Wesentlich länger ist der Zeitraum zwischen zwei Zellteilungen, die **Interphase** (→ Abb. 3.24):

Nach der Mitose tritt die neu gebildete Zelle zunächst in die **G_1-Phase** *(präsynthetische Wachstumsphase)* ein. Protein- und RNA-Biosynthese laufen auf Hochtouren, die Zelle wächst. Die Dauer dieser Phase schwankt zwischen wenigen Stunden und mehreren Jahren und bestimmt im Wesentlichen die Dauer des gesamten Zellzyklus. Viele ausdifferenzierte Zellen verlassen diese Phase normalerweise nicht, man spricht dann auch von **G_0-Phase.** Nur im Sonderfall, z. B. nach einer Verletzung, treten sie wieder in den Zellzyklus ein.

In der sich anschließenden, etwa 5–10 Stunden dauernden **S-Phase** *(Synthesephase)* wird die DNA verdoppelt.

Die letzte, etwa vierstündige Phase vor der Mitose heißt **G_2-Phase** *(postsynthetische Wachstumsphase).* Sie bereitet die Mitose vor, u. a. wird die gebildete DNA auf Fehler kontrolliert.

3.7.3 Meiose

Die Kernteilung zur Weitergabe der Erbinformation von Generation zu Generation ist die **Meiose.**

Damit sich bei der Vereinigung von Eizelle und Spermium das Erbgut nicht verdoppelt, ist bei der Entwicklung der **Keimzellen** *(Geschlechtszellen, Gameten)* eine besondere Form der Kernteilung erforderlich. Hierbei wird der normale **diploide** Chromosomensatz (2 × 23 Chromosomen) auf einen **haploiden** Satz (1 × 23 Chromosomen) reduziert – man spricht deshalb auch von *Reduktionsteilung.*

Die Keimzellen sind *erbungleich.*

Erste und zweite Reifeteilung

Die Meiose verläuft in *zwei* Schritten (→ Abb. 3.25, → Abb. 3.26):

- Zunächst werden in der **ersten Reifeteilung** die **homologen** (d. h. einander entsprechenden) **Chromosomen** väterlicher und mütterlicher Herkunft auf zwei Tochterzellen verteilt
- Nach einer Ruhephase, **Interkinese** genannt, werden in der **zweiten Reifeteilung** die Chromatiden voneinander getrennt.

Wie in der Mitose werden auch bei den Reifeteilungen jeweils Prophase, Metaphase, Anaphase und Telophase unterschieden.

In der Prophase der *ersten Reifeteilung* verkürzen und verdichten sich die bereits verdoppelten Chromosomenfäden, um die typische Chromosomenform (→ Abb. 3.6) anzunehmen.

Danach lagern sich die homologen Chromosomen in der Äquatorialebene der Zelle parallel aneinander, wobei die eng beieinanderliegenden Abschnitte der Chromatiden sich überkreuzen können (→ Abb. 3.26). Werden die eng zusammenliegenden Chromosomen anschließend wieder auseinandergezogen, können in seltenen Fällen an solchen Überkreuzungsstellen **(Chiasmata)** die Chromatiden derart auseinanderbrechen und wieder neu verschmelzen, dass Bruchstücke des väterlichen und des mütterlichen Chromosoms vertauscht werden. Dieses **Crossing-over** führt zu einer Neuverknüpfung der Gene *innerhalb* von Chromosomen und zu einer Durchmischung des Erbguts. Diese **Rekombination** bei der Meiose ist eine der Hauptursachen für die genetische Einzigartigkeit jedes Individuums (von eineiigen Zwillingen abgesehen) und gleichzeitig „Triebfeder" für den Fortschritt der Arten im Rahmen der Evolution (→ 4.7).

In den weiteren Phasen der ersten Reifeteilung werden die beiden homologen Chromosomen auf die Tochterkerne verteilt, in-

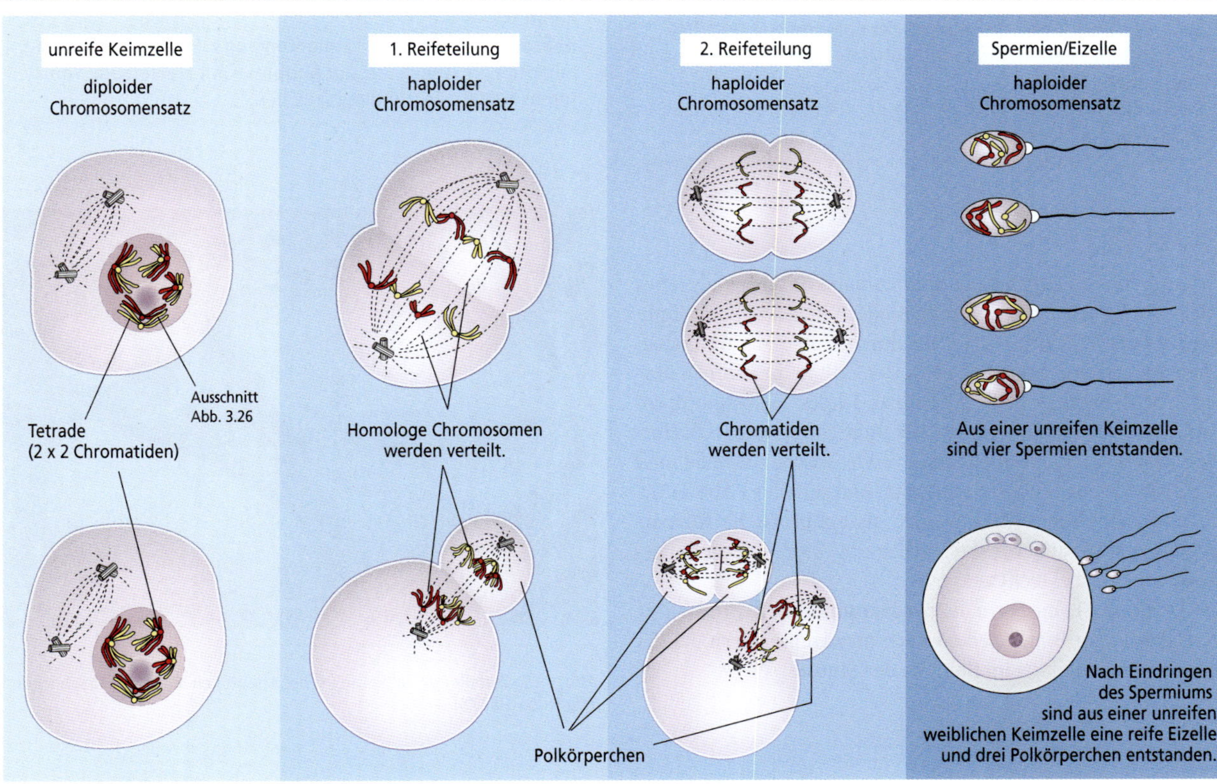

Abb. 3.25 Meiose. Aus den unreifen Keimzellen mit diploidem Chromosomensatz entstehen reife Keimzellen mit haploidem Chromosomensatz. Aus einer unreifen männlichen Keimzelle entstehen vier Spermien (oben), aus einer unreifen weiblichen Keimzelle hingegen eine Eizelle und drei Polkörperchen (unten).

dem sie vom Spindelapparat zu den Zellpolen gezogen werden. Da väterliche und mütterliche Chromosomen dabei zufällig auf die beiden Tochterkerne verteilt werden, erfolgt auch hierdurch eine Durchmischung des Erbgutes.

Durch die parallel einsetzende *Zellteilung* entstehen zwei Tochterzellen mit 23 Chromosomen aus je zwei Chromatiden.

Die sich anschließende *zweite Reifeteilung* entspricht einer normalen mitotischen Teilung, wobei jetzt die Chromatiden getrennt und auf die Tochterzellen verteilt werden.

Details zur Spermien- und Eizellbildung → 19.1.4, → 19.2.2

Haploide Chromosomensätze

Nach den beiden Reifeteilungen sind aus einer männlichen unreifen Keimzelle mit normalem diploidem Chromosomensatz vier reife Spermien mit *haploidem* Chromosomensatz (1 × 23 Chromosomen) entstanden. Bei der unreifen weiblichen Keimzelle entsteht nur eine große reife Eizelle mit drei kleinen Polkörperchen, die schließlich absterben (→ Abb. 3.25).

Wenn männliche und weibliche Kerne bei der Befruchtung miteinander verschmelzen, enthält die entstandene Zygote wieder den normalen *diploiden* Chromosomensatz.

SPICKZETTEL

Mitose: Kernteilung bei der Vermehrung von Körperzellen. Phasen **Prophase, Metaphase, Anaphase, Telophase.** Gefolgt von der **Zytokinese** mit Aufteilung des Zytoplasmas, sodass schließlich zwei Tochterzellen mit gleichem Erbgut entstehen.
Interphase: Zeitraum zwischen zwei Mitosen.
Meiose *(Reife-, Reduktionsteilung):* Kernteilung bei der Keimzellbildung mit Halbierung des Chromosomensatzes und Entstehung von Zellen mit unterschiedlichem Erbgut. Bestehend aus
- **Erster Reifeteilung** mit **Crossing-over** (Austausch von Erbgut zwischen homologen = einander entsprechenden Chromatiden) und Verteilung der homologen *Chromosomen* auf zwei Zellen
- **Zweiter Reifeteilung** mit Trennung der *Chromatiden* voneinander (wie bei der Mitose).

3.8 Zelltod

Auch im gesunden Organismus sterben dauernd Zellen ab (etwa die sich ständig erneuernden Epithel- oder Blutzellen), und Embryogenese oder Wachstum sind nur durch Untergang und nachfolgenden Ersatz von Zellen möglich. Der Zelltod im Rahmen normaler Lebensvorgänge heißt **Apoptose.** Dieses „Selbstmordprogramm" wird von der Zelle selbst oder ihrer Umgebung (z. B. Hormone) ausgelöst. Es werden selbstzerstörerische Eiweiße und Enzyme gebildet, der Zellkern schrumpft und zerfällt (→ Abb. 3.27). Kern- und Zytoplasmastücke werden als **apoptotische Körperchen** abgeschnürt und von Fresszellen abgebaut. Entzündungsprozesse treten dabei nicht auf.

Die Apoptose ist eine Form des **programmierten Zelltods.** Eine weitere Form ist z. B. der Zelltod nach massiven Fehlern bei der Chromosomenverteilung im Rahmen der Mitose.

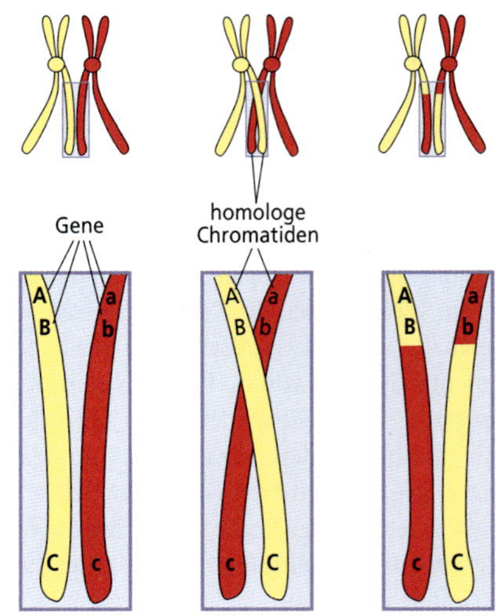

Abb. 3.26 Crossing-over. Es kommt zum Stückaustausch zwischen homologen Chromatiden väterlicher und mütterlicher Herkunft mit der Folge neuer Genkombinationen.

Dem gegenüber steht die **Nekrose** oder der *provozierte Zelltod* durch Schädigungen von außen. Hier schwillt die Zelle zunächst an, und im weiteren Verlauf sind Entzündungszeichen zu beobachten.

SPICKZETTEL

Apoptose: Form des **programmierten,** d. h. kontrollierten **Zelltods** („Selbstmordprogramm" der Zelle), z. B. für Geweberegeneration.
Nekrose: „Ungeplanter" Zelluntergang z. B. bei Verbrennung, Infektion. Im Gegensatz zur Apoptose mit Freisetzung von Zytoplasma und Entzündungszeichen.

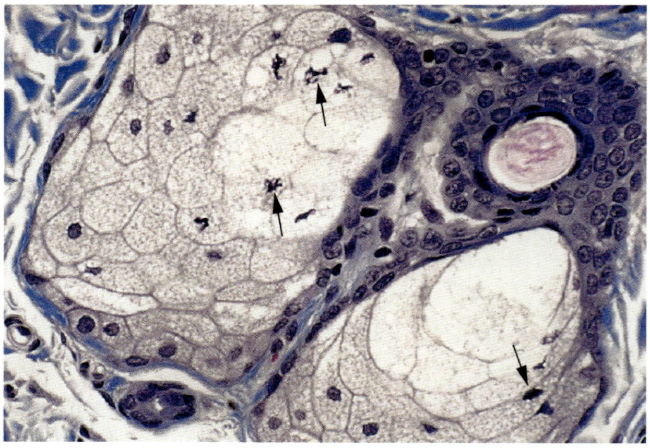

Abb. 3.27 Zerfallende Zellkerne (→) bei Apoptosen in einer menschlichen Talgdrüse. [M375]

WIEDERHOLUNGSFRAGEN

1. Wie ist die Zellmembran aufgebaut? (→ 3.2.1)
2. Was versteht man unter Semipermeabilität? (→ 3.2.2)
3. Wie heißen die wichtigsten Zellorganellen und welche Funktion haben sie? (→ 3.3)
4. Welche Funktion hat der Zellkern? (→ 3.3.1)
5. Wie sind die Chromosomen des Menschen aufgebaut? (→ 3.3.1)
6. Auf welche Flüssigkeitsräume ist das Körperwasser verteilt, wie unterscheidet sich die Körperwasserverteilung des Kindes von der des Erwachsenen? (→ 3.4)
7. Worin unterscheiden sich aktiver und passiver Transport? (→ 3.5.3)
8. Welche passiven Transportmechanismen sind für den Organismus von Bedeutung? (→ 3.5.3, → 3.5.4, → 3.5.5, → 3.5.6)
9. Wie kann man den osmotischen Druck veranschaulichen? (→ 3.5.5)
10. Wie gelangen größere Partikel in die Zelle? (→ 3.5.8)
11. Warum ist die Zelle bei der Herstellung von Eiweißen gleich auf zwei Vorgänge, Transkription und Translation, angewiesen? (→ 3.6)
12. Was ist die Transkription, wie läuft sie ab? (→ 3.6)
13. Was ist die Funktion der tRNA? (→ 3.6)
14. Durch welche Vorgänge teilt sich eine Zelle in zwei völlig identische Tochterzellen? (→ 3.7.1)
15. Was geschieht während der Interphase? (→ 3.7.2)
16. Warum sind bei der Meiose zwei Reifeteilungen erforderlich? (→ 3.7.3)
17. Was ist ein Crossing-over? (→ 3.7.3)

4

GENETIK, EPIGENETIK UND EVOLUTION

LERNZIELÜBERSICHT

4.1 Gene und Chromosomen

- Das Erscheinungsbild eines Organismus ist der Phänotyp, die „dahinterstehenden“ Gene bilden den Genotyp. Die gesamte genetische Information eines Organismus wird als Genom bezeichnet.
- Alle Gene liegen in doppelter Ausführung vor. Sind die zwei Allele eines Gens identisch, ist der Betreffende bezüglich dieses Merkmals homozygot (reinerbig), sonst heterozygot (mischerbig).

4.2 Dominanz und Rezessivität

- Beim häufigen dominanten Erbgang tritt bei Heterozygotie das Merkmal des „stärkeren“ dominanten Allels phänotypisch zutage. Das „schwächere“ rezessive Allel kann sich nur durchsetzen, wenn es doppelt vorliegt, der Betreffende also homozygot ist.
- Beim kodominanten und intermediären Erbgang sind die Allele gleichwertig und treten bei Heterozygotie nebeneinander bzw. als Mischung zutage.

4.3 Grundregeln der Vererbung

- Bei der Kreuzung zweier Individuen, die sich nur in einem Merkmal unterscheiden, sind alle Tochterorganismen gleichartig (Uniformitätsregel).
- Kreuzt man diese Tochterorganismen untereinander, kommt es zu einer charakteristischen Aufspaltung der Merkmale (Aufspaltungsregel).
- Werden mehrere Merkmale betrachtet, deren Gene auf verschiedenen Chromosomen liegen, vererben sich diese Merkmale unabhängig voneinander (Unabhängigkeitsregel).

4.4 Verschiedene Erbgänge beim Menschen

- Prinzipiell gilt das in 4.2 und 4.3 Gesagte auch für den Menschen.
- Auf dem X-Chromosom liegen zahlreiche Gene. Da Männer nur ein X-Chromosom, also nur ein Allel der dort lokalisierten Gene haben, reicht bei ihnen schon ein Gen für die Merkmalsausprägung; hierzu gehört beispielsweise die Bluterkrankheit.

4.5 Epigenetik

- Die Basenfolge ist nicht die einzige Information, die die DNA trägt. Epigenetische Mechanismen, etwa Anhängen von Molekülen an die DNA, verändern die Genaktivität trotz gleicher Basenfolge.

4.6 Genetisch bedingte Krankheiten

- Genetisch bedingte Krankheiten liegen z. B. vor bei überzähligen Chromosomen (etwa Trisomie 21 = Down-Syndrom) oder bei fehlenden Chromosomen (z. B. Turner-Syndrom).
- Des Weiteren können einzelne Chromosomen defekt sein, indem z. B. Teile von ihnen fehlen (strukturelle Chromosomenaberration).
- Genmutationen betreffen ein einzelnes Gen; einzelne Basen sind verloren gegangen, hinzugekommen oder vertauscht.

4.7 Evolution

- Evolution ist ein permanenter Prozess, bei dem durch Mutation, Isolation und Selektion Organismen entstehen, die besser an ihre Umwelt angepasst sind und/oder sich besser gegen andere Organismen durchsetzen können.
- Die ersten (teilweise) aufrecht gehenden menschlichen Vorfahren tauchten vor ca. 5 Millionen Jahren auf der Erde auf.

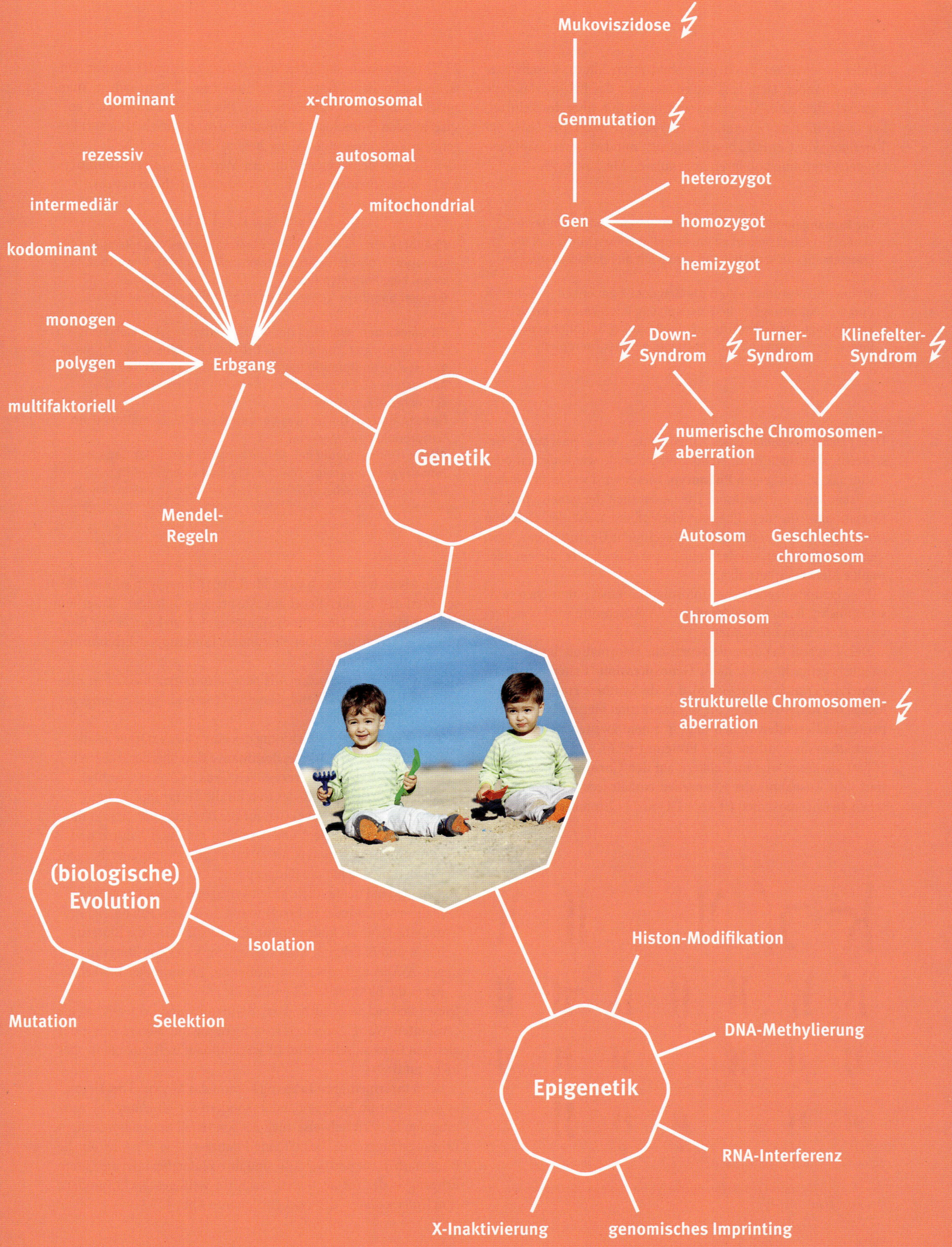
Mukoviszidose
Genmutation
Gen
heterozygot
homozygot
hemizygot
dominant
rezessiv
intermediär
kodominant
x-chromosomal
autosomal
mitochondrial
monogen
polygen
multifaktoriell
Erbgang
Mendel-Regeln
Genetik
Down-Syndrom
Turner-Syndrom
Klinefelter-Syndrom
numerische Chromosomen-aberration
Autosom
Geschlechts-chromosom
Chromosom
strukturelle Chromosomen-aberration
(biologische) Evolution
Isolation
Mutation
Selektion
Epigenetik
Histon-Modifikation
DNA-Methylierung
RNA-Interferenz
X-Inaktivierung
genomisches Imprinting

[J787]

Kinder gleichen im Erscheinungsbild ihren Eltern, Geschwister ähneln einander. Dem liegt zugrunde, dass das Erbgut, das viele Eigenschaften eines Menschen (mit)bestimmt, über die Keimzellen an die nächste Generation weitergegeben wird. Die *Lehre der Vererbung*, die **Genetik,** beschäftigt sich mit den Gesetzmäßigkeiten der Vererbung und ihren molekularen Mechanismen.

MEDIZIN

Die **Humangenetik** befasst sich mit der Vererbung beim Menschen. Ein Arbeitsgebiet ist die Grundlagenforschung, v. a. die Erforschung von Krankheitsursachen mit molekulargenetischen Verfahren.
Weitere Schwerpunkte sind die Diagnostik genetisch (mit-)bedingter Erkrankungen, die Einschätzung ihres Weitergaberisikos an folgende Generationen, die Beratung Betroffener und ihrer Angehörigen und die Entwicklung neuer Therapien.

4.1 Gene und Chromosomen

Das *Erscheinungsbild* eines Organismus, etwa Haarfarbe, Geschlecht, aber auch nicht sichtbare Merkmale wie Knochen oder Blutdruck, bilden seinen **Phänotyp.** Dieser wird wesentlich durch die Erbanlagen mitbestimmt. Die Gesamtheit der genetischen Informationen, die den Phänotyp beeinflussen, ist der **Genotyp** *(Erbbild).* Dabei werden in aller Regel nicht Gesamtphäno- bzw. -genotyp betrachtet, sondern nur kleine Ausschnitte, die ein oder wenige Merkmale betreffen.

Die gesamte genetische Information eines Menschen einschließlich z. B. nichtcodierender DNA-Abschnitte wird üblicherweise als **Genom** bezeichnet.

Der Vorgang, bei dem die genetische Information der Zelle zugänglich gemacht wird, heißt **Genexpression.** Erster Schritt ist immer die *Transkription* (→ 3.6), d. h. die Synthese eines RNA-Moleküls. Bei **RNA-Genen** ist die Genexpression hiermit beendet, bei **proteincodierenden Genen** folgt in einem zweiten Schritt in der *Translation* die Synthese eines Proteins (→ 3.6).

Fast alle Gene sind im Zellkern auf den **Chromosomen** lokalisiert. Mit Ausnahme der Keimzellen enthält jede Zelle des Menschen 46 Chromosomen (→ Abb. 4.1) in 23 Chromosomenpaaren: 23 Chromosomen stammen vom Vater, 23 von der Mutter. Die Gene haben dabei feste „Plätze" auf den Chromosomen, man spricht von **Genort** oder *Genlokus.* Die jeweils auf den sich entsprechenden (homologen) Chromosomen am gleichen Genort liegenden Varianten eines Gens heißen **Allele.** Sind beide Allele identisch, ist der Träger in diesem Merkmal *reinerbig* **(homozygot)** – unterscheiden sie sich, ist er *mischerbig* **(heterozygot).**

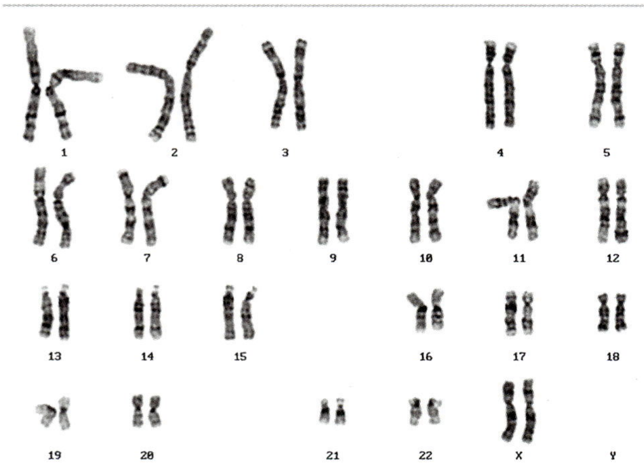

Abb. 4.1 Karyogramm (geordnete, paarweise Darstellung der Chromosomen, hier einer Frau). [R177]

SPICKZETTEL

Phänotyp *(Erscheinungsbild):* Merkmale eines Organismus.
Genotyp *(Erbbild):* Gene, die (ggf. zusammen mit Umweltfaktoren) zum Phänotyp führen.
Genom: Sämtliche genetischen Informationen eines Organismus.
Chromosomen: Während der Mitose lichtmikroskopisch sichtbare, x-förmige Strukturen aus DNA und Proteinen, welche die genetische Information tragen. Beim Menschen im Kern jeder Körperzelle 46 Chromosomen (44 Autosomen und zwei Geschlechtschromosomen).
Genexpression: Umsetzung der genetischen Information in ein Genprodukt bzw. Merkmal.
Allele: (Unterschiedliche) Ausprägungsformen eines Gens.
Homozygot *(reinerbig):* Gleiche Allele an einem Genort.
Heterozygot *(mischerbig):* Verschiedene Allele an einem Genort.

4.2 Dominanz und Rezessivität

Ist ein Mensch bezüglich eines Merkmals *homozygot,* so wird dieses Merkmal in aller Regel zur Ausprägung gelangen. Trägt ein Mensch etwa zwei Gene für die Blutgruppe A, so kann er nur Blutgruppe A haben, denn über eine andere Blutgruppen-Erbinformation verfügt er nicht.

Bei einem *heterozygoten* Allelpaar, also *unterschiedlichen* Erbinformationen für ein und dasselbe Merkmal, gibt es hingegen mehrere Möglichkeiten:

- Sehr häufig ist die Genwirkung des einen Gens stärker als die des anderen: Das stärkere, **dominante Gen** überdeckt die Wirkung des schwächeren, **rezessiven Gens** (→ Abb. 4.2 rechts). Beim Menschen ist z. B. das Gen für die Blutgruppe A dominant über das (rezessive) Gen für die Blutgruppe 0. Besitzt nun ein Mensch die Allele A und 0, so setzt sich Allel A durch und bestimmt den Phänotyp, Allel 0 bleibt phänotypisch verborgen: Der Betreffende hat die Blutgruppe A
- Seltener sind beide Allele gleichwertig und treten beide Merkmale *nebeneinander* in Erscheinung. In diesem Fall bezeichnet man die Gene als **kodominant.** Ein Beispiel sind die Blutgruppen A und B: Erbt ein Kind von seinem Vater das Blutgruppen-A-Allel und von seiner Mutter das Blutgruppen-B-Allel, so hat es die Blutgruppe AB (→ 12.2.7).

Dieses Beispiel zeigt auch, dass „dominant" und „rezessiv" keine „absoluten Werte", sondern stets in Bezug auf andere Allele des gleichen Gens zu sehen sind (A ist dominant in Bezug auf 0, aber nicht auf B).

Beim **intermediären Erbgang** kommt das Merkmal bei Heterozygotie nicht im Nebeneinander, sondern als *Mischung* zur Ausprägung. Er wird teilweise auch als Sonderfall des kodominanten Erbgangs angesehen. Besitzt eine Pflanze z. B. je ein Allel für die Blütenfarben rot und weiß, so sind ihre Blüten bei intermediärem Erbgang weder rot noch weiß noch rot-weiß gescheckt, sondern *rosa* (*intermediär* = dazwischenliegend → Abb. 4.2).

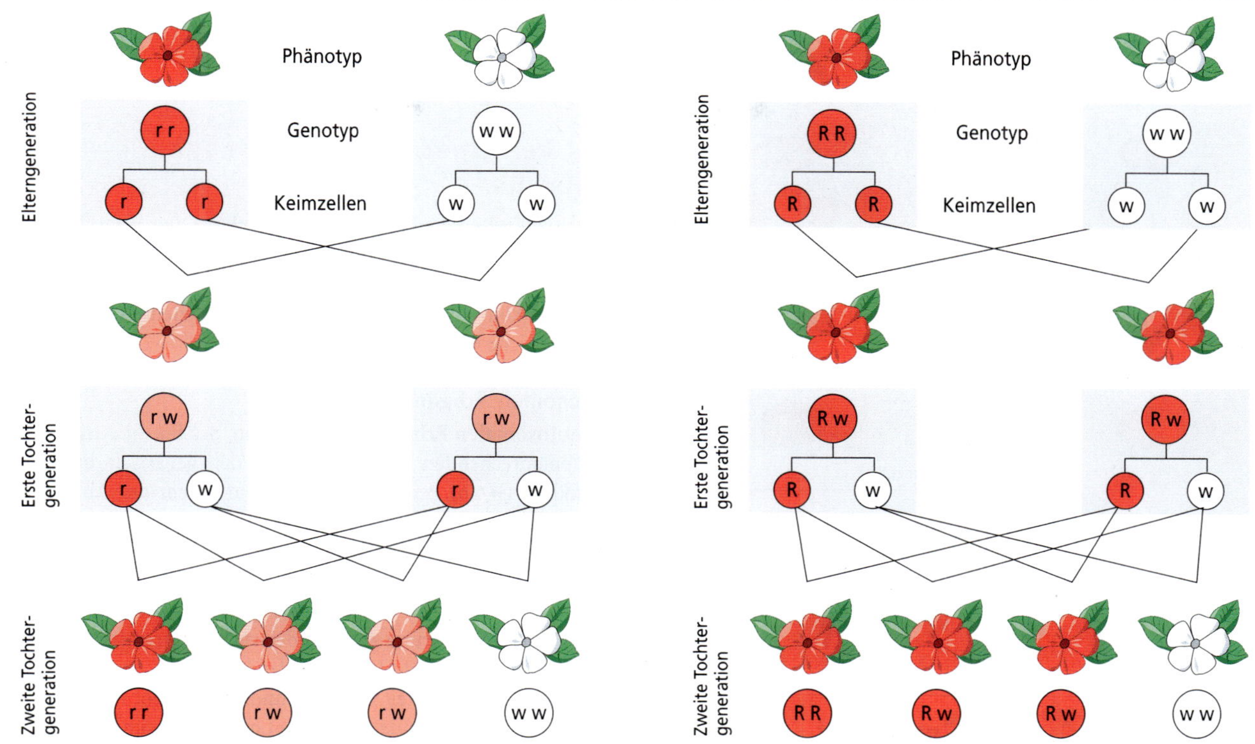

Abb. 4.2 Kreuzung einer homozygot rot blühenden (rr bzw. RR) mit einer homozygot weiß blühenden (ww) Pflanze. Die erste Tochtergeneration ist immer heterozygot und phänotypisch einheitlich für das Merkmal Blütenfarbe, beim intermediären Erbgang (links) rosa und beim dominanten Erbgang (rechts) rot. In der folgenden zweiten Tochtergeneration ist je eine Pflanze reinerbig rot, eine reinerbig weiß und zwei heterozygot für das Merkmal Blütenfarbe. Phänotypisch spalten sie sich je nach Erbgang unterschiedlich auf beim intermediären Erbgang im Verhältnis 1:2:1 (eine rot, zwei rosa und eine weiß blühende Pflanze), beim dominanten Erbgang im Verhältnis 3:1 (drei rot, eine weiß blühende Pflanze, wobei zwei der drei rot blühenden Pflanzen heterozygot sind).

4.3 Grundregeln der Vererbung

Bereits Mitte des 19. Jahrhunderts deckte der Mönch *Gregor Mendel* aufgrund von Tausenden Kreuzungsversuchen mit Erbsen grundlegende Gesetzmäßigkeiten der Vererbung auf. Die von ihm aufgestellten drei **Mendel-Regeln** sind im Wesentlichen heute noch gültig (und durch unser heutiges Wissen ursächlich erklärbar).

Uniformitätsregel

Im einfachsten Fall werden zwei homozygote Pflanzen gekreuzt, die sich nur in *einem* Merkmal unterscheiden, z. B. der Blütenfarbe oder der Samenform. Diese Pflanzen bilden die *Parental-* oder **Elterngeneration.**

Alle Pflanzen der **ersten Tochtergeneration** *(erste Filialgeneration, F_1-Generation)* sehen dann gleich aus (**Uniformitätsregel** oder *1. Mendel-Regel*).

Klassisch ist die Kreuzung einer reinerbig rot mit einer reinerbig weiß blühenden Japanischen Wunderblume (→ Abb. 4.2 links). Der einfache Chromosomensatz der Keimzellen der rot blühenden Pflanze enthält das Allel **r** (mit der Anlage für rot), derjenige der weiß blühenden Pflanze das Allel **w** (mit der Anlage für weiß). Nach der Befruchtung kann im diploiden Chromosomensatz immer nur **r** mit **w** vereinigt sein.

Alle Pflanzen der ersten Tochtergeneration sind daher in Bezug auf die Blütenfarbe *heterozygot* oder **Hybride** und haben – da es sich um einen intermediären Erbgang handelt – rosafarbene Blüten.

Aufspaltungsregel

Kreuzt man nun Organismen dieser ersten Tochtergeneration miteinander, so spaltet sich die **zweite Tochtergeneration** *(zweite Filialgeneration, F_2-Generation)* phänotypisch in einem bestimmten Zahlenverhältnis auf, wobei stets die beiden Merkmale der Elterngeneration wieder erscheinen (**Aufspaltungsregel** oder *2. Mendel-Regel*).

Im oben genannten Beispiel werden von der ersten Tochtergeneration zwei Typen von Keimzellen gebildet: solche, die das Chromosom mit dem Allel **r** enthalten, und gleich viele, die das Chromosom mit dem Allel **w** besitzen. Bei der Befruchtung entstehen in der zweiten Tochtergeneration jetzt Pflanzen mit den Allelkombinationen **rr, rw** und **ww** im Zahlenverhältnis 1 : 2 : 1. Entsprechend sind 25 % der Pflanzen rot blühend, 50 % rosa blühend und 25 % weiß blühend (→ Abb. 4.2 links).

Angenommen, das Merkmal rot blühend sei dominant über das Merkmal weiß blühend (→ Abb. 4.2 rechts):

- Auch hier sind in der ersten Tochtergeneration nach der Uniformitätsregel alle Pflanzen einheitlich, und zwar rot blühend
- In der zweiten Tochtergeneration nun ist das Aufspaltungsverhältnis im Phänotyp 3 : 1, wobei rot blühende Pflanzen zu ⅔ heterozygot und zu ⅓ homozygot sind.

Unabhängigkeitsregel

Kreuzt man homozygote Organismen miteinander, die sich in *mehreren* Merkmalen voneinander unterscheiden, so vererben sich die einzelnen Merkmale unabhängig voneinander (**Unabhängigkeitsregel** oder *3. Mendel-Regel*), wobei *neue* Merkmalskombi-

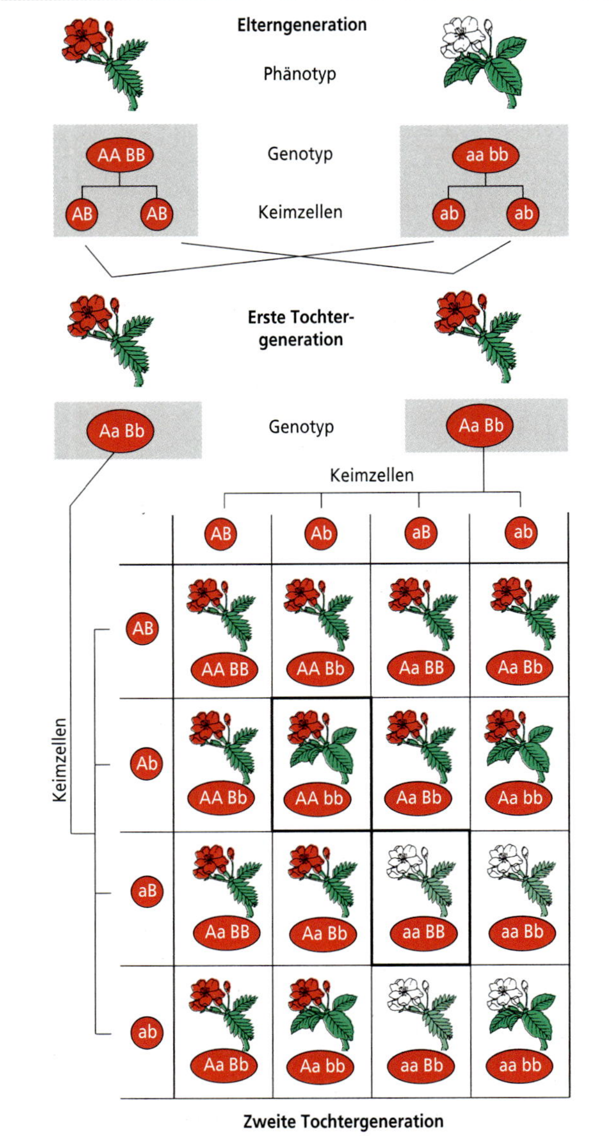

Abb. 4.3 Kreuzung einer homozygot rot blühenden Pflanze mit gezackten Blättern und einer homozygot weiß blühenden Pflanze mit glatten Blättern, wobei rot blühend und gezackt jeweils dominant sind und die Gene auf verschiedenen Chromosomen liegen. In der zweiten Tochtergeneration sind zwei für beide Merkmale homozygote Pflanzen mit neuen Merkmalskombinationen aufgetreten (Felder stärker gerahmt).

nationen entstehen können (→Abb. 4.3). Bei nur zwei unterschiedlichen Merkmalen der Elterngeneration sind in der zweiten Tochtergeneration schon neun verschiedene Genotypen möglich (→Abb. 4.3). Bei zehn unterschiedlichen Merkmalen (immer noch sehr wenig im Vergleich zum Menschen) erhält man bereits knapp 60.000 Genotypen!

Heute weiß man, dass diese Regel nur gilt, wenn die Gene, die für die Ausprägung der untersuchten Merkmale verantwortlich sind, auf *verschiedenen* Chromosomen liegen. Nur dann werden die Merkmale aufgrund der Neuzusammenstellung des Erbgutes während der Meiose nach dem Zufallsprinzip neu verteilt.

Liegen die betreffenden Gene hingegen auf *einem* Chromosom, so werden sie gemeinsam vererbt. Eine Allelkombination so gekoppelter Gene heißt auch **Haplotyp** (kurz für *haploider Genotyp*). Diese **Genkoppelung** kann allerdings durch *Crossing-over* (→3.7.3, →Abb. 3.25) durchbrochen werden.

4.4 Verschiedene Erbgänge beim Menschen

Prinzipiell gelten die Mendel-Regeln auch für den Menschen, und zwar sowohl für die Vererbung physiologischer (z. B. Blutgruppe) als auch pathologischer Merkmale (z. B. Bluterkrankheit). Das Folgende konzentriert sich der klinischen Bedeutung wegen auf pathologische Merkmale.

Autosomale Erbgänge

Bei **autosomalen Erbgängen** ist das Gen, das für die Ausprägung des entsprechenden Merkmals bzw. der genetisch bedingten Krankheit (→4.6) verantwortlich ist, auf einem der Autosomen (→3.3.1) lokalisiert.

Beim **autosomal-dominanten Erbgang** reicht bereits *ein* pathologisches Gen zum Auftreten der Erkrankung aus. Er ist etwa bei den meisten Fällen von **Achondroplasie** zu beobachten, einer Knorpelbildungsstörung mit Minderwuchs, Extremitätenverkürzung und anderen Skelettdeformitäten.

Meist ist ein Elternteil betroffen und heterozygot für das krank machende Gen; der andere Elternteil hat zwei gesunde Gene. Die nächste Generation hat – unabhängig vom Geschlecht – ein Risiko von 50 %, das dominante, krank machende Gen des betroffenen Elternteils zu erben und damit selbst krank zu sein (→Abb. 4.4). Dabei ist es egal, ob der Vater oder die Mutter das krank machende Gen trägt. Homozygot Erkrankte sind beim autosomal-dominanten Erbgang selten, wahrscheinlich führt Homozygotie oft zum Absterben des Embryos.

Demgegenüber tritt die Erkrankung beim **autosomal-rezessiven Erbgang** erst zutage, wenn der bzw. die Betroffene homozygot für das krank machende Gen ist (→Abb. 4.5). Heterozygote Genträger bzw. Genträgerinnen sind klinisch nicht zu erkennen. Stoffwechseldefekte, z. B. die **Mukoviszidose** (→4.6.2) oder die **Phenylketonurie** (→17.9.8), werden oft autosomal-rezessiv vererbt.

In der Regel sind die Eltern eines bzw. einer Betroffenen beim autosomal-rezessiven Erbgang gesund, jedoch beide heterozygot für das krank machende Gen. Ihre Nachkommen sind zu 25 % krank und zu 75 % gesund. ⅔ der gesunden Kinder sind allerdings heterozygot für das krank machende Gen. Für die Kinder Betroffener besteht bei einem homozygot gesunden Partner kein Erkrankungsrisiko, alle Kinder sind jedoch heterozygot. Auch beim autosomal-rezessiven Erbgang spielt das Geschlecht keine Rolle.

Geschlechtschromomen-gebundene Erbgänge

Ein besonderes Bild ergibt sich bei **geschlechtschromosomen-gebundenen** *(gonosomalen)* **Erbgängen,** d. h. Merkmalen, deren Gene auf den Geschlechtschromosomen (→3.3.1) lokalisiert sind. Während das X-Chromosom zahlreiche Gene besitzt, die sowohl rezessiv als auch dominant vererbt werden können **(X-chromosomaler Erbgang),** haben **Y-chromosomale Erbgänge** keine praktische Bedeutung. Klinisch am bedeutsamsten ist der **X-chromosomal-rezessive Erbgang,** der z. B. bei der *Bluterkrankheit* **(Hämophilie),** einer erblichen Blutgerinnungsstörung, zu beobachten ist.

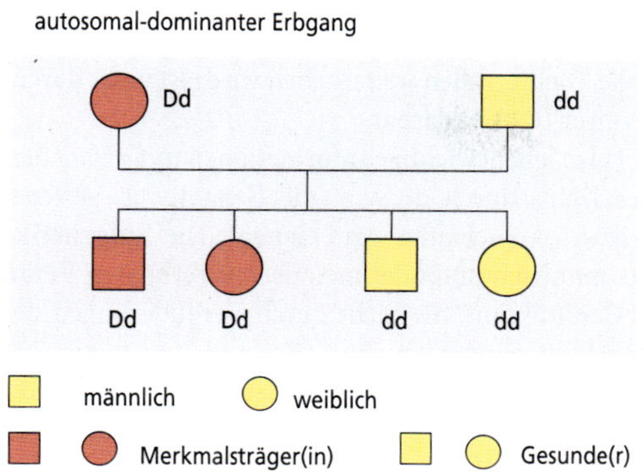

Abb. 4.4 Autosomal-dominanter Erbgang. Meist vererbt ein erkrankter (heterozygoter) Elternteil das krank machende dominante Gen (D). Ist der Partner/die Partnerin gesund (dd), haben Kinder unabhängig vom Geschlecht eine Wahrscheinlichkeit von 50 %, das krank machende Gen zu erben.

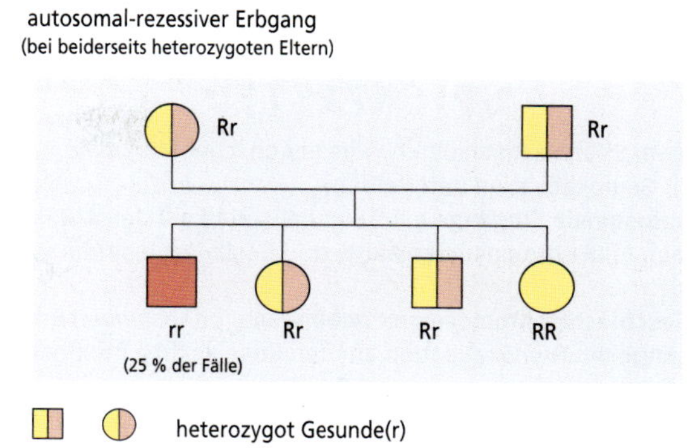

Abb. 4.5 Autosomal-rezessiver Erbgang. Beide Eltern tragen das krank machende rezessive Gen (r), sind jedoch selbst gesund, da sie zusätzlich ein gesundes Gen (R) besitzen. Durchschnittlich 25 % der Nachkommen erben von beiden Elternteilen das krank machende Gen und sind damit krank (rr).

Die Rezessivität des krank machenden Gens (X') spielt nur beim weiblichen Geschlecht eine Rolle. Frauen mit *einem* kranken Gen sind gesund, da sie diesem ein gesundes, dominantes Gen entgegensetzen können. Frauen, die auf *beiden* X-Chromosomen das kranke Gen tragen, sind klinisch krank. Beim Mann hingegen, der nur ein X-Chromosom und damit auch nur ein *einzelnes* Gen besitzt (**Hemizygotie,** auf dem Y-Chromosom ist kein entsprechendes Gen lokalisiert), führt ein krankes Gen *in jedem Fall* zur Erkrankung.

Aus der Verbindung eines kranken Mannes (X'Y) mit einer homozygot gesunden Frau gehen nur klinisch gesunde Kinder hervor: Die Söhne erhalten von ihrem Vater das nicht beteiligte Y-Chromosom und von ihrer Mutter ein gesundes X-Chromosom. Die Töchter erben von ihrem Vater stets ein krankes X-Chromosom, dessen Wirkung aber von dem gesunden Gen der Mutter überdeckt wird. Die Töchter sind also alle klinisch gesund, tragen aber das krankhafte Gen und können es an die nächste Generation weitergeben. Man bezeichnet sie deshalb als *Überträgerinnen* oder **Konduktorinnen** (→ Abb. 4.6).

In einer Partnerschaft mit einem gesunden Mann gibt diese Konduktorin nun das rezessive, kranke Gen mit 50-prozentiger Wahrscheinlichkeit an ihre Töchter und Söhne weiter. Die Töchter sind alle klinisch gesund, da sie vom Vater auf jeden Fall ein gesundes X-Chromosom bekommen. Ihr Risiko, selbst Konduktorin zu sein, beträgt 50 %. Die Söhne erben zu 50 % das gesunde Gen der Mutter und sind dann gesund. Diejenigen 50 % der Söhne aber, die das kranke Gen von der Mutter geerbt haben, sind von der Krankheit betroffen (→ Abb. 4.6 rechts).

Mitochondriale Erbgänge

Außerdem gibt es noch die **mitochondrialen Erbgänge,** z. B. bei der mit variablen Sehstörungen einhergehenden **Leber-Optikusatrophie.** Während die Kern-DNA eines Kindes zu gleichen Teilen von Mutter und Vater stammt, stammt die mitochondriale DNA fast ausschließlich von der Mutter, da der Spermienkopf, der in die Eizelle eindringt, in aller Regel keine Mitochondrien enthält. Solche Erkrankungen werden nur von Frauen weitergegeben, nicht über Männer.

Besonderheiten

Ganz so einfach wie oben dargestellt sind die Verhältnisse beim Menschen jedoch nicht immer.

Beispielsweise können klinisch gleichen Merkmalen bzw. Erkrankungen *unterschiedliche,* nichtallele Gene zugrunde liegen (**Heterogenie,** z. B. bei bestimmten Formen angeborener Taubheit). Dann sind bei autosomal-rezessivem Erbgang alle Kinder klinisch gesund, aber für beide krank machenden Gene heterozygot.

Bei **Polygenie** sind an der Ausprägung eines Merkmals *mehrere* Gene beteiligt. Sie liegt z. B. bei der Hautfarbe vor. Bei der **multifaktoriellen Vererbung** müssen mehrere Gene *und* Umwelteinflüsse zusammenwirken, damit es zur Merkmalsausprägung kommt. Dies ist etwa bei Lippen-Kiefer-Gaumen-Spalten der Fall. Polygene und multifaktorielle Vererbung können oft nicht sicher voneinander getrennt werden.

Manchmal brechen dominant vererbte Krankheiten trotz Vorhandenseins eines fehlerhaften Gens nicht immer oder nicht im-

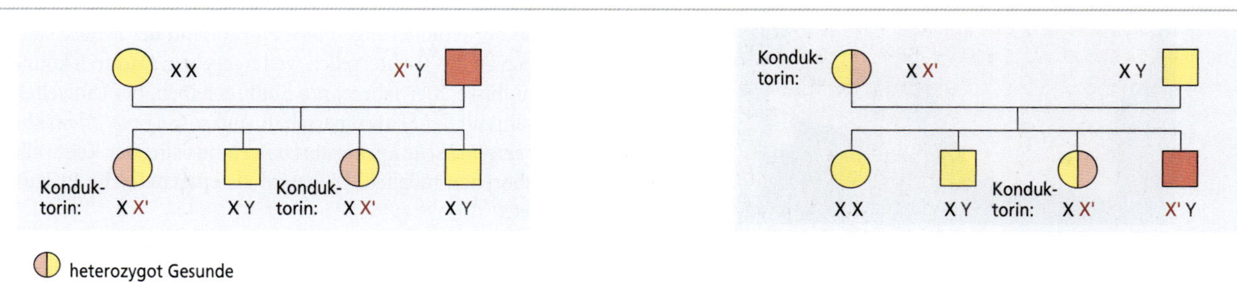

Abb. 4.6 X-chromosomal-rezessiver Erbgang. Die Kinder einer gesunden Frau und eines kranken Mannes (links) sind klinisch gesund, alle Töchter sind jedoch Konduktorinnen (XX'). Die Töchter einer Konduktorin und eines gesunden Partners (rechts) sind alle klinisch gesund, die Hälfte der Söhne ist aber krank.

mer in gleicher Stärke aus. Dies wird als unvollständige **Penetranz** bzw. schwankende **Expressivität** bezeichnet.

SPICKZETTEL

Erbgang: Vererbungsmuster, -weg genetischer Merkmale.
Nach Genlokalisation unterteilt in:
- **Autosomale Erbgänge** mit Genlokalisation auf den Autosomen (alle Chromosomen außer den Geschlechtschromosomen)
- **Geschlechtschromosomen-gebundene** *(gonosomale)* **Erbgänge** mit Genlokalisation auf den Geschlechtschromosomen, i. d. R. X-chromosomale Erbgänge
- **Mitochondriale Erbgänge** durch Gene auf der Mitochondrien-DNA. Weitergabe nur über die Eizelle und damit die Mutter.

Nach „Stärkeverhältnis" der Allele unterschieden in:
- **Dominante Erbgänge,** d. h. bei *Heterozygotie* kommt nur das stärkere, dominante Gen zum Ausdruck
- **Rezessive Erbgänge,** d. h. das (schwächere, rezessive) Gen führt nur bei *Homozygotie* zur Merkmalsausprägung
- **Kodominante Erbgänge,** d. h. bei Heterozygotie treten beide Gene *nebeneinander* in Erscheinung
- **Intermediäre Erbgänge,** d. h. bei Heterozygotie resultiert ein *zwischen* den Ausprägungen der Einzelgene liegendes Erscheinungsbild.

Heterogenie: Hervorrufen des gleichen Merkmals durch unterschiedliche Gene.
Polygenie: Beteiligung mehrerer Gene an der Ausprägung eines Merkmals.
Penetranz: Ausprägungswahrscheinlichkeit, Manifestationshäufigkeit eines Genotyps.
Expressivität: Ausprägungsstärke eines genetisch bedingten Merkmals.
Multifaktorielle Vererbung: Zusammenwirkung von mehreren Genen *und* Umwelteinflüssen bei der Ausprägung eines Merkmals.

4.5 Epigenetik

Einige Beobachtungen sind mit dem „konventionellen" Bild der DNA schwer oder gar nicht zu erklären (→ Abb. 4.7). Es gibt z. B. eine Leinkraut-Variante, die bei gleicher DNA-Basenfolge ganz andere Blüten ausbildet als das gewöhnliche Leinkraut und diese veränderte Blütenform auch an ihre Nachkommen weitergibt. Auch die Zelldifferenzierung bei der menschlichen Entwicklung (die an alle Tochterzellen weitergeben wird) ist nicht durch die Basenfolge ihrer DNA erklärbar.

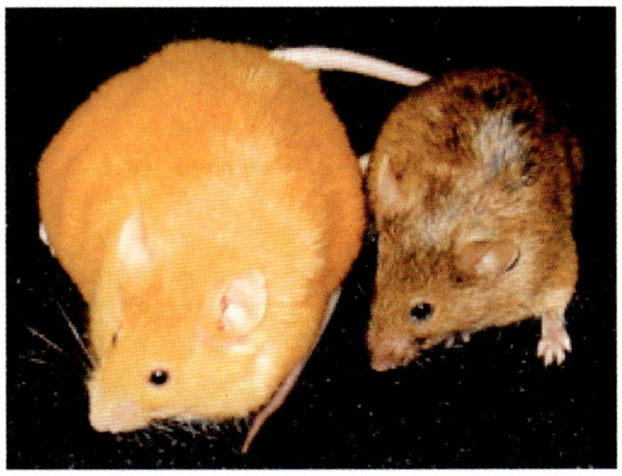

Abb. 4.7 Unterschiedliches Aussehen durch epigenetische Phänomene. Diese gut drei Monate alten Mäusezwillinge unterscheiden sich nicht in der Basenfolge ihrer DNA, sondern lediglich im Ausmaß der DNA-Methylierung. Bei der linken Maus ist das Agouti-Gen wenig methyliert und dadurch aktiv. Sie hat deshalb ein helles Fell und ist übergewichtig. [F221]

Es gibt also lebenswichtige Informationen *außerhalb* der Basenfolge der DNA, durch die v. a. die Genaktivität gesteuert wird („Ein-" bzw. „Ausschalten" von Genen). Die **Epigenetik** befasst sich mit „mitotisch und/oder meiotisch vererbbaren Veränderungen der Genfunktion, die nicht durch Veränderungen der DNA-Sequenz erklärt werden können." (B. Kegel, Epigenetik, 2009)

Die oben dargestellten Beobachtungen lassen sich dadurch erklären, dass zwar die Basenfolge der DNA und damit die Gene gleich waren, dass das Gen aber bei dem einen Teil der Organismen aktiv war und in RNA umgesetzt wurde und bei dem anderen abgeschaltet, sodass kein Genprodukt entstand.

- Ein bedeutender Mechanismus zum Ruhigstellen eines Gens ist **DNA-Methylierung**
- **Histonmodifikation** mit Anhängen von Methyl- oder Azetylgruppen an die Histon-„schwänze" der DNA (→ Abb. 3.6) kann zur Änderung der räumlichen Struktur führen, sodass die für die Transkription erforderlichen Enzyme an die DNA besser oder schlechter herankommen
- Bei der **RNA-Interferenz** spalten kurze RNA-Stücke mithilfe von Enzymen die mRNA. So verhindern sie die Proteinbildung und schalten das Gen gewissermaßen aus.

Auch beim Menschen gibt es epigenetische Mechanismen:
- Bei ca. 100 autosomalen Genen ist nur das mütterliche *oder* väterliche Allel aktiv und das andere durch DNA-Methylierung in der frühen Embryonalentwicklung ausgeschaltet. Dies heißt **genomisches Imprinting** oder *genomische Prägung.* Bei der Keimzellentwicklung wird die Methylierung komplett entfernt (das *Imprintingmuster* gelöscht) und geschlechtsspezifisch neu methyliert. Spermien erhalten ein männliches, Eizellen ein weibliches Imprintingmuster
- In der frühen Embryonalentwicklung wird in den Zellen weiblicher Embryonen zufallsabhängig eines der beiden X-Chromosomen inaktiviert. Diese **X-Inaktivierung** verhindert, dass bei Frauen RNA oder Proteine X-chromosomaler Gene in doppelter Menge hergestellt werden im Vergleich zu Männern. Bei der Mitose bleibt die Inaktivierung erhalten, bei der Keimzellentstehung wird sie gelöscht
- Auch die erwähnte Zelldifferenzierung und deren Weitergabe an die Tochterzellen kann durch Epigenetik erklärt werden
- Durch epigenetische Mechanismen können Umweltfaktoren Einfluss auf die DNA nehmen; ein Bezug zu Krankheiten, z. B. Tumoren, ist teilweise belegt. Mithilfe epigenetischer Veränderungen ist auch zu erklären, dass sich eineiige Zwillinge im Laufe des Lebens unterschiedlich entwickeln.

Epigenetische Veränderungen bleiben während der Mitose stabil, werden also an die Tochterzellen weitergegeben. Dadurch können Umwelteinflüsse über Jahrzehnte Einfluss haben, bei Umwelteinflüssen während der Schwangerschaft sind sogar *generationsübergreifende epigenetische Effekte* durch Beeinflussung der Keimzellen des Ungeborenen möglich. Dies wird als **epigenetische Prägung** bezeichnet.

Davon abzugrenzen ist die **epigenetische Vererbung,** also die Weitergabe über mehrere Generationen. Sie ist z. B. bei Pflanzen gesichert und bei Mäusen wahrscheinlich. Beim Menschen ist eine epigenetische Vererbung vorstellbar (wenn epigenetische Marker der Löschung „entgehen"), aber noch offen.

SPICKZETTEL

Epigenetik: Lehre von den mitotisch und/oder meiotisch vererbbaren Veränderungen der Genfunktion, die nicht durch Veränderungen der DNA-Sequenz bedingt sind, sondern z. B. durch Veränderungen der Histone und damit der Ablesbarkeit der DNA.

4.6 Genetisch bedingte Krankheiten

Wie bereits erwähnt, können Veränderungen des Erbmaterials zu Erkrankungen führen. Diese **genetisch bedingten Krankheiten** können mit je nach Erbgang unterschiedlichem Risiko an die Nachkommen weitergegeben werden, man spricht dann von einer **Erbkrankheit.** Oft werden beide Bezeichnungen synonym gebraucht.

4.6.1 Chromosomenaberrationen

Während der Meiose kommt es nicht nur zu einer Reduktion des diploiden Chromosomensatzes auf die Hälfte, sondern auch zu einer Neukombination des genetischen Materials (→ 3.7.3). Die Neukombination erhöht die genetische Vielfalt und schafft damit die Möglichkeit für neue, evtl. besser an veränderte Umweltbedingungen angepasste Merkmale.

Fehler während dieses komplizierten Vorgangs können jedoch Konstellationen entstehen lassen, die zu teils schweren Entwicklungsstörungen führen. Auf ungefähr 200 ausgetragene Schwangerschaften kommt eine mit einer **Chromosomenaberration** *(Chromosomenanomalie),* also einer (lichtmikroskopisch sichtbaren) Chromosomenveränderung.

Numerische Chromosomenaberrationen

Eine Verminderung oder Erhöhung der *Chromosomenzahl* wird als **numerische Chromosomenaberration** bezeichnet.

Werden die homologen Chromosomen während der Meiose nicht richtig getrennt, kommt es zu einer ungleichen Verteilung *einzelner* Chromosomen. Die Wahrscheinlichkeit solcher Chromosomenfehlverteilungen steigt vor allem mit zunehmendem mütterlichem Alter: So beträgt das Risiko für ein Down-Syndrom bei unter 30-jährigen Müttern weniger als 0,1 % (1 : 1.000), bei 35-jährigen knapp 0,3 % (1 : 350), bei 40-jährigen über 1 % (1 : 85) und bei 45-jährigen mehr als 3 % (1 : 30).

Bei **Monosomien** ist ein Chromosom im ansonsten diploiden Chromosomensatz nur *einfach* vorhanden. Von **Trisomien** spricht man, wenn ein Chromosom *dreifach* vorliegt.

Der Verlust eines Autosoms führt in aller Regel zum Fruchttod. Auch bei Trisomien stirbt die Frucht in der weit überwiegenden Mehrzahl der Fälle ab, wenn Autosomen betroffen sind.

Die häufigste (lebensfähige) Trisomie ist mit einer Häufigkeit von ungefähr 1 : 700 Lebendgeborenen das dreifache Vorhandensein des Chromosoms 21 (**Down-Syndrom,** *Trisomie 21* → Abb. 4.8). Körperliche Auffälligkeiten sind z. B. ein eher flaches, rundes Gesicht mit schräg gestellten Lidachsen, eine „Vierfingerfurche" an der Hand, eine „Sandalenfurche" zwischen der ersten und zweiten Zehe, gehäuft Fehlbildungen innerer Organe (insbesondere Herzfehler und Verschlüsse im Magen-Darm-Trakt) sowie eine Muskelschwäche. Menschen mit Down-Syndrom sind oft infektanfälliger, ihr Leukämierisiko ist erhöht. Die geistige Beeinträchtigung der Betroffenen ist unterschiedlich ausgeprägt. Gezielte Förderung vorausgesetzt, machen viele Kinder gute Fortschritte und können als Erwachsene „begrenzt selbstständig" leben. Die Lebenserwartung liegt derzeit bei ca. 60 Jahren.

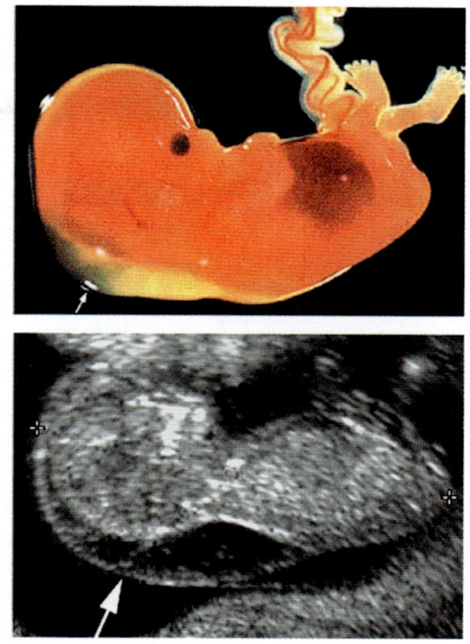

Abb. 4.8 Verdickte Nackentransparenz. Bei Feten mit Down-Syndrom kommt es überzufällig häufig zu einer ausgeprägten subkutanen Flüssigkeitsansammlung im Nacken, die in der 11.–14. Schwangerschaftswoche im Ultraschall als verdickte Nackentransparenz darstellbar ist. Beweisend ist dies aber nicht. [E363]

Eine Fehlverteilung bei den **Geschlechtschromosomen** *(Gonosomen)* hat weniger tief greifende Folgen: Sowohl ein überzähliges als auch ein fehlendes Gonosom führt in der Regel nicht zu schwerer Behinderung. Lediglich die Fortpflanzungsfähigkeit ist meist aufgehoben. Ungefähr einer von 500–1.000 neugeborenen Knaben hat z. B. ein **Klinefelter-Syndrom:** Die Jungen besitzen neben ihren normalen X- und Y-Chromosomen ein oder (selten) mehrere *zusätzliche* X-Chromosomen (Karyotyp z. B. XXY). Sie zeigen meist einen Hochwuchs, ihre Hoden sind klein, die Schambehaarung spärlich.

Ungefähr eins von 5.000 neugeborenen Mädchen hat ein **Ullrich-Turner-Syndrom,** dem das Fehlen eines X-Chromosoms zugrunde liegt (*Monosomie X0,* sprich „X-Null"). Die Neugeborenen fallen meist durch Hand- und Fußrückenödeme, Hautfalten seitlich am Hals *(Pterygium colli)* sowie verschiedene leichtere äußerliche Auffälligkeiten auf. Fehlbildungen an Herz und Nieren treten gehäuft auf. Spätere Leitsymptome sind Minderwuchs, fehlende sekundäre Geschlechtsmerkmale und Unfruchtbarkeit.

Strukturelle Chromosomenaberrationen

Bei **strukturellen Chromosomenaberrationen** ist die Zahl der Chromosomen normal, eines oder mehrere Chromosomen ist/sind aber durch Umbauvorgänge in seiner/ihrer Struktur verändert (→ Abb. 4.9).

Bei einer **Deletion** ist nach einem Chromosomen- oder Chromatidenbruch ein Chromosomenstück verloren gegangen *(partielle Monosomie).* Größere Deletionen führen nicht selten zum Absterben des Embryos, auch kleinere Deletionen haben oft schwerwiegende Folgen. Beispielsweise fehlt beim **Katzenschrei-Syndrom** *(Cri-du-chat-Syndrom)* am kurzen Arm des Chromosoms 5 ein Stück unterschiedlicher Größe. Kinder mit dieser Ano-

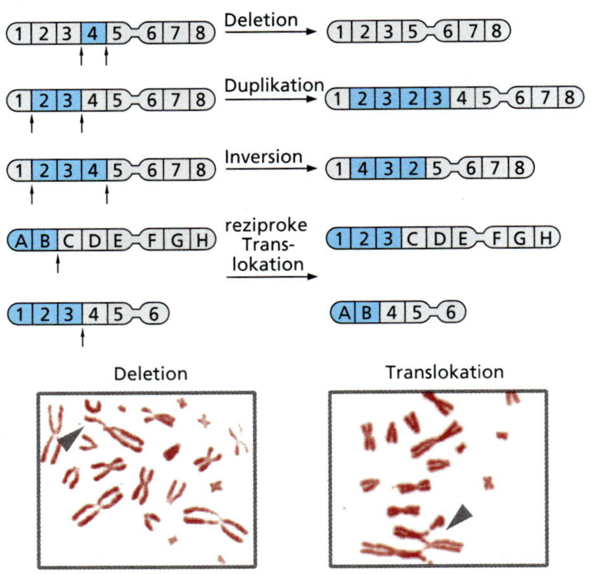

Abb. 4.9 Strukturelle Chromosomenaberration. Unter einer Translokation versteht man die Übertragung eines Chromosomenstücks auf ein anderes Chromosom. Eine Deletion ist der Verlust eines Chromosomenbruchstücks. Die Pfeile zeigen sowohl in der oberen als auch in den unteren Abbildungen die Bruchstellen am Chromosom. [R177, L253]

malie schreien aufgrund einer Unterentwicklung des Kehldeckels wie junge Katzen (Name!). Sie bleiben in ihrer geistigen und körperlichen Entwicklung stark zurück.

Sind Chromosomenteile verdoppelt, spricht man von einer **Duplikation** *(partielle Trisomie)*. Als Faustregel kann gelten, dass die Folgen desto schwerwiegender sind, je größer das verdoppelte Stück ist.

Bei einer **Inversion** wird ein Stück herausgebrochen und umgekehrt wieder eingefügt. Eine Inversion kann mit oder ohne Symptome einhergehen.

Bei einer **Translokation** kommt es zum Stückaustauch zwischen Chromosomen. Sind daran nichthomologe Chromosomen beteiligt, spricht man von **reziproker Translokation.** Träger *balancierter Translokationen*, bei denen weder Erbgut verloren gegangen noch hinzugekommen ist, zeigen meist keine Symptome. Bei ihren Nachkommen treten jedoch gehäuft *unbalancierte Translokationen* auf, die in aller Regel zu Fehlbildungen und geistiger Behinderung führen.

Karyogramm

Bei entsprechendem Verdacht kann man von speziell präparierten Zellen des bzw. der Betroffenen, der Eltern und/oder eines Ungeborenen ein *Karyogramm* anfertigen (→ Abb. 4.1). Bei der mikroskopischen Untersuchung der Chromosomen wird vor allem geachtet auf:

- Zahl der Chromosomen (numerische Chromosomenaberration?)
- Anfärbungsmuster bei Chromosomenfärbungen, Lage des Zentromers und Länge der Chromosomen (strukturelle Chromosomenaberrationen?).

Kleine Veränderungen, die im klassischen Karyogramm nicht sichtbar sind, lassen sich durch **DNA-Mikro-Array** nachweisen. Eine in viele Felder unterteilte Platte wird mit DNA-Bruchstücken beschichtet und in die Felder dann Patientenproben gegeben. Bei Bindung von Patienten-DNA an die „passende" komplementäre DNA der Platte kommt es z. B. zur Fluoreszenz.

4.6.2 Genmutationen

Mutation bezeichnet ganz allgemein eine Veränderung des genetischen Materials.

Unter **Genmutationen** oder *Einzelgen-Mutationen* versteht man Veränderungen, die nur *ein* Gen betreffen, d. h. innerhalb der DNA eines einzelnen Gens ist die Basensequenz verändert.

Durch Verlust, Wegfall oder Einfügen einzelner oder mehrerer Basen kann eine Aminosäure verändert oder die Translation beendet werden. Mögliche Folge ist z. B. ein funktionsuntüchtiges Protein mit resultierender *Stoffwechselerkrankung*, da bestimmte biochemische Stoffwechselwege nur noch unvollkommen funktionieren.

Viele Genmutationen können heute durch PCR-basierte molekulargenetische Untersuchungsverfahren diagnostiziert werden. Mittels **PCR** *(Polymerase-Kettenreaktion)* werden die gesuchten DNA-Stücke sehr stark vervielfältigt und können danach nachgewiesen werden.

Mukoviszidose

Eine der häufigsten Erkrankungen durch Genmutation ist die **Mukoviszidose** oder *zystische Fibrose*.

Durch einen Defekt im Chloridtransport durch die Zellmembran sind die Drüsensekrete der Betroffenen abnorm zähflüssig, was schon bei Kindern z. B. zu Darmverschlüssen, langwierigen Bronchitiden und Lungenentzündungen, Funktionsstörung der Bauchspeicheldrüse und Gedeihstörung führt. Die Erkrankung wird autosomal-rezessiv vererbt. Lokalisiert ist der Gendefekt auf Chromosom 7. Etwa 4 % aller Menschen in Deutschland sind heterozygote Genträger. Sind beide Partner heterozygot, so besteht ein Risiko von 25 %, dass ein Kind beide Allele für die Mukoviszidose bekommt und erkrankt. Bis heute ist nur eine symptomatische Therapie möglich, durch deren Fortschritte die Lebenserwartung auf über 50 Jahre gestiegen ist.

MEDIZIN

Bei **Gentherapien** werden DNA oder RNA in Zellen eingeschleust, um Krankheiten zu bessern oder zu heilen. In Deutschland zulässig ist die **somatische Gentherapie,** bei der das „neue" Erbmaterial nur in betroffene Organe oder Körperzellen des Erkrankten selbst eingeschleust wird. Gentherapien zielen vor allem auf durch Einzelgen-Mutation bedingte schwere Krankheiten: Sie sind durch konventionelle Therapien nicht zu heilen, gleichzeitig aber genetisch „überschaubar", da nur ein Gen betroffen ist. Mittels Gentherapie soll das defekte Gen durch ein gesundes ersetzt werden.
Bereits länger wird versucht, z. B. durch Viren als „Genfähren" das intakte Gen ins Erbgut Erkrankter einzubauen. Neue Ansätze sind sog. **Genom-Editing-Verfahren** wie etwa die „Genschere" **CRISPR/CAS,** mit denen u. a. die Zielgenauigkeit des Geneinbaus verbessert werden soll, sowie im Überschneidungsbereich zur Immuntherapie die **CART-T-Zell-Therapie** bei Leukämien, bei der T-Zellen genetisch verändert werden und die bösartigen Zellen erkennen und vernichten sollen. Gentherapien sind aber bislang bis auf wenige Ausnahmen experimentell. Ende August 2022 waren in Europa 13 **Gentherapeutika** (zentralisiert) zugelassen.

SPICKZETTEL

Mutation: Dauerhafte Veränderung des genetischen Materials, die an die Nachkommen der betroffenen Zelle weitergegeben wird. Kann beim Menschen Körper- oder Keimzellen betreffen und wird im letzten Fall an die nächste Generation vererbt. Kann sich für das betroffene Individuum gar nicht, günstig oder ungünstig auswirken.
Chromosomenaberration *(Chromosomenanomalie):* Lichtmikroskopisch sichtbare Veränderung von Chromosomenzahl **(numerische Chromosomenaberration)** oder Chromosomenstruktur/-aufbau **(strukturelle Chromosomenaberration).**
Genmutation: Veränderung eines einzelnen Gens.

4.7 Evolution

4.7.1 Entwicklung der Zelle

Vor gut 4 Milliarden Jahren bestand die Atmosphäre der Erde aus Wasserdampf, Methan, Kohlendioxid, Ammoniak, Stickstoff und Schwefelwasserstoff. Daraus bildeten sich nach heutiger Kenntnis spontan anorganische wie organische Verbindungen, z. B. Aminosäuren.

Die ersten Makromoleküle haben sich wahrscheinlich in „abgeschlossenen" Räumen wie Gesteinsspalten entwickelt. Möglicherweise lagerten sie sich spontan in Tröpfchenform zusammen. Umschlossen diese Tröpfchen zufällig enzymartige Strukturen (etwa Metall-Ionen) zur Bildung von weiteren Makromolekülen, dann war eine solche „Zelle" zu ersten Stoffwechselleistungen in der Lage. Durch Zusammenlagerung von Phospholipiden könnten die ersten Membranen entstanden sein, welche die Zelle „stabilisierten". Auch der Zusammenschluss von „Zellen" mit unterschiedlichen Leistungen könnte sich als vorteilhaft erwiesen haben. Die Entwicklung des genetischen Apparates aus Nukleinsäuren ermöglichte diesen ersten „Lebewesen" dann die selbstständige Vermehrung.

4.7.2 Grundprinzipien der Evolution

Einzelne Zellen waren sehr erfolgreich, aber noch erfolgreicher stellten sich vielzellige Organismen dar. Ein vielzelliger Organismus kann beispielsweise einzelne Zellen ersetzen und ist länger überlebensfähig, auch die Differenzierung der Zellen bringt Vorteile.

Einen weiteren enormen Schub für die Entwicklung brachte die geschlechtliche Fortpflanzung: Die beschriebenen Variationsmöglichkeiten bei den Reduktionsteilungen und die „Fehler" bei der Vererbung sorgen ständig für genetisch neue Individuen einer Art. Gleichzeitig sind sie Triebfeder für die Fortentwicklung neuer Arten im Rahmen der *Entwicklungsgeschichte* **(Evolution):** Zwar ziehen viele Erbgutveränderungen *(Mutationen)* Nachteile für das betroffene Individuum nach sich. Manchmal führt eine Mutation aber auch zu einem *Auslesevorteil* **(Selektionsvorteil)** gegenüber anderen Artgenossen. Dadurch kann das mutierte Individuum bevorzugt zur Fortpflanzung gelangen und sich das mutierte Gen vor allem bei kleinen, *isolierten* Fortpflanzungsgemeinschaften im Laufe der Zeit allmählich durchsetzen.

Die unterschiedlichen Anforderungen der jeweiligen örtlichen Lebensverhältnisse führen zu unterschiedlichen Ausleseprozessen, sodass sich die Populationen genetisch immer weiter auseinanderentwickeln. Zunächst entstehen so verschiedene *Rassen.* Schließlich hat sich die isolierte Population genetisch so weit von der ursprünglich genetisch identischen Nachbarpopulation entfernt, dass eine Kreuzung keine zeugungsfähigen Nachkommen mehr hervorbringt. Eine neue *Art* ist entstanden.

Die drei Grundphänomene Mutation, Selektion und Isolation bilden die Eckpfeiler der **Evolutionsbiologie,** der zufolge letztlich auch der Mensch das Resultat einer evolutionären Fortentwicklung vom primitiven Wirbeltier zum hochentwickelten Säugetier in der Gruppe der Primaten darstellt. Der Prozess, bei dem neue Organismen und Arten durch genetische Variation und anschließende natürliche Selektion entstehen, heißt **biologische Evolution.**

4.7.3 Evolution des Menschen

Im Vergleich zur Erdgeschichte ist die Geschichte des Lebens und erst recht die des Menschen kurz: Stellt man sich die Erdgeschichte – von der Entstehung der Erde vor etwa 4,6 Milliarden Jahren bis heute – in 60 Minuten zusammengefasst vor, so entwickelten sich die ersten vielzelligen Lebewesen vor umgerechnet neun Minuten, die ersten Tiere vor etwa sechs Minuten, die ersten Säugetiere vor vier Minuten und Primaten vor weniger als einer Minute. Die ersten Menschen-Ahnen traten vor nicht einmal fünf Sekunden auf!

Vor etwa 7–5 Millionen Jahren trennten sich in Afrika die Abstammungslinien von Mensch und Menschenaffen aus einem gemeinsamen Vorfahren. Die Entwicklung zum heutigen Menschen verlief nicht geradlinig. Vielmehr gab es verschiedene Seitenlinien, von denen mit einer Ausnahme alle ausgestorben sind (→ Abb. 4.10, → Abb. 4.11). Diese Ausnahme ist der **Homo sapiens.**

Der aufrechte Gang entstand recht früh. Er „machte die Hände frei", sodass sie sich zu speziellen Greifhänden mit *opponierbarem* (den Fingern gegenübergestelltem) Daumen umwandeln konnten. Es ist anzunehmen, dass sich in den riesigen afrikanischen Waldsavannen unterschiedliche Varianten aufrecht gehender Vormenschen entwickelten.

Die ersten unanfechtbar aufrecht gehenden menschlichen Vorfahren sind die **Australopithecinen.** Ihnen wird ein Hirnvolumen von rund 500 ml zugeordnet (zum Vergleich: bei Schimpansen beträgt das durchschnittliche Hirnvolumen 400 ml).

Die Gattung **Homo** entstand mit **Homo rudolfensis** und **Homo habilis** vor vermutlich 2,5 Millionen Jahren, also zu einer Zeit, als es noch Australopithecinen gab. Der steile Anstieg der kulturellen Fähigkeiten vor etwa 2–1,5 Millionen Jahren findet seine Entsprechung in der Gehirnentwicklung bei **Homo erectus,** bei dem das Gehirnvolumen von 780 ml auf 1.300 ml zunimmt und damit annähernd heutige Werte erreicht (1.200–1.700 ml). Homo-erectus-Populationen stellten erste Steinwerkzeuge her, bauten Hütten, beherrschten erstmalig das Feuer und entwickelten eine Jagdkultur. Homo erectus verließ vor über zwei Millionen Jahren Afrika und breitete sich in mehreren „Wellen" nach Europa und Asien aus.

Vor rund 200.000 Jahren entstanden während der letzten Eiszeit in Europa als direkte Homo-erectus-Nachfolger die klassischen **Neandertaler** *(Homo neanderthalensis).* Sie starben vor 35.000 Jahren aus. Charakteristisch für den Neandertaler sind der äußerst massive Knochenbau und das fliehende Kinn (→ Abb. 4.11).

Der jüngere Stammbaum des modernen Homo sapiens ist umstritten. Wie Funde in West-, Süd- und Ostafrika belegen, lebte der frühe archaische Homo sapiens vor etwa 500.000–200.000 Jahren

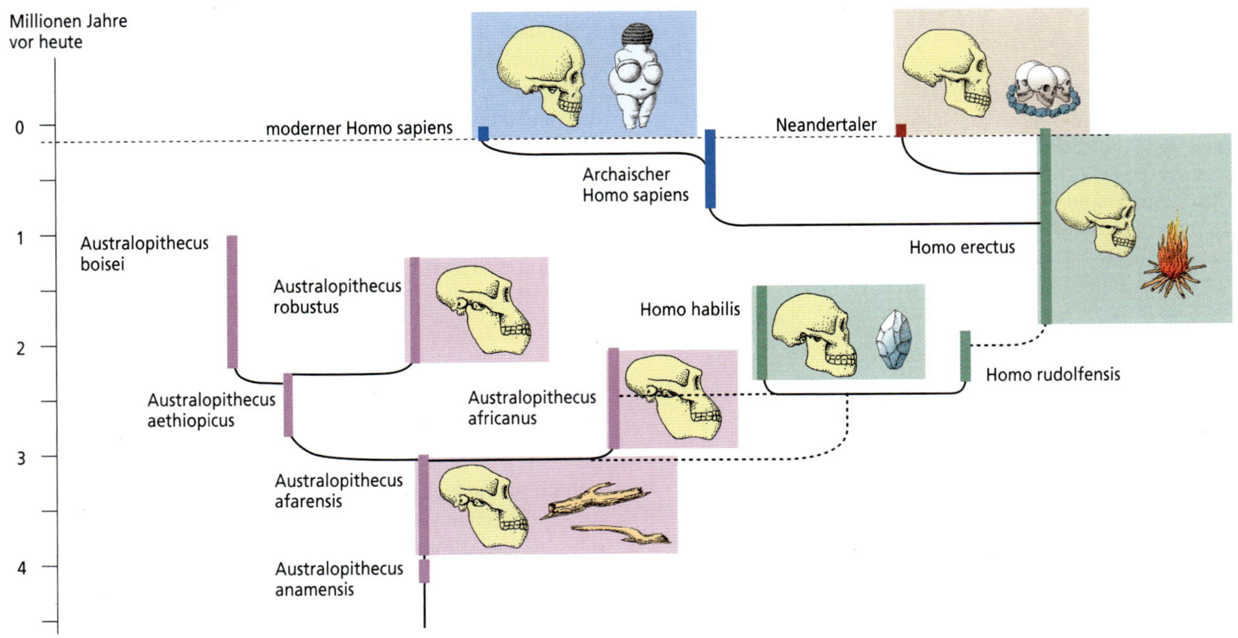

Abb. 4.10 Entwicklungsgeschichte des Menschen. Dargestellt sind jeweils Schädelform und ein Gegenstand, der, wie man aufgrund von Funden annimmt, typischerweise im Gebrauch war.

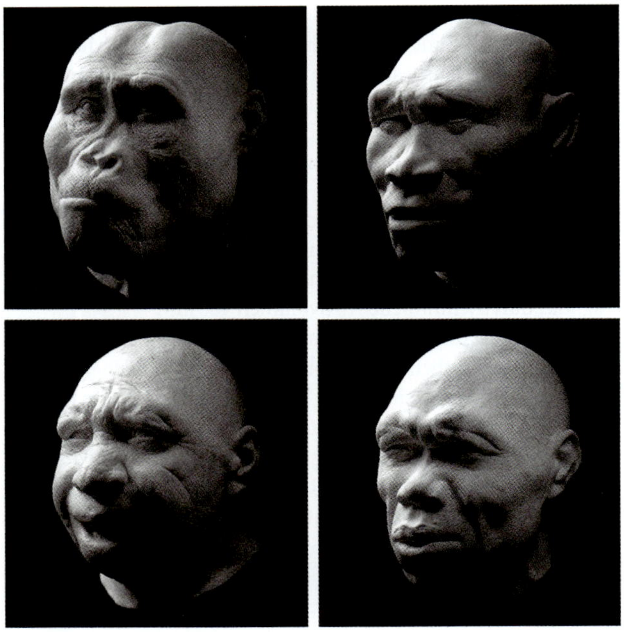

Abb. 4.11 (Rekonstruierte) Kopfmodelle verschiedener Vorfahren des heutigen Menschen. Links oben Australopithecus afarensis, rechts oben Homo erectus, links unten Homo neanderthalensis, rechts unten (archaischer) Homo sapiens. [W801]

in Afrika. Funde zeugen auch von der Existenz des modernen Homo sapiens in Afrika vor 160.000 Jahren, in Südostasien, Australien und Europa vor 45.000 Jahren. Die oft vertretene **Out-of-Africa-Hypothese** geht davon aus, dass sich der moderne Homo sapiens vor ca. 160.000 Jahren in Afrika entwickelt und von dort aus über die Erde ausgebreitet hat. Die geistigen Leistungen, das Geschick und die Mobilität des Homo sapiens lassen ihn, wie schon Homo erectus vor ihm, sämtliche Kontinente besiedeln. Die verschiedenen menschlichen Populationen haben sich dann auf den verschiedenen Erdteilen aufgrund der unterschiedlichen Umweltbedingungen herausgebildet.

Für etwa 10.000 Jahre entwickelte sich und lebte Homo sapiens parallel zum Neandertaler. Dabei ist es auch zu einer (geringen) genetischen Vermischung von Neandertaler und Homo sapiens gekommen.

Inwieweit das Aussterben des Neandertalers im Zusammenhang mit dem Auftauchen des modernen Menschen in Europa steht, ist noch unklar.

SPICKZETTEL

Biologische Evolution: Veränderung von Lebewesen einer Bevölkerung über viele Generationen durch zufällige Mutationen und Rekombinationen des Erbguts mit nachfolgender Selektion von Varianten mit Fortpflanzungsvorteil. Umfasst auch die Entwicklung des Menschen.

WIEDERHOLUNGSFRAGEN

1. Was versteht man unter Phänotyp, was unter Genotyp eines Organismus? (→4.1)
2. Wann ist ein Individuum in einem Vererbungsmerkmal homozygot? (→4.1)
3. Was versteht man unter der rezessiven Wirkung eines Gens? (→4.2)
4. Was bedeutet Kodominanz der Gene? (→4.2)
5. Wie sehen nach der 1. Mendel-Regel die beiden folgenden Generationen bei einem intermediären Erbgang aus, wenn eine reinerbig rot blühende mit einer reinerbig weiß blühenden Pflanze gekreuzt wird? (→4.3)
6. Warum erkranken bei autosomal-rezessivem Erbgang einer Erbkrankheit und diesbezüglich heterozygoten Eltern rund 25 % der Nachkommen? (→4.4)
7. Was ist die Besonderheit bei geschlechtsgebundenen Erbgängen? (→4.4)
8. Wie kommt es zu einer numerischen Chromosomenaberration? (→4.6.1)
9. Welche Chromosomenstörung liegt beim Down-Syndrom vor? (→4.6.1)
10. Mit welchen Folgen ist bei einer Fehlverteilung der Geschlechtschromosomen zu rechnen? (→4.6.1)
11. Welches sind die drei Grundphänomene der Evolutionstheorie? (→4.7)

5

HISTOLOGIE (GEWEBELEHRE)

LERNZIELÜBERSICHT

5.1 Vier Grundgewebe

- Es gibt vier Grundgewebe: Epithel-, Binde- und Stütz-, Muskel-, Nervengewebe.
- Die verschiedenen Gewebe sind sehr unterschiedlich zur Erneuerung fähig.

5.2 Epithelgewebe

- Im Epithelgewebe liegen die Zellen dicht beieinander.
- Oberflächenepithelien bedecken die äußeren und inneren Körperoberflächen.
- Drüsenepithelien sind auf Bildung und Abgabe von Sekreten spezialisiert.
- Sinnesepithelien nehmen Sinnesreize auf.

5.3 Binde- und Stützgewebe

- Binde- und Stützgewebe verleihen dem Körper Form und Festigkeit. Ihre Interzellulärsubstanz besteht aus Grundsubstanz und Fasern, wobei Kollagen-, elastische und retikuläre Fasern unterschieden werden.
- Man unterscheidet lockeres und straffes kollagenes Bindegewebe (z. B. Organstroma bzw. Sehnen) sowie retikuläres Bindegewebe (in den lymphatischen Organen).
- Fettgewebe ist aus Fettzellen aufgebaut. Als Baufett polstert es mechanisch belastete Regionen und hält Organe in ihrer Lage. Speicherfett (v. a. im Unterhautgewebe) ist ein wichtiger Energiespeicher. Fett schützt zudem vor Wärmeverlust.
- Im sehr druckfesten Knorpelgewebe sind einzelne Knorpelzellen oder kleine Zellgruppen von viel Grundsubstanz und Fasern umgeben. Hyaliner Knorpel findet sich z. B. an den Gelenkflächen, elastischer Knorpel in der Ohrmuschel und Faserknorpel in den Bandscheiben.
- Knochengewebe, nach Bauweise unterteilt in Geflecht- und Lamellenknochen, ist sehr hart. Die Knochenmatrix besteht aus Kollagenfasern und Kalksalzen, darin liegen die Knochenzellen (Osteozyten).

5.4 Muskelgewebe

- Muskelgewebe ermöglicht die Bewegungen von Organen und des ganzen Körpers.
- Mithilfe der quergestreiften Skelettmuskulatur werden die willentlichen Bewegungen ausgeführt. Ihre Kontraktionen werden vom zentralen Nervensystem ausgelöst.
- Die Herzmuskulatur zeigt zwar eine Querstreifung, wird aber autonom gesteuert, unterliegt also nicht dem Willen.
- Glatte Muskulatur zeigt keine Querstreifung und wird ebenfalls autonom gesteuert. Sie findet sich u. a. in Magen-Darm-Trakt und Blutgefäßwänden.

5.5 Nervengewebe

- Nervengewebe besteht aus Nervenzellen (Neuronen) und Stützzellen (Gliazellen).
- Neurone sind zur Erregungsbildung und Erregungsleitung fähig. Sie bestehen aus Zellkörper und Fortsätzen (Dendriten zur Erregungsaufnahme, Axon zur Erregungsweiterleitung).
- Die Kontaktzonen zweier Neurone heißen Synapsen.
- Gliazellen stützen, ernähren und schützen die Neurone.
- Ein Axon und seine Markscheide bilden eine Nervenfaser, Bündel von Nervenfasern einen Nerv.

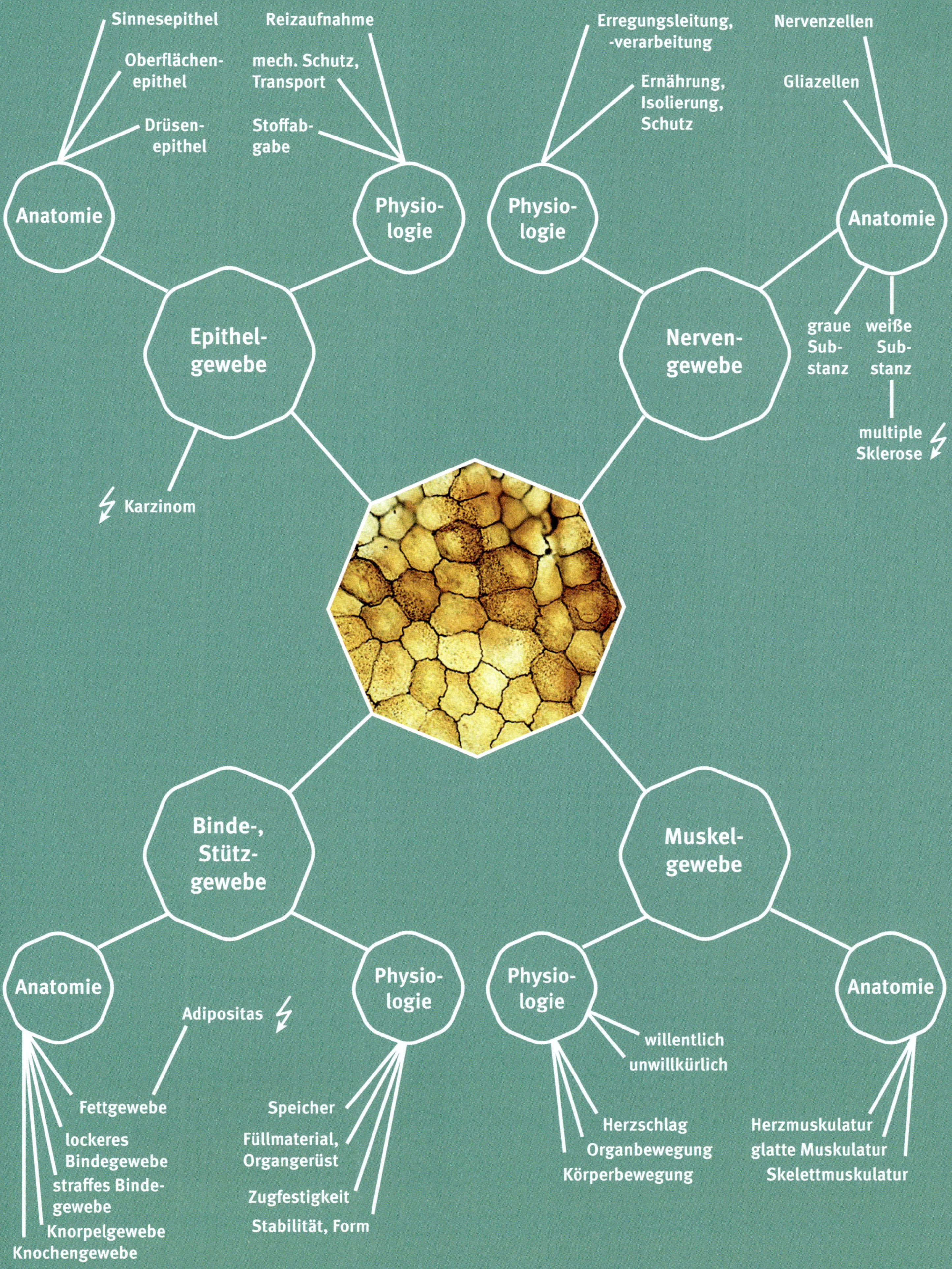
Epithelgewebe
Anatomie
Sinnesepithel
Oberflächenepithel
Drüsenepithel
Physiologie
Reizaufnahme
mech. Schutz, Transport
Stoffabgabe
Karzinom
Nervengewebe
Physiologie
Erregungsleitung, -verarbeitung
Ernährung, Isolierung, Schutz
Anatomie
Nervenzellen
Gliazellen
graue Substanz
weiße Substanz
multiple Sklerose
Binde-, Stützgewebe
Anatomie
Fettgewebe
lockeres Bindegewebe
straffes Bindegewebe
Knorpelgewebe
Knochengewebe
Adipositas
Physiologie
Speicher
Füllmaterial, Organgerüst
Zugfestigkeit
Stabilität, Form
Muskelgewebe
Physiologie
willentlich
unwillkürlich
Herzschlag
Organbewegung
Körperbewegung
Anatomie
Herzmuskulatur
glatte Muskulatur
Skelettmuskulatur

[M375]

5.1 Vier Grundgewebe

Verbände von Zellen gleicher oder ähnlicher Funktion und Bauart einschließlich der dazwischenliegenden Substanz heißen **Gewebe.** Die Lehre von den Geweben ist die **Histologie.**

Nach ihrer Entwicklungsgeschichte, Struktur und Funktion unterscheidet man vier Grundgewebe:

- **Epithelgewebe**
- **Binde- und Stützgewebe**
- **Muskelgewebe**
- **Nervengewebe.**

Parenchym, Stroma und Interzellulärsubstanz

Verschiedene Gewebe zusammen bilden ein **Organ.** Die Zellen, die für die eigentliche Organfunktion zuständig sind, bilden das **Parenchym.** Das bindegewebige **Stroma** *(Interstitium)* baut das Gerüst des Organs und enthält die versorgenden Gefäße und Nerven.

Der je nach Gewebe unterschiedlich weite *Zwischenzell-* oder **Interzellulärraum** zwischen den Zellen ist ausgefüllt mit **Interzellulärsubstanz** (*Zwischenzellsubstanz, extrazellulärer Matrix,* → 5.3.2). Sie ist elementar sowohl für den Stoffaustausch zwischen Blut und Zellen als auch für die mechanischen Eigenschaften des jeweiligen Gewebes.

Geweberegeneration

Die Fähigkeit zu Zellersatz und Regeneration ist in den verschiedenen Geweben sehr unterschiedlich:

- Die Zellen von **Wechselgeweben** *(labilen Geweben)* leben nur Tage bis Monate. Daher müssen ständig Zellen ersetzt werden. Die neuen Zellen werden durch Teilung von Stammzellen gebildet. Typische Wechselgewebe sind z. B. Schleimhautepithelien, rote und weiße Blutzellen
- Bei **stabilen Geweben** beträgt die Lebensdauer der Zellen Monate bis Jahre. Entsprechend ist die Zellteilungsrate weit niedriger als in den Wechselgeweben. Stabile Gewebe sind z. B. das Lebergewebe und endokrine Drüsengewebe
- Die Zellen der **Ruhegewebe** *(Dauergewebe, permanente Gewebe)* haben ihre Teilungsfähigkeit im Verlauf der Gewebeentwicklung verloren. Hierzu zählen hoch spezialisierte Gewebe wie z. B. Nerven- und Sinnesgewebe und Zähne.

MEDIZIN

Je weniger stoffwechselaktiv ein Gewebe und je niedriger seine Zellteilungsrate ist, desto schlechter ist in aller Regel seine **Regenerationsfähigkeit nach Gewebeschäden:** Oberflächliche (Schleim-)Hautwunden beispielsweise heilen in etwa einer Woche. Bei Knochenbrüchen dauert die Heilung länger, es wird aber wieder funktionell hochwertiger Knochen gebildet. Hingegen ist die Regerationsfähigkeit von Knorpel und Sehnen schlecht. Auch untergegangenes Herzmuskelgewebe nach einem Infarkt wird lediglich durch eine funktionell minderwertige, bindegewebige Narbe ersetzt.

SPICKZETTEL

Gewebe: Verband von Zellen gleicher oder ähnlicher Funktion und Bauart einschließlich deren Interzellulärsubstanz. Die vier Grundgewebe sind *Epithel-, Binde- und Stütz-, Muskel-, Nervengewebe.*

5.2 Epithelgewebe

Die flächigen **Epithelgewebe** erfüllen eine Reihe unterschiedlicher Funktionen: Sie schützen beispielsweise die äußeren und inneren Körperoberflächen vor schädigenden Einflüssen, sondern Sekrete wie z. B. Schweiß ab, resorbieren Nährstoffe aus dem Darm, haben Transportfunktion und können Sinnesreize aufnehmen.

In der Regel werden Epithelgewebe nach ihrer Hauptfunktion aufgeteilt in:

- Oberflächenepithelien
- Drüsenepithelien
- Sinnesepithelien.

In Epithelgeweben liegen die Zellen dicht beieinander. Lücken zwischen den Zellen sind lichtmikroskopisch nicht erkennbar, Interzellulärsubstanz ist sehr spärlich. Die meisten Epithelgewebe erneuern sich ständig, sind also gut regenerationsfähig. Epithelien besitzen keine Blut- und Lymphgefäße, sondern werden durch Diffusion vom tiefer liegenden Bindegewebe ernährt.

Zwischen Epithel- und Bindegewebe befindet sich ein feines „Häutchen" aus mehreren Kollagentypen und Makromolekülen (Glykoproteinen und Proteoglykanen, → 5.3.2), die lichtmikroskopisch sichtbare **Basalmembran.** Sie hat gleichzeitig trennende und verbindende Funktionen. Basalmembranen sind allerdings nicht epithelspezifisch, sie umhüllen v. a. auch Muskel- und Fettzellen.

Epithelzellen bilden untereinander viele *Zellkontakte* (→ 3.2.3) aus. Außerdem sehen Epithelzellen an ihrer „oberen" (**apikalen,** oberflächennahen) Seite anders aus als an ihrer „unteren" (**basalen,** zur Basalmembran gerichteten) Seite, man sagt, sie sind **polar differenziert.** Kennzeichnend sind vor allem die **Oberflächendifferenzierungen der Epithelzellen:**

- Stäbchenartige Zytoplasmafortsätze heißen **Mikrovilli.** Zahlreiche Mikrovilli dicht nebeneinander bilden einen *Stäbchen-* oder **Bürstensaum.** Mikrovilli dienen vor allem der Oberflächenvergrößerung bei hauptsächlich resorbierenden oder sezernierenden Epithelien, etwa der Darmschleimhaut. Den Mikrovilli sehr ähnlich, aber länger sind die **Stereozilien**
- **Kinozilien** (*Flimmerhaare* → Abb. 5.1) sind aktiv bewegliche feine „Härchen". Durch viele Kinozilien entsteht ein transportierendes **Flimmerepithel,** etwa in den Atemwegen, wo es Staubpartikel der Einatemluft abfängt, in Richtung Rachen befördert und so eine Verschmutzung der Lungenbläschen verhindert
- Sinneshaare → Kap. 10
- Crusta → 5.2.1.

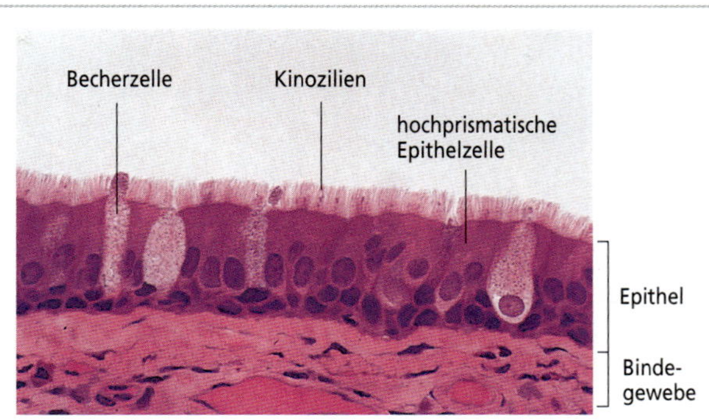

Abb. 5.1 Mehrreihiges hochprismatisches Flimmerepithel in den Atemwegen. [M375]

MEDIZIN

Wie aus allen sich teilenden Zellen, so können auch aus Epithelzellen Tumoren entstehen. Bösartige Tumoren des Epithels heißen **Karzinome** und gehören zu den häufigsten bösartigen Tumoren überhaupt.
Ist die Basalmembran noch intakt, spricht man von einem **Carcinoma in situ.** Seine Prognose ist sehr gut. Ist die Basalmembran durchbrochen, handelt es sich um ein **invasives Karzinom.** Je tiefer es vordringt, desto größer ist die Gefahr von **Metastasen** *(Tochtergeschwülsten)*, die in aller Regel prognoseentscheidend sind.

5.2.1 Oberflächenepithelien

Oberflächenepithelien (*Deckepithelien,* → Abb. 5.2) bedecken die innere und äußere Oberfläche des Körpers.

Das Epithelgewebe der Haut schützt den Körper vor Umwelteinflüssen und kontrolliert den Substanzübertritt.

Im Körperinneren kleiden Epithelien z. B. Magen-Darm-Trakt, Gallen- und Harnblase aus. Diese Epithelien werden zusammen mit dem darunter liegenden Bindegewebe als **Schleimhäute** bezeichnet, da Drüsen in ihnen ein schleimiges Sekret produzieren, das sich dann wie ein dünner Film auf das Epithel legt.

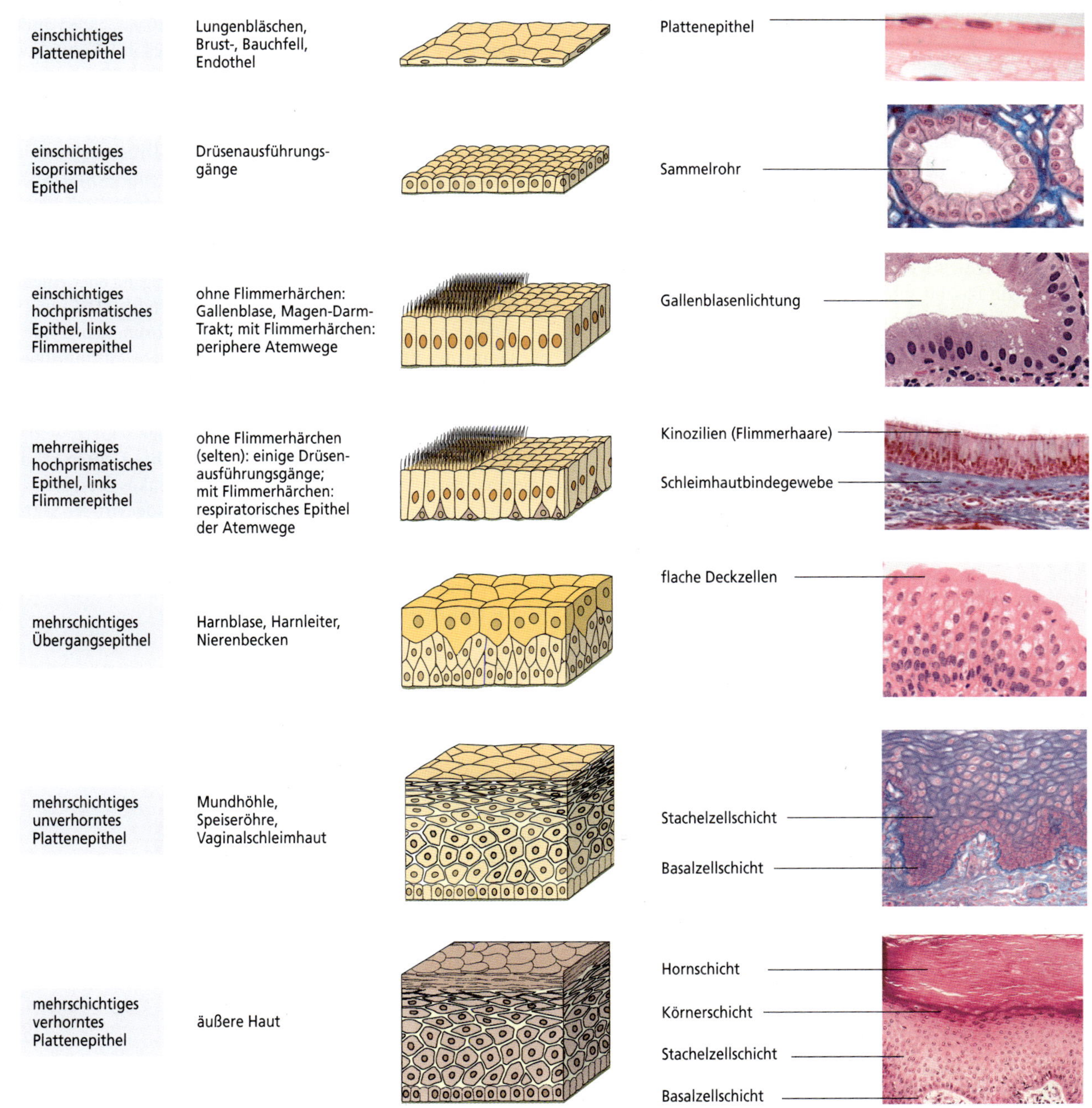

Abb. 5.2 Verschiedene Oberflächenepithelien. [M375, O568]

Das Oberflächenepithel der Gefäß- und Herzinnenräume heißt *Endothel* (→ 15.1.2), das der serösen Höhlen (→ 1.5) **Mesothel.**

Einteilung der Oberflächenepithelien

Oberflächenepithelien werden nach der Form ihrer Zellen sowie deren Anordnung im Zellverband differenziert (→ Abb. 5.2).
Nach der Form der Zellen unterscheidet man:

- **Plattenepithel,** bei dem die Zellen im histologischen Bild (Schnitt senkrecht zur Oberfläche) niedrig und breit sind
- **Isoprismatisches** *(kubisches)* **Epithel,** dessen Zellen in etwa ebenso hoch wie breit sind
- **Hochprismatisches** *(zylindrisches)* **Epithel** mit hohen, schmalen Zellen.

Die verschiedenen Zellformen entsprechen unterschiedlichen funktionellen Erfordernissen: Bei den platten Epithelien steht die Schutz- und Abgrenzungsfunktion im Vordergrund, bei den prismatischen Epithelien die Stoffaufnahme (Resorption) oder -abgabe (Sekretion).

Auch die Anordnung der Zellen in den Zellverbänden ist unterschiedlich:

- Beim **einschichtigen Epithel** haben alle Zellen Kontakt mit der Basalmembran
- Gleiches gilt für die Zellen des **mehrreihigen Epithels,** bei dem jedoch nicht alle Zellen die Epitheloberfläche erreichen
- Beim **mehrschichtigen Epithel** hat nur die unterste Zellschicht Kontakt zur Basalmembran. Für die Namensgebung nach der Zellform ist hier die Zellform der obersten (oberflächennahen) Schicht maßgeblich.

Als Sonderform betrachtet wird das *Übergangsepithel* **(Urothel)** des Harntrakts. Es ist überwiegend mehrschichtig, gebietsweise auch zweireihig. Sein Erscheinungsbild hängt vom Füllungsgrad der Harnblase ab: Je voller die Harnblase ist, desto weniger Schichten scheint das Urothel zu haben und desto flacher und breiter sind die *Deckzellen* an der Oberfläche.

Kennzeichnend für Urothelzellen ist außerdem die **Crusta,** eine lichtmikroskopische Verdichtung des Zytoplasmas zur Harnblasenoberfläche hin, die mit der Schutzfunktion und Dehnungsfähigkeit des Urothels in Zusammenhang steht.

5.2.2 Drüsenepithelien

Drüsen *(Glandulae)* sind einzelne spezialisierte Epithelzellen oder Ansammlungen von Epithelzellen, die **Sekrete** (überwiegend flüssige Stoffgemische) absondern. Nach der Art der Sekretausscheidung lassen sich *exokrine* und *endokrine* Drüsen unterscheiden.

Exokrine Drüsen

Exokrine Drüsen wie etwa Tränen- oder Schweißdrüsen sondern ihr Sekret an die Oberfläche von Haut oder Schleimhäuten ab, meist über einen Ausführungsgang. Einfachste Form sind die Becherzellen des Darms, die nur aus einer einzigen Zelle bestehen. Die Regel sind aber komplexe Gebilde aus mehreren sekretorisch aktiven Zellen **(Drüsenendstücke),** deren **Ausführungsgänge** mit Deckzellen ausgekleidet sind (→ Abb. 5.3).

Einige exokrine Drüsen, z. B. die Speicheldrüsen, haben außen an den Endstücken **Myoepithelzellen,** die durch ihre Kontraktion die Endstücke „auspressen“ und so den Sekretfluss fördern.

Es gibt mehrere Möglichkeiten, exokrine Drüsen einzuteilen, z. B. nach Aufbau, Art des Sekrets oder der Sekretabgabe.

Kriterien bei der Klassifikation nach dem Drüsenaufbau sind das Aussehen der Endstücke und des Gangsystems (→ Abb. 5.3):

- **Tubulöse Drüsen** haben schlauchförmige, **azinöse Drüsen** beerenförmige und **alveoläre Drüsen** bläschenförmige Drüsenendstücke. Mischformen (z. B. tubuloazinös) sind möglich
- **Einfache Drüsen** haben keinen Ausführungsgang oder einen ohne Verästelungen. Bei **verzweigten** *(verästelten)* **Drüsen** münden mehrere Endstücke in einen Ausführungsgang. **Zusammengesetzte Drüsen** haben ein verzweigtes Ausführungsgangsystem.

Sondert eine Drüse vornehmlich wässrige Sekrete ab, so heißt sie **seröse Drüse,** sezerniert sie vor allem schleimige Sekrete, wird sie **muköse Drüse** genannt (→ Abb. 5.4). **Gemischte Drüsen** produzieren je nach Bedarf sowohl seröse als auch muköse Sekrete.

Exokrine Drüsen können zum Dritten nach der Art der Sekretabgabe unterteilt werden:

- Die sehr häufigen **merokrinen Drüsen,** z. B. Ohrspeichel- und Brustdrüse, schleusen ihr Sekret durch Exozytose (→ 3.5.8) aus. Die Drüsenzelle scheint danach unverändert

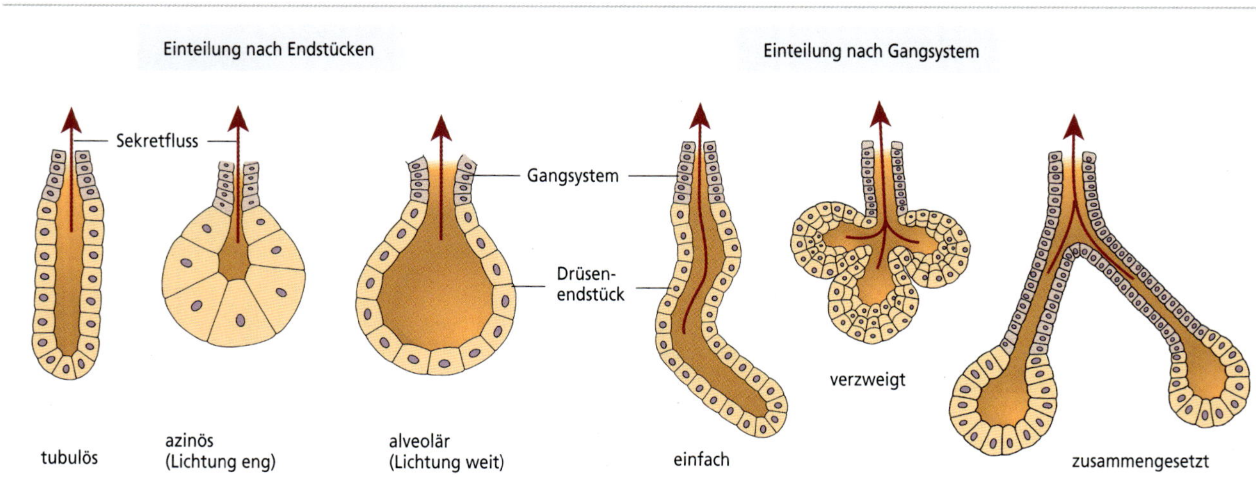

Abb. 5.3 Verschiedene exokrine Drüsen (endokrine Drüsen → 11.1). Links Einteilung nach dem Aussehen der Endstücke in tubulöse, azinöse und alveoläre Drüsen. Rechts Einteilung nach dem Bau des Gangsystems in einfache, verzweigte und zusammengesetzte Drüsen.

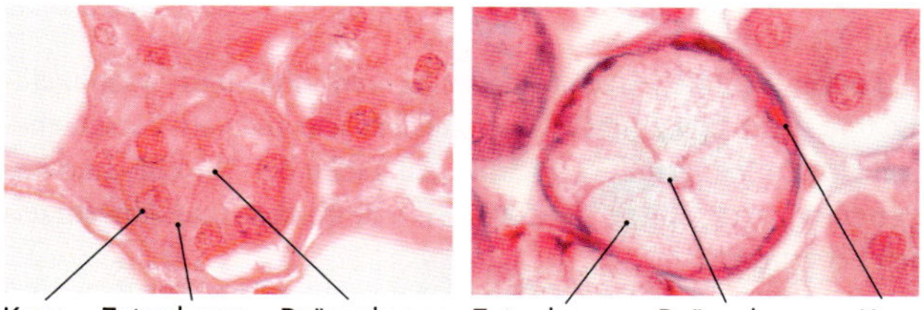

Abb. 5.4 Links seröse, rechts muköse exokrine Drüse. [O568]

- **Ekkrine Drüsen** sind unscharf definiert. Meist bezeichnen sie nur die Sekretabgabe der Schweißdrüsen, bei denen NaCl⁻ u. a. Ionen aktiv und Wasser passiv durch die Zellmembran transportiert werden, ohne dass besondere Sekretionsmechanismen sichtbar sind
- Bei **apokrinen Drüsen** (z. B. Duftdrüsen der Achselregion) schnürt sich der oberflächennahe Anteil der Zelle ab, sodass Zytoplasma verloren geht
- **Holokrine Drüsen** (z. B. Talgdrüsen) gehen bei der Sekretabgabe zugrunde und werden mit dem Sekret ausgestoßen.

Endokrine Drüsen

Endokrine Drüsen wie die Schilddrüse heißen auch **Hormondrüsen** (Details → Kap. 11). Sie brauchen keinen Ausführungsgang, denn ihre Sekrete – die *Hormone* – diffundieren in die Blutkapillaren und erreichen über den Blutkreislauf die Zielzellen oder werden lokal wirksam *(parakrine Sekretion).*

5.2.3 Sinnesepithelien

Die hoch spezialisierten **Sinnesepithelien** (Details → Kap. 10) können (Sinnes-)Reize aufnehmen und weiterleiten. Hierzu gehören z. B. die lichtaufnehmenden Stäbchen und Zapfen der Netzhaut im Auge.

SPICKZETTEL

Epithelgewebe: Flächige, gefäßlose Gewebe mit eng beieinanderliegenden Zellen und wenig Interzellulärsubstanz, durch die lichtmikrospisch sichtbare **Basalmembran** vom darunter liegenden Gewebe getrennt. Zellen typischerweise mit polarer Differenzierung und vielen Zellkontakten.
Nach Hauptfunktion unterschieden in:

- **Oberflächenepithelien** *(Deckepithelien)*. Aufgabe Schutz der inneren und äußeren Körperoberflächen, geregelter Stoffaustausch mit der Umgebung. Beispiele Oberhaut, Schleimhäute des Magen-Darm-Trakts, Gefäßendothel. Weitere Differenzierung der Oberflächenepithelien nach Zellform in **Plattenepithel, isoprismatisches** *(kubisches)* **Epithel** und **hochprismatisches** *(zylindrisches)* **Epithel** sowie nach Zellschichtung in **einschichtiges, mehrreihiges** und **mehrschichtiges Epithel**
- **Drüsenepithelien.** Aufgabe Produktion und Abgabe von Sekreten, entweder an die äußere oder innere Körperoberfläche (**exokrine Drüsen,** z. B. Speicheldrüsen) oder an die Umgebung bzw. ins Blut (**endokrine Drüsen,** z. B. Schilddrüse). Weitere Unterteilung nach Bau der Drüse und des Gangsystems sowie Art der Sekretabgabe
- **Sinnesepithelien.** Aufgabe Aufnahme und Weiterleitung spezifischer Reize, z. B. Netzhaut des Auges.

5.3 Binde- und Stützgewebe

Binde- und Stützgewebe sind entscheidend an Formgebung und -erhalt des Körpers beteiligt. Zu den Bindegeweben gehören das kollagene und retikuläre Bindegewebe (→ 5.3.3, → 5.3.4) sowie das Fettgewebe (→ 5.3.5). Die Stützgewebe unterteilt man in Knorpel und Knochen (→ 5.3.6, → 5.3.7).

Die besonderen mechanischen Eigenschaften der Binde- und Stützgewebe gehen zu einem großen Teil auf deren sehr reichliche *Zwischenzell-* oder **Interzellulärsubstanz** zurück (Ausnahme: Fettgewebe).

5.3.1 Bindegewebszellen

Bei den Zellen der Binde- und Stützgewebe wird zwischen *ortsständigen* und *freien Bindegewebszellen* unterschieden.

- Die verschiedenen **ortsständigen** *(fixen)* **Bindegewebszellen** können ihre Lage nicht verändern. Sie produzieren die bereits oben erwähnte Interzellulärsubstanz
- Die **freien** *(mobilen)* **Bindegewebszellen** sind beweglich. Es handelt sich in erster Linie um Abwehrzellen des *Monozyten-Makrophagen-Systems* (→ 13.2.2, → Tab. 13.2), die aus dem Blut ins Bindegewebe einwandern und Gewebetrümmer, Fremdkörper oder Mikroorganismen beseitigen.

5.3.2 Interzellulärsubstanz

Die **Interzellulärsubstanz** gibt dem Gewebe unterschiedliche Stärke und Festigkeit. Für jedes Bindegewebe ist die Mischung aus einer *Grundsubstanz* verbunden mit einem oder mehreren *Fasertypen* charakteristisch.

Grundsubstanz

Die von den Bindegewebszellen gebildete **Grundsubstanz** ist eine homogene, kittartige Masse. Sie besteht hauptsächlich aus Wasser, *Glykoproteinen* (Eiweiß mit daran gebundenem Kohlenhydrat) und *Proteoglykanen* (Riesenmoleküle mit hohem Polysaccharid- und geringerem Proteinanteil). Die Proteoglykane binden Wasser und andere Substanzen und machen die Grundsubstanz dadurch zähflüssig bis fest. Bei den Stützgeweben Knorpel und Knochen hat die Grundsubstanz vor allem mechanische Funktion. Im Übrigen ist sie Reservoir der extrazellulären Flüssigkeit und von großer Bedeutung für den Stoffaustausch zwischen Zellen und Blut.

Fasern

Bei den **Fasern** unterscheidet man kollagene, elastische und retikuläre Fasern.

Kollagenfasern (→ Abb. 5.5) finden sich im ganzen Körper, vor allem aber in Sehnen und Gelenkbändern. Kollagenfasern sind sehr zugfest, aber nur wenig dehnbar und dadurch besonders geeignet für Haltefunktionen. Die rund zwei Dutzend verschiedenen Kollagentypen im menschlichen Körper unterscheiden sich in der Aminosäurefolge ihrer Ketten.

Die sehr dehnbaren **elastischen Fasern** verleihen z. B. den Arterien (→ 15.1.2) ihre hohe Elastizität und verhindern somit, dass die Gefäßwände platzen, wenn das Blut mit hohem Druck hineingepresst wird. Auch die Elastizität von Lungen und Haut beruht auf deren Gehalt an elastischen Fasern.

Die verzweigten **retikulären Fasern** *(Gitterfasern)* bilden dreidimensionale, verform- und dehnbare Netze. Retikuläre Fasern kommen z. B. in lymphatischen Organen, um Muskel- und Fett-

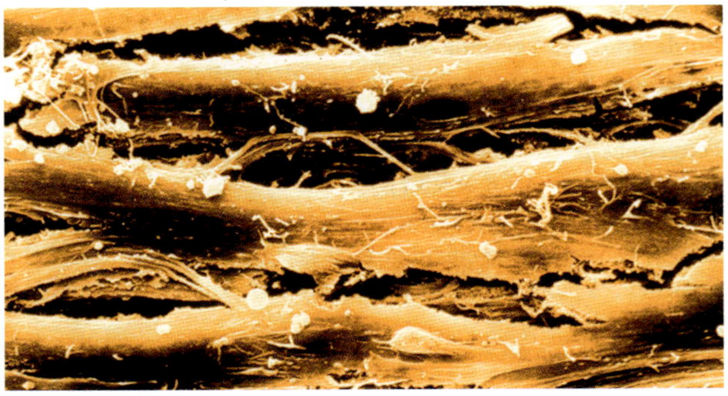

Abb. 5.5 Kollagenfasern im rasterelektronenmikroskopischen Bild. [X243]

zellen, Kapillaren und Nerven vor. Außerdem sind sie ein Bestandteil der Basalmembranen.

SPICKZETTEL

Binde- und Stützgewebe: Gewebe mit weiter entfernt voneinander liegenden Zellen und viel Interzellulärsubstanz, die aus Fasern und Grundsubstanz besteht und maßgeblich für Eigenschaften und damit Funktionen des Gewebes ist. Weiter unterteilt in **Bindegewebe** (v. a. *kollagenes Bindegewebe, retikuläres Bindegewebe, Fettgewebe*) und **Stützgewebe** *(Knorpel-, Knochengewebe).*

5.3.3 Kollagenes Bindegewebe

Die ortsständigen Zellen des **kollagenen Bindegewebes** sind die *Bindegewebszellen im engeren Sinne,* die **Fibroblasten** und **Fibrozyten.** Fibroblast bezeichnet meist die aktive und Fibrozyt die ruhende Zelle. Über lange Zytoplasmafortsätze stehen sie miteinander in Verbindung und bilden so eine Art weitmaschiges Netz.

Lockeres Bindegewebe

Das faserarme **lockere Bindegewebe** (→ Abb. 5.6) füllt als bindegewebiges Stützgerüst überall im Körper Hohlräume zwischen ganzen Organen und einzelnen Teilen eines Organs aus. Es bildet also das *Stroma.* Auf diese Weise erhält es die Form der Organe und des Körpers.

Lockeres Bindegewebe begleitet Nerven, Blut- und Lymphgefäße und dient sowohl als Wasserspeicher wie auch als Verschiebeschicht. Zudem erfüllt es wichtige Aufgaben bei Abwehr- und Regenerationsvorgängen, da es viele Entzündungs- und Abwehrzellen beherbergt.

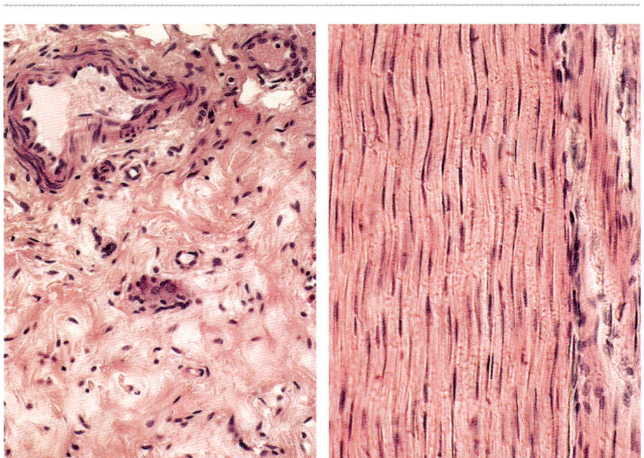

Abb. 5.6 Kollagenes Bindegewebe. Links lockeres Bindegewebe (oben links ein kleines Blutgefäß), rechts straffes, parallelfaseriges Bindegewebe. [M375]

Straffes Bindegewebe

Das faserreiche **straffe Bindegewebe** wird unterteilt in geflechtartiges und parallelfaseriges Bindegewebe. Die kollagenen Fasern des **geflechtartigen Bindegewebes** bilden einen filzartigen Verband. Es kommt vor allem in der Lederhaut des Auges, der Hirnhaut und den Organkapseln vor. Das **parallelfaserige Bindegewebe** (→ Abb. 5.6) findet sich in den Sehnen.

5.3.4 Retikuläres Bindegewebe

Das **retikuläre Bindegewebe** besteht aus den sternförmigen **Retikulumzellen,** die ein dreidimensionales Netzwerk bilden und denen die retikulären Fasern anliegen. Außerdem enthält es zahlreiche freie Bindegewebszellen (→ 5.3.1). Retikuläres Bindegewebe ist das Bindegewebe der (sekundären) lymphatischen Organe, z. B. der Lymphknoten.

5.3.5 Fettgewebe

Fettgewebe ist eine Sonderform des retikulären Bindegewebes. In die **Fettzellen** *(Adipozyten)* sind kugelförmige Fetttröpfchen aus Neutralfetten (Triglyzeriden → 2.8.2) eingelagert. Retikuläre Fasern flechten sich um die einzelnen Fettzellen (→ Abb. 5.7) und fassen sie zu **Fettläppchen** zusammen. Viele Fettläppchen bilden das Fettgewebe, das durch reichlich Kapillaren (→ 15.1.3) mit Blut versorgt wird.

Weißes Fettgewebe

Die allermeisten Fettzellen des Erwachsenen enthalten *einen* großen Fetttropfen (daher *univakuoläres Fettgewebe*), der Zytoplasma und Zellkern an den Rand drängt. Wegen seiner weiß-gelben Farbe heißt dieses Fettgewebe **weißes Fettgewebe.**

- **Baufett** polstert mechanisch beanspruchte Körperregionen (z. B. Gesäß, Fußsohlen, Wangenfettpfropf bei Säuglingen) und hält Organe in ihrer Position (z. B. Niere, Augapfel)
- Im **Speicherfett** hortet der Körper fast seinen gesamten Energievorrat, um ihn bei Energiemangel wieder zu mobilisieren
- Fettgewebe schützt außerdem vor Wärmeverlust.

Das (prozentuale) Gesamtkörperfett unterliegt großen individuellen Schwankungen; darüber hinaus ist seine Verteilung alters- und geschlechtsabhängig. Bei gesunden jungen Männern liegt der Körperfettanteil bei rund 15 %, bei Frauen als „Reserve" für Schwangerschaft und Stillzeit ca. 10 % darüber. Kinder haben einen geringeren Körperfettanteil, ältere Menschen einen höheren. Während Männer das Speicherfett insbesondere im Unterhautbindegewebe des Bauches „einlagern", füllt sich bei Frauen oft besonders die Hüft- und Gesäßregion.

Fettgewebe ist allerdings kein träger Speicher, sondern stoffwechselaktiv: Neben Zytokinen, Enzymen und Angiotensinogen (→ 18.3.1) produziert es z. B. geringe Mengen an Östrogenen (weibliche Geschlechtshormone → 19.2.5) und Leptin (→ 11.8), das an der Appetitregulation beteiligt ist. Umgekehrt ist es Zielgewebe für Insulin, Glukagon, Adrenalin und Kortisol.

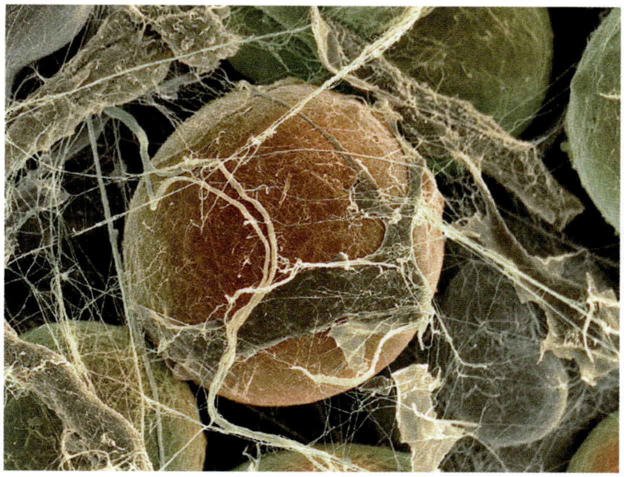

Abb. 5.7 Weißes Fettgewebe. Die dicht aneinanderliegenden, kugeligen Zellen werden von einigen retikulären Fasern umgeben. [E260]

MEDIZIN

Bei Nahrungsmangel wird das **Speicherfett** aufgezehrt, bei Nahrungsüberschuss wieder aufgefüllt. Dabei ändert sich beim Erwachsenen kaum die Zahl der Fettzellen, sondern v. a. das Volumen der einzelnen Fettzellen – Fettzellen können über 0,1 mm groß werden. Bei übergewichtigen Kindern hingegen nimmt die Gesamtzahl der Fettzellen zu, was eine Gewichtsabnahme im späteren Leben (zusätzlich) erschwert.

Braunes Fettgewebe

Braunes Fettgewebe hat kleinere Zellen mit vielen kleinen Fetttröpfchen *(plurivakuoläres Fettgewebe)* und zahlreichen Mitochondrien. Es dient der zitterfreien Wärmebildung, da das abgebaute Fett vor allem in Wärme umgesetzt wird (→ 15.4.3).

Säuglinge haben zum Schutz vor Auskühlung vergleichsweise viel braunes Fettgewebe am Körperstamm (Neugeborene 2–5 % des Körpergewichts). Mit zunehmendem Alter nimmt es ab bis auf ca. 50–100 g beim Erwachsenen, wobei die Aktivität dieses Fettgewebes bei den meisten Erwachsenen bei Raumtemperatur gering ist.

SPICKZETTEL

Kollagenes Bindegewebe: Bindegewebe mit **Fibroblasten** bzw. **Fibrozyten** als Zellen und **Kollagenfasern** als dominierenden Fasern. Unterteilt in
- Das faserarme **lockere Bindegewebe** mit zusätzlich vielen Abwehrzellen (Stroma der Organe, Verschiebeschicht)
- Das faserreiche **straffe Bindegewebe** (geflechtartig, z. B. in Organkapseln, oder parallelfaserig, z. B. in Sehnen).

Retikuläres Bindegewebe: Bindegewebe mit **Retikulumzellen** als Zellen und **retikulären Fasern** als Hauptfasern, außerdem vielen freien Zellen. Bildet das Gerüst lymphatischer Organe wie etwa Lymphknoten.

Fettgewebe: Bindegewebe mit **Fettzellen** *(Adipozyten)* als Zellen, die durch zarte retikuläre Fasern zusammengehalten werden. Unterteilt in
- **Weißes Fettgewebe** (**Baufett** als „Polsterung", **Speicherfett** als Energiereservoir)
- **Braunes Fettgewebe** zur Wärmebildung.

5.3.6 Knorpelgewebe

Das besonders druckfeste **Knorpelgewebe** gehört zu den Stützgeweben. Es widersteht mechanischen Beanspruchungen, insbesondere Scherkräften.

Die *Knorpelzellen* (**Chondrozyten**) liegen in kleinen Gruppen zusammen. In ihrer unmittelbaren Umgebung lässt sich die Grundsubstanz besonders stark anfärben. Dieser Bereich heißt **Knorpelhof.** Chondrozyten und Knorpelhof zusammen bilden ein **Chondron.** Die hohe Druckfestigkeit des Knorpelgewebes entsteht dadurch, dass viel feste Grundsubstanz die Chondrozyten und Fasern umlagert.

Abgesehen vom Gelenkknorpel wird Knorpel von dem bindegewebigen, gefäß- und nervenreichen **Perichondrium** *(Knorpelhaut)* umhüllt.

Knorpelgewebe hat keine Nerven, Lymph- und Blutgefäße und wird allein durch Diffusion (→ 3.5.4) aus den umgebenden Geweben versorgt. Seine Stoffwechselaktivität ist niedrig.

MEDIZIN

Die **Regenerationsfähigkeit von Knorpelgewebe** ist gering, weshalb Knorpelverletzungen nur schlecht heilen.

Man differenziert hyalinen, elastischen und Faserknorpel (→ Abb. 5.8). Deren verschiedene physikalische Eigenschaften ergeben sich v. a. aus dem unterschiedlichen Faseranteil sowie dem (hauptsächlichen) Fasertyp in der Interzellulärsubstanz.

Hyaliner Knorpel

Durch **hyalinen Knorpel** scheint das Licht wie durch mattes Glas. Die in ihm enthaltenen Kollagenfasern sind im Lichtmikroskop nicht zu sehen. Hyaliner Knorpel ist sowohl druckfest als auch elastisch.

Hyaliner Knorpel überzieht Gelenkflächen, bildet die Rippenknorpel, einen Teil der Nasenscheidewand, das Kehlkopfgerüst und die Spangen der Luftröhre. Viele Knochen werden außerdem über die Zwischenstufe eines Modells aus hyalinem Knorpel gebildet (→ 6.1.3), eine Erklärung für die höhere Elastizität des kindlichen Skeletts.

Elastischer Knorpel

Der Aufbau des **elastischen Knorpels** entspricht prinzipiell dem des hyalinen Knorpels. Elastischer Knorpel hat aber zusätzlich viele elastische Fasern, die seine Elastizität erhöhen und ihm seine gelbe Farbe geben.

Der Kehldeckel und die Knorpel der Ohrmuscheln bestehen aus dieser sehr biegsamen Knorpelart.

Faserknorpel

Die Interzellulärsubstanz des **Faserknorpels** wird von zahlreichen, dicht gepackten kollagenen Bindegewebsfasern durchzogen, was ihn besonders widerstandsfähig gegenüber mechanischen Einflüssen macht. Faserknorpel bildet die Bandscheiben der Wirbelsäule, die halbmondförmigen Menisken des Kniegelenks und verbindet die beiden Schambeine (→ Abb. 5.8).

Altersveränderungen des Knorpels

Mit steigendem Alter nehmen Wassergehalt und Zellzahl des Knorpels ab, Kollagenfasern werden „demaskiert" und es bilden sich Verkalkungen. Folgen sind vermindertes Volumen (z. B. der

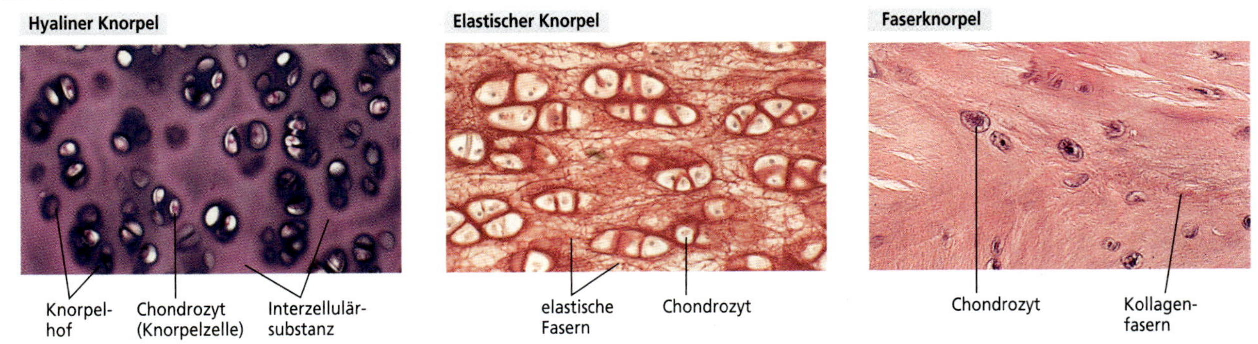

Abb. 5.8 Übersicht der drei Knorpelarten. [M375]

Bandscheiben) sowie geringere Elastizität und Belastbarkeit des Knorpels. Auch der im Alter zunehmende Bewegungsmangel führt zu Schäden besonders des Gelenkknorpels, der dadurch schlechter ernährt wird. All dies begünstigt degenerative Meniskus-, Wirbelsäulen- und Gelenkveränderungen.

5.3.7 Knochengewebe

Das **Knochengewebe** ist das am höchsten differenzierte Stützgewebe des Menschen. Seine Struktur macht den Knochen außerordentlich widerstandsfähig gegenüber Druck, Biegung und Drehung.

Diese Festigkeit erlangt das Knochengewebe insbesondere durch die Eigenschaften seiner Interzellulärsubstanz, der **Knochenmatrix:** Zwischen kollagenes Bindegewebe sind reichlich Kalksalze (insbesondere Kalzium und Phosphat) eingelagert (Knochenstoffwechsel → 6.1.2).

Die ortsständigen *Knochenzellen,* die **Osteozyten** (im teilungsfähigen Zustand **Osteoblasten** genannt), werden ringsum von dieser Knochenmatrix eingemauert. Sie besitzen viele feine Fortsätze, über die sie den Kontakt untereinander und mit den sie ernährenden Blutgefäßen halten, denn durch die feste Grundsubstanz können die Nährstoffe nicht diffundieren. Gegenspieler der Osteoblasten sind die knochenabbauenden **Osteoklasten** (→ 6.1.2).

Knochengewebe ist gut durchblutet und regenerationsfähig.

Arten von Knochengewebe

Es gibt zwei Arten von Knochengewebe: den feinfaserigen **Lamellenknochen** (→ 6.1.2) und den grobfaserigen **Geflechtknochen** (→ 6.1.2).

Im Skelett des Erwachsenen kommt fast nur Lamellenknochen vor. Seine komplizierte Struktur entsteht jedoch erst durch langwierige Wachstumsprozesse: Beim Neugeborenen überwiegt noch der Geflechtknochen, der allmählich zu Lamellenknochen umgebaut wird.

SPICKZETTEL

Knorpelgewebe: Stützgewebe aus wenigen, gruppenförmig angeordneten **Chrondrozyten** *(Knorpelzellen),* verschiedenen Fasern und reichlich Grundsubstanz.
- **Hyaliner Knorpel** mit Kollagenfasern, bildet z. B. den Gelenkknorpel
- **Elastischer Knorpel** mit zusätzlichen elastischen Fasern, bildet z. B. den Ohrknorpel
- **Faserknorpel** mit Kollagenfasern, bildet z. B. die Bandscheiben.

Knochengewebe: Stützgewebe aus **Osteoblasten** bzw. **Osteozyten,** Kollagenfasern und der **Knochenmatrix** mit reichlich Kalksalzen, die dem Knochen seine Festigkeit verleihen. Unterteilt in
- **Geflechtknochen,** grobfaserig, überwiegt beim Neugeborenen
- **Lamellenknochen,** feinfaserig, hoch differenziert, überwiegt beim Erwachsenen.

5.4 Muskelgewebe

Ohne Muskeln wäre der Mensch völlig unbeweglich. Für die Fortbewegung, den Herzschlag und andere lebenswichtige Funktionen des Körpers sorgen die lang gestreckten, faserartigen **Muskelzellen** *(Myozyten).* Fadenförmige Eiweißmoleküle **(Myofibrillen),** die im Inneren der Muskelzellen teleskopartig ineinandergreifen, ermöglichen ein Zusammenziehen **(Kontraktion)** und damit eine Verkürzung der Zelle (Näheres → 6.3.5).

Der Körper besitzt drei unterschiedliche Typen von Muskulatur (→ Abb. 5.9):
- Skelettmuskulatur
- Herzmuskulatur
- Glatte Muskulatur.

5.4.1 Skelettmuskulatur

Die quergestreifte **Skelettmuskulatur** (vereinfachend oft auch *quergestreifte Muskulatur* genannt) bildet die Extremitäten- und Rumpfmuskulatur, aber auch die Zungen-, Kehlkopf- und Schlundmuskulatur sowie das Zwerchfell.

Jede einzelne **Skelettmuskelzelle** *(Myozyt)* ist im Vergleich zu anderen Zellen sehr groß (bis zu 0,1 mm dick und ca. 15 cm lang) mit vielen randständigen Zellkernen (→ Abb. 5.9). Sie heißt deshalb auch **(Skelett-)Muskelfaser.**

Die lichtmikroskopisch sichtbare Querstreifung der Skelettmuskulatur entsteht dadurch, dass ihre Myofibrillen, die abwechselnd aus hellen und dunklen Elementen zusammengesetzt sind, ganz regelmäßig angeordnet sind.

Die typische rote Farbe des Muskelgewebes beruht zum einen auf dem Muskelfarbstoff **Myoglobin,** der mit dem Blutfarbstoff Hämoglobin (→ 12.2.2) verwandt ist, zum anderen auf dem Blutreichtum des Muskelgewebes.

Die Kontraktionen quergestreifter Muskelzellen werden vom zentralen Nervensystem ausgelöst und sind größtenteils dem

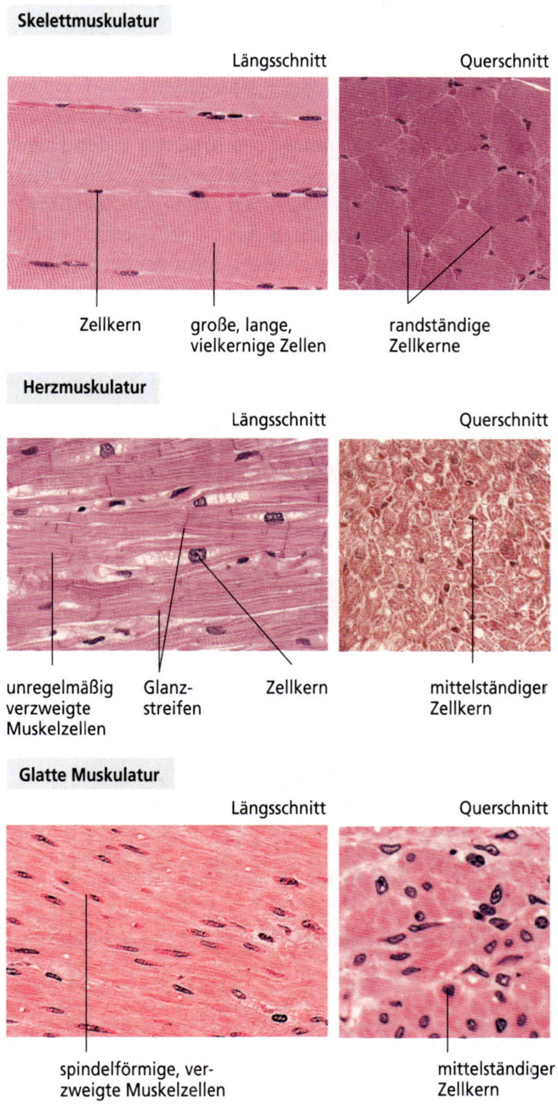

Abb. 5.9 Längs- und Querschnitt durch Skelett-, Herz- und glatte Muskulatur. [M375]

Willen unterworfen. Die Skelettmuskulatur ermüdet relativ schnell.

Ein **Skelettmuskel** setzt sich aus vielen Muskelfasern zusammen. Von außen ist er mit Bindegewebe umhüllt, der **Muskelfaszie.** Im Inneren des Muskels umhüllt (lockeres) Bindegewebe die einzelnen Muskelfasern sowie größer werdende Muskelfasergruppen (Details →6.3.4). Das Bindegewebe erlaubt die Verschieblichkeit der Muskelfasergruppen gegeneinander und führt Nerven und Blutgefäße.

5.4.2 Herzmuskulatur

Die **Herzmuskulatur** (→Abb. 5.9) ist zwar wie der Skelettmuskel quergestreift, gleichzeitig hat sie aber Kerne in der Zellmitte wie die glatte Muskulatur. Die Zellen sind durch **Glanzstreifen** *(Kittlinien)* verbunden und bilden ein fest verknüpftes Flechtwerk.

Auch funktionell nimmt die Herzmuskulatur eine Sonderstellung ein. Sie besitzt spezialisierte Muskelzellen zur eigenständigen Erregungsbildung und -leitung (→14.5.1), ist nicht dem Willen unterworfen und ermüdet nicht.

5.4.3 Glatte Muskulatur

Glatte Muskulatur (→Abb. 5.9) findet sich in den Muskelwänden des Magen-Darm-Trakts (Ausnahme: obere Speiseröhre), in Urogenitaltrakt, Blutgefäßen und Haarbälgen.

Die glatte Muskulatur besteht aus länglichen, gelegentlich verzweigten Zellen. In der Mitte jeder Zelle liegt ein einzelner Zellkern.

Die Kontraktionen der glatten Muskulatur verlaufen langsam und unwillkürlich. Auch in Ruhe sind die glatten Muskelzellen immer etwas angespannt (*Ruhetonus* →6.3.8). Kontraktionen der glatten Muskulatur werden autogen (d.h. durch den Muskel selbst), durch lokale Faktoren (z.B. Darmdehnung), durch Hormone (etwa Wehen) oder durch das vegetative Nervensystem ausgelöst (→9.13).

SPICKZETTEL

Muskelgewebe: Gewebe, das durch seine **Muskelzellen** *(Myozyten)* bzw. die darin enthaltenen **Myofibrillen** eine ausgeprägte *Kontraktilität* (Fähigkeit sich zu verkürzen) erhält und dadurch die (aktive) Beweglichkeit des Körpers ermöglicht.

- **Skelettmuskulatur,** quergestreift, fast immer willkürlich steuerbar, schnelle Ermüdung, z.B. in Extremitäten- und Rumpfmuskulatur
- **Herzmuskulatur,** quergestreift, aber unwillkürlich tätig, mit spezialisierten Zellen zur Reizbildung und -leitung, für die ununterbrochene Herztätigkeit
- **Glatte Muskulatur,** keine Querstreifung („glatt"), unwillkürlich tätig, keine rasche Ermüdung, v.a. in der Wand von Hohlorganen.

5.5 Nervengewebe

Das Nervengewebe besteht aus zwei unterschiedlichen Zelltypen:

- Den **Neuronen** *(Nervenzellen)* und
- Den **Gliazellen** *(Stützzellen).*

Altersveränderungen des Nervensystems →22.3

5.5.1 Neuron

Neurone – 100 Milliarden davon enthält allein das Gehirn – besitzen die gleichen Grundstrukturen wie alle anderen Körperzellen. Sie unterscheiden sich von ihnen aber in drei grundlegenden Eigenschaften:

- Neurone haben eine Zellmembran, die elektrische Signale erzeugt und mithilfe von Botenstoffen und Rezeptoren Signale empfangen kann. Dies unterscheidet sie von vielen, aber nicht allen anderen Zellen (die Zellen des Reizbildungs- und Reizleitungssystems des Herzens können es beispielsweise auch)
- Besondere Zellfortsätze, *Dendriten* und *Axone* genannt, bilden für die Informationsübermittlung spezielle Kontaktstellen zu anderen Nervenzellen, Drüsen- oder Muskelzellen aus. Ein einzelnes Neuron hat meist mehrere Tausend solcher *Synapsen*
- Dafür haben die Neurone andere, elementarere Fähigkeiten verloren, z.B. die Ernährungsfunktion. Reife Neurone können sich auch nicht mehr teilen. Selbst beim Erwachsenen gibt es aber **neuronale Stammzellen,** aus denen unter bestimmten,

im Detail noch nicht geklärten Bedingungen reife Neurone entstehen können.

Neurone können nach unterschiedlichen Kriterien differenziert werden, beispielsweise je nach *Richtung der Signalleitung* in *afferente, efferente und Interneurone:* **Afferente Neurone** leiten Impulse von den Sensoren (Rezeptoren) oder peripher liegenden Nervenzellen *zum ZNS hin,* während **efferente Neurone** Impulse *vom ZNS weg* zu den Zielzellen in der Peripherie (z. B. zu Muskel- oder Drüsenzellen) leiten.

Gehirn und Rückenmark werden als **zentrales Nervensystem** bezeichnet (kurz *ZNS*), im Gegensatz zum **peripheren Nervensystem,** kurz *PNS,* das alle durch den Körper ziehenden peripheren Nerven umfasst. **Interneurone** verbinden Nervenzellen innerhalb des ZNS miteinander.

Aufbau des Neurons

Ein Neuron besteht aus einem Zellkörper und Zellfortsätzen (→ Abb. 5.10, → Abb. 5.11, → Abb. 9.8).

Zum **Zellkörper** gehören der Zellkern und das Zytoplasma mit den Zellorganellen. Hier erfolgen Eiweißsynthese und Zellstoffwechsel. Typisch für Neurone sind **Nissl-Schollen** (Anhäufungen von freien Ribosomen und rauem endoplasmatischem Retikulum, → 3.3.2, → 3.3.3) und stützende **Neurofibrillen.**

Fortsätze der Neurone

Die Fortsätze der Neurone heißen Dendriten und Axone:

- **Dendriten** sind kurze, baumartig verzweigte Ausstülpungen des Zytoplasmas. Sie sind zuführende Fortsätze, d. h. sie nehmen Erregungsimpulse aus benachbarten Zellen auf und leiten sie weiter zum Zellkörper
- **Axone** *(Neuriten)* sind längliche Ausstülpungen des Zytoplasmas. Sie entspringen am **Axonhügel,** der Verbindungsstelle zum Zellkörper, ziehen dann als dünne kabelartige Fortsätze weiter und teilen sich am Ende in viele **Endverzweigungen** *(Axonterminale)* auf. Als wegführende Fortsätze leiten sie elektrische Impulse zu anderen Nerven-, Drüsen- oder Muskelzellen weiter. Die Länge von Axonen variiert von wenigen Millimetern (z. B. innerhalb des ZNS) bis zu über einem Meter (z. B. vom Rückenmark zum Fuß).

Am häufigsten sind **multipolare Neurone** mit vielen Dendriten und einem Axon. **Bipolare Nervenzellen** haben einen Dendriten und ein Axon an gegenüberliegenden Seiten des Zellkörpers, bei **pseudounipolaren Nervenzellen** haben sich Dendrit und Axon im Anfangsteil vereinigt, sodass ein T-förmiges Erscheinungsbild resultiert.

Synapsen

Die Axone übertragen ihre Impulse meist auf die Dendriten des nächsten Neurons. Dies geschieht über unzählige **Synapsen** (→ 9.3.1) als Schaltstellen für die Kommunikation zwischen Neuronen oder zwischen Neuronen und anderen Zielzellen, etwa

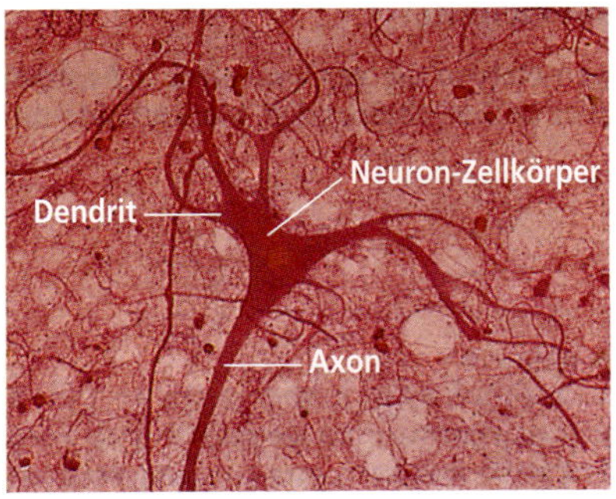

Abb. 5.11 Nervenzelle aus dem Rückenmark mit Zellkörper und Axon. [X141]

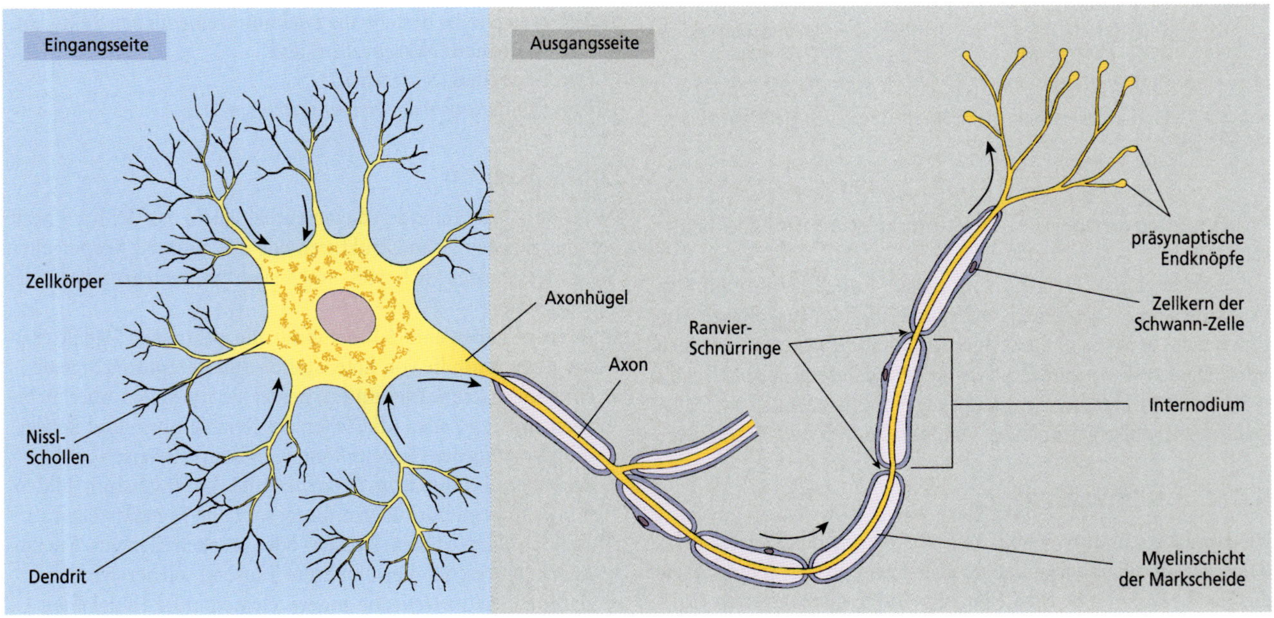

Abb. 5.10 Aufbau eines Neurons. Die linke, hellblau unterlegte Bildhälfte stellt die „Eingangsseite" des Neurons dar, wo Informationen aufgenommen werden. Die rechte, grau hinterlegte Bildhälfte ist die „Ausgangsseite", die Informationen fortleitet – zu anderen Nerven-, Drüsen- oder Muskelzellen. Die Pfeile geben die Richtung der Erregungsleitung von den Dendriten über den Zellkörper zum Axon an.

Muskelzellen. Die Axonenden sind vielfach verzweigt und an jeder Synapse knopfförmig zu **präsynaptischen Endknöpfen** aufgetrieben. Diese enthalten Bläschen **(synaptische Vesikel),** in denen die Überträgerstoffe für die synaptische Übermittlung, die **Neurotransmitter** (→ 9.3.2), gespeichert werden.

5.5.2 Gliazellen

Gliazellen *(Stützzellen)* sind nicht zur Erregungsbildung oder -leitung fähig, sondern erfüllen Stütz-, Ernährungs-, elektrische und immunologische Schutzfunktionen für die Neurone. In ihrer Gesamtheit bilden sie die **Neuroglia** *(Nervenhüllgewebe).*
Im ZNS gibt es vier Arten von Gliazellen:

- **Astrozyten** sind sternförmige Zellen mit zahlreichen Fortsätzen. Sie bilden zum einen ein stützendes Netzwerk für die Neurone. Zum anderen stehen die Astrozyten mit den Blutkapillaren des ZNS in enger Verbindung und beeinflussen den Übergang von Stoffen aus dem Blut zu den Neuronen. Damit die empfindlichen Neurone vor schädlichen Stoffen geschützt werden, lässt diese als **Blut-Hirn-Schranke** bezeichnete Barriere aus Kapillarendothel, Basalmembran und Astrozyten viele Substanzen (z. B. Giftstoffe, Stoffwechselprodukte, bestimmte Medikamente) nicht passieren
- **Oligodendrozyten** bilden im ZNS die *Markscheiden* (→ 5.5.3), die dort als elektrische Isolierung wirken. Astrozyten und Oligodendrozyten werden zusammen auch als **Makrogliazellen** bezeichnet
- **Mikrogliazellen** sind kleine, bewegliche Phagozyten, die der Abwehr im ZNS dienen
- **Ependymzellen** kleiden die Hohlräume in Gehirn und Rückenmark aus (Liquorräume → 9.14.5).

MEDIZIN

Nach einer **Verletzung von Nervengewebe im ZNS** bilden Astrozyten einen narbigen Ersatz *(Glianarbe).* Warum die Fähigkeit zur Regeneration durch neuronale Stammzellen vom Organismus so wenig „genutzt" wird, ist bis heute unklar.

Die Hauptgliazellen des peripheren Nervensystems sind die **Schwann-Zellen.**

5.5.3 Markscheiden

Bei den peripheren Nerven wird jedes Axon schlauchartig von den Schwann-Zellen umhüllt. Axon und umgebende Schwann-Zelle bezeichnet man als **Nervenfaser.**

Markhaltige Nervenfasern

Bei einem Teil der Nervenfasern wickelt sich die Schwann-Zelle *mehrfach* um das Axon und bildet eine dicke Hülle aus einem Fett-Eiweiß-Gemisch, dem **Myelin.** Diese schützende Myelinummantelung wird **Markscheide** *(Myelinscheide)* genannt. Im Querschnitt ähnelt eine **markhaltige Nervenfaser** einem Draht, der von einer Isolierung umgeben ist (→ Abb. 5.12). Durch die dicke Myelinschicht erhöht sich die Übertragungsgeschwindigkeit für ausgehende Nervensignale (→ 9.2.6).

Markscheidenentwicklung beim Kind

Die Markscheidenentwicklung beginnt bereits vor der Geburt und dauert bis ins zweite Lebensjahrzehnt. Sie spiegelt sich z. B. in den steigenden motorischen Fähigkeiten des wachsenden Kindes wider.

Saltatorische Erregungsleitung

Die Myelinschicht der markhaltigen Nervenfasern ist immer wieder kurz unterbrochen (→ Abb. 5.10, → Abb. 5.12). Diese Bereiche werden **Ranvier-Schnürringe** genannt. Nur hier tritt das elektrische Nervensignal mit der umgebenden Interzellulärsubstanz in Kontakt, was verhältnismäßig viel Zeit beansprucht. In den dazwischenliegenden myelinisierten Abschnitten, den **Internodien,** entfällt aufgrund der „elektrischen Isolierung" der Kontakt zwischen elektrischem Signal und Umgebung, sodass sich das Signal in großen Sprüngen direkt auf den nächsten Ranvier-Schnürring ausbreitet. Auf diese Weise wird Leitungszeit eingespart, die Erregung „springt" von Schnürring zu Schnürring (*saltatorische Erregungsleitung; saltatorisch* = sprunghaft, → 9.2.6).

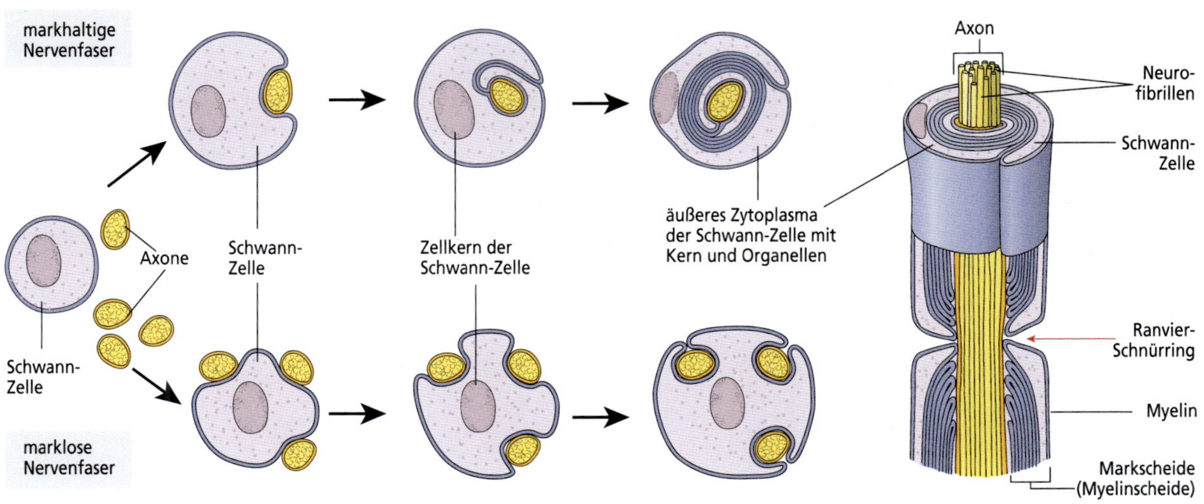

Abb. 5.12 Links Entwicklung einer marklosen und einer markhaltigen Nervenfaser. Bei markhaltigen Nervenfasern legt sich die Schwann-Zelle an das Axon an, umwickelt es und bildet durch mehrere Lagen ihrer Zellmembran die Myelinschicht. Bei marklosen Nervenfasern hingegen werden mehrere Axone von einer Schwann-Zelle umflossen, eine Myelinscheide bildet sich nicht. Rechts Längsschnitt durch eine markhaltige Nervenfaser.

Multiple Sklerose

Bei der **multiplen Sklerose** *(MS)* werden die Markscheiden in Gehirn und/oder Rückenmark herdförmig durch Autoimmunvorgänge angegriffen.

Folge ist eine Störung der Erregungsleitung, die je nach Lokalisation der Herde zu den unterschiedlichsten neurologischen Ausfällen führen kann.

Marklose Nervenfasern

Marklose Nervenfasern (→Abb. 5.12) haben nur eine dünne Myelinschicht und dadurch eine geringe Leitungsgeschwindigkeit, da das Nervensignal nicht „springen" kann, sondern Stück für Stück am Axon entlang„gehen" muss (→9.2.6).

5.5.4 Nervenfasern und Nerven

Nervenfasern, die vom ZNS zur Peripherie ziehen, heißen *efferente Nervenfasern.* Versorgen diese einen Skelettmuskel, nennt man sie auch **motorische Nervenfasern.**

Umgekehrt heißen zum ZNS ziehende Nervenfasern *afferente Nervenfasern.* Leiten sie Informationen von Sinneszellen oder -organen, werden sie auch als **sensible** oder **sensorische** Nervenfasern bezeichnet.

Jede einzelne Nervenfaser ist von einer zarten Bindegewebshülle umgeben, dem **Endoneurium.** Bündel parallel verlaufender Nervenfasern werden wiederum gemeinsam in eine Bindegewebshülle eingebettet, das **Perineurium.** Bündel solcher Nervenfaserstränge bilden schließlich den sichtbaren **Nerv** (→Abb. 5.13), der von **Epineurium** umhüllt und mit der Umgebung verbunden wird.

Ein Nerv kann sich in seinem Verlauf mehrere Male aufteilen oder sich auch mit anderen Nerven vereinigen. Er kann nur motorische Fasern **(motorischer Nerv),** nur sensible Fasern **(sensibler Nerv)** oder auch beide enthalten **(gemischter Nerv).**

5.5.5 Weiße und graue Substanz

Myelin erscheint makroskopisch weiß. Die Bereiche im ZNS, in denen die markhaltigen Nervenfasern verlaufen (im Gehirn **Bahnen** genannt), werden deshalb als **weiße Substanz** bezeichnet.

Eine größere Ansammlung von eng beieinanderliegenden Nervenzellkörpern mit ihren Dendriten – im Gehirn **Kerne** oder **Rindenfelder** genannt – erscheint dagegen eher grau und wird entsprechend **graue Substanz** genannt (→Abb. 9.13, →Abb. 9.14).

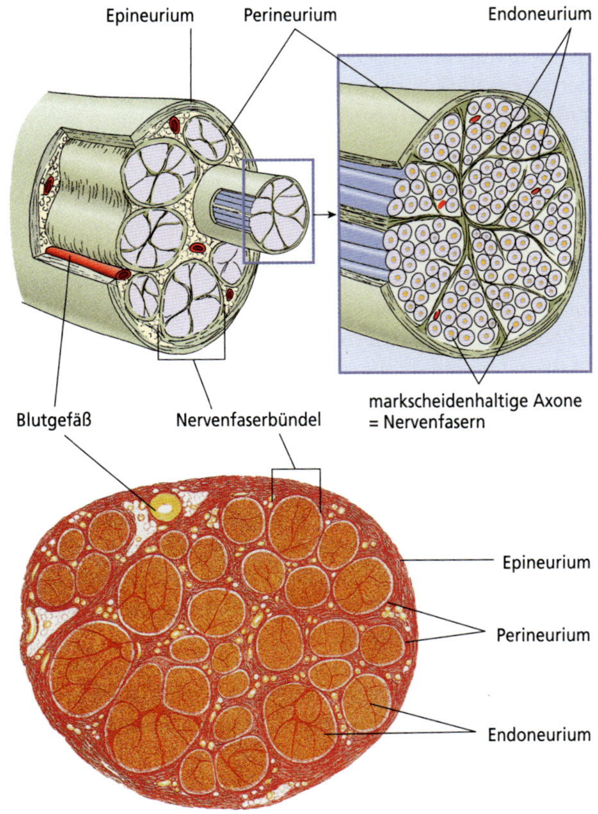

Abb. 5.13 Aufbau eines größeren Nervs und seiner Hüllstrukturen, oben in der Schemazeichnung, unten im lichtmikroskopischen Bild (die fetthaltigen Markscheiden erscheinen hier gelb). [Foto M375]

SPICKZETTEL

Nervengewebe: Hoch differenziertes Gewebe zur Signalaufnahme, -weiterleitung und -verarbeitung aus

- **Neuronen** *(Nervenzellen)* aus Zellkörper, **Dendriten** (zur Signalaufnahme) und **Axon** (*Neurit,* zur Signalweitergabe). Bilden zur Signalübermittlung spezielle Kontaktstellen aus, die **Synapsen**
- **Gliazellen** *(Stützzellen)* mit u. a. Ernährungs-, Schutz- und Stützfunktion für die Neuronen. Die verschiedenen Gliazellen sind z. B. auch die strukturelle Grundlage der **Blut-Hirn-Schranke** und bilden die **Markscheiden,** welche die Leitungsgeschwindigkeit der Axone erhöhen.

Nervenfaser: Axon plus Markscheide.
Nerv: Bündel von Nervenfasern einschließlich ihrer Umhüllung.

WIEDERHOLUNGSFRAGEN

1. Welche Gewebearten gibt es? (→ 5.1)
2. Welche Funktionen haben die Oberflächenepithelien? (→ 5.2.1)
3. Wie werden die Oberflächenepithelien eingeteilt? (→ 5.2.1)
4. Nach welchen Kriterien können exokrine Drüsen weiter differenziert werden? (→ 5.2.2)
5. Wovon hängen Stärke und Festigkeit des Bindegewebes ab? (→ 5.3)
6. Wie sind Binde- und Stützgewebe aufgebaut? (→ 5.3.1, → 5.3.2)
7. Welche Bindegewebsarten gibt es? (→ 5.3.3, → 5.3.4)
8. Welche Art von Zellen hält sich im Netzwerk des retikulären Bindegewebes auf? (→ 5.3.4)
9. Wozu braucht der Körper Fettgewebe, welche alters- und geschlechtsabhängigen Unterschiede gibt es beim Fettgewebe? (→ 5.3.5)
10. Welche Knorpelarten gibt es? (→ 5.3.6)
11. Wo findet man Faserknorpel im Körper? (→ 5.3.6)
12. Welche Knochengewebsart überwiegt in welchem Lebensalter? (→ 5.3.7)
13. Wo befindet sich quergestreifte Muskulatur am Körper? (→ 5.4.1, → 5.4.2)
14. Wie unterscheidet sich quergestreifte von der Herzmuskulatur? (→ 5.4.2)
15. Wodurch werden die Kontraktionen der glatten Muskulatur ausgelöst? (→ 5.4.3)
16. Aus welchen Zelltypen besteht das Nervengewebe? (→ 5.5.1)
17. Was sind die besonderen Kennzeichen von Neuronen? (→ 5.5.1)
18. Welche Funktion haben die Gliazellen? (→ 5.5.2)
19. Welchen Zweck erfüllt die Myelinscheide des Axons? (→ 5.5.3)
20. Woraus besteht ein Nerv? (→ 5.5.4)

6

KNOCHEN, GELENKE UND MUSKELN

LERNZIELÜBERSICHT

6.1 Knochen und Skelett

- Skelett, Skelettmuskeln und ihre Hilfseinrichtungen bilden den Bewegungsapparat.
- Die Knochen sind nur oberflächennah sehr dicht. Im Innern bestehen sie aus Knochenbälkchen, zwischen denen sich das Knochenmark befindet. Diese Leichtbauweise spart Gewicht und ist gleichzeitig stabil.
- Osteoblasten sind Zellen, die Knochen aufbauen; Osteoklasten bauen ihn ab. Knochen wird ständig umgebaut und ist sehr regenerationsfähig.
- Die meisten Knochen werden zunächst als Knorpel„modell" angelegt, welches dann verknöchert.
- Sehnen und Bänder verbinden die Knochen mit Muskeln bzw. untereinander.

6.2 Gelenke

- Gelenke verbinden Knochen miteinander.
- Gelenke mit Gelenkspalt und Beweglichkeit um 1–3 Achsen heißen Diarthrosen, unbewegliche Gelenke ohne Gelenkspalt Synarthrosen.
- Diarthrosen sind von einer Gelenkkapsel eingehüllt. Die Gelenkoberflächen sind von glattem Knorpel bedeckt, die Gelenkhöhle ist mit Synovia ausgefüllt.
- Disken/Menisken schonen den Gelenkknorpel, Bänder stabilisieren ein Gelenk.

6.3 Muskulatur

- Die Skelettmuskulatur ermöglicht durch ihre Kontraktionsfähigkeit willkürliche Bewegungen und die aufrechte Körperhaltung und ist beteiligt an Wärmeproduktion und Energieumsatz.
- Aktin- und Myosinfilamente bilden den eigentlichen kontraktilen Apparat der Muskeln.
- Herzmuskelgewebe ist quergestreift, aber nicht willentlich zu beeinflussen.
- Das glatte Muskelgewebe bildet den „Bewegungsapparat" der inneren Hohlorgane (z. B. Magen, Darm, Blase).

6.4 Körperliche Arbeit

- Körperliche Arbeit beansprucht nicht nur die Skelettmuskulatur, sondern auch Herz-Kreislauf- und Atmungssystem.
- Arbeiten über der Dauerleistungsgrenze müssen schließlich wegen Erschöpfung abgebrochen werden.

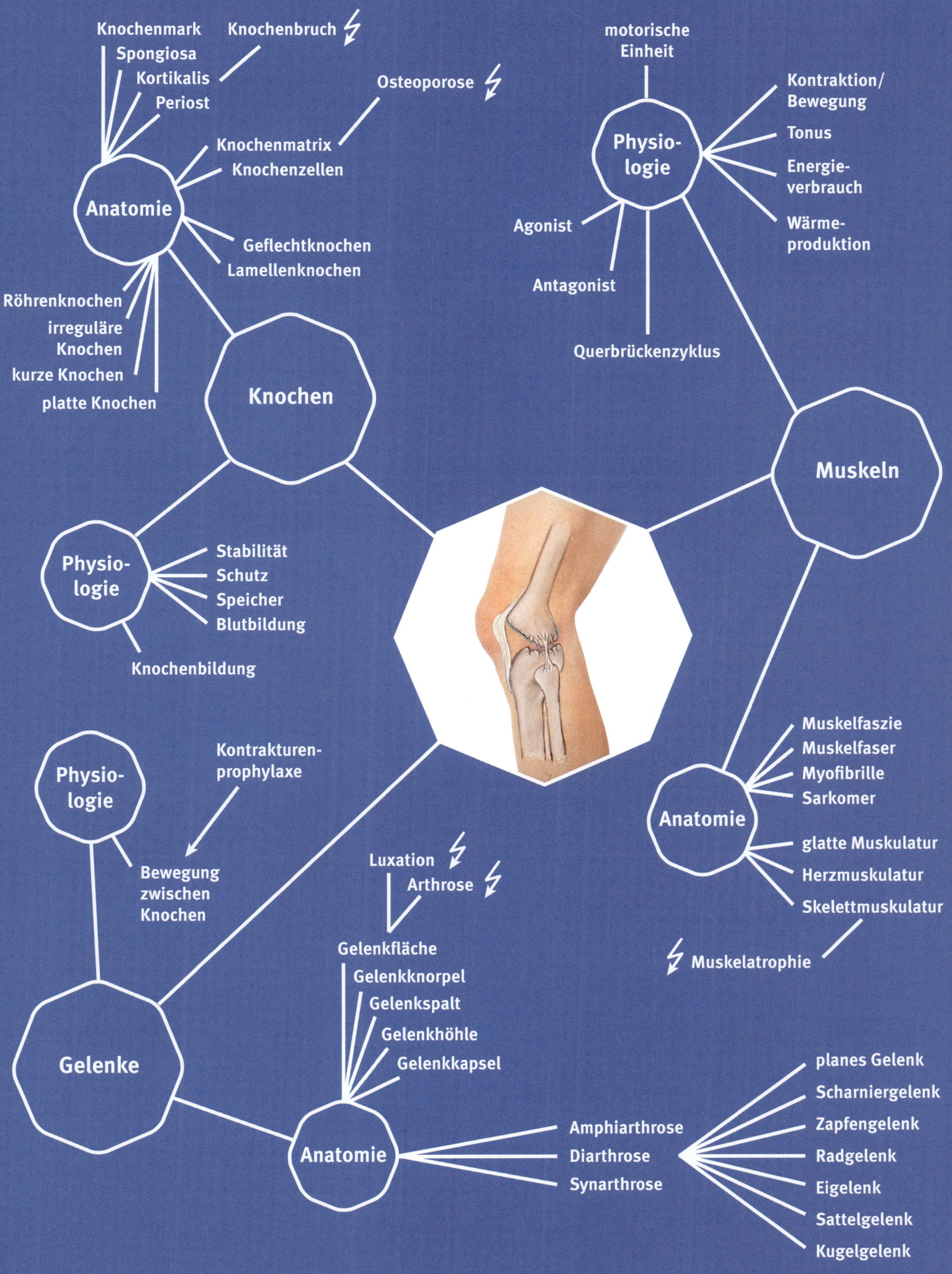
Knochen
Anatomie
Knochenmark
Spongiosa
Kortikalis
Periost
Knochenbruch
Osteoporose
Knochenmatrix
Knochenzellen
Geflechtknochen
Lamellenknochen
Röhrenknochen
irreguläre Knochen
kurze Knochen
platte Knochen
Physio-logie
Stabilität
Schutz
Speicher
Blutbildung
Knochenbildung
Muskeln
Physio-logie
motorische Einheit
Kontraktion/ Bewegung
Tonus
Energie-verbrauch
Wärme-produktion
Agonist
Antagonist
Querbrückenzyklus
Anatomie
Muskelfaszie
Muskelfaser
Myofibrille
Sarkomer
glatte Muskulatur
Herzmuskulatur
Skelettmuskulatur
Muskelatrophie
Gelenke
Physio-logie
Kontrakturen-prophylaxe
Bewegung zwischen Knochen
Anatomie
Luxation
Arthrose
Gelenkfläche
Gelenkknorpel
Gelenkspalt
Gelenkhöhle
Gelenkkapsel
Amphiarthrose
Diarthrose
Synarthrose
planes Gelenk
Scharniergelenk
Zapfengelenk
Radgelenk
Eigelenk
Sattelgelenk
Kugelgelenk

[K324]

6.1 Knochen und Skelett

Knochen- und Knorpelgewebe bilden ein stabiles Gerüst, das die äußere Gestalt beeinflusst und im Zusammenspiel mit den Muskeln die Bewegung einzelner Körperteile und des ganzen Körpers erlaubt. Dieses Gerüst ist das **Skelett.** Skelett und Skelettmuskulatur sowie ihre Hilfseinrichtungen werden als **Bewegungsapparat** zusammengefasst.

Das Skelett *schützt* außerdem innere Organe vor Verletzungen und *speichert* Mineralien, insbesondere Kalzium und Phosphat. Schließlich bietet das Skelett im Inneren vieler Knochen die Produktionsstätte für die Blutzellen (*Hämatopoese* → 12.1.3).

SPICKZETTEL

Bewegungsapparat: Skelett, Skelettmuskulatur und deren Hilfseinrichtungen (z. B. Sehnen).

6.1.1 Knochenformen

Die über 200 Knochen des Menschen werden meist nach ihrer *Form* eingeteilt.
Folgende **Knochenformen** werden differenziert:
Die **Röhrenknochen** oder *langen Knochen,* etwa der Oberarmknochen, bestehen aus einem langen, röhrenförmigen *Schaft* mit zwei verdickten Enden. Während sie außen aus einer sehr dichten Knochenschicht *(Kortikalis)* bestehen, haben sie innen meist eine aufgelockerte Struktur *(Spongiosa)* und enthalten dort Knochenmark (→ 6.1.2).

Kurze Knochen sind meist würfel- oder quaderförmig, z. B. die Handwurzelknochen. Ihre Außenschicht ist dünner als bei Röhrenknochen und geht ohne scharfe Grenze in die schwammartige (spongiöse) Innenschicht über.

Flache, kompakte Knochen bezeichnet man als **platte Knochen.** Zwischen zwei festen Außenschichten befindet sich eine schmale spongiöse Innenschicht. Beispiele sind Schädelknochen, Brustbein, Rippen, Schulterblätter und Darmbeinschaufeln.

Daneben gibt es noch unregelmäßig geformte, in kein Schema passende Knochen, die üblicherweise als **irreguläre Knochen** bezeichnet werden. Zu ihnen zählen viele Knochen des Gesichtsschädels.

Sesambeine sind kleine, in Muskelsehnen eingebettete Knochen. Sie finden sich bevorzugt dort, wo Sehnen besonderen Belastungen ausgesetzt sind, z. B. im Handgelenk. Ihre Zahl variiert, die *Kniescheiben* als größte Sesambeine sind jedoch immer vorhanden.

Durchtrittstellen von Leitungsbahnen

Viele Knochen haben spezielle Ausformungen, um Leitungsbahnen hindurchzulassen:

- Ein *Loch* oder **Foramen** ist eine Öffnung, durch die Blutgefäße, Nerven, Bänder oder, z. B. im Falle des großen Hinterhauptloches (→ Abb. 7.6), das Rückenmark hindurchziehen
- Andere Knochen besitzen eine *Grube* **(Fossa),** *Rinne* **(Sulcus)** oder einen *Einschnitt* **(Incisura),** in der Muskeln, Sehnen oder andere Strukturen versenkt verlaufen
- Durch einen längeren *Gang* **(Meatus)** im Inneren eines Knochens verlaufen z. B. die Ohrtrompete (→ Abb. 10.14), Nerven oder Gefäße.

Pneumatisierte (luftgefüllte) Hohlräume

Um Gewicht zu reduzieren, enthalten einige Schädelknochen luftgefüllte, mit Schleimhaut ausgekleidete Hohlräume, z. B. die Nasennebenhöhlen (→ Abb. 16.3). Hierzu gehören Stirn-, Sieb- und Keilbein sowie Oberkiefer.

6.1.2 Aufbau eines Knochens

Äußere Struktur

Den Schaft eines Röhrenknochens nennt man **Diaphyse,** seine beiden Enden heißen **Epiphyse,** der Abschnitt zwischen Epi- und Diaphyse ist die **Metaphyse** (→ Abb. 6.1). Die beiden Epiphysen sind von einer dünnen Schicht aus hyalinem Knorpel bedeckt, der in Gelenken die Reibung herabsetzt (→ 6.2.2).

Periost

Außerhalb der Gelenkflächen ist der Knochen von dickem, gelblichen **Periost** *(äußere Knochenhaut)* umgeben. Es liegt dem Knochen fest an.

In der Wachstumsphase setzt sich das Periost aus drei Schichten zusammen: der äußeren, gefäßreichen *Adventitia des Periosts,* der mittleren *Faserschicht des Periosts* aus Kollagen und elasti-

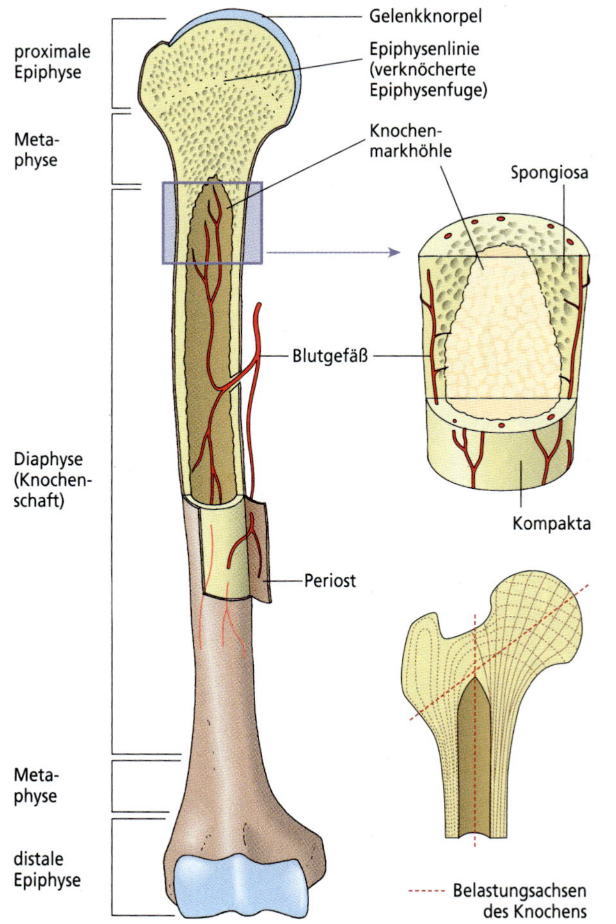

Abb. 6.1 Links und rechts oben Aufbau eines Röhrenknochens. Rechts unten Anordnung der Knochenbälkchen in Richtung der Hauptbelastungsachsen (hier am Hüftkopf).

schen Fasern sowie der inneren *Keimschicht des Periosts* mit Knochenstammzellen. Beim Erwachsenen ist das Periost dünner und die Schichten sind schlecht abgrenzbar. Auch hier enthält es aber Knochenstammzellen, Gefäße zur Versorgung des Knochens sowie Nerven (das Periost ist schmerzempfindlich).

Neben der Schutz- und Ernährungsfunktion für den Knochen dient das Periost auch dem Ansatz von Sehnen und Bändern, mit denen es sich reißfest verbindet.

Kortikalis und Spongiosa

Bei den meisten größeren Knochen ist nur die Außenschicht, die **Kortikalis** *(Knochenrinde),* aus dichtem Knochengewebe aufgebaut. Die Dicke der Kortikalis richtet sich nach funktionellen Anforderungen. Bei den Röhrenknochen ist die Kortikalis der Diaphyse sehr dicht und relativ breit und heißt dort **Kompakta.**

Der wesentlich größere Anteil im Inneren des Knochens besteht aus zarten Knochenbälkchen, der **Spongiosa** *(Schwammknochen).* Die Bälkchen sind dabei in Richtung des größten Drucks und Zugs ausgerichtet, die mechanisch wenig belasteten Stellen dazwischen bleiben hohl *(trajektorielle Bauweise).*

Durch diesen Bau wird mit einem Minimum an Material ein Maximum an Stabilität erreicht und enorm Gewicht eingespart – man spricht auch von der **Leichtbauweise** des menschlichen Skeletts: Durchschnittlich beträgt das Skelettgewicht nur etwa 10 % des Körpergewichts!

Ein Mehr würde den Organismus nur belasten, denn die zusätzliche Knochenmasse müsste nicht nur ernährt werden, sondern würde auch eine noch stärker ausgebildete Skelettmuskulatur erfordern – die Bewegungen würden kraftaufwendiger und schwerfälliger.

Endost

Die inneren Knochenoberflächen, also die Innenseite der Kortikalis und die Spongiosabälkchen, aber auch die gefäßführenden Knochenkanäle, sind von **Endost** *(innere Knochenhaut)* überzogen. Die flachen **endostalen Saumzellen** liegen auf einer dünnen Faserschicht und können bei Bedarf zu Osteoblasten differenzieren.

Knochenmark

Die Hohlräume zwischen den Knochenbälkchen (**Knochenmarkhöhle,** *Markhöhle*) werden von **Knochenmark** ausgefüllt.

Blutbildendes **rotes Knochenmark** findet sich beim Erwachsenen in den meisten kurzen, platten oder irregulären Knochen, außerdem in den Epiphysen der Röhrenknochen von Oberarm und Oberschenkel (→ Abb. 12.4). Die Markhöhlen der übrigen Knochen sind nur beim Kind mit rotem Mark gefüllt, das nach und nach in fetthaltiges **gelbes Knochenmark** *(Fettmark)* umgewandelt wird.

Ernährung des Knochens

Der Knochen wird auf zwei Wegen mit Blut und so mit Nährstoffen versorgt: Einerseits sprossen aus dem Periost winzige Blutgefäße in den Knochen ein und versorgen ihn von außen. Andererseits durchbohren größere Arterien die Kortikalis, ziehen zum Markraum und verzweigen sich dort zu einem Gefäßnetz, das den Knochen von innen versorgt. Im Inneren der Kompakta ziehen die kleinen Gefäße in den längs verlaufenden **Havers-Kanälen.** Querverbindungen dazwischen heißen **Volkmann-Kanäle** (→ Abb. 6.2). Sie verbinden auch die beiden Versorgungssysteme untereinander.

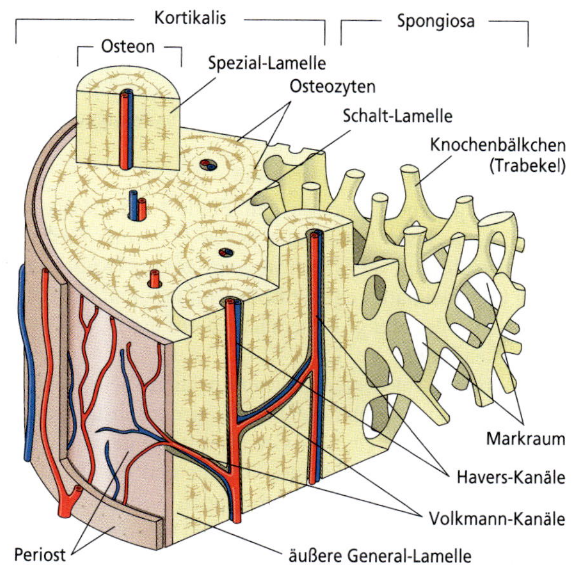

Abb. 6.2 Aufbau von Lamellenknochen. Blutgefäße durchstoßen in radiär verlaufenden Volkmann-Kanälen den Knochen und treffen auf die Havers-Kanäle, in denen sich die Blutgefäße weiter verzweigen, um das Gewebe zu versorgen.

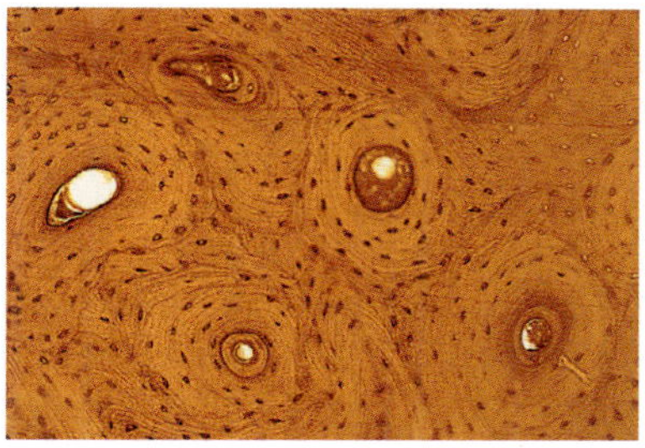

Abb. 6.3 Lichtmikroskopisches Bild der Kortikalis eines Lamellenknochens mit mehreren quer geschnittenen Osteonen. [M375]

Feinbau: Geflecht- und Lamellenknochen

Geflechtknochen besteht aus einem dreidimensionalen Geflecht von **Knochenbälkchen** *(Trabekel)* mit ungeordneten Kollagenfasern und Knochenzellen. Neugeborene haben überwiegend Geflechtknochen, der allmählich zum stärker differenzierten und stabileren Lamellenknochen umgebaut wird. Bei Erwachsenen kommt Geflechtknochen nur an wenigen Stellen vor (z. B. den Schädelnähten), außerdem bei der Knochenbruchheilung.

Im deutlich stabileren **Lamellenknochen** sind die kollagenen Fasern der Knochengrundmasse geordnet und bilden feine, dünne Plättchen, die **Lamellen,** die Bruchteile von Millimetern dick sind (→ Abb. 6.2, → Abb. 6.3). In der Spongiosa verlaufen diese Lamellen ungefähr parallel zur Bälkchenoberfläche. In Kortikalis bzw. Kompakta werden verschiedene Lamellenformen unterschieden:

- Etwa 30 dünne **Spezial-Lamellen** *(Osteon-Lamellen)* ordnen sich röhrenförmig um einen Havers-Kanal mit dem sie ernährenden kleinen Gefäß. So entsteht eine Vielzahl feiner Säulen, die *Havers-Säulen* oder **Osteone.** Sie bilden die Baueinheit des Knochens. Osteone sind 0,1–0,4 mm dick und wenige Millime-

ter bis Zentimeter lang. Sie verlaufen vorwiegend in Längsrichtung und bestimmen so die Biegefestigkeit des Knochens
- **Schalt-Lamellen** füllen die Lücken zwischen den Osteonen
- Große **General-Lamellen** umgeben zirkulär den Röhrenknochen und begrenzen ihn zum Periost und nach innen.

Knochenmatrix und Knochenzellen

Das Knochengewebe gehört zu den Binde- und Stützgeweben (→ 5.3). Entsprechend findet man neben (Knochen-)Zellen viel Interzellulärsubstanz, die *Knochengrundsubstanz* **(Knochenmatrix).** Die Knochenmatrix enthält Kollagenfasern und – als Besonderheit – in großer Menge Mineralien, die zu ihrer „Verkalkung" und Festigkeit führen.

Es gibt drei verschiedene Arten von Knochenzellen:

Die **Osteoblasten** bauen die Knochengrundsubstanz auf. Sie bilden zunächst eine *organische* Grundsubstanz, die vornehmlich aus Kollagen und Glykoproteinen besteht und als **Osteoid** bezeichnet wird. Auch an der nachfolgenden *Mineralisation* oder „Verkalkung" der Grundsubstanz sind die Osteoblasten beteiligt, indem sie *anorganische* Kalziumphosphate und Kalziumkarbonate in den interstitiellen Raum ausscheiden. Da diese Salze schlecht löslich sind, kristallisieren sie entlang der Kollagenfasern aus und mauern so die Osteoblasten ein. Von der Umgebung weitgehend abgeschnitten, verlieren sie ihre Fähigkeit zur Zellteilung und heißen dann **Osteozyten.** Über lange, dünne Fortsätze bleiben die Osteozyten miteinander in Verbindung. Schließlich verhärtet sich das Gewebe und bildet die extrem belastbare Knochenstruktur.

Gegenspieler sind die mehrkernigen **Osteoklasten,** die sich aus Blutstammzellen im Knochenmark entwickeln und zum Monozyten-Makrophagen-System gehören (→ 13.2.2). Sie können Knochen wieder auflösen, was in Umbauphasen wie im Wachstum oder nach Knochenbrüchen notwendig ist.

Zeitlebens wird Knochengewebe in einem *dynamischen Gleichgewicht* neu gebildet und abgebaut und werden ständig Knochenminerale in die Blutbahn abgegeben und von dort wieder aufgenommen. Dadurch kann sich der Knochen veränderten Anforderungen anpassen oder während einer Schwangerschaft Knochenminerale zur Verfügung stellen. Mitentscheidend für diesen Umbau sind die auf den Knochen einwirkenden mechanischen Belastungen: Belastung fördert die Osteoblastentätigkeit und damit Knochenaufbau und -mineralisation.

Knochenmasse

Bei Kindern, Jugendlichen und jungen Erwachsenen nimmt die **Knochenmasse** kontinuierlich zu. Nach Erreichen der **maximalen Knochenmasse** *(peak bone mass)* mit etwa 30 Jahren nimmt die Knochenmasse wieder ab, zunächst bei Männern und Frauen gleich schnell, ab den Wechseljahren bei Frauen stärker als bei Männern (→ Abb. 6.4).

Osteoporose

Die **Osteoporose** ist eine generalisierte Knochenerkrankung mit verminderter Knochenmasse *und* veränderter Knochenmikroarchitektur (→ Abb. 6.5): Der Knochen wird brüchig, oft sintern Wirbelkörper zusammen (die Betroffenen werden mehrere Zentimeter kleiner und bekommen einen Rundrücken), und nicht selten führen „banale" Verletzungen zu Knochenbrüchen. Betroffen sind vor allem ältere Frauen, wobei dem Östrogenmangel nach den Wechseljahren eine bedeutende Rolle zugeschrieben wird.

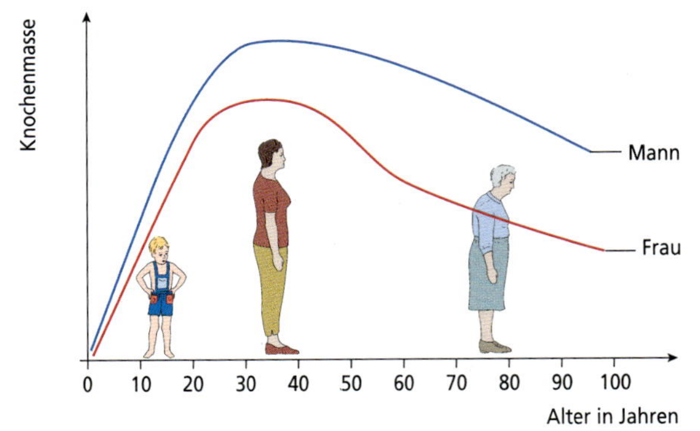

Abb. 6.4 Knochenmasse in Abhängigkeit vom Alter. Frauen verlieren vor allem in den Wechseljahren deutlich schneller an Knochenmasse als Männer.

Wichtiges Hilfsmittel in der Diagnostik ist die **Knochendichtemessung,** bei der der für die Knochenstabilität bedeutsame Mineralgehalt des Knochens mit radiologischen Verfahren bestimmt wird.

Die Knochenarchitektur ist bisher nur indirekt und begrenzt beurteilbar.

Behandelt wird die Osteoporose derzeit vor allem mit Kalzium, Vitamin D und Bisphosphonaten (z. B. Fosamax®). Die normale Knochendichte und -struktur kann aber nicht wiederhergestellt werden.

PRÄVENTION

Je höher die maximale Knochenmasse ist und je langsamer der Knochen in der zweiten Lebenshälfte abgebaut wird, desto länger dauert es, bis die Knochendichte eine „kritische" Grenze unterschreitet.

Entsprechend sollten alle Menschen zu einer **„knochengesunden" Lebensweise** beraten werden:
- Genügend körperliche Bewegung, möglichst im Freien wegen der besseren Vitamin-D-Bildung
- Ausreichende Kalziumzufuhr, aber auch ausreichende Versorgung mit anderen Mineralstoffen und Vitaminen
- Möglichst kein Untergewicht
- Rauchverzicht

Das Frakturrisiko wird außerdem von Faktoren wie Muskelkraft und Koordination beeinflusst. Insbesondere ältere Menschen werden daher zusätzlich zur **Sturzprophylaxe** beraten (→ 22.5.2).

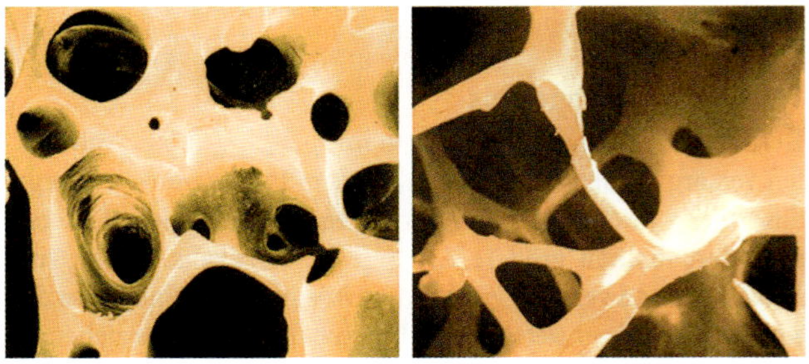

Abb. 6.5 Links gesunder, rechts osteoporotischer Knochen mit zu wenigen und zu schmalen Knochenbälkchen. [E437]

SPICKZETTEL

Knochen: Zum einen gleichbedeutend mit Knochengewebe (→5.3.6) gebraucht, zum anderen Bezeichnung für die festen Skelettteile, die in ihrer Gesamtheit zusammen mit geringen Knorpelanteilen das **Skelett** bilden. Beim Erwachsenen ca. 210 Knochen sehr unterschiedlicher Größe und Form.
Von außen nach innen aufgebaut aus:

- **Periost** *(äußere Knochenhaut).* Bindegewebige Knochenhülle mit Gefäßen und Nerven
- **Kortikalis** *(Knochenrinde)* aus dichtem Knochengewebe, bei Röhrenknochen besonders dick und **Kompakta** genannt
- **Spongiosa** *(Schwammknochen)* aus einem dreidimensionalen Netz von Knochenbälkchen
- **Endost** *(innere Knochenhaut)*
- Knochenmark.

Histologisch beim Erwachsenen überwiegend **Lamellenknochen,** in Kortikalis/Kompakta mit Bildung zylindrischer **Osteone** mit kreis- bzw. zylinderförmigen Lamellen um einen gefäßführenden **Havers-Kanal.**
Zeitlebens ständiger Knochenumbau mit Knochenaufbau durch **Osteoblasten** und Knochenabbau durch **Osteoklasten.**

6.1.3 Knochenentwicklung

Der Vorgang der Knochenbildung heißt **Ossifikation** *(Verknöcherung).* In einem ersten Entwicklungsschritt bilden sich an den Stellen der späteren Knochen zusammenhängende Stränge aus *embryonalem Bindegewebe.* Von diesem Stadium aus gibt es zwei Möglichkeiten: die direkte Verknöcherung *(desmale Ossifikation)* und die Verknöcherung über knorpelige Zwischenstufen *(chondrale Ossifikation).* In beiden Fällen entsteht zunächst *Geflechtknochen,* der dann zu *Lamellenknochen* umgebaut wird.

Desmale Ossifikation

Die Knochen des Schädeldaches, die meisten Gesichtsknochen und das Schlüsselbein verknöchern direkt durch **desmale Ossifikation.** Osteoblasten häufen sich im embryonalen Bindegewebe an und bilden Knochengrundsubstanz, die dann vor und nach der Geburt in Form der Knochenbälkchen (Trabekel) verkalkt. Über desmale Ossifikation gebildete Knochen werden auch als *Bindegewebsknochen* bezeichnet.

Chondrale Ossifikation

Die meisten Knochen des Körpers entwickeln sich jedoch über einen Umweg:

- Zunächst entstehen aus den embryonalen Bindegewebssträngen Stäbe aus glasartigem *hyalinem Knorpel* (→5.3.6)
- In einem zweiten Schritt wird der Knorpel Stück für Stück durch Knochengewebe ersetzt (**chondrale Ossifikation** → Abb. 6.6).

Daher heißen die so gebildeten Knochen auch *Ersatzknochen.*

Bei dieser Verknöcherung der knorpeligen Zwischenstufe unterscheidet man zwei Formen, die parallel zueinander stattfinden:

- Die **enchondrale Ossifikation** im Knorpelinneren. Blutgefäße dringen in den Knorpelstab ein. Im Innern des Knorpelstabes entsteht ein **primärer Knochenkern,** der durch schichtweise Auflösung von Knorpel und Anlagerung von Knochen allmählich größer wird. Überwiegend erst nach der Geburt entstehen so auf vergleichbare Weise **sekundäre Knochenkerne** in den Knorpelenden (Epiphysen)
- Die vom Perichondrium ausgehende **perichondrale Ossifikation.** Hierbei bildet sich innen am Perichondrium eine Hülle aus Osteoblasten, die eine dünne, strohhalmartige Knochenmanschette erzeugen.

Die perichondrale Knochenmanschette verschmilzt mit den aus dem Knocheninneren herauswachsenden primären und sekundären Knochenkernen. Durch weiteren Umbau entwickelt sich dann oberflächennah die dichte *Kortikalis* und im Inneren größerer Knochen die *Spongiosa* (→6.1.2).

Epiphysenfugen

Nach Ausbildung der sekundären Knochenkerne ist das Knorpelgewebe der Epiphyse mit zwei Ausnahmen vollständig durch Knochen ersetzt: Auf der Gelenkfläche der Epiphyse verbleibt der hyaline Knorpel als hoch belastbarer **Gelenkknorpel** und in Richtung Diaphyse die knorpelige **Epiphysenfuge** *(Längenwachstumszone, Wachstumsplatte).*

Von der Epiphysenfuge geht das weitere Längenwachstum des Röhrenknochens aus, bis sie zur **Epiphysenlinie** verknöchert („sich verschließt") und somit das Skelettwachstum abgeschlossen ist.

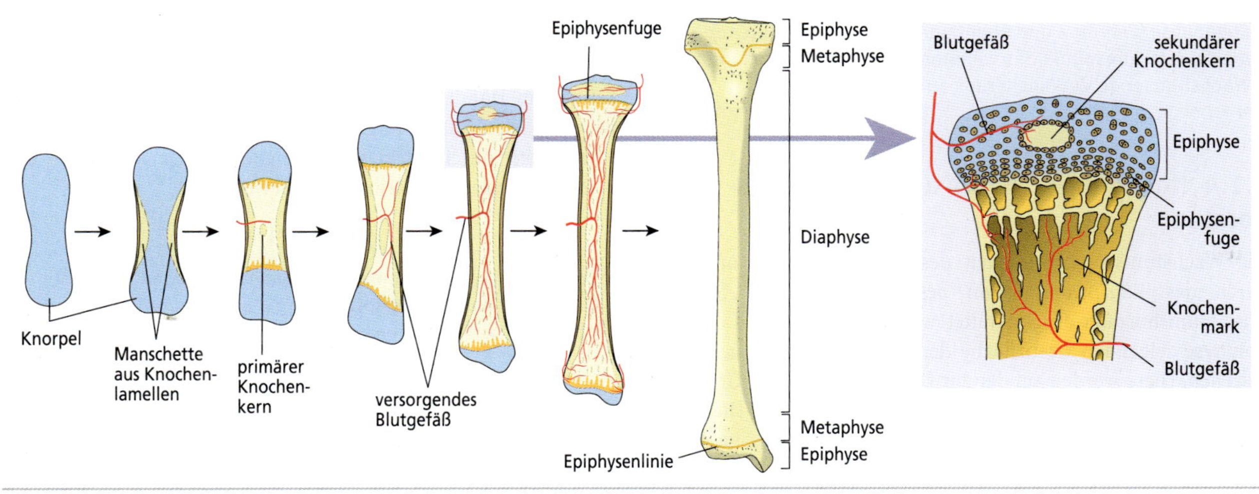

Abb. 6.6 Ablauf der chondralen Ossifikation.

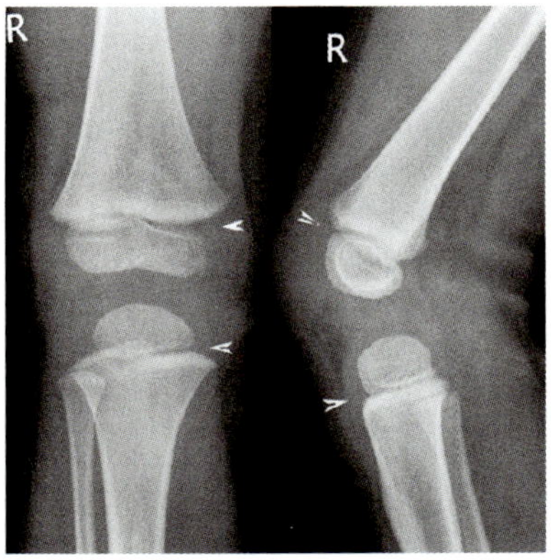

Abb. 6.7 Röntgenaufnahme des Kniegelenks eines Vierjährigen mit deutlich sichtbaren Epiphysenfugen (Pfeilspitzen) und Epiphysenkernen von Oberschenkelknochen und Schienbein. Der Epiphysenkern des Wadenbeins fehlt noch. [M500]

Skelettalter

Beim Neugeborenen bestehen unter anderem Epiphysen, Hand- und Fußwurzel aus Knorpel. Auftreten und Wachstum von Knochenkernen und Schluss der Epiphysenfugen sind von Knochen zu Knochen unterschiedlich und folgen einem festen Muster (→ Abb. 6.7), sodass Atlanten mit typischen „Knochenbildern" für Jungen bzw. Mädchen bestimmten Alters erstellt wurden.

PÄDIATRIE

Durch Vergleich meist einer Röntgenaufnahme der linken Hand mit Standardbildern kann z. B. bei Verdacht auf Wachstumsstörungen das *Knochen-* oder **Skelettalter** eines Kindes bestimmt werden. Es weicht normalerweise nicht mehr als ein Jahr vom Lebensalter ab.

SPICKZETTEL

Ossifikation: Knochenbildung, Verknöcherung.
- **Desmale** *(direkte)* **Ossifikation** unmittelbar aus Bindegewebe → *Bindegewebsknochen*, z. B. Schädelknochen
- **Chondrale** *(indirekte)* **Ossifikation** über hyalinen Knorpel, der dann durch Knochen ersetzt wird → *Ersatzknochen*, z. B. Röhrenknochen
- In beiden Fällen zuerst Geflechtknochen, dann Umbau zu Lamellenknochen.

Epiphysenfuge *(Längenwachstumszone, Wachstumsplatte):* Bei Röhrenknochen im Rahmen der chondralen Ossifikation verbleibende Knorpelschicht zwischen bereits verknöcherter *Metaphyse/Diaphyse* und ebenfalls schon verknöcherter *Epiphyse*. Ausgangspunkt des weiteren Längenwachstums. Nach Wachstumsende Verknöcherung zur **Epiphysenlinie.**

6.1.4 Knochenwachstum und Wachstumshormon

Die Wachstumsgeschwindigkeit des Knochens wird vor allem durch das *Wachstumshormon* bestimmt (→ 11.2.2). Solange Wachstumshormon ausgeschüttet wird, bilden sich auf der zur Epiphyse zeigenden Grenzfläche der Epiphysenfuge neue Knorpelzellen. Diese werden auf der zur Diaphyse zeigenden Grenzfläche der Fuge durch Knochenzellen ersetzt. So bleibt die Dicke der Epiphysenfuge ziemlich konstant, während der knöcherne Anteil auf der Diaphysenseite wächst.

Zu Beginn der Pubertät kommt es durch das Zusammenwirken von Wachstumshormon mit den Sexualhormonen Östrogen und Testosteron zum *pubertären Wachstumsschub* (→ 21.3.1). Gegen Ende der Pubertät werden durch die Sexualhormone und das Absinken des Wachstumshormonspiegels die epiphysären Knorpelzellen zunehmend inaktiv.

Schließlich hören sie auf, sich zu teilen, die knorpelige Epiphysenfuge wird knöchern durchbaut, und das Längenwachstum des entsprechenden Knochens ist unwiderruflich beendet.

6.1.5 Mineralhaushalt des Knochens

Der ständige Auf- und Abbau von Knochengewebe muss auch nach dem Abschluss des Knochenwachstums fein reguliert werden, damit es nicht zu Funktionsstörungen kommt:
- Als Grundvoraussetzung muss die Nahrung ständig ausreichend **Kalzium** und **Phosphat** enthalten – sie verleihen der Knochenmatrix Festigkeit. Zu wenig Kalzium in der Nahrung begünstigt eine Osteoporose. Vor allem in Schwangerschaft, Stillperiode und Alter sollte auf eine ausreichende Kalziumzufuhr, z. B. durch reichlich Milchprodukte, geachtet werden (→ 18.8.3). Ein Mangel an Phosphat dagegen ist selten
- **Vitamin-D-Hormon** (*Kalzitriol* → 11.5) entsteht aus Vitamin-D-Vorstufen, welche unter UV-Bestrahlung in der Haut gebildet und mit der Nahrung aufgenommen werden. Unser Körper braucht Vitamin D unter anderem für die Aufnahme von Kalzium aus dem Darm
- Die Regulation des Kalziumhaushalts übernehmen die Hormone **Parathormon** und **Kalzitonin** unter Mitwirkung des Vitamin-D-Hormons (Details → 11.5)
- Auch die Sexualhormone **Östrogen** (bei der Frau, → 19.2.5) und **Testosteron** (beim Mann, → 19.1.3) unterstützen beim Erwachsenen den Knochenerhalt
- Schließlich sind auch die **Vitamine A, B_{12}** und **C** (→ 17.9.9) für die Regulation der Osteoblasten- und Osteoklastentätigkeit und die Aufrechterhaltung der Knochengrundsubstanz von Bedeutung.

6.1.6 Sehnen und Bänder

Über bindegewebige, derbe **Sehnen** (*Tendines*, Sing. *Tendo*) sind die Muskeln an die Knochen angeheftet. An vielen Körperstellen sind auch Knochen untereinander zur besseren Stabilität direkt durch sehnenähnliche derbe Bindegewebszüge verknüpft – die **Bänder** (*Ligamenta*, Sing. *Ligamentum*).

Wo Sehnen in unmittelbarer Knochennähe verlaufen oder umgelenkt werden, sind sie nicht selten von **Sehnenscheiden** (*Vaginae tendinum*, Sing. *Vagina tendinis*) umhüllt, etwa die langen Sehnen an Händen und Füßen. Diese doppelwandigen, ähnlich wie eine Gelenkkapsel aufgebauten Röhren führen die Sehnen und vermindern durch geringste Flüssigkeitsmengen zwischen den beiden „Wänden" die Reibung bei Bewegungen.

MEDIZIN

Bei Überlastung können sich die Sehnenscheiden entzünden. Diese **Sehnenscheidenentzündung** *(Tendovaginitis)* zeigt sich durch starke Schmerzen bei Bewegung.

Oberflächenstrukturen von Knochen

Die Anhaftungsstellen von Sehnen und Bändern an der Knochenoberfläche müssen hohen mechanischen Belastungen standhalten. An solchen **Knochenanhaftungsstellen** bildet der Knochen speziell ausgeformte *Oberflächenstrukturen*, z. B.:

- *Knochenleisten* (**Cristae,** z. B. die Crista iliaca des Hüftknochens → Abb. 7.36)
- *(Gelenk-)Knorren* (**Condylus**) mit Fortsätzen darauf (*Obergelenkknorren,* **Epicondylus**), die Muskeln als Ursprung dienen, z. B. beim Oberarmknochen (→ Abb. 7.25)
- *Aufrauungen* (**Tuberositas**) zum Ansatz von Bändern oder Sehnen
- Schmale spitze Ausläufer (Dornfortsätze der Wirbelkörper → Abb. 7.11).

SPICKZETTEL

Sehne *(Tendo):* Verbindung zwischen Muskel und Knochen aus straffem, parallelfaserigem Bindegewebe. Überträgt die Muskelkraft auf das Skelett.
Band *(Ligamentum):* Verbindung zwischen Knochenstücken. Meist aus straffem, parallelfaserigem Bindegewebe. Stabilisiert v. a. Gelenke und kann inner- oder außerhalb des Gelenks liegen.

6.1.7 Frakturen

Bei einer **Fraktur** *(Knochenbruch)* ist die Kontinuität des Knochens unterbrochen – mindestens zwei Knochenbruchstücke werden durch einen **Frakturspalt** voneinander getrennt (→ Abb. 6.8).

Traumatisch bedingte Frakturen sind Folge starker äußerer Kräfte, z. B. eines Autounfalls; bei *pathologischen Frakturen* bricht ein z. B. durch Tumor oder Osteoporose vorgeschädigter Knochen (fast) ohne Gewalteinwirkung. Ist die Haut über der Bruchstelle intakt, handelt es sich um eine *geschlossene Fraktur.* Bei einer gleichzeitigen Haut- und Weichteilverletzung im Frakturbereich spricht man von einer *offenen Fraktur.* Es besteht das Risiko einer (bakteriellen) **Ostitis** und **Osteomyelitis,** einer bedrohlichen Infektion von Knochen und Knochenmark.

Ziel jeder Frakturbehandlung ist der stabile Wiederaufbau des Knochens über den Frakturspalt hinweg. Je nach Lokalisation und Art des Knochenbruchs wird entweder *konservativ* (durch festen *Gips- bzw. Kunststoffverband* oder ruhigstellende *Orthese*) oder *operativ* behandelt (*Osteosynthese* mit operativem Zusammenfügen von Knochenstücken, z. B. mittels Schrauben oder Metallplatten).

PFLEGE

Noch **nicht stabilisierte Frakturen** sind sehr schmerzempfindlich. Die betroffene Extremität wird in einer Schiene ruhiggestellt. Umlagerungen werden zur Verhinderung von Schmerzen, Gefäß- und Nervenschäden auf ein Minimum beschränkt und erfolgen behutsam, ggf. nach vorheriger Schmerzmittelgabe.

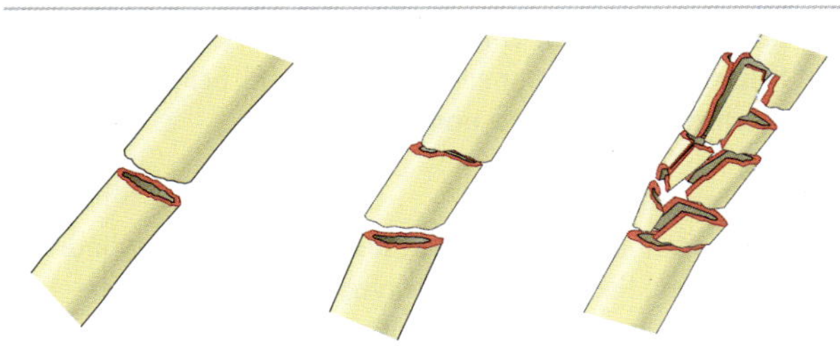

Abb. 6.8 Frakturen. Einteilungskriterien sind u. a. der Verlauf der Frakturlinie (z. B. Querfraktur, links, und Schrägfraktur) oder die Zahl der Knochenbruchstücke (z. B. einfache, Stück-, Trümmerfraktur).

Frakturheilung

Werden die Knochenbruchstücke durch Osteosynthese unter Druck genau passend aufeinandergepresst, so erfolgt der Durchbau direkt **(primäre Frakturheilung).**

Liegen jedoch die Knochenbruchstücke nicht genau aneinander oder ist der Bruch nicht absolut ruhiggestellt, entsteht an den Bruchenden zunächst ein knorpelartiger **Kallus,** der die Bruchstelle nach und nach verlötet. Er wird sekundär über viele Monate wie bei der chondralen Ossifikation (→ 6.1.3) in Knochen umgewandelt **(sekundäre Frakturheilung).**

Kindliche Knochenbrüche

Generell heilen Knochenbrüche bei Kindern schneller als bei Erwachsenen. Darüber hinaus gibt es zwei Besonderheiten:

- Zum einen sind insbesondere am Unterarm **Grünholzfrakturen** nicht selten, bei der Knochen und Periost auf einer Seite intakt bleiben
- Zum anderen kann bei kindlichen Frakturen die Epiphysenfuge geschädigt werden. Wachstumsstörungen sind die mögliche Folge. Nach bestimmten Frakturen sind deshalb spätere Kontrollen anzuraten.

6.2 Gelenke

6.2.1 Gelenkarten

Körperbewegungen finden nicht an den Knochen selbst statt, sondern an den Verbindungsstellen zwischen den Knochen – den **Gelenken.**

Bei den meisten Gelenken besteht zwischen den gelenkbildenden Knochen eine „richtige Lücke", der *Gelenkspalt.* Diese Gelenke heißen **Diarthrosen,** *echte* oder *freie Gelenke,* und sind überwiegend gut beweglich. Sehr straffe Diarthrosen mit geringer Beweglichkeit nennt man **Amphiarthrosen** *(straffe Gelenke).* Zu ihnen gehört das Sakroiliakalgelenk zwischen Darmbein und Kreuzbein (→ Abb. 7.35).

Es gibt aber auch unbewegliche Gelenke *ohne* Gelenkspalt. Solche **Synarthrosen** *(Fugen, Haften)* sollen Knochen möglichst unverrückbar zusammenhalten:

- **Syndesmosen** *(Bandhaften)* sind durch straffes kollagenes Bindegewebe fest überbrückt (z. B. die Membrana interossea → 7.7.3)
- **Synchondrosen** *(Knorpelhaften)* sind knorpelige Verbindungen wie z. B. an der Symphyse (Schambeinfuge → 7.5.1) oder zwischen Rippen und Brustbein
- **Synostosen** *(Knochenhaften)* entstehen, wenn das Bindegewebe zwischen zwei Knochen im Laufe der Entwicklung durch Knochen ersetzt wird, z. B. bei der Verknöcherung des Kreuzbeins aus fünf Wirbelsegmenten (→ Abb. 7.12).

6.2.2 Aufbau von Diarthrosen

Die meist gute Beweglichkeit in Diarthrosen wird durch folgende Grundstrukturen ermöglicht (→ Abb. 6.9):

- Die **Gelenkflächen.** Die gelenkbildenden Knochenenden werden von hyalinem **Gelenkknorpel** überzogen, der die weißliche, spiegelglatte Gelenkfläche bildet
- Die **Gelenkhöhle,** die durch *Gelenkflüssigkeit (Synovia)* ausgefüllt wird. Der zwischen den gelenkbildenden Knochenflächen befindliche Teil der Gelenkhöhle heißt **Gelenkspalt**

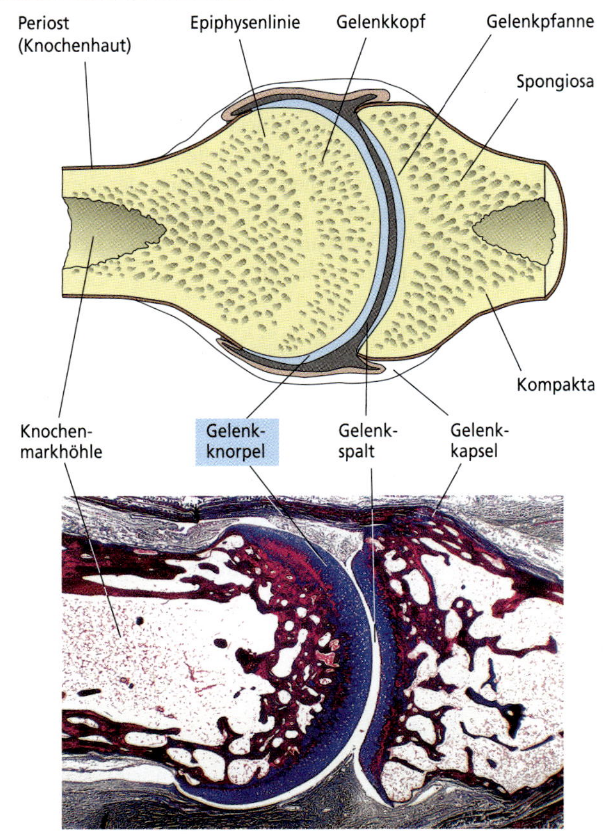

Abb. 6.9 Längsschnitt durch eine Diarthrose, oben Schemazeichnung, unten lichtmikroskopisches Bild. [Foto M375]

- Die **Gelenkkapsel** als straffe Umhüllung des Gelenkraums. Sie besteht aus zwei Schichten: außen die *Membrana fibrosa* aus kollagenem Fasermaterial, die durch ihren festen Halt vor Verrenkungen schützt, und innen die *Membrana* synovialis (**Synovialmembran**) mit elastischen Fasern, Gefäßen und Nerven, welche die Synovia absondert
- Die **Synovia,** eine klare, fadenziehende, eiweiß-, fett- und muzinhaltige (*muzin* = Schleim) Flüssigkeit. Sie schmiert wie ein Getriebeöl die Gelenkflächen und ernährt den gefäßlosen Knorpel durch Diffusion (→ 3.5.4). Ihre Bildung und ihr Eindringen in den Knorpel werden durch Bewegung des Gelenks gefördert.

In die Gelenkkapsel sind oft **Bänder** eingeflochten, derbe Verstärkungsstränge, welche die Knochen direkt verbinden und das Gelenk in ungünstigen Belastungssituationen stabilisieren (z. B. das Innen- und Außenband des oberen Sprunggelenks).

MEDIZIN

Bei einer **Luxation** *(Verrenkung, Auskugelung)* verschieben sich die Gelenkflächen, sodass sie keinen Kontakt mehr zueinander haben. Begleitverletzungen z. B. von Gelenkkapsel oder Bändern sind häufig. Je beweglicher ein Gelenk ist, desto größer ist das Luxationsrisiko.

Schleimbeutel

Um Gewebeschäden durch Reibung bei Körperbewegungen zu verhindern, sind an vielen Stellen in der Nähe oder am Rand der Gelenkhöhle dünnwandige, mit Synovialmembran ausgekleidete Säcke ausgebildet, die **Schleimbeutel** *(Bursae synoviales).* Sie verteilen an druckbelasteten Stellen den Druck gleichmäßiger, erleichtern das Aufeinandergleiten der beteiligten Strukturen und dienen als Puffer bei Bewegungen.

Disken und Menisken

In manchen Gelenkhöhlen liegt ein scheiben- oder ringförmiger Zwischenknorpel. Ein **Diskus** unterteilt den Gelenkspalt vollständig, ein **Meniskus** unvollständig. Disken und Menisken schonen den Gelenkknorpel, indem sie den Druck gleichmäßiger verteilen und Krümmungsungleichheiten zwischen den Gelenkflächen ausgleichen. Medizinisch bedeutsam sind insbesondere die Menisken des Knies (→ 7.5.5).

Altersveränderungen der Gelenke

Im Alter wird der Gelenkknorpel dünner, weniger elastisch und vor allem an mechanisch besonders belasteten Stellen rau. Sehnen und Bänder verlieren an Dehnbarkeit und reißen leichter.

GERIATRIE

Eine sehr häufige Gelenkerkrankung älterer Menschen ist die **Arthrose.** Altersveränderungen des Knorpelgewebes (→ 5.3.6), gefördert durch starke Belastung (etwa bei Übergewicht), aber auch Bewegungsmangel, lassen den Gelenkknorpel rau und dünn werden und schließlich schwinden, sodass Knochen auf Knochen reibt. Zuerst schmerzen die Gelenke nur zu Bewegungsbeginn und nach längerer Belastung, in schweren Fällen lassen **Knie-** und **Hüftgelenkarthrose** (*Gon-* bzw. *Coxarthrose*) als häufigste Formen jeden Schritt zur Qual werden. Behandelt wird so lange wie möglich konservativ (Bewegung bei geringer Belastung, ggf. Medikamente). Bei starken Schmerzen und erheblicher Bewegungseinschränkung kann die Implantation einer *Gelenkprothese (Endoprothese)* unumgänglich sein.

6.2.3 Gelenkformen und -beweglichkeit

Auch Diarthrosen sind sehr unterschiedlich beweglich. Die Bewegungsmöglichkeiten eines Gelenks – man spricht von **Freiheitsgraden** – werden dabei entscheidend von der Gestalt der gegenüberstehenden Gelenkflächen mitbestimmt. Es gibt sechs verschiedene Grundformen von Gelenken (→ Abb. 6.10):

Scharniergelenk

Bei einem **Scharniergelenk** wird eine nach außen gewölbte *(konvexe)* Gelenkfläche in Rollenform von einer nach innen gewölbten *(konkaven)* Gelenkfläche schalenförmig umgriffen. Ähnlich wie ein Türscharnier das Öffnen oder Schließen einer Tür ermöglicht, also eine Bewegung um *eine* Achse in zwei Richtungen, haben auch **Scharniergelenke** nur *einen* Freiheitsgrad. Scharniergelenke finden sich zwischen Finger- und Zehengliedern.

Zapfen- und Radgelenk

Auch bei Zapfen- und Radgelenken steht eine *konvexe,* zylindrisch geformte Gelenkfläche einer *konkaven* gegenüber. Zapfen- und Radgelenke haben nur einen Freiheitsgrad:

- Beim **Zapfengelenk** dreht sich die konvexe Gelenkfläche innerhalb eines Bandes, das die konkave Gelenkfläche zum Ring ergänzt. Ein Beispiel hierfür ist das proximale Radioulnargelenk am Ellenbogen (→ Abb. 6.10)

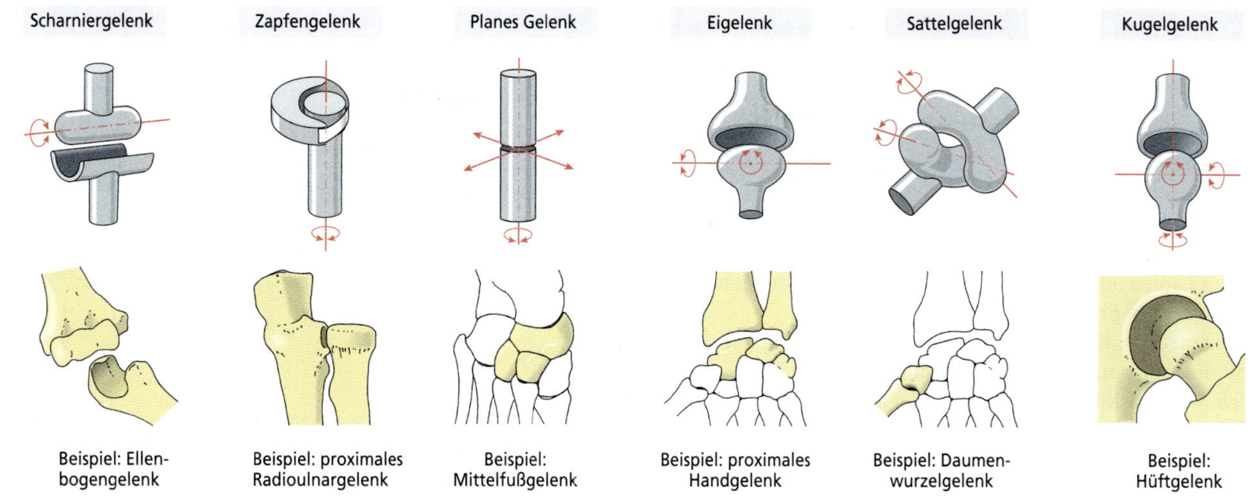

Abb. 6.10 Verschiedene Gelenkformen.

- Beim **Radgelenk** bewegt sich die konkave Gelenkfläche um die konvexe (z. B. das distale Radioulnargelenk → Abb. 7.20).

Planes Gelenk

Plane Gelenke haben flache oder allenfalls leicht gewölbte Gelenkflächen. Sie erlauben Rotation sowie Gleitbewegungen, wobei für Letztere als Besonderheit keine einheitliche Bewegungsachse angegeben werden kann. Ihre Beweglichkeit wird aber in aller Regel durch kräftige Bänder ganz erheblich eingeschränkt. Plane Gelenke befinden sich beispielsweise in der Hand- und Fußwurzel, auch die Zwischenwirbelgelenke sind plane Gelenke.

Eigelenk

Beim **Eigelenk** *(Ellipsoidgelenk)* stehen *ellipsenförmige* konvexe und konkave Gelenkflächen einander gegenüber. Eigelenke erlauben Bewegungen um *zwei* Achsen, nämlich die Beuge-Streck- und die Seit-zu-Seit-Bewegung (Abduktion bzw. Adduktion). Sie besitzen also *zwei* Freiheitsgrade.

Das proximale Handgelenk zwischen Speiche und Elle einerseits und Handwurzelknochen andererseits ist ein solches Eigelenk.

Sattelgelenk

Beim **Sattelgelenk** besitzt eine Gelenkfläche die Form eines Sattels, während die andere der Form eines Reiters auf seinem Sattel ähnelt. Ein Sattelgelenk erlaubt die Seit-zu-Seit-Bewegung und die Vorwärts-rückwärts-Bewegung, hat also *zwei* Freiheitsgrade.

Beispiel für ein Sattelgelenk ist das Daumenwurzelgelenk.

Kugelgelenk

Die meisten Bewegungsmöglichkeiten bietet ein **Kugelgelenk.** Hier sitzt eine kugelige Gelenkfläche, der **Gelenkkopf,** in einer schüsselförmig ausgehöhlten **Gelenkpfanne.** In Kugelgelenken, wie z. B. dem Schulter- oder Hüftgelenk, sind Bewegungen in allen *drei* Freiheitsgraden möglich (→ Abb. 6.10):

- Beugung und Streckung (Flexion und Extension)
- Seit-zu-Seit-Bewegung (Abduktion und Adduktion)
- Drehung (Innen- und Außenrotation).

PFLEGE

Werden Gelenke längere Zeit wenig oder gar nicht bewegt (etwa bei Ruhigstellung, schmerzbedingter Schonhaltung oder Lähmung), droht die dauerhafte Verkürzung von Muskeln, Sehnen und Bändern mit der Folge einer bleibenden *Gelenkversteifung* **(Kontraktur).** Einschätzung der Kontrakturgefährdung und **Kontrakturenprophylaxe** sind eine wesentliche Aufgabe der Pflege. Die Kontrakturenprophylaxe fußt vor allem auf regelmäßigem Lagerungswechsel sowie (passiven und aktiven) Bewegungsübungen.

SPICKZETTEL

Gelenk: Verbindung zwischen zwei oder mehr Skelettteilen, meist Knochen.

Diarthrose *(echtes, freies Gelenk):* Gelenk mit einem Spalt zwischen den gelenkbildenden Skelettteilen, meist gut beweglich.

- Aufgebaut aus **Gelenkflächen** (mit einem Überzug aus hyalinem **Gelenkknorpel**), **Gelenkhöhle** mit **Gelenkspalt** und **Synovia,** umhüllender **Gelenkkapsel**
- Beweglichkeit abhängig v. a. von der Gelenkform. Drei Freiheitsgrade (= drei Bewegungsachsen, höchste Beweglichkeit) beim **Kugelgelenk,** zwei Freiheitsgrade bei **Ei-, Sattel-, planem Gelenk,** ein Freiheitsgrad bei **Scharnier-, Zapfen-, Radgelenk.**

Synarthrose *(Fuge, Haft):* Gelenk mit Bindegewebe oder Knorpel zwischen den gelenkbildenden Skelettteilen, kaum beweglich.

6.3 Muskulatur

Es gibt wie erwähnt drei Grundtypen von Muskelgewebe: *Skelett-, Herz-* und *glatte Muskulatur.* Stand in Kapitel 5 die Histologie im Vordergrund (→ Abb. 5.8), sollen hier anatomische und funktionelle Aspekte einschließlich der molekularen Grundlagen der Kontraktion dargestellt werden (→ auch Tab. 6.1).

Alle Muskelzellen sind hoch spezialisiert mit folgenden vier Grundeigenschaften:

- Sie sind *erregbar,* d. h. sie können auf Nervenreize reagieren
- Sie sind *kontraktil,* d. h. sie können sich verkürzen

- Sie sind *dehnbar,* d. h. sie lassen sich auseinanderziehen
- Sie sind *elastisch,* d. h. sie kehren nach Dehnung oder Kontraktion in ihre ursprüngliche Ruhelage zurück.

6.3.1 Skelettmuskulatur und Skelettmuskeln

Die **Skelettmuskulatur** erfüllt mehrere wichtige Aufgaben:

- Die **aktive Bewegung des Körpers.** Die aktive Bewegung des Körpers kommt durch den Wechsel zwischen Anspannung und Erschlaffung der Skelettmuskulatur zustande. Sie ist sichtbar beim Laufen oder Rennen und bei lokalisierten Bewegungen wie z. B. dem Ergreifen eines Bleistifts
- Die **aufrechte Körperhaltung.** Infolge einer kontinuierlichen Stimulation von Muskelzellen durch das zentrale Nervensystem wird der Körper in sitzender oder stehender Position gehalten, ohne dass wir bewusst darauf achten
- **Wärmeproduktion.** Von der Energie, die zur Muskelarbeit eingesetzt wird (bereits in Ruhe entfallen 20–25 % des Energieumsatzes auf die Muskulatur), können nur 45 % für die Kontraktion selbst verwendet werden. Als „Abfallprodukt" entsteht die Körperwärme. Wenn wir vor Kälte zittern, dient die Muskelkontraktion sogar *ausschließlich* der Wärmeproduktion. Insgesamt werden bis zu 85 % der Körperwärme durch Muskeln erzeugt.

Geschlechts- und altersbedingte Unterschiede

Männer haben wesentlich mehr Skelettmuskulatur als Frauen. Dafür verantwortlich ist vor allem das Sexualhormon *Testosteron* (→ 19.1.3), das stark muskelaufbauend wirkt. Noch stärker weicht die maximale Muskelkraft voneinander ab – Frauen vermögen durchschnittlich nur 65 % der Kraft des „Durchschnittsmannes" zu entwickeln.

Ab etwa dem 30. Lebensjahr nimmt die Muskelmasse jährlich um ca. 0,5–1 % ab, die geschwundenen Muskeln werden in der Regel durch Fett ersetzt. Die Ursache ist noch nicht im Detail geklärt, sicher spielt aber auch der bei älteren Menschen häufige Bewegungsmangel eine Rolle.

PRÄVENTION

Durch **Training** kann auch im höheren Alter die Muskelmasse wieder zunehmen, zusätzlich wirkt sich das Training positiv auf Fraktur- und Herz-Kreislauf-Risiko aus.

6.3.2 Mechanik der Skelettmuskeln

Ansatz und Ursprung eines Skelettmuskels

Skelettmuskelkontraktionen erzeugen Bewegung durch die Ausübung von Zug auf die Sehnen, welche die Zugkräfte auf die Knochen übertragen, an denen sie angeheftet sind. Als **Muskelursprung** ist in der Regel der *kranial* (kopfwärts), bei Armen und Beinen der *proximal* (rumpfwärts) befestigte Teil definiert, als **Muskelansatz** die *kaudal* bzw. *distal* davon liegende Befestigung. Die zwischen Ansatz und Ursprung liegende fleischige Portion des Muskels heißt **Muskelbauch.**

Agonist und Antagonist

Für flüssige Bewegungen ist meist das Zusammenspiel gegensätzlich wirkender Muskeln erforderlich. Ein **Agonist** *(Spieler)* führt eine bestimmte Bewegung aus, sein **Antagonist** *(Gegenspieler)* ist für die entgegengesetzte Bewegung verantwortlich (→ Abb. 6.11).

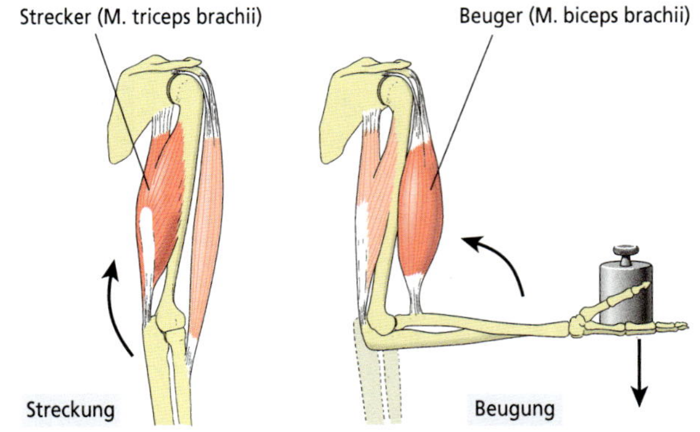

Abb. 6.11 Die Beziehung zwischen Agonist und Antagonist am Beispiel des Zusammenspiels von Beuger (M. biceps brachii) und Strecker (M. triceps brachii) am Ellbogengelenk.

Je nach beabsichtigter Bewegungsrichtung wirkt ein und derselbe Muskel als Agonist *oder* als Antagonist. Soll z. B. der Unterarm *gebeugt* werden, muss sich der M. biceps brachii zusammenziehen, er ist *Agonist.* Gleichzeitig muss sich sein Gegenspieler, der M. triceps brachii, entspannen. Er ist *Antagonist.* Soll der Ellbogen nun *ausgestreckt* werden, ist der M. triceps brachii der Agonist und der M. biceps brachii der (sich entspannende) Antagonist. Kontrahieren sich Agonist und Antagonist gleichzeitig mit gleicher Kraft, so entsteht keine Bewegung (*isometrische Kontraktion,* → 6.3.6).

Muskeln, die sich in ihrer Arbeit unterstützen, nennt man **Synergisten.** So unterstützt der M. brachialis (→ Abb. 7.25) die Arbeit des M. biceps brachii bei der Armbeugung.

6.3.3 Namensgebung der Skelettmuskeln

Die meisten der über 400 Skelettmuskeln werden nach einem oder mehreren der folgenden Kriterien benannt:

- Dem **Faserverlauf.** Beispiele: Die Fasern des M. *transversus* abdominis verlaufen rechtwinklig (quer = *transvers*) zur Körpermittellinie. Die Fasern des M. *obliquus* externus abdominis liegen diagonal (schräg = *obliquus*) zur Mittellinie
- Der **Lage** des Muskels. Der *M. temporalis* liegt nahe dem Os temporale (Schläfenbein). Der M. *tibialis anterior* verläuft am vorderen Anteil der Tibia (Schienbein)
- Der **Größe** bzw. **Länge** des Muskels. *Maximus* bedeutet der größte, *minimus* der kleinste, *longus* der lange und *brevis* der kurze. Beispiele hierfür sind der M. gluteus *maximus,* M. gluteus *minimus,* M. fibularis *longus* sowie der M. fibularis *brevis*
- Der **Zahl der Ursprünge.** Der M. *bi*ceps brachii besitzt *zwei,* der M. *tri*ceps brachii *drei* und der M. *quadri*ceps femoris *vier* Ursprünge
- Die **Muskelform,** z. B. beim M. *deltoideus* (bedeutet dreieckig), M. *trapezius* (bedeutet trapezförmig) oder M. *serratus* anterior (bedeutet sägezahnförmig)
- Der **Lokalisation von Ursprung** (bzw. Ursprüngen) und Ansatz, z. B. entspringen der M. *obturatorius* externus und internus an der Membrana *obturatoria.*

6.3.4 Aufbau eines Skelettmuskels

Der elementare Baustein des Skelettmuskelgewebes ist die quergestreifte **Skelettmuskelfaser** (→ Abb. 6.12b, c). Sie ist eine riesige

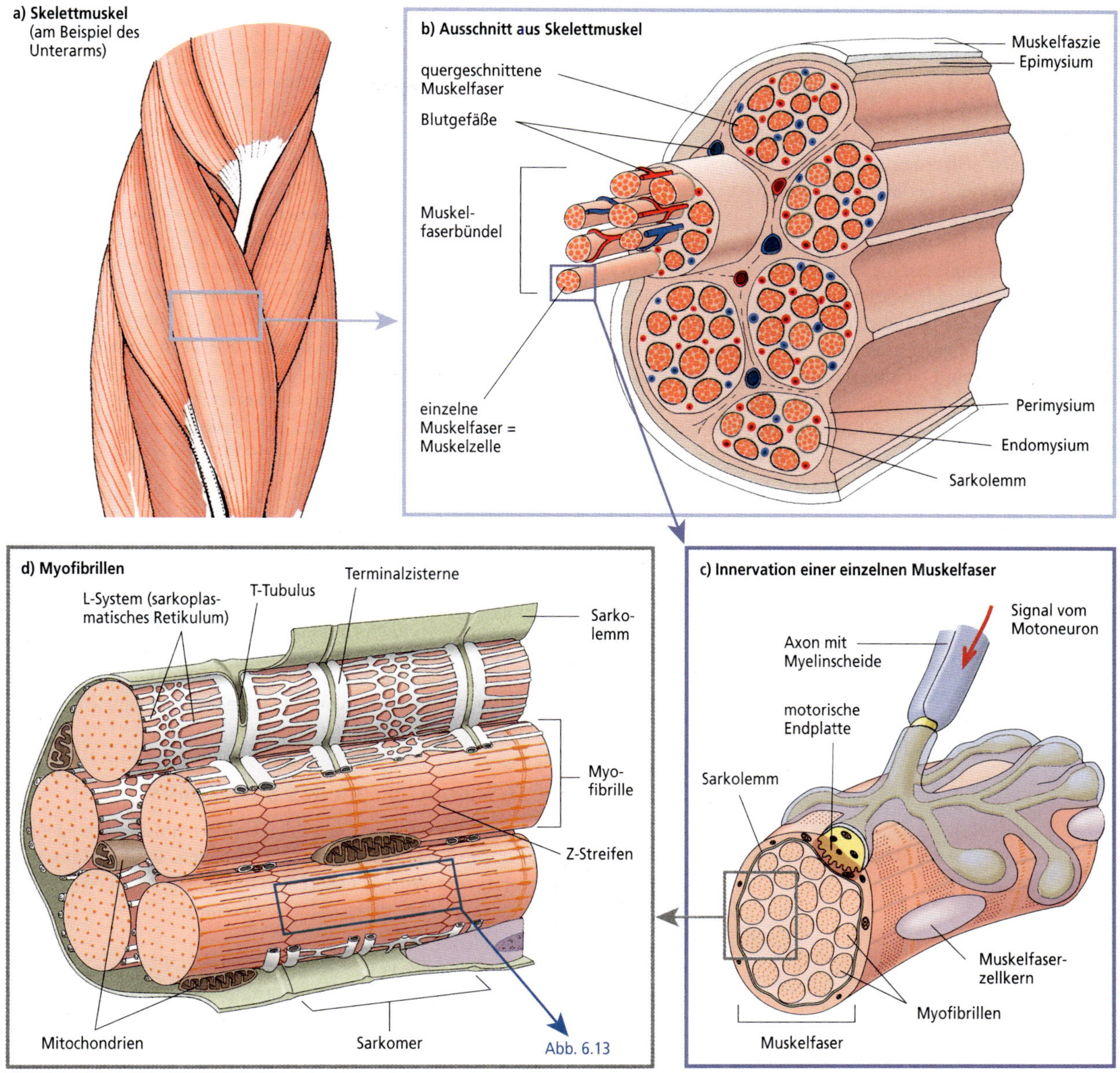

Abb. 6.12 Skelettmuskel in einer stufenweise stärkeren Vergrößerung von der makroskopischen Ansicht (a) bis hin zur nur noch elektronenmikroskopisch erfassbaren Elementarstruktur (d).

vielkernige Zelle, die bis zu 15 cm lang und ca. 0,1 mm dick werden kann und daher oft mit dem bloßen Auge zu erkennen ist.

Hüllstrukturen

Jede einzelne Muskelfaser ist von einem feinen Bindegewebsmantel umhüllt, dem **Endomysium.** Mehrere Muskelfasern sind durch stärkere Bindegewebssepten, das **Perimysium,** zu **Muskelfaserbündeln** zusammengefasst, und jeder anatomisch benannte Muskel (bestehend aus vielen Muskelfaserbündeln) besitzt eine äußere Bindegewebshülle, das **Epimysium** (→ Abb. 6.12b). Das Epimysium mit der weiter außen aufliegenden **Muskelfaszie** *(Muskelhülle)* hält den Muskel in seiner Form. Zusammen mit Ausläufern von Perimysien und Endomysien setzt sich die Muskelfaszie am Muskelende als *Sehne* (→ 6.1.6) aus straffem kollagenem Bindegewebe fort. Teilweise werden mehrere Muskeln nochmals von einer **Gruppenfaszie** begrenzt, sodass **Muskellogen** entstehen können, etwa am Unterschenkel.

Nerven- und Blutversorgung

Der Skelettmuskel ist reich mit Nerven und Blutgefäßen versorgt. Im Allgemeinen begleiten eine Arterie und 1–2 Venen jeden Nerv, der durch das Bindegewebe in den Muskel eindringt. Die zuführenden Gefäße zweigen sich in ein Kapillarnetz auf, das im Endomysium verlaufend jede einzelne Muskelfaser umspinnt. Die rote Farbe verdankt der Muskel seinem Blutreichtum, aber auch dem roten Farbstoff **Myoglobin,** der ähnlich dem *Hämoglobin* (→ 12.2.2) als Sauerstoffträger fungiert. Die Nerven teilen sich wie die Gefäße auf.

Aufbau der Muskelfasern

Wie jede Zelle ist auch die Muskelfaser von einer Zellmembran umgeben, die hier **Sarkolemm** heißt. Sie bildet quere Einstülpungen, die **T-Tubuli** (*T-System, transversales System,* T = transversal = quer, → Abb. 6.12d).

Im Zytoplasma jeder Muskelfaser, dem **Sarkoplasma,** befinden sich neben vielen Zellkernen auch zahlreiche *Mitochondrien.* Ihre Zahl steht in direktem Verhältnis zum Energiebedarf des jeweiligen Muskels.

Charakteristisch für Muskelfasern und Grundlage ihrer Kontraktionsfähigkeit sind aber die fadenförmigen **Myofibrillen,** welche die Faser parallel in Längsrichtung durchziehen und sich kontrahieren können. Jede Myofibrille ist von feinen, längs verlaufenden Röhrchensystemen umschlossen, den **L-Tubuli** (*L-System, longitudinales System,* L = longitudinal = längs). Durch Verbindung mit quer dazu angeordneten **Terminalzisternen** entsteht ein netzförmiges Bild (→ Abb. 6.12d). Die Röhrchen sind eine Sonderform des glatten endoplasmatischen Retikulums und werden entsprechend als **sarkoplasmatisches Retikulum** bezeichnet. Sie dienen als Kalziumspeicher.

Sarkomer

Myofibrillen wiederum sind Bündel von aneinandergereihten dünnen und dicken Proteinfäden, den **Myofilamenten.** Durch deren regelmäßige Anordnung entsteht die Querstreifung der Skelettmuskulatur im mikroskopischen Bild. Diese Streifen spiegeln viele aneinandergereihte funktionelle Untereinheiten wider, die **Sarkomere.** Ihre Begrenzungen sind mikroskopisch erkennbar feine querverlaufende Linien, die **Z-Streifen** (→ Abb. 6.12d).

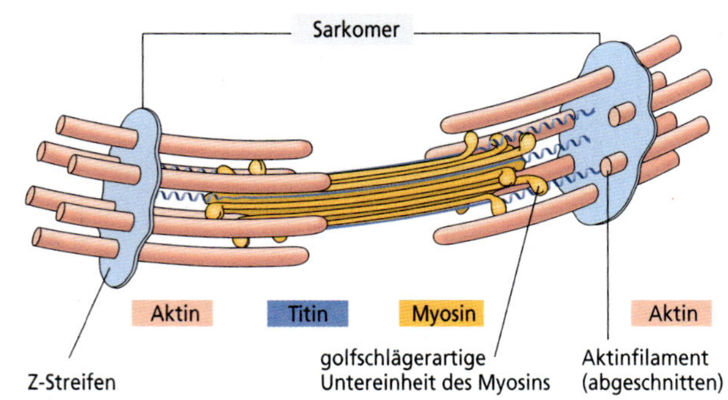

Abb. 6.13 Sarkomer und Myofilamente. Bei der Muskelkontraktion verkürzt sich das Sarkomer durch Ineinandergleiten der Aktin- und Myosinfilamente.

Im Sarkomer sind drei verschiedene Myofilamente ganz regelmäßig angeordnet:

- Das dicke **Myosinfilament** ist aus golfschlägerähnlichen Untereinheiten geformt. Die Kopfteile der „Golfschläger" ragen nach außen (→ Abb. 6.13, → Abb. 6.14) und besitzen eine Bindungsstelle für den bei jeder Kontraktion benötigten „Energiespender" ATP
- Zwischen die Myosinfilamente ragen die dünnen **Aktinfilamente.** Sie berühren sich in der Mitte nicht
- Durch das gesamte Sarkomer erstrecken sich die **Titinfilamente.** Sie überspannen den Abstand zwischen Z-Streifen und Myosinfilamenten als *elastische* Federn und verlaufen dann *steif* gebunden an Myosin bis zur Sarkomermitte. So stabilisieren sie einerseits das Sarkomer und sind andererseits mitverantwortlich für die elastische Rückstellkraft (und damit die reversible Dehnbarkeit) des Muskels.

Begleitproteine stabilisieren und vernetzen die Filamente und regulieren die Kontraktion mit, z. B. **Tropomyosin** und **Troponin** (Troponin als Herzinfarktmarker → 14.7.2). **Dystrophin** verbindet das Aktin mit dem Sarkolemm.

PÄDIATRIE

Defekte von Muskelproteinen sind Ursache der **Muskeldystrophien,** einer Gruppe von Erkrankungen mit fortschreitender Muskelschwäche. Die häufigsten Formen, die X-chromosomal vererbten **Muskeldystrophien Typ Duchenne und Typ Becker-Kiener,** sind durch einen Dystrophindefekt bedingt und zeigen sich bereits im Kindes- oder Jugendalter, anfangs oft durch Gehprobleme. Die Behandlung ist rein symptomatisch.

6.3.5 Kontraktion des Skelettmuskels

Damit sich ein Skelettmuskel kontrahiert, muss er von einer motorischen Nervenzelle einen Reiz erhalten. Dieses **Motoneuron** *(motorisches Neuron)* nähert sich mit seinem *Axon* (→ 5.5.1) dem Sarkolemm, ohne dieses jedoch zu berühren.

Motorische Endplatte

Die Erregungsübertragung vom Motoneuron zur Skelettmuskelfaser erfolgt an einer speziellen Synapse, der **motorischen Endplatte** (→ Abb. 6.12c). Dort befinden sich in den Endknöpfchen des Motoneurons Sekretbläschen *(synaptische Vesikel)* mit dem Neurotransmitter (Überträgerstoff) **Azetylcholin** (→ 9.3.2).

Kommt eine Erregung (ein Aktionspotenzial → 9.2.3) am Axonende an, dringen Kalzium-Ionen aus der Umgebung ins Axonende ein und bewirken die Ausschüttung von Azetylcholin aus den Endknöpfchen in den *synaptischen Spalt* zwischen Motoneuron

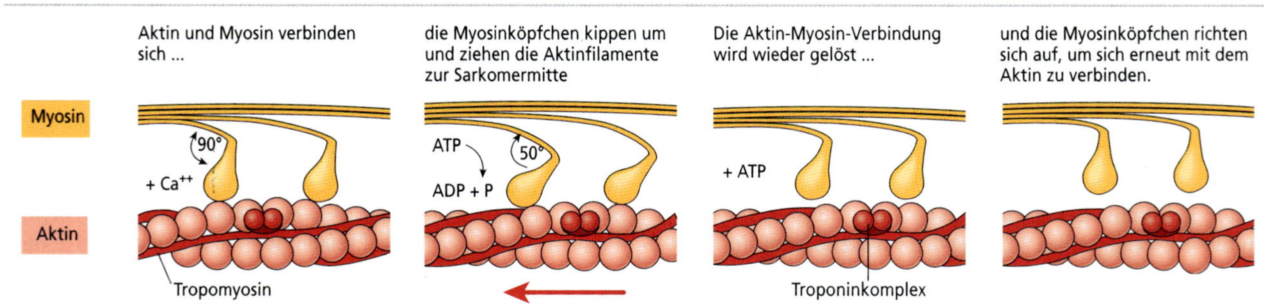

Abb. 6.14 Der Mechanismus der Muskelkontraktion nach dem Modell des Querbrückenzyklus (stark vereinfacht).

und Sarkolemm. Am Sarkolemm vereinigen sich die Azetylcholinmoleküle mit Rezeptoren.

Dadurch verändert sich die Durchlässigkeit des Sarkolemms für Natrium- und Kalium-Ionen, und die Erregung breitet sich über das Sarkolemm einschließlich seiner T-Tubuli aus (→ 9.3.1).

Ektromechanische Koppelung

Die „Übersetzung" der Erregung in Kontraktion heißt **elektromechanische Koppelung.** Die Erregung des Sarkolemms führt zur Freisetzung von Kalzium aus dem sarkoplamatischen Retikulum, die Kalziumkonzentration im Sarkoplasma steigt. Troponin und Tropomyosin ändern ihre Form und der Kopf des Myosinfilaments verbindet sich *querbrückenartig* mit dem Aktinfilament. Dann kippt der Kopf des Myosinfilaments um (→ Abb. 6.14), sodass Aktin- und Myosinfilament ein winziges Stück aneinander vorbeigleiten und die Aktinfilamente stärker zwischen die Myosinfilamente gezogen werden **(Filamentgleittheorie).** Die Z-Streifen nähern sich einander, das Sarkomer verkürzt sich.

Bei wiederholten Zyklen mit Querbrückenschlag bewegt sich das Kopfteil des Myosinfilaments ruderschlagförmig auf der Oberfläche des Aktinfilaments. Dieser **Querbrückenzyklus** erfordert ATP als Energielieferant. Fehlt es, so können sich Aktin- und Myosinfilament nicht voneinander lösen, der Muskel wird starr.

Kontrahieren sich viele Myofibrillen gleichzeitig und viele Male nacheinander, verkürzt sich der gesamte Skelettmuskel sichtbar. Zwischen Azetylcholinausschüttung und Beginn der Muskelkontraktion vergeht nur etwa 1 ms, die **Latenzzeit.**

Ende der Erregung

Solange Azetylcholin im synaptischen Spalt vorhanden ist, wird die Muskelfaser *erregt.* Erst wenn Azetylcholin durch das Enzym **Azetylcholinesterase** gespalten ist, ist die Erregung beendet. Das Spaltprodukt Cholin wird wieder ins Axonende aufgenommen.

Nach Ende der Erregung wird das im Rahmen der elektromechanischen Koppelung freigesetzte Kalzium wieder aktiv aus dem Sarkoplasma ins sarkoplasmatische Retikulum zurückgepumpt, der Muskel *erschlafft.*

Motorische Einheit

Eine **motorische Einheit** wird aus einem Motoneuron und der von ihm innervierten *Gruppe* von Muskelfasern gebildet. Bei Muskeln, die einer äußerst präzisen Steuerung bedürfen, z. B. den Augenmuskeln, bilden weniger als zehn Muskelfasern eine motorische Einheit. In anderen Muskeln sind bis zu 2.000 Muskelfasern in einer motorischen Einheit zusammengefasst.

Refraktärzeit

Wird eine motorische Einheit zweimal unmittelbar hintereinander gereizt, reagieren ihre Muskelfasern auf den ersten, jedoch nicht auf den zweiten Reiz. Nach dem ersten Reiz befindet sich die motorische Einheit in der **Refraktärzeit,** einer „Schutzpause" (→ 9.2.5). Nach ca. 1 ms reagiert die motorische Einheit wieder.

Alles-oder-nichts-Gesetz

Nach dem **Alles-oder-nichts-Gesetz** kontrahiert sich jede Muskelfaser einer motorischen Einheit maximal, sobald ein ausreichend starker Reiz die motorische Endplatte erreicht. „Halbe" Kontraktionen einer motorischen Einheit gibt es nicht. In der Regel kontrahieren sich aber nicht *alle* motorischen Einheiten eines Muskels. *Abwechselnde* Aktivierung von jeweils nur einem Teil der motorischen Einheiten eines Muskels verhindert, dass der Muskel frühzeitig ermüdet. Nur so sind Dauerleistungen möglich.

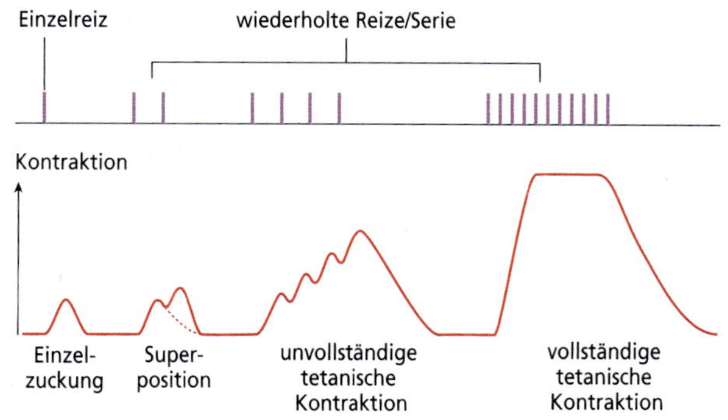

Abb. 6.15 Superposition (Überlagerung) von Einzelzuckungen und tetanische Kontraktion beim Skelettmuskel.

Im Gegensatz zu motorischen Einheiten können sich *Muskeln* durchaus in verschiedenem Ausmaß kontrahieren: Da sich der Muskel aus vielen hundert motorischen Einheiten zusammensetzt, wird eine abgestufte Zusammenziehung durch Kontraktion unterschiedlich vieler motorischer Einheiten gleichzeitig erreicht (z. B. 10, 100, 1.000). Auch schneller aufeinanderfolgende Erregungen (also eine höhere Aktionspotenzialfrequenz) steigern die Kontraktion im Skelettmuskel bis zur kurzzeitigen **tetanischen Kontraktion** *(Dauerkontraktion, Tetanus):* Die Muskelzuckung dauert länger als die Refraktärzeit und die einzelnen Zuckungen überlagern sich (→ Abb. 6.15, auch → Tab. 6.1).

Energielieferanten des Muskels

Skelettmuskeln enthalten zwar viel ATP, dennoch reicht es meist nur für 5–6 s Daueraktivität. Danach greift die Skelettmuskelfaser zunächst auf das energiereiche **Kreatinphosphat** zurück, um durch dessen Spaltung die ATP-Speicher rasch wieder zu regenerieren. Damit hat der Muskel bei maximaler Arbeit Energie für ca. 15 s.

Dauert die Muskelarbeit länger, so erschöpft sich auch der Kreatinphosphatvorrat, und es muss **Glukose** *(Traubenzucker)* verstoffwechselt werden (→ 2.8.1). Im Skelettmuskel wird Glukose in seiner Speicherform **Glykogen** gelagert, das bei Bedarf in der *Glykogenolyse* zu Glukose gespalten werden kann. Die Glukose muss jedoch weiter zerlegt werden, bevor sie zur Regeneration des ATP genutzt werden kann, und zwar:

- Bei Sauerstoffmangel im Muskel über die Glykolyse zum Pyruvat und weiter zum Laktat. Hierbei entstehen 2 mol ATP pro mol Glukose **(anaerober Energiestoffwechsel)**
- Bei ausreichend Sauerstoff über Pyruvat im Zitratzyklus zu CO_2 und H_2O. Dies ergibt 16-mal mehr ATP **(aerober Energiestoffwechsel).**

Rote und weiße Muskelfasern

Es gibt zwei Typen quergestreifter Muskelfasern:

- **Rote** *(langsame, Typ-1-)***Muskelfasern** entwickeln nicht so viel Kraft, sind aber sehr ausdauernd („Typ Dauerläufer"). Sie enthalten viel Myoglobin und zahlreiche Mitochondrien zur aeroben Energiegewinnung. Sie überwiegen z. B. in Muskeln mit Haltefunktionen

- **Weiße** *(schnelle, Typ-2-)***Muskelfasern** entwickeln kurzzeitig viel Kraft, ermüden aber schnell („Typ Sprinter"). Sie kommen mit dem aeroben Stoffwechsel nicht aus, sondern greifen auf den anaeroben Stoffwechsel zurück.

SPICKZETTEL

Skelettmuskel: Kontraktiles Organ aus vielen quergestreiften Skelettmuskelfasern und Hilfsgeweben wie etwa der bindegewebigen **Muskelfaszie.** Hauptaufgaben aktive Bewegungen, Erhalt der aufrechten Körperhaltung, Wärmeproduktion. Typischerweise über Sehnen an mindestens zwei Stellen an Knochen befestigt, wobei die proximale/kraniale Befestigung als **Muskelursprung** und die distale/kaudale als **Muskelansatz** bezeichnet wird.
Sarkomer: Kleinste funktionelle Einheit der **Myofibrillen** und damit auch der Muskelfaser, bestehend aus drei **Myofilamenten (Myosin-, Aktin-, Titinfilamenten)** und weiteren Proteinen. Kontraktion durch wiederholte Bindung der Myosin- an die Aktinfilamente (**Querbrückenzyklus, „Ruderbewegung"**) unter Energieverbrauch, dadurch Vorbeischieben der Myosin- an den Aktinfilamenten **(Filamentgleittheorie)** und Sarkomerverkürzung.

6.3.6 Formen der Muskelkontraktion

Muskeltonus

Unter normalen Bedingungen sind immer einige Muskelfasern eines Muskels kontrahiert und andere entspannt. Diese Teilanspannung des Muskels erzeugt den **Muskeltonus** *(Muskelgrundtonus),* der u. a. die aufrechte Haltung des Körpers ermöglicht. Zum Beispiel verhindert so die Nackenmuskulatur, dass der Kopf beim Sitzen vornüberkippt; sie zieht den Kopf aber nicht nach hinten.

Isotonische und isometrische Kontraktion

Nach außen hin kann eine muskuläre Kontraktion zwei Effekte haben (→ Abb. 6.16):

- Bei einer **isotonischen Kontraktion** verkürzt sich der Muskel und erzeugt so eine Bewegung. Der Muskeltonus verändert sich nur wenig. Beispiele sind die Kontraktionen der Beinmuskulatur beim Gehen
- Bei einer **isometrischen Kontraktion** wird der Muskel fixiert (z. B. durch Antagonisten) und kann sich nicht oder nur minimal verkürzen; die Muskelspannung steigt dabei erheblich an. Obwohl hier keine Bewegung erzeugt wird, wird trotzdem Energie verbraucht. Beispiel ist das Tragen einer Tasche am hängenden Arm.

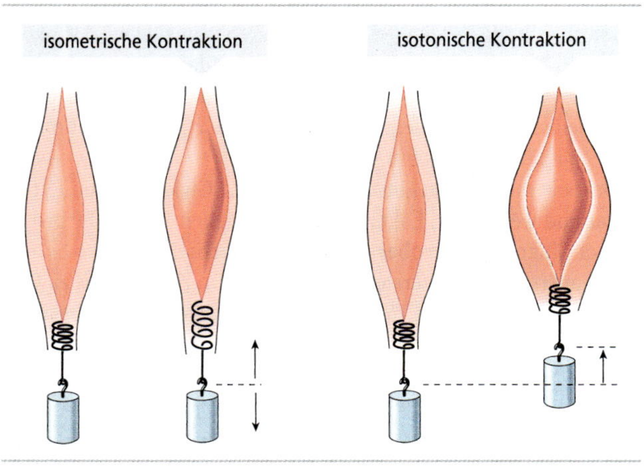

Abb. 6.16 Skelettmuskel in Ruhe, bei isometrischer Kontraktion (links) und bei isotonischer Kontraktion (rechts). Die Federn spiegeln den Muskeltonus wider. Er bleibt bei einer rein isotonischen Kontraktion konstant.

PRÄVENTION

Bei längerer Nichtbeanspruchung kommt es zur **Muskelatrophie** *(Muskelschwund).* **Isometrische physiotherapeutische Übungen** können z. B. bei längerer Bettlägerigkeit diesem Muskelabbau entgegenwirken und den Kreislauf anregen. Einzelne Muskelgrupppen, z. B. Oberschenkel- oder Armmuskulatur, werden für 8 s angespannt und dann für maximal 12 s entspannt. Danach folgen eine erneute Anspannung und wiederum Entspannung. Geübt werden sollte 3- bis 5-mal täglich mit jeweils mindestens 10-maligem Wechsel zwischen Anspannung und Entspannung.

6.3.7 Herzmuskulatur

Die Herzwand besteht hauptsächlich aus **Herzmuskulatur,** dem *Myokard* (→ 14.3.2). Dieses ist quergestreift wie die Skelettmuskulatur, zeichnet sich jedoch durch einige Besonderheiten aus (→ auch Tab. 6.1):

- Im Gegensatz zu den vielen peripher gelegenen Zellkernen der Skelettmuskelzellen besitzen die meisten Herzmuskelzellen nur einen einzigen, zentral liegenden Zellkern, gelegentlich 2–3 Zellkerne
- Die Herzmuskelzellen sind unregelmäßig verzweigt und haben untereinander End-zu-End-Verbindungen, wodurch sie ein Netzwerk bilden und elektrisch miteinander gekoppelt sind
- Während die Skelettmuskulatur sich normalerweise willkürlich („gewollt") als Reaktion auf Nervenimpulse kontrahiert, kontrahiert sich der Herzmuskel unwillkürlich ungefähr 70-mal pro Minute ohne auszusetzen; dies ist die Folge einer inneren Impulsbildung *(Schrittmacher)* im Sinusknoten (→ 14.5.2)
- Das für die elektromechanische Koppelung nötige Kalzium stammt teilweise aus dem sarkoplasmatischen Retikulum und teilweise aus dem Extrazellulärraum
- Das Herzmuskelgewebe besitzt eine hundertfach längere Refraktärzeit (ca. 300 ms) als die Skelettmuskulatur, wodurch dem Herzen eine Erholung zwischen den Herzschlägen garantiert wird. Eine (tödliche) Dauerkontraktion ist somit nicht möglich.

6.3.8 Glatte Muskulatur

Glatte Muskulatur findet sich in den Wänden der meisten Hohlorgane, beispielsweise im Magen-Darm-Trakt oder in den Gefäßwänden. Die glatte Muskulatur arbeitet *unwillkürlich.* Selbst in Ruhe sind die glatten Muskelzellen immer etwas angespannt *(Ruhetonus).*
Weitere Kennzeichen sind (→ auch Tab. 6.1):

- Die glatte Muskelfaser ist beträchtlich kleiner als die Skelettmuskelfaser und hat Spindelform
- In jeder Faser befindet sich nur ein einzelner ovaler, in der Mitte liegender Kern

Tab. 6.1 Skelettmuskulatur, Herzmuskulatur und glatte Muskulatur im Vergleich (Histologie → 5.4).

	Skelettmuskulatur	Herzmuskulatur	Glatte Muskulatur
Vorkommen (teilweise Auswahl)	Extremitäten-, Rumpf-, Zungen-, Schlund-, Kehlkopfmuskulatur, Zwerchfell	Herzmuskel	Wände von Magen-Darm-, Urogenitaltrakt, Blutgefäßen
Histologie	• Lange (bis 15 cm), nicht verzweigte Fasern • Viele randständige Zellkerne • Querstreifung	• Spiralige, verzweigte Fasern • Ein mittig liegender Zellkern • Querstreifung	• Kurze, verzweigte Fasern • Ein mittig liegender Zellkern • Keine Querstreifung
Motorische Endplatte	Ja	Nein	Nein
Tätigkeit	Willkürlich	Unwillkürlich	Unwillkürlich
Latenzzeit	Kurz	Mittellang	Lang
Kontraktionszeit	Kurz	Mittellang	Lang
Ermüdung	Rasch	Nein	Langsam
Tetanisierbarkeit	Ja	Nein	Ja
Schrittmacherzellen (Automatie)	Nein (Erregung durch Nervenreiz von außen)	Ja (Erregungsbildungssystem)	Teilweise (beim Single-unit-Typ)

- Bei glatten Muskeln vom **Single-Unit-Typ** *(myogenen Typ)* sind die Fasern eng vermascht und bilden ein kontinuierliches Netzwerk. Dadurch wird eine Erregung von Faser zu Faser weitergeleitet und es kommt zur *wellenförmigen* (peristaltischen) Kontraktion, etwa im Magen-Darm-Trakt. Dieser Muskeltyp kann selbst Erregungen bilden, die durch das vegetative Nervensystem oder lokale Faktoren (beispielsweise durch Dehnung, den pH-Wert oder durch Sauerstoffkonzentration) beeinflusst werden.
  Beim **Multi-Unit-Typ** (*neurogenen Typ,* beispielsweise Ziliarmuskel des Auges) sind die Muskelfasern gegeneinander isoliert und die Kontraktionen werden vom vegetativen Nervensystem ausgelöst
- Die Kontraktion der glatten Muskelfaser dauert 5- bis 500-mal länger als die der Skelettmuskelfaser.

6.4 Körperliche Arbeit

Bei schwerer **körperlicher Arbeit** benötigt die Muskulatur bis zu 50-mal mehr Sauerstoff als in Ruhe, auch müssen die vermehrt anfallenden Stoffwechselprodukte *Kohlendioxid* und *Milchsäure* **(Laktat)** abtransportiert werden.

Beides erfordert eine verstärkte Durchblutung der Muskulatur sowie Anpassungsvorgänge von Herz-Kreislauf-System und Atmung.

Vasodilatation der kleinsten Gefäße

In den ersten Minuten gewinnt die Muskulatur die notwendige Energie vor allem durch den *anaeroben* (= ohne Sauerstoff ablaufenden) Stoffwechsel (→ 6.3.5). Die hierbei vermehrt anfallenden Stoffwechselprodukte führen zu einer Weitstellung der kleinsten Blutgefäße *(Vasodilatation).*

Zusätzlich wirkt auch der lokal fallende Sauerstoffpartialdruck gefäßerweiternd, sodass die Durchblutung der Muskulatur erheblich ansteigt.

Am besten ist die Durchblutung der Muskulatur bei **rhythmisch-dynamischen Arbeiten,** bei denen Kontraktion und Erschlaffung einander abwechseln, wie es z. B. beim Gehen oder Ballspielen der Fall ist.

Hingegen wird bei **statischer Haltearbeit** (z. B. Hakenhalten in Operationssaal) die Durchblutung dadurch behindert, dass der ununterbrochen angespannte Muskel seine eigenen Gefäße abdrückt; er ermüdet daher schnell.

Steigerung der Herzleistung

Binnen weniger Minuten nach Belastungsbeginn steigt die *Herzfrequenz* an, z. B. bei leichter Belastung von ca. 70 Schlägen/min in Ruhe auf ungefähr 130 Schläge/min. Dies ist ein typischer Wert im Gleichgewicht *(Steady-State),* der über viele Stunden im Arbeitsalltag aufrechterhalten werden kann.

Bei kurzzeitiger, maximaler Anstrengung erhöht sich die Herzfrequenz beim jüngeren Menschen sogar bis auf 180–200 Schläge/min.

Gleichzeitig nimmt auch das **Schlagvolumen** (→ 14.6.1) zu, beim Untrainierten und bei maximaler Belastung auf knapp 100 ml, beim Trainierten auf über 150 ml.

Das *Herzminutenvolumen* kann durch diese Mechanismen von 5 l/min bis auf 20 l/min beim Untrainierten ansteigen und erreicht Werte von 30 l/min bei Hochleistungssportlern.

Hingegen bleibt die Durchblutung der inneren Organe wie etwa Niere und Magen-Darm-Trakt bei körperlicher Arbeit gleich oder sinkt sogar, sodass ihr relativer Anteil am Herzminutenvolumen kleiner wird.

Bei körperlicher Belastung findet also eine *Umverteilung* des Blutvolumens statt (→ 15.3, → Abb. 6.17).

Bei **leichter und mittelschwerer Arbeit** pendeln sich Laktatkonzentration und Herzfrequenz bald auf einen mittleren, konstanten Wert *(Steady-State)* ein – es tritt hierbei keinerlei Ermüdung ein.

Bei **schwerer Arbeit** jedoch kann das Herz die erforderliche Dauerleistung nicht aufbringen; es ermüdet (→ Abb. 6.18). Diese Ermüdung wird durch steigende *Laktatkonzentrationen* verstärkt, die dadurch entstehen, dass das anfallende Laktat nicht abgebaut werden kann. Die dadurch verursachte metabolische Azidose (→ 18.8.2) bedingt letztlich den Leistungsabbruch.

Die bei Arbeitsbeginn entstehende **Sauerstoffschuld** wird nach Beendigung der Arbeit wieder getilgt (abgebaut, → Abb. 6.18).

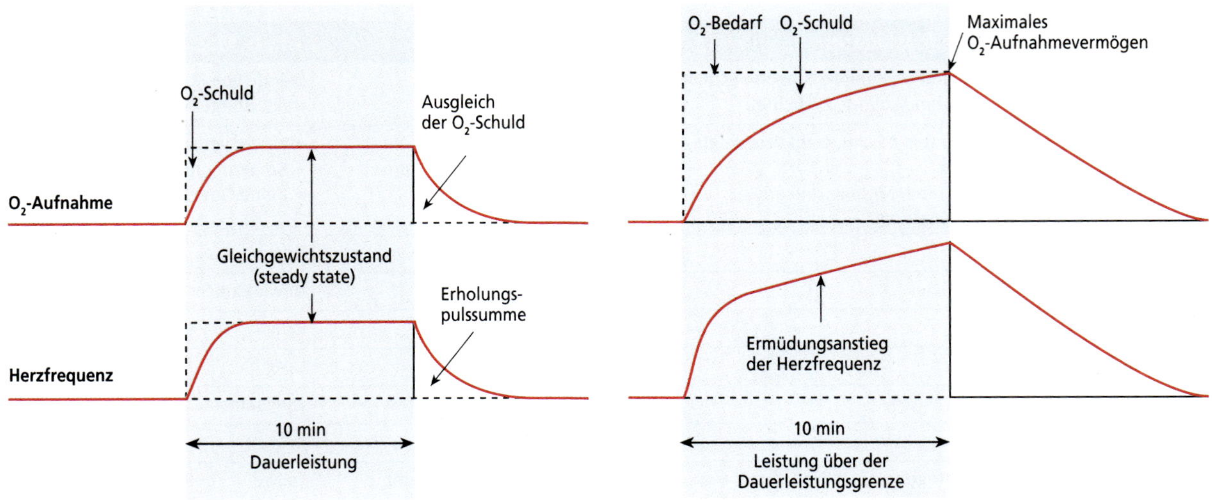

Abb. 6.18 Herzfrequenz und O_2-Aufnahme bei nichtermüdender Arbeit (links) und bei Arbeit oberhalb der Dauerleistungsgrenze (rechts).

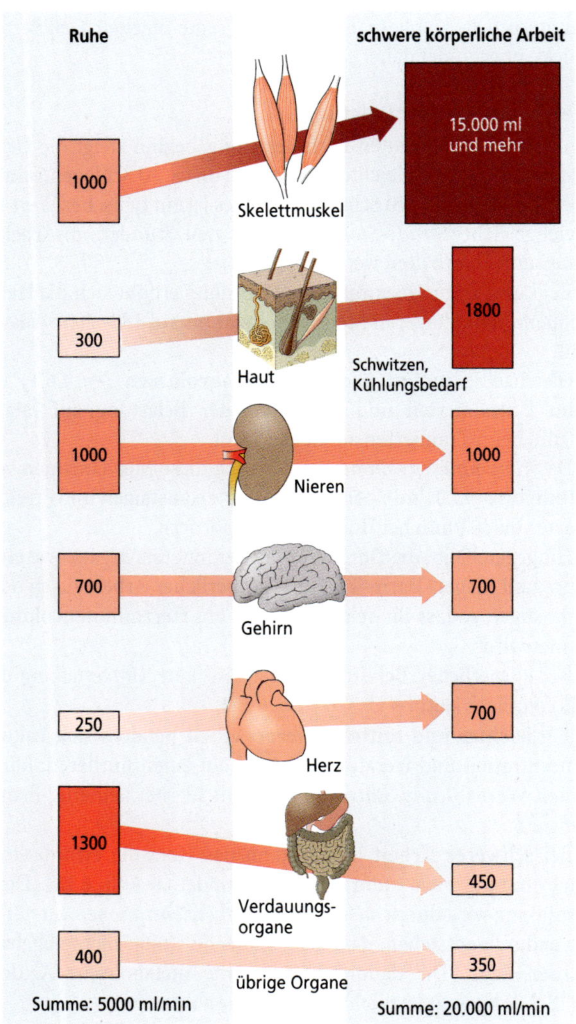

Abb. 6.17 Organdurchblutung in Ruhe und bei schwerer körperlicher Arbeit.

Deshalb schlägt das Herz auch nach Arbeitsende im höheren Takt, wie man auch noch einige Minuten lang „außer Atem" ist. Als Maß für die Sauerstoffschuld gilt die *Erholungspulssumme,* d. h. die Gesamtzahl der Herzschläge nach Arbeitsende bis zum Wiedererreichen des „Pulsruhewertes".

Steigerung der Atmung

Auch die Atmung muss bei körperlicher Arbeit gesteigert werden – sowohl *Atemfrequenz* als auch *Atemzugvolumen* nehmen zu. Das *Atemminutenvolumen* (→ 16.10) steigt von etwa 7 l/min in Ruhe auf über 100 l/min bei extremer Anstrengung. Beim Gesunden ist die Atmung in aller Regel nicht der limitierende Faktor bei der Arbeit.

PRÄVENTION

Regelmäßige körperliche Aktivität beugt insbesondere Übergewicht, Diabetes mellitus (Typ 2) und Herz-Kreislauf-Erkrankungen vor, steigert das Selbstwertgefühl und bessert das Allgemeinbefinden.
Besonders geeignet sind Ausdauersportarten; gerade bei älteren Menschen spielt die Bewegung im täglichen Alltag eine wichtige Rolle. Auch Menschen z. B. mit Lungen-, Herz-Kreislauf- oder Krebserkrankungen profitieren von angepasster Bewegung.
Pflegende ermutigen Patientinnen und Patienten zu mehr Bewegung, geben Anregungen zu körperlicher Aktivität im Alltag und machen auf geeignete Angebote der Sportvereine, Volkshochschulen oder Krankenkassen (z. B. Koronarsportgruppen) aufmerksam.

WIEDERHOLUNGSFRAGEN

1. Welche Knochentypen gibt es? (→6.1.1)
2. Wie ist ein Röhrenknochen aufgebaut? (→6.1.2)
3. Wie verändert sich die Knochenmasse während des Lebens? (→6.1.2)
4. Wie wird Knochengewebe gebildet? (→6.1.3)
5. Wie unterscheiden sich desmale und chondrale Ossifikation? (→6.1.3)
6. Welche Substanzen sind für den Aufbau von gesundem Knochengewebe unentbehrlich? (→6.1.5)
7. Wie unterscheiden sich Sehnen und Bänder? (→6.1.6)
8. Wie sind Diarthrosen aufgebaut? (→6.2.2)
9. Welche Gelenkformen gibt es? (→6.2.3)
10. Wie heißen die Grundtypen des Muskelgewebes? (→6.3)
11. Welche wichtigen Aufgaben erfüllt der Skelettmuskel? (→6.3.1)
12. Woraus besteht ein Sarkomer? (→6.3.4)
13. Wie kontrahiert sich ein Skelettmuskel? (→6.3.5)
14. Was ist eine motorische Einheit? (→6.3.5)
15. Wie unterscheiden sich isotonische und isometrische Kontraktion? (→6.3.6)
16. Durch welche Besonderheiten zeichnet sich das Herzmuskelgewebe aus? (→6.3.7)
17. Wo befindet sich glattes Muskelgewebe hauptsächlich? (→6.3.8)
18. Auf welche Muskelarten können wir keinen bewussten Einfluss nehmen? (→6.3.8)
19. Welche Anpassungsvorgänge laufen bei körperlicher Anstrengung im Körper ab? (→6.4)

7

BEWEGUNGSAPPARAT

LERNZIELÜBERSICHT

7.1 Menschliche Gestalt

- Die menschliche Gestalt ist genetisch und durch Umweltfaktoren beeinflusst.
- Skelett und Skelettmuskeln machen den Körper stabil und gleichzeitig beweglich.
- Das Skelett ist in Schädel, Schultergürtel, Arme, Wirbelsäule, Brustkorb, Becken(gürtel) und Beine gegliedert.

7.2 Regionen des Kopfes

- Der Schädel setzt sich aus Hirn- und Gesichtsschädel zusammen. Beide bestehen aus vielen einzelnen Knochen.
- Die untere Seite des Hirnschädels wird als Schädelbasis bezeichnet.
- Die Knochen des Hirnschädels sind durch Schädelnähte verbunden.
- Beim Neugeborenen gibt es noch weite Öffnungen zwischen den Hirnschädelknochen, die Fontanellen.
- Am Gesichtsschädel setzen Muskeln für Mimik und Kauen an.

7.3 Körperstamm

- Hals, Wirbelsäule und Brustkorb gehören wie der Kopf zum Körperstamm.
- Die Wirbelsäule besteht aus sieben Hals-, zwölf Brust- und fünf Lendenwirbeln, gefolgt von Kreuz- und Steißbein. Ihre doppelt S-förmige Krümmung entwickelt sich in der frühen Kindheit.
- Die Bandscheiben zwischen den Wirbeln puffern Belastungen ab.
- An den Wirbeln setzen Muskeln an, die in ihrer Gesamtheit die autochthone Rückenmuskulatur bilden. Sie stabilisiert und bewegt die Wirbelsäule.
- Die ersten beiden Halswirbel (Atlas und Axis) sind besonders geformt, um die große Kopfbeweglichkeit zu ermöglichen.
- An den Brustwirbeln finden sich zwölf bogenförmige Rippenpaare, die vorn miteinander verbunden sind.
- Das Zwerchfell sowie die kleinen Zwischenrippenmuskeln dienen der Atembewegung.
- Die Bauchwand wird durch mächtige Muskelpakete abgedeckt.
- Im Bereich der Leiste liegt der Leistenkanal, durch den beim Mann der Samenstrang läuft.

7.4 Obere Extremität

- Die obere Extremität dient als Greif- und Tastorgan.
- Der Schultergürtel aus Schlüsselbein und Schulterblatt verbindet Arm und Körperstamm. Viele Muskeln zur Bewegung des Oberarms entspringen am Schulterblatt.
- Der Oberarmknochen (Humerus) ist der größte Knochen der oberen Extremität.
- Der Unterarm hat zwei Knochen, Elle und Speiche (Ulna bzw. Radius). Auch sie sind von Muskulatur umgeben und bilden den Ursprung für Muskeln zur Bewegung der Hand.
- Die Hand besteht aus der Handwurzel mit acht Handwurzelknochen; daran setzen die Mittelhandknochen und dann die Fingerglieder an. Zahlreiche Muskeln ermöglichen die fein abgestimmte Handbeweglichkeit.

7.5 Untere Extremität

- Das knöcherne Becken (Beckengürtel) verbindet Körperstamm und Beine. Er besteht aus zwei Hüftbeinen (aus Darm-, Sitz- und Schambein) sowie dem Kreuzbein als Rückwand.
- Anteile von Darm-, Sitz- und Schambein bilden die Hüftgelenkpfanne für den Oberschenkelknochen (Femur), den größten Knochen des Menschen.
- Vom Becken entspringen auch die mächtigen Muskeln zur Bewegung des Oberschenkels.
- Das Beckeninnere wird in großes und kleines Becken unterteilt.
- Der Beckenboden stellt eine Platte aus Muskeln und Bändern dar, durch den Mastdarm, Harnröhre und Scheide nach außen münden.
- Der Oberschenkelknochen wird von zahlreichen, teils kräftigen Muskeln umgeben.
- Auch der Unterschenkel besitzt zwei Knochen: Schien- und Wadenbein (Tibia bzw. Fibula).
- Am Kniegelenk beteiligen sich Oberschenkelknochen, Schienbein und Kniescheibe. Eine Besonderheit sind die Menisken, die das Kniegelenk unvollständig unterteilen. Innen wird das Kniegelenk durch die Kreuzbänder zusammengehalten.
- An den Unterschenkel schließt sich der Fuß an, die gelenkige Verbindung heißt oberes Sprunggelenk.
- Das Fußskelett besteht aus Fußwurzel-, Mittelfuß- und Zehenknochen.
- Der Fuß hat ein physiologisches Längs- und Quergewölbe.

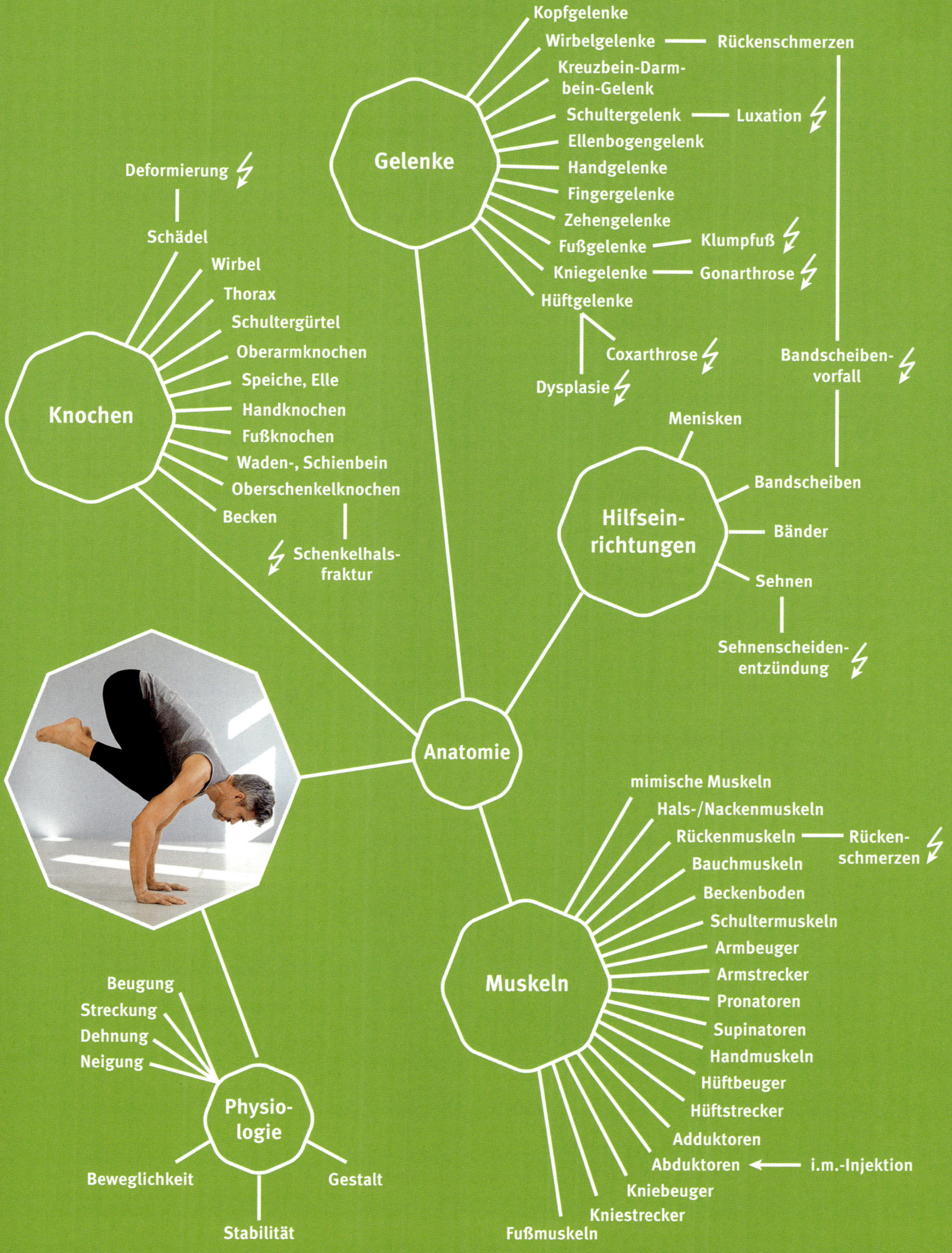
Anatomie
Gelenke
Kopfgelenke
Wirbelgelenke
Rückenschmerzen
Kreuzbein-Darm-bein-Gelenk
Schultergelenk
Luxation
Ellenbogengelenk
Handgelenke
Fingergelenke
Zehengelenke
Fußgelenke
Klumpfuß
Kniegelenke
Gonarthrose
Hüftgelenke
Coxarthrose
Dysplasie
Bandscheiben-vorfall
Knochen
Deformierung
Schädel
Wirbel
Thorax
Schultergürtel
Oberarmknochen
Speiche, Elle
Handknochen
Fußknochen
Waden-, Schienbein
Oberschenkelknochen
Becken
Schenkelhals-fraktur
Hilfsein-richtungen
Menisken
Bandscheiben
Bänder
Sehnen
Sehnenscheiden-entzündung
Muskeln
mimische Muskeln
Hals-/Nackenmuskeln
Rückenmuskeln
Rücken-schmerzen
Bauchmuskeln
Beckenboden
Schultermuskeln
Armbeuger
Armstrecker
Pronatoren
Supinatoren
Handmuskeln
Hüftbeuger
Hüftstrecker
Adduktoren
Abduktoren
i.m.-Injektion
Kniebeuger
Kniestrecker
Fußmuskeln
Physio-logie
Beugung
Streckung
Dehnung
Neigung
Beweglichkeit
Stabilität
Gestalt

[J787]

7.1 Menschliche Gestalt

Schon auf den ersten Blick erkennen wir große Unterschiede in **Körpergröße, -bau** und **-gestalt** unserer Mitmenschen. Diese Merkmale werden durch Gene *und* Umwelt beeinflusst. So ist z. B. die Größe im Wesentlichen genetisch bestimmt, gelangt aber erst im Laufe der ca. 20-jährigen Wachstumsperiode zur Ausprägung (→21.3.1). Bei länger dauernder Unterernährung wird allerdings die genetisch festgelegte „Soll-Größe" nicht erreicht.

7.1.1 Skelett

Das **Skelett** des Erwachsenen (→Abb. 7.1) besteht aus über 200 Knochen, das eines Kindes sogar aus über 300 Knochen, da einige Knochen wie etwa das Hüftbein erst im Laufe des Wachstums miteinander verschmelzen.

Zusammen mit Muskeln, Sehnen und Bändern gibt das Skelett dem Körper seine Stabilität und ermöglicht zugleich seine Beweglichkeit.

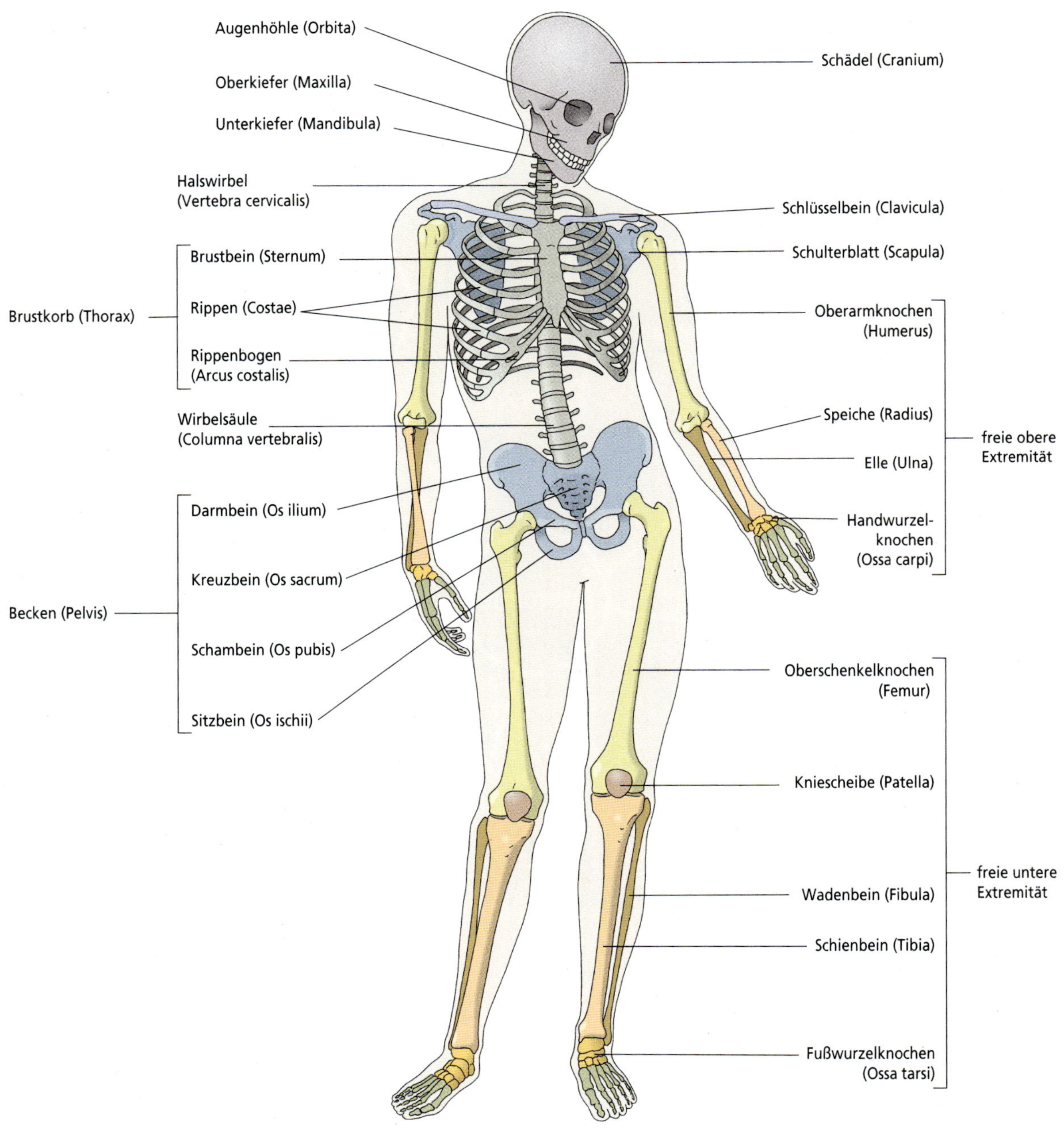

Abb. 7.1 Übersicht über das menschliche Skelett. Bei den Extremitäten symbolisieren gleiche Farben einander entsprechende Knochengruppen.

Das Skelett lässt sich in verschiedene Knochengruppen unterteilen:
- Den **Schädel** *(Cranium)*
- Die **Wirbelsäule** *(Columna vertebralis)*
- Den knöchernen **Brustkorb** *(Thorax)*
- Den **Schulter**- und den **Beckengürtel**
- Freie obere und untere Extremitäten (**Arme bzw. Beine**).

Weibliches und männliches Skelett

Im Vergleich zum weiblichen enthält das männliche Skelett längere und schwerere Knochen. Diese haben größere Aufrauungen und Knochenvorsprünge, da dort auch größere Muskeln ansetzen. Außerdem besitzt die Frau ein anders geformtes, vor allem breiteres Becken als der Mann (Details → 7.5.1).

7.1.2 Übersicht über die Skelettmuskulatur

Die über 600 Skelettmuskeln ermöglichen durch ihre Kontraktionen sämtliche Bewegungen des Körpers. Die großen Übersichtsabbildungen auf dieser und der nächsten Seite zeigen die oberflächliche Skelettmuskulatur in der Vorder- und Rückenansicht (→ Abb. 7.2, → Abb. 7.3).

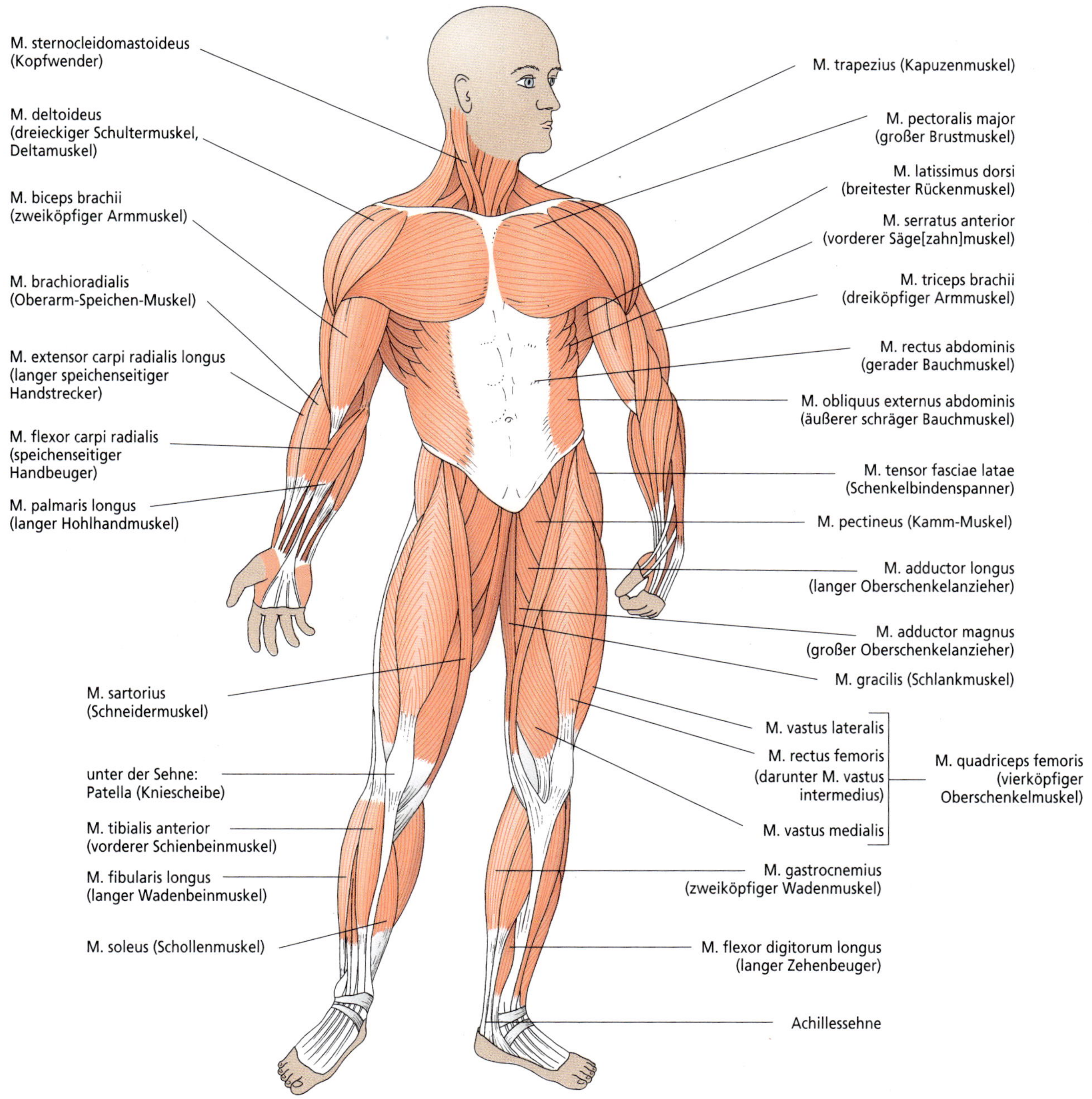

Abb. 7.2 Oberflächliche Skelettmuskulatur (von vorn).

7.2 Regionen des Kopfes

7.2.1 Hirn- und Gesichtsschädel

Der Schädel (→ Abb. 7.4, → Abb. 7.5, → Tab. 7.1) sitzt auf der Wirbelsäule und besteht aus zwei Knochengruppen: dem *Hirn-* und dem *Gesichtsschädel.*

Hirn- und Gesichtsschädel

Zum **Hirnschädel** *(Neurocranium)* werden meist gezählt:
- Das **Stirnbein** *(Os frontale)*
- Das paarige **Scheitelbein** *(Os parietale)*
- Das paarige **Schläfenbein** *(Os temporale)*
- Das **Hinterhauptbein** *(Os occipitale)*
- Das **Keilbein** *(Os sphenoidale)*
- Das **Siebbein** *(Os ethmoidale).*

Zum **Gesichtsschädel** *(Viscerocranium)* gehören üblicherweise:
- Das **Nasenbein** *(Os nasale)*
- Der **Oberkiefer** *(Os maxillare, Maxilla)*
- Das paarige **Jochbein** *(Os zygomaticum)*
- Der **Unterkiefer** *(Os mandibulare, Mandibula)*
- Das paarige **Tränenbein** *(Os lacrimale)*
- Das paarige **Gaumenbein** *(Os palatinum)*
- Die paarige **untere Nasenmuschel** *(Concha nasalis inferior)*
- Das **Pflugscharbein** *(Vomer)*
- Das **Zungenbein** (*Os hyoideum,* → Abb. 16.5)
- Die **Gehörknöchelchen** (→ 10.7.2).

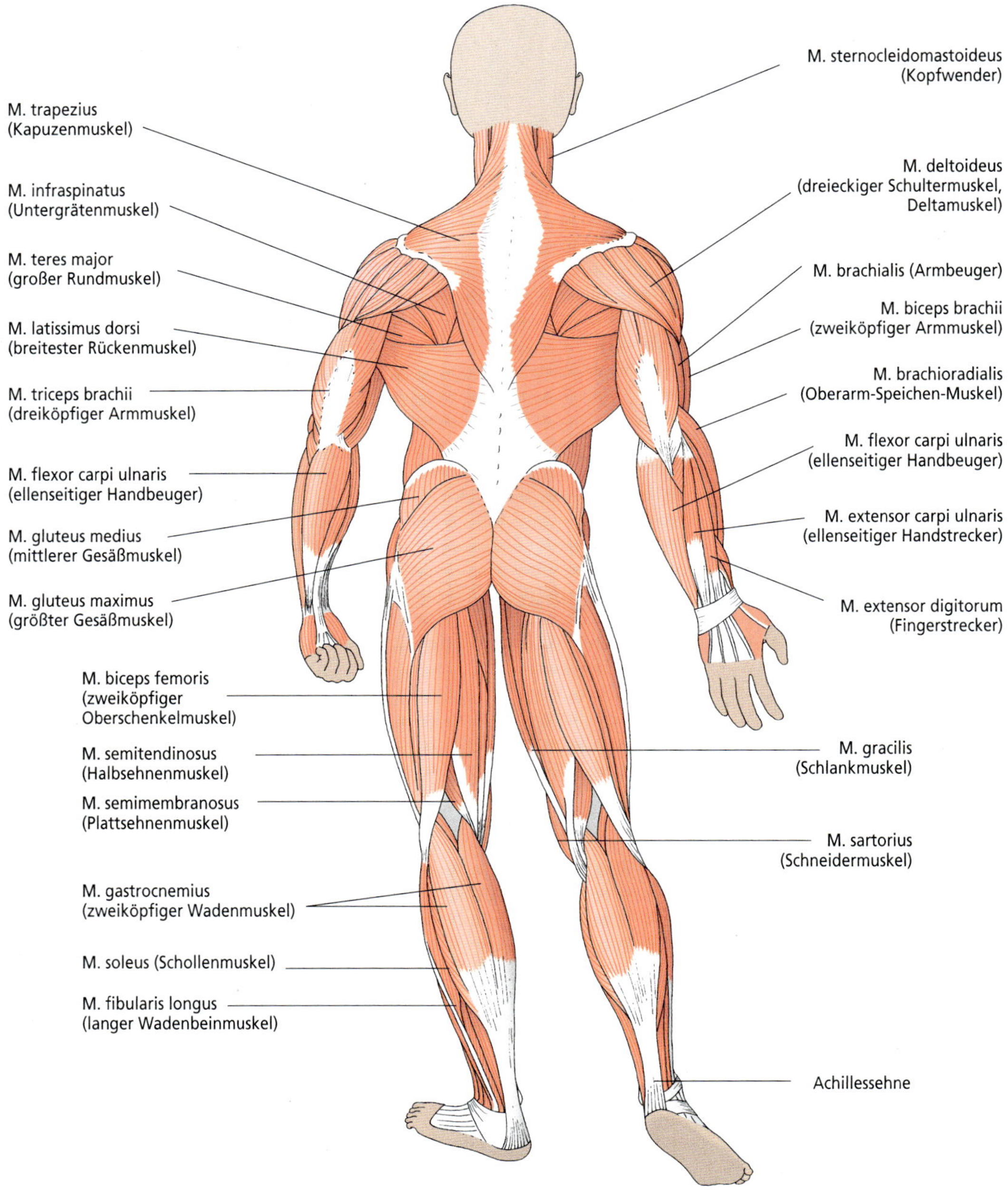

Abb. 7.3 Oberflächliche Skelettmuskulatur (von hinten).

Schädelbasis und Schädelkalotte

Die acht Knochen des Hirnschädels umschließen die längsovale **Schädelhöhle,** die das Gehirn enthält. Das Gehirn ruht auf der knöchernen **Schädelbasis** (*Schädelgrundplatte* → Abb. 7.5) und wird von der **Schädelkalotte** *(Schädeldach)* kapselartig umgeben. So ist das Gehirn geschützt, kann sich aber kaum ausdehnen.

Im Bereich der Schädelkalotte sind die Knochen platt und schollenartig und über die Schädelnähte (→ Abb. 7.4, → Abb. 7.6) verbunden. An der Schädelbasis sind die Knochen zum Teil bizarr geformt und mit Hohlräumen. Dort finden sich auch viele Löcher und Furchen, die Gefäße und Nerven aus dem Schädelinneren zum Körper bzw. umgekehrt durchtreten lassen.

7.2.2 Schädel beim Säugling

Schädelnähte

Beim Neugeborenen ist der Kopf, v. a. der Hirnschädel, im Vergleich viel größer als beim Erwachsenen (→ 21.3.1). Der Hirnschädel des Neugeborenen besteht aus schollenartigen Knochenplatten, die über die *desmale Ossifikation* aus Bindegewebe entstanden sind (→ 6.1.3) und (noch) nicht aneinanderstoßen.

Die Spalträume dazwischen, **Schädelnähte** *(Suturae)* genannt, sind bei der Geburt durch Bindegewebe verschlossen, die Knochenplatten lassen sich also gegeneinander verschieben. Dies erleichtert den Durchtritt durch den Geburtskanal und ermöglicht das weitere Hirnwachstum nach der Geburt (→ Abb. 7.4, → Abb. 7.6).

- Die **Stirnnaht** *(Sutura frontalis)* trennt die Stirnbeinhälften
- Die **Kranznaht** *(Sutura coronalis)* grenzt das Stirnbein von den beiden Scheitelbeinen ab
- Die von vorn nach hinten ziehende **Pfeilnaht** *(Sutura sagittalis)* liegt zwischen den beiden Scheitelbeinen, etwa unterhalb eines gedachten Mittelscheitels
- Die **Lambdanaht** *(Sutura lambdoidea)* ist die Grenze zwischen Scheitelbeinen und Hinterhauptbein
- Die **Schuppennaht** *(Sutura squamosa)* liegt zwischen Schläfen- und Scheitelbein.

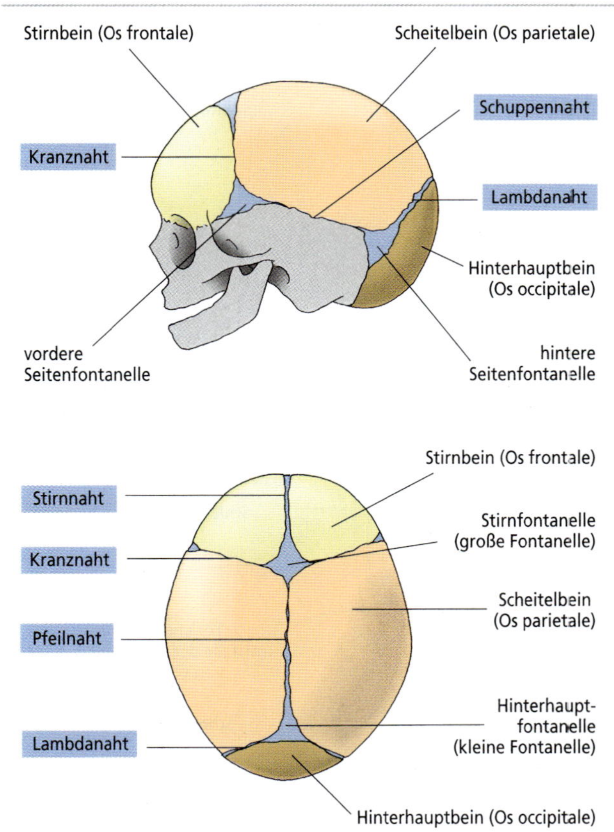

Abb. 7.6 Fontanellen und Schädelnähte beim Säugling.

PÄDIATRIE

Bis auf die Stirnnaht verknöchern die Schädelnähte erst nach Abschluss des Wachstums. Bei einer vorzeitigen Verknöcherung können **Schädeldeformitäten** die Folge sein, so z. B. ein **Turmschädel** bei zu frühem Schluss der Kranznaht.

Fontanellen

Bei der Geburt klaffen in den Bereichen, in denen drei oder mehr Knochenplatten aneinanderstoßen, relativ weite Lücken. Diese weichen, bindegewebig überbrückten Stellen heißen **Fontanellen** (*Fonticuli,* → Abb. 7.6). Sie sind gut durch die Haut tastbar und haben eine charakteristische Form. Dadurch ermöglichen sie dem Geburtshelfer unter der Geburt eine gute Orientierung über die Lage des kindlichen Kopfes im mütterlichen Becken.

- Die rautenförmige **Stirnfontanelle** *(große Fontanelle, Fonticulus anterior)* befindet sich als größte Fontanelle zwischen den Scheitelbeinen und den Stirnbeinhälften. Sie kann bis in das dritte Lebensjahr hinein offen bleiben
- Die **Hinterhauptfontanelle** *(Fonticulus posterior)* befindet sich am Hinterkopf zwischen dem Hinterhauptbein und den hinteren Winkeln der Scheitelbeine. Sie ist dreieckig und wird oft auch *kleine Fontanelle* genannt. Sie schließt sich in der Regel schon im dritten Lebensmonat
- Zu den **Seitenfontanellen** zählen die **vordere Seitenfontanelle** *(Keilbeinfontanelle, Fonticulus sphenoidalis)* beidseits zwischen Stirn-, Scheitel- und Keilbein sowie die **hintere Seitenfontanelle** *(Warzenfontanelle, Fonticulus mastoideus)* zwischen Scheitel-, Schläfen- und Hinterhauptbein. Auch sie schließen sich bereits beim Säugling bzw. kurz danach.

PFLEGE VON KINDERN

Bei der **Beobachtung des Säuglings** gibt die große Fontanelle wichtige Hinweise: Normalerweise liegt sie im Hautniveau und bei aufgelegtem Finger ist der Pulsschlag zu spüren. Bei Flüssigkeitsmangel, z. B. durch Wasserverlust bei Durchfall, ist die Fontanelle eingefallen. Eine gespannte Fontanelle kann auf einen erhöhten Hirndruck hinweisen, z. B. bei Meningitis (Hirnhautentzündung).

7.2.3 Schädelbasis

Die **innere Schädelbasis** enthält von vorn nach hinten treppenförmig abfallend drei **Schädelgruben,** die die verschiedenen Lappen des Gehirns aufnehmen (→ Abb. 7.5).

Die **vordere Schädelgrube** liegt am höchsten – oberhalb der Augenhöhlen – und wird von Teilen des Stirnbeins, des Siebbeins und den kleinen Keilbeinflügeln gebildet. Hier liegen Teile des Riechhirns und die Stirnlappen des Großhirns.

Die **mittlere Schädelgrube** trägt die Schläfenlappen des Gehirns. Sie wird vom Keilbein und von den **Felsenbeinen,** den inneren Anteilen der Schläfenbeine, gebildet. Der Keilbeinkörper nimmt in der Mitte eine besondere Form an, die an einen türkischen Pferdesattel erinnert; aus diesem Grunde wird er **Türkensattel** *(Sella turcica)* genannt. In einer knöchernen Vertiefung liegt hier gut geschützt die **Hypophyse** *(Hirnanhangsdrüse)*, eine wichtige Hormondrüse (→ Abb. 11.6).

Die **hintere Schädelgrube** wird vorne aus den Rückseiten des Türkensattels *(Dorsum sellae)* und den Felsenbeinpyramiden und hinten aus dem Hinterhauptbein mit dem **Foramen magnum** *(großes Hinterhauptloch)* gebildet. Dieser Grube liegt das Kleinhirn auf.

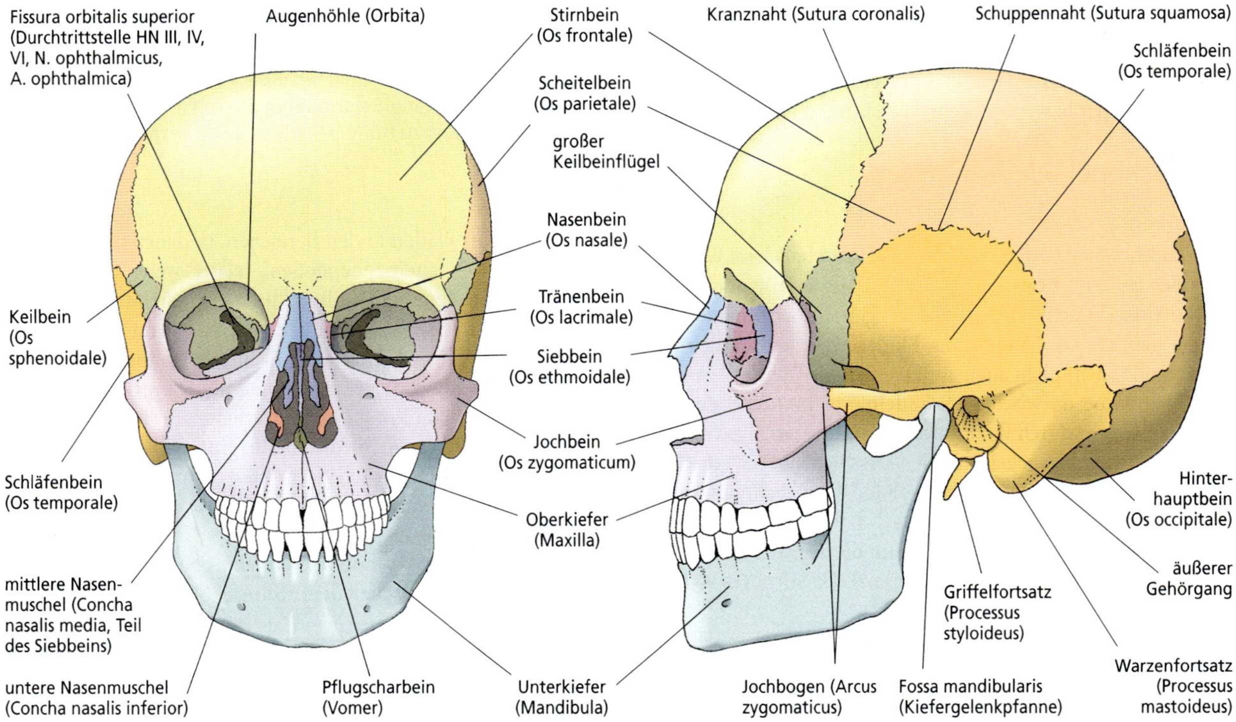

Abb. 7.4 Schädel in der Vorder- und in der Seitenansicht. Die Vorderansicht ist geprägt durch die Augenhöhlen, Nasen- und Mundöffnung. HN = Hirnnerven.

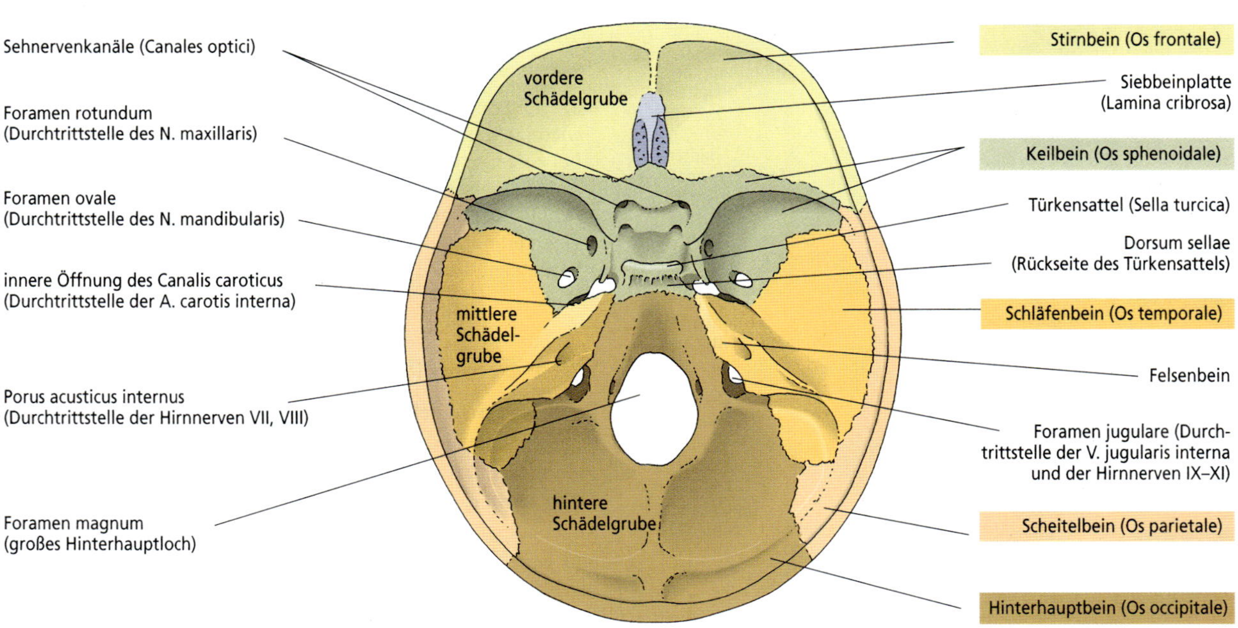

Abb. 7.5 Innere Schädelbasis nach Entfernung der Schädelkalotte und des Gehirns, Ansicht von oben.

Tab. 7.1 Übersicht über die Schädelknochen (→Abb. 7.4, →Abb. 7.5). Gehörknöchelchen →10.7.2, Zungenbein →Abb. 16.5.

Knochen	Kurzcharakteristik
Hirnschädel	
Stirnbein *(Os frontale)*	• Bildet die vordere obere Schädelkalotte inkl. Stirn, das Dach der Augenhöhle und den Großteil der vorderen Schädelgrube • Enthält die Stirnhöhlen (→16.1.3) als lufthaltige Räume
Scheitelbeine *(Ossa parietalia)*	• Bilden hinten oben und seitlich den größten Teil der Schädelkalotte
Schläfenbeine *(Ossa temporalia)*	• Liegen seitlich hinten am Kopf, beteiligt an Schädelbasis und -kalotte. Die **Felsenbeine** sind pyramidenförmige, in die Schädelhöhle (nach oben) vorspringende Teile der Schläfenbeine • Sind vorne mit je einem Fortsatz an der Bildung der **Jochbögen** („Wangenknochen") beteiligt • Beherbergen in den Felsenbeinen Gehörgänge, Mittel- und Innenohr • Tragen unten die hinter den Ohren tastbaren **Warzenfortsätze** *(Processus mastoidei)* mit den Warzenfortsatzzellen (→10.7.2) • Formen die Kiefergelenkpfannen
Hinterhauptbein *(Os occipitale)*	• Bildet den hinteren Teil der Schädelkalotte und fast die ganze hintere Schädelgrube • Umfasst das **Foramen magnum** *(großes Hinterhauptloch)*, durch das das Rückenmark und die Aa. vertebrales ziehen • Hat im unteren Bereich den gut von außen tastbaren äußeren **Hinterhaupthöcker** • Hat unten eine Gelenkfläche für den ersten Halswirbel (Atlas, →7.3.3)
Keilbein *(Os sphenoidale)*	• Fledermausförmiger Knochen in der Mitte des Schädels • Enthält die luftgefüllte Keilbeinhöhle (→16.1.3) • Formt einen kleinen Teil der Schädelaußenseite, die hintere Augenhöhlenwand, den **Türkensattel** *(Sella turcica,* für die Hypophyse) und Teile der mittleren Schädelgrube und lässt u. a. die Nn. optici (Sehnerven) von der Augen- in die Schädelhöhle durchtreten
Siebbein *(Os ethmoidale)*	• Kleiner Knochen zwischen den beiden Augenhöhlen • Enthält die lufthaltigen Siebbeinzellen (→16.1.3) • Ist mit seinem unteren senkrechten Teil an der Nasenscheidewand und oben mit der **Siebbeinplatte** (durch die der N. olfactorius = Riechnerv zieht) am Nasendach beteiligt • Formiert die beiden **oberen und mittleren Nasenmuscheln** an der seitlichen Nasenwand
Gesichtsschädel	
Nasenbein *(Os nasale)*	• Kleiner Knochen, der den oberen Teil des Nasenrückens bildet
Oberkiefer *(Os maxillare, Maxilla)*	• In der Mitte des Gesichts • Beteiligt an Boden und vorderem mittlerem Rand der Augenhöhlen • Umfasst die Nasenöffnung und enthält die luftgefüllten Kieferhöhlen (→16.1.3) • Bildet den vorderen Teil des harten Gaumens und trägt die obere Zahnreihe
Jochbeine *(Ossa zygomatica)*	• Sind an der seitlichen und unteren Augenhöhlenwand beteiligt • Bilden hinten mit je einem Fortsatz zusammen mit den Schläfenbeinen die Jochbögen
Unterkiefer *(Os mandibulare, Mandibula)*	• Gebogener, einziger beweglicher Schädelknochen (über das **Kiefergelenk**) • Trägt die untere Zahnreihe • Hat an den aufsteigenden Seitenästen jeweils den Gelenkkopf des Kiefergelenks • Bildet in der Mitte unten das Kinn
Tränenbeine *(Ossa lacrimalia)*	• Kleine, dünne Knochen an der Außenseite der Nasenwand und der Innenseite der Augenhöhlen
Gaumenbeine *(Ossa palatina)*	• L-förmige Knochen, welche den hinteren Teil des harten Gaumens und der Nasenseitenwände ausmachen
Untere Nasenmuscheln *(Conchae nasales inferiores)*	• Kleine Knochen seitlich an der Nase, die lediglich die (namengebenden) unteren Nasenmuscheln bilden
Pflugscharbein *(Vomer)*	• An der unteren Nasenscheidewand beteiligt

SPICKZETTEL

Schädel *(Cranium):* Knochen des Kopfes. Abgesehen vom Unterkiefer (im **Kiefergelenk**) unbeweglich.
- **Hirnschädel** *(Neurocranium),* unterteilt in **Schädelkalotte** *(Schädeldach)* und **Schädelbasis** *(Schädelgrundplatte).* Umschließt die **Schädelhöhle** und schützt das Gehirn. Besteht aus **Stirnbein** *(Os frontale),* **Scheitelbeinen** *(Ossa parietalia),* **Schläfenbeinen** *(Ossa temporalia),* **Hinterhauptbein** *(Os occipitale),* **Keilbein** *(Os sphenoidale),* **Siebbein** *(Os ethmoidale)*
- **Gesichtsschädel** *(Viszerocranium),* bildet den vorderen unteren Teil des Schädels mit Augen-, Mund-, Nasenhöhlen. Zusammengesetzt aus **Nasenbein** *(Os nasale),* **Oberkiefer** *(Os maxillare, Maxilla),* **Jochbeinen** *(Ossa zygomatica),* **Unterkiefer** *(Os mandibulare, Mandibula),* **Tränenbeinen** *(Ossa lacrimalia),* **Gaumenbeinen** *(Ossa palatina),* **unteren Nasenmuscheln** *(Conchae nasales inferiores),* **Pflugscharbein** *(Vomer),* **Zungenbein** *(Os hyoideum),* **Gehörknöchelchen.**

Fontanellen: Bindegewebig überbrückte Lücken zwischen den Hirnschädelknochen des Säuglings. Verknöchern ebenso wie die Spalträume zwischen den Hirnschädelknochen zu den **Schädelnähten.**

7.2.4 Mimische Muskulatur

Die **mimische Muskulatur** (→ Abb. 7.7) ermöglicht uns, Gefühlsregungen wie Staunen und Entsetzen, Freude oder Trauer auszudrücken. Die meisten dieser Muskeln nehmen eine Sonderstellung unter den Skelettmuskeln ein, da sie nicht über Gelenke hinwegziehen, sondern *direkt* an der Gesichtshaut ansetzen. Sie lassen deshalb Falten, Runzeln und Grübchen entstehen und verleihen dem Gesicht so seinen Reichtum an Ausdrucksmöglichkeiten.

Wichtige mimische Muskeln sind:
- Der **M. frontalis** *(Stirnmuskel),* der von den Augenbrauen schräg nach oben zieht, die Stirn runzelt, die Augenbrauen hebt und die Kopfhaut verschiebt
- Der **M. orbicularis oculi** *(Augenringmuskel),* der kreisförmig um die Augen verläuft und die Augen schließt
- Der **M. orbicularis oris** *(Ringmuskel des Mundes),* der einen Ring um den Mund bildet, den Mund schließt und die Lippen zusammenpresst
- Der **M. zygomaticus** *(Jochbeinmuskel)* vom Mundwinkel zum Jochbein, der die Mundwinkel nach oben seitlich zum Lächeln hebt
- Der **M. buccinator** *(Wangenmuskel),* der die muskuläre Grundlage der Wange bildet und den Mundhöhlenvorhof verkleinert
- Der **M. risorius** *(Lachmuskel),* der die „Lachgrübchen" entstehen lässt, indem er die Mundwinkel zur Seite zieht.

Platysma (Halshautmuskel) → 7.3.1

7.2.5 Kaumuskulatur

Die **Kaumuskulatur** bewegt den Unterkiefer. Die Kaumuskulatur ermöglicht das Beißen, Kauen und Zermahlen der Nahrung und beteiligt sich außerdem an der Lautbildung und am Sprechen.

Beim Kauen spielen Bewegungen in drei verschiedene Richtungen eine Rolle:
- Öffnen und Schließen des Mundes
- Seitverschieben und Zurückziehen des Mundes
- Kreisförmige Mahlbewegungen des Unterkiefers.

Vier am Unterkiefer ansetzende Muskeln sind im Wesentlichen für diese Bewegungen im Kiefergelenk verantwortlich (→ Abb. 7.8):
- Der **M. temporalis** *(Schläfenmuskel)* zieht vom Schläfenbein hinab zum Unterkiefer
- Der **M. masseter** *(Kaumuskel)* entspringt am Jochbogen und setzt am Unterkieferwinkel an
- Die **Mm. pterygoidei** *(Flügelmuskeln)* ziehen vom Keilbein zum Unterkieferwinkel, wobei aufgrund des unterschiedlichen Faserverlaufs der **M. pterygoideus lateralis** *(seitlicher Flügelmuskel)* zur Kieferöffnung und der **M. pterygoideus medialis** *(mittlerer Flügelmuskel)* zum Kieferschluss beiträgt.

Zusätzlich beteiligen sich auch die Wangen-, Mundboden-, Lippen-, Zungenbein- und Zungenmuskeln am Kauvorgang.

Obere Zungenbeinmuskeln → 7.3.1

SPICKZETTEL

Mimische Muskulatur *(Gesichtsmuskulatur):* An der Haut von Schädel und Gesicht ansetzende Skelettmuskeln, welche das Mienenspiel ermöglichen.
Beispiele **M. frontalis** *(Stirnmuskel,* Stirnrunzeln), **M. orbicularis oculi** *(Augenringmuskel,* Augenschluss), **M. orbicularis oris** *(Ringmuskel des Mundes,* Mundschluss), **M. zygomaticus** *(Jochbeinmuskel,* Lächeln)

Kaumuskulatur: Skelettmuskeln zur Bewegung des Unterkiefers. Vor allem **M. temporalis** *(Schläfenmuskel),* **M. masseter** *(Kaumuskel),* **Mm. pterygoidei** *(Flügelmuskeln).*

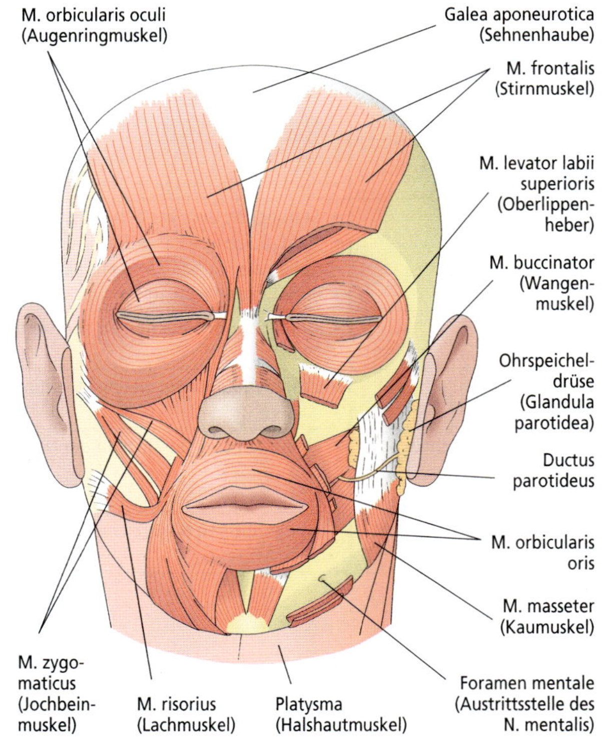

Abb. 7.7 Mimische Muskulatur. In der rechten Gesichtshälfte die oberflächliche Schicht, in der linken die tiefere Schicht, der M. masseter und die Ohrspeicheldrüse mit ihrem Ausführungsgang, dem Ductus parotideus.

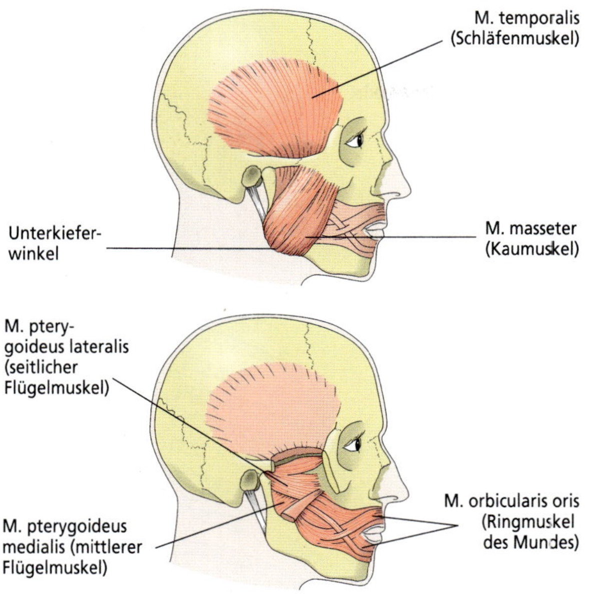

Abb. 7.8 Kaumuskulatur, oben oberflächliche, unten tiefe Schicht, sowie der M. orbicularis oris als Teil der mimischen Muskulatur.

7.3 Körperstamm

SPICKZETTEL

Körperstamm: Kopf, Hals und Rumpf.

Kopf → 7.2

7.3.1 Hals

Knöcherne Strukturen

Der **Hals** als Verbindungsabschnitt zwischen Kopf und Schultergürtel enthält als knöcherne Strukturen in seinem hinteren Teil die **Halswirbelsäule** mit sieben **Halswirbeln** (→ 7.3.2) und vorne oben das hufeisenförmige **Zungenbein** (*Os hyoideum* → Abb. 7.9, → Abb. 16.4, → Abb. 16.5). Die Lage des Zungenbeins ist von außen durch eine quere Falte am Hals sichtbar. Unter dem Zungenbein befindet sich der aus mehreren gegeneinander beweglichen Knorpeln bestehende, gut tastbare **Kehlkopf.** Zungenbein und Kehlkopf bewegen sich beim Schlucken nach oben.

Halsmuskulatur

Die feingliedrige **Halsmuskulatur** kann in zwei Gruppen eingeteilt werden, die durch die großen Halsleitungsbahnen (Speise- und Luftröhre) getrennt sind.

Zu den **vorderen Halsmuskeln** (→ Abb. 7.9) zählen:

- Das **Platysma** *(Halshautmuskel),* ein flächiger Muskel, der seiner Funktion nach noch zur mimischen Muskulatur gehört
- Der **M. sternocleidomastoideus** *(Kopfwender),* der den Brustkorb mit dem Kopf verbindet. Bei einseitiger Kontraktion neigt er den Kopf zur gleichen und dreht ihn zur Gegenseite, bei beidseitiger kippt er den Kopf nach hinten
- Die **oberen Zungenbeinmuskeln** *(suprahyoidalen Muskeln),* die von Schädelbasis oder Unterkiefer zum Zungenbein ziehen. Da sie durch Hirnnerven versorgt werden, gehören sie eigentlich zu den Kopfmuskeln. Die oberen Zungenbeinmuskeln bilden den **Mundboden** mit, d. h. sie verschließen die Mundhöhle nach unten. Bei fixiertem Unterkiefer ziehen sie außerdem das Zungenbein nach oben bzw. bei fixiertem Zungenbein den Unterkiefer nach unten und unterstützen Mundöffnung, Kau- und Schluckbewegungen.
  Zu den oberen Zungenbeinmuskeln zählen **M. digastricus** *(zweibäuchiger Muskel),* **M. stylohyoideus** *(Griffelfortsatz-Zun-*

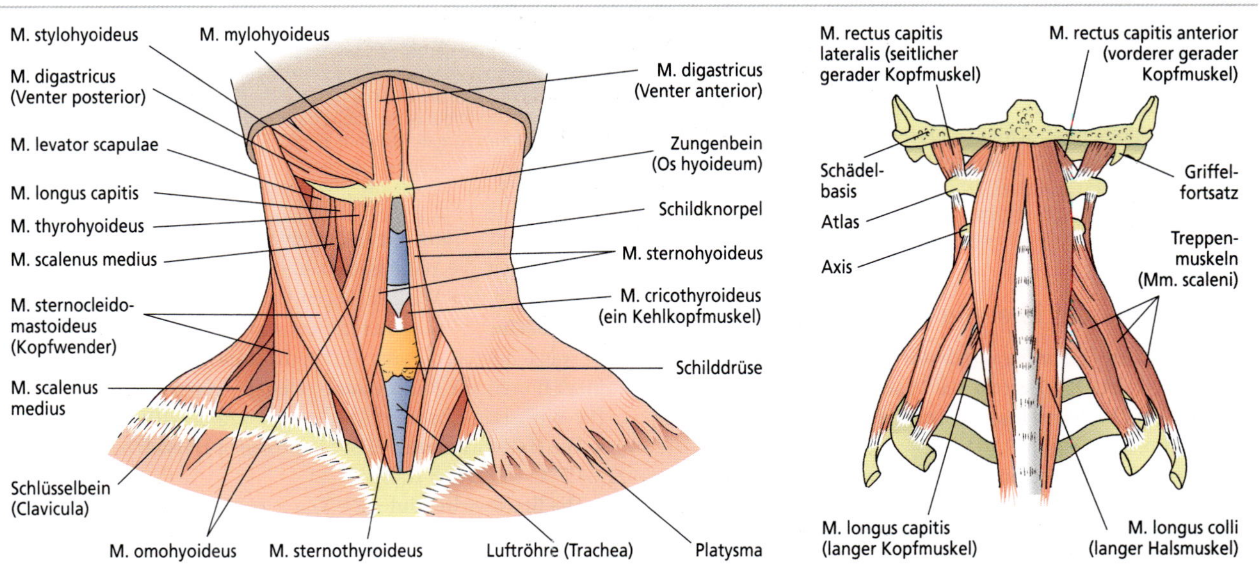

Abb. 7.9 Halsmuskulatur. Links vordere Halsmuskulatur (auf der rechten Halsseite Platysma entfernt). Rechts hintere Halsmuskulatur (vor der Wirbelsäule) und tiefe Nackenmuskulatur (hinter der Wirbelsäule, größtenteils verdeckt). Sie stützen den Kopf und unterstützen Kopfbewegungen.

genbein-Muskel), **M. mylohyoideus** *(Unterkiefer-Zungenbein-Muskel)* und **M. geniohyoideus** *(Kinn-Zungenbein-Muskel)*

- Die Gruppe der **unteren Zungenbeinmuskeln** *(infrahyoidalen Muskeln, Rectus-Gruppe; rectus* = gerade). Sie verlaufen vom Zungenbein abwärts zu Kehlkopf, Brustbein oder Schulterblatt. Entsprechend bewegen die unteren Zungenbeinmuskeln das Zungenbein nach unten und sind v. a. für Schlucken und Lautbildung bedeutsam.
  Zu den unteren Zungenbeinmuskeln gehören der **M. sternohyoideus** *(Brustbein-Zungenbein-Muskel),* der **M. sternothyroideus** *(Brustbein-Schildknorpel-Muskel),* der **M. thyrohyoideus** *(Schildknorpel-Zungenbein-Muskel)* und der **M. omohyoideus** *(Schulterblatt-Zungenbein-Muskel).*

Hinter Luft- und Speiseröhre liegen die **hinteren Halsmuskeln.**

Zu den hinteren Halsmuskeln gehören die **Treppenmuskeln** *(Mm. scaleni),* bestehend aus **M. scalenus anterior, medius und posterior** *(vorderer, mittlerer und hinterer Treppenmuskel)* seitlich am Hals (→ Abb. 7.9). Sie unterstützen die Einatmung, indem sie die ersten Rippen anheben. Außerdem wirken sie bei der Beugung und Seitwärtsdrehung der Halswirbelsäule mit. In ihrem gesamten Verlauf von den Querfortsätzen der sieben Halswirbel bis zur ersten und zweiten Rippe überziehen sie zeltförmig einen Teil des oben offenen knöchernen Thorax.

Zu den hinteren Halsmuskeln rechnen außerdem die **tiefen** oder *prävertebralen* **Halsmuskeln,** welche unmittelbar *vor* der Wirbelsäule liegen. Sie unterstützen bei einseitiger Kontraktion die Seitwärtsbewegung und bei beidseitiger die Vorbeugung des Kopfes (→ Abb. 7.9).

Tiefe Nackenmuskeln

Die **tiefen** (oder *kurzen*) **Nackenmuskeln** verlaufen *hinter* der Wirbelsäule zwischen dem ersten oder zweiten Halswirbel und dem Hinterhauptbein. Sie zählen zur *autochthonen Rückenmuskulatur* (→ 7.3.4).

SPICKZETTEL

Hals: Körperabschnitt zwischen Kopf und Rumpf mit

- **Halswirbelsäule** (*HWS*, umschließt das Rückenmark), **Zungenbein** *(Os hyoideum),* **Kehlkopf** *(Larynx)*
- **Halsmuskeln,** unterteilt in **vordere Halsmuskeln (Platysma** = *Halshautmuskel,* **M. sternocleidomastoideus** = *Kopfwender,* **obere** und **untere Zungenbeinmuskulatur), hintere Halsmuskeln (Mm. scaleni** und **tiefe =** *prävertebrale* **Halsmuskeln), tiefe** *(kurze)* **Nackenmuskeln** (Teil der autochthonen Rückenmuskulatur)
- Luft-und Speiseröhre, Schilddrüse.

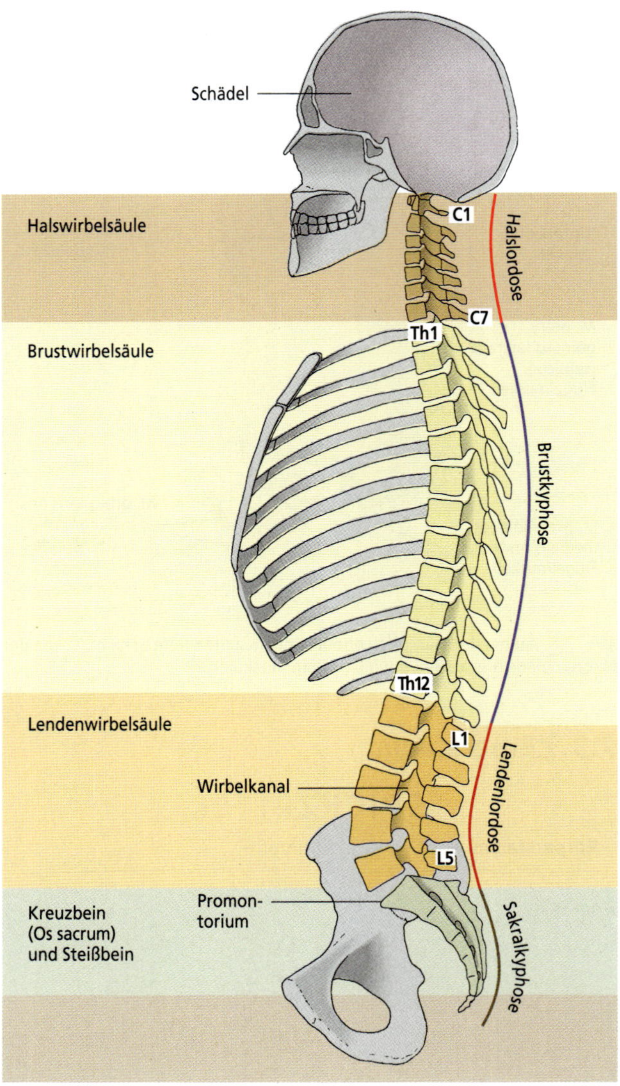

Abb. 7.10 Aufbau der Wirbelsäule im Längsschnitt mit den vier physiologischen Krümmungen. Aus dem Wirbelkanal ziehen die Spinalnerven (→ Abb. 9.20) durch die Zwischenwirbellöcher in die Körperperipherie. Der unterste Abschnitt der Wirbelsäule, das Kreuzbein, verbindet sich mit den beiden Hüftbeinen zum Beckenring.

7.3.2 Übersicht über die Wirbelsäule

Die **Wirbelsäule** *(Columna vertebralis)* bildet die große Längsachse unseres Skeletts. Sie besteht aus 24 segmentförmigen Knochen, den **Wirbeln** *(Vertebrae),* sowie dem **Kreuzbein** und dem **Steißbein** (→ Abb. 7.10, → Abb. 7.11).

Die Wirbelsäule umschließt und schützt das Rückenmark, welches durch die Wirbellöcher nach unten zieht. Sie trägt den Kopf und dient der Anheftung der Rippen und der Rückenmuskulatur.

Die Wirbel sind gegeneinander beweglich und erlauben dadurch Bewegungen nach vorn, hinten, links, rechts und um die Längsachse. Diese Beweglichkeit wird von den *Bandscheiben* (→ 7.3.3) unterstützt, die außerdem zusammen mit vielen Bändern und Muskeln die Wirbelsäule stabilisieren.

Zwischen den Wirbeln liegen Öffnungen, die man **Zwischenwirbellöcher** *(Foramina intervertebralia)* nennt. Durch sie treten Nerven hindurch, die vom Rückenmark ausgehen oder zum Rückenmark führen, die *Rückenmark-* oder *Spinalnerven* (→ 9.11.2).

Die Wirbelsäule hat fünf Abschnitte (→ Abb. 7.10):

- Die **Halswirbelsäule** *(HWS)* mit sieben **Halswirbeln** (kurz C1–C7, C = Zervix = Hals)
- Die **Brustwirbelsäule** *(BWS)* mit zwölf **Brustwirbeln,** die mit den Rippen gelenkig verbunden sind (Th1–Th12, Th = Thorax = Brustkorb)
- Die **Lendenwirbelsäule** *(LWS)* mit fünf **Lendenwirbeln** (L1–L5, L = Lumbus = Lende)

- Das **Kreuzbein** *(Os sacrum)* – fünf **Kreuzbeinwirbel** (*Sakralwirbel,* S1–S5) sind hier zu einem kompakten Knochen verschmolzen
- Das **Steißbein** *(Os coccygis)* aus etwa vier verkümmerten Steißwirbeln.

Krümmungen der Wirbelsäule

Von vorn gesehen ist die gesunde Wirbelsäule nahezu gerade. Betrachtet man die Wirbelsäule des Erwachsenen jedoch von der Seite, so zeigt sie vier leichte Krümmungen (→ Abb. 7.10):

- Bei zwei Krümmungen ist der Bogen nach vorn gewölbt; sie heißen **Halslordose** und **Lendenlordose**
- Bei den anderen beiden weist die Bogenkrümmung nach hinten. Sie werden als **Brustkyphose** und **Sakralkyphose** bezeichnet.

Diese Krümmungen verleihen der Wirbelsäule eine hohe Stabilität. Die Belastungen bei den verschiedenen Bewegungen werden dadurch auf alle Wirbel gleichmäßig verteilt.

Wirbelsäule beim Säugling und Kleinkind

Die Krümmungen der Wirbelsäule sind nicht von Geburt an vorhanden: Beim Säugling ist die gesamte Wirbelsäule leicht bogenförmig nach hinten gekrümmt (kyphosiert). Zuerst entwickelt sich beim älteren Säugling mit zunehmender Fähigkeit, den Kopf zu halten, die Halslordose. Im Krabbelalter flacht die Kyphose ab, und durch die Belastungen beim Stehen und Gehen bildet sich bis etwa zum Ende der Kindergartenzeit die charakteristische Doppel-S-Form der Wirbelsäule aus.

Fehlbelastungen der Wirbelsäule

Durch Fehlbelastungen können sich die Krümmungen der Wirbelsäule krankhaft verstärken: Es kann dann ein *Hohlkreuz* bei durch Fehlhaltung verstärkter Lendenlordose oder ein *Rundrücken* („Buckel") bei stärkerer Brustkyphose entstehen. Solche Fehlhaltungen begünstigen das Auftreten von *chronischen Rückenschmerzen,* vor allem im LWS-Bereich.

PRÄVENTION

Rückenschmerzen sind in unserer Gesellschaft weitverbreitet: Während Kinder bis zum Ende des Grundschulalters selten Rückenschmerzen haben, steigt deren Häufigkeit ab der Pubertät stetig an. Ab einem Alter von etwa 30 Jahren bei Frauen und 40 Jahren bei Männern geben 30 % oder mehr an, über mindestens drei Monate fast täglich Rückenschmerzen zu haben.
Vorbeugend ist vor allem eines wichtig: Bewegung, möglichst täglich und möglichst vielseitig. Für Kinder bedeutet dies z. B. Fußballspielen draußen statt am PC, Laufen, Springen und Klettern in der realen statt der virtuellen Welt, Kräftemessen mit echten Freunden im Sportverein statt in sozialen Netzwerken. Erwachsene sollten möglichst oft auf das Auto verzichten und Rad fahren oder zu Fuß gehen (z. B. auch die Kinder mit dem Rad zur Schule begleiten), dazu v. a. bei bewegungsarmer Berufstätigkeit Ausgleichssport treiben.
Hinzu kommt richtiges Hebe- und Trageverhalten: Lasten nicht in Rundrückenhaltung, sondern körpernah, symmetrisch und mit geradem Rücken heben und tragen (nicht hinunterbeugen, sondern ggf. in die Knie gehen). Als ganz wesentlich erwiesen

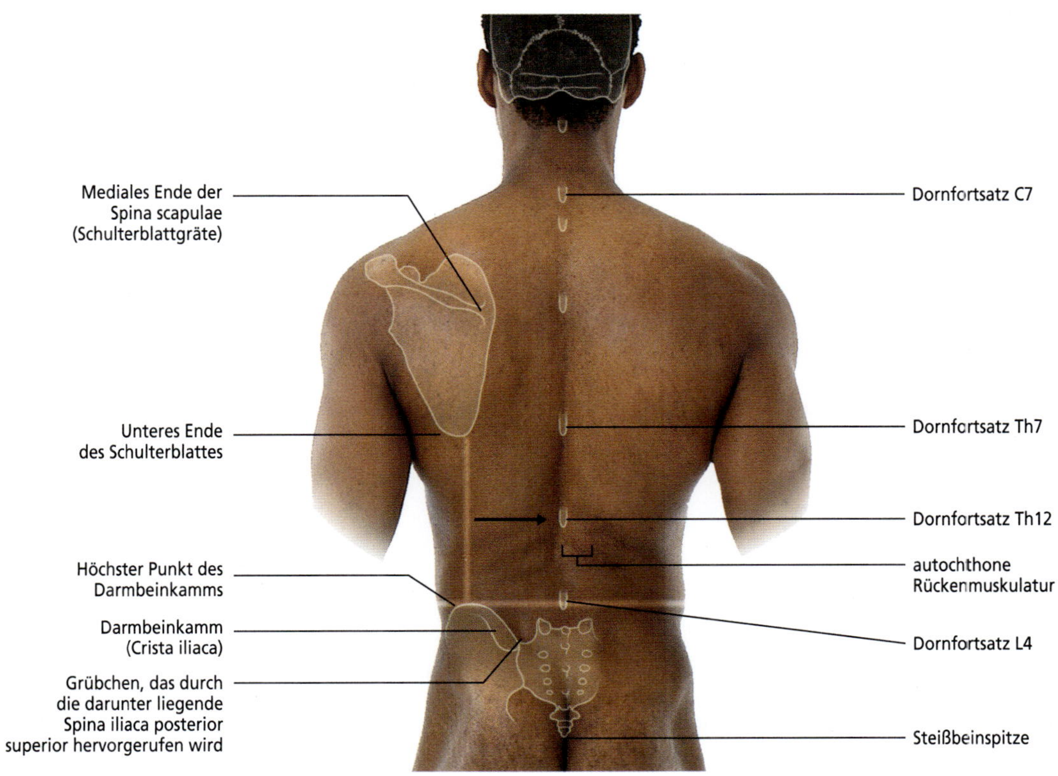

Abb. 7.11 Oberflächenanatomie des Rückens . [E364]

hat sich eine starke Rücken- und Bauchmuskulatur – entsprechende Übungen werden zusammen mit Dehnübungen zum Erhalt der Beweglichkeit in sog. **Rückenschulen** vermittelt. Diese Grundsätze gelten auch für Pflegende, deren Wirbelsäule durch das Heben der Patientinnen und Patienten stark beansprucht wird. Mithilfe der **Kinaesthetics®** können Pflegende zudem Erkrankte in ihren Bewegungsabläufen ohne Heben und Tragen unterstützen und ihnen helfen, eigene Ressourcen einzusetzen.

Wirbel

Die Wirbel haben vom dritten Hals- bis zum fünften Lendenwirbel einen einheitlichen Aufbau, auch wenn sie sich in den einzelnen Wirbelsäulenabschnitten in Größe und Form unterscheiden (→ Abb. 7.13). Diese unterschiedlichen Formen spiegeln die funktionellen Anforderungen wider: Die Halswirbel sind zierlich und hoch beweglich, die Brustwirbel haben spezielle Gelenkflächen für die Rippen und die Lendenwirbel sind sehr stabil gebaut, da sie die größte Last tragen.

Der **Wirbelkörper** *(Corpus vertebrae)* als dicke, rundliche, sehr belastbare „Knochenscheibe" bildet den Gewicht tragenden Teil der Wirbelsäule. Da alle Wirbelkörper übereinanderliegen, sind sie für die charakteristische Säulenform unserer Körperachse verantwortlich.

An der Hinterfläche des Wirbelkörpers setzt eine Knochenspange an, der **Wirbelbogen** *(Arcus vertebrae)*. Er umgibt das **Wirbelloch** *(Foramen vertebrale)*. Alle Wirbellöcher zusammen bilden den **Wirbelkanal** *(Spinalkanal, Canalis vertebralis)*, durch den das Rückenmark vom **Foramen magnum** *(großes Hinterhauptloch)* nach unten zieht.

Vom Wirbelbogen gehen zum einen drei Knochenfortsätze aus, an denen Muskeln entspringen und ansetzen: der nach hinten unten zeigende, oft sicht- und tastbare **Dornfortsatz** *(Processus*

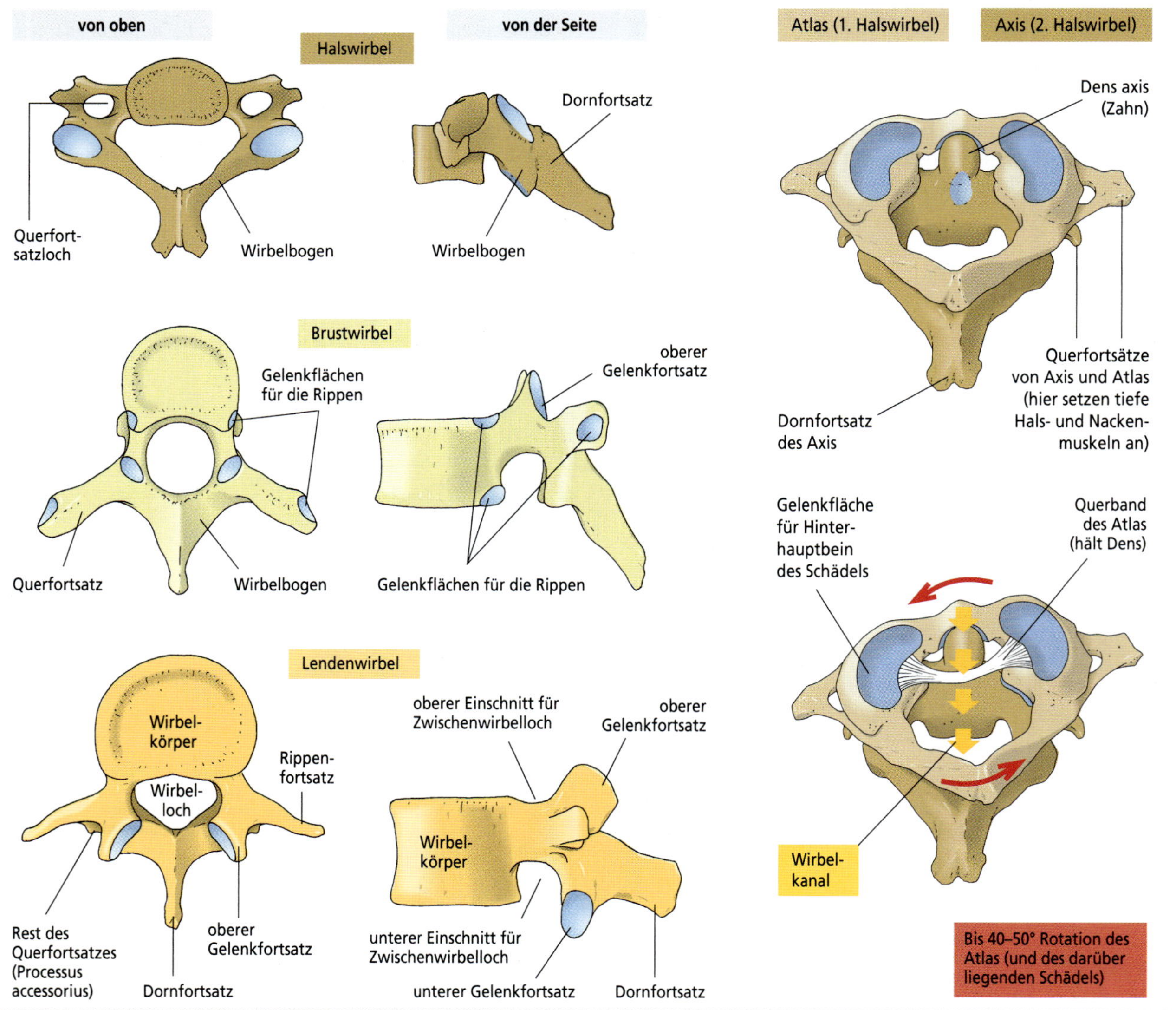

Abb. 7.13 Links und Mitte Halswirbel, Brustwirbel und Lendenwirbel im Vergleich (links von oben, in der Mitte von der Seite). Rechts Atlas (erster Halswirbel) und Axis (zweiter Halswirbel) in Normalstellung (oben) und bei rotiertem Kopf (unten).

spinosus, ➔Abb. 7.11, ➔Abb. 7.13) und links und rechts je ein **Querfortsatz** *(Processus transversus).*

Etwa auf Höhe der Querfortsätze entspringen dem Wirbelbogen zum anderen je zwei **Gelenkfortsätze** nach oben und unten (*Processus articularis superior* und *inferior*). Sie verbinden die Wirbel über die paarigen **Wirbelbogengelenke** *(kleine Wirbelgelenke, Facettengelenke)* untereinander.

Zwischen den unteren Gelenkfortsätzen und dem zugehörigen Wirbelkörper bleibt immer ein Freiraum, ebenso zwischen oberem Gelenkfortsatz und Wirbelkörper. Diese beiden Einschnitte liegen bei benachbarten Wirbeln direkt übereinander und umschließen das jeweilige **Zwischenwirbelloch** (*Foramen intervertebrale* ➔Abb. 7.12, ➔Abb. 7.13). Durch die Zwischenwirbellöcher verlassen die Spinalnerven den Wirbelkanal.

Bandscheiben

Zwischen den Wirbelkörpern der Hals-, Brust- und Lendenwirbelsäule sowie zwischen LWK 5 und Kreuzbein liegen die **Bandscheiben** *(Zwischenwirbelscheiben, Disci intervertebrales).* Durchschnittlich sind die Bandscheiben etwa 5 mm dick (die Dicke nimmt von oben nach unten zu). Sie bestehen aus zwei Schichten Bindegewebe:

- Einem äußeren *Faserring,* dem **Anulus fibrosus,** aus derben kollagenen Fasern und Faserknorpel
- Einem *Gallertkern,* dem **Nucleus pulposus.** Dieser gleicht wie ein Wasserkissen die Druckunterschiede zwischen zwei Wirbeln aus, wenn diese sich bewegen (➔Abb. 7.12).

Die Bandscheiben sind verformbar, aber nicht komprimierbar, sie ändern ihr Volumen also nicht. Sie erhöhen die Beweglichkeit der Wirbelsäule, indem sie sich entsprechend mit verformen, und fangen wie ein Stoßdämpfer Stauchungen der Wirbelsäule ab, z. B. beim Springen.

Bänder der Wirbelsäule

Stabilisiert wird die Wirbelsäule durch mehrere Bänder: **Vorderes** und **hinteres Längsband** (*Ligamentum longitudinale anterius* und *posterius*) ziehen vor bzw. hinter den Wirbelkörpern entlang der *gesamten* Wirbelsäule. Dazu kommen noch kurze Bänder, etwa die **Zwischenbogenbänder** *(Ligamenta flava)* zwischen einzelnen Wirbelbögen und die **Zwischendornfortsatzbänder** *(Ligamenta interspinalia)* zwischen einzelnen Dornfortsätzen.

Altersveränderungen der Wirbelsäule

Bereits ab dem 20.–30. Lebensjahr nimmt der Wassergehalt des Nucleus pulposus ab und der Anulus fibrosus bekommt kleine Risse. Dadurch wird die Bandscheibe niedriger und weniger elastisch und kann Stöße nicht mehr so gut abfedern. Außerdem kommt es zu winzigen Bewegungen in den angrenzenden Knochen mit der Folge von knöchernen Veränderungen der benachbarten Wirbelkörper und Wirbelbogengelenke („Randzacken", „Spangen").

Bandscheibenvorfall

Die genannten Veränderungen können außerdem zu einer Vorwölbung des Nucleus pulposus führen **(Bandscheibenprotusion).** Beim **Bandscheibenvorfall** gleitet der Nucleus pulposus sogar aus dem Anulus fibrosus und drückt auf die austretende Nervenwurzel, was oft starke Schmerzen auslöst. Liegen keine Lähmungen vor, soll der Patient bzw. die Patientin unter angemessener Schmerzbehandlung möglichst rasch zu normalen Bewegungsmustern zurückkehren. *Stufenbettlagerung* wird allenfalls kurzzeitig empfohlen. Langfristig wichtig ist Stärkung der Rücken- und Bauchmuskulatur.

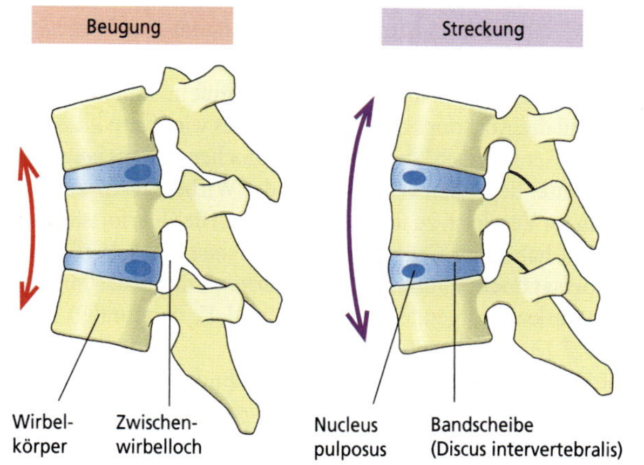

Abb. 7.12 Die Bandscheibenfunktion. Der Nucleus pulposus verschiebt sich innerhalb der Bandscheibe je nach Bewegung der Wirbelsäule.

SPICKZETTEL

Wirbelsäule *(Columna vertebralis):* Längsachse des Rumpfes aus 24 **Wirbeln,** den dazwischenliegenden **Bandscheiben** *(Zwischenwirbelscheiben, Disci intervertebrales),* **Kreuzbein** *(Os sacrum)* und **Steißbein** *(Os coccygis).* Über das *obere Kopfgelenk* mit dem Kopf und das *Iliosakralgelenk* mit dem Becken verbunden. Stützt und bewegt Kopf und Rumpf und umschließt das Rückenmark.

Wirbel *(Vertebra):* Knochen der Wirbelsäule. Ab dem dritten Halswirbel im Wesentlichen einheitlicher Bau aus

- **Wirbelkörper** *(Corpus vertebrae)*
- **Wirbelbogen** *(Arcus vertebrae)* mit **Wirbelloch** *(Foramen vertebrale)*
- Einem **Dornfortsatz** *(Processus spinosus)* nach hinten
- Zwei **Querfortsätzen** *(Processus transversi)* zur Seite
- Vier **Gelenkfortsätzen** *(Processus articulares)* nach oben und unten, welche die **Wirbelbogengelenke** *(kleine Wirbelgelenke, Facettengelenke)* bilden.

Bandscheibe *(Zwischenwirbelscheibe, Discus intervertebralis):* Druckelastischer Puffer zwischen den Wirbelkörpern, bestehend aus einem derben **Anulus fibrosus** außen und einem gallertigen **Nucleus pulposus** innen.

7.3.3 Wirbelsäulenabschnitte

Halswirbelsäule (HWS)

Die Halswirbelsäule ist der beweglichste Teil der gesamten Wirbelsäule.

Atlas und Axis, also erster und zweiter Halswirbel, haben eine besondere Form und Funktion (➔Abb. 7.13):

- Der *erste Halswirbel* (**Atlas**) hat anstelle eines Wirbelkörpers die Form eines knöchernen Rings, auf dessen Oberfläche sich zwei Gelenkflächen befinden, denen der knöcherne Schädel mit den entsprechenden Gelenkflächen des Hinterhauptbeins aufsitzt. Dieses **obere Kopfgelenk** oder *Atlanto-Okzipital-Gelenk* ermöglicht die Nickbewegung und Seitneigung des Kopfes
- Der *zweite Halswirbel,* **Axis** genannt, hat einen kleinen Wirbelkörper mit einem vorne in den Ring des Atlas emporragenden

Knochenzapfen. Um diesen *Dens axis* oder **Axiszahn** dreht sich der Atlas im **unteren Kopfgelenk** oder *Atlanto-Axial-Gelenk,* wodurch Kopfdrehungen ermöglicht werden. Vom Dens durch eine Bindegewebsmembran getrennt verläuft im hinteren, größeren Teil des Atlasrings das Rückenmark; es wird beim klassischen „Genickbruch" durch den abgebrochenen Dens geschädigt. Die darunter liegenden Wirbelkörper der Wirbel C3–C7 sind relativ klein im Vergleich zu ihrem Wirbelloch. Die Querfortsätze sind platt und haben im Gegensatz zur restlichen Wirbelsäule je ein **Querfortsatzloch** *(Foramen transversarium),* durch das hirn- und rückenmarksversorgende Gefäße (A. und V. vertebralis) ziehen (→ Abb. 7.13, → Abb. 9.36).

Die Dornfortsätze C2–C6 sind an ihren Enden meist zweigeteilt. Der siebte Wirbel (C7) wird auch *Vertebra prominens* genannt, da sein Dornfortsatz am weitesten nach dorsal vorspringt. Er ist leicht durch die Haut tastbar (→ Abb. 7.11) und bietet einen guten Anhaltspunkt für den Übergang zwischen Hals- und Brustwirbelsäule.

Brustwirbelsäule (BWS)

Die Brustwirbelsäule ist wenig beweglich – die Haltefunktion für den Brustkorb steht im Vordergrund. Die Brustwirbel sind beträchtlich größer und stärker gebaut als die Halswirbel. Das Wirbelloch ist annähernd rund und etwa fingerdick.

Als Besonderheit hat jeder Brustwirbel mehrere Gelenkflächen für die Verbindung mit den Rippen: an den Wirbelkörpern Th2–Th9 rechts und links je eine obere und untere halbe Gelenkfläche sowie eine weitere an jedem Querfortsatz (→ Abb. 7.13). Die Wirbelkörper Th1 und Th10–Th12 haben anders lokalisierte bzw. ganze Gelenkflächen für die Rippen, an Th11 und 12 fehlen die Gelenkflächen an den Querfortsätzen.

Lendenwirbelsäule (LWS)

In der Lendenwirbelsäule finden sich die größten Wirbel des Menschen. Sie besitzen einen massigen Körper und ein vergleichsweise kleines, annähernd dreieckiges Wirbelloch. Sie sind nicht mehr mit Rippen verbunden, besitzen aber einen **Rippenfortsatz** *(Processus costalis),* der entwicklungsgeschichtlich einer verkümmerten Rippe entspricht. Die Dornfortsätze der Lendenwirbel zeigen relativ gerade nach hinten. Der fünfte Lendenwirbelkörper ist keilförmig, ebenso der darunter liegende erste Kreuzbeinwirbel. Sie bilden den markanten Übergang von der Lendenlordose zur Sakralkyphose, das **Promontorium.**

Kreuzbein und Steißbein

Das Kreuzbein (→ Abb. 7.14) ist ein dreieckiger abgeplatteter Knochen, der aus fünf Wirbeln besteht, die etwa bis zum 25. Lebensjahr miteinander verschmelzen. Das Kreuzbein bildet den hinteren Mittelteil des Beckens und ist mit beiden Hüftknochen über die nahezu unbeweglichen *Iliosakralgelenke* verbunden. Entsprechend den Zwischenwirbellöchern der übrigen Wirbelsäule stehen vier paarige **Kreuzbeinlöcher** *(Foramina sacralia)* mit dem **Kreuzbeinkanal** *(Canalis sacralis)* in Verbindung. Durch sie verlaufen die vorderen und hinteren *Sakralnerven,* wie die Spinalnerven in diesem Bereich heißen. Der Kreuzbeinkanal ist die Verlängerung des Wirbelkanals und nach unten offen *(Hiatus sacralis).* An der Hinterfläche des Kreuzbeins befinden sich zudem verkümmerte Dorn- und Rippenfortsätze.

Nach oben ist das Kreuzbein über die beiden Wirbelbogengelenke sowie eine relativ große Wirbelkörperfläche und die Bandscheibe (sog. *Lumbosakralgelenk*) mit dem fünften Lendenwirbelkörper verbunden, nach unten über ein weitestgehend unbewegliches Gelenk mit dem Steißbein (→ Abb. 7.14). Letzteres besteht aus 4–5 Wirbelresten, die bis etwa zum 30. Lebensjahr miteinander verschmelzen.

SPICKZETTEL

Halswirbelsäule *(HWS):* Oberer Wirbelsäulenabschnitt aus sieben Halswirbeln (C1–C7). Sehr beweglich. Zierliche Wirbel, wobei der erste und zweite Halswirbel (**Atlas** bzw. **Axis**) besonders geformt sind. Zwischen Hinterhauptbein und Atlas **oberes Kopfgelenk** *(Atlanto-Okzipital-Gelenk,* Kopfbeugung/-streckung und Seitwärtsneigung), zwischen Atlas und Axis **unteres Kopfgelenk** *(Atlanto-Axial-Gelenk,* Kopfdrehung).
Brustwirbelsäule *(BWS):* Mittlerer Wirbelsäulenabschnitt aus zwölf Brustwirbeln (Th1–Th12). Insgesamt wenig beweglich, mit Gelenkflächen für die Rippen.
Lendenwirbelsäule *(LWS):* Unterer Wirbelsäulenabschnitt aus fünf Lendenwirbeln (L1–L5). Mäßig beweglich. Große Wirbel.
Kreuzbein *(Os sacrum):* Dreieckiger Knochen aus fünf verschmolzenen Kreuzbeinwirbeln (S1–S5) mit dem **Kreuzbeinkanal** *(Canalis sacralis)* für die Spinalnerven. Nach oben über die unterste Bandscheibe und zwei Gelenkfortsätze Verbindung zu L5, zur Seite über die *Iliosakralgelenke* zum Becken.
Steißbein *(Os coccygis):* Kleiner Knochen aus verkümmerten, verschmolzenen Steißwirbeln.

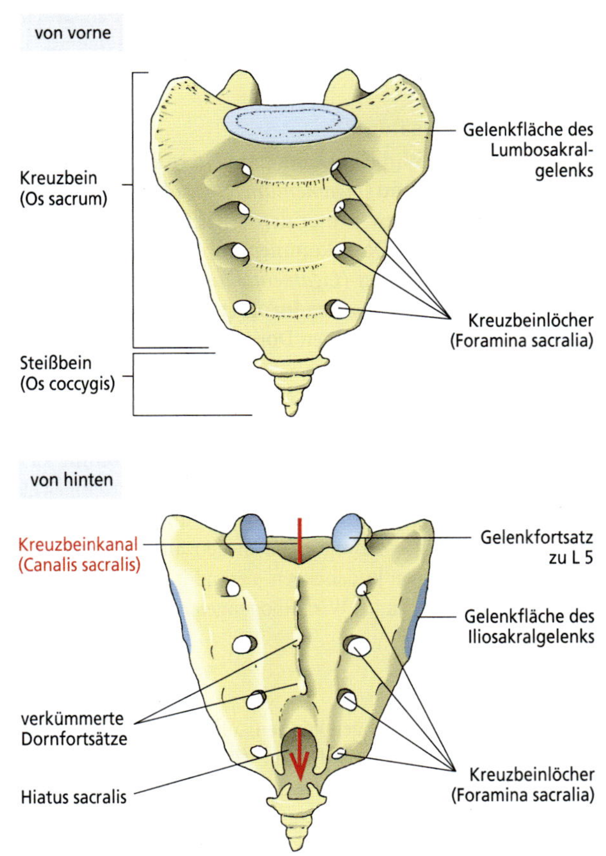

Abb. 7.14 Kreuzbein und Steißbein.

7.3.4 Rückenmuskulatur

Autochthone Rückenmuskulatur

Obwohl die Wirbel gegeneinander nur begrenzt beweglich sind, ist die Beweglichkeit der Wirbelsäule insgesamt doch erheblich. Diese Beweglichkeit wird vor allem ermöglicht durch ein komplexes System aus sich überlappenden Muskelfaserzügen, das zwei Muskelstränge beidseits der Dornfortsätze bildet und in seiner Gesamtheit als **autochthone Rückenmuskulatur** bezeichnet wird (→ Abb. 7.15). Diese Muskeln strecken die Wirbelsäule und drehen sie um die eigene Achse.

- Der oberflächlichere **laterale Trakt** der autochthonen Rückenmuskulatur besteht v. a. aus dem **M. iliocostalis** (*Darmbein-Rippen-Muskel,* am weitesten seitlich gelegen), dem **M. longissimus** (*längster Muskel,* vom Hinterhaupt bis zum Kreuzbein) sowie den **Mm. splenii** *(Riemenmuskeln)* im Kopf-Hals-Bereich. Die Muskeln des lateralen Trakts verspannen die Wirbelsäule, neigen bei einseitiger Kontraktion die Wirbelsäule zur Seite und beugen sie bei beidseitiger Kontraktion nach hinten
- Der tiefer gelegene **mediale Trakt** verbindet sämtliche Wirbel an Dorn- und Querfortsätzen miteinander, auch über mehrere Wirbel hinweg. Er wird meist in zwei Systeme gegliedert. Zum *gerade* verlaufenden *spinalen System* gehören die **Mm. interspinales** (*Zwischendornmuskeln,* zwischen benachbarten Dornfortsätzen) und die **Mm. spinales** *(Dornmuskeln),* welche die Dornfortsätze mehrerer Wirbel verbinden. Die Muskeln des *transversospinalen Systems* verlaufen *schräg* vom Querfortsatz eines unteren zum Dornfortsatz eines oberen Wirbels. Dazu rechnet man die **Mm. rotatores** *(Drehmuskeln),* **Mm. semispinales** *(Halbdornmuskeln)* und **Mm. multifidi** *(vielgefiederte Muskeln).* Der mediale Trakt stabilisiert zusammen mit dem Bandapparat die Wirbelsäule und formt ihre physiologischen Krümmungen. Im Gegensatz zur Bewegungsmuskulatur werden diese Muskelgruppen der **Haltemuskulatur** zugeordnet
- Zur autochthonen Rückenmuskulatur zählen schließlich auch die **tiefen** *(kurzen)* **Nackenmuskeln** zwischen dem ersten oder zweiten Halswirbel und dem Hinterhauptbein, die an Kopfhaltung, Drehung, Neigung und Dorsalflexion des Kopfes beteiligt sind.

Einteilung und Nomenklatur sind allerdings nicht einheitlich. So bezeichnete **M. erector spinae** *(Rumpfaufrichter)* früher die gesamte autochthone Rückenmuskulatur, heute teilweise auch nur den M. iliocostalis, longissimus und spinalis.

Die autochthone Rückenmuskulatur heißt auch *ortsständige Rückenmuskulatur,* da sie sich in der Embryonalzeit neben der Wirbelsäule entwickelt und ihre Lage somit nicht verändert hat. Sie wird von den *hinteren* Spinalnervenästen (→ 9.11.2) versorgt.

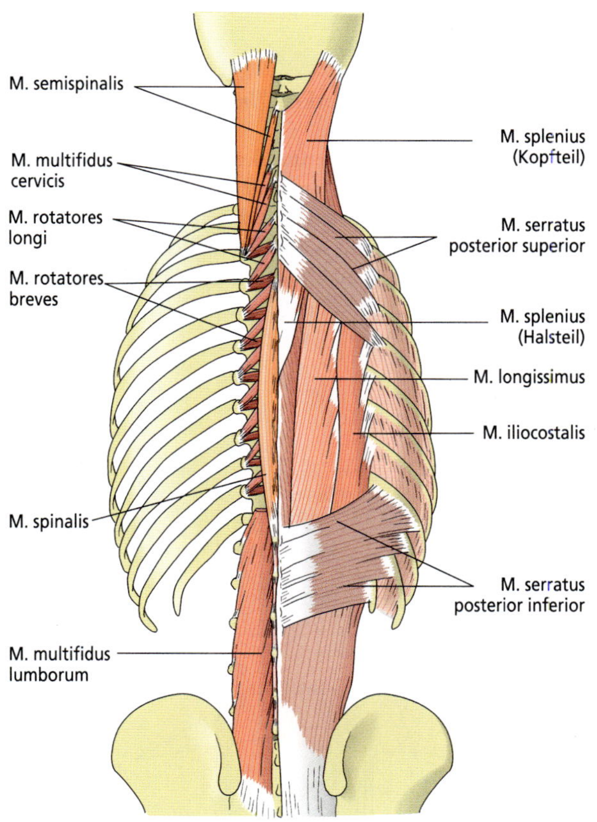

Abb. 7.15 Autochthone Rückenmuskulatur. Die autochthone Rückenmuskulatur gliedert sich in zwei Muskelgruppen den medialen Trakt (links im Bild) und lateralen Trakt (rechts im Bild). Über die autochthone Rückenmuskulatur legen sich M. serratus posterior superior und M. serratus posterior inferior. Sie ziehen von der Wirbelsäule zu den Rippen; beide gehören zur Atemhilfsmuskulatur (→ 16.9.3).

Eingewanderte Rückenmuskulatur

Hingegen stammt die oberflächliche **eingewanderte Rückenmuskulatur** aus dem Extremitätenbereich und hat sich von dort auf den Rücken verlagert. Vertreter sind u. a. der *M. trapezius,* der *M. levator scapulae,* der *M. latissimus dorsi* und die *Mm. rhomboidei.* Die eingewanderte Rückenmuskulatur wird von den *vorderen* Spinalnervenästen (→ 9.11.2) innerviert und bewegt v. a. Schultergürtel und Oberarm (→ 7.4, → 7.5.1).

Gebeugt wird die Wirbelsäule insbesondere durch die vordere Bauchwandmuskulatur (→ 7.3.7) und den M. psoas major (→ 7.5.3).

SPICKZETTEL

Autochthone *(ortsständige)* **Rückenmuskulatur:** Aus vielen Muskeln bestehende Muskelstränge rechts und links der Wirbelsäule, welche die Wirbelsäule strecken und drehen.
Eingewanderte Rückenmuskulatur: Entwicklungsgeschichtlich aus dem Extremitätenbereich stammende Skelettmuskeln oberflächlich am Rücken, z. B. M. latissimus dorsi.

7.3.5 Knöcherner Thorax

Der knöcherne **Thorax** oder *Brustkorb* wird vom **Brustbein** *(Sternum),* von den **Rippen** *(Costae)* und der Brustwirbelsäule gebildet. Er umschließt die Brusthöhle mit Herz und Lungen sowie den oberen Anteil der Bauchhöhle (→ Abb. 14.1). Er hat die Form eines nach oben und unten offenen ovalen Bienenkorbes, d. h. sein Umfang vergrößert sich von oben nach unten. Dorsal in der Mitte liegt die Brustwirbelsäule, deren Wirbelkörper in den Brustraum hineinragen (→ Abb. 7.16).

Thoraxform im Laufe des Lebens

Säuglinge haben einen sehr tiefen Thorax mit fast horizontalen Rippen (→ 16.9.3). Mit zunehmendem Alter bildet sich die typische Form aus. Bei älteren Menschen ist der Thorax flach, vor allem im unteren Bereich schmaler und weniger elastisch als in jungen Jahren.

Rippen

Am Aufbau des Thorax beteiligen sich zwölf Rippenpaare. Jede Rippe besteht aus einem dorsalen *knöchernen* und einem ventralen *knorpeligen* Anteil, die zusammen etwa die Form eines halben Herzens bilden. Ihre Länge nimmt bis zur siebten Rippe zu, danach wieder ab.

Die ersten zehn Rippen sind über jeweils zwei Gelenke an **Rippenkopf** und **Rippenhöckerchen** mit Wirbelkörper bzw. Querfortsatz „ihres" Brustwirbels verbunden, die 11.–12. Rippe nur mit den entsprechenden Wirbelkörpern.

Die Knorpel der 1.–7. Rippe stehen in direkter gelenkiger Verbindung mit dem Brustbein. Diese Rippen nennt man **echte Rippen** *(Costae verae).*

Die restlichen fünf Rippen werden als **falsche Rippen** *(Costae spuriae)* bezeichnet, weil sie entweder nur indirekten Kontakt zum Brustbein haben (8.–10. Rippe) oder frei enden (11.–12. Rippe, **freie Rippen**). Die Rippenknorpel 8–10 sind untereinander über Knorpelstege verbunden, die den **Rippenbogen** *(Arcus costalis)* bilden. Ein solcher Knorpelsteg führt auch zur siebten Rippe und stellt die Verbindung zum Brustbein her.

Die Gelenkverbindungen der Rippen gewährleisten die Beweglichkeit des knöchernen Thorax, sodass er sich bei Rippenhebung ausdehnen und umgekehrt auch wieder zusammenziehen kann. Das ist sehr wichtig für die Atemmechanik (→ 16.9).

Der Zwischenraum zwischen den einzelnen Rippen heißt *Interkostal-* oder **Zwischenrippenraum** *(ICR).* Er wird von den **Zwischenrippenmuskeln** *(Interkostalmuskeln)* überspannt. Am Oberrand jedes Zwischenrippenraums (also am Unterrand der jeweiligen Rippe) verlaufen eine **Zwischenrippenarterie,** eine **Zwischenrippenvene** und ein **Zwischenrippennerv.**

Brustbein

Das **Brustbein** *(Sternum)* ist ein flacher, schmaler Knochen und bildet das ventrale Mittelstück des Brustkorbs. Es besteht von oben nach unten aus drei Teilen (→ Abb. 7.16):

- Dem *Handgriff,* **Manubrium sterni,** einer kurzen breiten Knochenplatte, die sich vertikal zwischen Schlüsselbein und zweitem Rippenpaar erstreckt und an dem viele der vorderen Hals- und Zungenbeinmuskeln entspringen oder ansetzen
- Dem *Brustbeinkörper,* **Corpus sterni,** einer längs verlaufenden schmalen Knochenplatte mit Gelenkflächen für die 3.–7. Rippe (die für die zweite Rippe befindet sich am Übergang zwischen Manubrium und Corpus)
- Dem frei nach unten ragenden *Schwertfortsatz,* **Processus xiphoideus,** der Brust- und Bauchwandmuskeln als Ansatz dient.

7.3.6 Atemmuskulatur

Zwerchfell

Das **Zwerchfell** *(Diaphragma)* ist eine Muskel-Sehnen-Platte, die kuppelförmig zwischen Brustbein, unteren sechs Rippen und LWS verspannt ist und die Brust- von der Bauchhöhle trennt. Bei Säuglingen und Kleinkindern steht das Zwerchfell höher, bei älteren Menschen tiefer als bei Erwachsenen im mittleren Lebensalter.

Das Zwerchfell ist der wichtigste Atemmuskel. Wenn es sich zusammenzieht, werden die Lungen nach unten gezogen, was zu einem Unterdruck in der Brusthöhle und somit zum Einstrom von Luft in die Lungen führt (Einatmung, → 16.9.3). Bei Erschlaffung des Zwerchfells steigen die Lungen passiv wieder nach oben (Ausatmung).

In seinem mittleren und hinteren Bereich hat das Zwerchfell drei Aussparungen, durch die V. cava inferior (untere Hohlvene), Aorta und Ösophagus vom Brust- in den Bauchraum treten (→ Abb. 7.16).

Zwischenrippenmuskeln

Auch die **Zwischenrippenmuskeln** *(Interkostalmuskeln)* sind aktiv an der Atmung beteiligt:

- Die **äußeren Zwischenrippenmuskeln** *(Mm. intercostales externi)* ziehen schräg von hinten oben nach vorne unten. Sie heben die Rippen und erweitern so den Thorax
- Die umgekehrt verlaufenden **inneren Zwischenrippenmuskeln** (*Mm. intercostales interni* → Abb. 16.16) senken die Rippen und verkleinern damit den Thorax.

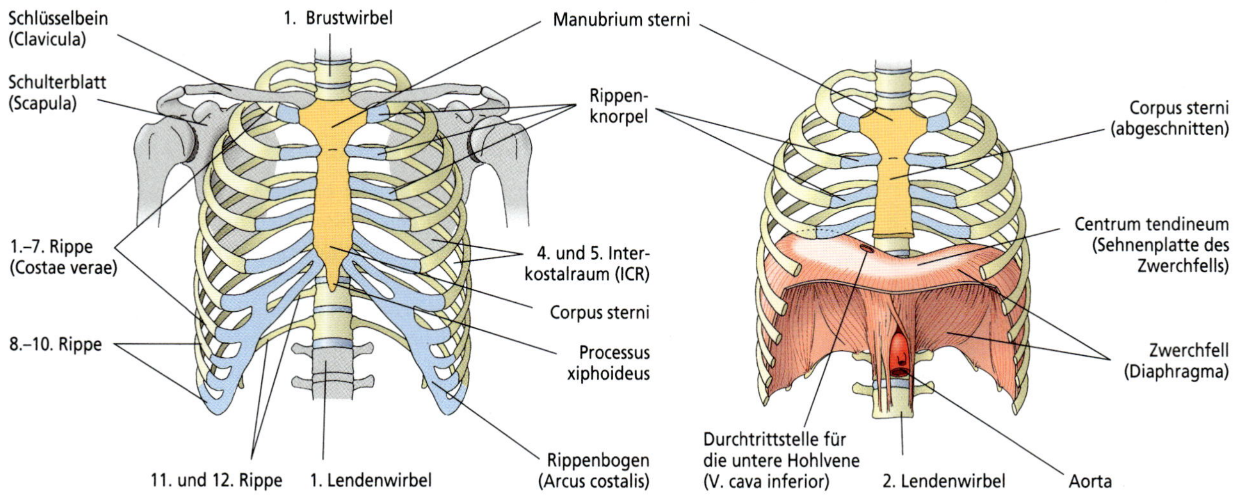

Abb. 7.16 Brustkorb in der Vorderansicht (knöcherne und knorpelige Anteile). Links mit Darstellung des knöchernen Schultergürtels. Rechts mit Darstellung des Zwerchfells und der Durchtrittstellen für die großen Gefäße (Brustbein und Rippen abgeschnitten).

Atemhilfsmuskulatur

Bei erschwerter Atmung können weitere Muskeln bei der Ein- oder Ausatmung helfen, die als **Atemhilfsmuskulatur** zusammengefasst werden. Sie werden bei der Atemmechanik dargestellt (→ 16.9).

SPICKZETTEL

Knöcherner Thorax: Knöchernes Gerüst des Brustkorbs, bestehend aus dem **Brustbein** *(Sternum)* vorne, der Wirbelsäule hinten und beidseits zwölf **Rippen** *(Costae)* an der Seite. Umschließt und schützt v. a. Herz und Lungen.
Atemmuskulatur: Skelettmuskeln, welche das Brustkorbvolumen vergrößern oder verkleinern und dadurch die Ein- bzw. Ausatmung ermöglichen. Im engeren Sinne die Hauptatemmuskeln **Zwerchfell** *(Diaphragma)*, **äußere Zwischenrippenmuskeln** *(Mm. intercostales externi)* bei der Einatmung, **innere Zwischenrippenmuskeln** (*Mm. intercostales interni*) bei der Ausatmung.

7.3.7 Bauchwandmuskulatur

Die **Bauchwand** schließt die Bauchhöhle nach vorn und zur Seite ab und besteht aus mehreren Muskelschichten (→ Abb. 7.17, → Abb. 7.18). Diese verlaufen zwischen dem unteren Rippenbogen und dem Becken. Je nach Verlauf wirken sie bei der Rumpfbeugung und -drehung mit. Ziehen sich alle Muskelschichten zusammen, werden die Bauchorgane zusammengepresst (**Bauchpresse** → 16.9.4) und so die Darm- und Harnblasenentleerung unterstützt.

Der **M. rectus abdominis** *(gerader Bauchmuskel)* liegt am oberflächlichsten und spannt sich zwischen den Rippenknorpeln 5–7,

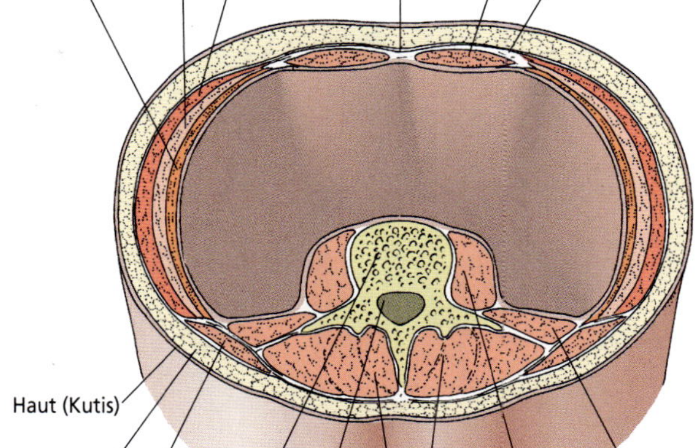

Abb. 7.18 Querschnitt durch den Rumpf im Lendenbereich mit Bauch- und Rückenmuskulatur.

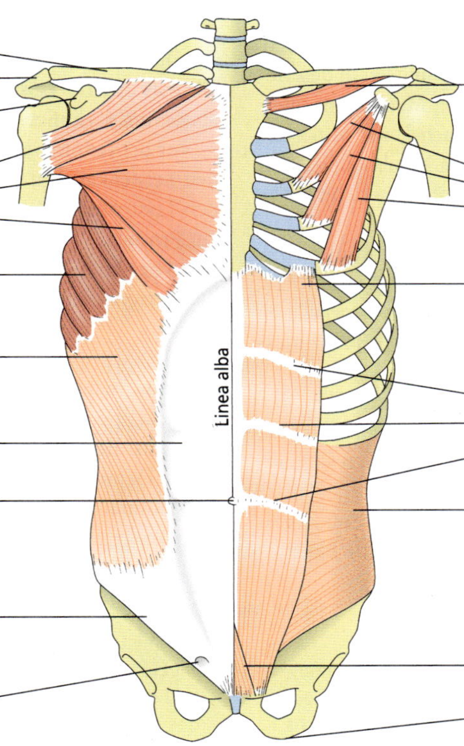

Abb. 7.17 Muskulatur der vorderen Rumpfwand. Durch Abtragen der oberflächlichen Sehnenplatte und des M. pectoralis major erkennt man auf der linken Körperseite den M. rectus abdominis, den M. obliquus internus abdominis und den M. pectoralis minor. Der unter dem M. obliquus internus abdominis liegende M. transversus abdominis ist nicht sichtbar.

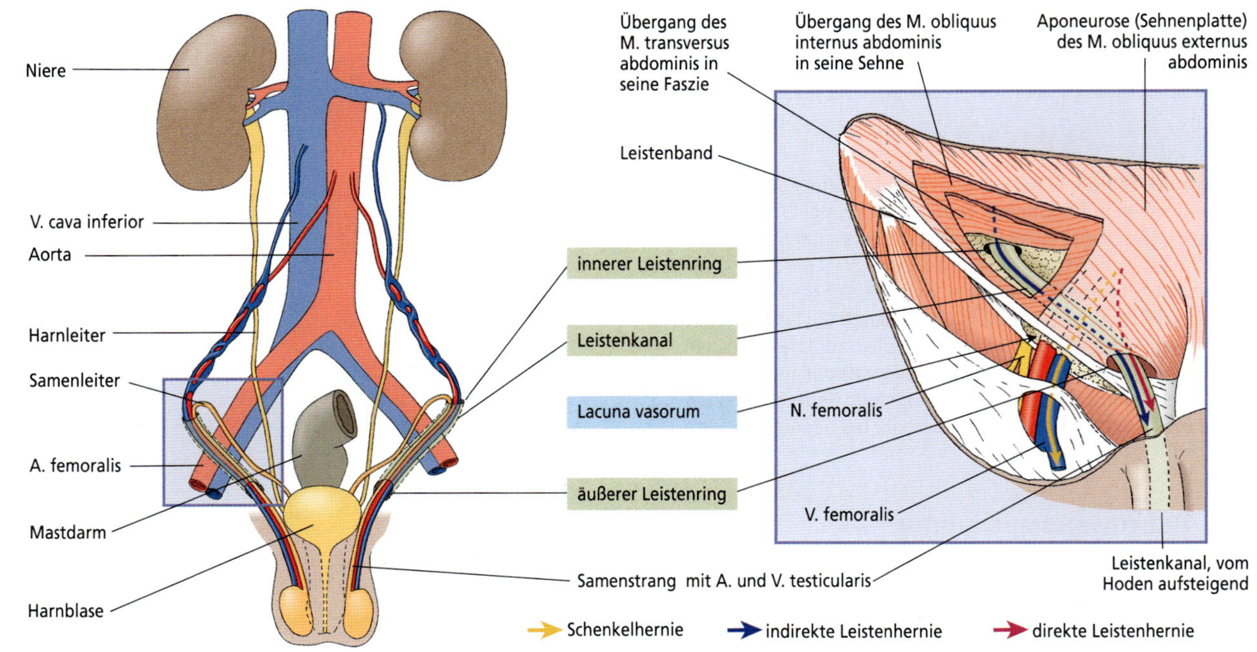

Abb. 7.19 Anatomie des Leistenkanals beim Mann. Links Übersichtszeichnung der räumlichen Anordnung der Organe ohne Muskulatur. Rechts Detailzeichnung mit der Bauchwandmuskulatur.

dem Processus xiphoideus des Brustbeins und dem Schambein (Os pubis) aus. In diesem langen Verlauf ist er durch drei Zwischensehnen unterbrochen (→ Abb. 7.17).

Seitlich des M. rectus abdominis verlaufen die beiden *schrägen Bauchmuskeln* (**M. obliquus externus abdominis** und **M. obliquus internus abdominis**). Als Merkregel für den Verlauf des M. obliquus externus gilt, dass dieser der Armhaltung bei in den Hosentaschen steckenden Händen entspricht. Der M. obliquus internus verläuft fächerförmig vom Darmbein(stachel) zur Mitte und unterkreuzt dabei teilweise die Faserzüge des M. obliquus externus. Die sehnigen Ansätze beider Muskeln vereinigen sich vorn zu einem breiten **Sehnenband** *(Aponeurose).*

Die tiefste Schicht der Bauchwandmuskeln wird vom *queren Bauchmuskel* (**M. transversus abdominis**) gebildet (→ Abb. 7.18, → Abb. 7.19). Er verläuft gürtelförmig von der Seite zur vorderen Bauchwand und setzt dort, ähnlich wie die schrägen Bauchmuskeln, in einer breiten Sehnenplatte an.

Der M. rectus abdominis wird von den Sehnenplatten der Obliquus- und des Transversus-Bauchmuskels umschlossen. Weil er so an ein Schwert in der Scheide erinnert, wird dieser Bereich auch **Rektusscheide** genannt.

In der Mitte zwischen linkem und rechtem geradem Bauchmuskel vereinigen sich die drei Sehnenplatten. Dieser straffe Bindegewebsstreifen heißt **Linea alba** *(weiße Linie).*

PFLEGE

Schmerzlindernd bei Bauchschmerzen oder nach Bauchoperationen wirkt oft eine **bauchdeckenentlastende Lagerung,** bei der die Pflegenden die Patientin bzw. den Patienten mit leicht erhöhtem Oberkörper lagern und ein Kissen oder eine zusammengerollte Decke unter die Knie legen.

7.3.8 Leistenkanal

Der **Leistenkanal** (*Canalis inguinalis* → Abb. 7.19) ist eine 4–5 cm lange röhrenförmige Verbindung zwischen Bauchhöhle und äußerer Schamgegend. Er durchstößt alle Muskelschichten der Bauchdecke, und zwar von lateral oben innen nach medial unten außen. Die Durchtrittstelle durch die Sehne des M. transversus abdominis wird als **innerer Leistenring,** die Lücke im M. obliquus externus abdominis als **äußerer Leistenring** bezeichnet.

Vor der Geburt wandern die Hoden aus der Bauchhöhle durch den Leistenkanal in den Hodensack. Beim Mann verläuft durch den Leistenkanal der Samenstrang auf seinem Weg vom Hoden zur Prostata.

Bei der Frau enthält der Leistenkanal ein bindegewebiges Band und Fettgewebe.

Hernien

An Schwachstellen der Bauchwand kann sich eine **Hernie** *(Bruch)* entwickeln: Es kommt zu einer abnormen Ausstülpung des Bauchfells mit Hervortreten von Bauchorganen oder Teilen davon (meist Darmschlingen). Hernien können durch Entzündung oder Einklemmung gefährlich werden und werden deshalb meist frühzeitig operiert.

PÄDIATRIE

Der Leistenkanal verschließt sich erst relativ spät in der Entwicklung. Entsprechend sind **Leistenhernien** *(Leistenbrüche)* und dabei vor allem *indirekte Leistenhernien,* die dem Verlauf des Leistenkanals folgen, bei Säuglingen die häufigsten Hernien überhaupt. Bei Jungen sind sie häufiger als bei Mädchen, bei Frühgeborenen häufiger als bei reif Geborenen.

SPICKZETTEL

Bauchwandmuskulatur: Skelettmuskeln zwischen unterem Rippenbogen und Becken, welche den Rumpf beugen, zur Seite neigen und drehen.

- **M. rectus abdominis** *(gerader Bauchmuskel)* vorne von oben nach unten
- **M. obliquus externus abdominis** *(äußerer schräger Bauchmuskel)* von hinten oben nach vorne unten
- **M. obliquus internus abdominis** *(innerer schräger Bauchmuskel)* fächerförmig, überwiegend aufsteigend, von hinten nach vorne
- **M. transversus abdominis** *(querer Bauchmuskel)* an der Seite quer von hinten nach vorne.

Leistenkanal *(Canalis inguinalis):* Mehrere Zentimeter lange röhrenförmige Verbindung zwischen Bauchhöhle und äußerer Schamgegend. Verläuft oberhalb des **Leistenbands** schräg von seitlich oben nach vorne unten. Enthält beim Mann den Samenstrang.

7.4 Obere Extremität

Mit dem aufrechten Gang wurde die **obere Extremität** *(obere Gliedmaße,* → Abb. 7.20) als Stütz- und Gehorgan überflüssig. Stattdessen hat sie sich zu einem komplexen Greif- und Tastorgan entwickelt.

Die obere Extremität wird unterteilt in *Schultergürtel* und *Arm (freie obere Extremität).* Der Arm lässt sich wiederum in drei Abschnitte einteilen: *Oberarm, Unterarm* und *Hand.*

7.4.1 Schultergürtel

Der **Schultergürtel** verbindet den Körperstamm mit den Armen. Er besteht aus jederseits zwei Knochen, dem Schlüsselbein und dem Schulterblatt.

Schlüsselbein

Das **Schlüsselbein** (*Clavicula* → Abb. 7.17, → Abb. 7.20) ist ein relativ dünner, annähernd S-förmiger Knochen, der an beiden Enden Gelenkflächen besitzt. Er liegt dem Brustkorb vorn oben auf und ist medial über das **Sternoklavikulargelenk** *(Brustbein-Schlüsselbein-Gelenk, mediales Schlüsselbeingelenk)* mit dem **Brustbein** *(Sternum)* verbunden. Lateral bildet das Schlüsselbein ein Gelenk mit dem dorsal liegenden Schulterblatt, das **Akromioklavikulargelenk** *(Schultereck-Schlüsselbein-Gelenk, laterales Schlüsselbeingelenk).*

Schulterblatt und Schultergelenk

Das **Schulterblatt** *(Scapula)* ist ein etwa dreieckiger, platter Knochen, an dessen Rückwand die **Spina scapulae** *(Schulterblattgräte)* auf breiter Fläche hervorspringt (→ Abb. 7.20). Deren freies Ende, das **Akromion** *(Schulterhöhe),* steht mit dem Schlüsselbein in Ver-

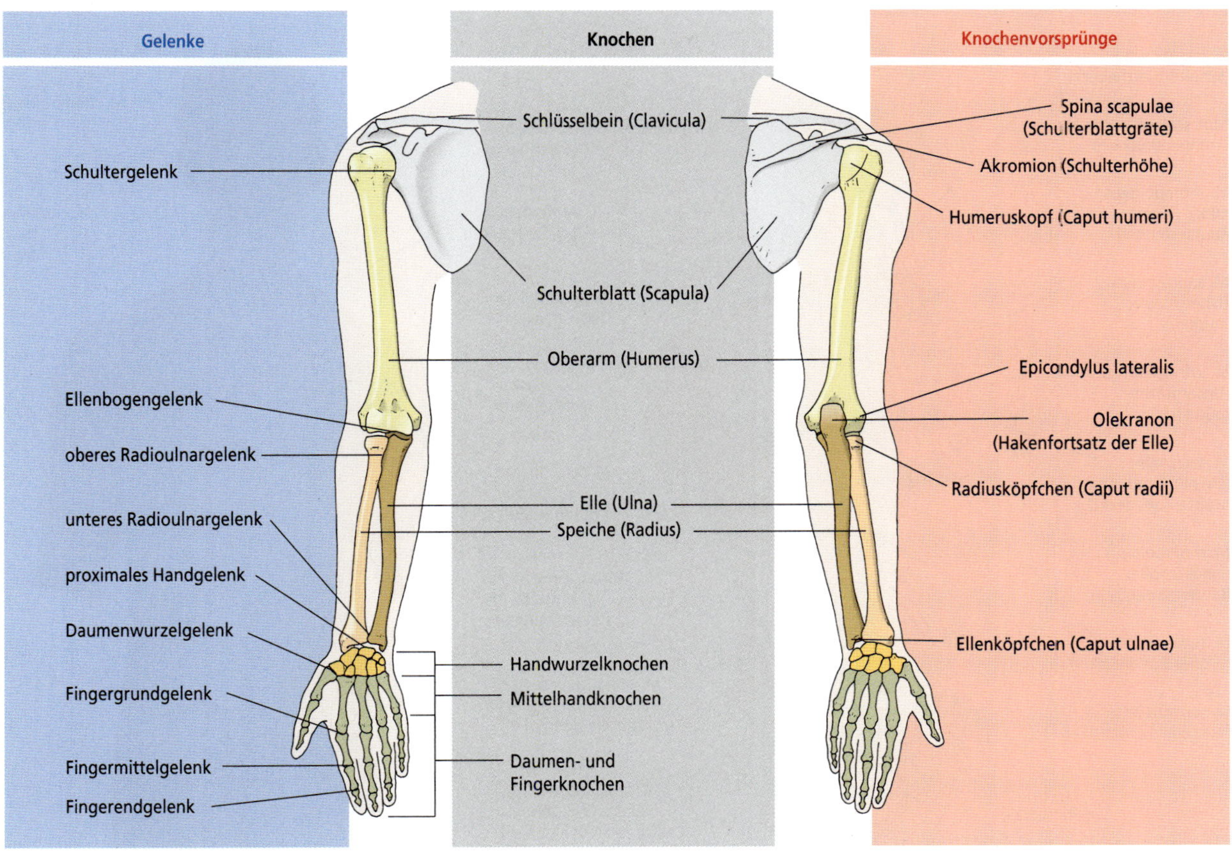

Abb. 7.20 Übersicht über die Knochen der oberen Extremität, links Ansicht von vorne und rechts Ansicht von hinten.

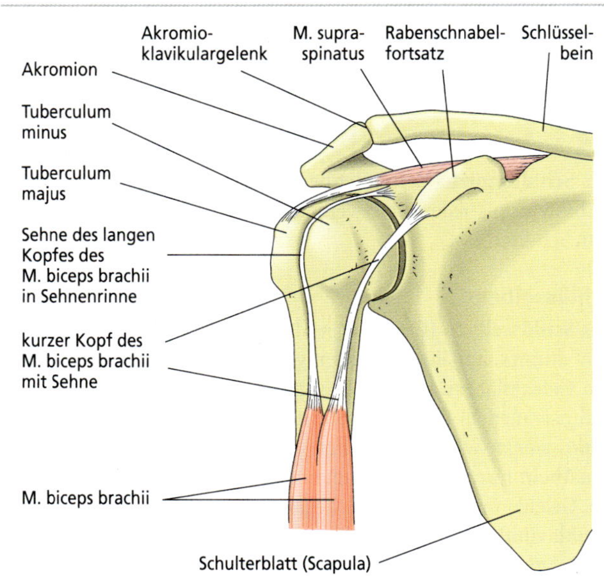

Abb. 7.21 Schulterblatt und Schultergelenk, Ansicht von vorn mit Verlauf der Sehnen des M. biceps brachii.

bindung. Eine muldenförmige Vertiefung in der oberen äußeren Schulterblattecke ist die **Schultergelenkpfanne** *(Cavitas glenoidalis),* die mit dem Kopf des Oberarmknochens das **Schultergelenk** *(Articulatio humeri)* bildet, ein Kugelgelenk (→Abb. 7.21). Etwas oberhalb der Schultergelenkpfanne ragt der **Rabenschnabelfortsatz** *(Processus coracoideus)* nach vorne hervor. Er bildet zusammen mit dem Akromion und verbindenden Bändern das **Schulterdach.**

Über die Schultergelenkpfanne besteht die einzige Verbindung des Armes zum Schultergürtel und damit zum Rumpf. Da sie relativ klein und flach ist, kann sie nicht den ganzen Oberarmkopf aufnehmen.

Damit das Schultergelenk stabil bleibt, ist es von Muskeln umschlossen, das Schultergelenk ist ein sog. **muskelgeführtes Gelenk.** Von besonderer Bedeutung sind der **M. deltoideus** *(dreieckiger Schultermuskel, Deltamuskel* →Abb. 7.22) sowie die **Rotatorenmanschette** aus:

- **M. infraspinatus** *(Untergrätenmuskel)*
- **M. supraspinatus** *(Obergrätenmuskel)*
- **M. subscapularis** *(Unterschulterblattmuskel)*
- **M. teres minor** *(kleiner Rundmuskel).*

Auch Bänder und die Sehnen des langen Bizepskopfes sowie des M. supraspinatus sichern das Gelenk mit (→Abb. 7.21, →Abb. 7.22).

MEDIZIN

Das Schultergelenk ist das beweglichste Gelenk unseres Körpers.
Preis der Beweglichkeit ist das hohe Risiko einer **Schulterluxation** (Verrenkung, Auskugelung →6.2.2).

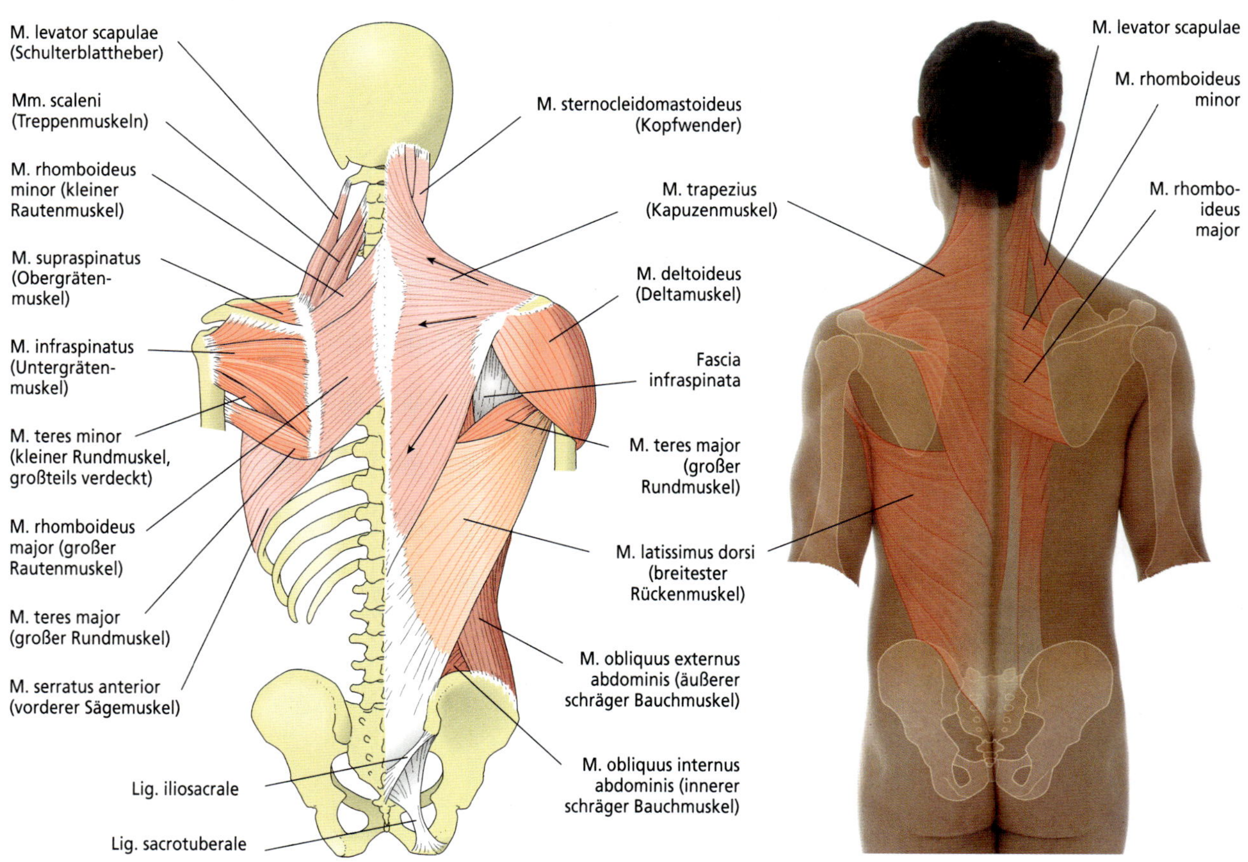

Abb. 7.22 Hintere Schultergürtel- und Schultermuskulatur. [rechts E460]

Schultergürtelmuskulatur

Die Muskulatur des Schultergürtels fixiert das Schulterblatt und ermöglicht Gleitbewegungen des Schulterblatts auf der hinteren Brustwand. Die Fixierung ist die Voraussetzung für die Funktion der vom Schulterblatt entspringenden Armmuskeln: Um den Arm im Schultergelenk bewegen zu können, müssen sie einen „fest sitzenden" Ursprung als Widerlager haben, gegen das sie den Arm ziehen. Das Schlüsselbein wird dabei passiv mitbewegt.

Zur **vorderen Schultergürtelmuskulatur** *(ventrale Schultergürtelmuskulatur, Brustmuskulatur)* zählen (→ Abb. 7.17):

- Der **M. subclavius** *(Unterschlüsselbeinmuskel),* der von der ersten Rippe zum Schlüsselbein zieht und das Schlüsselbein herabzieht
- Der **M. pectoralis minor** *(kleiner Brustmuskel),* der von der 3.–5. Rippe zum Schulterblatt zieht und das Schulterblatt nach vorne unten zieht. Gleichzeitig ist er ein Atemhilfsmuskel (→ 16.9.3), da er bei fixiertem Schulterblatt die (oberen) Rippen hebt
- Der **M. serratus anterior** *(vorderer Säge[zahn] muskel),* der von der 1.–9. Rippe zum Schulterblatt zieht. Er dreht das Schulterblatt nach oben und zur Seite. Weil er bei fixiertem Schulterblatt die Rippen hebt, ist auch er ein Atemhilfsmuskel.

Zur **hinteren** *(dorsalen)* **Schultergürtelmuskulatur,** die zur oberflächlichen, *eingewanderten Rückenmuskulatur* gehört, zählen (→ Abb. 7.22):

- Der **M. trapezius** *(Kapuzenmuskel),* ein breitflächiger Muskel, der fächerförmig von Hinterhauptbein und allen Hals- und Brustwirbeln zu Schlüsselbein und Schulterblatt zieht. Infolge der großen Ursprungsfläche zeigen die Fasern unterschiedliche Verläufe und unterstützen somit auch unterschiedliche Bewegungen. So ziehen die quer verlaufenden Fasern das Schulterblatt nach medial (hinten), während der obere und untere Anteil des Muskels das Schulterblatt so drehen, dass die Gelenkpfanne höher bzw. tiefer tritt. Der M. trapezius ist sehr gut an der Schulter tastbar
- Der **M. levator scapulae** *(Schulterblattheber),* der vom 1.–4. Halswirbel zum Schulterblatt zieht und das Schulterblatt hebt
- Der **M. rhomboideus major** und **minor** (*großer* und *kleiner Rautenmuskel*), die von den Dornfortsätzen der oberen Brust- und unteren Halswirbelsäule zum Schulterblatt ziehen und die Medial- und Aufwärtsbewegungen des Schulterblattes bewirken.

SPICKZETTEL

Schultergürtel: Knochen, welche das Rumpfskelett mit dem Oberarmknochen verbinden.

- **Schulterblatt** *(Scapula).* Hinten am Thorax den Rippen aufliegend, etwa dreieckig. Oben seitlich über das **Schultergelenk** mit dem Oberarm und über das **Akromioklavikulargelenk** *(Schultereck-Schlüsselbein-Gelenk, laterales Schlüsselbeingelenk)* mit dem Schlüsselbein verbunden
- **Schlüsselbein** *(Clavicula).* Vorne liegend, Röhrenknochen. Seitlich über das Akromioklavikulargelenk mit dem Schulterblatt und zur Mitte über das **Sternoklavikulargelenk** *(Brustbein-Schlüsselbein-Gelenk, mediales Schlüsselbeingelenk)* mit dem Brustbein verbunden.

Schultergelenk *(Articulatio humeri):* Sehr bewegliches Kugelgelenk zwischen Schulterblatt und Oberarmknochen. Stabilisiert durch den **M. deltoideus** und die **Rotatorenmanschette** aus vier Muskeln, welche vom Schulterblatt zum Oberarmkopf ziehen und so das Schultergelenk umfassen.

Schultergürtelmuskulatur: Muskeln, die das Schulterblatt fixieren bzw. bewegen. Unterteilt in

- **Vordere Schultergürtelmuskulatur** *(ventrale Schultergürtelmuskulatur, Brustmuskulatur).* Hauptvertreter **M. pectoralis minor** *(kleiner Brustmuskel),* **M. serratus anterior** *(vorderer Säge[zahn] muskel)*
- **Hintere Schultergürtelmuskulatur** *(dorsale Schultergürtelmuskulatur)* mit **M. trapezius** *(Kapuzenmuskel),* **M. levator scapulae** *(Schulterblattheber),* **M. rhomboideus major/minor** *(großer/kleiner Rautenmuskel).*

7.4.2 Oberarm

Der **Oberarm** ist der proximale Armabschnitt. Er ist über das *Ellenbogengelenk* mit dem *Unterarm* verbunden.

Oberarmknochen und Ellenbogengelenk

Der **Oberarmknochen** *(Humerus)* ist der längste und größte Knochen der oberen Extremität. Das proximale Ende ist im Schultergelenk mit dem Schulterblatt, das distale über das Ellenbogengelenk mit Elle und Speiche verbunden.

Der **Humeruskopf** *(Caput humeri)* liegt etwas schräg medial am proximalen Ende des Oberarmknochens. Fast auf gleicher Höhe befinden sich lateral ein etwas *größerer* und ein *kleiner Knochenhöcker* (**Tuberculum majus** und **minus**). Der kurze Steg zwischen Kopf und Höckern bzw. Humerusschaft wird *Collum anatomicum* genannt. Der sich anschließende **Humerusschaft** *(Corpus humeri)* ist röhrenförmig und der längste Teil des Humerus. Mehrere Knochenleisten und Aufrauungen sowie die beiden schon erwähnten Höcker dienen dem Ansatz von Muskeln und Bändern (→ Abb. 7.23).

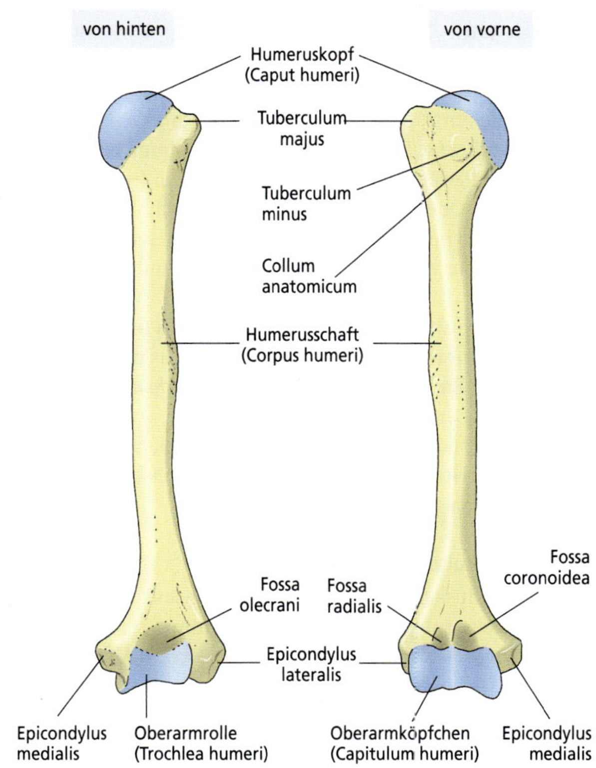

Abb. 7.23 Rechter Oberarmknochen (Humerus).

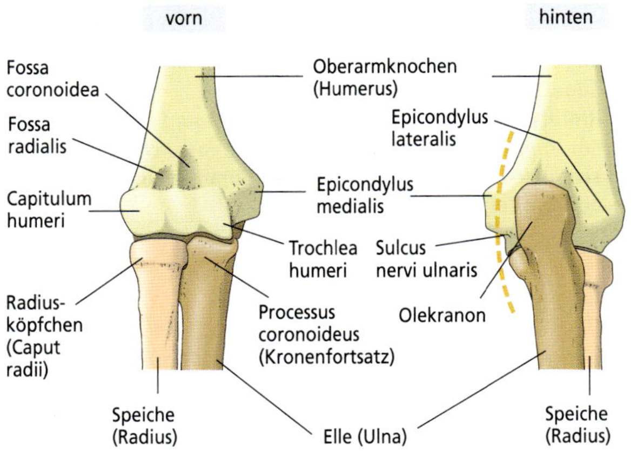

Abb. 7.24 Das Ellenbogengelenk von vorn und von hinten. Die gestrichelte Linie skizziert den Verlauf des in diesem Abschnitt leicht verletzbaren N. ulnaris (Ellennerv). Der N. ulnaris lässt sich leicht als druckschmerzhafte Stelle zwischen Olekranon und Epicondylus medialis ertasten.

Distal verbreitert sich der Schaft wieder und läuft aus in den *inneren* und *äußeren Oberarmknorren* (**Condylus medialis** bzw. **lateralis humeri**) mit ihren Fortsätzen, dem **Epicondylus medialis** und **lateralis (humeri).**

Zwischen diesen Epikondylen liegt die Gelenkfläche für das **Ellenbogengelenk** *(Articulatio cubiti)*. Diese Gelenkfläche wird in die **Oberarmrolle** *(Trochlea humeri)* und das **Oberarmköpfchen** *(Capitulum humeri)* unterteilt. Die beiden Epikondylen liegen außerhalb des Gelenks und dienen verschiedenen Muskeln als Ursprung.

Oberhalb des Gelenks befindet sich dorsal die *Ellenbogengrube* **(Fossa olecrani),** die den *Hakenfortsatz* der Elle **(Olekranon)** aufnimmt. In gleicher Höhe befinden sich vorn zwei kleinere Gruben. Die mediale *Kronenfortsatzgrube* **(Fossa coronoidea)** bietet Platz für den Kronenfortsatz der Elle bei Beugestellung des Gelenks. Die seitliche *Speichenkopfgrube* **(Fossa radialis)** nimmt während bestimmter Armbewegungen den Speichenkopf auf (→ Abb. 7.24).

Außer dem Oberarmknochen beteiligen sich auch Elle und Speiche am Ellenbogengelenk, das also aus insgesamt drei Teilgelenken (mit einer gemeinsamen Gelenkhöhle und Gelenkkapsel) besteht:

- Dem **Humeroulnargelenk** zwischen Humerus und Elle
- Dem **Humeroradialgelenk** zwischen Humerus und Speiche
- Dem **oberen Radioulnargelenk** *(oberen Speichen-Ellen-Gelenk)* zwischen Elle und Speiche.

Insgesamt ergeben sich für das Ellenbogengelenk damit die Bewegungsmöglichkeiten eines *Dreh-Scharnier-Gelenks* (Beugung – Streckung, Pronation – Supination).

Schultermuskulatur

Nur zwei der Muskeln, die über das Schultergelenk zum Oberarmknochen ziehen, entspringen am Körperstamm:

- Der **M. pectoralis major** (*großer Brustmuskel,* → Abb. 7.17), der von Schlüsselbein, Brustbein und oberen Rippen zum Oberarmknochen zieht und entsprechend den Oberarm nach vorne führt (Anteversion), adduziert und nach innen dreht
- Der **M. latissimus dorsi** (*breitester Rückenmuskel,* → Abb. 7.22), der von unterer Brust- und Lendenwirbelsäule, unteren Rippen, Kreuz- und Darmbein kommt und entsprechend den Oberarm nach hinten führt (Retroversion), adduziert, nach unten zieht und nach innen dreht.

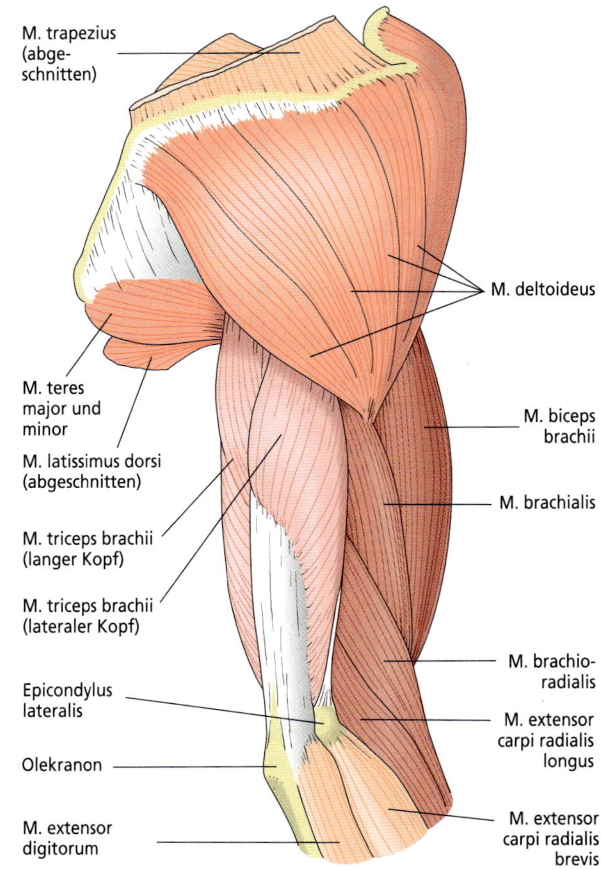

Abb. 7.25 Muskeln der rechten Schulter und des rechten Oberarmes. Ansicht von dorsolateral (hinten-seitlich).

Die übrigen Muskeln entspringen am Schulterblatt. Von besonderer Bedeutung ist der **M. deltoideus** (*dreieckiger Schultermuskel, Deltamuskel* → Abb. 7.2, → Abb. 7.25). Er verläuft dreiecksförmig von einer breiten Ursprungsfläche an Spina scapulae, Akromion und Außenrand des Schlüsselbeins zur Außenfläche des Oberarmknochens. Der Faserverlauf umfasst also drei Richtungen, weshalb der M. deltoideus an allen sechs Bewegungen im Schultergelenk beteiligt ist. Seine Hauptfunktion ist dabei die Armhebung. Mit Unterstützung weiterer Schultermuskeln kann der M. deltoideus den Arm im Schultergelenk auch drehen, vor- und zurückführen sowie anwinkeln.

PFLEGE

Der **M. supraspinatus** (*Obergrätenmuskel* → Abb. 7.21) hält den Oberarmknochen in der Gelenkpfanne des Schulterblatts. Hierzu ist ein gewisser Grundtonus erforderlich.
Bei einer Lähmung, etwa nach einem Schlaganfall, ist dieser Grundtonus nicht mehr vorhanden, sodass schon das Herunterhängen des Armes zu einer **Überdehnung von Nerven und Bandapparat des Schultergelenks** und somit starken Schulterschmerzen führt. Pflegende gehen deshalb mit dem gelähmten

Arm vorsichtig um, unterstützen ggf. den gelähmten Arm, stabilisieren das Schultergelenk und vermeiden jeglichen Zug am gelähmten Arm. Sie leiten den Patienten bzw. die Patientin und ggf. auch Angehörige entsprechend an.

Oberarmmuskulatur

Die **Oberarmmuskeln** entspringen am Oberarmknochen bzw. am Schultergürtel unter Umgehung des Schultergelenks und ziehen zu den Unterarmknochen. Sie sind für die Beugung, Streckung und Drehung im Ellenbogengelenk (ein Drehscharniergelenk →6.2.3) zuständig.

Der wichtigste Unterarmbeuger ist der **M. biceps brachii** *(zweiköpfiger Armmuskel,* kurz *Bizeps,* →Abb. 7.2, →Abb. 7.25). Wie der Name sagt, besitzt er zwei Muskelköpfe. Sie entspringen getrennt oberhalb des Schultergelenks (→Abb. 7.21). Die Sehne des langen Muskelkopfes zieht durch eine Knochenrinne zwischen Tuberculum majus und minus. Die Sehne des kurzen Kopfes verläuft dagegen direkt vom Processus coracoideus (Rabenschnabelfortsatz), einem nach vorne herausragenden Knochenvorsprung des Schulterblatts, abwärts (→Abb. 7.21). Beide setzen über eine gemeinsame Sehne am Speichenkopf an. Zuvor umschlingt diese Sehne die Speiche noch teilweise, sodass der Bizeps den Unterarm nicht nur beugt, sondern auch etwas nach außen drehen kann (Supination).

Auch der **M. brachialis** *(Armbeuger)* und der **M. brachioradialis** (*Oberarm-Speichen-Muskel,* →Abb. 7.25, →7.4.4) wirken als Beuger im Ellenbogengelenk.

Der **M. triceps brachii** (*dreiköpfiger Armmuskel,* kurz *Trizeps* →Abb. 7.25) verläuft an der Hinterseite des Oberarmes und setzt an der Ellenhinterseite an. Er streckt den Unterarm im Ellenbogengelenk, ist also Gegenspieler (Antagonist→6.3.2) des M. biceps brachii.

SPICKZETTEL

Oberarm: Abschnitt des Arms zwischen Schulter- und Ellenbogengelenk.
Oberarmknochen *(Humerus):* Großer Röhrenknochen im Oberarm. Proximal über das Schultergelenk mit dem Schulterblatt, distal über das Ellenbogengelenk mit Elle und Speiche verbunden.
Ellenbogengelenk *(Articulatio cubiti):* Dreh-Scharnier-Gelenk zwischen Ober- und Unterarm aus den drei Teilgelenken **Humeroulnargelenk** zwischen Oberarmknochen und Elle, **Humeroradialgelenk** zwischen Oberarmknochen und Speiche und **oberem Radioulnargelenk** *(oberem Speichen-Ellen-Gelenk)* zwischen Elle und Speiche.
Schultermuskulatur: Von Körperstamm/Schulterblatt zum Oberarmknochen ziehende Skelettmuskeln, die das Schultergelenk bewegen. Vor allem **M. deltoideus** *(dreieckiger Schultermuskel, Deltamuskel,* beteiligt an allen sechs Bewegungsrichtungen), **M. latissimus dorsi** *(breitester Rückenmuskel,* v. a. Retroversion, Adduktion), **M. pectoralis major** *(großer Brustmuskel,* v. a. Anteversion, Adduktion).
Oberarmmuskulatur: Von Schultergürtel/Oberarmknochen zu den Unterarmknochen ziehende Skelettmuskeln, die das Ellenbogengelenk bewegen. Hauptvertreter

- **M. biceps brachii** *(zweiköpfiger Armmuskel,* v. a. Unterarmbeuger)
- **M. brachialis** *(Armbeuger,* Unterarmbeuger)
- **M. triceps brachii** *(dreiköpfiger Armmuskel,* v. a. Unterarmstrecker).

7.4.3 Unterarm

Der **Unterarm** reicht vom Ellenbogengelenk bis zur Handwurzel. Er besitzt zwei Knochen, **Elle** *(Ulna)* und **Speiche** *(Radius).*

Elle

An ihrem oberen Ende, am Ellenbogengelenk also, weist die Elle (→Abb. 7.26) einen tiefen, halbrunden Ausschnitt auf, der vorn vom kleinen hakenförmigen *Kronenfortsatz* **(Processus coronoideus)** und hinten vom großen, ebenfalls hakenförmigen **Olekranon** begrenzt bzw. überragt wird. Der Einschnitt dazwischen dient als Gelenkpfanne für das Ellenbogengelenk (→Abb. 7.24) und nimmt die Oberarmrolle (Trochlea humeri) in sich auf (→7.5.1). Das Olekranon ist von außen gut zu tasten.

Ein kleiner Einschnitt neben dem Processus coronoideus, die *Incisura radialis,* dient als Gelenkfläche für das **Radiusköpfchen** *(Speichenköpfchen, Caput radii)* und beteiligt sich am bereits erwähnten oberen Radioulnargelenk.

An der Elle befinden sich verschiedene Knochenleisten und Aufrauungen für den Ansatz von Muskeln.

Am unteren schmalen Ende der Elle befindet sich das **Ellenköpfchen** *(Caput ulnae),* das an seiner Rückseite einen kleinen Knochenfortsatz, den **Processus styloideus ulnae** *(Griffelfortsatz der Elle),* besitzt.

Speiche

Die Speiche (→Abb. 7.26) liegt lateral der Elle, also auf der Seite des Daumens. An ihrem oberen Ende befindet sich das Radius-

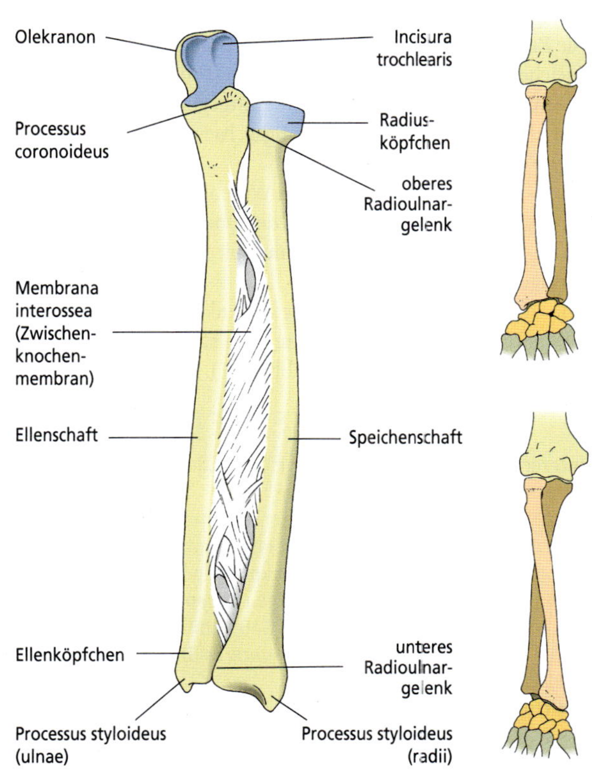

Abb. 7.26 Elle und Speiche. Links Ansicht von vorne. Rechts oben Knochenstellung bei Supination, rechts unten bei Pronation.

köpfchen, das etwa die Form einer dicken, oben eingedellten Scheibe hat. Es bildet mit der Elle ein Zapfengelenk (→6.2.3, →Abb. 6.10).

Der Speichenschaft bietet Ansatz für mehrere Muskeln und weist entsprechende Leisten und Aufrauungen auf. Er ist etwas kantiger und schmaler als der Ellenschaft.

Das untere Ende der Speiche ist kolbig verdickt und trägt dort die Gelenkflächen für die Handwurzelknochen. Ähnlich wie bei der Elle findet sich auch an der Speiche ein **Processus styloideus (radii)** oder *Griffelfortsatz (der Speiche)*, hier jedoch am lateralen Ende.

An ihren distalen Enden sind Speiche und Elle durch ein Radgelenk (→6.2.3) miteinander verbunden (**unteres Radioulnargelenk,** *unteres Speichen-Ellen-Gelenk*).

Elle und Speiche sind fast über ihre gesamte Länge durch eine fibröse *Zwischenknochenmembran* verbunden, die **Membrana interossea des Unterarms.**

PÄDIATRIE

Bei Kleinkindern ist der Radiuskopf relativ klein. Dadurch kann er bei ruckartigem Zug am gestreckten Arm (etwa bei drohendem Sturz eines an der Hand gehenden Kleinkindes) leicht herausrutschen, sodass das ringförmige Halteband zwischen Radiuskopf und Oberarmköpfchen eingeklemmt wird. Diese **Radiusköpfchensubluxation** zeigt sich durch eine typische Schonhaltung des Arms und kann in aller Regel mit wenigen Handgriffen von Arzt bzw. Ärztin behoben werden.

Unterarmmuskulatur

Die **Unterarmmuskeln** können ihrer Funktion nach in vier Gruppen eingeteilt werden:

- Die **Pronatoren.** Sie ermöglichen eine Drehung von Elle und Speiche um ihre Längsachse nach innen (*Pronation* →Abb. 7.26)
- Die **Supinatoren.** Sie bewirken die entgegengesetzte Drehung von Elle und Speiche um ihre Längsachse nach außen (*Supination* →Abb. 7.26)
- **Hand-** und **Fingerbeuger,** die im Wesentlichen ihren Ursprung am Epicondylus medialis des Oberarms haben
- **Hand-** und **Fingerstrecker,** die am Epicondylus lateralis entspringen.

Da die Unterarmmuskulatur in engem funktionellem Zusammenhang mit den Hand- und Fingermuskeln stehen, werden sie dort erläutert (→7.4.4, →Abb. 7.30, →Abb. 7.31).

SPICKZETTEL

Unterarm: Abschnitt des Arms zwischen Ellenbogen- und proximalem Handgelenk.
Elle *(Ulna):* Kleinfingerseitig gelegener Röhrenknochen des Unterarms, proximal kräftiger als distal. Proximal über das Humeroulnargelenk mit dem Oberarmknochen und das **obere Radioulnargelenk** (*obere Speichen-Ellen-Gelenk,* Zapfengelenk) mit der Speiche verbunden. Distal Gelenkbildung mit der Speiche im **unteren Radioulnargelenk** (*unteres Speichen-Ellen-Gelenk,* Radgelenk).
Speiche *(Radius):* Daumenseitig gelegener Röhrenknochen des Unterarms, distal kräftiger als proximal. Mit der Elle über das obere und untere Radioulnargelenk und mit der Handwurzel im *proximalen Handgelenk* verbunden.

7.4.4 Hand

Die **Hand** *(Manus)* mit *Handwurzel, Mittelhand* und *Fingern* bildet den distalen Abschnitt der oberen Extremität.

Handwurzelknochen

Die **Handwurzel** *(Carpus)* besteht aus acht vielkantigen **Handwurzelknochen** *(Ossa carpi).* Sie sind durch Bänder verbunden und in zwei Reihen zu je vier Knochen angeordnet. Jeweils von radial (Daumenseite) nach ulnar (Kleinfingerseite) sind das (→Abb. 7.27):

- In der proximalen Reihe: **Kahnbein** *(Os scaphoideum),* **Mondbein** *(Os lunatum),* **Dreieckbein** *(Os triquetrum),* **Erbsenbein** *(Os pisiforme)*
- In der distalen Reihe: **großes Vieleckbein** *(Os trapezium, Trapezbein),* **kleines Vieleckbein** *(Os trapezoideum, trapezähnliches Bein),* **Kopfbein** *(Os capitatum),* **Hakenbein** *(Os hamatum).*

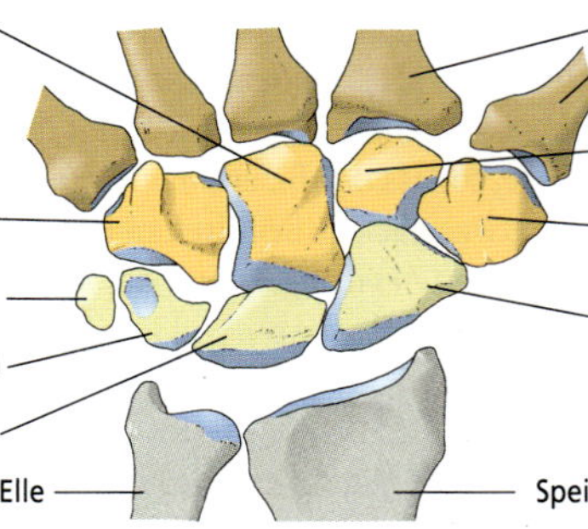

Abb. 7.27 Die Handwurzelknochen der rechten Hand in „Explosionsansicht" von palmar (Blick auf die Hohlhand).

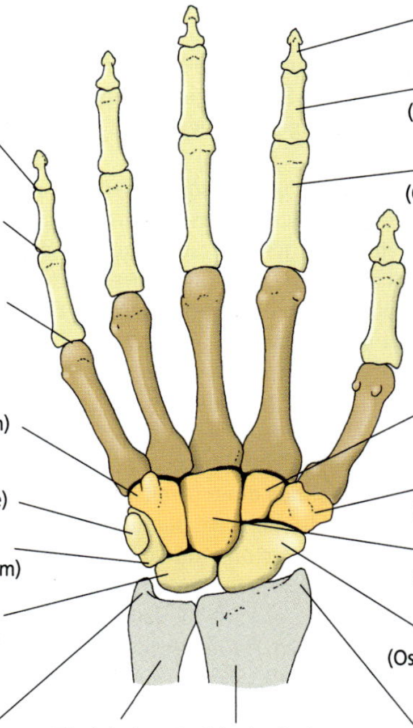

Abb. 7.28 Das Handskelett (Ansicht von palmar).

Merkspruch: Ein **Kahn,** der fuhr im **Mond**enschein im **Dreieck** um das **Erbsen**bein; **Vieleck groß, Vieleck klein** – am **Kopf,** da muss ein **Haken** sein.

Kahnbein, Mondbein und Dreieckbein weisen auf ihrer proximalen Seite jeweils eine Gelenkfläche auf. Diese Flächen bilden zusammen mit der Gelenkfläche der Speiche sowie einem Discus (Zwischenknorpel, →6.2.2) distal des Ellenköpfchens das **proximale Handgelenk.** Dieses wirkt als *Eigelenk* (→Abb. 6.10), weil die drei Gelenkflächen der Handwurzelknochen zusammengenommen eine Eiform bilden. So sind **Palmarflexion** und **Dorsalextension** (Beugung und Streckung) sowie Radial- und Ulnarabduktion (Ziehen der Hand zu Speiche bzw. Elle hin) möglich. Zwischen proximaler und distaler Reihe der Handwurzelknochen verläuft wellenförmig das **distale Handgelenk,** das eine geringe Beugung und Streckung erlaubt. Die übrigen Gelenke zwischen den Handwurzelknochen sind straffe Gelenke praktisch ohne Bewegungsmöglichkeit.

Mittelhandknochen

An die Handwurzelknochen schließen sich die Röhrenknochen der **Mittelhand** *(Metacarpus)* an (→Abb. 7.28). Proximale (Basis) und distale Enden (Köpfchen) der **Mittelhandknochen** *(Ossa metacarpi)* tragen Gelenkflächen zur Verbindung mit der Handwurzel bzw. mit den Fingerknochen. Der Mittelhandknochen des ersten Fingers (Daumen) ist über das **Daumenwurzelgelenk,** ein Sattelgelenk, mit der Handwurzel verbunden (→Abb. 7.20). Dabei ist die Gelenkfläche des großen Vieleckbeins der Sattel, auf dem der Mittelhandknochen „reitet". In diesem Gelenk wird der Daumen den anderen Fingern gegenübergestellt. Diese **Opposition des Daumens** ist unverzichtbar für feines Greifen (Pinzettengriff). Die anderen Gelenke zwischen Handwurzel und Mittelhand sind durch straffe Bänder fixiert und praktisch unbeweglich.

Fingerknochen

Es folgen die **Finger** *(Digiti manus)* mit den **Fingerknochen** *(Ossa digitorum manus),* die beim Daumen aus zwei, sonst aus drei **Fingergliedern** *(Phalangen)* bestehen. Von der Mittelhand ausgehend nach distal heißen sie **Grund-, Mittel-** und **Endglied** (*Grund-, Mittel-* und *Endphalanx,* beim Daumen *Grund-* und *Endphalanx*). Sie sind über kleine Gelenke miteinander verbunden. Die Verbindungen zwischen den Mittelhandknochen und den Grundgliedern heißen **Fingergrundgelenke** *(Metakarpophalangealgelenke, MCP-Gelenke),* die zwei Gelenkreihen zwischen den Gliedern **Fingermittelgelenke** bzw. **Fingerendgelenke** (*proximale* bzw. *distale Interphalangealgelenke,* abgekürzt *PIP-* bzw. *DIP-Gelenke* →Abb. 7.28, →Abb. 7.29).

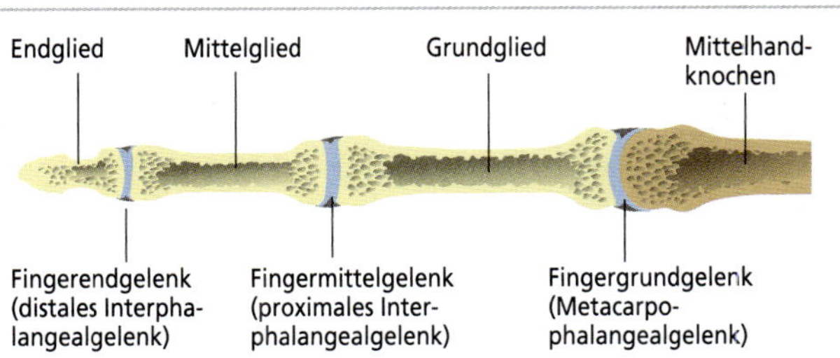

Abb. 7.29 Fingerskelett und -gelenke.

Die Fingergrundgelenke sind mit Ausnahme des Daumengrundgelenks nach der Form ihrer Gelenkflächen *Kugelgelenke,* d.h. sie sind von der Anlage her in allen drei Freiheitsgraden beweglich. Beim Daumengrundgelenk und allen Interphalangealgelenken handelt es sich um reine *Scharniergelenke* (→Abb. 6.9). Hier sind nur Beugung und Streckung möglich.

Hand- und Fingermuskulatur

Die langen, schlanken Muskelbäuche der **Hand- und Fingermuskulatur** verlaufen in jeweils zwei Muskelschichten an der Streck- bzw. Beugeseite des Unterarms. Die Muskeln jeweils einer Schicht sind für die Bewegung der gesamten Hand, die der anderen für die Bewegung der einzelnen Finger zuständig.

Alle Beuge- und Streckmuskeln entspringen am distalen Oberarm oder Unterarm und setzen mit langen dünnen Sehnen an Hand und Fingern an. Würden sich die Muskelbäuche bis auf die Hand fortsetzen, wäre durch den vermehrten Umfang keine Bewegung mehr möglich.

Sowohl Beuge- als auch Strecksehnen verlaufen zum großen Teil durch eine Art „Führungsschiene", d.h. sie werden durch Bänder in ihrer Position gehalten. So überdeckt das **Retinaculum extensorum** die Strecksehnen an der Dorsalseite der Handwurzel; das **Retinaculum flexorum** *(Lig. carpi transversum, queres Handwurzelband)* überspannt die Beugesehnen auf der Ventralseite der Handwurzel. Die Anordnung der Handwurzelknochen bildet in diesem Bereich eine Längsrinne *(Sulcus carpi),* durch die die Beugesehnen und der N. medianus verlaufen. Dieser wie ein Tunnelgewölbe überdachte Raum wird auch **Karpaltunnel** genannt. Die Handfläche wird von einer festen Sehnenplatte, der **Palmaraponeurose,** überspannt.

MEDIZIN

Beispielsweise durch Entzündungen oder Bindegewebsvermehrung kann es im Karpaltunnel „zu eng" und der N. medianus durch Druck geschädigt werden. Erstes Zeichen eines solchen **Karpaltunnelsyndroms** sind oft nächtliche Missempfindungen oder Schmerzen in der Hand. Helfen konservative Maßnahmen nicht, muss der Karpaltunnel operativ entlastet werden.

Damit trotz der ständigen Bewegung der Streck- und Beugesehnen in den Haltebändern keine Reizung auftritt, sind sie hier von bindegewebigen Sehnenscheiden umschlossen, die durch einen Flüssigkeitsfilm an der Innenseite das reibungslose Gleiten der Sehnen ermöglichen.

Sechs Muskeln bewegen die Hand im Handgelenk, drei von ihnen entspringen vom Epicondylus medialis des Oberarmknochens. Vom Epicondylus lateralis entspringen drei Streckmuskeln. Je nach ihrem Verlauf und Ansatz können fünf dieser Muskeln die Hand nicht nur nach dorsal und palmar, also in Richtung von Handrücken oder -fläche, strecken bzw. beugen, sondern auch nach ulnar und radial abduzieren, das heißt zur Daumenseite oder zur Kleinfingerseite hin ziehen.

Zu den **Handbeugern** gehören (→Abb. 7.2, →Abb. 7.3, →Abb. 7.30):

- Der **M. flexor carpi radialis** *(speichenseitiger Handbeuger)*
- Der **M. flexor carpi ulnaris** *(ellenseitiger Handbeuger)*
- Der **M. palmaris longus** *(langer Hohlhandmuskel).*

Bei ca. 20 % der Menschen fehlt allerdings der M. palmaris longus – sie haben also nur fünf Muskeln.

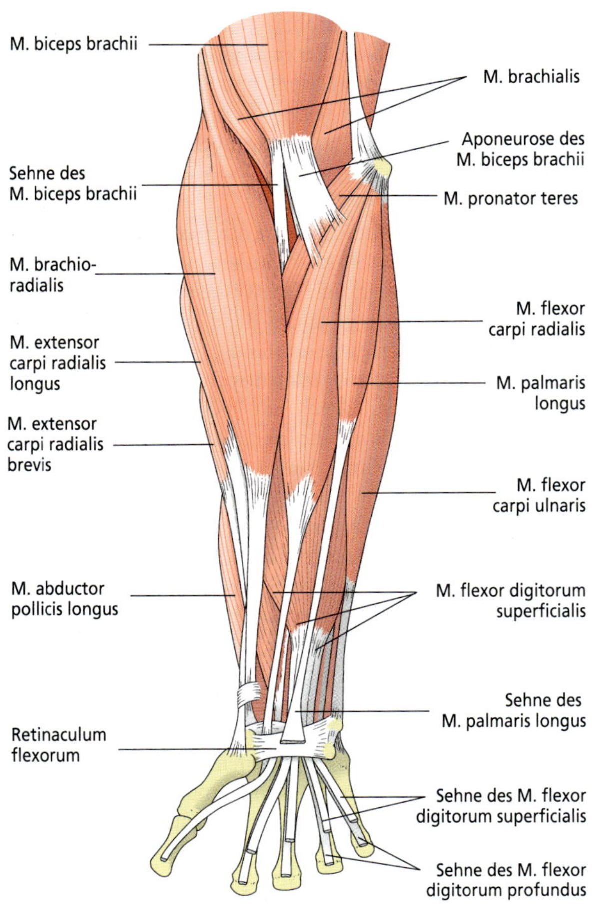

Abb. 7.30 Unterarmmuskulatur von vorn (ventral). Deutlich zu erkennen sind die langen, dünnen Sehnen, mit denen viele der Muskeln an Hand und Fingern ansetzen.

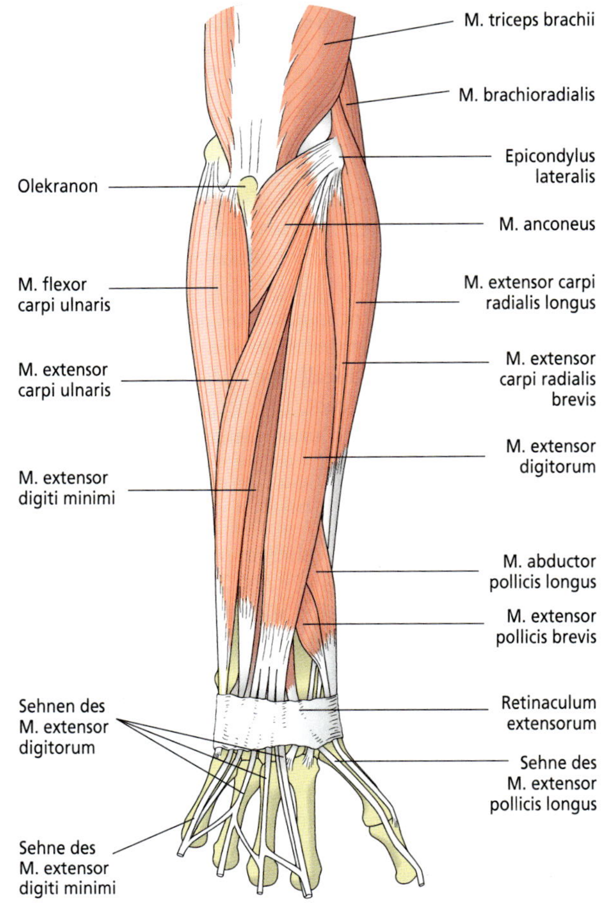

Abb. 7.31 Unterarmmuskulatur von hinten (dorsal).

Zu den **Handstreckern** gehören (→ Abb. 7.2, → Abb. 7.3, → Abb. 7.31):

- Der **M. extensor carpi radialis longus** *(langer speichenseitiger Handstrecker)*, er bewirkt gleichzeitig eine Radialabduktion
- Der **M. extensor carpi radialis brevis** *(kurzer speichenseitiger Handstrecker)*
- Der **M. extensor carpi ulnaris** *(ellenseitiger Handstrecker)*, er führt gleichzeitig zu einer Ulnarabduktion.

Beugung und Streckung sowie Radial- und Ulnarabduktion sind jedoch für die Beweglichkeit von Hand und Unterarm nicht ausreichend; die Hand muss sich auch einwärts und auswärts drehen können.

Dies wird als **Supination** *(Auswärtsdrehung)* oder **Pronation** *(Einwärtsdrehung)* bezeichnet (→ Abb. 7.26).

Reine **Supinatoren** *(Auswärtsdreher)* sind (→ Abb. 7.30):

- Der **M. biceps brachii** *(Bizeps, zweiköpfiger Armmuskel)*, der den Arm gleichzeitig im Ellenbogengelenk beugt
- Der **M. supinator** *(Auswärtsdreher)*, der vom Epicondylus lateralis des Oberarms zur Vorderfläche der Speiche führt.

Reine **Pronatoren** *(Einwärtsdreher)* sind:

- Der **M. pronator teres** *(runder Einwärtsdreher)*, der vom Epicondylus medialis des Oberarms über die Elle hinweg und um die Speiche herum zu deren Hinterfläche zieht und somit auch im Ellenbogengelenk beugt
- Der kurze **M. pronator quadratus** *(viereckiger Einwärtsdreher)*; von der Vorderfläche der Elle zur Vorderfläche der Speiche.

Der **M. brachioradialis** (*Oberarm-Speichen-Muskel*, → Abb. 7.30) beugt im Ellenbogengelenk und bringt den Unterarm aus Pronation und Supination in Mittelstellung. Er ist also sowohl Pronator als auch Supinator.

Die hohe Beweglichkeit der *Finger* wird durch einen sehr komplexen Aufbau der Fingermuskulatur ermöglicht. Muskeln, die auf die Fingergelenke wirken, entspringen entweder am Arm oder an der Hand selbst. Entsprechend heißen sie **lange** bzw. **kurze Fingermuskeln.** Die Muskelbäuche der langen Fingermuskeln liegen am Unterarm, und nur ihre Sehnen ziehen über das Handgelenk.

Zu den **Fingerbeugern** gehören (→ Abb. 7.30, → Abb. 7.32, → Abb. 7.33):

- Der **M. flexor digitorum superficialis** *(oberflächlicher Fingerbeuger)*, dessen Sehne nach Aufsplitterung in vier Einzelsehnen zu den Mittelgliedern der Finger II–V zieht
- Der **M. flexor digitorum profundus** *(tiefer Fingerbeuger)*, dessen Sehnen ebenfalls zu den Fingern II–V ziehen, jedoch zu den Endgliedern
- Der **M. flexor pollicis longus** *(langer Daumenbeuger)*, der lediglich den Daumen beugt.

Das Endstück der Sehne des oberflächlichen Fingerbeugers spaltet sich und setzt links und rechts an den Mittelgliedern der Finger

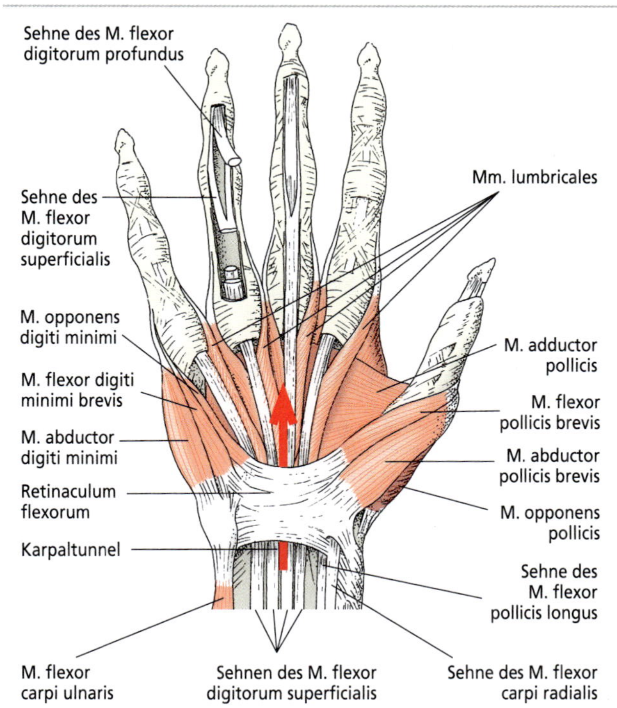

Abb. 7.32 Muskulatur der Hohlhand. Unter dem Lig. carpi transversum liegt der Karpaltunnel, durch den die Beugesehnen, aber auch der N. medianus verlaufen (Pfeil).

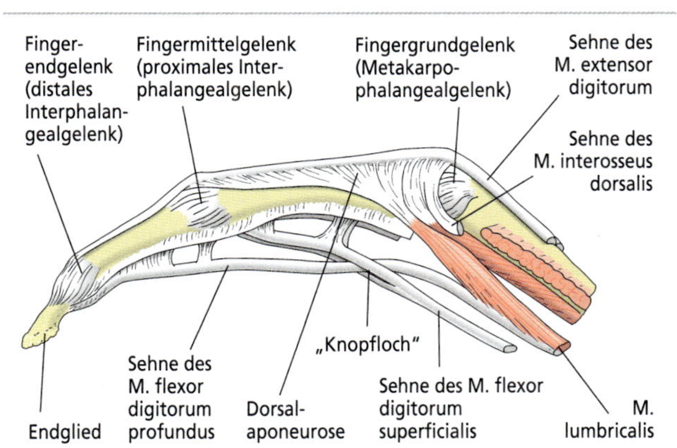

Abb. 7.33 Beuge- und Strecksehnenapparat eines Fingers. Die Sehne des M. flexor digitorum profundus zieht durch die Aufspaltung („Knopfloch") der Sehne des M. flexor digitorum superficialis. Der M. flexor digitorum superficialis beugt den Finger im Grund- und Mittelgelenk, der M. flexor digitorum profundus zusätzlich im Endgelenk, da die Sehne länger ist.

an. Durch dieses „Knopfloch" (→ Abb. 7.33) zieht die Sehne des M. flexor digitorum profundus bis zum Fingerendglied und setzt dort an der Ventralseite ungeteilt an. So beugt der M. flexor digitorum superficialis den Finger im Grund- und Mittelgelenk und der M. flexor digitorum profundus zusätzlich im Endgelenk. Damit die Sehnen sich auf dem Finger nicht verschieben, sind sie durch feste Bänder gesichert.

Zu den **Fingerstreckern,** die auf der Rückseite der Hand verlaufen, gehören:

- Der **M. extensor digitorum** (*langer Fingerstrecker* → Abb. 7.32). Auf der Dorsalseite jedes Fingers bildet er zusammen mit kleinen Fingermuskeln eine Sehnenplatte, die bis zum Endglied reicht. So vermag er die Finger in Grund-, Mittel- und Endgelenk zu strecken
- Der **M. extensor digiti minimi** *(Kleinfingerstrecker);* dies ist ein eigener Streckmuskel des kleinen Fingers zusätzlich zum langen Fingerstrecker
- Der **M. extensor indicis** *(Zeigefingerstrecker);* dies ist ein zusätzlicher Streckmuskel des Zeigefingers.

Auch der *Daumen* verfügt über eigene Streckmuskeln:

- Den **M. extensor pollicis brevis** *(kurzer Daumenstrecker),* der zum Grundglied zieht und den Daumen dort streckt
- Den **M. extensor pollicis longus** *(langer Daumenstrecker),* der bis zum Endglied des Daumens zieht
- Den **M. abductor pollicis longus** (*langer Daumenabspreizer* → Abb. 7.31), der den Daumen nach radial zieht und von den Fingern entfernt.

An der Hand selbst verlaufen die **kurzen Handmuskeln** (→ Abb. 7.34). Sie entspringen von den Mittelhandknochen (**Mm. interossei palmares** und **dorsales**) bzw. von den Sehnen des tiefen Fingerbeugers **(Mm. lumbricales)** und setzen alle seitlich auf den Streckseiten der Finger II–V an. Die Mm. interossei dorsales und palmares spreizen die Finger in den Grundgelenken (dorsale Gruppe) bzw. ziehen sie wieder zusammen (palmare Gruppe). Außerdem beugen sie die Finger zusammen mit den Mm. lumbricales im Grundgelenk und strecken sie im Mittel- und Endgelenk.

Am Retinaculum flexorum entspringen mehrere Muskeln, die zu Daumen bzw. Kleinfinger ziehen (→ Abb. 7.34):

- Der **M. flexor pollicis brevis** *(kurzer Daumenbeuger)*
- Der **M. flexor digiti minimi brevis** *(kurzer Kleinfingerbeuger)*
- Der **M. abductor pollicis brevis** *(kurzer Daumenabspreizer)*
- Der **M. abductor digiti minimi** *(kurzer Kleinfingerabspreizer).*

Auf der *Daumenrückseite* zieht der *Daumengegensteller* **(M. opponens pollicis).** Nur er kann den Daumen den anderen Fingern gegenüberstellen.

Der *Daumenanzieher* **(M. adductor pollicis)** führt den Daumen an die anderen Finger heran. Er verläuft quer unterhalb der langen oberflächlichen Beugesehnen des Mittel- und Zeigefingers zum Daumen (→ Abb. 7.34).

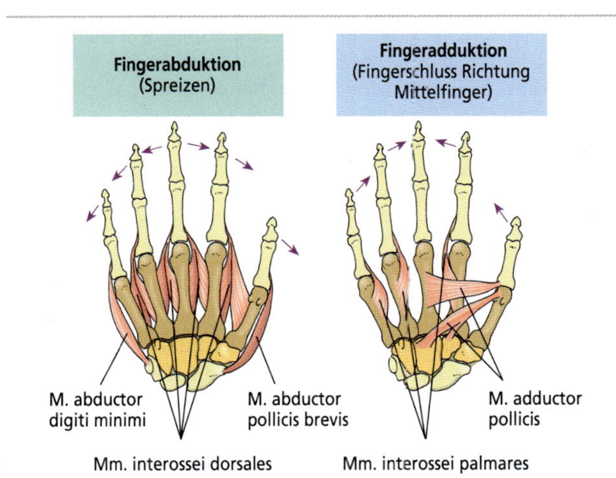

Abb. 7.34 Ab- und Adduktion der Finger. M. abductor digiti minimi, M. abductor pollicis brevis und die Mm. interossei dorsales spreizen die Finger (Fingerabduktion). Die Mm. interossei palmares und der M. adductor pollicis schließen die Hand (Fingeradduktion).

PFLEGE

Die Beweglichkeit der Finger ist wesentlich für die Selbstständigkeit eines Menschen. Ist die **Beweglichkeit der Gebrauchshand** eingeschränkt, fühlt sich der Patient bzw. die Patientin schnell abhängig. Deshalb sollte z. B. eine Venenverweilkanüle möglichst nicht an die Gebrauchshand gelegt werden.

SPICKZETTEL

Hand *(Manus):* Distaler Abschnitt der oberen Extremität aus **Handwurzel** *(Carpus),* **Mittelhand** *(Metacarpus)* und **Fingern** *(Digiti manus).* Greiforgan des Menschen.
Handskelett: Knöchernes Gerüst der Hand aus 27 Knochen

- Acht **Handwurzelknochen** *(Ossa carpi),* angeordnet in zwei Reihen. Die proximale Reihe ist über das **proximale Handgelenk** (Eigelenk) mit der Elle verbunden, zwischen proximaler und distaler Reihe liegt das wenig bewegliche **distale Handgelenk**
- Fünf **Mittelhandknochen** *(Ossa metacarpi),* nach proximal über die **Handwurzel-Mittelhand-Gelenke** *(Karpometakarpalgelenke)* verbunden mit der Handwurzel, nach distal über die **Fingergrundgelenke** *(Metakarpophalangealgelenke, MCP-Gelenke)* mit den Fingergrundgliedern
- Am Daumen zwei, am 2.–5. Finger je drei kleine Röhrenknochen **(Grund-, Mittel-, Endglied)** mit den **Fingermittel-** bzw. **-endgelenken** (*proximale* bzw. *distale Interphalangealgelenke*) dazwischen
- Besonderheit: große Daumenbeweglichkeit durch das **Daumenwurzelgelenk** zwischen Handwurzel und erstem Mittelhandknochen (Sattelgelenk).

Unterarm-, Hand- und Fingermuskulatur: Muskeln, die Unterarm, Hand und Finger bewegen.

- **Pronatoren.** Drehen Elle und Speiche um ihre Längsachse nach innen, z. B. **M. pronator teres** *(runder Einwärtsdreher)*
- **Supinatoren.** Drehen Elle und Speiche um ihre Längsachse nach außen, z. B. M. biceps brachii, **M. supinator** *(Auswärtsdreher)*
- **Hand- und lange Fingerbeuger.** Ziehen meist vom Epicondylus medialis des Oberarmknochens zu Hand- oder Fingerknochen, z. B. M. **flexor carpi radialis** und **ulnaris** (*speichen-* bzw. *ellenseitiger Handbeuger*), **M. flexor digitorum superficialis** und **profundus** (*oberflächlicher* bzw. *tiefer Fingerbeuger*)
- **Hand- und lange Fingerstrecker.** Ziehen meist vom Epicondylus lateralis des Oberarmknochens zu Hand- oder Fingerknochen, z. B. M. **extensor carpi radialis longus** und **brevis** (*langer* bzw. *kurzer speichenseitiger Handstrecker*), **M. extensor carpi ulnaris** *(ellenseitiger Handstrecker),* **M. extensor digitorum** *(langer Fingerstrecker)*
- **Kurze Handmuskeln.** Verlaufen nur im Hand-Finger-Bereich, z. B. **Mm. interossei, Mm. lumbricales, M. opponens pollicis** *(Daumengegensteller).*

7.5 Untere Extremität

Durch die Spezialisierung der oberen Extremität auf das Greifen wurde die **untere Extremität** *(untere Gliedmaße)* allein für das Gehen und Laufen verantwortlich. Entsprechend der großen Belastungen wurden ihre Knochen und Gelenke im Verlauf der Evolution (→ 4.7) stärker ausgebildet.

Vergleichbar der oberen Extremität wird die untere Extremität in *Becken(gürtel)* und *Bein (freie untere Extremität)* unterteilt. Am Bein werden dann *Oberschenkel, Unterschenkel* und *Fuß* unterschieden (→ Abb. 7.35).

GERIATRIE

Auf Becken und unterer Extremität ruht das ganze Körpergewicht, sodass die Gelenke stark belastet werden. So wundert es nicht, dass **Knie- und Hüftgegelenkarthrose** (*Gon-* bzw. *Coxarthrose*) zu den häufigsten Arthrosen älterer Menschen gehören.

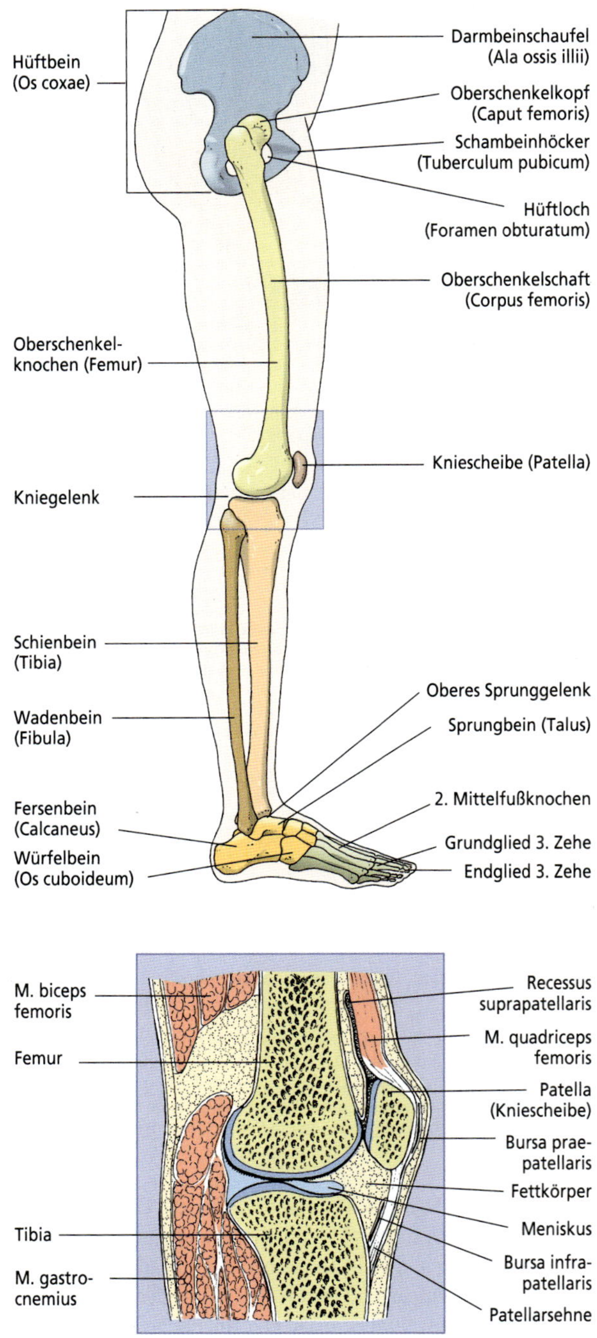

Abb. 7.35 Knöcherner Aufbau der unteren Extremität von der Seite mit Längsschnitt durch das Kniegelenk.
Oberschenkelknochen (Femur) und Schienbein (Tibia) haben keinen direkten Kontakt miteinander, da zwei knorpelige Strukturen, die Menisken, zwischengeschaltet sind.

Beinachsen bei Kindern

Von vorne betrachtet sind die Beine bei älteren Kindern und Erwachsenen fast gerade. Normal hingegen ist:

- Bei Säuglingen eine leichte **O-Bein-Stellung** *(Genu varum),* d. h. die inneren Femurkondylen weichen auseinander bei sich berührenden Fußinnenknöcheln
- Bei Klein- und Kindergartenkindern eine leichte **X-Bein-Stellung** *(Genu valgum),* d. h. die Fußinnenknöchel weichen auseinander bei sich berührenden inneren Femurkondylen.

7.5.1 Becken(-gürtel)

Über das knöcherne **Becken** (*Pelvis* → Abb. 7.36) stehen die Beine mit dem Rumpfskelett in Verbindung. Es wird auch *Beckenring* oder *Beckengürtel* genannt, weil die drei beteiligten Knochen ringförmig zusammengeschlossen sind.

Das **Kreuzbein** (*Os sacrum* → Abb. 7.14) bildet die Rückwand des knöchernen Beckens. Es liegt zwischen den beiden **Hüftbeinen** *(Ossa coxae),* deren Ausläufer in einem Bogen nach vorne führen und dort über eine etwa 1 cm breite knorpelige Verbindung, die **Symphyse** (*Schambeinfuge),* zusammengefügt sind. Die beiden **Iliosakralgelenke** (*ISG, Sakroiliakalgelenke, Kreuzbein-Darmbein-Gelenke)* zwischen Kreuz- und Hüftbein sind durch einen festen Bandapparat gesichert und nahezu unbeweglich.

Die Hüftbeine bestehen aus jeweils drei Knochen: dem **Darmbein** *(Os ilium),* dem **Sitzbein** *(Os ischii)* und dem **Schambein** *(Os pubis).* Im Laufe der Wachstumsperiode verschmelzen diese drei Knochen, sodass ihre Begrenzungen im Erwachsenenalter nicht mehr sichtbar sind. Da das Darmbein rotes, also blutbildendes Knochenmark enthält, ist der (gut tastbare) *Becken-* oder **Darmbeinkamm** (*Crista iliaca* → Abb. 7.36) mit die am besten zugängliche Stelle zur Knochenmarkpunktion.

Das Darmbein hat vier charakteristische Knochenvorsprünge: Die dorsalen Knochenvorsprünge heißen **Spina iliaca posterior inferior** (*unterer hinterer Darmbeinstachel* → Abb. 7.36) und **Spina iliaca posterior superior** *(oberer hinterer Darmbeinstachel).* Der am weitesten vorspringende und als einziger leicht durch die Haut tastbare Vorsprung wird **Spina iliaca anterior superior** (*vorderer oberer Darmbeinstachel,* → Abb. 7.36) genannt. Darunter liegt die **Spina iliaca anterior inferior** *(vorderer unterer Darmbeinstachel).* Darmbeinkamm und Spina iliaca anterior superior sind wichtige Orientierungspunkte bei der *ventroglutealen Injektion* (→ Abb. 9.29).

Hüftgelenk

Anteile aller drei Hüftknochen bilden gemeinsam die **Hüftgelenkpfanne** (*Acetabulum,* → Abb. 7.36). Die schüsselförmig vertiefte Hüftgelenkpfanne nimmt den Hüftkopf (Kopf des Oberschenkelknochens) auf und bildet mit ihm das **Hüftgelenk** (*Articulatio coxae,* → Abb. 7.37). Da das Hüftgelenk nicht nur viele Bewegungen ermöglicht, sondern auch starke Gewichts- und Bewegungsbelastungen aushalten muss, ist es durch einen sehr festen und straffen Bandapparat gesichert. Die **Hüftgelenkbänder** ziehen von Darm-, Sitz- und Schambein zum Oberschenkelknochen und werden in ihrer Gesamtheit wegen ihres schraubenartigen Verlaufs auch als **Bänderschraube** bezeichnet.

Anteile von Sitz- und Schambein umschließen das **Hüftloch** *(Foramen obturatum).* Es ist durch eine derbe Bindegewebsmembran **(Membrana obturatoria)** verschlossen, die Gefäße und Nerven durchtreten lässt und Ursprung mehrerer Muskeln ist.

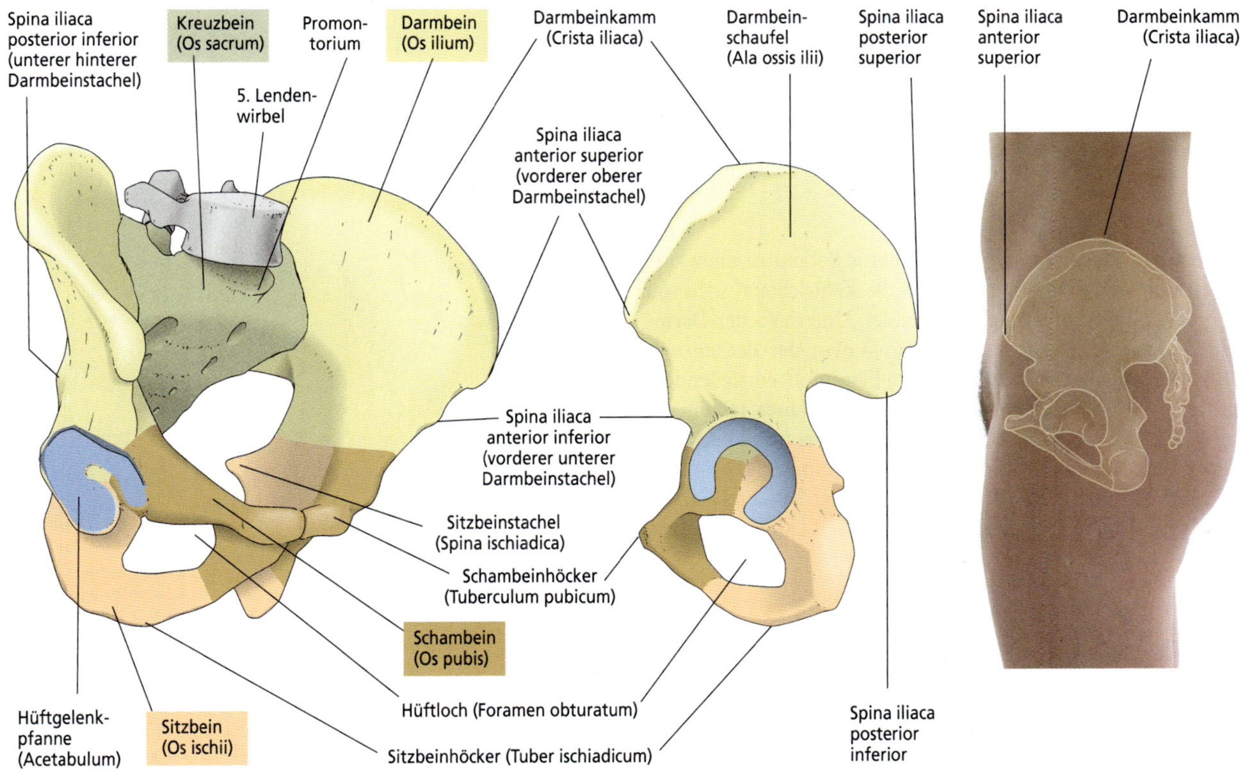

Abb. 7.36 Knöchernes Becken mit Kreuzbein und Hüftbeinen. Links in der Ansicht schräg von vorne, Mitte und rechts von der Seite. Darmbein, Sitzbein und Schambein bilden zusammen die Hüftgelenkpfanne. [rechts E460]

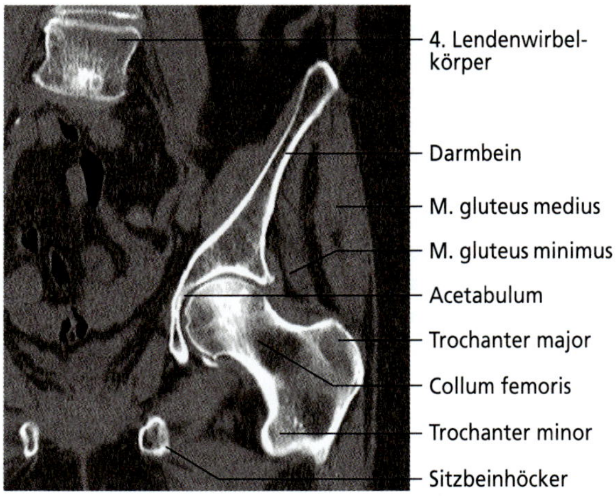

Abb. 7.37 CT des Hüftgelenks. [E460]

Hüftgelenk beim Säugling und Kind

Bei Kindern sind die Anteile der drei Hüftknochen noch durch Knorpelfugen getrennt, die dann später verknöchern. Die Hüftgelenkpfanne des Neugeborenen steht physiologischerweise steiler und ist flacher als beim älteren Kind und Erwachsenen. Erst im Laufe des Wachstums wird sie weniger steil und tiefer.

PÄDIATRIE

Eine häufige Entwicklungsstörung ist die **angeborene Hüftgelenkdysplasie.** Die Hüftgelenkpfanne ist noch steiler und flacher als beim Neugeborenen physiologisch, sodass der Hüftkopf aus der Pfanne „herausrutscht" **(Hüftgelenkluxation)** und das Gelenk Schaden nimmt. Bei frühzeitiger Behandlung reichen meist längere Hüftabduktion durch „breites Wickeln" oder Spreizverbände/-schienen (→Abb. 7.38). Eine (zu) späte Behandlung ist langwieriger, invasiver und weniger erfolgreich. Ein **Hüftscreening** mit Ultraschalluntersuchung der Hüftgelenke ist heute Bestandteil der U3.

Großes und kleines Becken

In seiner Gesamtheit erinnert das knöcherne Becken an einen kurzen Trichter. Die obere Öffnung dieses „Beckentrichters" wird von den großen **Darmbeinschaufeln** gebildet. Unterhalb der Darmbeinschaufeln erfolgt schräg nach vorn unten der Beckenringschluss der beteiligten Knochen. Den hierdurch entstehenden, nach innen vorspringenden Rand nennt man **Linea terminalis** (→Abb. 7.39). Der Bereich oberhalb dieser Linea terminalis wird als **großes Becken** bezeichnet. Unterhalb der Linie folgen ein Teil des Kreuzbeins mit Steißbein und die Bögen der Sitz- und Schambeine. Dieser engere Bereich des „Trichters" heißt **kleines Becken.**

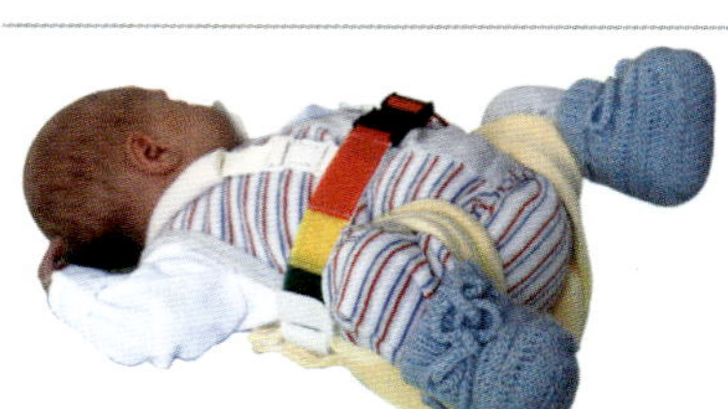

Abb. 7.38 Spreizhose/-bandage. Sie sieht zwar unbequem aus, beeinträchtigt die Babys aber kaum und reicht bei frühzeitigem Behandlungsbeginn zur Therapie der angeborenen Hüftgelenkdysplasie aus. [V658]

Weibliches und männliches Becken

Bei Jungen und Mädchen ist die Beckenform in etwa gleich. Während der Pubertät bilden sich dann die Unterschiede zwischen **weiblichem** und **männlichem Becken** heraus (→Abb. 7.39):

- Das weibliche Becken ist niedriger und leichter als das männliche mit weiteren, flacher gestellten Darmbeinschaufeln
- Der weibliche **Beckeneingang,** die von der Linea terminalis und dem Promontorium (→Abb. 7.10, →Abb. 7.39) markierte Grenze zwischen großem und kleinem Becken, ist größer und rundlich-oval, der männliche herzförmig
- Bei der Frau steht das Promontorium nicht so weit hervor wie beim Mann
- Der weibliche **Beckenausgang** – von Unterrand der Symphyse, Sitzbeinhöckern und Steißbeinspitze markiert – ist wesentlich weiter
- Das weibliche Kreuzbein ist kürzer, breiter und im unteren Teil nach vorne gebogen
- Der **Schambeinwinkel** (der Winkel zwischen den beiden Schambeinbögen →Abb. 7.39) ist bei der Frau stumpf (> 90°), beim Mann jedoch spitzwinklig (< 90°).

Alle Merkmale des weiblichen Beckens lassen sich aus den Erfordernissen des Geburtsvorgangs verstehen. Beispielsweise muss der Beckeneingang im Bereich der Linea terminalis ausreichend weit sein, damit das Kind bei der Geburt ins kleine Becken (den Geburtskanal) eintreten kann. Zusätzlich lockern die hormonellen Einflüsse in der Schwangerschaft (→20.4) das Bindegewebe auf. Damit verlieren auch die sehr straffen Bänder und knorpeligen Verbindungen des Beckenrings in den letzten Wochen vor der Geburt ihre Starrheit und werden elastisch, um eine Dehnung des Beckens während der Geburt zu ermöglichen und den Durchtritt des Kindes durch den engen Geburtskanal zu erleichtern.

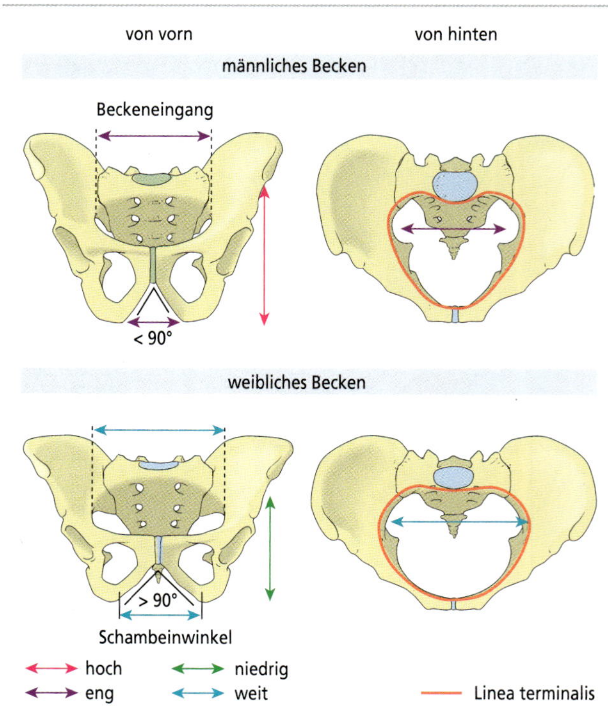

Abb. 7.39 Becken von Mann und Frau.

7.5.2 Beckenboden

Da der knöcherne Beckenausgang offen ist, auf ihm aber das Gewicht sämtlicher innerer Organe lastet, ist er durch eine Platte aus Muskeln und Bändern abgeschlossen. Diese untere Begrenzung des kleinen Beckens heißt **Beckenboden.** Die Muskeln des Beckenbodens halten dabei durch einen relativ straffen Grundtonus das Gewicht der Eingeweide und sind für die Kontinenz wesentlich. Zu ihnen zählen (➔ Abb. 7.40):

- Der **M. levator ani** *(Afterhebermuskel),* der bis auf einen vorderen symphysennahen Bereich, den **Levatorschlitz,** den gesamten Beckenausgang auskleidet. Der M. levator ani bildet zusammen mit seinen Faszien das **Diaphragma pelvis**
- Der **M. transversus perinei profundus** *(tiefer querer Dammmuskel),* der sich zwischen beiden Schambeinästen erstreckt und damit den Levatorschlitz überbrückt. Zusammen mit je einer Faszie an seiner Ober- und Unterseite und einem zwischen den Schambeinästen verlaufenden Band bildet er das **Diaphragma urogenitale.** Da der M. transversus perinei profundus bei Frauen nur schwach ausgeprägt ist, wird teilweise auch von **Membrana perinei** gesprochen
- Der **M. transversus perinei superficialis** *(oberflächlicher querer Dammmuskel),* der die beiden Sitzbeinhöcker quer verspannt und mit dem hinteren Teil des Diaphragma urogenitale verflochten ist
- Der **M. bulbospongiosus** *(Vorhofschwellkörpermuskel),* der zusammen mit dem *äußeren Afterschließmuskel* **(M. sphincter ani externus)** das Schließmuskelsystem für die im Becken liegenden Organe Blase, Darm sowie Gebärmutter und Scheide unterstützt
- Der **M. ischiocavernosus** *(Sitzbein-Schwellkörper-Muskel),* der links und rechts zwischen Sitzbeinast und Rücken von Penis bzw. Klitoris verläuft.

PFLEGE

Schwangerschaften und Geburten beanspruchen und dehnen den Beckenboden (zu) stark. Mit zunehmendem Alter nimmt die Elastizität der Bänder und Muskeln auch im Beckenboden ab, wodurch sich v. a. bei Mehrgebärenden Scheide und Gebärmutter senken können. Dadurch ändert sich die räumliche Beziehung zwischen Harnblase und Harnröhre. Insbesondere bei Druckspitzen im Bauchraum durch Niesen, Husten oder Lachen kann dann der Blasenschließmuskel die Blase nicht mehr vollständig verschließen, und es kommt zum unfreiwilligen Abgang von Urin (Stress-Inkontinenz).
Vorbeugend sollten Frauen nach einer Geburt die Beckenbodenmuskulatur durch **Beckenbodengymnastik** wieder kräftigen und straffen. Auch bei Gebärmuttersenkung kann Beckenbodengymnastik eine Harninkontinenz oft vermeiden oder bessern.

SPICKZETTEL

Becken(gürtel): Knochen, welche das Rumpfskelett mit dem Oberschenkelknochen verbinden.
- **Kreuzbein**
- **Hüftbeine** *(Ossa coxae),* die durch Verschmelzung von **Darmbein** *(Os ilium),* **Sitzbein** *(Os ischii)* und **Schambein** *(Os pubis)* entstanden sind.

Iliosakralgelenk *(ISG, Sakroiliakalgelenk, Kreuzbein-Darmbein-Gelenk):* Gelenk zwischen Kreuz- und Hüftbein. Amphiarthrose.
Hüftgelenk *(Articulatio coxae):* Sehr bewegliches und durch feste Bänder (Bänderschraube) stabilisiertes Kugelgelenk zwischen Hüftbein und Oberschenkelknochen.
Beckenboden: Bindegewebig-muskuläre Platte, welche das (kleine) Becken nach unten verschließt.

7.5.3 Hüft- und Oberschenkelmuskulatur

Das Hüftgelenk ist das größte Kugelgelenk des Menschen. Es ermöglicht Bewegungen um alle drei Achsen:

- Um die Horizontalachse: Beugung des Beines nach vorn gegen den Rumpf *(Anteversion),* Streckung des Beines nach hinten vom Rumpf weg *(Retroversion)*
- Um die Sagittalachse: Abspreizen des Beines zur Seite *(Abduktion),* Heranziehen des Beines *(Adduktion)*
- Um die Longitudinalachse: Drehung des Beines nach innen *(Innenrotation)* und außen *(Außenrotation).*

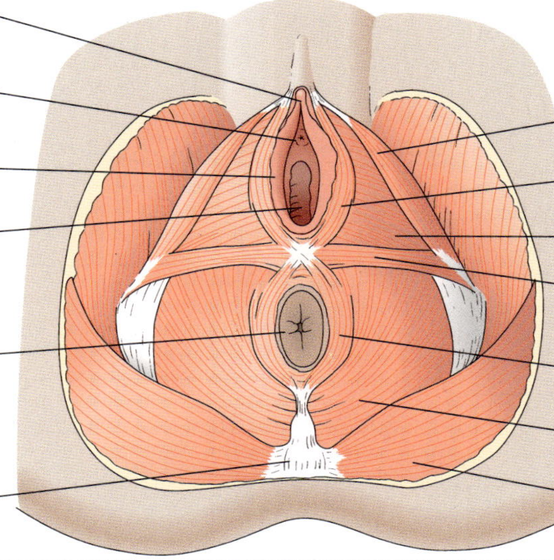

Abb. 7.40 Beckenboden der Frau.

Die Muskeln der unteren Extremität sind viel mächtiger als diejenigen der oberen Extremität, da jedes Bein große Gewichte stabilisieren, halten und bewegen muss. Insbesondere die Intaktheit der **Hüftmuskulatur** (und hier vor allem der Streckmuskulatur) ist für den normalen aufrechten Gang des Menschen unabdingbar. Auch ein Teil der **Oberschenkelmuskulatur** entspringt bereits in der Hüftregion und zieht über Hüft- *und* Kniegelenk. Daher soll die Oberschenkelmuskulatur bereits an dieser Stelle besprochen werden.

Beuger im Hüftgelenk

Der wichtigste Beugemuskel im Hüftgelenk ist der **M. iliopsoas** *(Darmbein-Lenden-Muskel).* Er hat zwei Anteile, den **M. iliacus** *(Darmbeinmuskel)* und den **M. psoas major** *(großer Lendenmuskel),* die funktionell eine Einheit bilden (→ Abb. 7.41). Der M. iliopsoas zieht von den Lendenwirbelkörpern (M. psoas major) bzw. von der Innenseite des Darmbeinkamms (M. iliacus) hinunter zum Oberschenkelknochen. Wie alle Beugemuskeln verläuft er *vor* dem Hüftgelenk. Er beugt die Beine gegen den Rumpf.

Weiterer bedeutender Beuger ist der **M. rectus femoris** *(gerader Schenkelmuskel* → Abb. 7.41, → Abb. 7.2). Er zieht von Spina iliaca anterior inferior und Oberrand der Hüftgelenkpfanne zur Vorderseite des Oberschenkels und über das Knie zum Unterschenkel. Er beugt dadurch im Hüftgelenk und streckt im Kniegelenk. Der M. rectus femoris ist ein Teil des mächtigen **M. quadriceps femoris** *(vierköpfiger Oberschenkelmuskel).* Seine drei anderen Köpfe, der **M. vastus medialis, M. vastus lateralis** und **M. vastus intermedius** (*innerer, äußerer* und *mittlerer Oberschenkelmuskel*), entspringen am Oberschenkelknochen und ziehen zum Unterschenkel, strecken also nur im Kniegelenk. Der M. vastus intermedius verläuft dabei unter dem M. rectus femoris. Alle vier Muskeln setzen in einer einzigen breiten Sehne an der Vorderseite des oberen Schienbeins an. Diese enthält über dem Kniegelenk ein Sesambein (→ 6.1.1), die **Kniescheibe** *(Patella),* und wird deshalb auch **Patellarsehne** genannt.

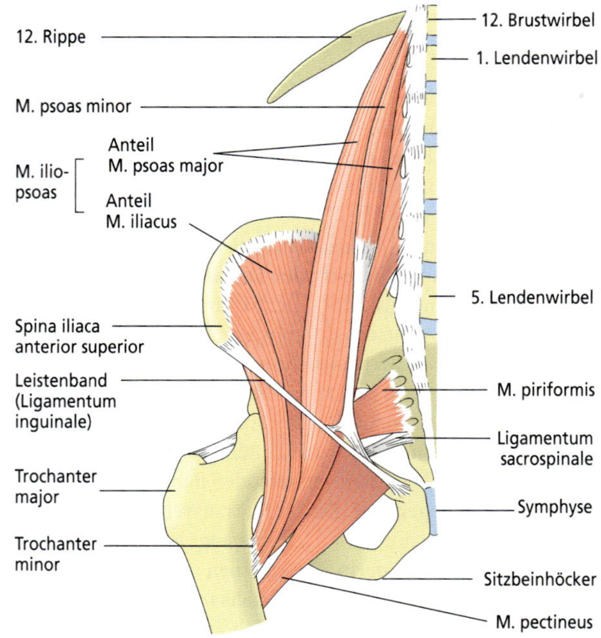

Abb. 7.41 Innere (d. h. an der inneren Beckenwand entspringende) Hüftmuskulatur, Beuger im Hüftgelenk. Der M. iliopsoas besteht aus dem M. iliacus und dem M. psoas major. Sie vereinigen sich und ziehen unter dem Leistenband zum Oberschenkelknochen. Der wenig bedeutsame M. psoas minor strahlt in die Faszie des M. iliopsoas ein. Der M. pectineus ist Hüftbeuger und Adduktor.

Zur Hüftbeugung trägt weiter der **M. sartorius** *(Schneidermuskel)* bei, der von der Spina iliaca anterior superior des Beckens schräg über den vorderen Oberschenkel zur medialen Seite des oberen Schienbeins zieht (→ Abb. 7.41, → Abb. 7.2). Er ist der längste Muskel des Menschen.

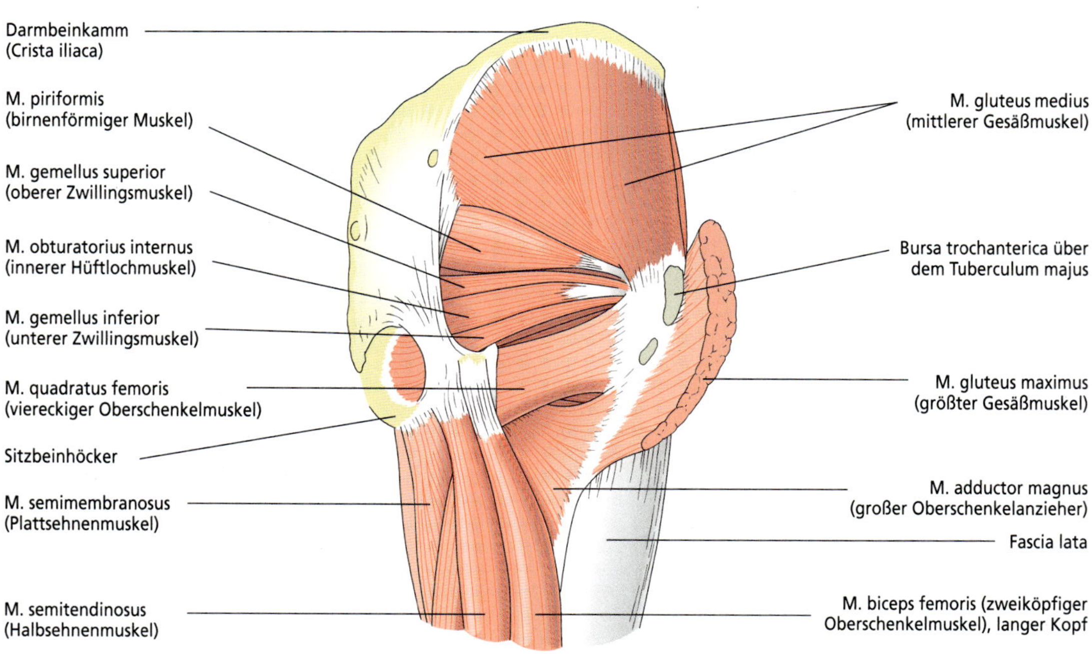

Abb. 7.42 Äußere (d. h. an der äußeren Beckenwand entspringende) Hüftmuskulatur. Blick von der Seite auf die Hüfte. (M. gluteus maximus entfernt).

Strecker im Hüftgelenk

Die Streckmuskeln ziehen *hinter* dem Hüftgelenk vom Becken zum Oberschenkelknochen. Der wichtigste Strecker ist der **M. gluteus maximus** (*größter Gesäßmuskel,* teils kurz *großer Gesäßmuskel* genannt, → Abb. 7.42, → Abb. 7.43). Er ist ein mächtiger Muskel, der zudem bei der Hebung des Oberkörpers mitwirkt und verhindert, dass der Rumpf beim Stehen nach vorn kippt. Er entspringt breitflächig an der Hinterseite von Darm- und Kreuzbein und zieht an die Hinterseite des Oberschenkelknochens. Er ist maßgeblich für die typische Form der Gesäßbacken verantwortlich. Ist er gelähmt, sind Aufrichten aus der Hocke oder Treppensteigen nicht mehr möglich.

Drei weitere Muskeln unterstützen den M. gluteus maximus in seiner Streckfunktion (→ Abb. 7.42, → Abb. 7.43):

- Der **M. biceps femoris** *(zweiköpfiger Oberschenkelmuskel)*
- Der **M. semitendinosus** *(Halbsehnenmuskel)*
- Der **M. semimembranosus** *(Plattsehnenmuskel).*

Alle drei Muskeln verlaufen *hinter* dem Hüft- und Kniegelenk zum Unterschenkel und fungieren deshalb nicht nur als Hüftstrecker, sondern auch als Kniebeuger. Da sich ihr Ansatz hinten *lateral* bzw. *medial* unterhalb des Kniegelenks befindet, können sie im Kniegelenk auch nach innen bzw. außen rotieren (→ Abb. 7.43).

Abduktoren und Adduktoren im Hüftgelenk

Als *Abspreizer* **(Abduktoren)** im Hüftgelenk verlaufen der *mittlere* und *kleinste Gesäßmuskel* (**M. gluteus medius** und **minimus,** → Abb. 7.42), halb bedeckt vom M. gluteus maximus, von der Außenfläche der Darmbeinschaufel hinab zum Trochanter major des Oberschenkelknochens. Sie haben eine wichtige statische Aufgabe beim Laufen: Durch Kontraktion auf der Seite des jeweiligen Standbeines ziehen sie das Becken dort etwas hinunter und verhindern beim Laufen ein Abkippen des Beckens zur Spielbeinseite (der Seite, auf der das Bein gehoben und der nächste Schritt eingeleitet wird). Die Mm. glutei medius und minimus unterstützen auch die Innen- und Außenrotationen im Hüftgelenk.

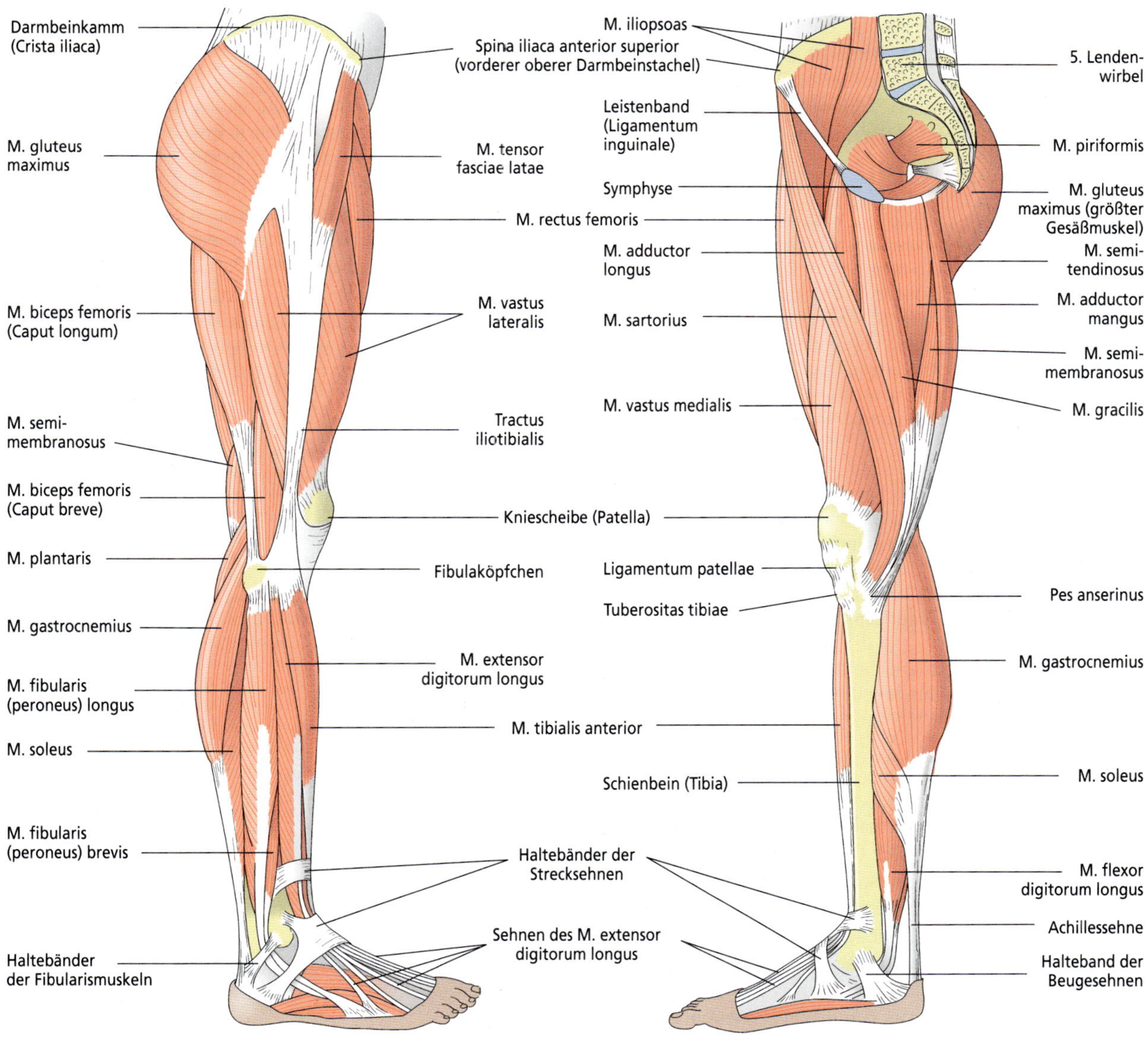

Abb. 7.43 Hüft- und Beinmuskulatur, links Ansicht von lateral, rechts Ansicht von medial.

PFLEGE

Die meisten intramuskulären Injektionen werden in den M. gluteus medius verabreicht. Um große Gefäße und Nerven zu schonen, wird bei Erwachsenen die **ventrogluteale Injektion nach Hochstetter** (→9.11.3, →Abb. 9.29) bevorzugt.

Fünf Muskeln ziehen das Bein nach Abspreizung wieder an den Körper heran (**Adduktoren** →Abb. 7.44). Vier von ihnen ziehen von Sitz- und Schambein zur Innenseite des Oberschenkelknochens und setzen dort an einer rauen Knochenleiste an, die sich über den gesamten Oberschenkelschaft nach unten zieht und **Linea aspera** genannt wird (→Abb. 7.44). Zu den Adduktoren gehören:

- Der **M. adductor longus** *(langer Oberschenkelanzieher)*
- Der **M. adductor brevis** *(kurzer Oberschenkelanzieher)*
- Der **M. adductor magnus** *(großer Oberschenkelanzieher)*
- Der **M. gracilis** (*Schlankmuskel*, setzt am Schienbein an)
- Der **M. pectineus** *(Kamm-Muskel).*

Fascia lata

Alle Muskeln, die außen am Oberschenkel entlangziehen, werden durch eine derbe Bindegewebshülle, die **Fascia lata** *(Oberschenkelbinde)*, zusammengehalten. Diese ist an der Außenseite des Oberschenkels verstärkt (**Tractus iliotibialis** genannt) und wird dort durch einen eigenen Muskel (*Schenkelbindenspanner* oder **M. tensor fasciae latae** →Abb. 7.43) gespannt.

SPICKZETTEL

Hüftmuskulatur: Muskeln, die vom knöchernen Becken bis zum proximalen Oberschenkelknochen ziehen, das Hüftgelenk umfassen und bewegen. Unterteilt in

- **Hüftbeuger,** z. B. **M. iliopsoas** *(Darmbein-Lenden-Muskel),* **M. rectus femoris** *(gerader Schenkelmuskel)*
- **Hüftstrecker,** z. B. **M. gluteus maximus** *(größter Gesäßmuskel)*
- **Hüftabduktoren,** z. B. **M. gluteus medius** und **minimus** (*mittlerer* und *kleinster Gesäßmuskel*)
- **Hüftadduktoren,** z. B. **M. adductor magnus** *(großer Oberschenkelanzieher).*

Oberschenkelmuskulatur: Muskeln, die den Oberschenkel umhüllen und das Kniegelenk bewegen. Unterteilt in

- **Kniebeuger,** z. B. **M. biceps femoris** *(zweiköpfiger Oberschenkelmuskel),* **M. semitendinosus** *(Halbsehnenmuskel),* **M. semimembranosus** *(Plattsehnenmuskel),* die alle auch die Hüftbeugung unterstützen
- **Kniestrecker,** z. B. **M. quadriceps femoris** *(vierköpfiger Oberschenkelmuskel).*

Trennung beider Gruppen uneinheitlich und unscharf, da einige Muskeln vom Becken bis zum Unterschenkel ziehen.

7.5.4 Oberschenkel

Als **Oberschenkel** wird der Beinabschnitt zwischen Leiste bzw. Gesäß und Knie bezeichnet. Der **Oberschenkelknochen** (*Femur* →Abb. 7.45) ist der längste und schwerste Knochen des Körpers. An seinem proximalen Ende befindet sich der **Oberschenkelkopf** *(Hüftkopf, Caput femoris),* der mit der Hüftpfanne des Beckens das Hüftgelenk bildet. Das distale Ende steht mit dem **Schienbein** *(Tibia)* in gelenkiger Verbindung.

Der Oberschenkelkopf ist über den schräg abzweigenden **Schenkelhals** *(Collum femoris)* mit dem Knochenschaft verbunden. Der Winkel zwischen Schenkelhals und Oberschenkelschaft heißt **CCD-Winkel** *(Centrum-Collum-Diaphysen-Winkel).* Der CCD-Winkel beträgt beim Neugeborenen 140–150° und sinkt dann bis auf 125° beim Erwachsenen. Beim alten Menschen kann er noch niedriger sein, was das Risiko einer Schenkelhalsfraktur erhöht.

Am Übergang vom Schenkelhals zum Schaft befinden sich zwei Knochenvorwölbungen, oben seitlich der *große* und hinten innen der *kleine Rollhügel* (**Trochanter major** und **minor**). An beiden setzen Hüftmuskeln an. Der Trochanter major ist gut durch die Haut tastbar und dadurch dekubitusgefährdet (→8.5).

GERIATRIE

Eine der häufigsten Frakturen bei älteren Menschen ist die **Schenkelhalsfraktur.** Meist führt ein verhältnismäßig leichter Sturz auf die Hüfte (etwa nach Ausrutschen) zur Fraktur des durch Osteoporose brüchigen Knochens. Die Betroffenen haben Schmerzen und können die Hüfte nicht belasten, das Bein ist typischerweise verkürzt und nach außen gedreht. Die Behandlung erfolgt in der Regel operativ, bei älteren Menschen überwiegend durch Einsetzen einer *Endoprothese,* meist einer *Totalendoprothese* (Ersatz von Pfanne und Kopf).

Auf dem sich anschließenden **Oberschenkelschaft** *(Corpus femoris)* finden sich mehrere Aufrauungen und Knochenleisten, an denen ebenfalls Hüftmuskeln ansetzen (Linea aspera →Abb. 7.44, →Abb. 7.45). Der Oberschenkelschaft zieht schräg nach medial, sodass die Kniegelenke näher zur Körperachse liegen als die Hüftgelenke. An seinem distalen Ende verbreitert sich der Oberschenkelknochen kolbenförmig. Ähnlich wie der Oberarmknochen (→7.4.2) besitzt der Oberschenkel medial und lateral je einen *Gelenkknorren,* den **Condylus medialis** und **lateralis (femoris),** mit einem Fortsatz darauf, dem **Epicondylus medialis** und **lateralis (femoris).** An seiner Unterfläche befinden sich die gekrümmten Gelenkflächen zum Schienbein, die noch ein kleines Stück bis auf die Hinterfläche des Knochens ziehen. Dieser Verlauf ermöglicht die Rollbewegung beim Beugen und Strecken im Kniegelenk (→7.5.5).

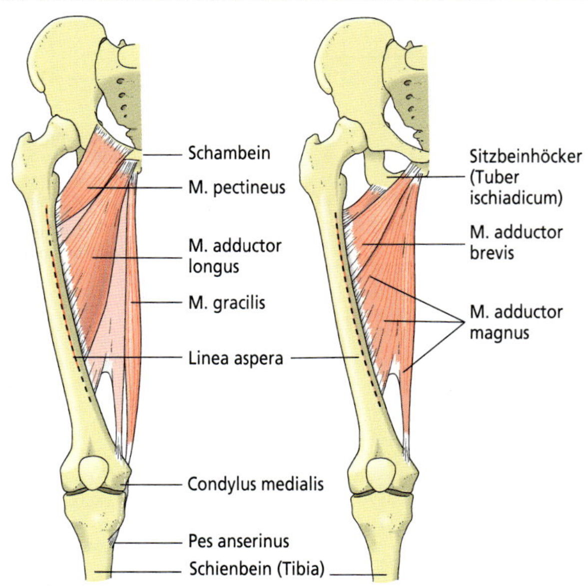

Abb. 7.44 Adduktoren des Oberschenkels. Links die oberflächliche, rechts die tiefere Schicht. Der M. obturatorius externus, ein Außenrotator des Hüftgelenks, liegt unter dem M. adductor brevis und ist deshalb nicht sichtbar.

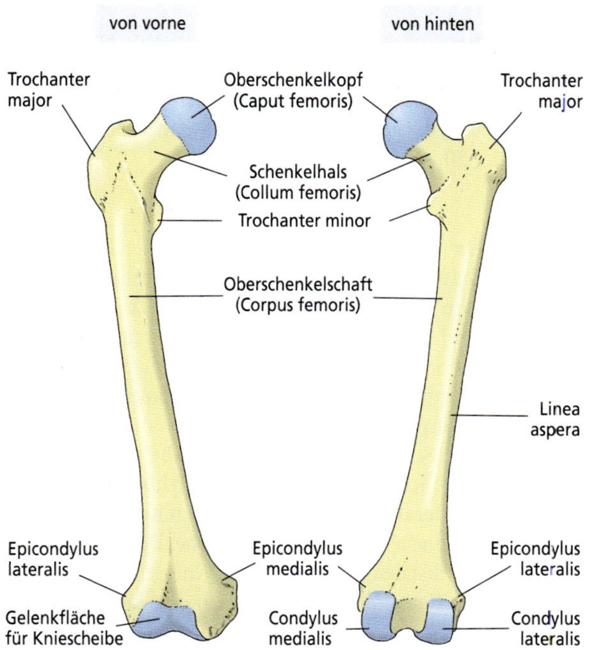

Abb. 7.45 Rechter Oberschenkelknochen (Femur).

Oberschenkelmuskulatur → 7.5.3

7.5.5 Kniegelenk

Das **Kniegelenk** *(Articulatio genus)* ist aus zwei Teilgelenken in einer gemeinsamen Gelenkkapsel zusammengesetzt:

- Im **Femorotibialgelenk** artikulieren die Gelenkflächen der Kondylen von Oberschenkelknochen und Schienbein miteinander
- Am **Femoropatellargelenk** sind der Oberschenkelknochen und die knorpelige Rückseite der **Kniescheibe** beteiligt. Diese ist in die Sehne des M. quadriceps femoris eingelagert, die das Kniegelenk ventral überzieht und an einer Aufrauung des Schienbeins unterhalb des Kniegelenks ansetzt **(Tuberositas tibiae).**

Im Gegensatz zum Hüftgelenk sind im Kniegelenk fast nur Beuge- und Streckbewegungen möglich. Nur im gebeugten Zustand sind zusätzlich eine geringe Innen- und Außenrotation möglich.

Oberschenkelknochen und Schienbein haben jedoch keinen direkten Kontakt miteinander, da zwei knorpelige Strukturen, die *Menisken,* zwischengeschaltet sind (→ Abb. 7.46, → Abb. 7.47). Diese liegen medial und lateral und werden demgemäß als **Innen-** und **Außenmeniskus** bezeichnet. Der innere hat eine Halbmond-, der äußere eine nahezu geschlossene Kreisform. Sie sind zwar an ihrem verdickten Außenrand mit der Gelenkkapsel verwachsen, aber doch so beweglich, dass sie auf den Gelenkflächen des Schienbeins verschiebbar sind. So bieten sie dem Oberschenkelknochen eine der jeweiligen Gelenkstellung angepasste Pfanne. Weil die Menisken außerdem eine gewisse Elastizität besitzen, gleichen sie Belastungen aus, die auf das Knie einwirken.

Die **Kreuzbänder,** zwei starke, sich überkreuzende Bänder (*vorderes* und *hinteres Kreuzband*), verhindern eine Verschiebung der beiden Gelenkanteile v. a. nach vorn oder hinten (→ Abb. 7.46, → Abb. 7.47). Die Kreuzbänder liegen *innerhalb* der Gelenkkapsel und damit außerhalb der eigentlichen Gelenkhöhle.

An den Außenseiten wird die Kniegelenkskapsel durch die **inneren** und **äußeren Seitenbänder** (kurz *Innen-* bzw. *Außenband*) verstärkt (→ Abb. 7.46, → Abb. 7.47), die als kräftige Faserzüge die vorne gelegene Patellarsehne ergänzen. Die Bänder spielen eine zentrale Rolle bei der Sicherung und Bewegungsführung des Kniegelenks.

Ein **Kniegelenksfettkörper** vor dem Gelenk dient als „Füllmasse" (→ Abb. 7.35, → Abb. 7.47), sorgt durch seine Verformbarkeit für Bewegungsausgleich und vermindert die Reibung der Sehnen an den Knochen bei Beugung und Streckung.

Damit keine Schäden an den über das Gelenk ziehenden Sehnen entstehen, sind an besonderen Reibungspunkten oberhalb, vor und unterhalb des Knies Schleimbeutel **(Recessus suprapatellaris, Bursa praepatellaris, Bursa infrapatellaris)** eingelassen (→ Abb. 7.35).

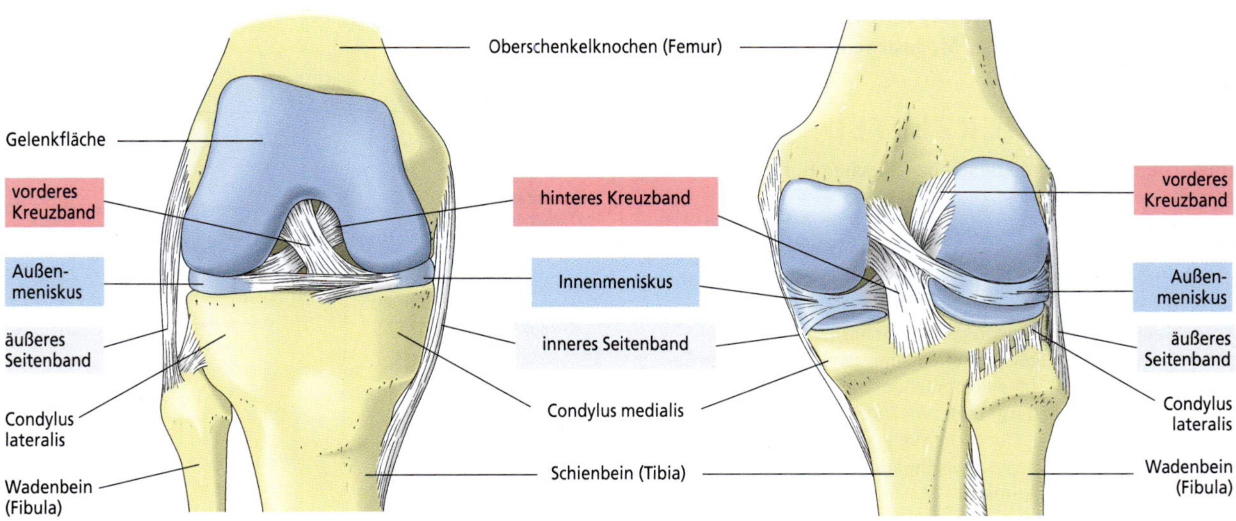

Abb. 7.46 Rechtes Kniegelenk. Links in der Ansicht von vorne in Beugestellung, rechts von hinten und in Streckstellung.

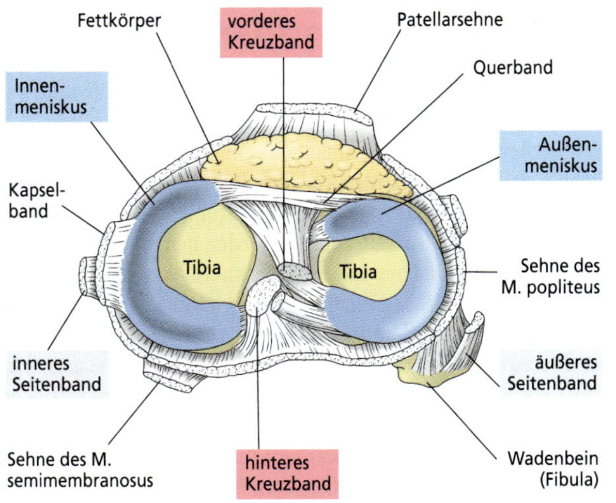

Abb. 7.47 Blick auf das eröffnete rechte Kniegelenk von oben.

Auf das Kniegelenk wirkende Muskeln

Das Kniegelenk wird schließlich auch durch die darauf wirkende Muskulatur stabilisiert. Diese Muskeln entspringen größtenteils dem Beckenbereich und wurden dort schon erklärt (→ Abb. 7.43).

Als **Kniegelenksstrecker** betätigt sich der M. quadriceps femoris mit seinen vier Anteilen (M. rectus femoris, M. vastus medialis, M. vastus lateralis und M. vastus intermedius).

Zu den **Kniegelenksbeugern** gehören:

- Der **M. biceps femoris** *(zweiköpfiger Oberschenkelmuskel)*
- Der **M. sartorius** *(Schneidermuskel)*
- Der **M. gracilis** *(Schlankmuskel)*
- Der **M. semitendinosus** *(Halbsehnenmuskel)*
- Der **M. semimembranosus** *(Plattsehnenmuskel)*.

Ein einziger kleiner Muskel, der **M. popliteus** (*Kniekehlenmuskel*, → Abb. 7.52), gehört ausschließlich zum Kniegelenk und unterstützt dort Beugung und Innenrotation des Unterschenkels. Außerdem zieht er den Außenmeniskus bei der Kniebeugung nach hinten und verhindert die Einklemmung der Gelenkkapsel.

Ein weiterer Kniegelenksbeuger, der allerdings zu den Unterschenkelmuskeln zählt, ist der **M. gastrocnemius,** der *Zwillingswadenmuskel.*

SPICKZETTEL

Oberschenkel: Abschnitt des Beins zwischen Hüft- und Kniegelenk.
Oberschenkelknochen *(Femur):* Großer Röhrenknochen im Oberschenkel. Proximal über das Hüftgelenk mit dem Becken, distal über das Kniegelenk mit Schienbein und Kniescheibe verbunden.
Kniegelenk *(Articulatio genus):* Dreh-Scharnier-Gelenk zwischen Ober- und Unterschenkel aus den zwei Teilgelenken **Femorotibialgelenk** zwischen Oberschenkelknochen und Schienbein und **Femoropatellargelenk** zwischen Oberschenkelknochen und Kniescheibe. Oberschenkelknochen und Schienbein berühren sich wegen des dazwischenliegenden **Innen- und Außenmeniskus** nicht direkt.

7.5.6 Unterschenkel

Der **Unterschenkel** zwischen Knie- und oberem Sprunggelenk enthält zwei Röhrenknochen (→ Abb. 7.48), **Schienbein** *(Tibia)* und **Wadenbein** *(Fibula),* sowie eine um diese Knochen angeordnete Muskulatur, die größtenteils hinunter zum Fuß zieht (→ Abb. 7.49, → Abb. 7.50, → Abb. 7.51, → Abb. 7.52).

Schienbein

Das **Schienbein** *(Tibia)* ist der kräftigere von beiden Knochen. Der **Schienbeinschaft** *(Corpus tibiae)* hat im Querschnitt die Form eines nach vorn spitz zulaufenden Dreiecks. Die Vorderkante *(Margo anterior)* ist durch die Haut gut tastbar und Zielort des „Tritts vor das Schienbein". Seiner Dreiecksform entsprechend besitzt der Schienbeinschaft zudem einen medialen und einen lateralen Rand (*Margo medialis* und *lateralis*).

Das proximale Schienbeinende, der **Schienbeinkopf** *(Caput tibiae),* ist an zwei Seiten aufgetrieben (**Condylus medialis tibiae** und **Condylus lateralis tibiae**). Zwischen den Kondylen trägt der Schienbeinkopf eine abgeflachte Gelenkfläche. Diese ist mit ihrem Gegenstück am distalen Femurende am Kniegelenk beteiligt. In der Mitte dieser Gelenkfläche befindet sich eine knöcherne Erhebung, an der die Kreuzbänder befestigt sind. Am lateralen Kondylus des Schienbeinkopfes liegt eine weitere sehr kleine Gelenkfläche für den Wadenbeinkopf.

Das distale Schienbeinende ist ebenfalls etwas verbreitert und besitzt medial einen Knochenzapfen, der von außen als **Innenknöchel** *(Malleolus medialis)* zu tasten ist.

Proximal und distal sind Schien- und Wadenbein über die **Schienbein-Wadenbein-Gelenke** verbunden, eine Amphiarthrose bzw. Syndesmose. Außerdem überbrückt ein straffes Band, die **Membrana interossea des Unterschenkels,** den Spalt zwischen Schien- und Wadenbein vollständig, sodass Bewegungen zwischen Schien- und Wadenbein kaum möglich sind.

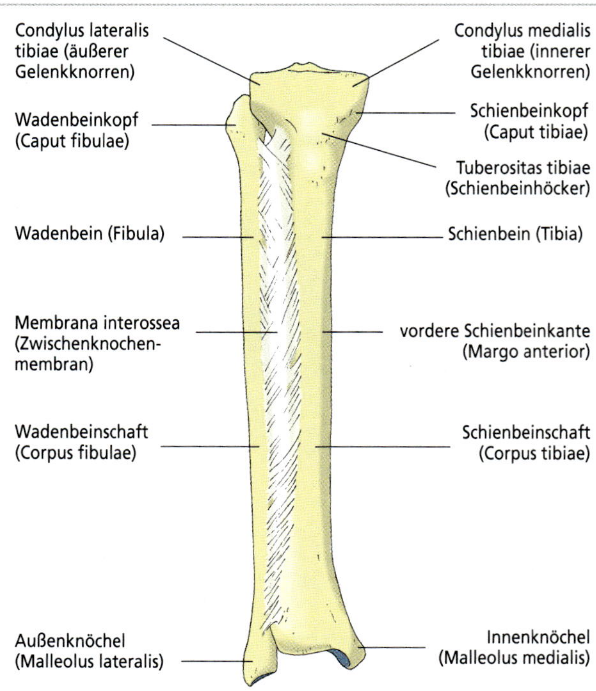

Abb. 7.48 Schienbein (Tibia) und Wadenbein (Fibula) in der Ansicht von vorne.

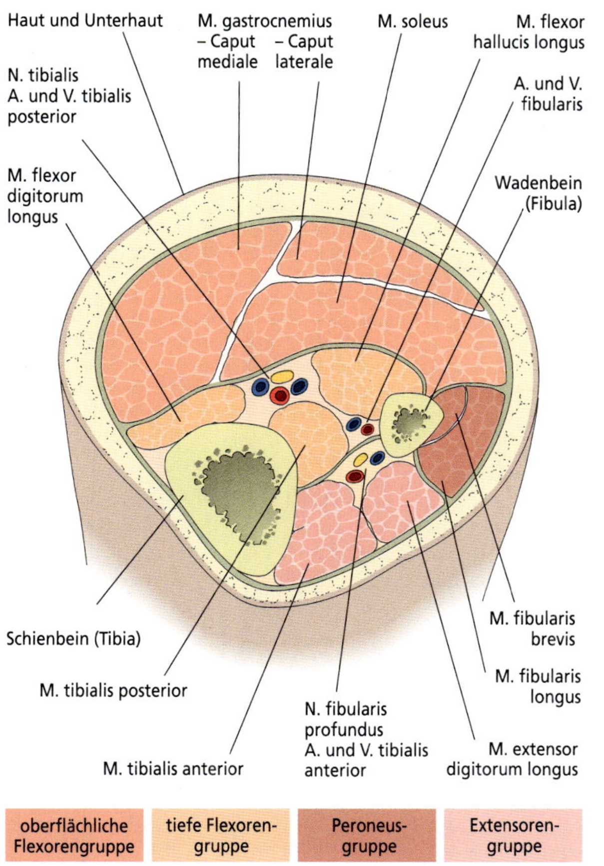

Abb. 7.49 Querschnitt des proximalen (oberen) Unterschenkels.

Wadenbein

Das **Wadenbein** *(Fibula)* ist ein sehr dünner Röhrenknochen lateral vom Schienbein. Sein etwas verbreitertes oberes Ende (*Caput fibulae,* **Wadenbeinkopf**) hat eine gelenkige Verbindung zum lateralen Kondylus des Schienbeines. Der Wadenbeinkopf ist als knöcherner Vorsprung seitlich unterhalb des Kniegelenks durch die Haut tastbar. Das deutlich verbreiterte untere Ende des Wadenbeines bildet den sichtbaren und gut zu tastenden **Außenknöchel** am Fuß *(Malleolus lateralis).* Am Wadenbeinschaft ist ebenfalls auf voller Länge die Membrana interossea befestigt.

Malleolengabel

Beide Knöchel sowie das zwischen ihnen liegende Schienbeinende sind an der Bildung des *oberen Sprunggelenks* (→7.5.7) beteiligt. Die besondere Form der Knochenvorsprünge, die hier die obere Gelenkfläche des Sprungbeins (Talus) umklammern, heißt **Malleolengabel.** Distal schließt sich das *untere Sprunggelenk* (→7.5.7) an. Beide Sprunggelenke bilden eine funktionelle Einheit.

Unterschenkelmuskulatur – lange Fußmuskeln

Die charakteristische Form des Unterschenkels wird von mehreren Muskelbäuchen gebildet, von denen sich die meisten fußwärts verjüngen, woraus sich die äußere Form der Wade ergibt (→Abb. 7.43, →Abb. 7.50).

Die Muskulatur ist durch Knochen, Membrana interossea und *bindegewebige Trennwände* **(Septen)** abgeteilt, wodurch vier kaum dehnbare **Muskellogen** mit vier Muskelgruppen entstehen (→Abb. 7.49):

- Vorne die Loge der **Extensorengruppe**
- Vorne seitlich die Loge der **Peroneusgruppe** *(Fibularisgruppe)*
- In der Mitte des Unterschenkels mit enger Verbindung zu Schien- und Wadenbein die **tiefe Flexorengruppe**
- Hinten an der Wade die **oberflächliche Flexorengruppe.**

PFLEGE

Bei Muskelschwellung oder Blutung in eine Muskelloge (z. B. nach einem Knochenbruch) steigt der Druck in dieser Loge stark an, da die Logen kaum dehnbar sind. Dies kann zum gefürchteten **Kompartment-Syndrom** mit irreversiblen Muskelnekrosen und Nervenschäden führen. Zur frühzeitigen Erkennung werden nach Unterschenkelfrakturen oder Gipsneuanlagen Puls, Sensibilität, Beweglichkeit und Hautfarbe des Fußes bzw. der Zehen stündlich überprüft.

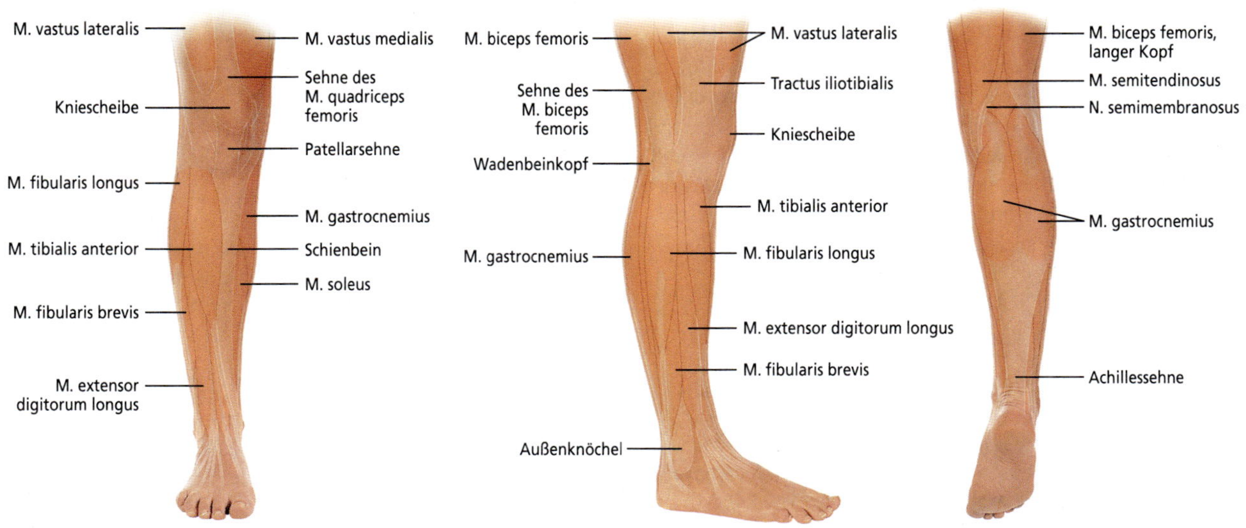

Abb. 7.50 Unterschenkelmuskulatur in der Projektion auf die Körperoberfläche. [E460]

Alle Unterschenkelmuskeln setzen am Fuß an und bewegen ihn in den Sprung- und Zehengelenken. Da sie alle am Unterschenkel entspringen und auf die Fußgelenke wirken, werden sie auch **lange Fußmuskeln** genannt, im Gegensatz zu den **kurzen Fußmuskeln,** die ausschließlich am Fuß entspringen und ansetzen.

Ihrer Funktion entsprechend unterscheidet man bei der Unterschenkelmuskulatur Beuge- und Streckmuskeln. Die Strecker ziehen sowohl den Fuß als auch die Zehen nach oben **(Dorsalextension),** die Beuger nach unten **(Plantarflexion).** Sämtliche Beuger mit Ausnahme der Peroneusgruppe neigen auch die Fußunterfläche nach medial **(Supination);** alle Strecker sind an der **Pronation,** der Bewegung des Fußaußenrandes nach lateral oben, beteiligt.

Der größte Unterschenkelmuskel, **M. triceps surae** *(dreiköpfiger Wadenmuskel)* genannt, verläuft dorsal und besitzt seinem Namen gemäß drei Köpfe (→ Abb. 7.3): Er setzt sich zusammen aus dem zweiköpfigen **M. gastrocnemius** *(Zwillingswadenmuskel)* und dem **M. soleus** *(Schollenmuskel).* Alle drei verlaufen als oberflächliche Flexoren in einer gemeinsamen Muskelloge und setzen mit einer gemeinsamen Sehne, der **Achillessehne,** am Fersenbeinhöcker an. Diese ist als dicker Strang oberhalb der Ferse gut sicht- und tastbar. Die Wadenmuskeln beugen den Fuß im oberen Sprunggelenk (→ 7.5.7) nach plantar (zur Fußsohle hin).

Ein weiterer Beuger im oberen Sprunggelenk ist der **M. tibialis posterior** *(hinterer Schienbeinmuskel).* Er verläuft zusammen mit den beiden anderen tiefen Flexoren, dem *langen Großzehen-* und dem *langen Zehenbeuger* (**M. flexor hallucis longus** und **M. flexor digitorum longus**), in der Muskelloge der tiefen Flexorengruppe (→ Abb. 7.52). In dieser Hülle verlaufen auch, etwa in der Mitte des Unterschenkels, die großen Unterschenkelgefäße und -nerven. Während der M. tibialis posterior an den Fußwurzel- und Mittelfußknochen ansetzt, ziehen die Sehnen des M. flexor digitorum longus bis zu den Endphalangen der 2.–5. Zehe.

Auch die Muskeln der lateralen Muskelloge, der **M. fibularis** *(peroneus)* **longus** und **M. fibularis** *(peroneus)* **brevis** (*langer* bzw. *kurzer Wadenbeinmuskel,* → Abb. 7.49, → Abb. 7.50, → Abb. 7.51), haben Beugefunktion, heben jedoch im Wesentlichen die laterale Fußkante nach oben (Pronation). Sie ziehen beide um den Außenknöchel herum und setzen an Fußwurzel- und Mittelfußknochen an.

In der vorderen Muskelloge liegen die Fußstrecker (Extensoren). Der **M. tibialis anterior** (*vorderer Schienbeinmuskel* → Abb. 7.49, → Abb. 7.50, → Abb. 7.51) zieht wie der lange Zehen- und Großzehenstrecker auf der Vorderseite des Unterschenkels zum Fußrücken. Dort setzt er an der Fußwurzel und an den Mittelfußknochen an. Der *lange Zehenstrecker* **(M. extensor digitorum longus)** zieht weiter bis zur Dorsalfläche der Zehen.

Alle langen Fußmuskeln gehen noch *oberhalb* des Sprunggelenks in ihre Sehnen über. Diese ziehen dann zu ihren entsprechenden Ansatzorten. Einige unterstützen – zusammen mit kurzen Fußmuskeln und Fußbändern – auch die Verspannung der Fußgewölbe.

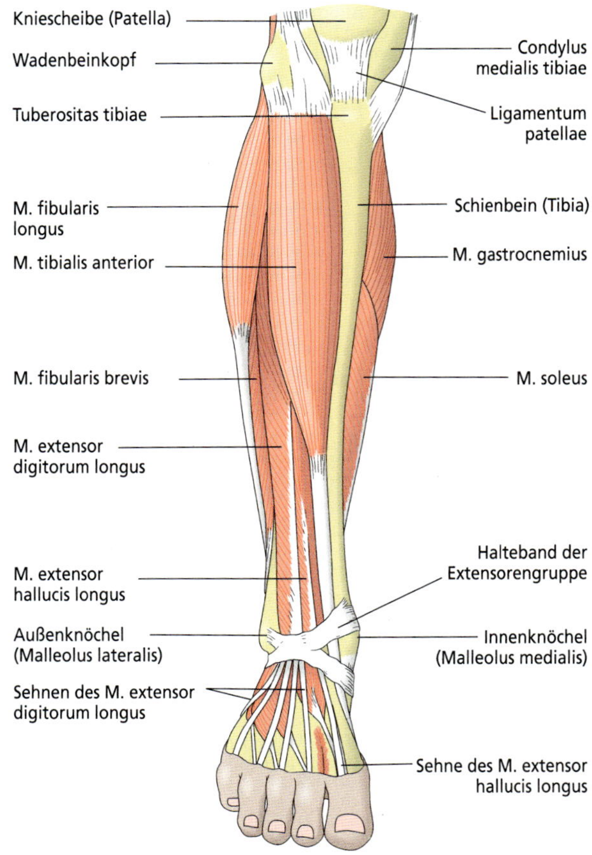

Abb. 7.51 Unterschenkelmuskulatur von vorn.

SPICKZETTEL

Unterschenkel: Abschnitt des Beins zwischen Knie- und oberem Sprunggelenk.
Schienbein *(Tibia):* Zur Mitte hin gelegener, kräftiger Röhrenknochen des Unterschenkels. Proximal Gelenkverbindung über das **Femorotibialgelenk** mit dem Oberschenkelknochen, seitlich über die **Schienbein-Wadenbein-Gelenke** mit dem Wadenbein und distal über das **obere Sprunggelenk** mit dem Sprungbein. Außerdem seitlich über die **Membrana interossea** fast unbeweglich mit dem Wadenbein verbunden.
Wadenbein *(Fibula):* Seitlich gelegener, schmaler Röhrenknochen des Unterschenkels. Bildet mit dem Schienbein die beiden Schienbein-Wadenbein-Gelenke und ist ebenfalls am **oberen Sprunggelenk** beteiligt.
Unterschenkelmuskeln *(lange Fußmuskeln):* Muskeln, die den Fuß und teils auch die Zehen bewegen.

- **Fußbeuger.** Bewegen den Fuß nach unten (Plantarflexion) und überwiegend auch die Fußinnenfläche zur Mitte (Supination), z. B. **M. triceps surae** *(dreiköpfiger Wadenmuskel),* **M. tibialis posterior** *(hinterer Schienbeinmuskel),* **M. flexor digitorum longus** *(langer Zehenbeuger)*
- **Fußstrecker.** Ziehen den Fuß nach oben (Dorsalextension) und heben den Fußaußenrand (Pronation), z. B. **M. tibialis anterior** *(vorderer Schienbeinmuskel),* **M. extensor digitorum longus** *(langer Zehenstrecker)*
- **Pronatoren.** Heben den Fußaußenrand, Vertreter **M. fibularis longus** und **brevis** (*langer* bzw. *kurzer Wadenbeinmuskel*).

7.5.7 Fuß

Der **Fuß** *(Pes)* ist der am meisten belastete Körperteil, da er unser gesamtes Gewicht tragen muss. Er hat deshalb besonders kompakte Knochen und eine Vielzahl stützender Bänder und Halt gebender Muskeln.

Er besteht wie die Hand aus drei Abschnitten (→ Abb. 7.53): *Fußwurzel, Mittelfuß und Zehen.*

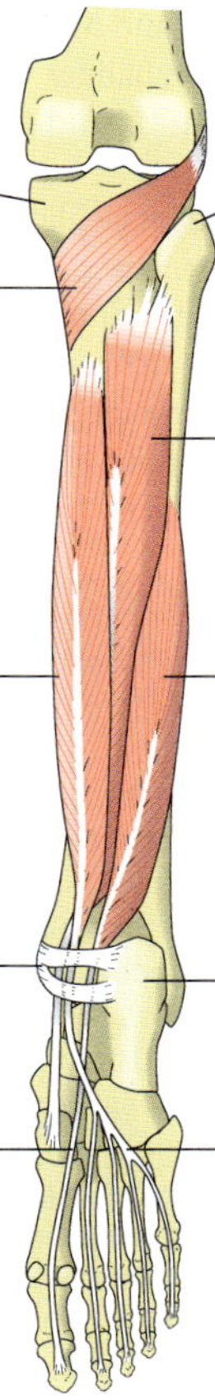

Abb. 7.52 Tiefe Fußbeuger und ihr Sehnenverlauf an der Fußsohle. Ansicht von hinten nach Entfernung von M. gastrocnemius und M. soleus.

Fußwurzelknochen

Die **Fußwurzel** *(Tarsus)* enthält insgesamt sieben **Fußwurzelknochen** *(Ossa tarsi)*. Das **Fersenbein** *(Calcaneus)* ist der größte Fußwurzelknochen und liegt am weitesten dorsal. Seine dorsale Begrenzung, der **Fersenbeinhöcker** *(Tuber calcanei, Fersenhöcker)*, dient der Achillessehne als Ansatz und bildet den hinteren Pfeiler des Fußlängsgewölbes. Dem Fersenbein liegt das **Sprungbein** *(Talus)* auf (→ Abb. 7.53).

Zehenwärts vom Sprungbein liegt das **Kahnbein** *(Os naviculare)*. An die ventralen Gelenkflächen des Kahnbeins und des Fersenbeins schließen sich die drei **Keilbeine** *(Ossa cuneiformia)* bzw. das **Würfelbein** *(Os cuboideum)* an, die kettenförmig nebeneinanderliegen.

Alle Fußwurzelknochen erinnern in ihrer Form an vielseitige Würfel.

Sprunggelenke

Das Sprungbein bildet nach proximal mit den unteren Gelenkflächen von Schien- und Wadenbein das **obere Sprunggelenk** *(OSG)*, ein Scharniergelenk. Das obere Sprunggelenk ist von einer dünnen Kapsel umgeben, die durch mehrere Bänder (oft vereinfachend als **Innen-** und **Außenband** bezeichnet) verstärkt wird. Der Fuß wird im oberen Sprunggelenk gehoben (dorsalextendiert) und gesenkt (plantarflektiert).

Am **unteren Sprunggelenk** *(USG)* sind Fersen-, Sprung- und Kahnbein beteiligt. Das untere Sprunggelenk ermöglicht die Supination und Pronation des Fußes.

Die übrigen Gelenke der Fußwurzelknochen untereinander und zu den Mittelfußknochen sind straffe Gelenke praktisch ohne Bewegungsmöglichkeiten.

Mittelfußknochen

An die Keilbeine und das Würfelbein der Fußwurzel schließen sich strahlenförmig nebeneinanderliegend die fünf **Mittelfußknochen** *(Ossa metatarsi)* des **Mittelfußes** *(Metatarsus)* an. Das proximale Ende der Mittelfußknochen wird Basis, das distale Kopf genannt. Beide Enden tragen Gelenkflächen, die proximal über die **Fußwurzel-Mittelfuß-Gelenke** *(Tarsometatarsalgelenken)* mit der Fußwurzel und distal über die **Zehengrundgelenke** *(Metatarsophalangealgelenke)* mit den Grundgliedern der Zehen verbunden sind.

Zehenknochen

Die **Zehen** *(Digiti pedis)* enthalten die **Zehenknochen** *(Ossa digitorum pedis)*. Wie bei der Hand sind es Röhrenknochen, jedoch kürzer und plumper. Die **Großzehe** *(Hallux)* hat zwei, die übrigen Zehen jeweils drei Glieder *(Phalangen)*. Die Zehengrundgelenke sind der Form ihrer Gelenkflächen nach Kugel-, die distal davon gelegenen **Zehenmittel- und -endgelenke** (*proximale* bzw. *distale Interphalangealgelenke*) sind Scharniergelenke. Die Zehen sind nicht so beweglich wie die Finger.

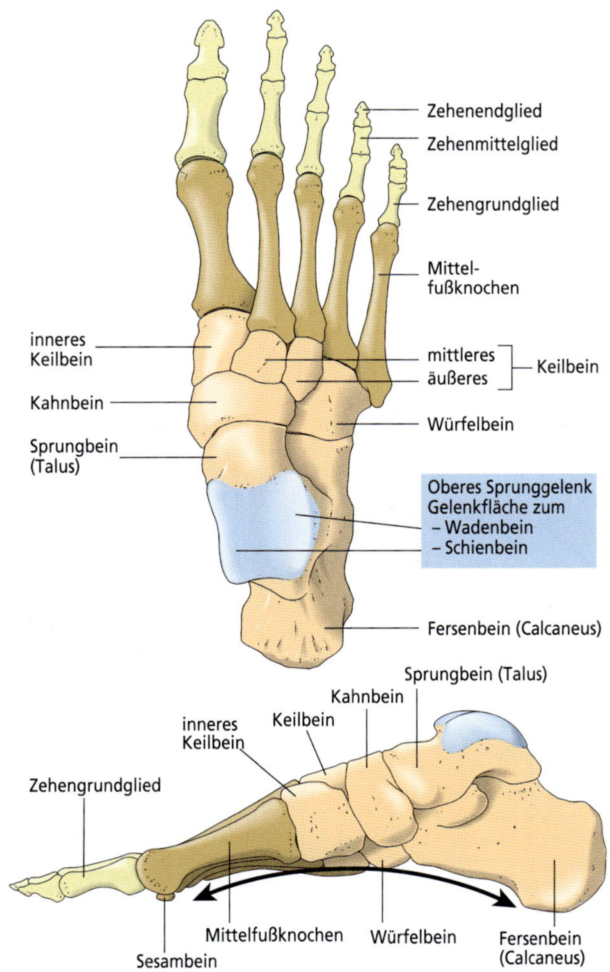

Abb. 7.53 Fußskelett von oben und von medial. Der Pfeil zeigt das Längsgewölbe des gesunden Fußes.

Kurze Fußmuskeln

Die **kurze Fußmuskulatur** wird in vier Gruppen eingeteilt (→ Abb. 7.54):

- Die **Muskeln des Fußrückens**
- Die **Muskeln im Großzehenfach** (medialer Fußsohlenbereich)
- Die **Muskeln im Mittelfach** (mittlerer Fußsohlenbereich)
- Die **Muskeln im Kleinzehenfach** (lateraler Fußsohlenbereich).

Die drei Muskelgruppen der Fußsohle werden von einer derben Sehnenplatte, der **Aponeurosis plantaris,** bedeckt. Sie entspringt am Unterrand des Fersenbeines und strahlt breitflächig nach vorn aus. Zwei Zwischenwände *(Septen)* laufen zwischen den Fußsohlenmuskeln senkrecht in die Tiefe zu den Fußknochen. Sie unterteilen die drei Fußsohlenfächer.

Zusammen mit einigen der Fußsohlenmuskeln verstärkt die Plantaraponeurose das Längsgewölbe.

Fußgewölbe

Das Fußskelett hat ein **Quer-** und ein **Längsgewölbe** (→ Abb. 7.53, → Abb. 7.55). Trotz Verspannung durch straffe Bänder, Sehnen und Muskeln besitzen sie eine gewisse Flexibilität, um auf den Fuß einwirkende Belastungen federnd abpuffern zu können.

Das **Längsgewölbe** ist an der Innenseite des Fußes stärker ausgeprägt als außen und wird an drei Hauptbelastungspunkten abgestützt: den Köpfchen des ersten und fünften Mittelfußknochens und dem Fersenbein. Ein typischer Fußabdruck, z. B. in feuchtem Sand, bildet nur diesen gerade beschriebenen bogenförmigen Belastungsverlauf ab. Das Längsgewölbe wird durch eine Vielzahl kurzer Fußmuskeln unterstützt (→ Abb. 7.54).

Das **Quergewölbe** überspannt zwischen den lateralen und medialen Anteilen der Fußwurzel- und Mittelfußknochen quer das Längsgewölbe. Bänder und Sehnen, wie die Sehne des *M. peroneus longus,* spannen sich zwischen den Knochen des Quergewölbes aus. Sämtliche Fußwurzel- und Mittelfußknochen sind zusätzlich untereinander durch straffe Bänder verbunden, was die Stabilität des Gewölbes noch unterstützt und die nötige Elastizität gewährleistet.

Ferse und Vorfuß als hauptsächlich belastete Zonen sind durch eine Fettschicht gepolstert. Diese schützt die darunter liegenden Strukturen vor Druckschäden durch das Körpergewicht.

Das Fußgewölbe bildet sich erst mit dem Laufenlernen aus. Durch das fehlende Fußgewölbe und gute „Unterfütterung" der Fußsohle mit Fett erscheint der Fuß des Säuglings „platt". Dieser „Säuglingsplattfuß" ist normal!

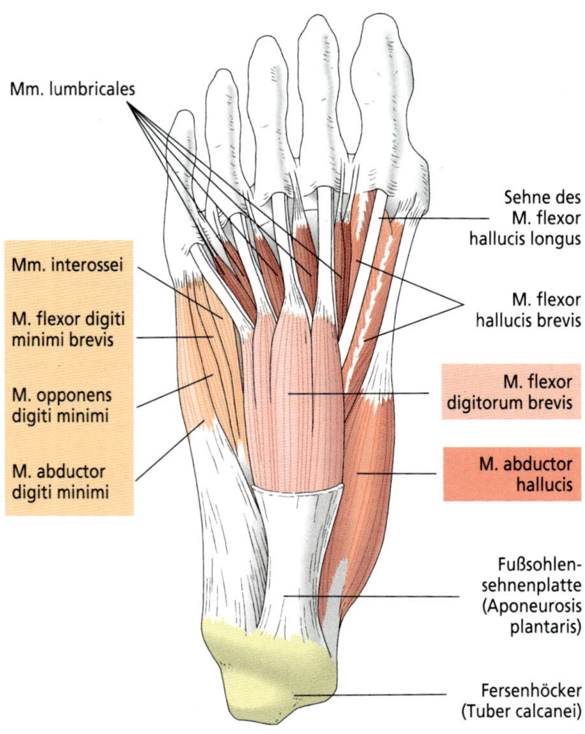

Abb. 7.54 Die drei Muskelgruppen der Fußsohle.

SPICKZETTEL

Fuß *(Pes):* Distaler Abschnitt der unteren Extremität aus **Fußwurzel** *(Tarsus),* **Mittelfuß** *(Metatarsus)* und **Zehen** *(Digiti pedis).* Gehorgan des Menschen.

Fußskelett: Knöchernes Gerüst des Fußes aus 26 Knochen

- Sieben **Fußwurzelknochen** *(Ossa tarsi),* angeordnet in zwei Reihen. Die proximale Reihe ist über das **obere Sprunggelenk** (*OSG,* Scharniergelenk) mit Schien- und Wadenbein verbunden, das Sprungbein im **unteren Sprunggelenk** *(USG)* mit dem Fersen- und Kahnbein
- Fünf **Mittelfußknochen** *(Ossa metatarsi),* nach proximal über die praktisch unbeweglichen **Fußwurzel-Mittelfuß-Gelenke** *(Tarsometatarsalgelenke)* verbunden mit der Fußwurzel, nach distal über die **Zehengrundgelenke** *(Metatarsophalangealgelenke)* mit den Zehengrundgliedern
- An der Großzehe zwei, an der 2.–5. Zehe je drei kleine Röhrenknochen **(Grund-, Mittel-, Endglied)** mit den **Zehenmittel-** bzw. **-endgelenken** (*proximale* bzw. *distale Interphalangealgelenke*) dazwischen.

Kurze Fußmuskeln: Verlaufen nur im Fuß-Zehen-Bereich, bewegen die Zehen und verspannen die Fußgewölbe.

Fehlfunktionen der Fußgewölbe

Fehlfunktionen der Fußgewölbe sind häufig, v. a.:

- Ein **Spreizfuß** durch Abflachung des Quergewölbes. Der Abstand zwischen den Mittelfußknochen vergrößert sich, deren Köpfchen sind stärkeren Belastungen ausgesetzt.
- Ein **Senkfuß** oder **Plattfuß** durch Abflachen bzw. Zusammenbrechen des Längsgewölbes. Beim Gehen liegt dann fast die ganze Fußsohle dem Boden auf (→ Abb. 7.55).
- Ein **Knickfuß** durch Abrutschen des Sprungbeins über das Fersenbein nach medial unten
- Ein **Hohlfuß** mit zu hohem Längsgewölbe. Ferse und Vorfuß sind stärker belastet (→ Abb. 7.55)

Angeborener Klumpfuß

Ungefähr 1–2 von 1.000 Neugeborenen haben einen **angeborenen Klumpfuß** (→ Abb. 7.56), eine komplexe Fußdeformität aus:

- Hohlfuß
- **Spitzfuß** (fixierte Plantarflexion des Fußes)
- **Sichelfuß** (sichelförmige Wölbung des medialen Fußrandes)
- Supination des Fersenbeins, sodass die Fußsohle nach innen zeigt.

Die Behandlung ist langwierig und umfasst konservative und teils auch operative Maßnahmen. Bei frühzeitigem Behandlungsbeginn und konsequenter Durchführung sind aber meist gute Ergebnisse zu erzielen.

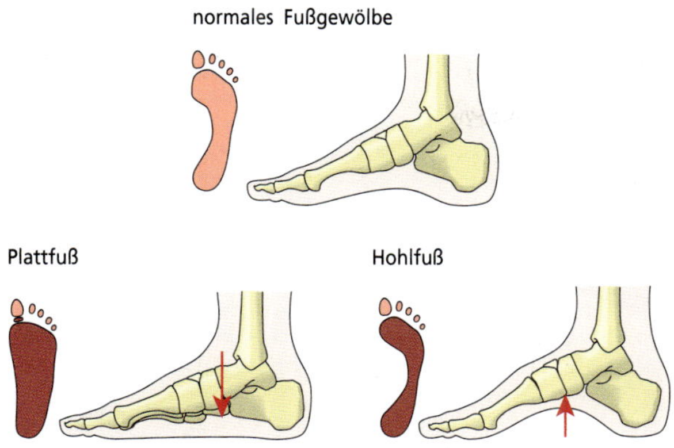

Abb. 7.55 Oben gesundes Fußgewölbe in der Seitenansicht mit typischem Fußabdruck. Unten links ein Plattfuß mit Abflachung des Längsgewölbes (ist das Quergewölbe abgeflacht, so spricht man von einem Spreizfuß). Unten rechts ein Hohlfuß mit überhöhtem Längsgewöbe.

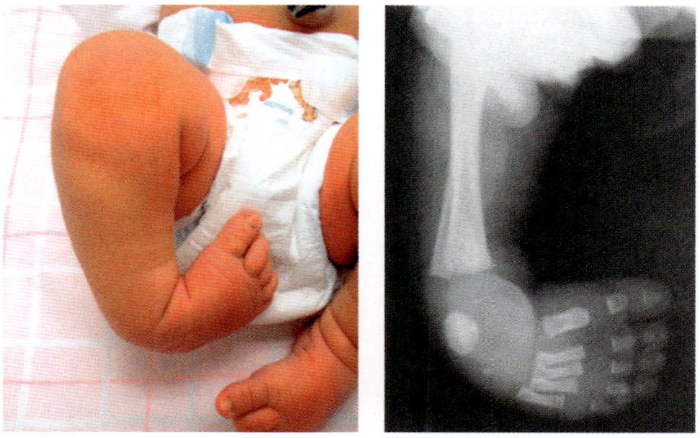

Abb. 7.56 Links Säugling mit angeborenem Klumpfuß, rechts ein Röntgenbild. [E457]

WIEDERHOLUNGSFRAGEN

1. Aus welchen beiden Knochengruppen besteht der Schädel? Nennen Sie für jede Gruppe drei Knochen. (→7.2.1)
2. Warum sind die Fontanellen wichtige Anhaltspunkte für den Geburtshelfer? (→7.2.2)
3. Aus welchen Anteilen besteht die Schädelbasis? (→7.2.3)
4. Aufgrund welcher Besonderheit verleihen die mimischen Muskeln dem Gesicht seinen Reichtum an Gefühlsausdrücken? (→7.2.4)
5. Aus wie vielen Wirbeln ist die Wirbelsäule zusammengesetzt, wie ist ein Wirbel aufgebaut? (→7.3.2)
6. Welche Krümmungen hat die Wirbelsäule physiologischerweise, wie entwickeln sie sich? (→7.3.2)
7. Wie heißen die ersten beiden Halswirbel, was sind ihre Besonderheiten? (→7.3.3)
8. Benennen Sie die verschiedenen Anteile der Wirbelsäule, charakterisieren Sie einen davon genauer. (→7.3.3)
9. Wie sind die Bandscheiben aufgebaut? (→7.3.3)
10. Was ist die autochthone Rückenmuskulatur, welche Aufgaben hat sie? Wie wird sie gegliedert? (→7.3.4)
11. Aus welchen knöchernen Anteilen besteht der Thorax (Brustkorb)? (→7.3.5)
12. Welche Muskeln werden zur Atemmuskulatur gerechnet? (→7.3.6)
13. Wie heißen die vier großen Muskeln, welche die vordere Bauchwand bilden? (→7.3.7)
14. Welche Strukturen verlaufen beim Mann durch den Leistenkanal? (→7.3.8)
15. Aus welchen Knochen besteht der Schultergürtel, was ist das besondere Merkmal des Schultergelenks? (→7.4.1)
16. Wie ist das Ellenbogengelenk aufgebaut? (→7.4.2)
17. Wie heißen die Beuger und Strecker im Ellenbogengelenk? (→7.4.2)
18. Was sind die Knochen des Unterarms, wie ist ihre Beziehung zueinander? (→7.4.3)
19. Wie viele Knochen bilden die Handwurzel? (→7.4.4)
20. Wie heißen die Fingergelenke? (→7.4.4)
21. Welche Bewegungen sind im Handgelenk möglich? (→7.4.4)
22. Aus welchen Knochen ist der Beckenring aufgebaut? (→7.5.1)
23. Welche Stelle des Beckens wird zur Knochenmarkpunktion genutzt? (→7.5.1)
24. Welches sind die wichtigsten Unterschiede zwischen männlichem und weiblichem Becken und wie sind diese Unterschiede funktionell erklärbar? (→7.5.1)
25. Welche Knochen sind am Hüftgelenk beteiligt? Um welchen Gelenktyp handelt es sich bei dem Hüftgelenk? (→7.5.1, →7.5.3)
26. Was ist der Beckenboden, welche Funktionen hat er? (→7.5.2)
27. Wie heißt der wichtigste Beugemuskel im Hüftgelenk? (→7.5.3)
28. Welcher ist der wichtigste Streckmuskel im Hüftgelenk? (→7.5.3)
29. Welche beiden Muskeln verhindern, dass das Becken beim Gehen zum Schwungbein hin abkippt? (→7.5.3)
30. Welche Gelenkflächen bilden das Kniegelenk? (→7.5.5)
31. Welche Bandstrukturen gehören zum Kniegelenk? (→7.5.5)
32. Welche weiteren Strukturen stabilisieren das Kniegelenk? (→7.5.5)
33. Welche Funktion haben Fettkörper und Schleimbeutel im Kniegelenk? (→7.5.5)
34. Wie heißt der größte Wadenmuskel? (→7.5.6)
35. Welche Knochen bilden das obere Sprunggelenk, welche Bewegungen sind hier möglich? (→7.5.7)
36. An welchem Knochen setzt die Achillessehne an? (→7.5.7)
37. Mit welchen Knochen steht das Fersenbein in Verbindung? (→7.5.7)
38. Wie heißen die Knochen von Mittelfuß und Zehen? (→7.5.7)

8

HAUT

LERNZIELÜBERSICHT

8.1 Einführung

- Die Haut ist das größte Körperorgan. Sie hat u. a. Schutz-, Sinnes-, Abwehr-, Stoffwechsel- und Regulationsfunktion.
- Die Haut besteht aus Oberhaut (Epidermis) und Lederhaut (Dermis), darunter liegt die Unterhaut (Subkutis).

8.2 Oberhaut

- Die Zellen der außen gelegenen Oberhaut sind die Keratinozyten. Sie werden basal gebildet, wandern zur Hautoberfläche und bilden dort die feste, Wasser abweisende Hornschicht.
- Das von den Melanozyten gebildete Pigment Melanin bestimmt wesentlich die Hautfarbe.
- Dendritische Zellen gehören zum immunologischen „Frühwarnsystem" der Haut.

8.3 Lederhaut

- Unter der Oberhaut liegt die Lederhaut mit kollagenen und elastischen Fasern, Gefäßen und Nerven.
- Alle Hautschichten enthalten außerdem Sinnessensoren, z. B. für Druck.

8.4 Unterhaut

- Unter der Lederhaut liegt die Unterhaut, oft mit vielen Fettzellen.

8.5 Altersveränderungen der Haut und Dekubitus

- Im Alter wird die Haut dünner, trockener und empfindlicher.
- Bei längerer Druckbelastung der gleichen Hautstelle entstehen flächige, schmerzhafte Geschwüre (Dekubitus).

8.6 Hautanhangsgebilde

- Haare sind Hornfäden mit beim Menschen eher geringer Schutz- und Sinnesfunktion. Sie werden in einer in der Lederhaut gelegenen Matrix gebildet und in Haarschaft und Haarwurzel (umgeben vom Haarfollikel) unterteilt.
- Jedes Haar ist mit einer Talgdrüse assoziiert, die ein fettiges Sekret abgibt.
- Schweißdrüsen geben Flüssigkeit für die Thermoregulation des Körpers ab.
- Duftdrüsen produzieren v. a. Duftstoffe.
- Durch das Zusammenspiel der verschiedenen Hautdrüsen entstehen der Säureschutzmantel der Haut und der individuelle Körpergeruch.
- Nägel sind feste Hornplatten an den Enden von Fingern bzw. Zehen. Sie bieten mechanischen Schutz und ermöglichen feines Greifen.

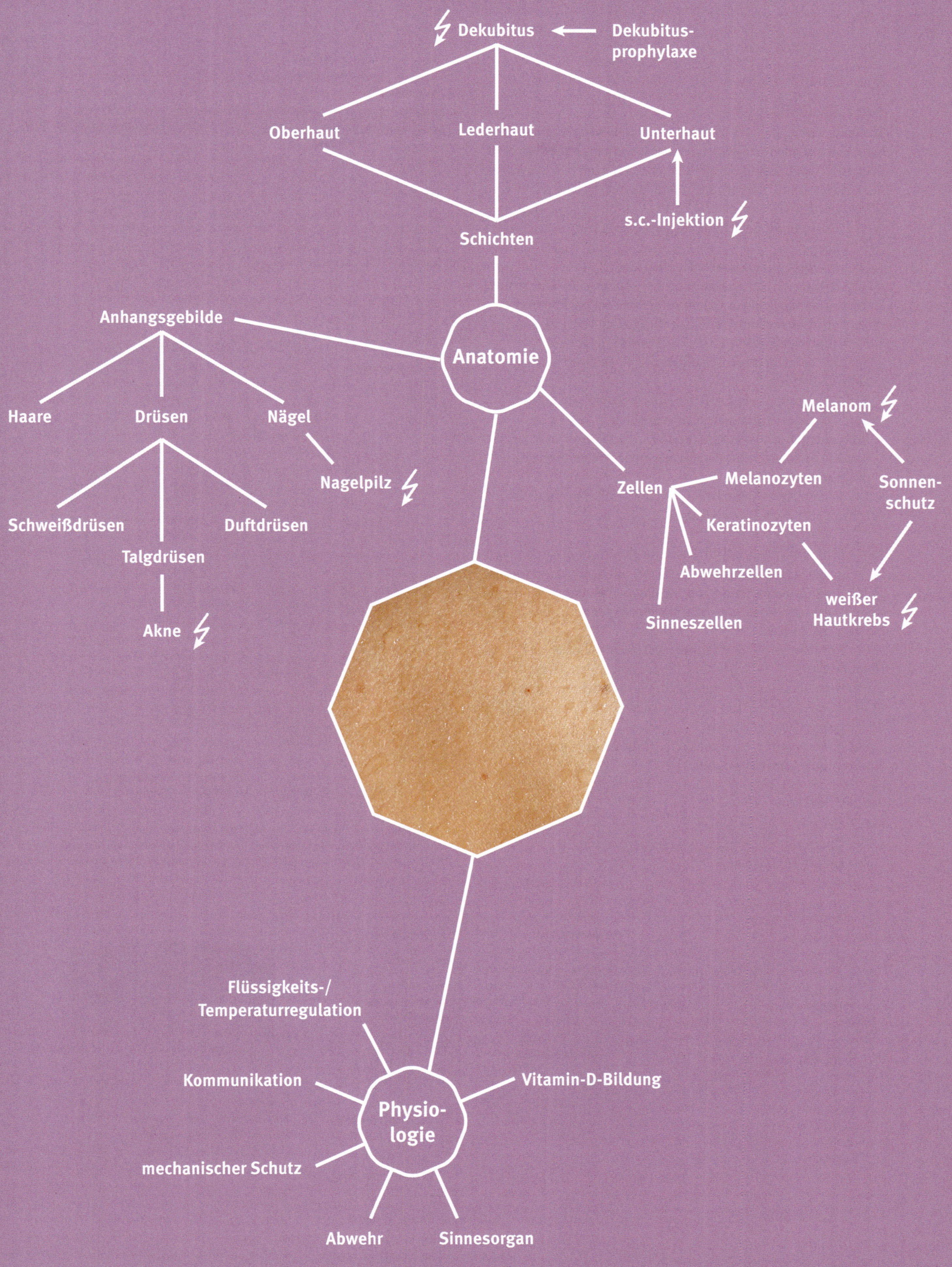
Dekubitus
Dekubitus-
prophylaxe
Oberhaut
Lederhaut
Unterhaut
s.c.-Injektion
Schichten
Anhangsgebilde
Anatomie
Haare
Drüsen
Nägel
Nagelpilz
Schweißdrüsen
Talgdrüsen
Duftdrüsen
Akne
Melanom
Zellen
Melanozyten
Sonnen-
schutz
Keratinozyten
Abwehrzellen
Sinneszellen
weißer
Hautkrebs
Flüssigkeits-/
Temperaturregulation
Kommunikation
Vitamin-D-Bildung
Physio-
logie
mechanischer Schutz
Abwehr
Sinnesorgan

[J787]

8.1 Einführung

Aufgaben der Haut

Mit einer Fläche von 1,5–2 m^2 und einem Gewicht von ca. 3,5 kg beim Erwachsenen (einschließlich des Unterhautfettgewebes evtl. über 10 kg) ist die **Haut** *(Kutis)* das größte Organ des Menschen. Bei Kindern ist die Körper- und damit Hautoberfläche relativ zum Körpergewicht noch größer (➔ 21.3.1). An den Körperöffnungen geht die Haut in die Schleimhäute der inneren Körperoberflächen (➔ 5.2) über.

Die wichtigsten Funktionen der Haut sind:

- Abgrenzung der „Innenwelt" von der „Außenwelt" und Schutz des Körpers sowohl vor unkontrolliertem Verlust körpereigener Substanzen als auch vor schädlichen Umwelteinflüssen
- Aufnahme von Sinneseindrücken aus der Außenwelt
- Speicher- und Stoffwechselaufgaben, z. B. Fettspeicherung, Vitamin-D-Bildung
- Teil der Immunabwehr, z. B. als äußere Schutzbarriere und durch die in ihr enthaltenen Abwehrzellen
- Mitregulation von Wasserhaushalt (z. B. in Form von Schweiß) und Körpertemperatur, Beteiligung an der Aufrechterhaltung der Homöostase (➔ 1.3)
- Und nicht zuletzt Kommunikation, etwa durch Erröten vor Scham, aber auch Tätowierungen.

Aufteilung der Hautoberfläche beim Kind und Erwachsenen

Bei manchen Erkrankungen (z. B. Verbrennungen) oder großflächiger äußerer Anwendung von Medikamenten ist es wichtig zu wissen, welchen Anteil der betroffene/behandelte Bezirk an der Hautoberfläche hat.

Für Erwachsene gilt die **Neunerregel nach Wallace,** bei der die Hautoberfläche in 11 × 9 % und 1 % für das äußere Genitale eingeteilt wird. Eine andere Möglichkeit, v. a. bei mehreren verteilten Bezirken, ist die Regel, dass die Handfläche beim Erwachsenen 1 % der Hautoberfläche entspricht.

Für Kinder gelten andere Werte, insbesondere hat der Kopf einen größeren Anteil (➔ Tab. 8.1).

Aufbau der Haut

Die **Haut** besteht aus (➔ Abb. 8.1):

- Der **Oberhaut** *(Epidermis)* als äußerster Schicht
- Der **Lederhaut** *(Dermis)*

Tab. 8.1: Prozentuale Aufteilung der Hautoberfläche in den verschiedenen Altersgruppen.

Hautbezirk	Säugling	Kind	Erwachsener*
Kopf/Hals	20 %	16 %	9 %
Brust/Bauch, Rücken (jeweils)	15 %	16 %	18 %
Arme (jeweils)	10 %	9 %	9 %
Beine (jeweils)	15 %	17 %	18 %

* zuzüglich 1 % für das äußere Genitale

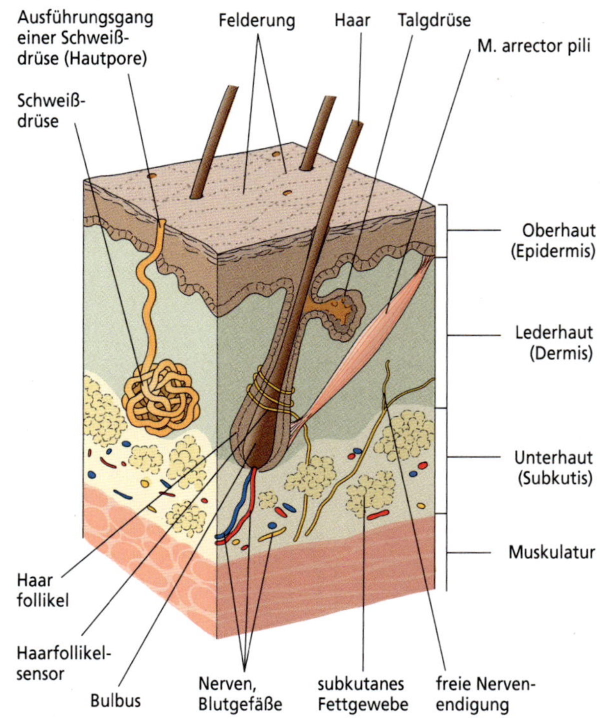

Abb. 8.2 Felderhaut mit Haaren, Talg- und Schweißdrüse. Die Haarwurzel entspringt der unteren Leder- oder oberen Unterhaut. Jedes Haar besitzt eine Talgdrüse, die ihr Sekret entlang des Haares an die Hautoberfläche abgibt.

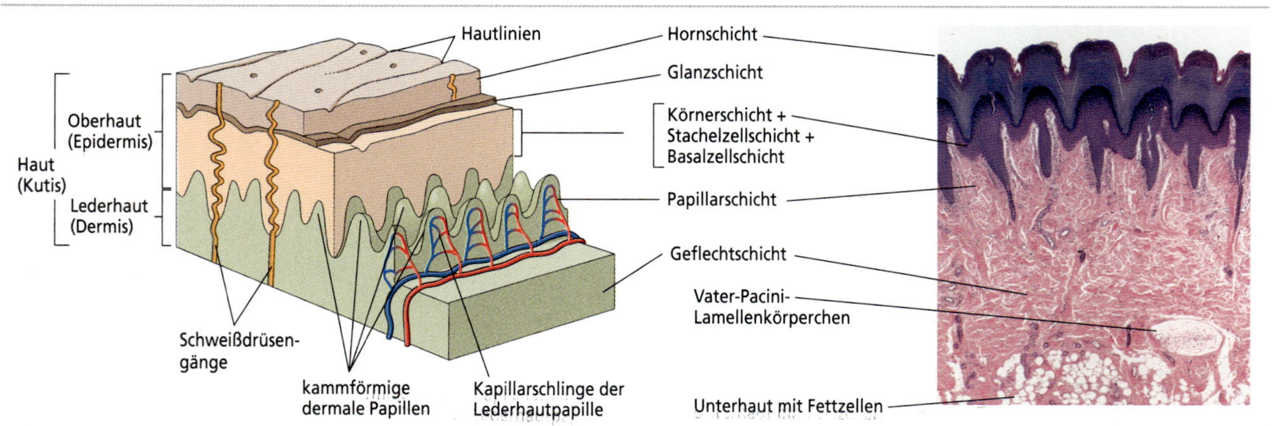

Abb. 8.1 Aufbau der Haut (links Schemazeichnung, rechts lichtmikroskopisches Bild). [rechts E645]

Darunter liegt die **Unterhaut** *(Subkutis)*. Alle drei Schichten bilden zusammen die **Hautdecke,** werden jedoch im allgemeinen Sprachgebrauch oft kurz als Haut zusammengefasst.

PÄDIATRIE

Eine häufige Hauterkrankung mit besonders starker Ausprägung bei Kindern ist die **atopische Dermatitis** oder *Neurodermitis,* eine chronische, stark juckende Hautentzündung. Bei ihrer Entstehung spielen genetische Veranlagung, gestörte Barrierefunktion der Haut und eine veränderte Immunantwort eine Rolle.

Leisten- und Felderhaut

Ferner unterscheidet man zwei Hauttypen:

- Die **Leistenhaut** (→ Abb. 8.1) der Handinnenflächen und Fußsohlen (einschließlich der Finger und Zehen) mit einem individuellen Leistenmuster
- Die **Felderhaut** (→ Abb. 8.2) aller übrigen Körperregionen, bei der die Hautoberfläche in Felder aufgeteilt erscheint.

Die Leistenhaut enthält nur Schweißdrüsen, die Felderhaut zusätzlich Haare, Talg- und Duftdrüsen.

SPICKZETTEL

Haut *(Kutis):* Äußere „Hülle" und mit 1,5–2 m² und 3,5 kg (beim Erwachsenen) größtes Organ des Menschen. Hauptaufgaben Abgrenzung des Menschen zur Umwelt einschließlich Schutz vor unkontrolliertem Stoffaustausch und äußeren Einflüssen, Wahrnehmung, Mitbeteiligung an Vitamin-D-Bildung, Abwehr, Regulation von Wasser- und Wärmehaushalt. Eingeteilt nach

- Aufbau in **Oberhaut** *(Epidermis)* und **Lederhaut** *(Dermis)*
- Oberflächenrelief in **Leistenhaut** (Handinnenflächen, Fußsohlen) und **Felderhaut** (übrige Haut).

8.2 Oberhaut

8.2.1 Zellen und Schichten der Oberhaut

Die gefäßlose **Oberhaut** *(Epidermis)* aus einem mehrschichtigen verhornten Plattenepithel ist die äußerste Schicht der Haut. Bei Erwachsenen ist die Oberhaut der Felderhaut ca. 0,1 mm dick, die der Leistenhaut ca. 0,5 mm (an Schwielen bis ca. 2 mm).

Keratinozyten und Hautschichten

Hauptzellen der Oberhaut sind die **Keratinozyten,** die sich in *Hornzellen* **(Korneozyten)** umwandeln und die Hornsubstanz **Keratin** produzieren. Keratin bildet eine Wasser abweisende und schützende Schicht und verleiht der Haut Festigkeit.

Die Keratinozyten sind in vier Lagen geschichtet, an Stellen größter mechanischer Belastung (z. B. Hand- und Fußsohlen) sogar in fünf Schichten (→ Abb. 8.1, → Abb. 8.3):

- Die **Basalzellschicht** *(Stratum basale)* ganz unten ist eine einfache Zellschicht mit sich ständig teilenden epidermalen Stammzellen, wobei die neu gebildeten Zellen zu Keratinozyten ausdifferenzieren und sich laufend in Richtung Oberfläche vorschieben. Die Basalzellschicht führt spezialisierte, berührungsempfindliche Hautzellen, die *Merkel-Zellen* (→ 10.2)
- Die **Stachelzellschicht** *(Stratum spinosum)* besteht aus mehreren Reihen von zum Teil pigmenthaltigen Zellen mit stacheligen Ausläufern, über welche die Zellen miteinander verbunden sind. Die Zellen bilden über diese Brücken ein Gerüst, das die Oberhaut stabil hält
- Die **Körnerschicht** *(Stratum granulosum)* ist aufgebaut aus etwa drei Reihen flacher Zellen. Die Keratinozyten bilden hier *Keratohyalinkörnchen,* verlieren ihren Kern und verhornen. Ferner werden ölähnliche Substanzen gebildet, die die Oberhaut geschmeidig machen
- Die **Glanzschicht** *(Stratum lucidum)* aus mehreren Reihen durchsichtiger flacher Zellen ist nur an Handtellern und Fußsohlen vorhanden. Sie schützt die Haut vor mechanischer Belastung
- Die **Hornschicht** *(Stratum corneum)* enthält 25–30 Reihen flacher und vollständig mit Keratin gefüllter Korneozyten mit einer fetthaltigen Dichtsubstanz dazwischen, vergleichbar einer Steinmauer mit Mörtel. Die Hornschicht stellt die eigentliche Trennschicht zwischen Körperinnerem und Außenwelt dar.

Verhornung der Oberhaut

Die Hornsubstanz gibt der Haut ihre Wasser abweisende Eigenschaft. Die in der Basalschicht gebildeten Zellen werden Richtung Hautoberfläche geschoben. Während dieser Wanderung verschwinden Zytoplasma, Zellkern und Organellen und werden durch die Hornsubstanz Keratin ersetzt. Der ganze Prozess von der Neubildung einer Zelle bis zur Abschilferung dauert etwa vier Wochen, davon ungefähr die Hälfte in der Hornschicht.

MEDIZIN

Bei der **Schuppenflechte** *(Psoriasis)* sind Zellvermehrung und Verhornung der Oberhaut gesteigert, der Weg von der Basalzellschicht bis zur Abstoßung dauert nur noch eine Woche. Die namengebenden silbrigen Hornschuppen sind meist an Ellenbogen, Knien, Steißbein und behaartem Kopf besonders ausgeprägt.

Melanozyten

In der Basal- und Stachelzellschicht sowie im Haarfollikel (→ 8.6.1) findet man die **Melanozyten** (→ Abb. 8.3). Sie produzieren das Pigment **Melanin,** das der Haut Farbe verleiht und die tieferen Hautschichten vor schädlichem *UV-Licht* schützt. Nicht die Melanozytenzahl, wohl aber der Melaningehalt der Haut ist unterschiedlich und für die verschiedenen Hautfarben verantwortlich.

Säuglinge sind aufgrund eines geringeren Melaningehalts ihrer Haut hellhäutiger als Erwachsene – ein wesentlicher Grund für ihre weitaus höhere Empfindlichkeit gegenüber Sonneneinstrahlung.

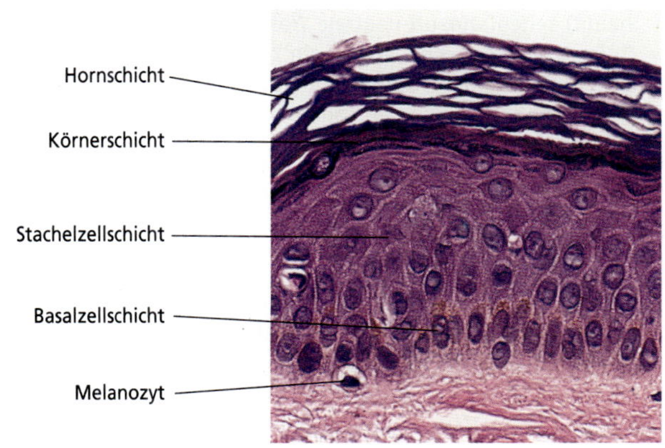

Abb. 8.3 Schichten der Oberhaut (lichtmikroskopisches Bild, 450-fache Vergrößerung). [M375]

Bei älteren Menschen bilden sich durch unregelmäßige Pigmentproduktion v. a. an Händen, Unterarmen und Unterschenkeln typische braune Hautflecken, die sog. **Altersflecken.**

PRÄVENTION

Der klinisch bösartigste **Hautkrebs** ist das **maligne Melanom** *(schwarzer Hautkrebs)*, das aus entarteten Melanozyten entsteht und schon im mittleren Lebensalter möglich ist. Wichtige Risikofaktoren sind Sonnenbrände in Kindheit und Jugend, aber auch kurzzeitige exzessive Sonneneinstrahlung im Erwachsenenalter. Bei den beiden anderen Hautkrebsformen, dem **Plattenepithelkarzinom der Haut** *(spinozellulären Karzinom)* und dem **Basalzellkarzinom** *(Basaliom)*, scheint eher die „Gesamtsumme" an Sonne maßgeblich zu sein. Dieser *weiße Hautkrebs* tritt v. a. bei älteren Menschen auf.
Pflegende beraten insbesondere Eltern von Säuglingen und Kleinkindern sowie hellhäutige Menschen, wie sie ihr persönliches Risiko durch geeigneten **Sonnenschutz** (Kleidung, Sonnenschutzmittel, kein Solarium) möglichst gering halten. Bei Männern mit lichtem Kopfhaar ist der Schutz des Kopfes wichtig. Außerdem achten die Pflegenden bei allen Patientinnen und Patienten auf blutende, unregelmäßig gefärbte/geformte braune Hautmale sowie verhornte, krustige Hautstellen und „nicht verheilende Wunden", da sich ein Hautkrebs dahinter verstecken kann.

Dendritische Zellen

In der Oberhaut finden sich außerdem **Langerhans-Zellen,** ein Typ *dendritischer Zellen* (→ 13.2.2), die wie alle Immunzellen aus dem Knochenmark stammen. Sie sind antigenpräsentierende Zellen (→ Tab. 13.2) und bilden somit ein immunologisches „Frühwarnsystem" nahe der Außenfläche des Körpers.

Die kindliche (Ober-)Haut

Bei Säuglingen und Kleinkindern ist die Oberhaut dünner und empfindlicher und die Hornschicht weniger kompakt, sodass ihre Haut empfindlicher ist und leichter austrocknet. Außerdem produzieren die Melanozyten weniger Melanin, weshalb Kinder schneller als Erwachsene einen Sonnenbrand bekommen.

PFLEGE VON KINDERN

Für die Hautpflege bei Säuglingen und Kleinkindern gilt:
- Nicht täglich, nicht zu lange und nicht zu warm baden, da dies die Haut austrocknet. 1- bis 2-mal pro Woche reicht bei Säuglingen. Keine Seife verwenden, sondern (wenn überhaupt) seifenfreie, pH-neutrale Waschlotionen, evtl. Badeöl
- Beim Abtrocken nicht „abrubbeln"
- Für die Hautpflege Produkte ohne Duftstoffe verwenden
- Vor Sonne schützen, insbesondere Hautrötungen/Sonnenbrände vermeiden.

8.2.2 Hautfarbe

Die Hautfarbe wird bestimmt durch:
- Das **Melanin** der Melanozyten (→ 8.2.1)
- Das **Karotin,** ein Pigment der Leder- und Unterhaut
- Ablagerung weiterer Pigmente, etwa des Gallenfarbstoffs Bilirubin (→ 17.6.4), Farbpigmenten bei Tätowierungen
- Die **Blutkapillaren** der Lederhaut (z. B. rosige Haut bei guter Durchblutung).

MEDIZIN

Beim **Albinismus** besteht eine angeborene Störung der Melaninproduktion. Die Betroffenen sind sehr blass und extrem sonnenempfindlich. Aufgrund der fehlenden Filterfunktion des Melanins ist das Risiko für Hauttumoren groß.

8.3 Lederhaut

Die unter der Oberhaut liegende bindegewebige **Lederhaut** (*Dermis,* früher auch *Korium*) ist an Hand- und Fußsohlen bis zu 2,4 mm dick, an Augenlidern und Penis dagegen nur 0,3 mm dünn.

Die Lederhaut verleiht der Haut einerseits Reißfestigkeit und andererseits Elastizität. Da die Lederhaut von Blutgefäßen durchzogen wird, enthält sie außerdem alle im Blut vorkommenden Abwehrzellen und ist deshalb von immunologischer Bedeutung. Die Interzellulärsubstanz der Lederhaut kann sehr viel Wasser binden und ist dadurch wesentlich am normalen **Hautturgor** (Spannungszustand der Haut) beteiligt.

PFLEGE

Bei Flüssigkeitsmangel lässt der Hautturgor nach: Die Haut wirkt trocken, faltig und eingefallen. Eine am Handrücken nach oben gezogene Hautfalte bleibt dann für einige Sekunden stehen. Pflegende können so den Wasserhaushalt des Patienten bzw. der Patientin orientierend beurteilen.
Beim älteren Menschen sind diese **stehenden Hautfalten** allerdings aufgrund der Altersveränderungen der Haut wenig zuverlässig.

Papillar- und Geflechtschicht

Der obere Abschnitt der Lederhaut, die **Papillarschicht** *(Stratum papillare)*, besteht aus lockerem Bindegewebe mit feinen elastischen Fasern. Die Grenze zur Oberhaut ist durch kleine, zapfenartige Ausziehungen **(dermale Papillen)** vergrößert, in denen die Blutgefäße zur Versorgung der Oberhaut verlaufen (→ Abb. 8.1). Einige dermale Papillen enthalten Berührungssensoren, die *Meissner-Tastkörperchen* (vor allem im Bereich der Fingerbeeren → 10.2).

Der untere Abschnitt der Lederhaut, die **Geflechtschicht** *(Stratum reticulare)*, ist aus straffem geflechtartigen Bindegewebe aufgebaut, das außerdem elastische Fasern, Blutgefäße, Fettgewebe, Haarfollikel, Nerven, Drucksensoren *(Ruffini-Körperchen)*, Talgdrüsen und Schweißdrüsen(gänge) enthält (→ Abb. 8.2). Die Kombination von kollagenen und elastischen Fasern macht die Haut dehnbar und trotzdem stabil. Die Hauptausrichtung der Kollagenfasern führt zu den **Hautspaltlinien.** Hautschnitte und andere Wunden in Richtung dieser Spannungslinien klaffen nicht so stark und hinterlassen weniger auffällige Narben als solche quer dazu.

PFLEGE

Bei manchen Schwangeren (aber auch starkem Übergewicht) entstehen durch die enorme Hautdehnung kleine Risse in der Lederhaut. Diese zunächst roten Hautdehnungsstreifen, bei Schwangeren **Schwangerschaftsstreifen** genannt, sind bleibend, werden aber nach der Entbindung feiner und deutlich blasser. Der vorbeugende Effekt von hautfettenden und durchblutungsfördernden Maßnahmen (Eincremen, Bürstenmassagen, Wechselduschen) ist begrenzt, weil an der Entstehung auch erbliche und hormonelle Faktoren beteiligt sind.

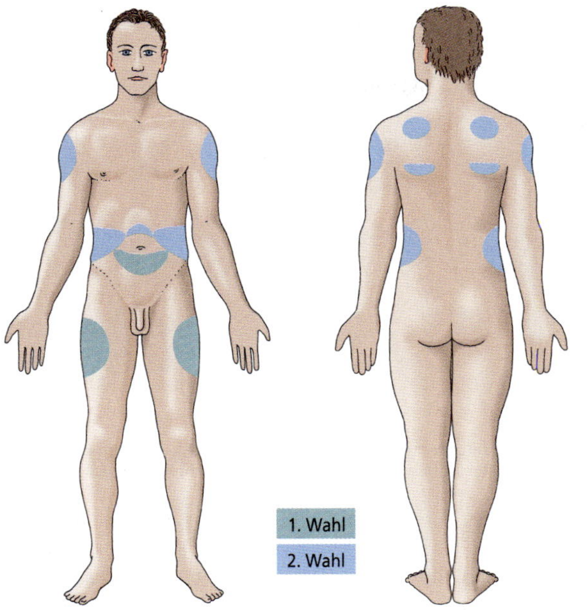

Abb. 8.4 Injektionsstellen für die subkutane Injektion.

SPICKZETTEL

Oberhaut *(Epidermis):* Obere, überwiegend 0,1–0,5 mm dicke Hautschicht aus einem gefäßlosen, mehrschichtigen verhornten Plattenepithel. Enthält als Zellen

- **Keratinozyten,** die sich zur Oberfläche hin in die **Keratin** *(Hornstoff)* enthaltenden **Korneozyten** *(Hornzellen)* umwandeln
- In den unteren Schichten **Melanozyten,** die das Hautpigment **Melanin** bilden
- Die zum Abwehrsystem zählenden **Langerhans-Zellen** (antigenpräsentierende *dendritische Zellen)*
- **Merkel-Zellen** (Druckwahrnehmung).

Lederhaut *(Dermis):* Untere, 0,3 bis über 2 mm dicke Hautschicht, die in zwei Schichten gegliedert wird, die obere **Papillarschicht** *(Stratum papillare)* aus lockerem Bindegewebe und die untere **Geflechtschicht** *(Stratum reticulare)* aus straffem Bindegewebe. Enthält Gefäße, Nerven, **Meissner-Tastkörperchen** (Berührungswahrnehmung), **Ruffini-Körperchen** (Druckwahrnehmung), Hautdrüsen/-gänge, Haarfollikel.

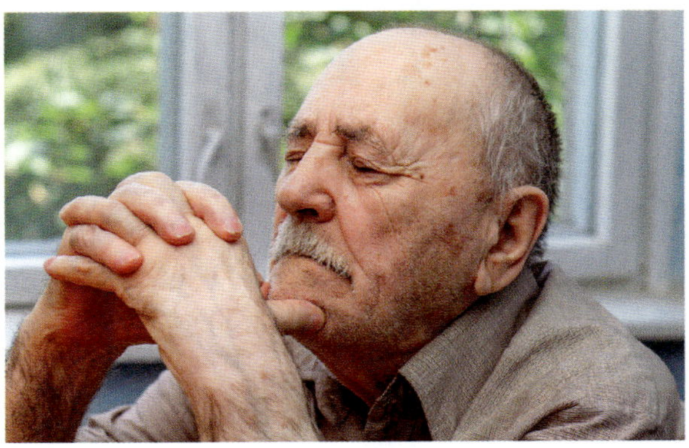

Abb. 8.5 Mann mit typischen Altersveränderungen der Haut. [J787]

8.4 Unterhaut

Die **Unterhaut** *(Subkutis)* besteht aus lockerem Bindegewebe. Sie ist die Verschiebeschicht der Kutis zu den darunter liegenden Schichten wie den Hüllstrukturen der Muskeln oder des Periosts (Knochenhaut).

In der Unterhaut liegen Schweißdrüsen und Haarwurzeln sowie spezielle Druck- und Vibrations-Tastkörperchen, die *Vater-Pacini-Lamellenkörperchen* (→ Abb. 10.1).

In die Unterhaut sind Fettzellhaufen eingelagert. Dieses **subkutane Fettgewebe** dient als Stoßpuffer, Kälteschutz und Energiespeicher.

Das subkutane Fettgewebe entwickelt sich erst während der letzten Schwangerschaftswochen (Frühgeborenen fehlen die typischen „Rundungen“ des Neugeborenen) und ist im weiteren Leben je nach Geschlecht, Körperbau und Körperregion sehr unterschiedlich ausgeprägt.

PFLEGE

Die gering durchblutete Unterhaut eignet sich als Injektionsort für Medikamente, die lange wirken und deshalb langsam resorbiert werden sollen, z. B. den Blutzuckersenker Insulin (→ 17.6.7) und den Gerinnungshemmer Heparin (→ 12.4.5).
Die bevorzugten Injektionsstellen für diese **subkutane Injektion** *(s. c. Injektion)* sind die Haut um den Nabel und der Oberschenkel. Hier ist die Subkutis besonders dick (→ Abb. 8.4).

SPICKZETTEL

Unterhaut *(Subkutis):* Schicht aus lockerem Bindegewebe unter der Haut, teils mit sehr vielen Fettzellen **(subkutanes Fettgewebe).** Verschiebeschicht, Kälteschutz, Energiespeicher. Enthält Haarwurzeln, Schweißdrüsen, **Vater-Pacini-Lamellenkörperchen** (Druck-, Vibrationswahrnehmung).

8.5 Altersveränderungen der Haut und Dekubitus

Die Altersveränderungen der Haut sind – abgesehen von den bereits erwähnten Altersflecken – v. a. durch Veränderungen von Leder- und Unterhaut bedingt.

Etwa mit 35 Jahren zeigen sich oft die ersten Falten, häufig um die Augen. Ursachen sind ein Elastizitätsverlust durch geringeren Kollagengehalt und ein verminderter Hautturgor durch abnehmende Wasserbindungsfähigkeit der Lederhaut.

Auch ein Schwund des Unterhautfettgewebes trägt zu schlafferer Haut und damit Faltenbildung bei, und die Gesichtszüge werden oftmals härter als in jüngeren Jahren (→ Abb. 8.5). UV-Strahlen beschleunigen die Hautalterung.

Durch nachlassende Talgdrüsenaktivität wird die Haut trockener (*Sebostase*), entsprechend ist bei der Hautpflege auf ausreichende Rückfettung zu achten. Bei vielen älteren Menschen wird die Haut außerdem verletzlicher und die Wundheilung langsamer.

Dekubitus

Bereits geringer Druck kann die kleinsten Blutgefäße in der Haut komprimieren. Da der Gesunde jedoch in kurzen Abständen immer wieder seine Lage wechselt, dauert der Druck nie lange an und entsteht kein Schaden.

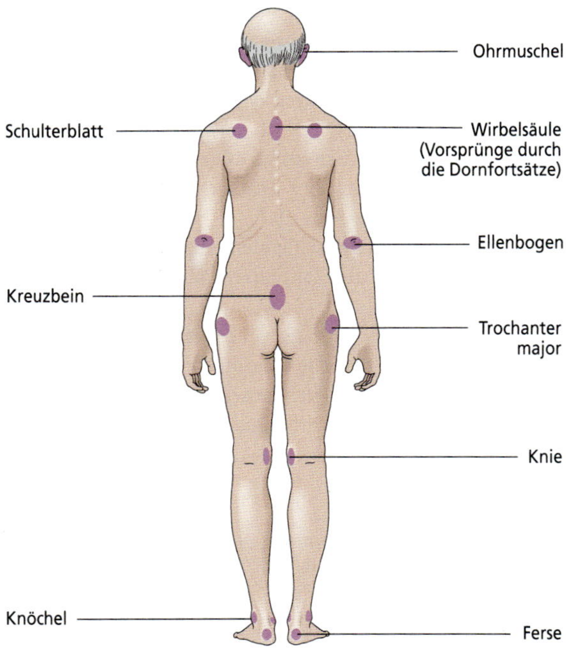

Abb. 8.6 Besonders dekubitusgefährdete Regionen.

Bei länger dauernder Druckeinwirkung auf den gleichen Hautbezirk kommt es jedoch zum Sauerstoffmangel der Haut und zunächst zu Hautrötung. Hält der Druck weiter an, stirbt Gewebe ab, und es bilden sich Defekte, die bis zu Muskeln und Knochen reichen können. Gefährdet für einen solchen **Dekubitus** *(Wundliegen)* sind vor allem bettlägerige Menschen. Besonders betroffen sind die Körperregionen, an denen die Haut dem Knochen direkt aufliegt (→ Abb. 8.6).

PFLEGE

Zur **Dekubitusprophylaxe** wird jeder bettlägerige Mensch alle zwei Stunden umgelagert, wobei Spezialmatratzen die Lagerungsintervalle verlängern können. Da Hautschäden jeglicher Art das Risiko eines Dekubitus erhöhen, beugt auch gute Hautpflege einem Dekubitus vor.

8.6 Hautanhangsgebilde

Zu den **Hautanhangsgebilden** zählen Haare, Hautdrüsen und Nägel. Sie alle durchstoßen die Oberhaut und münden auf die Hautoberfläche.

8.6.1 Haare

Haare finden sich fast überall in der Felderhaut. Kopfhaare schützen den Schädel vor zu starker Sonneneinstrahlung. Augenbrauen und -wimpern bewahren das Auge vor Fremdkörpern. Haare in den Nasenlöchern verhindern, dass Insekten oder Schmutzpartikel eingeatmet werden.

Die Haare des Fetus heißen *Lanugo-* oder **Flaumhaare.** Nach der Geburt unterscheidet man üblicherweise die kaum sichtbaren **Wollhaare** *(Vellushaare)* von den **Terminalhaaren,** die auf dem Kopf, als Augenbrauen und Wimpern, im Bart-, Brust- und

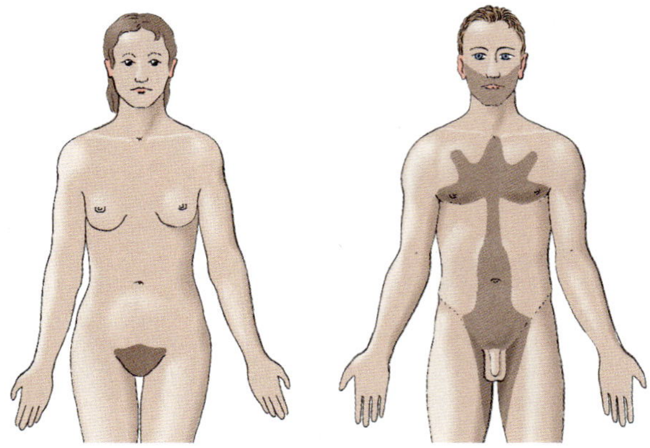

Abb. 8.7 Weiblicher und männlicher Behaarungstyp. Auch am übrigen Körper, z. B. Armen und Beinen, sind Männer durchschnittlich stärker behaart als Frauen.

Schambereich, im äußeren Gehörgang und am Naseneingang wachsen.

Das **Behaarungsmuster** ist alters- und geschlechtsspezifisch. Bei Kindern bedecken Wollhaare den größten Teil der Haut. Ab der Pubertät bildet sich der **weibliche** bzw. **männliche Behaarungstyp** (→ Abb. 8.7) aus. Terminalhaare bedecken bei Frauen ca. 30 %, bei Männern ungefähr 90 % der Körperoberfläche, wobei aber die Ausprägung der Behaarung sehr unterschiedlich ist.

Haaraufbau

Anatomisch gesehen muss man sich ein Haar als einen Faden von zusammengeflochtenen, verhornten Zellen vorstellen. Der die Hautoberfläche überragende Teil des Haares heißt **Haarschaft,** der nicht von außen sichtbare Teil des Haares **Haarwurzel.**

Die Haarwurzel wird vom **Haarfollikel** umschlossen. Er besteht aus der **inneren** und **äußeren epithelialen Wurzelscheide,** umgeben von der **bindegewebigen Wurzelscheide** *(Haarbalg).* Um die Haarfollikel herum enden Nervenfasern und bilden die *Haarfollikelsensoren* (→ 10.2). Sie sind sehr empfindlich und registrieren auch feinste Haarbewegungen wie z. B. durch einen leichten Luftzug.

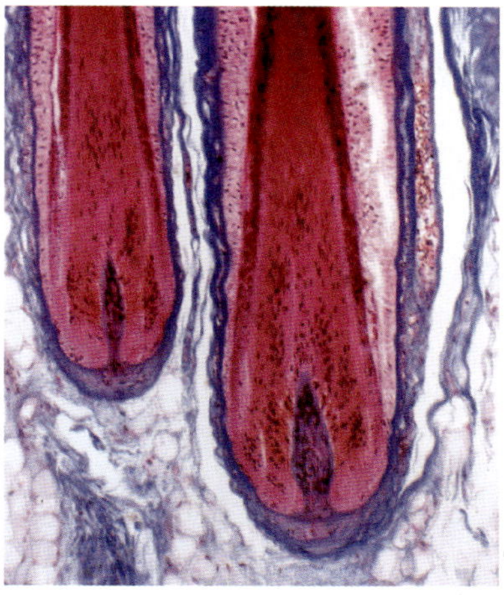

Abb. 8.8 Zwei leicht schräg angeschnittene Haarzwiebeln (Haarbulbi) mit Papille in der Unterhaut. [M375]

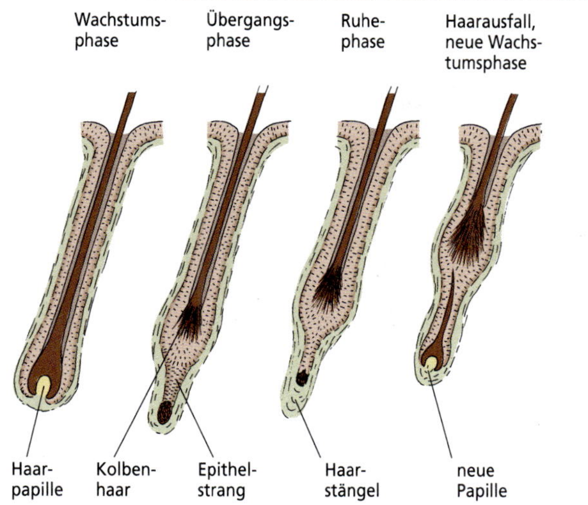

Abb. 8.9 Haarzyklus. Am längsten dauert die Wachstumsphase des Haares. Nach einer kurzen Übergangsphase folgt die Ruhephase. Das abgestorbene Haar, nun als Kolbenhaar bezeichnet, wird langsam zur Hautoberfläche hin geschoben. Ein neues Haar wächst nach.

Das in der Haut gelegene Ende eines jeden Haares verbreitert sich in eine zwiebelförmige Struktur, die **Haarzwiebel** oder den *Haarbulbus* (→ Abb. 8.2, → Abb. 8.8). Sie reicht bis in die Lederhaut, manchmal bis in die Unterhaut. In ihrem Kern befindet sich die **Haarpapille,** die viele Blutgefäße enthält und das wachsende Haar mit Nahrung versorgt. Die Haarzwiebel enthält außerdem die Zellschicht **(Haarmatrix),** von der aus neue Haarzellen gebildet werden.

Jedes Haar ist mit einer Talgdrüse verbunden, deren Ausführungsgang an der Grenze zwischen Haarwurzel und -schaft mündet. Entlang des Haarfollikels verläuft ein Bündel glatter Muskelzellen (**M. arrector pili** → Abb. 8.2), die das Haar bei Kälte und Stress aufrichten können (Gänsehaut).

Haarfarbe

Die **Haarfarbe** wird vom Melaningehalt in den verhornten Zellen bestimmt. Eine verminderte Melaninproduktion und gleichzeitige Lufteinschlüsse im Haarschaft sind für den grauweißen Haarton des älteren Menschen verantwortlich.

Haarzyklus

Ein Haar hält nicht ein Leben lang. Wimpern „halten" nur wenige Monate, Kopfhaare mehrere Jahre. Ein gesunder Erwachsener verliert ca. 70–100 Kopfhaare pro Tag, was durch die normale Wachstumsgeschwindigkeit von 0,4 mm pro Tag und den natürlichen Regenerationszyklus (→ Abb. 8.9) kompensiert wird.

Verstärkter Haarausfall

Durch Erkrankungen, Medikamente (z. B. Zytostatika), Bestrahlungen, höheres Lebensalter, hormonelle und genetische Einflüsse kann es zum *verstärkten Haarausfall* **(Effluvium)** bis zur *Haarlosigkeit* **(Alopezie)** kommen.

Fast physiologisch ist die **chronische androgenetische Alopezie** des Mannes. Sie beginnt typischerweise im Schläfenbereich mit *Geheimratsecken* und kann bis zum völligen Haarverlust fortschreiten. Der Haarausfall wird durch das männliche Sexualhormon *Testosteron* (→ 19.1.3) und eine genetisch bedingte Veranlagung beeinflusst. Bei der Frau ist diese Form der Alopezie selten.

SPICKZETTEL

Haare: Aus der Haut herausragende Hornfäden im Bereich der Felderhaut, unterteilt in die hellen, zarten **Wollhaare** *(Vellushaare)* und die unterschiedlich gefärbten, festen **Terminalhaare,** welche z. B. Kopfhaare, Augenbrauen, Wimpern und die geschlechtstypische Behaarung bilden. Aufgebaut aus **Haarwurzel** (mit **Haarpapille** und umgeben vom **Haarfollikel**) unter und **Haarschaft** über der Hautoberfläche.

8.6.2 Hautdrüsen

Bei den Hautdrüsen unterscheidet man *Talg-, Schweiß-* und *Duftdrüsen.* Außerdem gibt es im äußeren Gehörgang Drüsen, die Ohrenschmalz produzieren. Auch die *Brustdrüse* (→ 19.2.9) zählt anatomisch betrachtet zu den Hautdrüsen.

Talgdrüsen

Die holokrinen (→ 5.2.2) **Talgdrüsen** (→ Abb. 8.10) sind im Allgemeinen an Haarfollikel gebunden. Ihr sekretproduzierender Teil liegt in der Lederhaut und öffnet sich in den Haarfollikel. **Talg** *(Sebum)* enthält v. a. Cholesterin, andere Fette, Eiweiß und Elektrolyte. Er bewahrt Haut und Haare vor Austrocknung, erhält die Haut geschmeidig und hemmt das Wachstum bestimmter Bakterien.

Die Talgdrüsenaktivität ist stark altersabhängig: Beim Neugeborenen sind die Talgdrüsen durch den Einfluss der mütterlichen Hormone zunächst gut ausgebildet und bilden sich dann zurück. In der Pubertät steigt die Talgproduktion wieder. Im Alter nimmt die Talgproduktion ab, was zur trockenen und oft infektionsanfälligen Haut älterer Menschen führt.

MEDIZIN

In der Pubertät verstopfen oft Talgdrüsengänge durch hormonell bedingte übermäßige Talgproduktion *(Seborrhoe)* und verstärkte Verhornung der Oberhaut. Der Talg staut sich, und es bilden sich zuerst weißliche und dann schwarze **Mitesser** *(Komedonen).* Ihre schwarze Farbe entsteht durch Melanin und oxidierte Fettanteile. Da Talg ein guter Nährboden für Bakterien ist, können sich die Mitesser entzünden und daraus Pusteln („Pickel") entstehen. Als Verursacher gelten vor allem die Bakterien *Propionibacterium acnes* und *Staphylococcus epidermidis.* Bei **Akne** sitzen viele, zum Teil entzündete Mitesser in talgdrüsenreichen Bezirken wie Gesicht (→ Abb. 8.11), Nacken, Brust und Rücken.

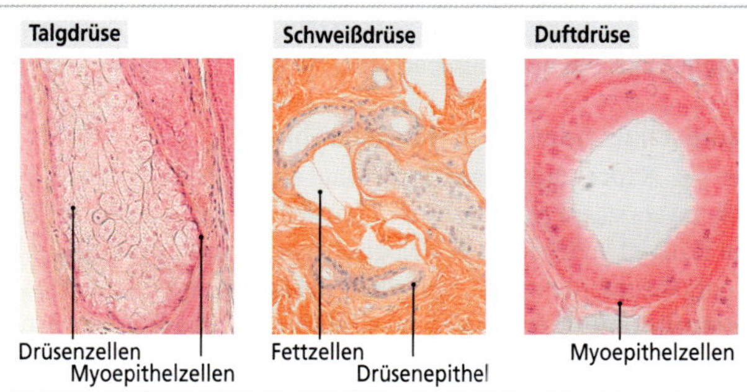

Abb. 8.10 Die verschiedenen Hautdrüsen. [O568]

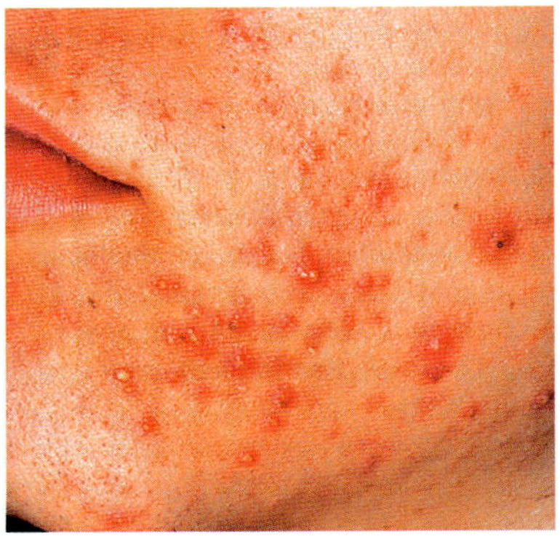

Abb. 8.11 Typische Gesichtsakne mit fettig glänzender Haut, Mitessern sowie zahlreichen Papeln (Knötchen) und Pusteln („Pickeln"). [E365]

Ohrenschmalz

Spezialisierte Talgdrüsen im Gehörgang produzieren ein gelblich-bräunliches Sekret, das **Ohrenschmalz** *(Cerumen).* Es transportiert Schmutz und kleine Fremdkörper in Richtung Ohrmuschel, kann aber auch als *Zeruminalpfropf* den Gehörgang verlegen und zu vorübergehender Schwerhörigkeit führen.

Schweißdrüsen

Schweißdrüsen (→ Abb. 8.10) liegen fast überall in der Haut, am dichtesten an Hand- und Fußsohlen sowie der Stirn. Die Schweißdrüsenknäuel liegen in der unteren Lederhaut und oberen Unterhaut, ihre Ausführungsgänge enden unabhängig von Haaren in einer Hautpore. Die Schweißdrüsen sind merokrine Drüsen (→ 5.2.2).

Schweiß ist an sich geruchlos, der Geruch entsteht erst durch Einwirkung von Bakterien. Die Schweißsekretion hängt nicht nur von Umgebungstemperatur und Ausmaß der körperlichen Anstrengung, sondern auch von vegetativen und psychischen Faktoren ab. Beim Erwachsenen können unter Extrembedingungen bis zu 10 l **Schweiß** täglich gebildet werden.

Schweiß enthält u. a. Wasser, Salz, Harnstoff, Harnsäure, Aminosäuren, Ammoniak, Zucker, Milchsäure und Ascorbinsäure (Vitamin C). Mit den Sekreten der anderen Hautdrüsen bildet der saure Schweiß (pH 4,5) den sog. **Säureschutzmantel** der Haut. Dieser schützt zusammen mit bakterienhemmenden Proteinen und Lipiden sowie der normalen Hautflora vor Infektionen.

Duftdrüsen

Apokrine (→ 5.2.2) **Duftdrüsen** (→ Abb. 8.10) befinden sich in den Achselhöhlen, der Schamregion und im Bereich der Brustwarzen. Sie produzieren ab der Pubertät ein duftendes Sekret, dessen Geruch zusammen mit dem typischen Schweißgeruch einen individuellen Körpergeruch entstehen lässt. Die Sekretion ist durch psychische Faktoren beeinflussbar.

Säureschutzmantel und Hautmikrobiom

Der sog. **Säureschutzmantel** der Haut ist ein *Hydrolipidfilm,* bestehend vor allem aus dem sauren Schweiß (pH 4,5) und dem Talg. Die Haut ist außerdem physiologischerweise von zahlreichen Mikroorganismen besiedelt, vor allem Bakterien und Pilzen. Dieses **Hautmikrobiom** *(physiologische Hautflora)* schadet dem Menschen nicht, sondern ist sogar nützlich, indem es die Vermehrung schädlicher Bakterien hemmt und bakterienhemmende Substanzen produziert.

Säureschutzmantel, Hautmikrobiom, verschiedene bakterienhemmende Proteine und Lipide sind Bestandteile des Infektionsschutzes einer intakten Haut.

PRÄVENTION

Durch häufiges Waschen werden Säureschutzmantel und Lipide abgetragen und das physiologische Hautmikrobiom beeinträchtigt. Die Haut wird trocken, rissig und anfälliger für Entzündungen. Bei häufigem Kontakt mit Wasser einschließlich des Händewaschens ist deshalb regelmäßiges und sorgfältiges Eincremen der Hände wichtig, um eine gewisse Rückfettung zu erreichen.

SPICKZETTEL

Hautdrüsen: Aus Epithelzellen der Oberhaut entstandene exokrine Drüsen der Haut. Unterteilt in
- **Talgdrüsen.** In der Lederhaut, holokrin, i. d. R. Mündung in Haartrichter. Aufgaben Geschmeidighalten der Haut, bakterienhemmend
- **Schweißdrüsen.** In der unteren Leder- und oberen Unterhaut, merokrin. Mitbeteiligt am Temperaturhaushalt, bakterienhemmend
- **Duftdrüsen.** In der Unterhaut v. a. der Achsel-, Schamregion, apokrin. Entscheidend für den individuellen Körpergeruch.

8.6.3 Nägel

Nägel sind Platten von dicht gepackten, harten, verhornten Zellen der Oberhaut. Sie erleichtern das Greifen (insbesondere die Feinmotorik) und verhindern Verletzungen an den Finger- und Zehenenden.

Der überwiegende Teil des sichtbaren Nagels, die **Nagelplatte,** erscheint wegen des darunter liegenden, gut durchbluteten **Nagelbetts** rosafarben. Auf diesem Nagelbett schiebt sich der Nagel nach vorne. Der weißliche, halbmondförmige Abschnitt am unteren Nagelende wird **Lunula** genannt (→ Abb. 8.12).

Unter der Lunula endet auch die **Nagelmatrix,** von der das Nagelwachstum ausgeht. Dabei wandeln sich die Oberflächenzellen

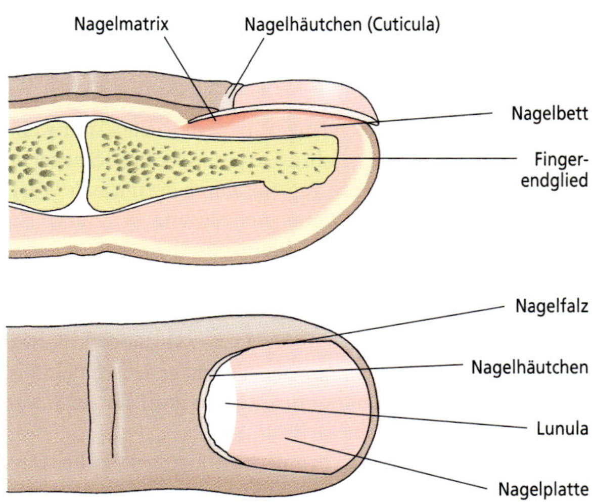

Abb. 8.12 Längsschnitt durch Fingerspitze und Nagel.

der Matrix in verhornte, tote Nagelzellen um. Hinten steckt die Nagelplatte in der **Nageltasche,** seitlich im **Nagelfalz,** der Hautwulst darüber heißt **Nagelwall.** Das **Nagelhäutchen** *(Cuticula)* ist eine Fortsetzung dieses Nagelfalzes, es hat keine direkte Funktion und entspricht vom Aufbau der Hornschicht der Oberhaut.

Die Nägel wachsen ungefähr 0,5–1 mm pro Woche (bei älteren Menschen eher weniger), wobei die Zehennägel langsamer wachsen als die Fingernägel.

Bei Neugeborenen und jungen Säuglingen sind die Nägel noch ganz dünn und müssen nicht geschnitten werden, sondern schilfern von selbst ab. Bei älteren Menschen werden die Fingernägel eher dünner, die Zehennägel hingegen dicker.

PFLEGE

Da die Nägel transparent sind, gibt die Farbe des durchscheinenden Nagelbetts Hinweise auf **Gewebedurchblutung und Sauerstoffversorgung:** Rosige Fingernägel machen eine ausreichende Sauerstoffsättigung des Blutes wahrscheinlich, blasse oder blaue hingegen deuten auf Frieren oder Sauerstoffmangel hin.

Nagelinfektionen

Der Nagelfalz ist eine Gefahrenstelle für bakterielle Infektionen, die als **Nagelumlauf** *(Paronychie)* bekannt sind.

Besonders anfällig sind Menschen mit Diabetes mellitus, weshalb bei ihnen auch kleinste Verletzungen beim Nägelschneiden vermieden werden sollten. In Zweifelsfällen sollte eine ausgebildete Fachkraft für Maniküre oder Pediküre diese Tätigkeiten übernehmen.

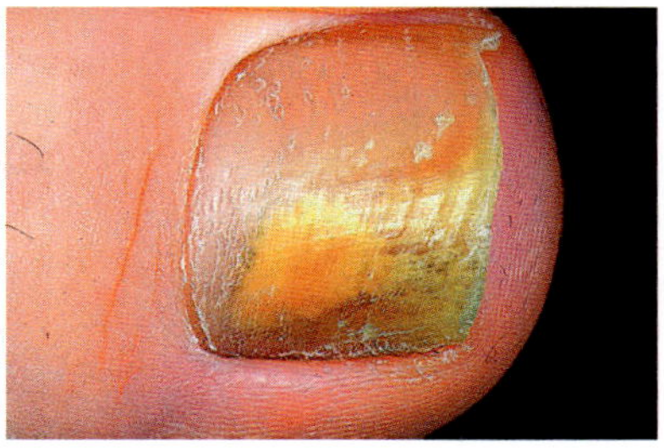

Abb. 8.13 Nagelmykose der Zehennägel. [G401]

Auch die Nägel selbst können infiziert werden, etwa von Pilzen bei den sehr häufigen **Fußpilzerkrankungen.** Typisch für diese **Nagelmykose** (*Onychomykose,* →Abb. 8.13) sind gelb verfärbte, verdickte und gleichzeitig brüchige Nägel.

SPICKZETTEL

Nägel: Hornplatten an Finger- und Zehenendgliedern zum Schutz vor Verletzung und Erleichterung von Greifen und Tasten. Der sichtbare Teil heißt **Nagelplatte,** darunter liegt das **Nagelbett.** Unter dem proximalen Ende der Nagelplatte und dem anschließenden **Nagelfalz** liegt die **Nagelmatrix,** von der das Nagelwachstum ausgeht.

WIEDERHOLUNGSFRAGEN

1. Welche Aufgaben hat die Haut? (→8.1)
2. Aus welchen Schichten besteht die Haut? (→8.1)
3. Wie unterscheiden sich Felder- und Leistenhaut? (→8.1)
4. Wie ist die Oberhaut aufgebaut? (→8.2.1)
5. Welche Funktion haben die Melanozyten? (→8.2.1)
6. Charakterisieren Sie die Lederhaut. (→8.3)
7. Wie unterscheidet sich die Haut eines Säuglings, eines Jugendlichen und eines älteren Menschen von der eines Erwachsenen mittleren Alters? (→8.2.1, →8.3, →8.4)
8. Wie ist das Haar aufgebaut? (→8.6.1)
9. Welche Drüsen gibt es in der Haut, welche Funktionen haben ihre Sekrete? (→8.6.2)
10. Aus welchem Material sind die Nägel aufgebaut? (→8.6.3)

9

NERVENSYSTEM

LERNZIELÜBERSICHT

9.1 Aufgaben und Organisation des Nervensystems

- Das Nervensystem steuert durch Informationsaufnahme, -verarbeitung und -abgabe alle Organsysteme.
- Es wird nach Lage in zentrales und peripheres, nach Funktion in somatisches und vegetatives Nervensystem unterteilt.

9.2 Funktionen des Neurons

- In Ruhe ist das Zellinnere gegenüber dem Zelläußeren negativ geladen, das Ruhe(membran)potenzial ist negativ.
- Durch Reizung der Zelle können die positiven Ladungen im Innern zunehmen (Depolarisation). Beim Aktionspotenzial ist das Zellinnere sogar kurzzeitig positiv geladen. Danach ist die Zelle für kurze Zeit nicht erregbar (Refraktärzeit). Durch Repolarisation wird das Ruhepotenzial wiederhergestellt.

9.3 Zusammenarbeit von Neuronen

- Das Aktionspotenzial wird entlang des Axons elektrisch fortgeleitet. Am Axonende wird die Information an Synapsen chemisch mithilfe von Überträgerstoffen (Neurotransmittern) an die nächste Zelle weitergegeben.
- Wichtige Neurotransmitter sind z. B. Azetylcholin und Glutamat.
- Kotransmitter und Neuropeptide verändern die „Langzeiteinstellung" der Erregbarkeit.

9.4 Überblick über das Gehirn

- Das Gehirn gliedert sich in Großhirn, Zwischenhirn, Hirnstamm (aus Mittelhirn, Brücke und verlängertem Mark) und Kleinhirn.

9.5 Großhirn

- Das Großhirn liegt unter der Schädelkalotte. Es ist Grundlage aller bewussten Empfindungen, Handlungen und Gedanken.
- Die Axone der Neurone aus dem primären motorischen Rindenfeld in der vorderen Zentralwindung laufen als Pyramidenbahn zum Rückenmark. Sie sind Ursprung aller willkürlichen Bewegungen.
- Die Basalganglien im Inneren des Großhirns gehören zum extrapyramidal-motorischen System und steuern Bewegungsabläufe mit.
- Alle Informationen aus den Sinnessensoren enden im primären sensorischen Rindenfeld der hinteren Zentralwindung.
- Dem limbischen System kommt eine besondere Rolle bei Gefühlen zu.

9.6 Zwischenhirn

- Zum Zwischenhirn zählen Thalamus, Epithalamus, Hypothalamus, Hypophyse.
- Der Hypothalamus ist Bindeglied zwischen Nerven- und Hormonsystem.

9.7 Hirnstamm

- Im Hirnstamm liegen auf- und absteigende Nervenbahnen sowie Regelzentren für lebenswichtige Funktionen (z. B. Atmung).

9.8 Kleinhirn

- Das Kleinhirn ist ein Koordinationszentrum für die Motorik.

9.9 Rückenmark

- Das Rückenmark verbindet das Gehirn mit der Peripherie. Man unterscheidet Hals-, Brust-, Lenden-, Kreuzbein- und Steißbeinsegmente.
- Die graue Substanz liegt schmetterlingsförmig innen (Vorder-, Seiten-, Hinterhorn), die weiße Substanz außen (Vorder-, Seiten-, Hinterstrang).

9.10 Reflexe

- Reflexe sind vom Willen unabhängige, immer gleiche Reaktionen auf Reize. Sie führen z. B. zu Schutzbewegungen.
- Bei Eigenreflexen liegen Reizaufnahme und -antwort im selben Muskel, bei Fremdreflexen an verschiedenen Orten.

9.11 Peripheres Nervensystem

- Die zwölf Paar Hirnnerven haben sensorische, motorische und/oder vegetative Funktionen, v. a. im Bereich des Kopfes.
- Aus dem Rückenmark austretende Nervenfaserbündel bilden die Spinalnerven. In Hals-, Lenden- und Beckenhöhe verflechten sich mehrere Spinalnerven zu Plexus, aus denen die peripheren Nerven hervorgehen.

9.12 Lähmungen

- Nach Ort der Ursache werden zentrale und periphere Lähmung mit unterschiedlichem Bild differenziert.

9.13 Vegetatives Nervensystem

- Das vegetative Nervensystem dient der unbewussten Steuerung lebenswichtiger Funktionen.
- Sympathikus und Parasympathikus wirken meist entgegengesetzt: Der Sympathikus fördert die Leistungsbereitschaft, der Parasympathikus die Ruhe.
- Das Darmnervensystem reguliert die Verdauungsfunktionen.

9.14 Versorgungs- und Schutzeinrichtungen des ZNS

- Das ZNS ist von drei Hirnhäuten (Meningen) umgeben: Dura mater, Arachnoidea und Pia mater.
- In Gehirnventrikeln und Subarachnoidalraum zirkuliert der Liquor (cerebrospinalis). Er schützt das Gehirn wie ein Wasserkissen vor Stößen.
- Zur Deckung seines hohen Sauerstoffverbrauchs hat das Gehirn ein vernetztes Arteriensystem.

9.15 Lernen und Gedächtnis

- Beim Gedächtnis unterscheidet man sensorisches, Kurz- und Langzeit- sowie deklaratives und nichtdeklaratives Gedächtnis.

9.16 Gehirnveränderungen im Laufe des Lebens

- Das Gehirn ist erst nach der Pubertät ausgereift.
- Altersveränderungen zeigen sich spät und sind sehr variabel.

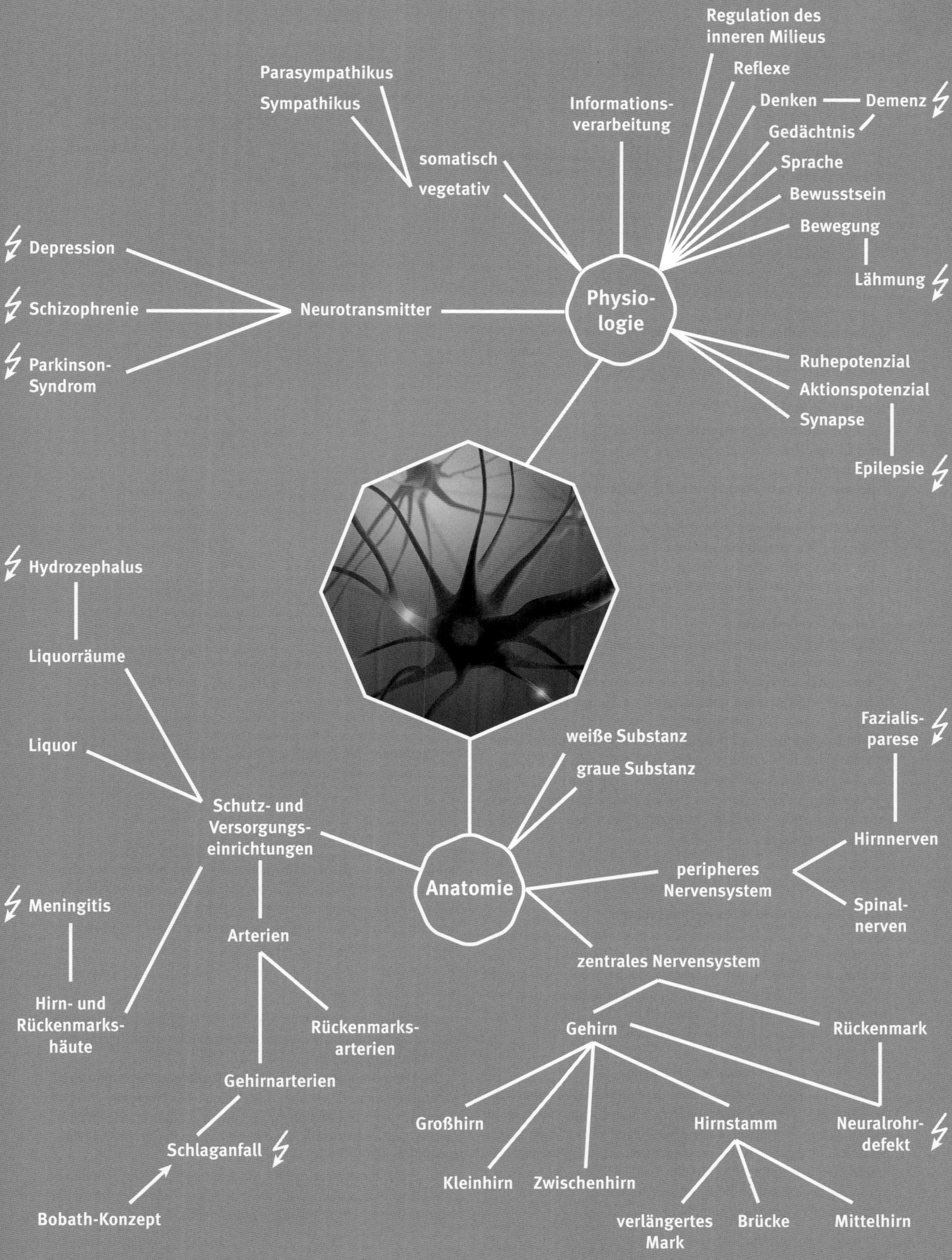

Regulation des inneren Milieus
Parasympathikus
Sympathikus
Informations-verarbeitung
Reflexe
Denken
Demenz
Gedächtnis
Sprache
somatisch
vegetativ
Bewusstsein
Bewegung
Depression
Lähmung
Physio-logie
Schizophrenie
Neurotransmitter
Parkinson-Syndrom
Ruhepotenzial
Aktionspotenzial
Synapse
Epilepsie
Hydrozephalus
Liquorräume
Fazialis-parese
weiße Substanz
Liquor
graue Substanz
Schutz- und Versorgungs-einrichtungen
Hirnnerven
peripheres Nervensystem
Anatomie
Meningitis
Spinal-nerven
Arterien
zentrales Nervensystem
Hirn- und Rückenmarks-häute
Rückenmarks-arterien
Gehirn
Rückenmark
Gehirnarterien
Großhirn
Hirnstamm
Neuralrohr-defekt
Schlaganfall
Kleinhirn
Zwischenhirn
Bobath-Konzept
verlängertes Mark
Brücke
Mittelhirn

[J787]

9.1 Aufgaben und Organisation des Nervensystems

9.1.1 Aufgaben des Nervensystems

Die Gesamtheit der Nervengewebe (Details → 5.5) bildet das **Nervensystem.** Das Nervensystem:

- Erfasst mit spezialisierten Messfühlern (*Sensoren, Rezeptoren,* → Kap. 10) Informationen aus dem Körper und der Außenwelt
- Übermittelt diese über *afferente* (hinführende) Nervenfasern an übergeordnete Zentren
- Verarbeitet und speichert die Informationen
- Antwortet über *efferente* (wegführende) Nervenfasern mit entsprechenden Reaktionen.

In Zusammenarbeit mit dem Hormonsystem werden so die Leistungen aller Organsysteme geregelt, koordiniert und den sich ständig ändernden Anforderungen angepasst.

Höhere Hirnfunktionen

Das menschliche Nervensystem leistet jedoch weit mehr. Das menschliche Nervensystem, genauer das Gehirn, ist auch die Grundlage für:

- **Bewusstsein** (z. B. Wissen um die Endlichkeit des Lebens)
- **Sprache** und damit zur Verständigung auf hohem Niveau
- **Seelisches Empfinden** (beispielsweise Freude, Glück, Ekel)
- **Ethische Wertvorstellungen** (wie etwa, dass man sich fremdes Eigentum nicht einfach nehmen darf)
- **Denken** und **Abstraktionsvermögen** (*abstrahieren* = aus dem konkreten Fall auf Allgemeines schließen)
- **Lernen** und **Gedächtnis**
- **Motivation** und **Antrieb** ohne äußeren Reiz oder physiologische Notwendigkeit
- **Kreativität,** also die Fähigkeit, „Neues" zu entwerfen.

Diese Leistungen werden üblicherweise als **höhere Hirnfunktionen** oder *höhere Hirnleistungen* bezeichnet. Teilweise synonym verwendet wird der Begriff **integrative Hirnfunktionen.** Dieser ist jedoch unscharf definiert und umfasst u. a. auch die Biorhythmen wie etwa den Schlaf-wach-Rhythmus. Teilweise werden sogar alle Leistungen des Nervensystems darunter verstanden, die Verarbeitungsprozesse erfordern, also auch Wahrnehmung oder bewusste Bewegungen.

9.1.2 Organisation des Nervensystems

Zentrales und peripheres Nervensystem

Nach der Lage wird das Nervensystem in **zentrales** und **peripheres Nervensystem** unterteilt. Zum *zentralen Nervensystem (ZNS)* gehören die übergeordneten Zentren Gehirn und Rückenmark, zum *peripheren Nervensystem (PNS)* alle Nervenzellen und Nervenbahnen außerhalb davon. Sie verbinden die Körperorgane und -peripherie mit dem zentralen Nervensystem (→ Abb. 9.1).

Willkürliches und vegetatives Nervensystem

Außerdem unterscheidet man nach der Funktion das **somatische** *(willkürliche)* **Nervensystem,** das v. a. Umwelt- und Körperreize empfängt und verarbeitet sowie Bewegungen steuert, und das **vegetative** *(autonome)* **Nervensystem,** welches hauptsächlich die Funktionen der inneren Organe reguliert. Es ist durch den Willen nur wenig beeinflussbar. Beide sind weder von der Funktion noch vom Aufbau her eindeutig trennbar.

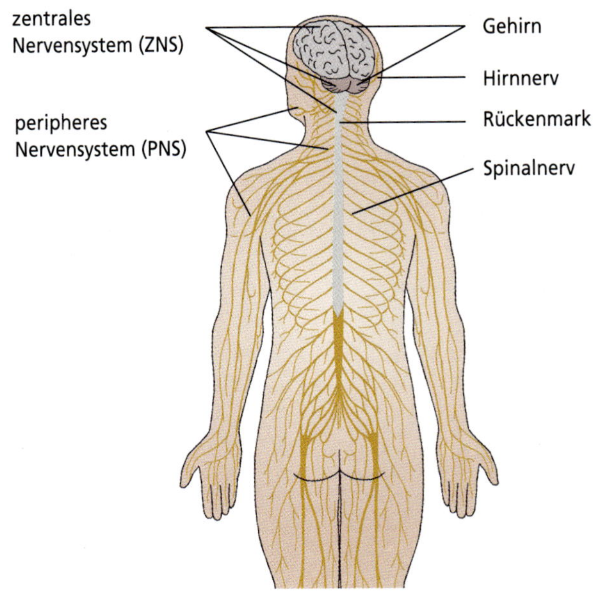

Abb. 9.1 Zentrales und peripheres Nervensystem. Gehirn und Rückenmark gehören zum zentralen, Hirn- und Spinalnerven zum peripheren Nervensystem.

SPICKZETTEL

Nervensystem: Gesamtheit der Nervengewebe. Hochkomplexes System, das letztlich alle Körperfunktionen steuert und die höheren Hirnfunktionen wie Bewusstsein, Sprache ermöglicht. Unterteilt nach

- Lokalisation in **zentrales Nervensystem** (*ZNS* = Gehirn, Rückenmark) und **peripheres Nervensystem** (*PNS* = alle Nervengewebe außerhalb davon)
- Funktion in **somatisches** *(willkürliches)* **Nervensystem,** Aufgabe bewusste Wahrnehmungen und Bewegungen, und **vegetatives** *(autonomes, unwillkürliches)* **Nervensystem,** Aufgabe unbewusste Steuerung der Organtätigkeiten.

9.2 Funktionen des Neurons

Grundelement jeglicher Informationsübertragung und -verarbeitung im Nervensystem ist die *Nervenzelle,* das **Neuron.** Ihre Fähigkeit, Informationen in Form von elektrischen Signalen aufzunehmen, zu verarbeiten und weiterzuleiten, beruht auf elektrischen und biochemischen Vorgängen.

9.2.1 Ruhepotenzial

Wie bei allen lebenden Zellen so besteht auch beim Neuron eine elektrische Spannung (Potenzialdifferenz) über der Zellmembran, das **Membranpotenzial.**

Das Membranpotenzial in Ruhe, **Ruhe(membran)potenzial** genannt (→ Abb. 9.2, → Abb. 9.3), beträgt bei Neuronen in etwa –70 mV wobei das Zellinnere gegenüber dem Extrazellulärraum negativ geladen ist (deshalb –70 mV). Zum Vergleich: eine handelsübliche Batterie hat 1.500 mV = 1,5 V.

Erste Voraussetzung hierfür sind unterschiedliche Ionenkonzentrationen innerhalb und außerhalb der Zelle, die durch die ständig aktive *Natrium-Kalium-Pumpe* aufrechterhalten werden.

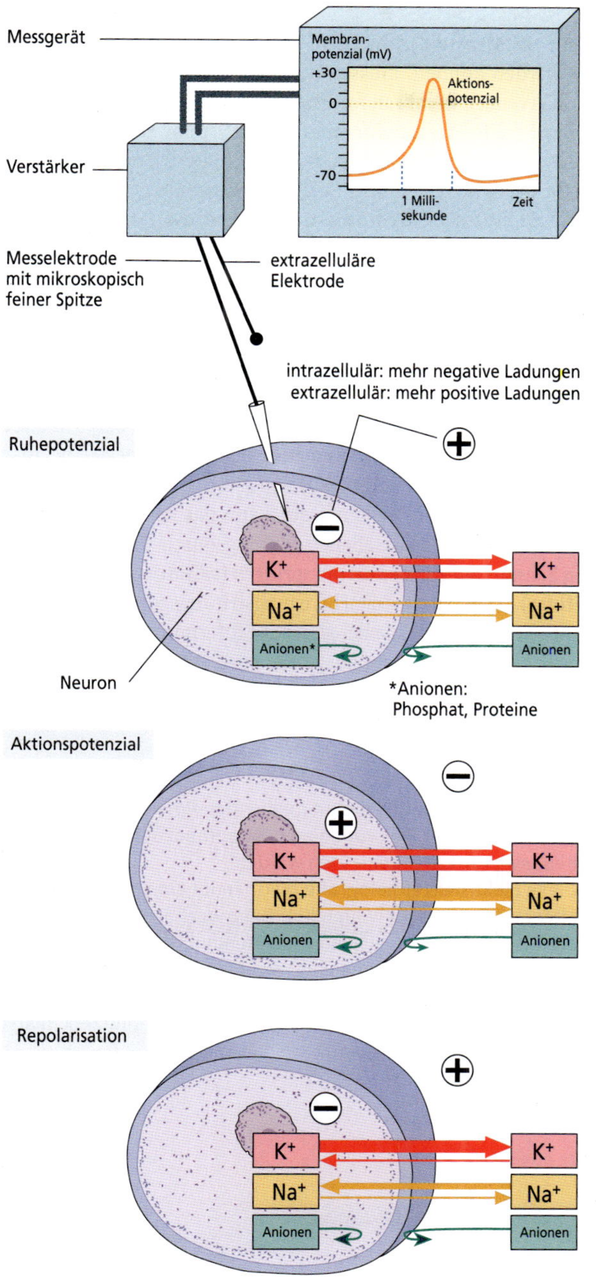

Abb. 9.2 Ladungsverhältnisse an der Zellmembran eines Neurons. Während des Ruhepotenzials, das im Wesentlichen durch Kaliumdiffusion durch die Zellmembran verursacht ist, ist das Zellinnere negativ gegenüber dem Außenraum geladen. Bei ausreichender Reizstärke nimmt plötzlich die Membrandurchlässigkeit für Natrium zu, und ein Aktionspotenzial entsteht. Am Höhepunkt dieser Ladungsumkehr nimmt die Membrandurchlässigkeit für Natrium wieder ab, und es kommt zu einem verstärkten Kaliumausstrom. Die Ladungsverhältnisse kehren sich wieder um (Repolarisation).

Diese pumpt pro Zyklus drei Natrium-Ionen aus der Zelle heraus und zwei Kalium-Ionen in sie hinein, sodass die K^+-Konzentration in der Zelle 40-mal höher als außerhalb ist, die Na^+-Konzentration dagegen außerhalb der Zelle 12-mal höher als innerhalb. Durch diese Konzentrationsunterschiede entstehen *Diffusionskräfte* (→3.5.4), die Kalium-Ionen (K^+) aus der Zelle hinaus- und Natrium-Ionen (Na^+) hineintreiben.

Zweite Voraussetzung des Ruhepotenzials ist die (unterschiedliche) Durchlässigkeit der Zellmembran für Ionen. Im Ruhezustand sind Neurone viel durchlässiger für Kalium- als für Natrium-Ionen. Diese vergleichsweise hohe Durchlässigkeit für Kalium-Ionen lässt die positiv geladenen Kalium-Ionen entlang ihres chemischen Gradienten (Gefälles) durch die Zellmembran nach außen diffundieren, sodass sich außen positive Ladungen anhäufen. Im Zellinneren dagegen entsteht ein Mangel an positiven Teilchen, sodass die negative Ladung überwiegt.

Der Ausstrom von Kalium-Ionen begrenzt sich allerdings selbst: Der zunehmende negative Ladungsüberschuss an der Zellmembran-Innenseite wirkt schließlich einem weiteren Ausstrom von Kalium-Ionen entgegen, da mit steigendem elektrischen Ungleichgewicht (elektrischen Gradienten) ein *Kalium-Ionen-Rückstrom* einsetzt. Schließlich stellt sich ein Gleichgewichtszustand ein, bei dem der Kaliumausstrom genauso groß ist wie der -einstrom.

Negativ geladene Ionen verlassen die Zelle nicht: Entweder können sie die Zellmembran nicht passieren (z. B. Phosphat-Ionen, Eiweiße) oder ihre Konzentration ist im Zellinneren geringer als außen.

9.2.2 Generatorpotenzial

An der Eingangsseite des Neurons (Dendriten und Zellkörper, →5.1) befinden sich spezielle Kontaktstellen, die *Synapsen* (→5.1, →9.3.1). Sobald diese aktiv werden, ändert sich an der Empfängerzelle das Membranpotenzial. Manche Synapsen lassen das Membranpotenzial ansteigen **(Depolarisation),** andere senken es ab **(Hyperpolarisation).** Das Membranpotenzial kann dabei fein abgestuft verschiedene Werte annehmen, je nachdem, wie viele und welche ankommenden Synapsen aktiviert werden. Geht der *Gesamt*effekt in Richtung Depolarisation, spricht man vom **Generatorpotenzial.**

9.2.3 Aktionspotenzial

Wird bei der Depolarisation ein bestimmter Schwellenwert erreicht, wird schlagartig nach dem *Alles-oder-nichts-Gesetz* ein **Aktionspotenzial** ausgelöst: Spannungsaktivierbare Natriumkanäle an der Ausgangsseite des Neurons (Axonhügel und Axon, →5.1) öffnen sich bei Erreichen eines bestimmten Membranpotenzials, die Durchlässigkeit der Nervenzellmembran für Natrium-Ionen nimmt explosionsartig zu. Aufgrund der geringen Na^+-Konzentration und der negativen Ladung im Zellinneren setzt sofort ein starker Na^+-Einstrom in die Zelle ein. Die Ladungsverhältnisse kehren sich um: Jetzt überwiegt an der Innenseite der Membran die positive Ladung, sie beträgt +30 mV. Damit ist das Aktionspotenzial entstanden (→Abb. 9.2, →Abb. 9.3).

An der Eingangsseite des Neurons kann kein Aktionspotenzial entstehen, da (praktisch) keine spannungsaktivierbaren Natriumkanäle vorhanden sind.

Das Aktionspotenzial ist der zweite Schaltzustand („Ein") des Neurons neben dem Ruhepotenzial als Ruhezustand („Aus"). Es wird über das Axon bis zu dessen Synapsen weitergeleitet.

9.2.4 Repolarisation

Damit sich nach einer solchen Signalgebung der Ruhezustand rasch wiederherstellt, nimmt die Leitfähigkeit der Zellmembran für Natrium-Ionen am Höhepunkt einer Depolarisation schnell

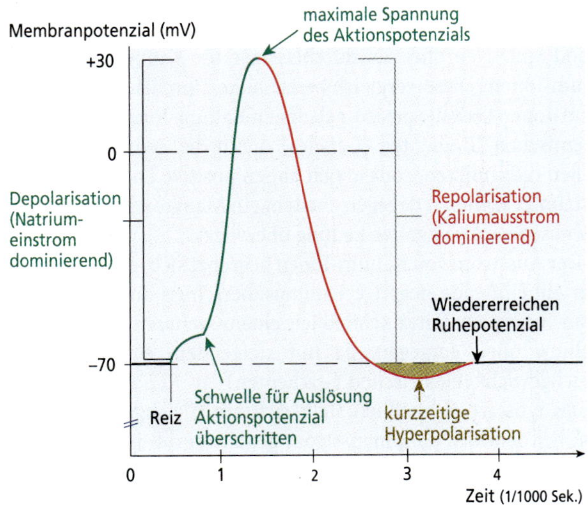

Abb. 9.3 Der Spannungsverlauf an der Zellmembran bei Ablauf eines Aktionspotenzials.

wieder ab, und die Leitfähigkeit für Kalium-Ionen steigt für kurze Zeit sehr stark an. Der Na^+-Einstrom in die Zelle stoppt und Kalium-Ionen strömen aus der Zelle.

Schon nach 1 ms überwiegt an der Innenseite der Membran wieder die negative Ladung, kurzzeitig entsteht sogar eine **Hyperpolarisation** (→ Abb. 9.2, → Abb. 9.3). Danach ist der ursprüngliche Zustand, das Ruhepotenzial, wiederhergestellt. Dieser Vorgang heißt **Repolarisation.**

9.2.5 Refraktärzeit

Während und unmittelbar nach einem Aktionspotenzial ist ein Neuron nicht erneut erregbar. In dieser **Refraktärzeit** *(-phase, -periode)* lösen eintreffende Reize oder Erregungsimpulse aus vorgeschalteten Neuronen kein weiteres Aktionspotenzial aus, da sich die spannungsaktivierbaren Natrium-Ionenkanäle nicht öffnen können. Die Refraktärzeit schützt die Neuronen vor Dauererregung und verhindert, dass das Aktionspotenzial auf dem Axon in Richtung Zellkörper zurückwandert.

SPICKZETTEL

Ruhe(membran)potenzial: Elektrische Spannung zwischen Zellinnerem und -äußerem in Ruhe („Aus"-Zustand) infolge unterschiedlicher Ionenkonzentrationen innerhalb und außerhalb der Zelle. Bei einem Neuron (Nervenzelle) -70 mV, d. h. das Zellinnere ist leicht negativ geladen.
Aktionspotenzial: Änderung des Membranpotenzials mit schneller, kurzzeitiger Ladungsumkehr bei erregbaren Zellen (Zellinneres positiv, „Ein"-Zustand). Grundlage der Informationsweiterleitung.
Erregungsablauf:

- **Reiz**
- → **Generatorpotenzial** (langsame **Depolarisation** = Änderung des Membranpotenzials zu weniger negativen Werten hin)
- → bei einem Schwellenwert Auslösung eines **Aktionspotenzials** mit schneller weiterer Depolarisation, kurzzeitiger Ladungsumkehr
- → **Repolarisation** zum Ruhepotenzial.

9.2.6 Fortleitung von Nervensignalen

Damit Informationen in Form von Aktionspotenzialen übermittelt werden können, müssen diese von ihrem Entstehungsort an der Nervenzellmembran fortgeleitet werden.

Ein bereits erregter Membranabschnitt hat gegenüber seinem noch unerregten benachbarten Membranbezirk eine entgegengesetzte elektrische Ladung (+30 mV gegenüber −70 mV). Dies führt zu einem **elektrotonischen Stromfluss** (Stromfluss durch Ladungsausgleich) vom positiven in den negativen Bereich, der jedoch schnell verebbt und für die beim Menschen nötige Entfernung nicht reicht.

Der Stromfluss depolarisiert aber die benachbarte Axonmembran so stark, dass wiederum ein Aktionspotenzial entsteht. So pflanzt sich das Aktionspotenzial *schrittweise* über das gesamte Axon bis zum nächsten Neuron fort. Diese mit ca. 0,5–3 m/s recht langsame **kontinuierliche Erregungsleitung** findet sich bei marklosen Nervenfasern (→ Abb. 9.4).

Bei markhaltigen Nervenfasern kann das Aktionspotenzial infolge der guten elektrischen Isolierung durch die Markscheiden von Schnürring zu Schnürring *springen* **(saltatorische Erregungsleitung).** Dies spart Zeit (Erregungsleitungsgeschwindigkeit bis 80 m/s) und Energie, da bei gleicher Entfernung weniger Zeit kostende Aktionspotenziale ausgelöst und weniger Ionen aktiv zurückgepumpt werden müssen (→ Abb. 9.4). Dieser Vorgang ist bei der multiplen Sklerose gestört (→ 5.5.3).

MEDIZIN

Die mit der Hirntätigkeit einhergehenden Potenzialveränderungen können über Elektroden an der Kopfhaut schmerz- und nebenwirkungsfrei gemessen werden.
Diese **Elektroenzephalografie** *(EEG)* ergibt ein aktivitäts- und altersabhängiges Wellenmuster: Beim wachen Menschen sind die Wellen schneller als beim schlafenden (→ Abb. 9.5), bei Kindern und Jugendlichen langsamer und unregelmäßiger als bei Erwachsenen.
Bei bestimmten Erkrankungen ist dieses Wellenmuster typisch verändert (z. B. *spikes and waves* bei Epilepsie).

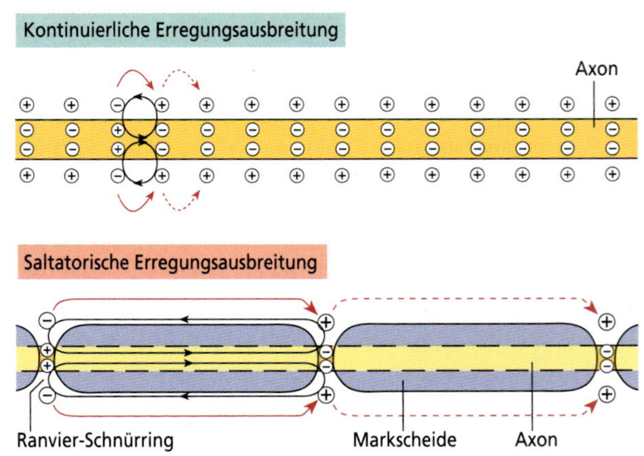

Abb. 9.4 Oben kontinuierliche Erregungsausbreitung einer marklosen Nervenfaser, unten saltatorische Erregungsausbreitung einer markhaltigen Nervenfaser. Die schwarzen Pfeile bezeichnen den elektrotonischen Stromfluss, die roten die Fortbewegung des Aktionspotenzials.

Epilepsie

Bei **epileptischen** *(zerebralen)* **Anfällen** kommt es zu einer unkontrollierten, synchronisierten Nervenzellaktivität in einem bestimmten Gehirngebiet (alle Nervenzellen feuern gewissermaßen gleichzeitig). Die Beschwerden im Anfall hängen von der Funktion des betroffenen Hirnareals ab. Bekannteste Form ist der **Grand-Mal-Anfall** mit Bewusstseinsverlust und Zuckungen der Extremitäten.

Bei der **Epilepsie** treten epileptische Anfälle mehrfach ohne besondere Auslöser wie eine Gehirnentzündung auf.

SPICKZETTEL

Kontinuierliche Erregungsleitung: Langsame Erregungsleitung durch „Wandern" des Aktionspotenzials entlang der Nervenzellmembran bei marklosen Nervenfasern.
Saltatorische Erregungsleitung: Schnelle Erregungsleitung durch „Springen" des Aktionspotenzials von Schnürring zu Schnürring bei markhaltigen Nervenfasern.

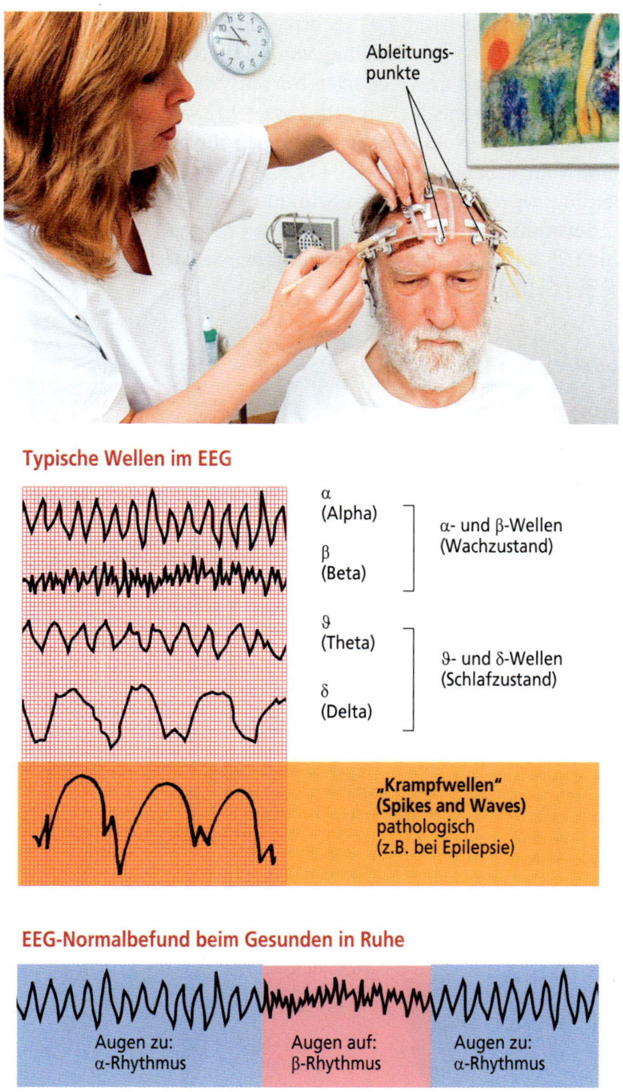

Abb. 9.5 EEG (Elektroenzephalografie). Über Kopfhautelektroden lassen sich elektrische Spannungen der Hirnrinde aufzeichnen. Die noch schnelleren γ-Wellen (bei Konzentration) sind im normalen EEG-Ausdruck nicht zu erkennen. [Foto: K115]

9.3 Zusammenarbeit von Neuronen

9.3.1 Erregungsüberleitung an den Synapsen

Informationen müssen nicht nur innerhalb eines Neurons weitergegeben werden, sondern auch an andere Zellen. Dies geschieht an den **Synapsen** (→ Abb. 9.6, → Abb. 9.7, → Abb. 9.8).

Synapsen verbinden meist Neurone miteinander (in der Regel das Axon eines Neurons mit Dendriten eines anderen Neurons), aber auch Neurone mit Muskel- oder Drüsenzellen. Die Synapse zwischen einem Axon und einer Muskelzelle heißt **motorische Endplatte** (→ 6.3.5, → Abb. 6.12).

Aufbau einer (chemischen) Synapse

Die meisten Synapsen des Menschen sind *chemische* Synapsen. *Elektrische* Synapsen, bei denen spezielle Kontaktstrukturen die Zellen elektrisch miteinander koppeln, sind selten.
Chemische Synapsen bestehen aus drei Anteilen (→ Abb. 9.7):

- Dem **präsynaptischen Endknopf.** Das Axon des **präsynaptischen Neurons** (*prä* = vor) ist vielfach verzweigt und an den „Zweigenden" zu präsynaptischen Endknöpfen aufgetrieben. Diese enthalten **synaptische Bläschen** mit **Neurotransmittern** (Überträgerstoffe, → 9.3.2)
- Der **postsynaptischen Membran** der nachgeschalteten **postsynaptischen Zelle** (*post* = nach). Sie beinhaltet die Rezeptoren für die Transmitter
- Dem **synaptischen Spalt** zwischen prä- und postsynaptischer Zelle. Dieser ist mit Extrazellulärflüssigkeit gefüllt.

Funktion einer Synapse

Trifft an den Endaufzweigungen des präsynaptischen Axons ein Erregungsimpuls ein, so werden dort kalziumabhängig **Neurotransmitter** (*Überträgerstoffe* für die synaptische Informationsübermittlung) aus den synaptischen Bläschen in den synaptischen Spalt freigesetzt. Die Neurotransmitter binden an die Rezeptoren der postsynaptischen Membran. Dadurch verändern sich an der postsynaptischen Membran Ionenkanäle und damit die Membranleitfähigkeit, ein **postsynaptisches Potenzial** entsteht:

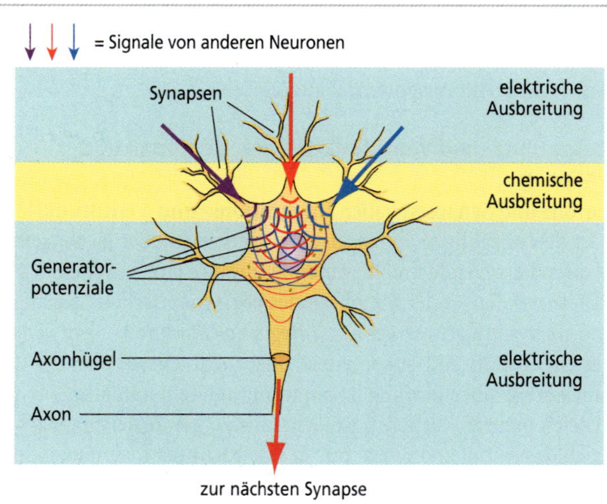

Abb. 9.6 Erregungsweiterleitung. Die am Axon elektrisch fortgeleitete Erregung wird an der Synapse chemisch übertragen. An der Membran des nachgeschalteten Neurons werden die eingegangenen Informationen zunächst als Generator- und dann als Aktionspotenzial wieder elektrisch weitergeleitet.

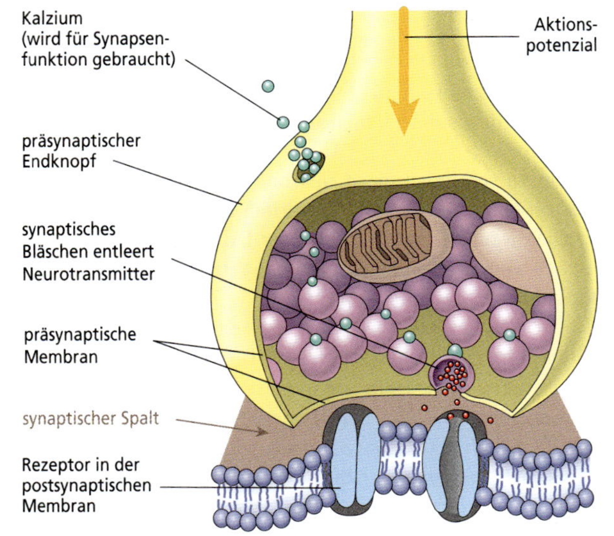

Abb. 9.7 Aufbau einer Synapse. Bei Erregung werden die in den synaptischen Bläschen gespeicherten Neurotransmitter in den synaptischen Spalt freigesetzt. Auf der postsynaptischen Membran befinden sich Rezeptoren, an die sich der Transmitter anheftet.

- Bei **erregenden Synapsen** *depolarisiert* der Neurotransmitter die postsynaptische Membran (*erregendes postsynaptisches Potenzial,* **EPSP**)
- An **hemmenden Synapsen** wirkt der Transmitter *hyperpolarisierend,* d. h. er senkt das Ruhepotenzial weiter zum Negativen ab und vermindert die Erregbarkeit an der postsynaptischen Membran (*inhibitorisches postsynaptisches Potenzial,* **IPSP**).

Nach der Reaktion mit dem Rezeptor diffundiert der Neurotransmitter weg oder wird rasch wieder inaktiviert, indem er von Enzymen abgebaut oder in den präsynaptischen Endknopf zurücktransportiert wird.

Die einmalige Aktivität einer einzelnen erregenden Synapse reicht in aller Regel nicht zur Auslösung eines Aktionspotenzials. Nur wenn mehrere Impulse aus einer Synapse kurz hintereinander **(zeitliche Summation)** *oder* Impulse mehrerer Synapsen gleichzeitig **(räumliche Summation)** am postsynaptischen Neuron ankommen, wird das Generatorpotenzial ausreichend stark, um ein Aktionspotenzial auszulösen.

Integrations- und Ventilfunktion von Neuronen und Synapsen

Neurone und Synapsen haben **Integrations- und Ventilfunktion:**

- An den unzähligen Synapsen eines Nervenzelloberfläche treffen laufend erregende und hemmende Impulse ein (→ Abb. 9.8). Diese werden an der Membran des postsynaptischen Neurons zu *einer* Antwort verrechnet *(Integrationsfunktion)* – entweder es entsteht ein Aktionspotenzial oder nicht. Diese Form der Informationsübermittlung ist am wenigsten fehleranfällig.
- Gleich mehrere Sicherungsmechanismen gewährleisten, dass sich das Aktionspotenzial nur in *eine* Richtung fortpflanzt *(Ventilfunktion).* Zellkörper und Dendriten haben kaum oder keine spannungsgesteuerten Natriumkanäle, die Refraktärzeit verhindert ein „Zurücklaufen" des Aktionspotenzials, und auch die Synapse ist eine Einbahnstraße, da die präsynaptische Membran keine Rezeptoren für die Transmitter besitzt.

9.3.2 Neurotransmitter und Neuropeptide

Neurotransmitter sind Botenstoffe, welche vom präsynaptischen Neuron freigesetzt werden und *erregend* oder *hemmend* auf die postsynaptische Membran wirken. Sie sind wesentlich an der Steuerung von Organfunktionen, Befinden und Verhalten beteiligt.

Klassische Neurotransmitter

Die **klassischen Neurotransmitter** sind – abgesehen vom Azetylcholin – Aminosäuren oder leiten sich von diesen ab.

Der wohl häufigste erregende Transmitter im ZNS ist die Aminosäure **Glutamat.** Sie ist z. B. an Lern- und Gedächtnisfunktionen beteiligt.

Auch **Azetylcholin** wirkt grundsätzlich erregend auf die nachgeschalteten Zellen. Es ist der Neurotransmitter für die Übertragung des Nervensignals vom efferenten Neuron auf den Muskel, wirkt also klassischerweise an der motorischen Endplatte (→ Abb. 6.12). Darüber hinaus spielt es eine große Rolle im vegetativen Nervensystem (→ 9.13). Azetylcholin wird durch das Enzym **Azetylcholinesterase** rasch wieder abgebaut.

Noradrenalin wirkt v. a. als erregender Neurotransmitter. Im ZNS ist es z. B. an der Steuerung von Aufmerksamkeit und Wachheit beteiligt und im vegetativen Nervensystem verwenden es die efferenten Neurone des Sympathikus (→ 9.13) als Überträgerstoff.

Zudem wird Noradrenalin zusammen mit Adrenalin als Hormon vom Nebennierenmark (→ 11.6.5) ausgeschüttet, erreicht allerdings wegen der Blut-Hirn-Schranke (→ 5.5.2) nicht das ZNS.

Serotonin hat zahlreiche periphere und zentrale Wirkungen. Im ZNS soll es die Körpertemperatur, den Schlaf und auch Aspekte des Gefühlslebens regeln.

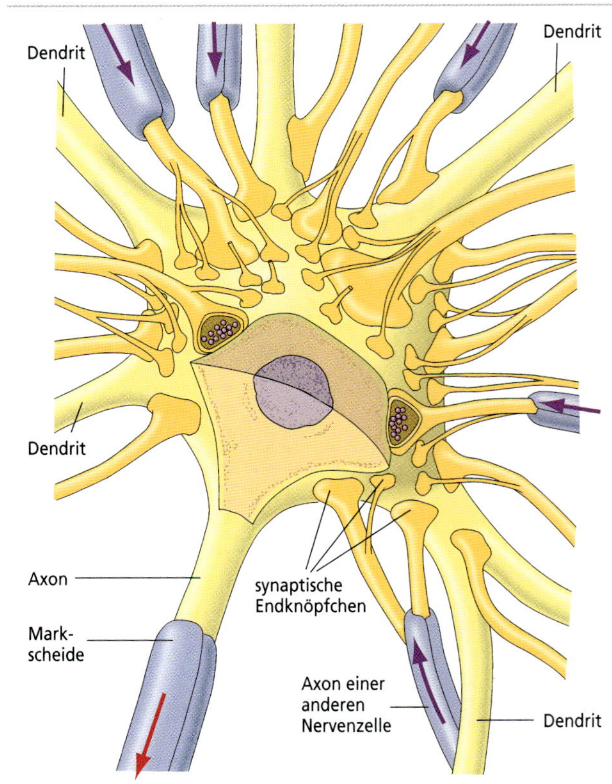

Abb. 9.8 Oberfläche eines Nervenzellkörpers im ZNS.

Dopamin ist ebenfalls ein erregender Neurotransmitter, der emotionale und geistige Reaktionen sowie Bewegungsentwürfe mit steuert.

Zahlreiche Synapsen im Zentralnervensystem benutzen als Neurotransmitter *Gamma-Aminobuttersäure,* kurz **GABA.** Die postsynaptischen Zellen werden durch GABA *hyperpolarisiert,* d. h. es handelt sich um einen hemmenden Neurotransmitter.

MEDIZIN

Viele neurologische und psychiatrische Erkrankungen sind durch Veränderungen im Neurotransmitterhaushalt (mit) verursacht:

- Ein Mangel an Noradrenalin und Serotonin im ZNS gilt als eine Ursache von **Depressionen**
- Das bei Kindern häufige **Aufmerksamkeits-Defizit-Hyperaktivitäts-Syndrom** *(ADHS)* mit Störungen der Konzentration und der Impulskontrolle sowie oft motorischer Unruhe wird v. a. mit dem Dopaminhaushalt in Verbindung gebracht
- Das vornehmlich bei älteren Menschen auftretende **Parkinson-Syndrom** ist durch einen Untergang Dopamin produzierender Neurone im Mittelhirn bedingt. Leitsymptome sind Störungen des normalen Bewegungsablaufs (*Hypo-/Akinese* = Bewegungsarmut, *Rigor* = erhöhter Muskeltonus, *Tremor* = Zittern)
- Auch bei der **Schizophrenie** wird eine Funktionsstörung des Dopaminsystems vermutet
- Bei der Entstehung der **Migräne** könnte der Serotoninhaushalt beteiligt sein.

Entsprechend greifen die meisten Psychopharmaka (aber auch einige Migränemedikamente) in den Neurotransmitterhaushalt ein.

Kotransmitter

Kotransmitter sind Substanzen, z. B. Neuropeptide, die gemeinsam mit Neurotransmittern freigesetzt werden, meist aber erst bei stärkerer Aktivierung der Synapse. Sie führen nicht zu einem postsynaptischen Potenzial, sondern schwächen oder verstärken für Sekunden bis Minuten die Wirksamkeit der klassischen Neurotransmitter. Diese Veränderung der *Effektivität* der synaptischen Übertragung über einen vergleichsweise langen Zeitraum heißt auch **Neuromodulation** und ist z. B. für Lernprozesse von Bedeutung.

Neuropeptide

Neuropeptide *(neuroaktive Peptide)* sind ebenfalls von Nervenzellen synthetisierte Botenstoffe. Als Aminosäureketten sind sie deutlich größer als die meisten klassischen Neurotransmitter.

- Neuropeptide wirken zum einem als Kotransmitter bzw. Neuromodulatoren, d. h. in ihrer unmittelbaren Umgebung (→ 11.1)
- Zum anderen können sie als **Neurohormone** *(neurosekretorische Peptidhormone)* über das Blut im ganzen Körper verteilt werden und wirken.

Viele Neuropeptide wurden zudem nicht im Nervensystem, sondern v. a. im Magen-Darm-Trakt zuerst entdeckt. Aus diesen Gründen werden sie oft zwischen den (klassischen) Neurotransmittern und den Hormonen eingeordnet.

Neuropeptide sind z. B. an der Steuerung von Hunger, Schlaf, Sexualtrieb, an Gefühlen und Schmerzempfindung beteiligt.

Die bekanntesten neuromodulatorisch wirkenden Neuropeptide sind die *körpereigenen Opioide* oder **Endorphine.** Sie binden wie Morphin und andere körperfremde Opiate (z. B. Heroin) an verschiedene Opiatrezeptoren in den Membranen schmerzvermittelnder Neurone und modulieren im ZNS die Schmerzaufnahme und -wahrnehmung (→ 10.3). Außerdem sind Endorphine am Zustandekommen von Glücksgefühlen beteiligt, aber auch an den „Rauschwirkungen" von Drogen.

Weitere Neuropeptide sind z. B. **Substanz P, Neuropeptid Y, Neurotensin** und **Calcitonin Gene-Related Peptide** *(CGRP).* Sie spielen u. a. bei der Schmerzwahrnehmung und der Magen-Darm-Tätigkeit eine Rolle.

SPICKZETTEL

(Chemische) Synapse: Spezielle Kontaktstelle v. a. zwischen Neuronen oder einem Neuron und einer Muskelzelle **(motorische Endplatte)** zur Weitergabe eines Aktionspotenzials. Zusammengesetzt aus

- **Präsynaptischem Neuron** mit **präsynaptischen Endknöpfen,** welche **synaptische Bläschen** mit **Neurotransmittern** enthalten. Bei Eintreffen eines Aktionspotenzials am präsynaptischen Endknopf werden die Neurotransmitter freigesetzt
- **Synaptischem Spalt** zwischen prä- und postsynaptischer Zelle
- **Postsynaptischer Zelle** mit **postsynaptischer Membran.** Binden die Neurotransmitter an dort befindliche Rezeptoren, ändert sich das Membranpotenzial (De- oder Hyperpolarisation).

Neurotransmitter: Überträgerstoff im Nervensystem, z. B. Azetylcholin, Dopamin, Glutamat, Noradrenalin.

9.4 Überblick über das Gehirn

Das **Gehirn** *(Encephalon)* ist die „oberste Steuerzentrale" des Nervensystems. Es wiegt beim Erwachsenen etwa 1.300–1.400 g und wird üblicherweise gegliedert in (→ Abb. 9.9, → Abb. 9.10):

- Großhirn (→ 9.5)
- Zwischenhirn (→ 9.6)
- Mittelhirn (→ 9.7.1)
- Brücke (→ 9.7.2)
- Verlängertes Mark (→ 9.7.3)
- Kleinhirn (→ 9.8).

Mittelhirn, Brücke und verlängertes Mark bilden zusammen den **Hirnstamm.**

SPICKZETTEL

Gehirn *(Encephalon):* Im Schädel liegender Teil des zentralen Nervensystems (ZNS). Übergeordnetes Steuerzentrum. Unterteilt in **Hirnstamm** (aus **verlängertem Mark, Brücke, Mittelhirn), Kleinhirn, Zwischenhirn** und **Großhirn.**

9.5 Großhirn

9.5.1 Aufbau des Großhirns

Das **Großhirn** *(Cerebrum, Endhirn, Telencephalon)* liegt direkt unter der knöchernen Schädelkalotte und stülpt sich als größter Hirnabschnitt wie der Hut eines Pilzes über Mittel- und Zwischenhirn.

Das Großhirn ist der Sitz aller bewussten Empfindungen und Handlungen und der höheren Hirnfunktionen.

Furchen und Lappen

Die äußere Oberfläche des Großhirns ist geprägt durch zahlreiche **Windungen** (*Gyri,* Sing. *Gyrus*) und **Furchen** (*Sulci,* Sing. *Sulcus*). Besonders tiefe Furchen heißen **Fissuren.**

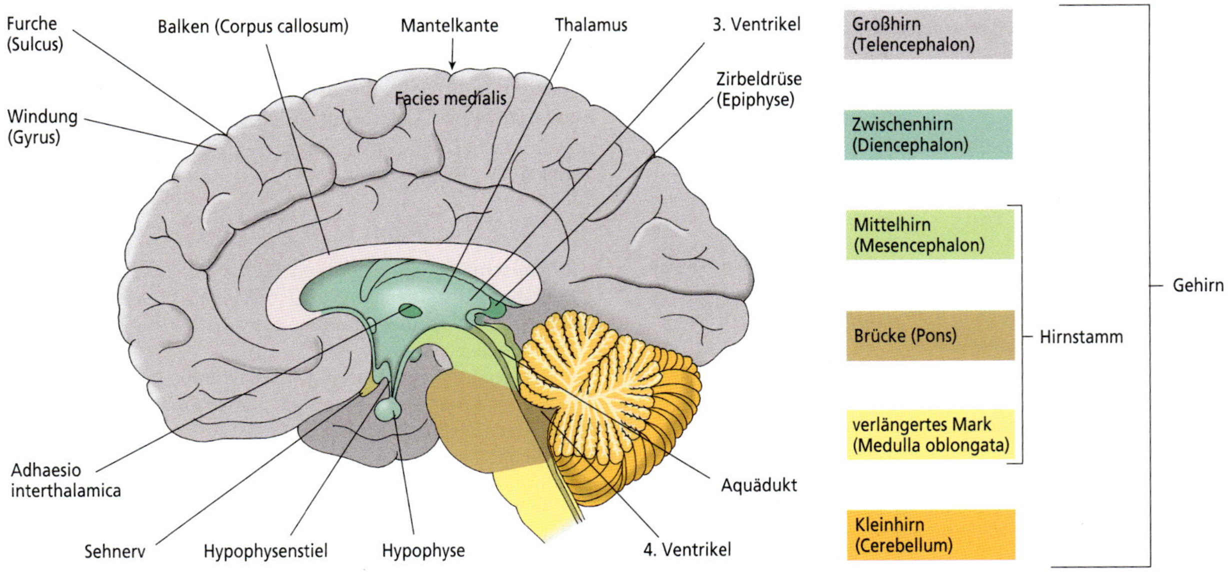

Abb. 9.9 Sagittalschnitt durch das Gehirn.

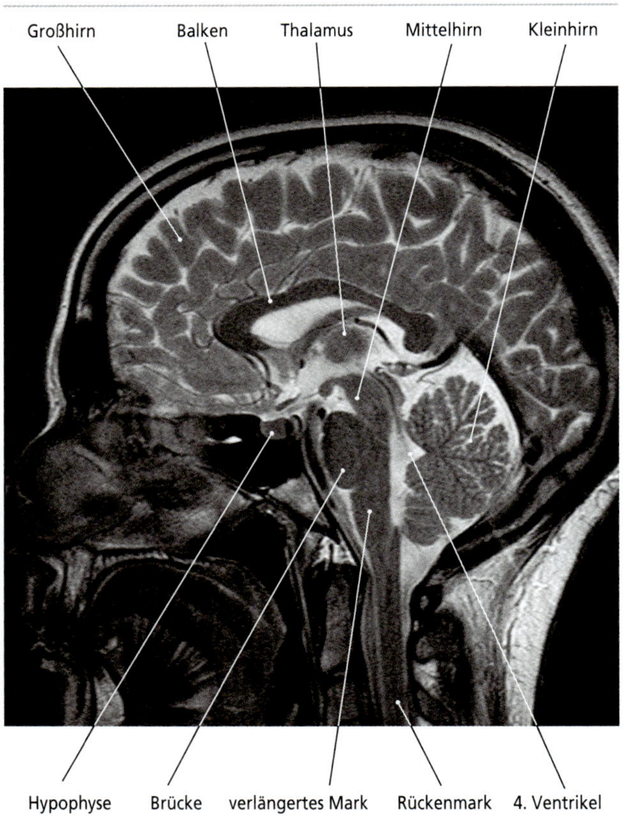

Abb. 9.10 Kernspintomogramm des Kopfes [S007-3-23]

Die augenfälligste, von vorne nach hinten verlaufende **Längsfurche** *(Fissura longitudinalis)* teilt das Großhirn in zwei Hälften, die rechte und die linke **Großhirnhemisphäre.** Nur in der Tiefe sind beide durch ein breites, quer verlaufendes Fasersystem, den **Balken** *(Corpus callosum),* miteinander verbunden.

Neben der großen Längsfurche gibt es noch weitere Fissuren, die jede Großhirnhemisphäre in vier **Großhirnlappen** (*Lobi*, Sing. Lobus) unterteilen (→ Abb. 9.11):

- Die **Zentralfurche** *(Sulcus centralis)* bildet eine markante Trennungslinie zwischen **Stirnlappen** *(Lobus frontalis)* und **Scheitellappen** *(Lobus parietalis)*
- Die **seitliche Großhirnfurche** *(Sulcus lateralis)* trennt den **Schläfenlappen** *(Lobus temporalis)* vom Scheitellappen ab
- Die **Scheitel-Hinterhaupt-Furche** *(Sulcus parieto-occipitalis)* begrenzt den **Hinterhauptlappen** *(Lobus occipitalis)* nach vorn.

Graue Substanz des Großhirns

Die **Großhirnrinde** *(Cortex cerebri),* eine dünne Schicht aus *grauer Substanz* (→ Abb. 9.14), bedeckt die gesamte Großhirnoberfläche. Sie enthält 70 % aller Neuronen des Gehirns, angeordnet überwiegend in sechs Schichten. Dabei liegen Verbände von Neuronen mit ähnlichen Funktionen in *Rindenfeldern* beieinander (→ 9.5.2).

Weitere „graue" Nervenzellanhäufungen liegen in der Tiefe des Großhirns inmitten der weißen Substanz. Diese werden als **Großhirnkerne** bezeichnet, z. B. die Basalganglien (→ 9.5.5).

GERIATRIE

Bei der **Demenz** kommt es durch Absterben von Neuronen zum fortschreitenden Verlust v. a. von Großhirnfunktionen. Die häufigste Form, die **Alzheimer-Demenz,** betrifft meist ältere Menschen (→ 22.5.4). Sie beginnt mit Gedächtnisstörungen und führt nach Jahren zu Pflegebedürftigkeit und schließlich Tod.

Weiße Substanz des Großhirns

Die Gesamtheit der weißen Substanz des Großhirns bildet das **Großhirnmark** *(Marklager)* in der Tiefe unter der Großhirnrinde. Die Nervenfaserbündel verbinden verschiedene Hirnabschnitte:

- **Kommissurenbahnen** verlaufen quer und verbinden linke und rechte Großhirnhemisphäre. Die mächtigste Kommissurenbahn ist der erwähnte Balken (→ Abb. 9.9)

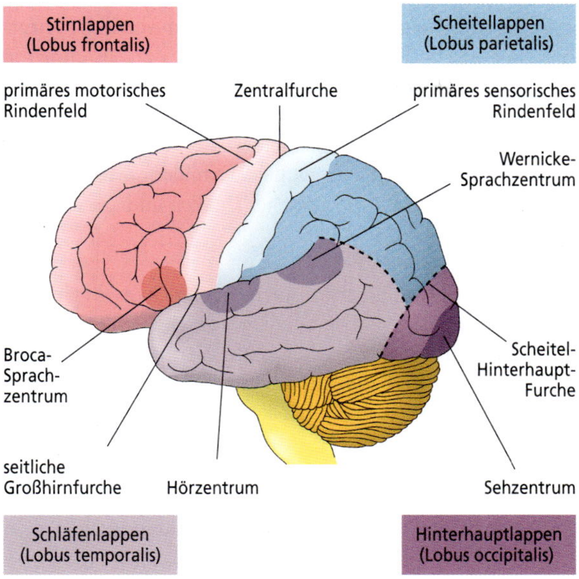

Abb. 9.11 Hirnlappen des Großhirns mit ihren primären und sekundären sensorischen und motorischen Rindenfeldern. Seitenansicht.

- **Assoziationsbahnen** (*assoziieren* = verbinden) leiten Impulse innerhalb einer Hemisphäre hin und her
- **Projektionsbahnen** verbinden das Großhirn mit tiefer gelegenen Gehirnabschnitten und dem Rückenmark.

9.5.2 Rindenfelder des Großhirns

Wie erwähnt liegen Verbände von Neuronen mit ähnlicher Funktion in **Rindenfeldern** zusammen. Diese können äußerlich nicht voneinander unterschieden werden.

Motorische Rindenfelder steuern die Skelettmuskulatur. Die *motorischen* Nervenzellimpulse laufen von der Hirnrinde weg zum Muskel; sie sind demnach *efferent* (→ 9.1.1). In **sensorischen Rindenfeldern** werden die Sinneseindrücke verarbeitet, die von den Sinnessensoren aufgenommen und zum Gehirn geleitet werden; die *sensorischen* Neurone sind also *afferent.*

Eine andere Einteilung unterscheidet primäre und sekundäre Rindenfelder sowie Assoziationsfelder: Ein **primäres Rindenfeld** steht direkt, also über „Punkt-zu-Punkt-Verbindungen", mit peripheren Körperteilen in Verbindung. In den **sekundären Rindenfeldern** sind Erfahrungen und Gedächtnisbilder gespeichert. Die **Assoziationsfelder** verknüpfen („assoziieren") verschiedene Rindenfelder miteinander und ermöglichen die Zusammenführung und Interpretation komplexer Sinneseindrücke.

Primäre Rindenfelder

Der Großteil des **primären motorischen Rindenfelds** befindet sich in der vor der Zentralfurche liegenden Hirnwindung, der **vorderen Zentralwindung** *(Gyrus precentralis).* Hier liegen alle Neurone für die Steuerung bewusster Bewegungen auf engem Raum beieinander, wobei jede Körperregion auf einem eigenen Abschnitt repräsentiert wird. Die Größe des motorischen Rindenfelds richtet sich dabei nicht nach der Größe des dazugehörigen Körperteils, sondern nach der Differenziertheit an Bewegungsmustern, die dieser Körperteil ausführt (z. B. ist das Rindenfeld für die Hände wesentlich größer als das für den Rumpf). Würde man diese Körperregionen auf den Hirnrindenabschnitten „nachzeichnen", ergäbe sich ein Menschlein mit bizarren Proportionen **(Homunkulus),** weil die feinmotorischen Körperteile überrepräsentiert sind (→ Abb. 9.12).

Das **primäre sensorische Rindenfeld** für die bewussten Empfindungen liegt in der Hirnwindung hinter der Zentralfurche, der **hinteren Zentralwindung** *(Gyrus postcentralis).* Es erhält seine Informationen von den peripheren Sinnessensoren (z. B. in Haut, Muskeln, Gelenken, inneren Organen). Auch die Größe eines sensorischen Rindenfelds wird nicht von der Größe des Körperteils bestimmt, von dem es Informationen erhält, sondern von der Anzahl und Empfindlichkeit der dort befindlichen Sinnessensoren. So ist das sensorische Rindenfeld für die Lippen größer als das für die Rumpfhaut. Entsprechend könnte man auch hier wieder auf der Hirnrinde einen seltsamen Homunkulus „rekonstruieren" (→ Abb. 9.12).

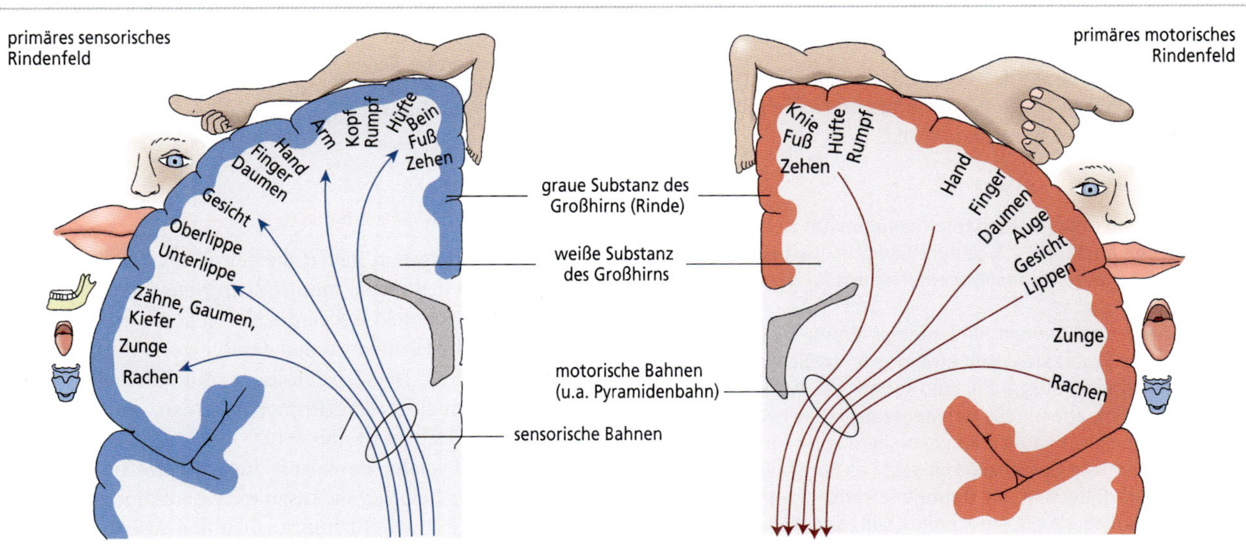

Abb. 9.12 Homunkulus im Bereich des primären sensorischen (links) und primären motorischen Rindenfeldes (rechts). In beiden Fällen steht das Körperschema „auf dem Kopf".

Sekundäre Rindenfelder

Die primären motorischen Rindenfelder senden willkürliche Impulse zu den quergestreiften Muskeln. Dazu erhalten sie von **sekundären motorischen Rindenfeldern** Informationen, wie der Bewegungsablauf früher am günstigsten erfolgt ist und jetzt ebenfalls zweckmäßigerweise zu erfolgen hat. Das sekundäre motorische Rindenfeld ist also ein dem primären Feld übergeordnetes Koordinations- und Gedächtniszentrum. Ein Beispiel ist das **Broca-Sprachzentrum** im seitlichen unteren Stirnlappen, das die einzelnen Bewegungen der Kehlkopf-, Lippen- und Zungenmuskeln beim Sprechen koordiniert. Es ist bei 90 % der Rechtshänder und 60 % der Linkshänder in der linken Hemisphäre lokalisiert.

Vergleichbar stehen die primären sensorischen Rindenfelder mit **sekundären sensorischen Rindenfeldern** in Verbindung. Dort sind Erfahrungen über frühere Empfindungen gespeichert, sodass neu eintreffende Sinneseindrücke damit verglichen, erkannt und gedeutet werden können.

Rindenfelder der Sinnesorgane

Während die Informationen des Geschmackssinnes ebenfalls in der hinteren Zentralwindung enden, werden die Empfindungen aus den großen Sinnesorganen Sehen, Hören und Riechen speziellen Rindenfeldern außerhalb der hinteren Zentralwindung zugeleitet.

Das **Sehzentrum** liegt im Hinterhauptlappen (→ Abb. 9.11). In der **primären Sehrinde** endet die Sehbahn. In der **sekundären Sehrinde** werden die Bilder weiterverarbeitet, z. B. mit früheren optischen Eindrücken verglichen, sodass das Gesehene nicht nur wahrgenommen („große Frau mit Locken und weißem Kittel"), sondern auch identifiziert („Stationsleiterin Helga Lehmann") werden kann. Zu den sekundären Sehzentren gehört auch das **Lesezentrum** im hinteren Scheitellappen.

Das **Hörzentrum** ist im Schläfenlappen (→ Abb. 9.11) direkt unterhalb der seitlichen Großhirnfurche lokalisiert. Im **primären Hörzentrum** endet die Hörbahn. Das **sekundäre Hörzentrum** ermöglicht die Identifizierung der Höreindrücke. Für das *Sprachverständnis* ist ein besonderes Rindenfeld im hinteren seitlichen Schläfen- und angrenzenden Scheitellappen identifiziert worden, das **Wernicke-Sprachzentrum.** Das Wernicke-Sprachzentrum ist mit dem sekundären Hörzentrum verbunden und arbeitet eng mit dem Broca-Sprachzentrum zusammen.

Die Informationen des Geruchssinnes enden in entwicklungsgeschichtlich älteren Teilen der Großhirnrinde, die mit dem limbischen System (→ 9.5.6) verknüpft sind.

MEDIZIN

Schädigungen primärer Rindenfelder führen oft zu eng umschriebenen Ausfällen, z. B. einer Handlähmung bei Läsion des primären motorischen Rindenfelds, das für die Motorik der Hand „zuständig" ist.
Schädigungen sekundärer Rindenfelder führen hingegen zu komplexeren Problemen: Fällt etwa das Broca-Sprachzentrum z. B. durch einen Schlaganfall aus, können die Muskeln zwar bewegt werden, aber die Sprachsteuerung ist so beeinträchtigt, dass Sprechen kaum oder gar nicht möglich ist. Bei Läsion des Wernicke-Sprachzentrums ist das Sprachverständnis schwer gestört, der bzw. die Betroffene spricht zwar flüssig und verständlich, das Gesprochene ergibt aber keinen Sinn. Man spricht von **motorischer** bzw. **sensorischer Aphasie.**

Assoziationsfelder

Die **Assoziationsfelder** machen einen großen Anteil der Hirnrinde aus. Sie dienen der *Integration* (das heißt der Zusammenführung und weiteren Verarbeitung) von Sinneseindrücken und motorischen Handlungsentwürfen. Durch die Verbindungen der verschiedenen sensorischen Rindenfelder aller Sinne untereinander sowie zu den motorischen Rindenfeldern bilden sie die Grundlage für viele Hirnleistungen wie logisches Denken und Kreativität.

Hemisphärenasymmetrie

Rechte und linke Großhirnhemisphäre sind nicht exakt gleichwertig. Viele sprachliche und sprachnahe Fähigkeiten, etwa Sprachverständnis, Sprechen, Schreiben und Lesen, sind bei über 95 % der Rechtshänder und 70 % der Linkshänder in der linken Großhirnhemisphäre „lokalisiert". Für komplexe räumliche Aufgaben hingegen ist eher die rechte Großhirnhemisphäre „zuständig". Auch bei Gedächtnis und Gefühlen lassen sich gewisse Unterschiede ausmachen.

Die Ursache dieser **Hemisphärenasymmetrie** ist bislang unklar. Sie entsteht bereits sehr früh. Bei Gehirnschädigung im Baby- oder Kleinkindalter können die Funktionen aber von der anderen Hemisphäre übernommen werden.

SPICKZETTEL

Großhirn *(Cerebrum, Endhirn, Telencephalon):* Größter, unmittelbar unter der Schädelkalotte liegender Gehirnteil. Strukturelle Grundlage bewusster Wahrnehmungen und Bewegungen und der höheren Hirnleistungen.
Von außen in zwei **Großhirnhemisphären** geteilt, getrennt durch die **Längsfurche** *(Fissura longitudinalis),* jeweils mit **Stirnlappen** *(Lobus frontalis),* **Scheitellappen** *(Lobus parietelis),* **Schläfenlappen** *(Lobus temporalis)* und **Hinterhauptlappen** *(Lobus occipitalis).*
Innerer Aufbau aus
- **Großhirnrinde.** Graue Substanz an der Oberfläche, in **Furchen** und **Windungen** gelegt. Funktionell in **Rindenfelder** aufgeteilt
- **Großhirnmark** *(Marklager).* Weiße Substanz unter der Großhirnrinde, unterschieden in **Kommissurenbahnen** zwischen rechts und links (z. B. **Balken**), **Assoziationsbahnen** innerhalb einer Hemisphäre, **Projektionsbahnen** zu tieferen ZNS-Abschnitten
- **Großhirnkernen.** Graue Substanz in der Tiefe, z. B. die **Basalganglien**
- **Seitenventrikeln** als liquorführenden Räumen.

9.5.3 Pyramidales System

Das **pyramidale System** steuert die bewussten, willkürlichen Bewegungen. Von den **ersten motorischen Neuronen** im primären motorischen Rindenfeld ziehen die Nervenfasern zu den motorischen Kernen der Hirnnerven und des Rückenmarks **(zweite motorische Neurone).** Die Nervenfasern zum Rückenmark, im weiteren Sinne auch die zu den Hirnnervenkernen, werden als **Pyramidenbahn** bezeichnet (→ Abb. 9.13).

Die Pyramidenbahn durchläuft zunächst die **innere Kapsel** *(Capsula interna),* eine große Ansammlung auf- und absteigender Bahnen im Bereich von Stammganglien und Zwischenhirn, und zieht dann weiter in den Hirnstamm. Die meisten Pyramidenbahnfasern kreuzen im unteren Hirnstamm zur Gegenseite und bilden dort die namengebenden Vorwölbungen (→ 9.7.3). Deshalb versorgt die Pyramidenbahn der rechten Großhirnhälfte die linke Körperhälfte und umgekehrt (→ 9.7.3). Die übrigen Fasern verlaufen zunächst ungekreuzt weiter und kreuzen auf Rückenmarksebene zur Gegenseite.

9.5.4 Extrapyramidales System

Das **extrapyramidale System** ist vor allem für unwillkürliche Muskelbewegungen zuständig, modifiziert die Willkürmotorik und steuert den Muskeltonus.

An der flüssigen Ausführung bewusster Bewegungen sowie an Koordination, Gleichgewichts- und Stützmotorik sind weitere motorische Kerngebiete im Gehirn beteiligt, deren Fasern *außerhalb* der Pyramidenbahn verlaufen und die deshalb als *extrapyramidalmotorische* oder **extrapyramidale Bahnen** zusammengefasst werden. Diese Neurone liegen in Kerngebieten unterhalb der Hirnrinde, u. a. in den Basalganglien des Großhirns und im Hirnstamm. Die extrapyramidalen Kerngebiete stehen mit Großhirnrinde, Kleinhirn, visuellem System sowie Gleichgewichtssinn in Verbindung.

Das extrapyramidale ist dem pyramidalen System parallel geschaltet und funktionell kaum davon zu trennen. Daher ist das Konzept umstritten. Es wird aber überwiegend weiter genutzt, z. B. wegen der unterschiedlichen Folgen einer Schädigung: Lähmungen bei Pyramidenbahnschädigung, Störungen von automatischen Bewegungsabläufen, Koordination und Muskeltonus bei Schädigung des extrapyramidalen Systems.

SPICKZETTEL

Pyramidenbahn: Von der motorischen Großhirnrinde durch die innere Kapsel und den Hirnstamm zu Hirnnervenkernen bzw. Rückenmark verlaufende Nervenfasern, welche die willkürlichen Bewegungen übermitteln.
Extrapyramidale Bahnen: Verschiedene von Mittelhirn und Hirnstamm absteigende motorische Bahnen, die nicht zur Pyramidenbahn gehören. Steuern v. a. die Halte- und Grobmotorik des Stammes und modifizieren die willkürlichen Bewegungen.

9.5.5 Basalganglien

Die **Basalganglien** *(Stammganglien)* sind tief *(basal)* gelegene Kerngebiete des Großhirns und Zwischenhirns (→ Abb. 9.13, → Abb. 9.14). Gemeinsam mit untergeordneten Kerngebieten von Zwischenhirn und Hirnstamm gehören sie als wichtige motorische Koordinationszentren zum *extrapyramidalmotorischen System.*

Die größte Kernanhäufung der Basalganglien ist der **Streifenkörper** oder *Corpus striatum.* Er wird durch die dicken Faserzüge der Pyramidenbahn in Höhe der inneren Kapsel in zwei Anteile aufgeteilt (→ Abb. 9.13): den **Schweifkern** *(Nucleus caudatus)* und den **Schalenkern** *(Putamen).*

Aufgrund einer alten anatomischen Einteilung wird der Schalenkern mit dem *blassen Kern* **(Globus pallidus)** zum **Linsenkern** *(Nucleus lentiformis)* zusammengefasst, weil sie räumlich eng zusammenliegen. Funktionell unterscheiden sie sich jedoch stark voneinander; der Schalenkern wird zum Großhirn, der Globus pallidus zum Zwischenhirn gerechnet.

Zu den Basalganglien zählt außerdem der **Mandelkern** *(Corpus amygdaloideum).* Er ist auch Teil des limbischen Systems (→ 9.5.6).

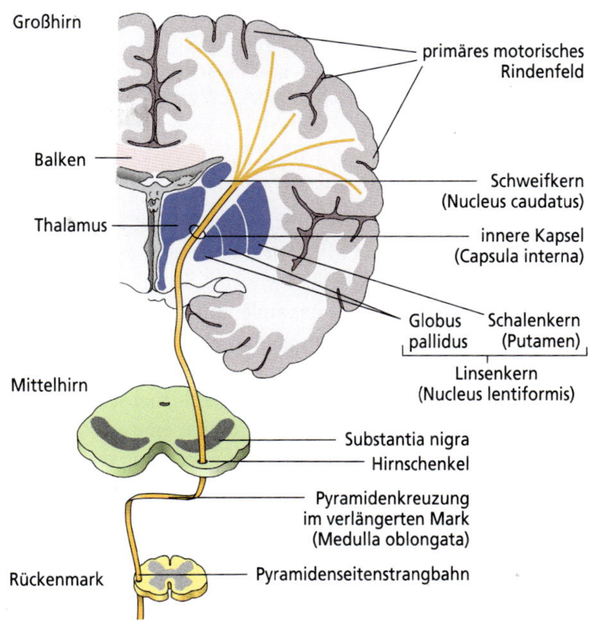

Abb. 9.13 Verlauf der Pyramidenbahn. Ausgehend vom primären motorischen Rindenfeld durchläuft die Pyramidenbahn die innere Kapsel und zieht weiter durch den Hirnstamm. Im verlängerten Mark kreuzt die Mehrheit der Fasern zur Gegenseite (nicht kreuzende Fasern sind nicht dargestellt).

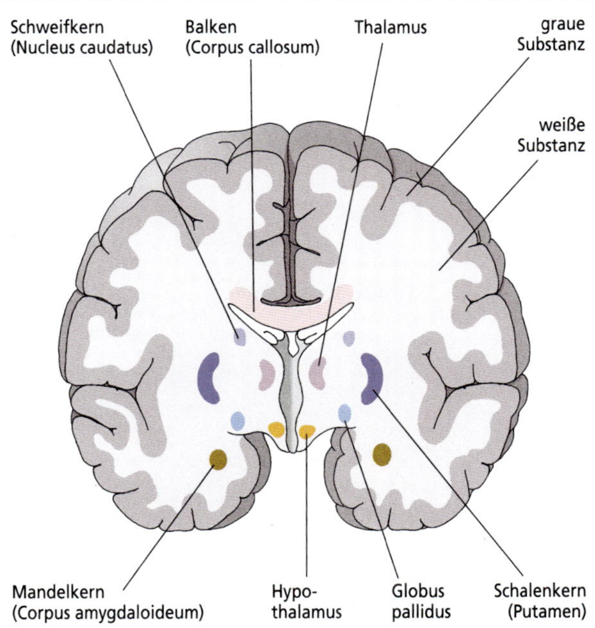

Abb. 9.14 Die Lage der Basalganglien im Hirnquerschnitt.

MEDIZIN

Erkrankungen der Basalganglien führen zu Störungen der normalen Bewegungsabläufe. Am häufigsten ist das **Parkinson-Syndrom** (→ 9.3.2).

SPICKZETTEL

Basalganglien *(Stammganglien)*: Zum extrapyramidalen System gehörende Kerne von Groß- und Zwischenhirn mit dem **Streifenkörper** *(Corpus striatum)* als größtem Kern.

9.5.6 Limbisches System

Das **limbische System** ist eine *funktionelle* Einheit aus Strukturen von Groß-, Zwischen- und Mittelhirn. Es umgibt die Kerngebiete des Hirnstamms und den Balken wie ein „Saum" *(limbus)*. Zum limbischen System gehören unter anderem:

- Der **Mandelkern** *(Corpus amygdaloideum)*
- Der **Hippocampus** *(Ammonshorn)*
- Teile des **Hypothalamus,** eines Zwischenhirnabschnitts, so die **Mamillarkörper,** die über den **Fornix,** eine gewölbeartige Faserbahn (→ Abb. 9.15), mit dem Hippocampus verbunden sind.

Das limbische System hat zentrale Bedeutung für Gefühle und Triebe (etwa Furcht, Wut, sexuelle Wünsche), Antrieb, Lernen und Gedächtnis.

Über den Hypothalamus nimmt das limbische System außerdem auf zahlreiche Organfunktionen Einfluss und bindet dadurch den Gefühlshaushalt in vegetative und hormonelle Funktionen ein. Beispiele dafür sind der Durchfall, der Blutdruckanstieg und die erhöhte Herzfrequenz vor beängstigenden Situationen wie Prüfungen.

SPICKZETTEL

Limbisches System: Funktionelle Einheit aus grauer und weißer Substanz in Groß-, Zwischen- und Mittelhirn (z. B. **Mandelkern** = *Corpus amygdaloideum*, **Hippocampus** = *Ammonshorn*, Teile des **Hypothalamus**), die an Emotionen, Trieben, Lernen und Gedächtnis wesentlich beteiligt ist.

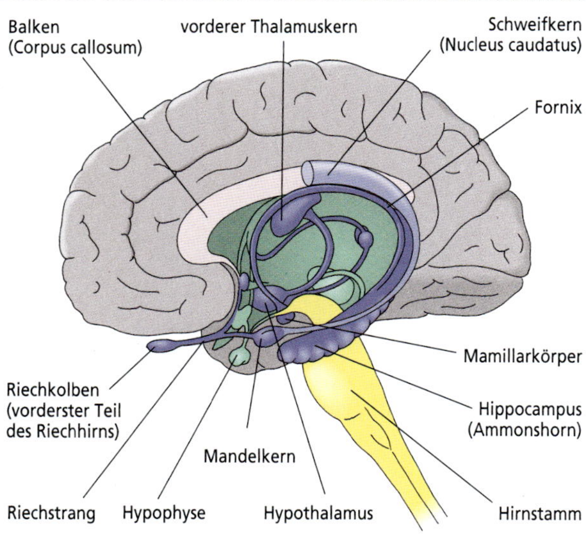

Abb. 9.15 Limbisches System. Die Strukturen des limbischen Systems (violett) formieren sich wie ein Saum um Balken und Hirnstamm. Sie sind miteinander vielfach verflochten.

9.6 Zwischenhirn

Das **Zwischenhirn** *(Diencephalon)* ist die Schaltstelle zwischen Großhirn und Hirnstamm. Es liegt um den 3. Ventrikel herum.

Hauptbestandteile des Zwischenhirns sind der **Thalamus** und der **Hypothalamus,** an dem wie ein dicker Tropfen die **Hypophyse** *(Hirnanhangsdrüse)* hängt. Zwischen beiden liegt der **Hypophysenstiel** *(Infundibulum)*. Zum Zwischenhirn gehört außerdem der **Epithalamus** mit der **Epiphyse** (*Zirbeldrüse*, → 11.3).

9.6.1 Thalamus

Der **Thalamus** liegt unterhalb der Seitenventrikel zwischen 3. Ventrikel und innerer Kapsel (→ Abb. 9.13). Er besteht hauptsächlich aus grauer Substanz, die zahlreiche **Thalamuskerne** bildet.

Alle Informationen aus der Umwelt oder der Innenwelt des Körpers (mit Ausnahme des Geruchssinnes) gelangen über aufsteigende Bahnsysteme zum Thalamus. Dort werden sie gesammelt, miteinander verschaltet und verarbeitet, bevor sie über Projektionsbahnen (→ Abb. 9.12) der Großhirnrinde zugeleitet und dort zu bewussten Empfindungen verarbeitet werden. Weitere Verbindungen bestehen zum limbischen System. Der Thalamus wirkt wie ein Filter, den nur für den Gesamtorganismus bedeutsame Erregungen passieren können, und schützt dadurch das Bewusstsein vor „Signalüberflutung".

9.6.2 Hypothalamus und Hypophyse

Der **Hypothalamus** liegt als unterster Abschnitt des Zwischenhirns unterhalb des Thalamus. Er hat bei der Steuerung zahlreicher körperlicher und psychischer Lebensvorgänge überragende Bedeutung. Diese Steuerung erfolgt zum Teil *nerval* über das vegetative Nervensystem und zum Teil *hormonell* über das Blut. Der Hypothalamus stellt dadurch ein zentrales Bindeglied zwischen dem Nervensystem und dem Hormonsystem dar.

Vom Hypothalamus werden viele Funktionen kontrolliert:

- *Thermosensoren* messen die Körpertemperatur
- *Osmosensoren* kontrollieren den Wasser- und Salzhaushalt
- Andere *Sensoren* überwachen Kreislauffunktionen, Gastrointestinaltrakt und Blasenfunktion
- Über ein *Durst-, Hunger-* und *Sättigungszentrum* werden Nahrungs- und Flüssigkeitsaufnahme gesteuert
- Auch an der Entstehung von Gefühlen ist der Hypothalamus als Teil des limbischen Systems beteiligt.

Im *Nucleus supraopticus* und *Nucleus paraventricularis* des Hypothalamus werden die Hormone **ADH** *(antidiuretisches Hormon, Adiuretin)* und **Oxytocin** gebildet (Näheres → 11.2.1), die auf *nervalem* Weg zum *hinteren* Anteil der Hypophyse gelangen, dem **Hypophysenhinterlappen** *(Neurohypophyse)*. Dort werden sie gespeichert und bei Bedarf ins Blut abgegeben. Diese **Neurosekretion** (→ 9.3.2, → Abb. 11.5) wandelt nervale (elekrophysiologische) in hormonelle (chemische) Signale um.

In anderen Kerngebieten des Hypothalamus werden *Releasing- und Inhibiting-Hormone* (freisetzende bzw. freisetzungshemmende Hormone → 11.2.1) gebildet, welche die Ausschüttung von Hypophysenvorderlappenhormonen steuern. Sie erreichen über spezielle Blutgefäße den *vorderen* Anteil der Hypophyse, den **Hypophysenvorderlappen.** Der Hypophysenvorderlappen ist eine wichtige *Hormondrüse* (→ 11.2.2), die *glandotrope* (übergeordnete, auf Drüsen wirkende) Hormone aussendet.

SPICKZETTEL

Zwischenhirn *(Diencephalon):* Unterhalb des Großhirns gelegener Gehirnabschnitt. Hauptstrukturen
- **Thalamus.** Verarbeitung von Informationen aus Körper und Umwelt, Filterfunktion für das Großhirn
- **Hypothalamus.** Regulation des inneren Milieus, Teil des limbischen Systems, Bindeglied zwischen Nerven- und Hormonsystem, Hormonproduktion
- **Hypophyse** *(Hirnanhangsdrüse).* Übergeordnete Hormondrüse
- **Epiphyse** *(Zirbeldrüse).* An der Steuerung von Biorhythmen (z. B. Schlaf-wach-Rhythmus) beteiligte Hormondrüse
- **3. Ventrikel** als liquorführender Raum.

9.7 Hirnstamm

Der **Hirnstamm** ist der unterste Gehirnabschnitt. Er wird in *Mittelhirn, Brücke* und *verlängertes Mark* gegliedert. Das verlängerte Mark geht auf der Höhe des Hinterhauptlochs in das Rückenmark über (→ Abb. 9.16).

Der Hirnstamm besteht aus auf- und absteigenden Leitungsbahnen (weiße Substanz) und Ansammlungen von Neuronen (graue Substanz).

9.7.1 Mittelhirn

Als **Mittelhirn** *(Mesencephalon)* wird das nur 1,5 cm lange „Mittelstück" zwischen Zwischenhirn und Oberrand der Brücke bezeichnet.

Im Querschnitt durch das Mittelhirn lassen sich abgrenzen (→ Abb. 9.17):
- Das **Mittelhirndach** *(Tectum mesencephali)* mit der **Vierhügelplatte,** einem akustischen und optischen Reflexzentrum
- Die **Hirnstiele** *(Pedunculi cerebri).* Sie bestehen im vorderen Teil aus langen Leitungsbahnen, die in zwei Wülsten zur Großhirnbasis verlaufen und die Fasermassen der Groß- und Kleinhirnverbindungen sowie die Pyramidenbahn enthalten. Diese **Hirnschenkel** *(Crura cerebri)* dienen dem Austausch von motorischen und sensiblen Informationen zwischen Rückenmark, verlängertem Mark, Brücke, Kleinhirn, Thalamus und Großhirn. Im hinteren Anteil der Hirnstiele liegt die **Mittelhirnhaube** *(Tegmentum mesencephali),* die neben der Formatio reticularis (→ 9.7.4) die Ursprungszellen des III. und IV. Hirnnervs enthält.

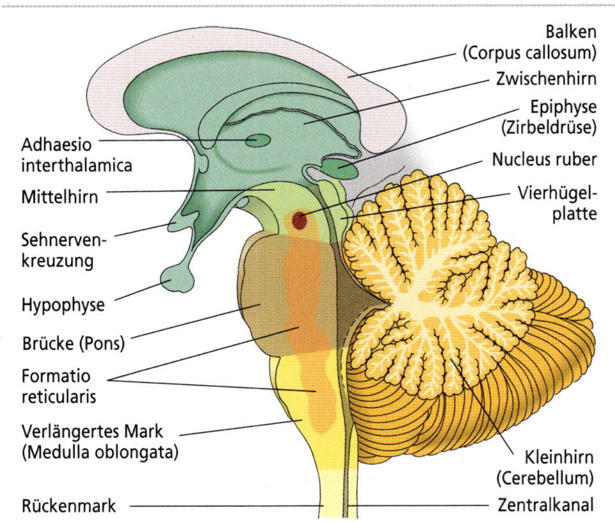

Abb. 9.16 Hirnstamm (mit Formatio reticularis) und Kleinhirn.

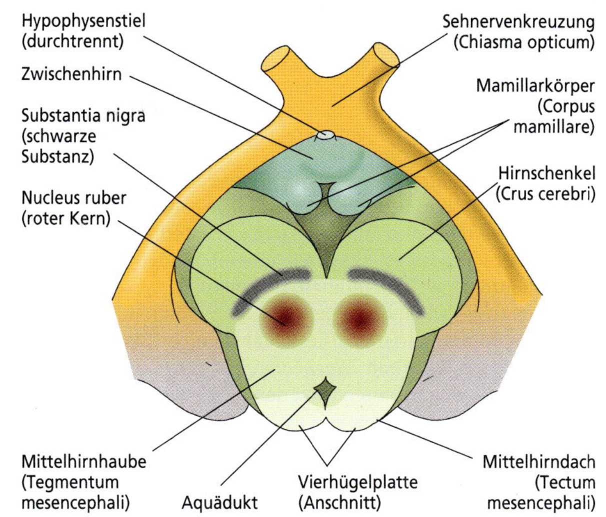

Abb. 9.17 Querschnitt durch das Mittelhirn (Ansicht von unten).

Das Mittelhirn enthält außerdem Kerngebiete des extrapyramidalen Systems. Sie heißen wegen ihrer Färbung in mikroskopischen Hirnschnitten *schwarze Substanz* **(Substantia nigra)** und *roter Kern* **(Nucleus ruber).** Beides sind Schaltzentren, die unwillkürliche Bewegungen von Augen, Kopf und Rumpf auf die Eindrücke von Augen und Ohren abstimmen.

Das Mittelhirn wird zwischen Mittelhirndach und Mittelhirnhaube vom **Aquädukt** *(Aqueductus mesencephali)* durchzogen, dem feinen liquorführenden Kanal zwischen dem 3. und dem 4. Ventrikel (→ Abb. 9.17, → Abb. 9.35).

9.7.2 Brücke

In der **Brücke** *(Pons)* setzen sich die längs verlaufenden Bahnen zwischen Großhirn und Rückenmark fort. In quer verlaufenden Faserbündeln verbindet die Brücke Groß- und Kleinhirn.

In der Brücke befinden sich außerdem die Ursprungsgebiete des V.–VII. und zum Teil des VIII. Hirnnerven sowie Teile des Regulationszentrums für die Atmung.

9.7.3 Verlängertes Mark

Das **verlängerte Mark** *(Medulla oblongata)* bildet den unteren Anteil des Hirnstamms und damit den Übergang zum Rückenmark. Es enthält in seiner weißen Substanz auf- und absteigende Bahnen vom und zum Rückenmark. In diesem Bereich kreuzt der überwiegende Teil der Pyramidenbahnfasern zur Gegenseite (→ 9.5.3) und bildet zwei Vorwölbungen, die **Pyramiden** – daher hat die Pyramidenbahn ihren Namen.

In der grauen Substanz des verlängerten Marks liegen Steuerungszentren für lebenswichtige Regelkreise und Reflexhandlungen, z. B. **Herz-Kreislauf-, Atem-, Schluck-, Husten-, Nies-** und **Brechzentrum.** Die erforderlichen Informationen erhalten diese Zentren über zuführende Bahnen des vegetativen Nervensystems

(z. B. vom IX. und X. Hirnnerv); zum Teil befinden sich die Sensoren (z. B. für pH-Wert, Sauerstoff- und Kohlendioxidpartialdruck) auch direkt im verlängerten Mark. Schließlich liegen im verlängerten Mark Kerngebiete des VIII.–XII. Hirnnervs.

MEDIZIN

Durch die Konzentration lebenswichtiger Zentren im verlängerten Mark ist dessen Schädigung oft tödlich, etwa bei Einklemmung des verlängerten Marks im großen Hinterhauptloch infolge eines Druckanstiegs im Schädelinneren. Andererseits können Patienten bzw. Patientinnen, bei denen das gesamte Großhirn ausgefallen, der Hirnstamm aber erhalten ist, evtl. ohne Apparate weiterleben. Diese Menschen im **Syndrom der reaktionslosen Wachheit** (*Wachkoma,* früher *apallisches Syndrom*) sind aber vollkommen von der Pflege anderer abhängig.

9.7.4 Formatio reticularis

Im gesamten Hirnstamm bis hin zum Thalamusbereich des Zwischenhirns liegen Neuronenverbände, die keine scharf abgegrenzten Kerne bilden, sondern mit ihren zugehörigen Nervenfasern ein netzartiges Aussehen haben und deshalb **Formatio reticularis** („netzartiges Gebilde") genannt werden.

Die Formatio reticularis stellt ein Regulationszentrum für die Aktivität des gesamten Nervensystems dar. Sie spielt bei der Steuerung der Bewusstseinslage und des Schlaf-wach-Rhythmus eine entscheidende Rolle.

Bewusstseinslagen

Je nach der Aktivität der Formatio reticularis entstehen unterschiedliche Bewusstseinslagen, von „gespannter Aufmerksamkeit" bis zum Schlaf. Der Bewusstseinszustand kann durch *Alkohol* und *Drogen,* aber auch *Meditation* beeinflusst werden. Schädigungen des Gehirns können sogar zur völligen Ausschaltung des Bewusstseins, zum **Koma,** führen.

SPICKZETTEL

Hirnstamm: Unterster Gehirnabschnit. Gegliedert in
- **Mittelhirn** *(Mesencephalon)* mit Bahnen, Kernen des III. und IV. Hirnnerven, optischen/akustischen Reflexzentren
- **Brücke** *(Pons)* mit Bahnen, Kernen des V.–VII. und Teilen des VIII. Hirnnerven, Teilen der Atemzentren
- **Verlängertes Mark** *(Medulla oblongata)* mit Bahnen (u. a. Pyramidenbahn), Zentren für lebenswichtige Funktionen (z. B. Herz-Kreislauf-, Atemzentren), Kernen des VIII.–XII. Hirnnerven
- **Aquädukt, 4. Ventrikel** (zwischen Brücke und Kleinhirn) als liquorführenden Räumen.

9.7.5 Schlaf und Biorhythmen

Rund ein Drittel unseres Lebens verbringen wir im **Schlaf.** Schlaf ist kein „Abschalten", sondern eine lebensnotwendige Erholungsphase mit engen Wechselbeziehungen z. B. zum Energie- und Hormonhaushalt.

Schlafphasen und -stadien

Man kann beim Schlaf verschiedene **Schlafphasen** und **-stadien** unterscheiden (→ Abb. 9.18):

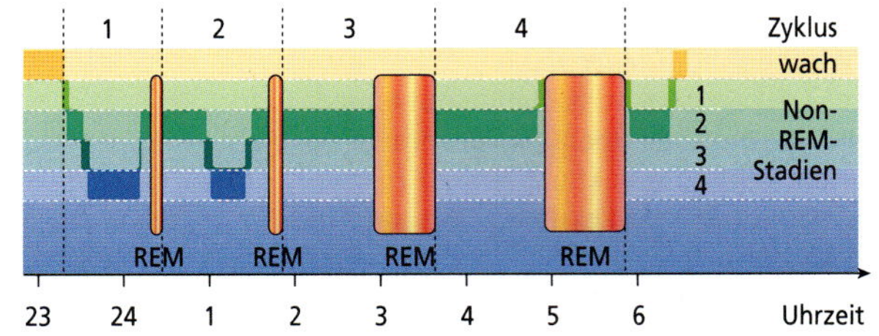

Abb. 9.18 Schlafprofil einer Nacht mit vier vollständigen Schlafzyklen.

- Die Phase des **REM-Schlafes** *(paradoxen Schlafes)* mit schnellen Bewegungen der Augäpfel *(rapid eye movements).* Außerdem werden Puls und Atmung schneller und unregelmäßig, der Blutdruck zeigt große Schwankungen, der Muskeltonus ist herabgesetzt, und der Betroffene träumt häufig
- Die Phase des **Non-REM-Schlafes** *(orthodoxen Schlafes),* ruhigere Schlafphasen ohne die typischen Augenbewegungen des REM-Schlafes. Die vegetativen Funktionen sinken ab, Träume sind selten. Der Non-REM-Schlaf wird nach der Schlaftiefe in die Schlafstadien 1–4 (**Übergangsstadium, leichter, mittlerer** und **tiefer Schlaf**) unterteilt.

REM- und Non-REM-Schlaf-Phasen wechseln sich etwa 3- bis 5-mal während einer Nacht ab. Dabei werden die REM-Phasen allmählich länger und die Non-REM-Phasen kürzer und weniger tief.

Schlafveränderungen im Laufe des Lebens

Das Schlafprofil ist altersabhängig. Als Faustregel kann gelten, dass Gesamtschlafdauer, REM-Schlaf- und Tiefschlaf-Anteil während des Lebens abnehmen (→ Tab. 9.1).

Bei Säuglingen dauert es meist 2–3 Monate, bis sie einen Tag-Nacht-Rhythmus entwickelt haben. Im weiteren Verlauf des ersten Lebensjahres schlafen sie weniger über Tag und lernen durchzuschlafen. Mit 2,5–5 Jahren (je nach Anstrengung über Tag und Länge des Nachtschlafes) brauchen Kinder keinen Mittagsschlaf mehr.

Schlafstörungen

Ein- und **Durchschlafstörungen** können in jedem Alter auftreten. Besonders häufig sind sie aber bei älteren Menschen.

Manchmal kommt es Betroffenen nur so vor, als schliefen sie zu wenig, denn bei älteren Menschen ist die Gesamtschlafdauer physiologischerweise geringer und die Tiefschlafphasen nehmen ab, sodass der Schlaf störbarer ist. Tagsüber ist das Ruhebedürfnis erhöht bis hin zu kurzen Einschlafphasen.

Bei „echten" Schlafstörungen ist als Erstes Ursachenforschung angesagt: Neben körperlichen Ursachen (z. B. Schmerzen, Fieber) sind Schlafstörungen häufig psychisch (z. B. Stress, Depression), durch Lärm oder ungewohnte Schlafumgebung bedingt.

Tab. 9.1 Schlafdauer und -profil im Laufe des Lebens.

Altersgruppe	Schlafdauer	Davon REM-Schlaf
Säugling	16–13 h	50–30 %
Kleinkind	Ca. 13 h	30–25 %
Kindergartenkind	Ca. 11 h	Ca. 25 %
Schulkind	9–11 h	Ca. 20 %
Jugendlicher	Ca. 9 h	Ca. 20 %
Erwachsener	7–8 h	Ca. 20 %
Alter Mensch	5,5–7 h	Ca. 20 %

PRÄVENTION

Nichtmedikamentöse Maßnahmen wie eine angemessene Tagesstruktur und Einschlafrituale sind in allen Altersgruppen meist das Beste gegen **Schlafstörungen:**

- Tagsüber für ausreichend Bewegung sorgen, so wenig Zeit wie möglich im Bett zubringen
- Sich tags nicht nur im Zimmer, sondern auch im Freien aufhalten. Gerade bei älteren Menschen wird ein Zusammenhang der Schlafstörungen mit einem Mangel an Tageslicht diskutiert, das normalerweise den Schlaf-wach-Rhythmus (mit) steuert
- Nicht zu viele, zu lange oder zu späte Schläfchen über Tag. Ein Kleinkind, das von 14–17 Uhr schläft, wird kaum zur „Schlafenszeit" um 20 Uhr müde sein, ein alter Mensch nach einem langen Mittagsschlaf wahrscheinlich einschlafen, aber sehr früh aufwachen
- Abends nur leichte Mahlzeiten essen
- Möglichst immer zur gleichen Zeit ins Bett gehen und aufstehen
- Zimmer vor der Nachtruhe lüften, ggf. Heizung herunterdrehen
- Einschlafrituale pflegen, z. B. Gutenachtgeschichte, Buch lesen. Vorhandene Einschlafrituale sollten im Krankenhaus oder einer Pflegeeinrichtung weitestmöglich berücksichtigt werden
- Bei Erwachsenen: beruhigende Kräuter-Einschlaftees und Baldrianpäparate, bei kalten Füßen ein warmes Fußbad oder eine Wärmflasche
- Bei alten Menschen zusätzlich: abendliche Tasse Kaffee ausprobieren, die einen zu niedrigen Blutdruck erhöht und so die Gehirndurchblutung und möglicherweise den Schlaf verbessert.

Schlafmittel *(Hypnotika)* wie etwa *Benzodiazepine* (z. B. Adumbran®) oder *Benzodiazepinanaloga* (z. B. Zolpidem AbZ®) sollten nur kurzzeitig bei einem definierten Anlass (z. B. vor einer Operation oder nach Tod eines Angehörigen) eingesetzt werden. Sie helfen zwar beim Einschlafen, verändern aber das Schlafprofil und verringern dadurch den Erholungswert des Schlafes. Weitere Nebenwirkungen sind ein erhebliches Gewöhnungsrisiko und nach dem Absetzen verstärkte Einschlafprobleme sowie ausgeprägte REM-Phasen, möglicherweise mit Albträumen. Bei älteren Menschen sind außerdem Kreislaufstörungen (etwa beim Toilettengang) und ein „Nachhängen" (hang-over) am Folgetag mit erhöhter Sturzgefahr häufig.

Biorhythmen

Beim Gesunden läuft der Wechsel von Schlafen und Wachen innerhalb eines regelmäßigen, etwa 24-stündigen Rhythmus ab, dem **zirkadianen Rhythmus** (*dies* = Tag). Auch viele weitere körperliche und psychische Funktionen unterliegen dieser Rhythmik. So zeigt z. B. der Blutdruck typische tageszeitliche Schwankungen.

Der zirkadiane Rhythmus wird von Kerngebieten im Hypothalamus gesteuert, wahrscheinlich unterstützt durch die Epiphyse. Er ist lichtabhängig, bleibt aber auch bei Abkopplung vom Tag-Nacht-Wechsel zunächst bestehen – eine Erklärung für die Anpassungsschwierigkeiten an Schicht- und insbesondere Nachtdienste.

Neben dem zirkadianen Rhythmus gibt es weitere Rhythmen durch „innere Zeitgeber", so einen 90-min-Rhythmus, der von alten Kerngebieten im Hirnstamm unabhängig vom Lichteinfall gesteuert wird und unsere Aufmerksamkeitsphasen regelt. Auch die hormonelle Sekretion unterliegt verschieden langen Biorhythmen. Als Beispiele seien der nur wenige Stunden dauernde Rhythmus bei der Freisetzung des Hormons LH und der vierwöchige Menstruationszyklus der Frau genannt.

SPICKZETTEL

Formatio reticularis: Netzartig im Hirnstamm verteilte Nervenzellverbände zur Steuerung der Aktivität des Nervensystems (z. B. Bewusstseinslage, Schlaf-Wach-Rhythmus).
Schlaf: Lebensnotwendige Erholungsphase. Unterteilt in **REM-Schlaf** *(paradoxer Schlaf)* mit häufigen Träumen und **NON-REM-Schlaf** *(orthodoxer Schlaf)* weitgehend ohne Träume und mit unterschiedlicher Schlaftiefe **(Schlafstadien 1–4).** Schlafdauer und REM-Schlaf-Anteil altersabhängig.

9.8 Kleinhirn

Das **Kleinhirn** *(Cerebellum)* liegt in der *hinteren Schädelgrube* unterhalb des Hinterhauptlappens des Großhirns (➔ Abb. 9.9).

Sein Mittelteil, der **Kleinhirnwurm,** verbindet die seitlich davon gelegenen **Kleinhirnhemisphären,** deren Oberfläche sehr feine Furchen und Windungen zeigt. An der Oberfläche des Klein-

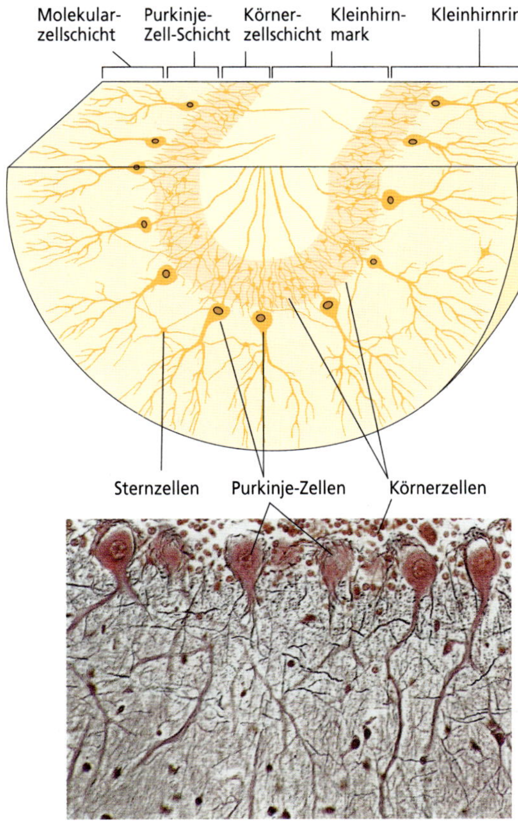

Abb. 9.19 Oben Detailzeichnung von Kleinhirnrinde und -mark. Die Kleinhirnrinde hat drei Schichten (von innen nach außen Körnerzell-, Purkinje-Zell- und Molekularzellschicht). Nur die Axone der Purkinje-Zellen verlassen die Kleinhirnrinde und ziehen zum größten Teil in die Kleinhirnkerne. Die Sternzellen verbinden die einzelnen Purkinje-Zellen miteinander. Unten mikroskopische Darstellung der Purkinje-Zellen. [Foto M375]

hirns liegt die nur 1 mm dicke **Kleinhirnrinde** aus grauer Substanz (→ Abb. 9.16, → Abb. 9.19). Darunter liegen die Nervenfasern der weißen Substanz **(Kleinhirnmark)** mit eingelagerter grauer Substanz, den **Kleinhirnkernen.**

Das Kleinhirn ist durch auf- und absteigende Bahnen, gebündelt in den **Kleinhirnstielen,** mit Rückenmark und Mittelhirn und über die Brücke mit dem Großhirn und dem Gleichgewichtsorgan verbunden. Diese Verbindungen ermöglichen die Arbeit des Kleinhirns als *koordinierendes motorisches Zentrum.*

Das Kleinhirn reguliert mit dem Großhirn über Fasern des extrapyramidalen Systems die Grundspannung der Muskeln und stimmt Bewegungen aufeinander ab. Mithilfe der Informationen aus dem Gleichgewichtsorgan steuert es die Körperstellungen zur Aufrechterhaltung des Gleichgewichts.

Entsprechend sind eine erniedrigte Muskelgrundspannung, Gleichgewichts- und Koordinationsstörungen Leitsymptome einer Kleinhirnschädigung.

SPICKZETTEL

Kleinhirn *(Cerebellum):* In der hinteren Schädelgrube gelegener Gehirnabschnitt.

- Von außen gegliedert in den **Kleinhirnwurm** in der Mitte und die **Kleinhirnhemisphären** seitlich davon
- Binnenstruktur **Kleinhirnrinde** (graue Substanz, mit vielen feinen Furchen und Windungen), **Kleinhirnmark** (weiße Substanz), **Kleinhirnkerne** (graue Substanz, in der Tiefe).

Über drei in den Hirnstamm ziehende **Kleinhirnstiele** mit dem gesamten ZNS verbunden. Hauptaufgaben Regulation des Muskeltonus, Erhalt des Gleichgewichts, Bewegungskoordination.

9.9 Rückenmark

Das **Rückenmark** *(Medulla spinalis)* ist die Verbindung zwischen dem Gehirn und den Rückenmarknerven *(Spinalnerven).* Es leitet über große auf- und absteigende Leitungsbahnen (weiße Substanz) Nervenimpulse vom Gehirn zur Peripherie und umgekehrt.

Darüber hinaus ist das Rückenmark **Reflexzentrum** und (niederes) Steuerzentrum: In seiner grauen Substanz liegen Schaltstellen, in denen über **Reflexe** schnell erforderliche, teils lebenswichtige motorische Reaktionen sofort ausgelöst werden.

9.9.1 Aufbau des Rückenmarks

Das Rückenmark geht in Höhe des großen Hinterhauptlochs als etwa zentimeterdicker Strang aus dem verlängerten Mark hervor und zieht im Wirbelkanal hinab. Beim Erwachsenen ist es ca.

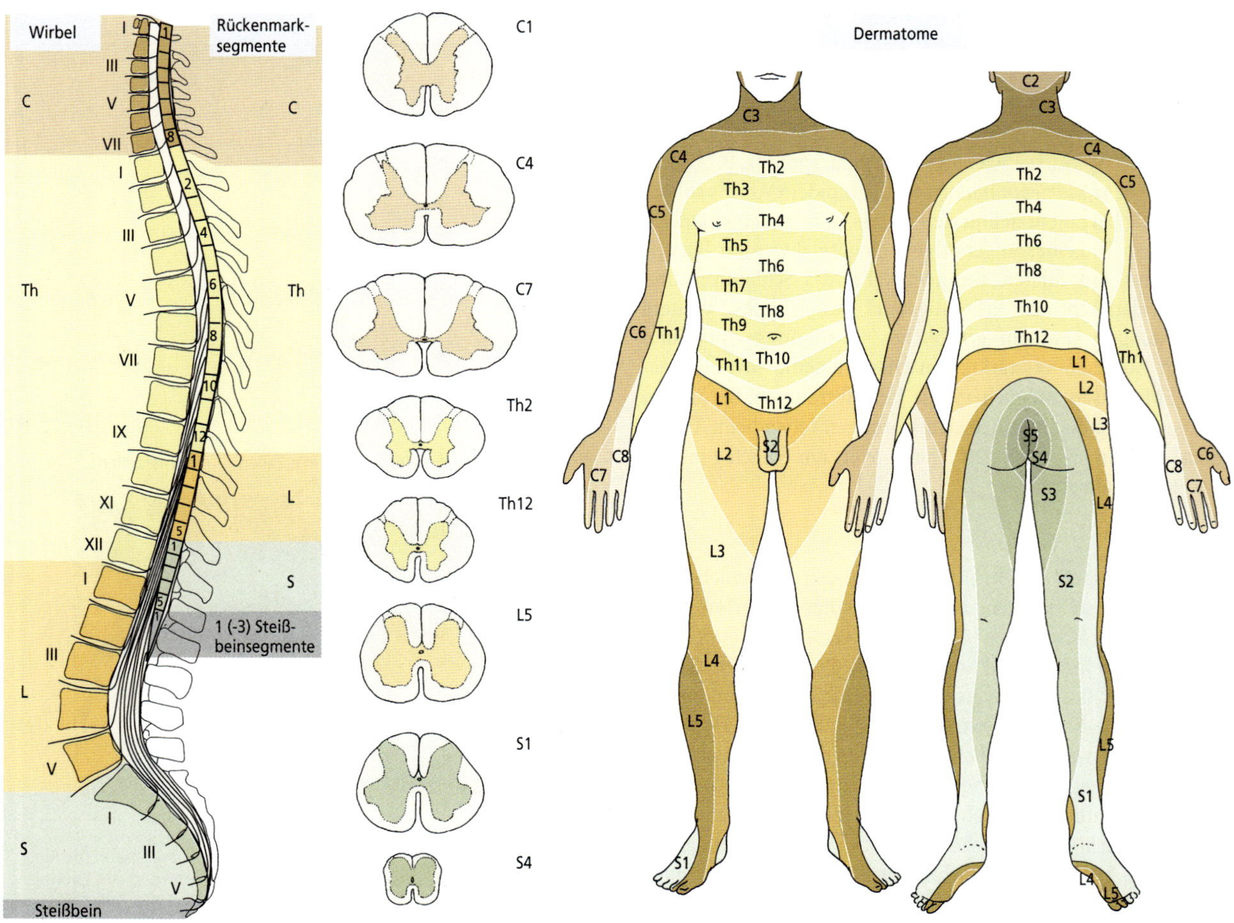

Abb. 9.20 Links und Mitte das Rückenmark und die Spinalnerven. Rechts orientierend die Dermatome der Spinalnerven an Hals, Rumpf und Extremitäten (der Hinterkopf wird von C2 versorgt, das Gesicht vom N. trigeminus → 9.11.1).

45 cm lang. Das untere, spitz zulaufende Ende des Rückenmarks heißt **Conus medullaris.**

Über die gesamte Rückenmarklänge entspringen beidseits in regelmäßigen Abständen insgesamt 31 Paare von **Nervenwurzeln,** die sich jeweils zu den *Rückenmarknerven* **(Spinalnerven)** vereinigen. Dadurch wird das Rückenmark in 31 **Rückenmarksegmente** unterteilt. Jedes Segment enthält eigene Reflex- und Verschaltungszentren. Man unterscheidet (→ Abb. 9.20):

- Acht **Halssegmente** (C1–C8), die neben der Atemmuskulatur insbesondere die oberen Extremitäten versorgen
- Zwölf **Brustsegmente** (Th1–Th12), deren Nervenwurzeln unter anderem den größten Teil der Rumpfwand innervieren
- Fünf **Lendensegmente** (L1–L5), die zusammen mit den
- Fünf **Kreuzbeinsegmenten** (S1–S5) die unteren Extremitäten, die äußeren Geschlechtsorgane und den After versorgen
- 1–3 **Steißbeinsegmente** (Co1–Co3), die den Hautbereich über dem Steißbein innervieren.

Die Segmente C7 und L5 sind stark verdickt (**Zervikal-** bzw. **Lumbalanschwellung**), weil sie Arme bzw. Beine versorgen.

Entwicklung des Rückenmarks

PÄDIATRIE

Rückenmark und Gehirn entstehen in der Embryonalzeit aus einer Rinne, die sich dann zum Rohr schließt. Störungen führen zu einem **Neuralrohrdefekt** mit Fehlbildung von Haut, Schädelknochen bzw. Wirbelsäule, Hirnhäuten und Gehirn bzw. Rückenmark. Die Symptome sind sehr unterschiedlich von Symptomlosigkeit über Lähmungen und Querschnittssyndrom bis zum Tod noch vor der Geburt bei schwerer Gehirnfehlbildung. Vorbeugend wirkt Folsäureeinnahme vor und in der ersten Phase der Schwangerschaft.

In einer frühen Entwicklungsphase ist das Rückenmark so lang wie der Wirbelkanal, bleibt dann aber im Wachstum zurück: Beim Säugling endet das Rückenmark auf Höhe des dritten, beim Erwachsenen auf Höhe des 1.–2. Lendenwirbels. Dadurch sind die Rückenmarksegmente gegenüber „ihren“ Wirbeln nach oben versetzt und man findet im unteren Bereich des Wirbelkanals ein Bündel von Nervenwurzeln, die zu ihrem jeweiligen Zwischenwirbelloch ziehen. Wegen seines pferdeschwanzähnlichen Aussehens heißt dieses Nervenwurzelbündel **Cauda equina.**

9.9.2 Innere Struktur des Rückenmarks

Im Zentrum des Rückenmarks liegt schmetterlingsförmig die graue Substanz aus Nervenzellkörpern. Um sie herum liegen auf- und absteigende Nervenfasersysteme (weiße Substanz, → Abb. 9.21).

Die äußeren Anteile der grauen Substanz werden „Hörner“ genannt:

- Im **Vorderhorn** liegen *motorische* Neurone, die **Motoneurone.** Die größeren α-**Motoneurone** versorgen die Skelettmuskelfasern, die kleineren γ-**Motoneurone** die intrafusalen Muskelfasern in den Skelettmuskelspindeln (→ Abb. 10.3). Die Axone dieser **Vorderhornzellen** bilden die **Vorderwurzel** und ziehen im Spinalnerv bzw. in seinen Ästen zur quergestreiften Muskulatur
- Zum **Hinterhorn** ziehen *sensible* Nervenfasern. Sie leiten Nervenimpulse aus der Peripherie über den Spinalnerv und die **Hinterwurzel** zum Rückenmark. Ihre Zellkörper liegen im **Spinalganglion** (→ Abb. 9.22, **Ganglion** = Ansammlung von Neuronen außerhalb des ZNS). Das von einer Spinalnervenwurzel sensibel versorgte Hautgebiet heißt **Dermatom** (→ Abb. 9.20)
- Im **Seitenhorn** der Brustsegmente liegen efferente und afferente Neuronen des *vegetativen Nervensystems* (→ 9.13). Die Axone der efferenten Zellen verlassen das Rückenmark wie die motorischen Nervenfasern über die vordere Wurzel, trennen sich aber kurz nach dem Austritt aus dem Wirbelkanal vom Spinalnerv, um Anschluss an den Grenzstrang (→ 9.13.3, → Abb. 9.31) zu finden.

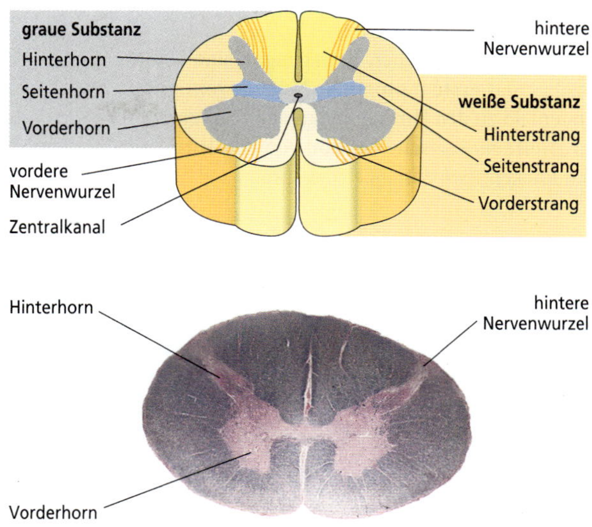

Abb. 9.21 Das Rückenmark im Querschnitt (oben Schemazeichnung, unten ca. 3-fach vergrößert). [Foto M375]

In der dreidimensionalen Betrachtung spricht man auch von **Vorder-, Hinter-** und **Seitensäule.**

Im schmalen Bereich der grauen Substanz in der Mitte liegt der **Zentralkanal** *(Canalis centralis).* Er durchzieht – beim Erwachsenen streckenweise verödet – das gesamte Rückenmark und ist mit den Liquorräumen des Gehirns (→ 9.14.5) verbunden.

Eine tiefe vordere und eine flachere hintere Spalte unterteilen die *weiße Substanz* in zwei Hälften. Durch den Austritt von vorderen und hinteren Nervenwurzeln wird jede Hälfte in drei Stränge unterteilt. Sie werden nach ihrer Lage **Vorderstrang, Seitenstrang** und **Hinterstrang** genannt (→ Abb. 9.21). Vorder- und Seitenstrang werden meist zum **Vorderseitenstrang** zusammengefasst. Jeder Strang enthält entsprechend der Richtung der Signalleitung aufsteigende und/oder absteigende Bahnen.

Die aufsteigenden **Hinterstrangbahnen** leiten Informationen von Sensoren in Haut, Muskeln, Sehnen und Gelenken an das Gehirn weiter. Die aufsteigenden **Vorderseitenstrangbahnen** übermitteln Informationen über groben Druck, Schmerz und Temperatur. Ein Teil der afferenten Fasern wird allerdings nicht zum Gehirn weitergeleitet, sondern im gleichen oder in einem benachbarten Segment auf ein motorisches Neuron umgeschaltet – ein *Reflex* ist die Folge (→ 9.10).

Die wichtigsten absteigenden Bahnen des Rückenmarks sind die Bahnen des pyramidalen und extrapyramidalen Systems (→ 9.5.3, → 9.5.4). Die Pyramidenbahnfasern (also die Axone des *ersten motorischen Neurons*), die bereits im verlängerten Mark gekreuzt haben, ziehen als **Pyramidenseitenstrangbahn** im Seitenstrang, die ungekreuzten als **Pyramidenvorderstrangbahn** im Vorderstrang bis zu „ihrem“ Rückenmarksegment. Dort werden sie auf die motorischen Neurone der Vorderhörner umgeschaltet *(zweites motorisches Neuron).*

An allen willkürlichen Bewegungen sind somit zwei Neurone beteiligt: das **erste motorische Neuron** vom primär motorischen Rindenfeld zu den Hirnnervenkernen bzw. zum Rückenmark und das **zweite motorische Neuron** von den Hirnnervenkernen bzw. vom Rückenmark zum Skelettmuskel.

SPICKZETTEL

Rückenmark *(Medulla spinalis):* Im Wirbelkanal liegender, strangförmiger Teil des ZNS. Verbindung zwischen Gehirn und peripheren Nerven, Reflex- und niederes Steuerzentrum.
Im Querschnitt etwa kreisförmig, ganz innen der liquorführende **Zentralkanal,** umgeben von der schmetterlingsförmigen grauen Substanz mit **Vorder-, Seiten- und Hinterhorn,** außen weiße Substanz, gegliedert in **Vorderseiten-** und **Hinterstrang.**
Segmentale Gliederung mit
- Acht **Halssegmenten** (C1–C8, für Atemmuskulatur, obere Extremitäten)
- Zwölf **Brustsegmenten** (Th1–Th12, für die Rumpfwand)
- Fünf **Lendensegmenten** (L1–L5)
- Fünf **Kreuzbeinsegmenten** (S1–S5, zusammen mit den Lendensegmenten für untere Extremitäten, äußere Geschlechtsorgane, Analregion)
- 1–3 **Steißbeinsegmenten** (Co1–Co3).

Pro Segment rechts und links Abgang je einer vorderen und hinteren Nervenwurzel (**Vorder-** bzw. **Hinterwurzel**), die sich zum **Spinalnerven** *(Rückenmarknerven)* vereinigen und durch die Zwischenwirbellöcher in den Körper ziehen. Im unteren LWS-Bereich durch den Höhenversatz zwischen Rückenmark- und Wirbelsäulensegmenten Bildung eines Nervenwurzelbündels, der **Cauda equina.**

9.10 Reflexe

Reflexe sind vom Willen unabhängige, immer gleich ablaufende Reaktionen auf Reize. Sie erfolgen zum Teil blitzschnell in Situationen, in denen bewusste Überlegungen zu viel Zeit in Anspruch nehmen würden, so z. B., wenn beim Stolpern die Hände den Körper abstützen. Darüber hinaus regeln Reflexe ständig Körperfunktionen, sodass dafür keine bewusste Kontrolle erforderlich ist, etwa den Muskeltonus (Muskelgrundspannung → 6.3.6).

Reflexbogen

Reflexe werden über **Reflexbögen** vermittelt:
- Ein *Sensor (Rezeptor)* nimmt einen Reiz auf
- Dieser wird über *sensible Nervenfasern* zu einem
- *Reflexzentrum* im ZNS, z. B. dem Rückenmark, übermittelt. Hier wird die Reflexantwort gebildet
- *Motorische Nervenfasern* leiten die Reflexantwort zum
- Ausführenden Organ *(Effektor),* z. B. einem Muskel.

Eigen- und Fremdreflexe

Bei **Eigenreflexen** erfolgen Reizaufnahme und -antwort an demselben Organ, und zwar stets an Muskeln mit Muskelspindeln (→ 10.4) als Dehnungssensoren. Werden diese durch Muskeldehnung gereizt, wird die Erregung über afferente Nervenfasern (Hinterwurzel) dem Rückenmark übermittelt und dort unmittelbar auf motorische Vorderhornzellen umgeschaltet, sodass sich der gedehnte Muskel kontrahiert. Es ist also nur eine Synapse zwischengeschaltet, weshalb die Eigenreflexe auch *monosynaptische Reflexe* heißen (*mono* = eins).

Ein Beispiel für einen Eigenreflex ist der **Patellarsehnenreflex** *(PSR):* Ein kurzer Schlag auf die Sehne des M. quadriceps femoris unterhalb der Kniescheibe dehnt den Muskel, das vorher im Kniegelenk gebeugte Bein wird schlagartig gestreckt (→ Abb. 9.22). Andere klinisch wichtige Eigenreflexe sind der **Achilles-, Bizeps-** und **Trizepssehnenreflex.** Da diese Reflexe in ganz bestimmten Rückenmarksegmenten verschaltet werden, geben Reflexprüfungen Aufschluss über die Höhe einer Rückenmarkschädigung.

Eigenreflexe laufen jedoch auch ohne Erregung von außen ständig ab und regulieren Muskellänge und -tonus und dadurch die Körperhaltung. Die Empfindlichkeit der Muskelspindeln wird durch die γ-Motoneurone „eingestellt" und der jeweiligen Situation angepasst.

Bei **Fremdreflexen** finden Reizaufnahme und -antwort an unterschiedlichen Organen statt. Der Reflexbogen verläuft hier über mehrere Schaltstellen zwischen sensiblen und motorischen Neuronen, weshalb Fremdreflexe auch als *polysynaptische Reflexe*

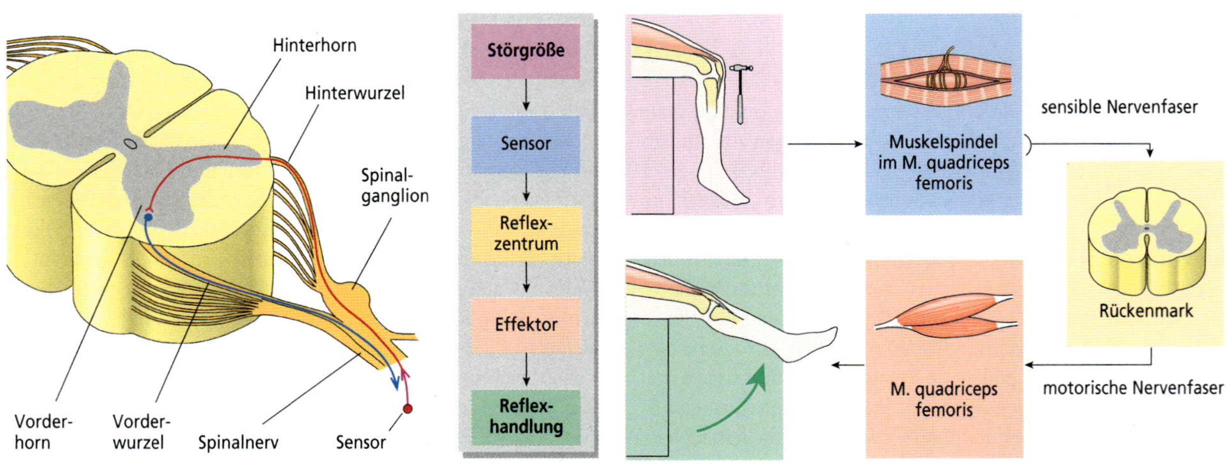

Abb. 9.22 Reflexbogen beim Eigenreflex. Links: Die Erregung erreicht über einen Spinalnerv das Hinterhorn des Rückenmarks. Im Vorderhorn findet eine Umschaltung auf eine motorische Vorderhornzelle statt. Über die Vorderwurzel verlässt der Impuls das Rückenmark, wird über den Spinalnerv an den gleichen Muskel zurückgeleitet und bewirkt dort eine Reizantwort. Mitte und rechts Schema eines Reflexbogens und Reflexbogen beim Patellarsehnenreflex.

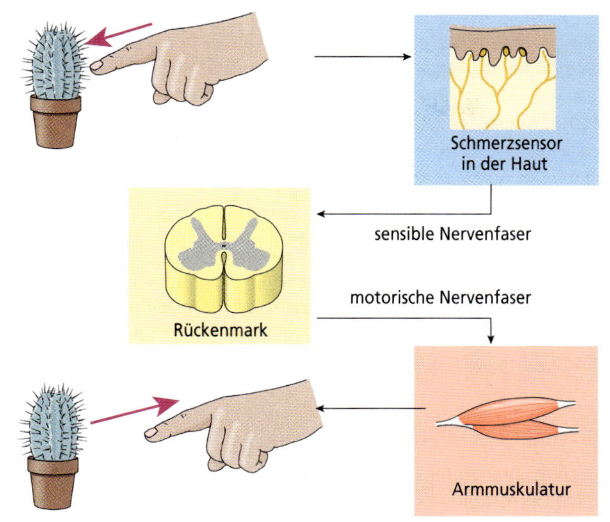

Abb. 9.23 Schema eines Fremdreflexes am Beispiel einer Fluchtreaktion nach Schmerzreiz. Reizaufnahme und -antwort erfolgen an verschiedenen Organen.

bezeichnet werden (*poly* = viel). Viele Fremdreflexe sind Schutzreflexe, etwa das Wegziehen des Armes bei einem Schmerzreiz am Finger (→ Abb. 9.23).

Ein Beispiel für einen diagnostisch genutzten Fremdreflex ist der **Bauchhautreflex.** Dabei löst eine Reizung der Bauch*haut* durch leichtes Bestreichen eine Anspannung der Bauch*muskeln* aus.

Vegetative Reflexe

Auch die inneren Organe werden über Reflexe mit gesteuert. Diese werden über das vegetative Nervensystem (→ 9.13) vermittelt und deshalb **vegetative Reflexe** genannt.

An **viszero-viszeralen Reflexen** ist nur das vegetative Nervensystem beteiligt. Hier sind der **Blasen-** und **Mastdarmreflex** beispielhaft zu nennen.

Haben sensible Erregungen aus einem inneren Organ reflektorisch Auswirkungen auf Skelettmuskeln, spricht man von einem **viszero-somatischen Muskelreflex.** Beispielsweise führt eine Appendizitis (Wurmfortsatzentzündung) oft reflektorisch zu einer Anspannung der Bauchmuskulatur. In diesem Fall werden die Empfindungen über vegetative Fasern zum Rückenmark hin geleitet, die Reflexantwort hingegen wird über somatische Fasern vermittelt.

Auch innere Organe und Haut können sich wechselseitig beeinflussen. Beispielsweise kann die Erkrankung eines inneren Organes zu einer Hautrötung führen **(viszero-kutaner Reflex),** umgekehrt können Anwendungen auf der Haut wie etwa Wärmepackungen innere Organe beeinflussen **(kuti-viszeraler Reflex).**

SPICKZETTEL

Reflex: Unwillkürliche, stereotype Reaktion auf Reize. Vermittelt über einen **Reflexbogen** (Sensor → sensible Nervenfasern → Reflexzentrum im ZNS → motorische Nervenfasern → ausführendes Organ).
Eigenreflex *(monosynaptischer Reflex):* Reflex, bei denen Reizaufnahme und -antwort im gleichen Organ (immer einem Skelettmuskel) erfolgen und nur eine Synapse zwischengeschaltet ist. Regulieren Muskellänge und damit Körperhaltung.

Fremdreflex *(polysynaptischer Reflex):* Reflex, bei denen Reizaufnahme und -antwort an verschiedenen Stellen erfolgen und mehrere Synapsen zwischengeschaltet sind. Beispielsweise Schutzreflexe, vegetative Reflexe.

9.11 Peripheres Nervensystem

Zum **peripheren Nervensystem** zählen alle Nervenbahnen und Nervenzellansammlungen außerhalb des ZNS. Nach ihrem Austrittsort aus dem zentralen Nervensystem werden *Hirnnerven* und *Spinalnerven* unterschieden.

9.11.1 Hirnnerven

Die **Hirnnerven** umfassen alle Nervenfaserbündel, die oberhalb des Rückenmarks das ZNS verlassen. Es gibt *zwölf Paare* von Hirnnerven (kurz HN = Hirnnerv oder N. = Nervus), die mit *römischen Ziffern* von I bis XII und mit Eigennamen benannt werden. Alle Hirnnerven verlassen das Gehirn durch kleine Öffnungen in der Schädelbasis (→ Abb. 7.6). Sie versorgen Kopf und Hals sowie einen Großteil der inneren Organe und verbinden Sinnesorgane mit dem Gehirn (→ Abb. 9.24).

Der erste Hirnnerv zieht ins Groß-, der zweite ins Zwischenhirn. Die übrigen entspringen bzw. ziehen in den Hirnstamm.

Funktionelle Einteilung der Hirnnerven

Nach ihrer Funktion unterscheidet man:

- *Sensorische* Hirnnerven (HN I, II, VIII), die die Empfindungen aus den Sinnesorganen zum Gehirn leiten
- Überwiegend *willkürmotorische* Hirnnerven (HN III, IV, VI, XI, XII)
- *Gemischte* Hirnnerven (HN V, VII, IX, X), die sich aus verschiedenen Fasern zusammensetzen (willkürmotorisch, sensorisch und parasympathisch).

Riech- und Sehnerv

Die ersten beiden Hirnnerven sind rein sensorisch:

- Der *Riechnerv* (**N. olfactorius,** *HN I*) übermittelt die Geruchsempfindungen (→ 10.5.1)
- Der *Sehnerv* (**N. opticus,** *HN II*) leitet die Eindrücke des Sehsinns zum Gehirn (→ 10.6.3).

Drei Augenmuskelnerven

Es gibt drei **Augenmuskelnervern:**

- Der **N. oculomotorius** *(HN III, Augenbewegungsnerv)* versorgt motorisch den *M. levator palpebrae superioris (Oberlidheber)* und vier der sechs äußeren Augenmuskeln (→ Tab. 10.1) sowie parasympathisch den *Ziliarmuskel* für die Nah-Fern-Akkommodation (→ 10.6.3) und den *M. sphincter pupillae* für die Pupillenverengung (→ Abb. 10.6)
- Der **N. trochlearis** *(HN IV, Augenrollnerv)* sowie der **N. abducens** *(HN VI, Augenabziehnerv)* sind für die beiden verbleibenden äußeren Augenmuskeln zuständig (→ Tab. 10.1).

Nervus trigeminus

Der *Drillingsnerv* (**N. trigeminus,** *HN V*) ist ein Gesichtsnerv. Er teilt sich in drei große Äste:

- Den **Augenhöhlennerv** *(N. ophthalmicus, V_1),* der sensibel Augenhöhle und Stirn versorgt

- Den **Oberkiefernerv** *(N. maxillaris, V_2)*, der Teile der Gesichtshaut, die Nasenschleimhaut, die Oberlippe und die Zähne des Oberkiefers sensibel innerviert
- Den **Unterkiefernerv** *(N. mandibularis, V_3)*, der sensibel den Unterkieferbereich (Unterlippe, Zahnfleisch und Zähne) und motorisch alle Kau- und Mundbodenmuskeln versorgt.

Wird der N. trigeminus gereizt, können starke Schmerzen in seinem Versorgungsgebiet die Folge sein **(Trigeminusneuralgie).**

Nervus facialis

Der *Gesichtsnerv* (**N. facialis,** *HN VII*) ist ein gemischter Nerv. Er führt:

- Motorische Fasern für die mimische Muskulatur und den M. stapedius im Mittelohr (→ 10.7.2)
- Sensorische Fasern für die Geschmacksempfindungen der vorderen zwei Drittel der Zunge
- Parasympathische Fasern für die Tränen-, Unterkiefer- und Unterzungendrüse.

PFLEGE

Die periphere **Fazialisparese** ist die häufigste *periphere Nervenlähmung* (→ 9.12). Augenschluss und Stirnrunzeln sind auf der betroffenen Seite nicht mehr möglich, der Mundwinkel hängt herab. Der unvollständige Lidschluss erfordert Tränenersatzflüssigkeit über Tag sowie Augensalbe und Uhrglasverband zur Nacht zum Schutz der Hornhaut vor Austrocknen. Häufig sammeln sich Speisereste in der betroffenen Wangentasche, die evtl. *aspiriert* (in die Lunge eingeatmet) werden. *Mundpflege* nach jeder Nahrungsaufnahme mit Entfernung evtl. Speisereste in der Wangentasche verhindert Aspiration und dient der *Parotitisprophylaxe,* weil die Ohrspeicheldrüse (Glandula parotis → Abb. 17.10) oft mit beteiligt ist und zur Entzündung *(Parotitis)* neigt.

Hör- und Gleichgewichtsnerv

Der *Hör- und Gleichgewichtsnerv* (**N. vestibulocochlearis,** *HN VIII*) übermittelt als dritter rein sensorischer Hirnnerv die Erre-

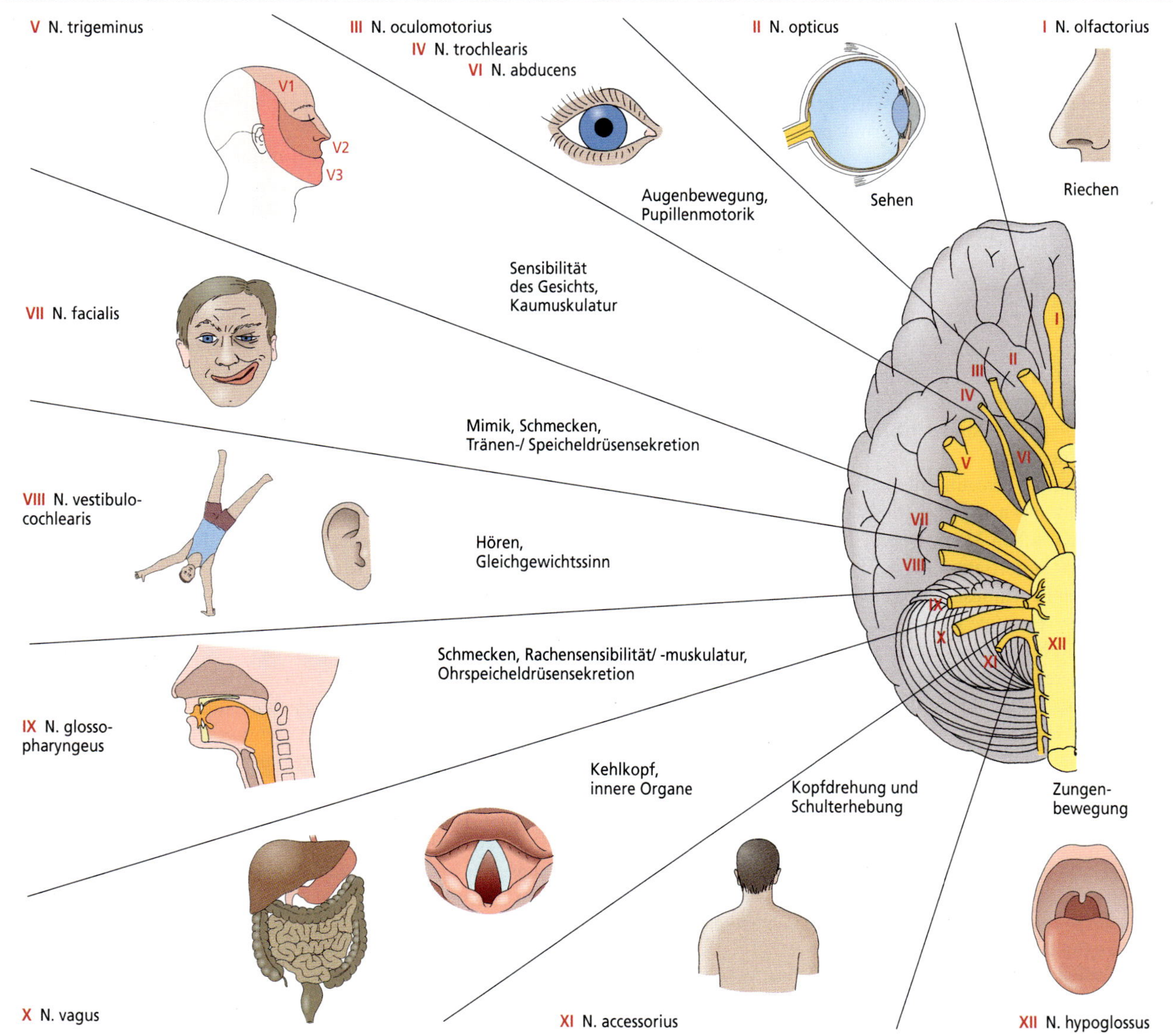

Abb. 9.24 Übersicht über die zwölf Hirnnerven und ihre Funktionen (Hirnansicht von unten).

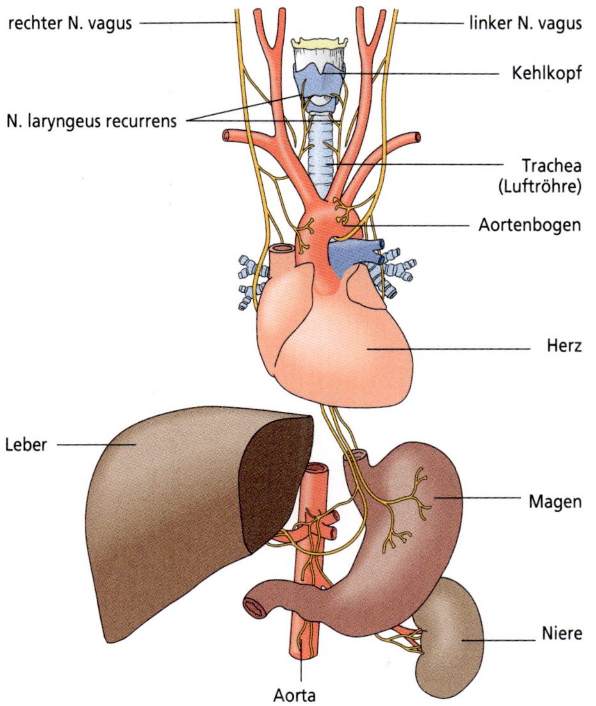

Abb. 9.25 Verlauf des N. vagus, des X. Hirnnervs.

gungen aus dem Gleichgewichts- und Hörorgan zum Gehirn (→ 10.7.3, → 10.7.4).

N. glossopharyngeus

Der **N. glossopharyngeus** *(Zungen-Rachen-Nerv, HN IX)* ist ein gemischter Nerv mit:

- Motorischen Fasern für die Rachenmuskeln
- Sensiblen Fasern v. a. für die Rachenschleimhaut
- Sensorischen Fasern für die Geschmacksempfindungen des hinteren Zungendrittels
- Parasympathischen Fasern für die Ohrspeicheldrüse.

N. vagus

Der **N. vagus** *(Eingeweidenerv, HN X)* versorgt als Hauptnerv des parasympathischen Nervensystems einen Teil der Halsorgane, die Brust- und einen großen Teil der Baucheingeweide (Verlauf → Abb. 9.25). Er leitet dabei sowohl sensible Impulse von Organen zum ZNS als auch efferente Impulse für die Motorik glatter Muskeln und für die Sekretion zu den inneren Organen. So kann er z. B. Häufigkeit und Kraft des Herzschlages beeinflussen. Einige wenige Fasern versorgen außerdem sensibel und motorisch den Kehlkopfbereich und sind dadurch am Sprechen und Schlucken beteiligt.

N. accessorius

Der **N. accessorius** *(HN XI, Halsnerv)* ist zusammen mit Ästen des Plexus cervicalis zuständig für zwei Halsmuskeln, den *M. sternocleidomastoideus* und den *M. trapezius* (beide → Abb. 7.24).

Zungennerv

Der **N. hypoglossus** *(HN XII, Zungennerv)* ist ein rein motorischer Nerv für die Zungenmuskulatur.

SPICKZETTEL

Hirnnerven: Beidseits je zwölf periphere Nerven mit Abgang vom Gehirn. Versorgen Kopf, Hals und innere Organe.

- **N. olfactorius** *(Riechnerv, HN I)*. Sensorisch, eigentlich vorgeschobener ZNS-Teil, für den Geruchssinn
- **N. opticus** *(Sehnerv, HN II)*. Sensorisch, eigentlich vorgeschobener ZNS-Teil, für den Sehsinn
- **N. oculomotorius** (*Augenbewegungsnerv, HN III,* gemischt), **N. trochlearis** (*Augenrollnerv, HN IV,* motorisch), **N. abducens** (*Augenabziehnerv, HN VI,* motorisch). Für innere und äußere Augenmuskeln
- **N. trigeminus** *(Drillingsnerv, HN V)*. Gemischt, für Gesichtssensibilität, Kau- und Mundbodenmuskulatur
- **N. facialis** *(Gesichtsnerv, HN VII)*. Gemischt, für Geschmackssinn, Speichel-, Tränendrüsen, mimische Muskulatur
- **N. vestibulocochlearis** *(Hör- und Gleichgewichtsnerv, HN VIII)*. Sensorisch, für Gleichgewichts- und Hörsinn
- **N. glossopharyngeus** *(Zungen-Rachen-Nerv, HN IX)*. Gemischt, für Rachensensibilität, -muskulatur, Geschmackssinn, Speicheldrüsen
- **N. vagus** *(Eingeweidenerv, HN X)*. Gemischt, für Kehlkopfsensibilität, -muskulatur, parasympathische Versorgung der Hals-, Brust- und Bauchorgane
- **N. accessorius** *(HN XI, Halsnerv)*. Motorisch, teils aus dem Rückenmark, für M. sternocleidomastoideus und M. trapezius
- **N. hypoglossus** *(HN XII, Zungennerv)*. Motorisch, für die Zungenmuskulatur.

9.11.2 Spinalnerven

Aus jedem Rückenmarksegment geht links und rechts je eine *vordere* und eine *hintere Nervenwurzel* (**Vorder**- bzw. **Hinterwurzel**) hervor, die sich zum **Spinalnerven** *(Rückenmarknerven)* zusammenschließen (→ Abb. 9.26).

Die Spinalnerven verlassen den Wirbelkanal der Wirbelsäule seitlich durch die Zwischenwirbellöcher (Öffnungen zwischen benachbarten Wirbeln, → Abb. 7.13). Unmittelbar danach teilt sich jeder Spinalnerv in zwei Äste auf:

- Die **hinteren Spinalnervenäste** versorgen die Haut und die autochthone Rückenmuskulatur (→ 7.3.4) vom Hals bis zur Kreuzbeinregion

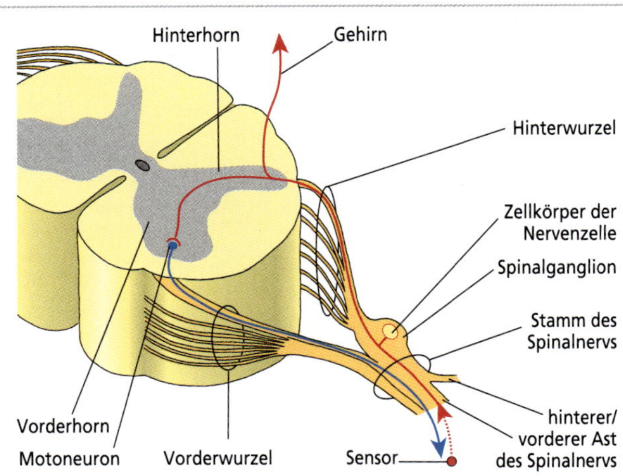

Abb. 9.26 Aufbau eines Spinalnervs. Vorderwurzel (motorische Fasern) und Hinterwurzel (sensible Faser) vereinigen sich zu einem Spinalnerv. Er ist somit ein gemischter Nerv.

- Die **vorderen Spinalnervenäste** aus dem 2.–11. Brustsegment versorgen als **Zwischenrippennerven** *(Interkostalnerven, n. intercostales)* gürtelförmig die Haut und die Muskeln im Bereich von Brustkorb und Bauch. Die vorderen Äste der übrigen Spinalnerven hingegen bilden *Nervengeflechte,* **Spinalnervenplexus** genannt, bevor sie durch erneute Aufteilung einzelne **periphere Nerven** bilden, welche Arme und Beine versorgen (→ Abb. 9.26).

9.11.3 Spinalnervenplexus und periphere Nerven

Die Geflechte der Spinalnerven werden nach dem Abschnitt benannt, aus dem sie entspringen (→ Abb. 9.27):

Plexus cervicalis

Der **Plexus cervicalis** *(Halsgeflecht)* bildet sich seitlich der oberen Halswirbelsäule aus den Halssegmenten C1–C4. Er versorgt Haut und Muskeln in der Hals- und Schulterregion und mit dem **N. phrenicus** *(Zwerchfellnerv)* das Zwerchfell.

Plexus brachialis

Der **Plexus brachialis** (*Armgeflecht,* C5–Th1) liegt am unteren seitlichen Hals und um die A. axillaris. Aus ihm entspringen neben kleineren Ästen zum Nacken und zur Schulter (→ Abb. 9.28):

- Der **N. axillaris** *(Achselnerv)* ist zuständig v. a. für den M. deltoideus und einen Hautbezirk an der Seite von Schulter und Oberarm
- Der **N. radialis** *(Speichennerv)* versorgt motorisch die Strecker des Ober- und Unterarms, sensibel die Streckseite von Ober- und Unterarm sowie einen Teil des Handrückens
- Der **N. musculocutaneus** *(Muskel-Haut-Nerv)* innerviert motorisch die Oberarmbeuger (z. B. den M. biceps brachii) sowie sensibel Haut am vorderen seitlichen Unterarm

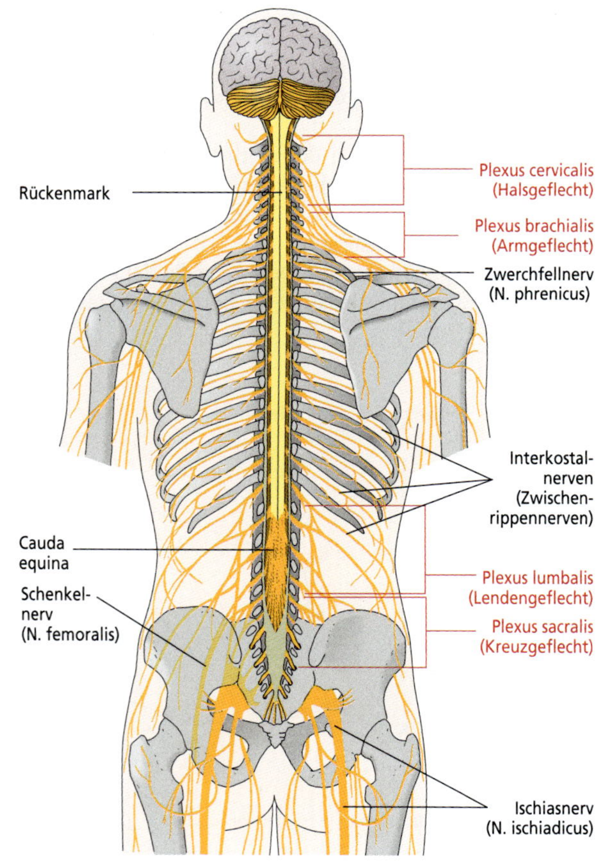

Abb. 9.27 Überblick über die Spinalnervenplexus und die peripheren Nerven (Hirnnerven → Abb. 9.24).

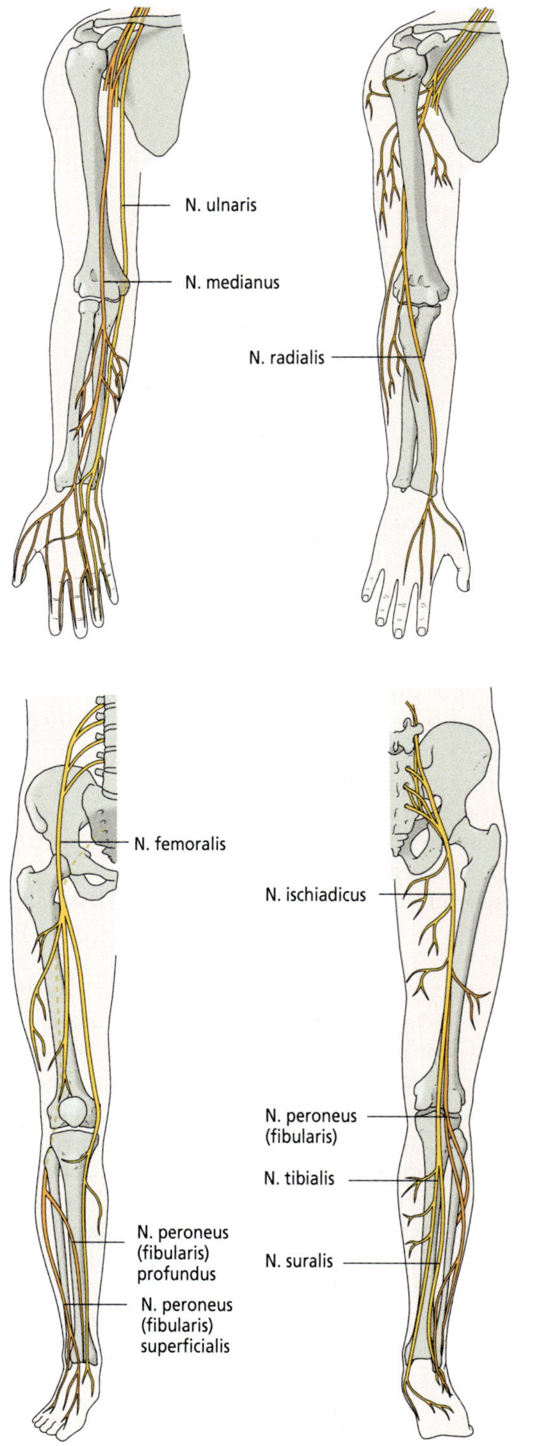

Abb. 9.28 Verlauf wichtiger peripherer Nerven der oberen und unteren Extremität.

- Der **N. medianus** *(Mittelnerv)* versorgt Beugemuskeln am Unterarm und Daumen und Hautbezirke der Finger 1–4
- Der **N. ulnaris** *(Ellennerv)* versorgt motorisch Beugemuskeln am Unterarm sowie Handmuskeln, sensibel Hautbezirke der Finger vier und fünf und des angrenzenden Handrückens.

Plexus lumbalis

Die Nerven aus dem **Plexus lumbalis** (*Lendengeflecht,* L1–L4, seitlich der Wirbelsäule hinter dem M. psoas major) versorgen untere Bauchwand, äußere Geschlechtsorgane sowie Hautgebiete und Streckmuskeln an den Beinen.

Der wichtigste Nerv aus diesem Geflecht ist der **N. femoralis** (*Schenkelnerv* →Abb. 9.28). Er verläuft an der Vorderseite des Oberschenkels und versorgt dort die Haut und die *Streckermuskeln,* darunter den M. quadriceps femoris.

Plexus sacralis

Der **Plexus sacralis** (*Kreuzgeflecht,* L4–S3) im kleinen Becken ist das größte Nervengeflecht. Er versorgt das Gesäß, einen Teil des Damms und die unteren Gliedmaßen mit Nervenästen. Auch der längste und dickste Nerv des Menschen, der **N. ischiadicus** *(Ischiasnerv),* entspringt aus diesem Geflecht. Er verläuft im Gesäßbereich schräg abwärts zur Rückseite des Oberschenkels und versorgt dort die Beugemuskeln. Oberhalb der Kniekehle teilt er sich in zwei Äste auf: den **N. tibialis** *(Schienbeinnerv)* und den **N. peroneus** *(N. fibularis, Wadenbeinnerv).* Sie versorgen Haut und Muskeln an Unterschenkel und Fuß.

Plexus pudendus

Der **Plexus pudendus** (*Schamgeflecht,* S3–S5) versorgt Beckeneingeweide, Damm und äußeres Genitale.

PFLEGE

Insbesondere bei oberflächen-, knochen- oder gelenknah verlaufenden Plexus und Nerven besteht die Gefahr einer **Nervenschädigung** durch länger dauernden Druck bei Lagerung oder Gipsverband oder zu starke Dehnung, v. a. wenn die Patienten bzw. Patientinnen bewusstlos sind oder Sensibilitätsstörungen haben:

- Bei einer zu starken Abspreizung des Armes ist der *Plexus brachialis* im Schulter-Oberarm-Bereich durch Überdehnung gefährdet
- Der *N. ulnaris* verläuft an der Rückseite des Oberarms sehr oberflächlich und ist besonders in Rückenlage gefährdet
- An der Außenseite des Knies verläuft der *N. peroneus,* der unterhalb des Wadenbeinkopfes nur von Haut bedeckt liegt
- Der *N. ischiadicus* war durch die früher übliche intramuskuläre Injektion in den oberen äußeren Quadranten des Gesäßes durch Verletzungen gefährdet. Heute wird die risikoarme Methode der *ventroglutealen Injektion nach Hochstetter* empfohlen (→Abb. 9.29).

SPICKZETTEL

Spinalnerven *(Rückenmarknerven):* Periphere Nerven mit Abgang vom Rückenmark. Entstehen in jedem Rückenmarkssegment aus dem Zusammenschluss von Vorder- und Hinterwurzel und teilen sich dann wieder in einen

- **Hinteren Spinalnervenast** zur Versorgung der Haut am Rücken und der autochthonen Rückenmuskulatur
- **Vorderen Spinalnalnervenast** für die Zwischenrippennerven (Interkostalnerven) und damit die Haut und Muskulatur seitlich und vorne an Brustkorb und Bauch sowie die (Spinalnerven)Plexus für die Extremitätenversorgung.

Nervenplexus: Nervengeflecht.

Spinalnervenplexus: Geflecht aus Nervenfasern mehrerer vorderer Spinalnervenäste, aus denen nach Umgruppierung der Fasern die peripheren Nerven mit Fasern aus verschiedenen Rückenmarksegmenten hervorgehen.

- **Plexus cervicalis** *(Halsgeflecht).* Aus C1–C4 → Hals, Schulter, **N. phrenicus** *(Zwerchfellnerv* → Zwerchfell)
- **Plexus brachialis** *(Armgeflecht).* Aus C5–Th1 → **N. radialis** *(Speichennerv),* **N. ulnaris** *(Ellennerv),* **N. medianus** *(Mittelnerv)* → Arm, Hand
- **Plexus lumbalis** *(Lendengeflecht).* Aus L1–L4 → untere Bauchwand, äußere Geschlechtsorgane, **N. femoralis** *(Schenkelnerv* → Streckseiten der Beine)
- **Plexus sacralis** *(Kreuzgeflecht).* Aus L4–S3 → **N. ischiadicus** *(Ischiasnerv)* → Beugeseite Oberschenkel, Unterschenkel, Fuß
- **Plexus pudendus** *(Schamgeflecht).* Aus S3–S5 → Becken, äußere Geschlechtsorgane.

9.12 Lähmungen

Auf jeder Ebene des motorischen Systems sind Unterbrechungen möglich, die eine Lähmung zur Folge haben:

- Bei der **peripheren Lähmung** sind die motorischen Vorderhornzellen im Rückenmark oder ihre Axone geschädigt. Dadurch ist die Impulsweiterleitung zu den jeweiligen Muskeln unterbrochen, eine *schlaffe Lähmung* ist die Folge (z. B. Kinderlähmung)
- Liegt die Störung weiter oberhalb, z. B. im primären motorischen Rindenfeld oder im Bereich der Pyramidenbahn, spricht man von einer **zentralen Lähmung.** Aufgrund der erhaltenen Schaltkreise für die Muskelreflexe und der fehlenden zentralen Steuerung tritt in der Regel eine *spastische Lähmung* (*spasmos* = Krampf) mit einem erhöhten muskulären Ruhetonus auf (beispielsweise Lähmungen nach Schlaganfall).

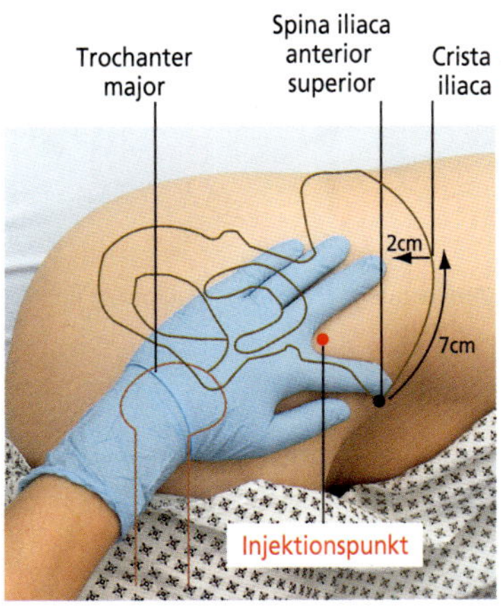

Abb. 9.29 Ventrogluteale Injektion nach Hochstetter. Um große Gefäße und Nerven zu schonen, wird bei Erwachsenen diese intramuskuläre Injektion bevorzugt. [K115]

Unabhängig von der Ursache bezeichnet **Plegie** oder *Paralyse* eine vollständige Lähmung, wohingegen die Bewegungsfähigkeit bei der **Parese** vermindert, aber nicht völlig aufgehoben ist.

MEDIZIN

Das **Querschnittssyndrom** entsteht durch eine Unterbrechung des Rückenmarks.
Wenn der gesamte Rückenmarkquerschnitt betroffen ist und alle auf- und absteigenden Bahnen unterbrochen sind, fallen alle sensiblen Empfindungen und alle willkürlichen Bewegungen unterhalb des Schädigungsorts aus. Die Lähmungen unterhalb der Schädigung sind zentrale, also *spastische Lähmungen*. Auf der Höhe der Schädigung kommt es durch die Zerstörung der motorischen Vorderhornzellen zu peripheren, also *schlaffen Lähmungen*.
Außerdem sind vegetative Funktionen (z. B. Blasen-, Darm-, Sexualfunktion) beeinträchtigt.

9.13 Vegetatives Nervensystem

Das **vegetative Nervensystem** steuert lebenswichtige Organfunktionen wie z. B. Atmung, Kreislauf, Stoffwechsel und Wasserhaushalt. Diese unbewusste Steuerung ist durch den Willen kaum beeinflussbar. Das vegetative Nervensystem wird unterteilt in *Sympathikus, Parasympathikus* und *Darmnervensystem.*

9.13.1 Sympathikus und Parasympathikus

Lange bekannt sind **Sympathikus** und **Parasympathikus.** Sie haben oft gegensinnige Wirkungen (→ Abb. 9.30, → Tab. 9.2). Der Sympathikus wird v. a. bei nach *außen* gerichteten Aktivitäten erregt (z. B. körperliche Arbeit, Stress). Der Parasympathikus dominiert dagegen bei nach *innen* gerichteten Körperfunktionen (z. B. Essen). Durch das Zusammenspiel beider erfolgt ständig eine optimale Anpassung an die jeweiligen Bedürfnisse des Körpers.

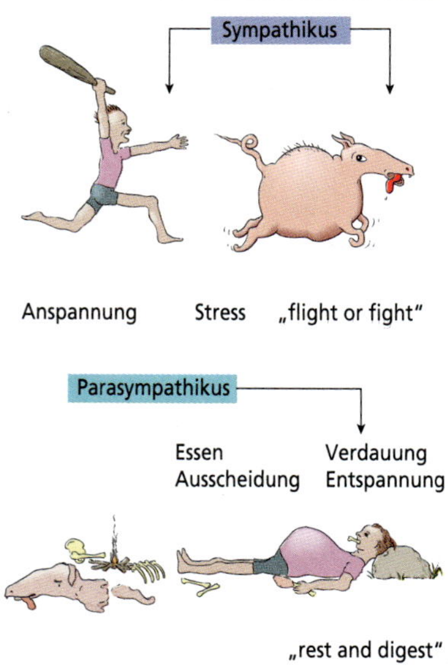

Abb. 9.30 Die gegensätzlichen Funktionen von Sympathikus und Parasympathikus.

9.13.2 Zentrale Anteile von Sympathikus und Parasympathikus

Die zentralen Anteile des vegetativen Nervensystems (→ Abb. 9.31) regeln die Aktivitäten der Organe, die durch das periphere vegetative System innerviert werden. Diese Regelung kann auf unterschiedlichen Ebenen erfolgen:

- Darm-, Harnblasen- und Sexualfunktionen werden teilweise schon auf Rückenmarksebene reguliert
- Die Regulationszentren für Atmung, Herz und Kreislauf liegen im Hirnstamm
- Komplexere vegetative Funktionen, z. B. die Körpertemperatur, werden vom Zwischen- und zum Teil Großhirn gesteuert.

9.13.3 Periphere Anteile von Sympathikus und Parasympathikus

Beim vegetativen Nervensystem besteht der *periphere* efferente Leitungsweg im Gegensatz zum willkürlichen Nervensystem immer aus *zwei* Neuronen.

Peripherer Sympathikus

Der **periphere Sympathikus** hat seinen Ursprung in Neuronen in den Seitenhörnern des Rückenmarks. Über die Vorderwurzel verlassen die Axone gemeinsam mit dem jeweiligen Spinalnerv das Rückenmark und ziehen zum nur wenige Zentimeter vom Wirbelkörper entfernten rechten oder linken **Grenzstrang** (→ Abb. 9.31). Dort sind die segmentartig angelegten **Grenzstrangganglien** perlschnurartig über Nervenfasern miteinander verknüpft.

Die **präganglionären Axone** (vom ZNS zum Ganglion) zur Versorgung der Kopf-, Hals- und Brustregion werden in den Grenzstrangganglien auf **postganglionäre Neurone** (vom Ganglion zum Endorgan) umgeschaltet. Von den Grenzstrangganglien aus ziehen die Nervenfasern des Sympathikus wieder zu den Spinalnerven und mit diesen zu den einzelnen Organen.

Im Bauch- und Beckenbereich ziehen die sympathischen Nervenfasern ohne Umschaltung durch den Grenzstrang und werden dann in **prävertebralen Ganglien** nahe den großen Arterien umgeschaltet. Von hier aus schließen sich die sympathischen – z. T. auch parasympathischen – Nervenfasern zu großen Nervengeflechten (Plexus) zusammen. Beispiele sind der **Plexus coeliacus** und der **Plexus aorticus abdominalis** im Bauchraum.

Eine Besonderheit des peripheren Sympathikus ist das **Nebennierenmark.** Die postganglionären Neurone haben sich hier zu den sog. **chromaffinen Zellen** des Nebennierenmarks umgewandelt und setzen bei Sympathikusreizung Adrenalin und Noradrenalin frei (→ 11.6.5).

Peripherer Parasympathikus

Der Ursprung des **peripheren Parasympathikus** liegt in Kerngebieten des Hirnstamms und den Seitenhörnern des Sakralmarks (S2–S4 → Abb. 9.31). Von dort aus ziehen die Axone zusammen mit Hirn- oder Spinalnerven zu den **parasympathischen Ganglien,** die im Gegensatz zu den sympathischen Ganglien weit entfernt vom Rückenmark in unmittelbarer Nähe oder sogar innerhalb der Erfolgsorgane liegen. Sie können z. B. als Nervengeflechte an oder in der Wand von Hohlorganen liegen. Solche Nervengeflechte, an denen auch sympathische Fasern enden, liegen z. B. in der Wand von Magen, Darm, Blase und Gebärmutter.

Die Hirnnerven III, VII und IX versorgen parasympathisch den Kopf (III Pupillenmotorik, Akkommodation; VII und IX Tränen-, Nasenschleim- und Speichelsekretion), der X. Hirnnerv (N. vagus) versorgt den gesamten Brustraum und große Teile des Bauchraums. Unterer Bauchraum und Becken werden durch die parasympathischen Fasern aus dem Sakralmark versorgt.

Tab. 9.2 Wichtige Funktionen von Sympathikus und Parasympathikus. In Klammern jeweils der Rezeptortyp, über den die Wirkung vermittelt wird (α_1-, β_1-, β_2-Rezeptoren, muskarinische Azetylcholinrezeptoren = Ach). Die Rezeptorausstattung eines Organs bestimmt, welche Wirkung der Sympathikus bzw. Parasympathikus hat.

Organ	Sympathikuswirkung	Parasympathikuswirkung
Herzmuskel	Zunahme von Herzfrequenz und Kontraktionskraft (β_1)	Abnahme von Herzfrequenz und Kontraktionskraft der Vorhöfe (ACh)
Haut-, Schleimhaut-, Eingeweidegefäße	Verengung (α_1), Erweiterung (β_2)	Keine Wirkung bekannt
Muskelgefäße	Erweiterung (β_2)/Verengung (α_1) je nach Aktivität	Keine Wirkung bekannt
Bronchien	Erweiterung (β_2)	Verengung (ACh)
Speicheldrüsen	Produktion geringer Mengen eines viskösem Sekrets (α_1)	Produktion reichlich dünnflüssigen Sekrets (ACh)
Magen-Darm-Trakt	Verminderung von Tonus und Bewegungen (β_2), Kontraktion der Sphinkteren (α_1)	Steigerung von Tonus und Bewegungen; Entspannung der Sphinkteren (ACh)
Verdauungsdrüsen	Verminderung der Sekretion (β_2)	Steigerung der Sekretion (ACh)
Harnblase	Kontraktion des Sphinkters (α_1), Erschlaffung des Detrusors (β_2)	Kontraktion des Detrusors (ACh)
Schweißddrüsen	Steigerung der Sekretion (ACh)	Keine Wirkung bekannt
Pupille	Erweiterung (α_1)	Verengung (ACh)

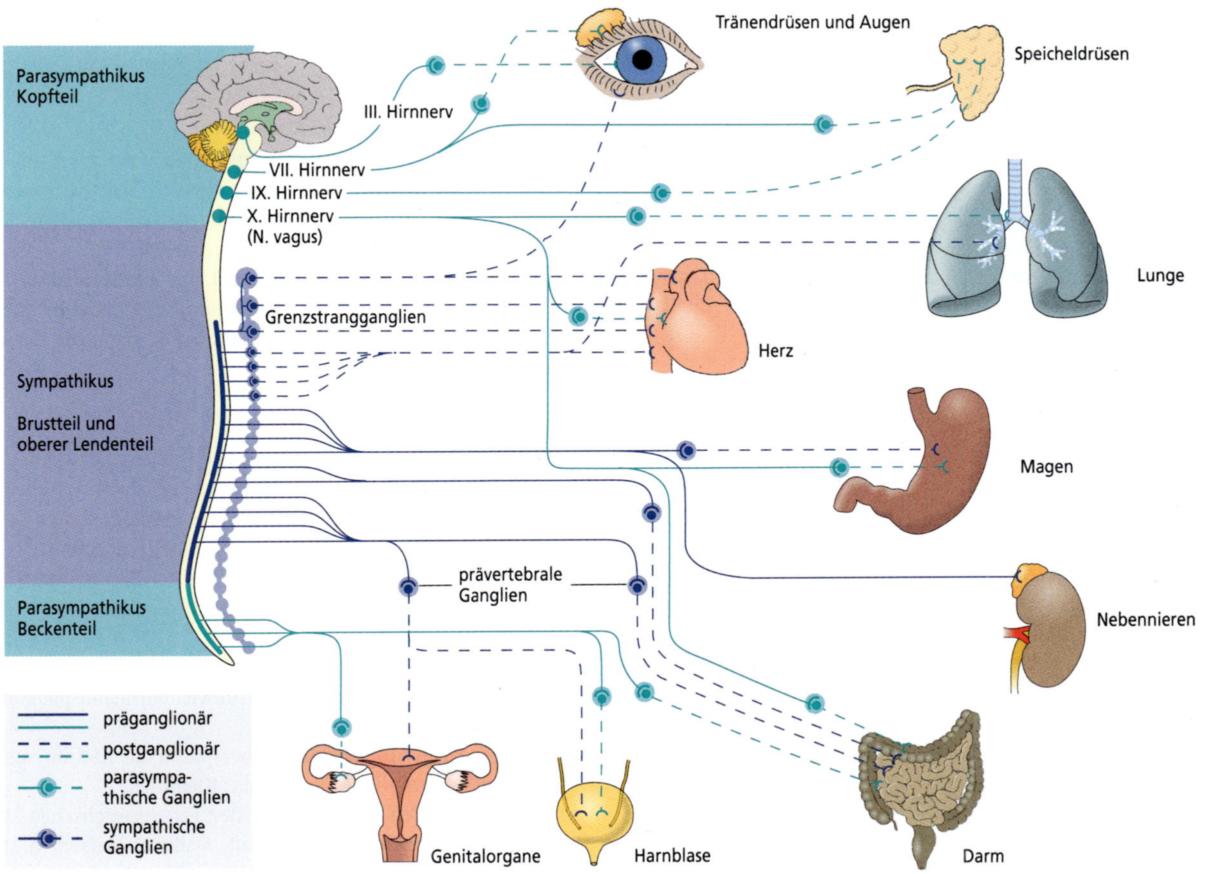

Abb. 9.31 Übersicht über das vegetative Nervensystem. Die Fasern des Parasympathikus ziehen über die Hirnnerven III, VII, IX und X sowie aus dem Sakralmark zu den Organen. Die Fasern des Sympathikus entstammen dem unteren Halsmark, dem Brust- und oberen Lendenmark und ziehen nach Umschaltung im Grenzstrang bzw. in den prävertebralen Ganglien zu den Organen.

9.13.4 Darmnervensystem

Dritter Teil des vegetativen Nervensystems ist das **Darmnervensystem** oder *enterische Nervensystem* (kurz *ENS*). Es steuert die Blutversorgung und die Bewegungen des Magen-Darm-Trakts ebenso wie die Verschlusskraft der Schließmuskeln und die Sekretion der Verdauungssäfte.

Das Darmnervensystem funktioniert auch vollkommen ohne Einfluss des zentralen Nervensystems. Das ZNS kann aber verstärkend oder hemmend auf das Darmnervensystem einwirken und so die Verdauungsfunktionen mit den übrigen Körperfunktionen koordinieren.

Die 100 Millionen Neurone des Darmnervensystems (etwa so viele wie im Rückenmark!) liegen hauptsächlich in zwei Geflechten innerhalb der Darmwand (→ 17.1.4):

- Dem schleimhautnahen **Plexus submucosus** *(Meissner-Plexus)* und
- Dem tiefer gelegenen **Plexus myentericus** *(Auerbach-Plexus).*

Als Transmitter im Darmnervensystem fungieren Azetylcholin (Förderung der Verdauungstätigkeit), Noradrenalin (Hemmung der Verdauungstätigkeit) und Neuropeptide (Hemmung der Verdauungstätigkeit).

SPICKZETTEL

Vegetatives Nervensystem: Teil des Nervensystems zur unbewussten Steuerung von Organfunktionen, z. B. Atmung, Herz-Kreislauf-, Magen-Darm-Tätigkeit.

- **Parasympathikus.** Ursprung in Hirnstamm und Kreuzbeinsegmenten des Rückenmarks. Prinzipiell erholungsfördernd, z. B. Abnahme der Herzfrequenz, Förderung der Verdauungstätigkeit
- **Sympathikus.** Ursprung in Hals-, Brust- und oberen Lendensegmenten des Rückenmarks. Besonderheit Nebennierenmark = umgewandeltes sympathisches Ganglion. Prinzipiell leistungsfördernd, z. B. Anstieg der Herzfrequenz, Hemmung der Magen-Darm-Bewegungen
- **Darmnervensystem** *(enterisches Nervensystem, ENS).* Nervenzellgeflechte in der Darmwand (keine zentralen Anteile) zur Steuerung der Magen-Darm-Tätigkeit.

9.14 Versorgungs- und Schutzeinrichtungen des ZNS

Das empfindliche Gehirn und Rückenmark liegt geschützt im knöchernen Schädel bzw. Wirbelkanal. Zusätzlichen Schutz gewähren drei bindegewebige *Hirnhäute,* die **Meningen,** die Gehirn und Rückenmark bedecken. Von außen nach innen sind dies *Dura mater, Arachnoidea* und *Pia mater.* Zwischen Arachnoidea und Pia mater befindet sich der mit **Liquor** *(Gehirn-Rückenmark-Flüssigkeit)* gefüllte **Subarachnoidalraum,** der das Gehirn wie ein Wasserkissen vor Stößen und schnellen Bewegungen schützt.

MEDIZIN

Bei einer **Meningitis** *(Hirnhautentzündung)* sind die Hirn- und Rückenmarkshäute entzündet, meist infolge einer Infektion. Leitsymptome sind Fieber, Kopfschmerzen, Nackensteife, Lichtempfindlichkeit, Übelkeit und Bewusstseinstrübung. Bei Meningitisverdacht ist immer eine sofortige Krankenhauseinweisung nötig – es besteht Lebensgefahr!

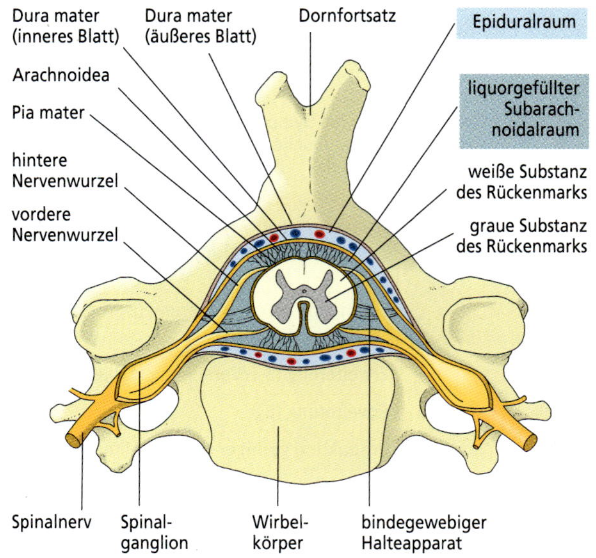

Abb. 9.32 Die Rückenmarkshäute. Da äußeres und inneres Blatt der Dura mater im Gegensatz zum Schädelraum getrennt sind, existiert ein größerer Epiduralraum.

9.14.1 Dura mater

Die aus straffem Bindegewebe (→ 5.3.3) gebildete *harte Hirnhaut* **(Dura mater)** bildet die äußere Hülle des ZNS.

Dura mater des Rückenmarks

Beim Rückenmark besteht die Dura mater aus zwei Blättern (→ Abb. 9.32). Ihr äußeres Blatt liegt dem Wirbelkanal innen an. Ihr inneres Blatt umgibt als derber bindegewebiger Schlauch das Rückenmark und die Wurzeln der Spinalnerven.

Zwischen beiden Durablättern liegt der **Epiduralraum,** hier auch *Periduralraum* genannt, der Fett und Bindegewebe enthält. Dieses Polster schützt das Rückenmark bei Bewegungen der Wirbelsäule.

Dura mater im Schädelraum

Im Schädelraum sind beide Durablätter größtenteils miteinander und mit dem inneren Periost des Schädels verwachsen (→ Abb. 9.33).

An einigen Stellen bildet die Dura feste, bindegewebige Trennwände **(Durasepten)** zwischen den großen Hirnabschnitten, welche die Hirnteile bei Kopfbewegungen in ihrer Position halten:

- Die **Großhirnsichel** *(Falx cerebri)* trennt als senkrechte Wand beide Großhirnhemisphären
- Sie geht in der hinteren Schädelgrube in die **Kleinhirnsichel** *(Falx cerebelli)* über, die entsprechend beide Kleinhirnhemisphären trennt
- Zwischen Groß- und Kleinhirn überspannt das **Kleinhirnzelt** *(Tentorium cerebelli)* horizontal das Kleinhirn.

An manchen Stellen sind die ansonsten fest verwachsenen Durablätter jedoch voneinander getrennt. Dadurch entstehen starrwandige Kanäle, die **Sinus,** die das Venenblut aus dem gesamten Schädelraum auffangen und über die V. jugularis interna (→ Abb. 15.11) in die obere Hohlvene ableiten.

9.14.2 Arachnoidea

Die mittlere Schicht heißt wegen ihres spinnwebenartigen Aussehens *Spinnwebenhaut* oder **Arachnoidea.** Sie ist fast gefäßlos und liegt der Dura mater innen an. Zwischen Dura mater und Arachnoidea liegt der extrem schmale **Subduralraum** (→ Abb. 9.33).

Im Bereich der Sinus stülpen sich knopfförmige Wucherungen der Arachnoidea in den venösen Raum vor: die **Arachnoidalzotten.** Aus diesen Zotten wird der Liquor aus den Hohlräumen von Rückenmark und Gehirn in das Venensystem abgeleitet (→ 9.14.4).

9.14.3 Pia mater

Die zarte *innere Hirnhaut* (**Pia mater** → Abb. 9.32, → Abb. 9.33) enthält zahlreiche Blutgefäße und bedeckt unmittelbar die Oberfläche des Nervengewebes. Sie folgt ihr bis in alle Vertiefungen hinein.

Zwischen Arachnoidea und Pia mater liegt der erwähnte Subarachnoidalraum. Feine Bindegewebstrabekel der Arachnoidea spannen sich durch den Subarachnoidalraum und bewirken zusammen mit dem Liquor eine stoßsichere Aufhängung des Gehirns in der Schädelhöhle.

An einigen Stellen im Gehirn erweitert sich der Subarachnoidalraum zu weiteren Räumen – den **Liquorzisternen** (z. B. zur Kleinhirnzisterne → Abb. 9.35).

Arachnoidea und Pia mater werden auch als **weiche Hirnhaut** zusammengefasst.

MEDIZIN

Rückenmarksnahe Leitungsanästhesien nutzen die enge räumliche Beziehung der Nervenwurzeln zueinander zur Schmerzausschaltung in Unterbauch, unterer Extremität, Geschlechtsorganen und Analgegend:

- Wird das Lokalanästhetikum in den Epiduralraum gespritzt, handelt es sich um eine **Periduralanästhesie** *(Epiduralanästhesie)*. Sie ist im gesamten Wirbelsäulenbereich möglich, wird jedoch meist im Lendenwirbelsäulenbereich durchgeführt
- Bei der **Spinalanästhesie** wird der liquorhaltige Subarachnoidalraum im Bereich der Lendenwirbelsäule unterhalb des Rückenmarks punktiert.

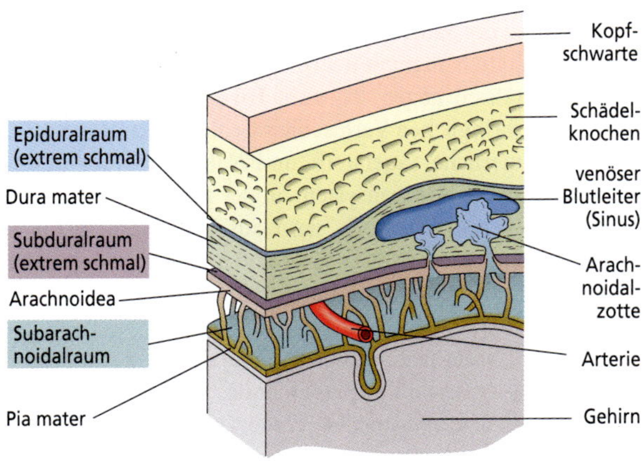

Abb. 9.33 Die Hirnhäute. Die beiden Blätter der Dura mater sind im Hirnbereich verwachsen, ein Epiduralraum existiert praktisch nicht.

SPICKZETTEL

Meningen *(Hirn- und Rückenmarkshäute):* Bindegewebige Schichten, welche das ZNS umhüllen und schützen. Von außen nach innen

- **Dura mater** *(harte Hirnhaut)*. Derbe Schicht aus zwei Blättern, die im Schädel miteinander verwachsen sind. Bildet im Gehirn die **Durasepten** und die **venösen Sinus,** im Rückenmarkbereich umschließen die beiden Blätter den **Epiduralraum**
- **Subduralraum.** Sehr schmaler Spalt unterhalb der Dura
- **Arachnoidea** *(Spinnwebenhaut)*. Lockere bindegewebige Schicht innen an der Dura
- **Subarachnoidalraum.** Durch Arachnoideatrabekel überspannter und mit *Liquor* gefüllter Raum zwischen Arachnoidea und Pia mater
- **Pia mater** *(innere Hirnhaut)*. Lockere bindegewebige Schicht mit Blutgefäßen unmittelbar auf dem Gehirn. Pia mater und Arachnoida bilden die **weiche Hirnhaut.**

9.14.4 Liquor

Der **Liquor** *(Liquor cerebrospinalis, Gehirn-Rückenmark-Flüssigkeit)* ist eine klare, farblose Flüssigkeit, die die Hohlräume im Gehirn sowie den Subarachnoidalraum ausfüllt. Ein Erwachsener hat ca. 150 ml Liquor.

Durch den Liquor wird das Nervengewebe gestützt und wie von einem Wasserkissen vor der Schwerkraft, schädigender Stoßeinwirkung, Reibung oder Druck geschützt. Daneben hat der Liquor wichtige Funktionen beim Stoffaustausch zwischen Blut und Nervengewebe: Er erhält Nährstoffe aus dem Blut, versorgt damit das Nervensystem und transportiert Stoffwechselprodukte aus dem Nervengewebe ab.

Gebildet wird der Liquor in **Plexusepithelzellen** (spezialisierten Ependymzellen → 5.5.2) der **Plexus choroidei.** Dies sind gefäßreiche und mit Ependym überzogene Ausstülpungen der Pia mater in die Ventrikel. Der Liquor durchströmt die Ventrikel (Hohlräume des Gehirns, → 9.14.5, → Abb. 9.34) und gelangt dann in den Subarachnoidalraum. Dort wird er von den Arachnoidalzotten resorbiert und in die Sinus, also das Venensystem, abgeleitet (→ Abb. 9.35). Beim Erwachsenen werden täglich ca. 500 ml Liquor gebildet und umgekehrt resorbiert.

9.14.5 Liquorräume

Man unterscheidet innere und äußere Liquorräume im ZNS.

Innere Liquorräume

Zu den **inneren Liquorräumen** rechnet man das Ventrikelsystem des Gehirns und den Zentralkanal im Rückenmark (→ Abb. 9.34, → Abb. 9.35).

Es gibt vier **Ventrikel** *(Hirnventrikel, Hirnkammern):* Die beiden **Seitenventrikel** (*1.* und *2. Ventrikel*) sind lange, bogenförmige Hohlräume in den Großhirnhemisphären. Sie stehen über die beiden **Zwischenkammerlöcher** *(Foramina interventricularia)* mit dem **3. Ventrikel** im Zwischenhirn in Verbindung.

Über den **Aquädukt,** einen schmalen Kanal im Mittelhirn, besteht eine Verbindung zwischen dem 3. und **4. Ventrikel.** Der 4. Ventrikel setzt sich in den **Zentralkanal** des Rückenmarks fort und hat außerdem drei Öffnungen zum Subarachnoidalraum. Durch diese Öffnungen stehen die inneren Liquorräume mit den äußeren in Verbindung.

Äußerer Liquorraum

Der Subarachnoidalraum (→Abb. 9.32, →Abb. 9.33, →Abb. 9.35) mit den Zisternen umschließt als **äußerer Liquorraum** Gehirn und Rückenmark.

Blut-Liquor-Schranke

Der Liquor wird in den Plexus choroidei durch Filtrations- und Sekretionsvorgänge aus Blutplasma gebildet. Damit dabei keine schädlichen Stoffe aus dem Blut zum Nervengewebe gelangen, besteht dort eine der Blut-Hirn-Schranke (→5.5.2) entsprechende Barriere, die **Blut-Liquor-Schranke.** Sie wird von Kapillarendothel, Basalmembran und Plexusepithelzellen gebildet.

Die Blut-Liquor-Schranke ist klinisch bedeutsam, da sie (außer, wenn sie z. B. bei Meningitis entzündet und damit undicht ist) nur von wenigen *liquorgängigen* Medikamenten passiert werden kann.

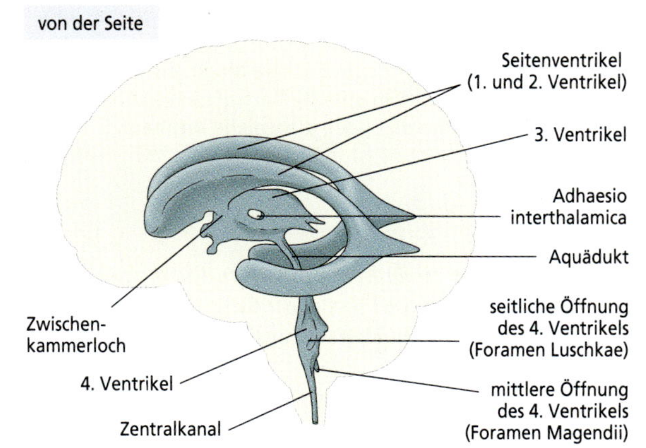

Abb. 9.34 Das Ventrikelsystem des Gehirns. Die beiden Seitenventrikel sind über Zwischenkammerlöcher mit dem 3. und 4. Ventrikel verbunden. Der dünne Aquädukt verbindet 3. und 4. Ventrikel. Von dort aus bestehen zwei seitliche und eine mittlere Öffnung zum Subarachnoidalraum.

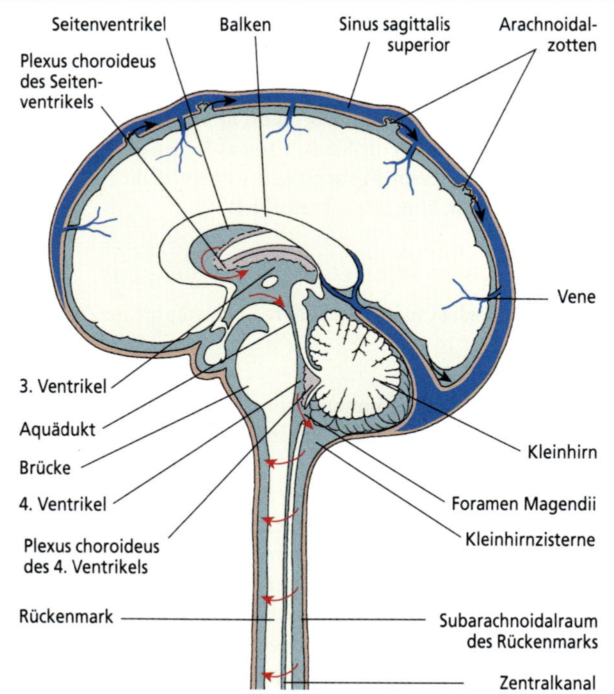

Abb. 9.35 Die Liquorräume mit Bildungsorten und Strömungsrichtung (Pfeile) des Liquors. Der Liquor wird in den Plexus choroidei der Ventrikel gebildet, umspült Gehirn und Rückenmark und tritt über die Arachnoidalzotten ins venöse System über.

Lumbalpunktion

Einige Erkrankungen des ZNS und/oder seiner Hüllen (z. B. Meningitis, →9.14) verändern die Liquorzusammensetzung, sodass die laborchemische und mikroskopische **Liquoruntersuchung** wichtige diagnostische Hinweise geben kann.

Zur Liquorentnahme wird der Subarachnoidalraum in der Regel im unteren LWS-Bereich punktiert **(Lumbalpunktion).** Der Patient bzw. die Patientin liegt oder sitzt mit gekrümmtem Rücken. Dann werden zwischen den Dornfortsätzen des dritten und vierten Lendenwirbels Haut und Bänder der Wirbelsäule bis zum liquorgefüllten Wirbelkanal durchstochen. Hier ist die Punktion gefahrlos, da das Rückenmark bereits auf Höhe des zweiten Lendenwirbelkörpers endet.

Hydrozephalus

Ist das Gleichgewicht zwischen Liquorproduktion und -resorption gestört, kommt es zum **Hydrozephalus** mit einer vermehrten Liquormenge in den Ventrikeln *(Hydrocephalus internus)* oder im Subarachnoidalraum *(Hydrocephalus externus).* Bei Kleinkindern vergrößert sich außerdem der Schädel.

SPICKZETTEL

Liquor *(Liquor cerebrospinalis, Gehirn-Rückenmark-Flüssigkeit):* Wässrige Flüssigkeit in den Hohlräumen von Gehirn und Rückenmark und im Subarachnoidalraum. Ernährungs- und Schutzfunktion für das ZNS **(Blut-Liquor-Schranke).**
Liquorräume: Liquor führende Räume in und um das ZNS. Unterteilt in
- **Innere Liquorräume (Ventrikel** im Gehirn, **Zentralkanal** im Rückenmark)
- **Äußeren Liquorraum** (Subarachnoidalraum).

9.14.6 Blutversorgung des ZNS

Arterien des Gehirns

Das Gehirn hat einen sehr hohen Sauerstoffbedarf und reagiert gleichzeitig sehr empfindlich auf Sauerstoffmangel: Schon eine Unterbrechung der Sauerstoffzufuhr für wenige Minuten kann zu irreparablen Zellschäden mit neurologischen Ausfällen (Lähmungen, Sensibilitätsstörungen) bis zum **Hirntod** führen, das heißt dem unwiederbringlichen Verlust aller Gehirnfunktionen.

Die kontinuierliche Sauerstoff- und Nährstoffzufuhr des Gehirns wird über ein Arteriensystem an der **Hirnbasis** (Unterseite des Gehirns) gewährleistet. Es wird aus den paarigen *inneren Halsschlagadern* **(Aa. carotides internae)** und in geringerem Umfang den *Wirbelschlagadern* **(Aa. vertebrales)** gespeist (→Abb. 9.36, →Abb. 9.37).

- Die A. carotis interna gibt zunächst Äste zum Auge und zur Hirnanhangsdrüse ab. Ihre beiden Endäste – die *vordere* und *mittlere Großhirnschlagader* (**A. cerebri anterior** und **media**) – versorgen die vorderen und mittleren Hirngebiete
- Die Aa. vertebrales vereinigen sich nach Durchtritt durch das große Hinterhauptloch an der Hirnbasis zur *Schädelbasisarterie* **(A. basilaris).** Aa. vertebrales und A. basilaris versorgen Hirn-

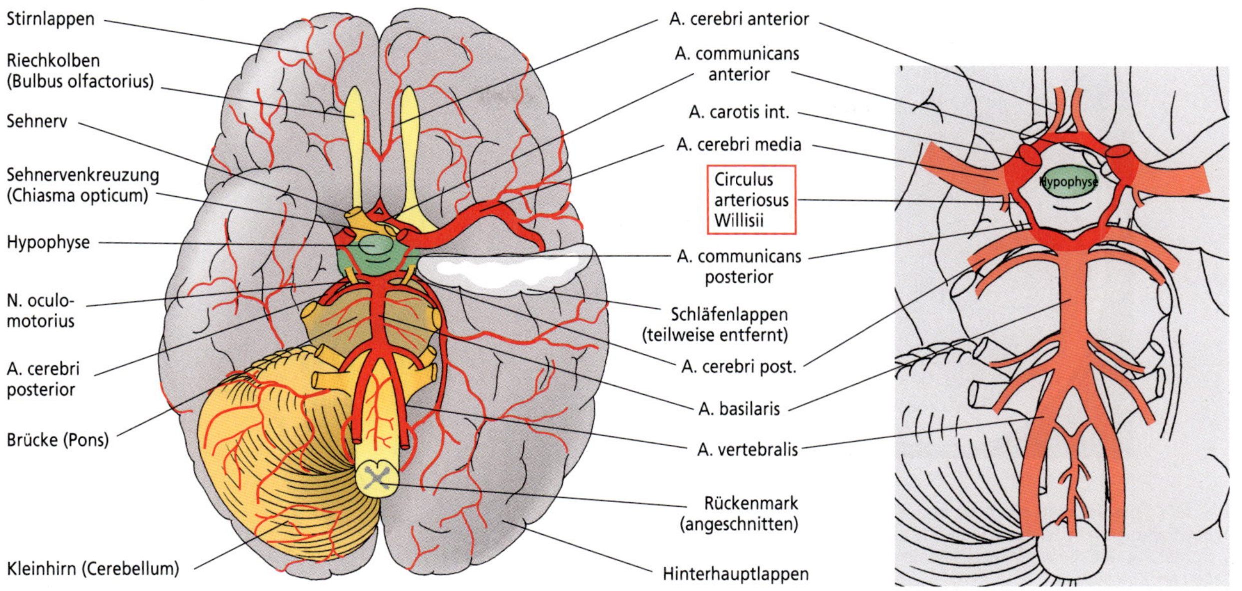

Abb. 9.36 Links die Hirnarterien im Bereich der Hirnbasis (Ansicht von unten). Rechts Circulus arteriosus Willisii im Detail.

stamm und Kleinhirn. Später teilt sich die A. basilaris in die beiden *hinteren Großhirnschlagadern* **(Aa. cerebri posteriores)** zur Versorgung von Hirnbasis und hinteren Hirnarealen

- Damit eine Unterbrechung der Blutzufuhr in einem dieser Gefäße nicht sogleich zum Untergang von Hirngewebe führt, sind die Arterien über Verbindungsäste (**A. communicans anterior** und **posterior,** *vordere* bzw. *hintere Verbindungsarterie*) zu einem Gefäßring (**Circulus arteriosus Willisii** = *Circulus arteriosus cerebri*) verbunden. Bei nicht wenigen Menschen ist dieser allerdings nicht vollständig ausgebildet.

Arterien des Rückenmarks

Das Rückenmark wird über Arterien aus der A. vertebralis, den Zwischenrippenarterien und der Aorta versorgt. Sie gelangen durch die Zwischenwirbellöcher in den Wirbelkanal und bilden dort ein Arteriennetz.

Schlaganfall

MEDIZIN

Eine der häufigsten Erkrankungen des Gehirns v. a. im höheren Alter und wesentliche Ursache für Pflegebedürftigkeit ist der **Schlaganfall** *(zerebraler Insult)*.

Beim Schlaganfall geht Hirngewebe durch eine arterielle Durchblutungsstörung zugrunde (→ Abb. 9.38). Am häufigsten ist eine Einengung oder ein Verschluss einer großen Hirnarterie die Ursache, oft infolge Arteriosklerose. Seltener liegt eine Blutung aus einer Hirnarterie zugrunde.

Von einem Schlaganfall ist vor allem die A. cerebri media (→ Abb. 9.36) betroffen. Gemäß ihrem Versorgungsgebiet (→ Abb. 9.37, → Abb. 9.38) fallen die Willkürmotorik und/oder die Sensibilität auf der *gegenüberliegenden* Körperseite aus, denn durch die Kreuzung der Pyramidenbahn und der aufsteigenden sensiblen Bahnen ist jeder Körperbereich in der gegenüberliegenden Hirnhälfte repräsentiert. Die Halbseitenlähmung (Hemiparese/Hemiplegie) ist in der Akutphase eine *schlaffe* Lähmung, die später häufig in eine *spastische* Lähmung übergeht (→ 9.12). Je nach Ausdehnung des Schlaganfalls können zusätzliche Ausfälle wie Sprach- oder Sehstörungen oder eine Bewusstseinstrübung bestehen.

Die genannten neurologischen Störungen können auch nur kurzzeitig auftreten. Solche flüchtigen Ausfälle sind als Warnzeichen eines drohenden „großen" Schlaganfalls zu werten und müssen unverzüglich diagnostisch abgeklärt werden.

Evtl. kann versucht werden, das verschlossene Gefäß durch Medikamente oder mechanische Thrombusentfernung wiederzueröffnen. Ansonsten soll die medikamentöse Behandlung einen

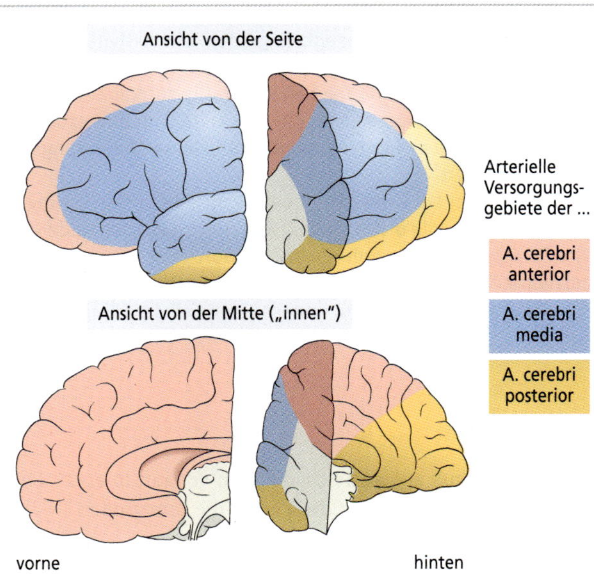

Abb. 9.37 Die arterielle Versorgung des Großhirns.

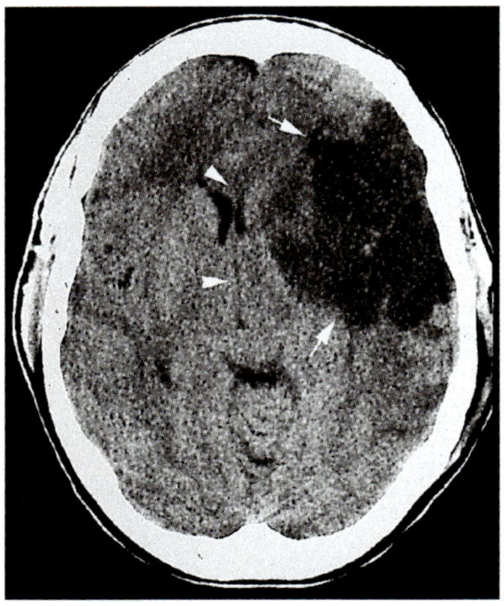

Abb. 9.38 CT des Schädels einen Tag nach einem Schlaganfall. Das untergegangene Gehirngewebe ist dunkler als das gesunde (→), und durch die Raumforderung sind die Ventrikel zusammengedrückt und ist die Mittellinie verlagert (►). [M500]

weiteren Nervenzelluntergang in der Umgebung der abgestorbenen Zellen verhindern und das Risiko erneuter Schlaganfälle vermindern.

PFLEGE

Patienten und Patientinnen mit einem ausgedehnten **Schlaganfall** sind meist halbseitengelähmt und haben nicht selten Sprachstörungen oder sind psychisch verändert. Entsprechend umfangreich ist ihre Pflege:
Neben der Dekubitus- und Kontrakturenprophylaxe gilt den Schluckstörungen besonderes Augenmerk, da eine Aspiration nicht selten prognoseentscheidend ist. Bei Blasenentleerungsstörungen muss ggf. katheterisiert werden.
Nicht nur Lähmungen, sondern z. B. auch Störungen im Handlungsentwurf **(Apraxien)** erschweren alltägliche Handlungen oder machen sie gar unmöglich – der bzw. die Betroffene hat z. B. „vergessen", wie man sich anzieht.
Am besten geeignet zur Wahrnehmungs- und Bewegungsförderung ist das **Bobath-Konzept.** Es greift in alle Aktivitäten des täglichen Lebens ein, der bzw. die Erkrankte wird dadurch gewissermaßen den ganzen Tag behandelt. Die stärker betroffene Seite wird von Anfang an in alle Tätigkeiten mit einbezogen, bei allen Aktivitäten werden normale, beidseitige Bewegungsmuster gefördert.
Ganz wichtig ist auch fortwährende psychische Unterstützung der Betroffenen, die oft von einem Augenblick auf den anderen ihre Selbstständigkeit verloren haben. Durch konsequente, möglichst früh beginnende aktivierende Pflege und Physiotherapie erlangen aber viele zumindest einen Teil der Fähigkeiten zurück.

9.14.7 Venen des Gehirns

Der venöse Abfluss aus dem Schädelraum verläuft in erster Linie durch dünnwandige, klappenlose Venen, die zum großen Teil unabhängig von den Arterien verlaufen.

- Die **äußeren Hirnvenen** sammeln das Blut von der Oberfläche des Gehirns und leiten es über **Brückenvenen** in die verschiedenen **Sinus** (→ 9.14.1), muskelfreie, starrwandige Venenkanäle

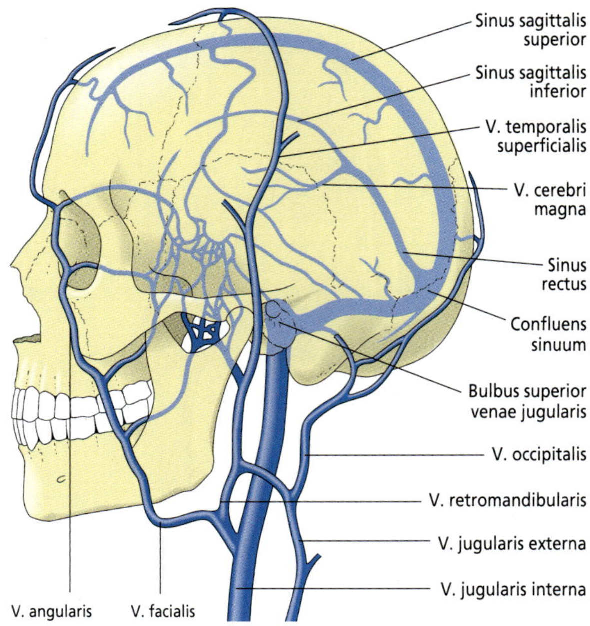

Abb. 9.39 Gehirnvenen und -sinus.

- Die **inneren Hirnvenen** führen das Blut aus den zentralen Teilen des Gehirns und münden letztlich über die **V. cerebri magna** (*große Gehirnvene*, → Abb. 9.39) in den *Sinus rectus*
- Größter Sinus ist der **Sinus sagittalis superior** *(oberer Längsleiter)* am oberen Ansatz der Großhirnsichel. Entsprechend verläuft der **Sinus sagittalis inferior** *(unterer Längsleiter)* am unteren Rand der Großhirnsichel und geht dann in den **Sinus rectus** *(gerader Blutleiter)* über. Sinus rectus und Sinus sagittalis superior fließen am Hinterkopf zusammen und münden über die beiden **Sinus transversus** (*quere Blutleiter* quer über das Hinterhauptbein) in die S-förmigen **Sinus sigmoidei** *(Sigma-Sinus)*
- Die Sinus sigmoidei führen das Blut zur rechten und linken V. jugularis interna (innere Drosselvene), die das Blut über rechte und linke V. brachiocephalica letztlich in die V. cava superior (obere Hohlvene) ableiten (→ 15.2.3).

SPICKZETTEL

Gehirnversorgende Arterien:
- **A. carotis interna** *(innere Halsschlagader)* → v. a. **A. ophthalmica** *(Augenschlagader)*, **A. cerebri anterior** und **media** (*vordere* und *mittlere Großhirnschlagader*), für vordere und mittlere Gehirnteile
- **Aa. vertebrales** *(Wirbelschlagadern)* → **A. basilaris** (*Schädelbasisschlagader* → Hirnstamm, Kleinhirn) → **Aa. cerebri posteriores** *(hintere Großhirnschlagadern)*, für Hirnbasis und hintere Gehirnteile.

Circulus arteriosus Willisii *(Circulus arteriosus cerebri)*: Gefäßring an der Hirnbasis aus Aa. cerebri anteriores, Aa. cerebri mediae und Aa. cerebri posteriores sowie Verbindungsarterien.

Hirnvenen: Klappenlose Venen, die aus der Tiefe oder der Oberfläche des Gehirns kommend letztlich alle in die **Sinus** *(venösen Blutleiter)* der Dura münden.

9.15 Lernen und Gedächtnis

Für den Menschen ganz wichtige „höhere" Leistungen sind **Lernen und Gedächtnis,** also die Fähigkeit, neue Gedächtnisinhalte aufzunehmen und wieder abzurufen (zu erinnern).

An der Bildung von Gedächtnisinhalten sind stets viele Neurone beteiligt. Man stellt sich vor, dass zahlreiche Neurone miteinander verknüpft sind und so eine Art Netz oder Kreis bilden, in dem ein bestimmter *Gedächtnisinhalt* **(Engramm)** gespeichert ist. Dieses Netz heißt **neuronales Ensemble.**

Die Tatsache, dass jedes Neuron durch unterschiedliche Verknüpfung mit anderen Neuronen an vielen Netzen beteiligt sein kann, erklärt sowohl, dass das Gedächtnis im Gehirn nicht genau lokalisiert werden kann, als auch die unüberschaubare Zahl verschiedener Gedächtnisinhalte, die unser Gehirn speichern kann.

Sensorisches, Kurz- und Langzeitgedächtnis

Unser Gedächtnis kann nur eine begrenzte Menge an Informationen speichern, und es wäre auch gar nicht sinnvoll, sämtliche Sinneseindrücke unabhängig von ihrer Bedeutung für immer zu speichern.

Das Gedächtnis funktioniert wie mehrere hintereinanderliegende Speicher, die sich u. a. in maximal möglichem Zufluss pro Zeiteinheit, Funktionsweise, Speicherkapazität und -dauer unterscheiden (**Mehrspeichermodell** → Abb. 9.40).

In jeder Sekunde empfängt unser Gehirn unzählige Sinneseindrücke. Diese werden, ohne dass wir uns dessen bewusst sind, durch den **sensorischen Informationsspeicher** *(Ultra-Kurzzeitgedächtnis)* für wenige Millisekunden bis etwa eine Sekunde bereitgehalten und dann mit neuen Informationen „überschrieben". Innerhalb dieser Zeit wird u. a. geprüft, ob die Wahrnehmungen von Bedeutung sind oder nicht. Wahrscheinlich beruht der sensorische Speicher auf flüchtigen elektrischen Erregungen.

Das **Kurzzeitgedächtnis** hält schon etwas länger vor, und zwar einige Minuten. Seine Kapazität ist gering, auch hier werden ältere Inhalte ständig durch neue ersetzt. Als neurophysiologische Grundlage des Kurzzeitgedächtnisses gilt die **frühe Langzeitpotenzierung:** Wird ein Neuron besonders stark oder oft gereizt, so werden neben **AMPA**- auch **NMDA-Rezeptoren** für den Transmitter Glutamat aktiviert. Über mehrere Zwischenschritte resultiert eine Empfindlichkeitssteigerung der AMPA-Rezeptoren und damit eine anhaltende Verstärkung des postsynaptischen Potenzials auch nach Einzelreizen (→ 9.3.1).

Nur besonders wichtige Gedächtnisinhalte werden vom Kurzzeit- in das **Langzeitgedächtnis** überführt und teilweise ein Leben lang gespeichert. Bei länger dauernder starker Erregung einer Nervenzelle werden im Zellkern bestimmte Gene aktiviert und die Synthese der „entsprechenden" Proteine gesteigert. Dies führt beispielsweise zur Bildung neuer Synapsen oder Rezeptoren. Dieser Vorgang wird als **späte Langzeitpotenzierung** bezeichnet. Auch epigenetische Mechanismen (→ 4.5) sind möglicherweise beteiligt.

Voraussetzung von Kurz- und Langzeitgedächtniss sind „lernfähige", *plastische Synapsen,* die nach ihrem „Entdecker" *Donald Hebb* als **Hebb-Synapsen** bezeichnet werden. Im Gegensatz zu „normalen" Synapsen können sie durch eintreffende Erregungen verändert werden.

Deklaratives und nichtdeklaratives Gedächtnis

Neben der zeitlichen Unterteilung gibt es eine qualitative Unterteilung des Gedächtnisses:

- Das **deklarative** oder *explizite* **Gedächtnis** beinhaltet das Faktenwissen, z. B. Namen oder Jahreszahlen von Ereignissen. Diese Inhalte können in Sprachform (deklarativ) wiedergegeben werden
- Das **nichtdeklarative** oder *implizite* **Gedächtnis** speichert u. a. Informationen über die Fähigkeiten, bestimmte Dinge auszuführen, z. B. zu schreiben oder ein Instrument zu spielen.

MEDIZIN

Bei einer **Amnesie** kommt es zu einer Gedächtnislücke in Zusammenhang mit einem schädigenden Ereignis.

- Bekannt ist die **retrograde Amnesie** nach einem Schädel-Hirn-Trauma, bei der sich der bzw. die Betroffene an die letzten Minuten *vor* dem Unfall nicht mehr erinnern kann
- Bei der **anterograden Amnesie** besteht eine Gedächtnislücke für die Zeit *nach* der Schädigung.

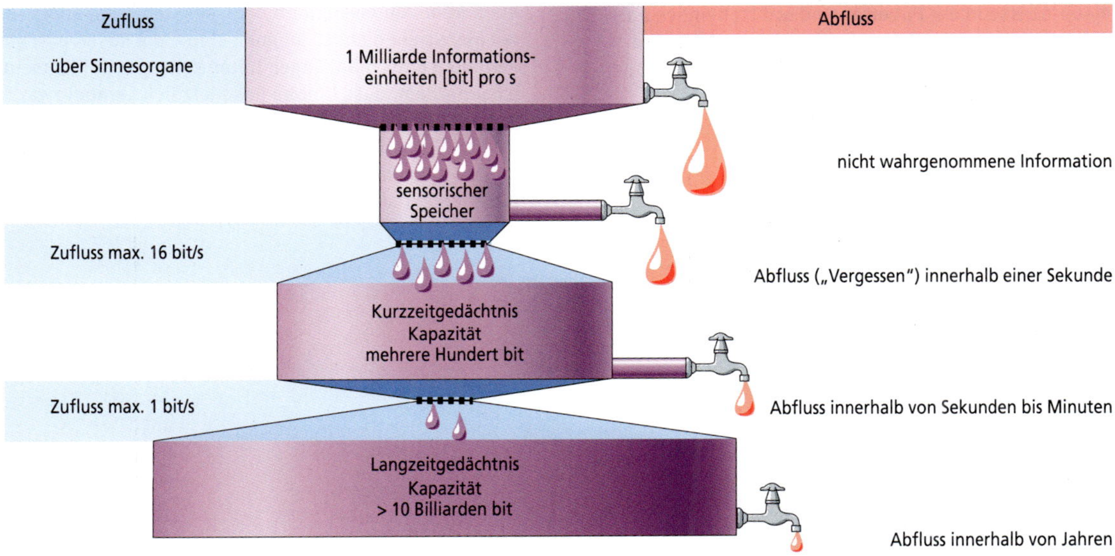

Abb. 9.40 Mehrspeichermodell des Gedächtnisses mit sensorischem Speicher, Kurz- und Langzeitgedächtnis

SPICKZETTEL

Gedächtnis: Fähigkeit, Informationen aufzunehmen, zu speichern und wieder abzurufen. Unterteilt nach
- Zeit in **sensorischen Informationsspeicher** *(Ultra-Kurzzeitgedächtnis,* höchstens etwa eine Sekunde), **Kurzzeitgedächtnis** (einige Minuten), **Langzeitgedächtnis** (bis lebenslang)
- Art des Wissens in **deklaratives Gedächtnis** *(explizites Gedächtnis,* bewusstes Faktenwissen) und **nichtdeklaratives Gedächtnis** *(implizites Gedächtnis,* nicht bewusstes Können von Fertigkeiten, Gewohnheiten, Verhalten)

9.16 Gehirnveränderungen im Laufe des Lebens

Gehirn des Kindes und Jugendlichen

Das Gehirn ist mit der Geburt nicht ausgereift. Zwar sind bei der Geburt schon fast alle Neurone vorhanden. Zum einen findet aber ein wesentlicher Teil der Markscheidenbildung (→ 5.5.3) erst nach der Geburt statt (vor allem in den ersten zwei Lebensjahren, geringer bis ins zweite Jahrzehnt). Zum anderen verändern sich die Synapsen ganz wesentlich: In den ersten drei Lebensjahren vervielfacht sich die Zahl der Synapsen und ermöglicht dem Kind unendlich viele Verknüpfungsmöglichkeiten für Erfahrungen.

Schon früh beginnt aber auch ein Um- und Abbau je nach Aktivität der Synapsen: Häufig gebrauchte Synapsen werden gestärkt, nicht genutzte „zurückgebaut“. Dieses „Zurechtstutzen“ wird auch als **Pruning** bezeichnet.

Ein zweiter starker Umbau findet während der Pubertät statt: Kurz vor der Pubertät vermehren sich die Synapsen abermals, um in den Folgejahren je nach Beanspruchung wiederum „ausgedünnt“ zu werden. Diese Umbauvorgänge im Gehirn werden heute als Mitursache für Stimmungsschwankungen, schlechtes Einfühlungsvermögen und manchmal wenig vorausschauendes Handeln Pubertierender angesehen.

Im Erwachsenenalter dann ist das Gehirn nicht mehr ganz so flexibel, arbeitet dafür aber umso schneller.

MEDIZIN

Die **Umbauprozesse in der Pubertät** sind wahrscheinlich auch der Grund dafür, dass Alkohol und andere Drogen während dieser Zeit besonders großen Schaden anrichten und besonders schnell zur Abhängigkeit führen.

Altersveränderungen des Gehirns

Bei älteren Menschen lassen sich verschiedene Altersveränderungen des Gehirns feststellen:
- Eine (eher geringe) Abnahme der Nervenzellzahl
- Eine Abnahme der Synapsen und Änderungen im Neurotransmitterhaushalt
- Eine relativ starke Abnahme von Ganglienzellen und Astrozyten
- Die Einlagerung eines gelblich-braunen „Alterspigments“, des Lipofuszins (→ 3.3.5)
- Sog. senile Plaques und neurofibrilläre Degeneration
- Eine Verschmälerung der Hirnwindungen und Erweiterung der Liquorräume **(Hirnatrophie)**
- Bindegewebige Verdickungen der Hirnhäute.

Wie genau diese beobachtbaren Veränderungen in Zusammenhang stehen mit Funktionseinbußen des Gehirns, ist nach wie vor in weiten Bereichen unklar. Hinzu kommt, dass viele Gehirnleistung kaum zu messen sind. Objektivierbar bei älteren Menschen sind beispielsweise Veränderungen im Schlafprofil (→ 9.7.5) oder eine langsamere Reaktion bei Reaktionstests (die Nervenleitungsgeschwindigkeit nimmt bis zum 70. Lebensjahr um ca. 20 % ab).

Viele „höhere“ Funktionen bleiben aber sehr lange konstant oder eine Einbuße in einem Teilbereich wird durch einen Zugewinn in anderen Bereichen wettgemacht, so beispielsweise bei der *Intelligenz:*
- Die *kristalline Intelligenz* beinhaltet bildungs-, erfahrungs- und übungsabhängige Leistungen wie z. B. Wortverständnis und Sprachflüssigkeit. Diese Fähigkeiten nehmen mit biologischem Alter kaum ab und sind durch Aktivität und Training sogar noch steigerbar
- Die *fluide Intelligenz* umfasst unter anderem die Fähigkeit zum Wissenserwerb und die Problemlösungsfähigkeit, etwa die (schnelle) Orientierung in neuer Umgebung oder die Beurteilung komplexer Situationen. Sie wird anschaulich oft als „geistige Beweglichkeit“ bezeichnet. Die fluide Intelligenz nimmt bereits früh ab, kann aber ebenfalls trainiert werden. Viele ältere Menschen beklagen v. a. eine schlechtere Gedächtnisbildung.

PFLEGE ALTER MENSCHEN

Auch wenn Altersveränderungen des Gehirns v. a. bei sehr alten Menschen nicht zu leugnen sind – die Reserve ist groß und merkbare Einschränkungen treten sehr spät auf. Entscheidend ist außerdem, dass Umbau (also letztlich **Lernen**) zwar nicht mehr so leicht fällt wie in jungen Jahren, aber zeitlebens möglich ist! Viele ältere Menschen, die aufgeschlossen gegenüber Neuem sind und sich geistig betätigen, sind intellektuell leistungsfähiger als 20 Jahre jüngere „Untrainierte“.

WIEDERHOLUNGSFRAGEN

1. Wie kann man das Nervensystem gliedern? (→9.1.2)
2. Was ist das Ruhe-, was das Aktionspotenzial, und wie kommen sie zustande? (→9.2.1 →9.2.2, →9.2.3)
3. Wie wird das Ruhepotenzial nach einem Aktionspotenzial wiederhergestellt? (→9.2.4)
4. Wozu braucht das Neuron eine Refraktärzeit? (→9.2.5)
5. Wie ist eine Synapse aufgebaut? (→9.3.1)
6. Welche Funktion haben die Neurotransmitter? (→9.3.2)
7. Wo wirkt Azetylcholin hauptsächlich? (→9.3.2)
8. Welche Funktion hat das Großhirn? (→9.5.1)
9. Woraus besteht die graue Substanz des Großhirns? (→9.5.1)
10. Woraus besteht die weiße Substanz? (→9.5.1)
11. Was befindet sich in der vorderen Zentralwindung des Großhirns? (→9.5.2)
12. Wie unterscheiden sich primäre und sekundäre sensorische Rindenfelder? (→9.5.2)
13. Welche Funktion erfüllt die Pyramidenbahn? (→9.5.3)
14. Wofür ist das extrapyramidale System zuständig? (→9.5.4)
15. Welche Funktion erfüllen die Basalganglien? (→9.5.5)
16. Worauf nimmt das limbische System Einfluss? (→9.5.6)
17. Welches sind die Hauptbestandteile des Zwischenhirns? (→9.6)
18. Wofür ist der Thalamus zuständig? (→9.6.1)
19. Welche Strukturen werden zum Hirnstamm gerechnet? (→9.7)
20. Aus welchen Strukturen besteht das Mittelhirn? (→9.7.1)
21. Wo befinden sich die für das Überleben erforderlichen Steuerungszentren? (→9.7.3)
22. Wie unterscheiden sich der Schlaf beim Säugling, Erwachsenen und alten Menschen? (→9.7.5)
23. Nennen Sie zwei Beispiele für Biorhythmen. (→9.7.5)
24. Wofür ist das Kleinhirn verantwortlich? (→9.8)
25. Wie ist das Rückenmark aufgebaut, welche Funktionen erfüllt es? (→9.9)
26. Wie ist ein Reflexbogen aufgebaut, welche Gruppen von Reflexen werden unterschieden (jeweils mit einem Beispiel)? (→9.10)
27. Welche Funktionen haben die zwölf Hirnnerven? (→9.11.1)
28. Wie sind Spinalnerven aufgebaut, und welche Funktionen haben sie? (→9.11.2, →9.11.3)
29. Welche Wirkungen haben Sympathikus und Parasympathikus? (→9.13.1, →9.13.2, →9.13.3)
30. Welche Aufgaben hat das Darmnervensystem, was zeichnet es aus? (→9.13.4)
31. Wie heißen die drei Hirnhäute? (→9.14.1, →9.14.2, →9.14.3)
32. Welche Funktionen hat der Liquor? (→Abb. 9.14.4)
33. Welche Liquorräume gibt es? (→9.14.5)
34. Stellen Sie kurz die arterielle Blutversorgung des Gehirns dar. (→9.14.6)
35. Wie stellt man sich das Funktionieren des Gedächtnisses vor? (→9.15)

10

SENSIBILITÄT UND SINNESORGANE

LERNZIELÜBERSICHT

10.1 Einführung

- Sinneszellen bzw. -organe informieren das ZNS über den Körper und die Außenwelt.
- Sinnesmodalitäten (Sinne) sind z. B. Hören, Sehen und Schmecken.

10.2 Hautsensibilität

- Die verschiedenen Hautsensoren nehmen Berührung, Druck, Vibration, Juckreiz, Schmerz und Temperatur wahr.

10.3 Nozizeption und Schmerz

- Nozizeptoren warnen als lebensnotwendige Alarmgeber vor schädigenden Einflüssen.
- Man unterscheidet somatischen, viszeralen, neurogenen und psychogenen Schmerz.

10.4 Tiefensensibilität

- Durch Sensoren in Muskeln, Sehnen und Gelenken wird das Gehirn ständig über die Stellung der Glieder informiert.

10.5 Geruchs- und Geschmackssinn

- Geruchssensoren in der Nase nehmen eine Vielfalt von Gerüchen wahr.
- Die Geschmackssensoren sind v. a. im Bereich der Zunge lokalisiert. Sie nehmen die Qualitäten süß, sauer, bitter, salzig, umami und evtl. fettig wahr.

10.6 Auge und Sehsinn

- Das Auge nimmt Lichtreize wahr.
- Durch Hornhaut und Linse werden die Lichtstrahlen gesammelt und auf die Netzhaut projiziert. Hier liegen die Lichtsinneszellen: die Zapfen für die Farb- und die Stäbchen für die Hell-Dunkel-Wahrnehmung.
- Durch Veränderung der Linsenform kann sich das Auge auf verschiedene Entfernungen einstellen (Akkommodation).
- Die Fähigkeit des Auges, sich an unterschiedliche Helligkeiten anzupassen, heißt Hell-Dunkel-Adaptation.
- Die äußeren Augenmuskeln ermöglichen dem Augapfel feine Beweglichkeit.

10.7 Hör- und Gleichgewichtsorgan

- Das Hörorgan reagiert auf Schallreize.
- Man unterscheidet das äußere Ohr mit Ohrmuschel und (äußerem) Gehörgang, das Mittelohr mit Paukenhöhle und Gehörknöchelchen und das Innenohr.
- Im schneckenförmigen Innenohr liegt das Corti-Organ als sinnesaufnehmende Struktur. Die Höreindrücke werden über den N. vestibulocochlearis (HN VIII) zum Gehirn geleitet.
- Ebenfalls im Innenohr liegt das Gleichgewichtsorgan aus Vorhof und drei Bogengängen. Es informiert das Gehirn über Lage und Beschleunigung des Körpers.

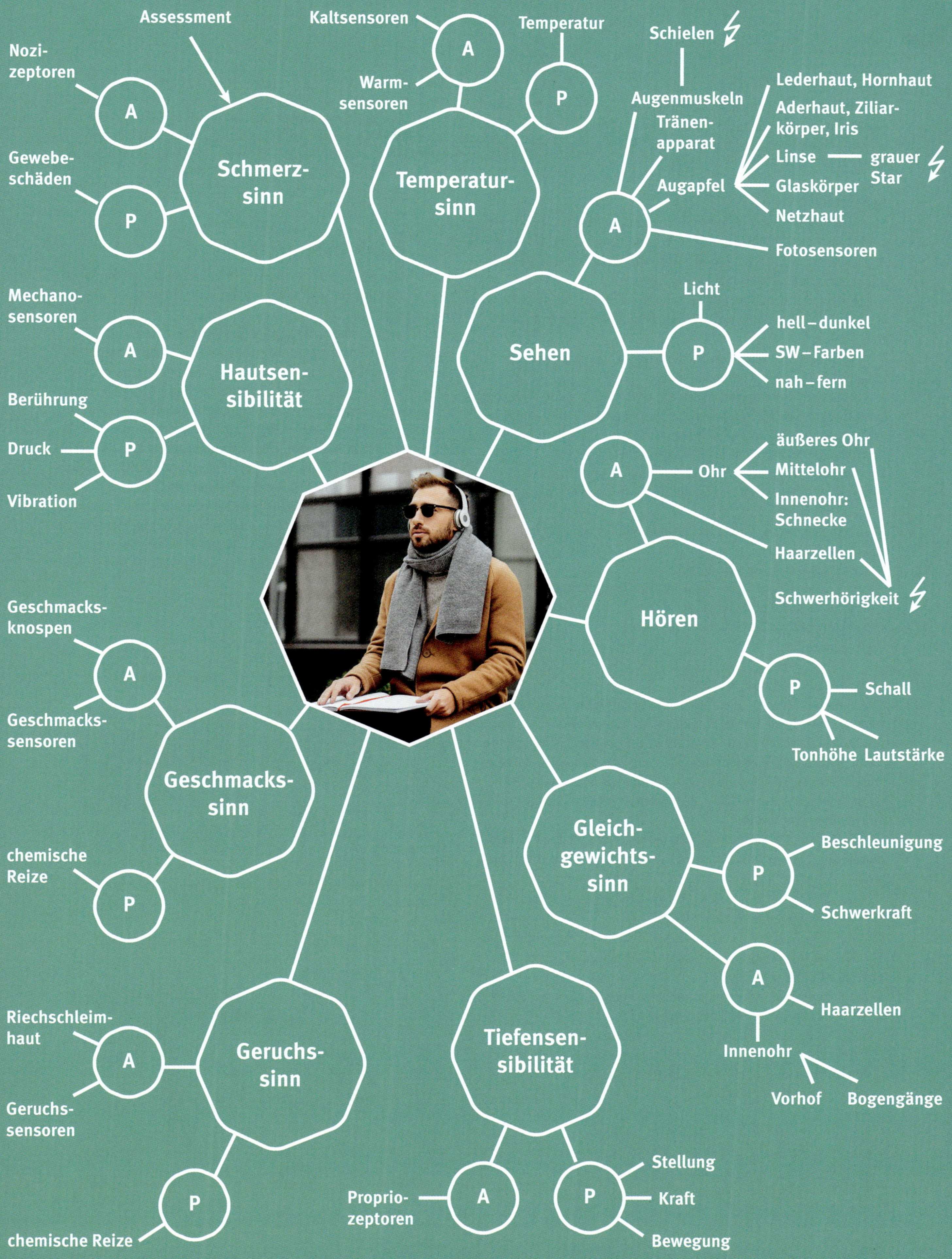
Assessment
Nozi-
zeptoren
A
Gewebe-
schäden
P
Schmerz-
sinn
Kaltsensoren
A
Warm-
sensoren
Temperatur
P
Temperatur-
sinn
Schielen
Augenmuskeln
Tränen-
apparat
Augapfel
Lederhaut, Hornhaut
Aderhaut, Ziliar-
körper, Iris
Linse
grauer
Star
Glaskörper
Netzhaut
A
Fotosensoren
Sehen
Licht
P
hell – dunkel
SW – Farben
nah – fern
Mechano-
sensoren
A
Hautsen-
sibilität
Berührung
Druck
P
Vibration
A
Ohr
äußeres Ohr
Mittelohr
Innenohr:
Schnecke
Haarzellen
Schwerhörigkeit
Hören
P
Schall
Tonhöhe
Lautstärke
Geschmacks-
knospen
A
Geschmacks-
sensoren
Geschmacks-
sinn
chemische
Reize
P
Gleich-
gewichts-
sinn
P
Beschleunigung
Schwerkraft
A
Haarzellen
Innenohr
Vorhof
Bogengänge
Riechschleim-
haut
A
Geruchs-
sensoren
Geruchs-
sinn
P
chemische Reize
Tiefensen-
sibilität
Proprio-
zeptoren
A
P
Stellung
Kraft
Bewegung

[J787]

10.1 Einführung

Sensibilität ist die Fähigkeit, Reize aus der Umwelt oder dem Körperinneren wahrzunehmen. Die Sinneseindrücke können über einzelne **Sinneszellen** oder komplexe **Sinnesorgane** vermittelt werden.

Sensoren

Sinnesrezeptoren oder **Sensoren** sind spezialisierte Strukturen oder Zellen (häufig Neurone), die von bestimmten Reizen angeregt werden und diese dann in Form von elektrischen Impulsen oder chemischen Reaktionen weiterleiten.

Ein Reiz ausreichender Stärke bewirkt an einem für diese Reizart empfänglichen Sensor eine Veränderung des Membranpotenzials (→ 9.2).

- In **primären Sinneszellen** entsteht ein *Aktionspotenzial,* das über das Axon der Sinneszelle fortgeleitet wird
- **Sekundäre Sinneszellen** bilden ein *Sensorpotenzial,* teils auch als *Generatorpotenzial* bezeichnet. Sie sind über eine chemische Synapse (→ 9.3.1) mit einer afferenten Nervenfaser verknüpft, welche das Aktionspotenzial bildet und weiterleitet.

Die Sensoren reagieren spezifisch auf eine bestimmte Reizart:

- **Mechanosensoren** reagieren auf mechanische Einwirkungen, etwa Druck oder Zug
- **Thermosensoren** *(Temperatursensoren)* melden Kälte bzw. Wärme
- **Fotosensoren** sprechen auf Licht an
- **Chemosensoren** reagieren z. B. auf Geschmacksstoffe im Mund bzw. Geruchsstoffe in der Nase
- **Nozizeptoren** leiten Schmerzreize infolge von Gewebeschädigungen weiter.

Sinnesmodalität und -qualität

Alle Sinneseindrücke, die durch ein bestimmtes Sensorsystem vermittelt werden, bezeichnet man als *Sinnesmodalität,* kurz **Sinn.** Die fünf klassischen Sinne sind Sehen und Hören als **Fernsinne** sowie Schmecken, Riechen und Tasten als **Nahsinne.** Die Physiologie differenziert (allerdings nicht einheitlich) zusätzliche Sinne, meist den Gleichgewichtssinn, die Tiefensensibilität, Temperatur- und Schmerzempfindung.

Innerhalb einer Sinnesmodalität gibt es verschiedene **Sinnesqualitäten** *(Sinnessubmodalitäten),* etwa das Schmecken von bitter.

Reizleitung und Reizverarbeitung

Die von den Sensoren aufgenommenen und in Nervenimpulse übersetzten Informationen werden über Nerven zu Rückenmark und/oder Gehirn fortgeleitet.

- In Rückenmark und Hirnstamm bewirken sie *unbewusste* Antworten in Form von Reflexen (→ 9.10)
- Impulse, die im Zwischenhirn den Thalamus erreichen, werden dort gefiltert. Nur solche Impulse, die als wichtig beurteilt werden, werden an die Großhirnrinde übermittelt, wo sie eine *bewusste Empfindung* auslösen.

SPICKZETTEL

Sinn *(Sinnesmodalität):* Von einem Sensorsystem/Sinnesorgan vermittelte Wahrnehmung, z. B. Geschmack.
Sinnesqualität: Eigenschaften innerhalb eines Sinnes, z. B. süß, salzig.

Sensor *(Sinnesrezeptor, Rezeptor):* Spezialisierte Zelle, die einen bestimmten Reiz registriert und in elektrische Potenziale umwandelt. **Primäre Sinneszellen** bilden selbst Aktionspotenziale und leiten sie über ein Axon weiter. **Sekundäre Sinneszellen** bilden Sensorpotenziale, die an einem nachgeschalteten Neuron ein Aktionspotenzial hervorrufen.

10.2 Hautsensibilität

In der Haut – als Grenze zur Außenwelt – liegen zahlreiche Sensoren. Als *Oberflächen-* oder **Hautsensibilität** werden üblicherweise zusammengefasst:

- Der **Tastsinn.** Registrierung von *Berührung, Druck und Vibration* durch *Mechanosensoren* ermöglicht die Wahrnehmung äußerer Gegenstände und über „Umweltkontakte" (etwa einen harten Stuhl) auch die Erfahrung der eigenen Körperoberfläche
- Temperatur- und Schmerzempfindung, deren Sensoren allerdings an vielen weiteren Stellen im Körper vorkommen.

Entsprechend gibt es verschiedene **Hautsensoren** (→ Abb. 10.1), die auf bestimmte Reizarten spezialisiert und unterschiedlich dicht auf der Körperoberfläche verteilt sind. Die Hautsensoren bestehen aus Fortsätzen von sensiblen Nervenzellen, die frei in der Haut enden oder in Epithelien oder bindegewebige Strukturen eingebettet sind. Ihre Erregungen werden an die sensorischen Rindenfelder der Großhirnrinde übermittelt (→ Abb. 9.11, → Abb. 9.12).

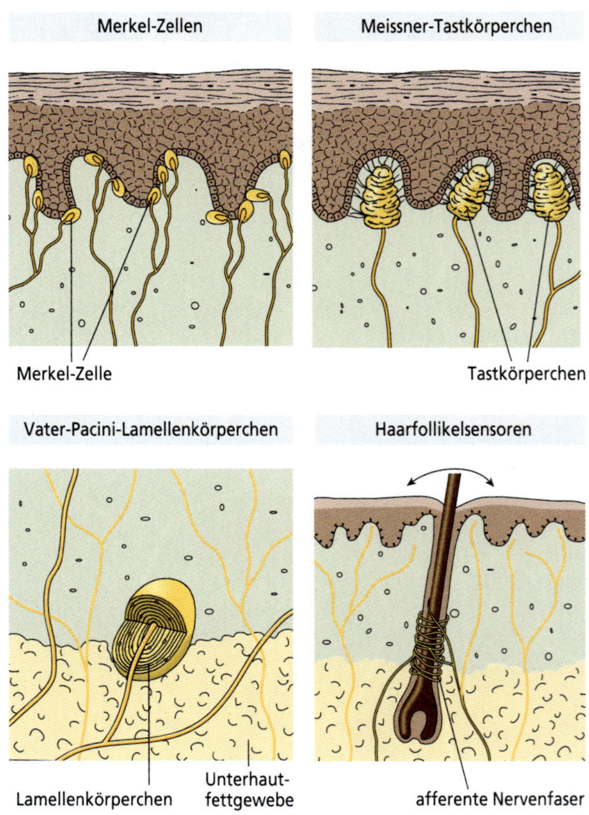

Abb. 10.1 Vier wichtige Mechanosensoren der Haut.

Mechanosensoren

- **Merkel-Zellen** (→ Abb. 10.1) sind spezialisierte Hautzellen in der Oberhaut haarloser Körperregionen (Leistenhaut → 8.1). Besonders reichlich kommen sie an Handflächen und Fußsohlen vor. Die **Ruffini-Körperchen** finden sich in der Lederhaut der behaarten und unbehaarten Haut. Bei beiden handelt es sich um *Drucksensoren*
- Die eiförmigen **Meissner-Tastkörperchen** (→ Abb. 10.1) kommen in der oberen Lederhaut der unbehaarten Haut vor, vor allem in Finger- und Zehenspitzen, Augenlidern und Lippen und äußerem Genitale. Sie registrieren *Berührungen.* In der behaarten Haut erfüllen **Haarfollikelsensoren** diese Aufgabe, das sind Nervengeflechte, welche die Haarwurzeln umgeben
- Die zwiebelartig aufgebauten **Vater-Pacini-Lamellenkörperchen** (→ Abb. 10.1) finden sich in Unterhaut, inneren Organen, Muskeln und Gelenken. Sie sind *Vibrationssensoren*
- **Freie Nervenendigungen** sind afferente Nervenfasern ohne Hülle. Sie dienen nicht nur als Mechanosensoren, sondern nehmen auch Temperatur- und Schmerzreize sowie Juckreiz wahr.

Im Alter lässt die Hautsensibilität und dabei vor allem der Vibrationssinn nach.

PFLEGE VON KINDERN

Die **Haut als größtes Sinnesorgan** hat großen Einfluss auf das Wohlgefühl des Menschen – von Anfang des Lebens an. Babys brauchen körperliche Zuwendung für ihre Entwicklung und beruhigen sich oft durch körperliche Nähe und Streicheln. Säuglinge sollten nicht schnell und „nebenher", sondern mit Ruhe und bewusster Berührung versorgt werden.

Thermosensoren

Das ZNS wird über **Thermosensoren,** die vermutlich als freie Nervenendigungen überall in der Haut, im Körperinneren und im ZNS lokalisiert sind, ständig über die Temperatur an der Körperoberfläche und im Körperinneren informiert.

Warm- und **Kaltsensoren** registrieren im Zusammenspiel Temperaturen von 10–45 °C. Darüber und darunter werden vorwiegend **Nozizeptoren** *(Schmerzsensoren)* stimuliert.

SPICKZETTEL

Hautsensibilität *(Oberflächensensibilität):* Wahrnehmungen durch in der Haut/Unterhaut liegende Sensoren.

- Druck durch **Merkel-Zellen, Ruffini-Körperchen.** Berührung durch **Meissner-Tastkörperchen** und **Haarfollikelsensoren.** Vibration durch **Vater-Pacini-Lamellenkörperchen** (alle **Mechanosensoren**)
- Temperatur durch **Thermosensoren,** unterteilt in **Kalt-** und **Warmsensoren**
- Schmerz durch **Nozizeptoren** *(Schmerzsensoren).*

10.3 Nozizeption und Schmerz

Nach der *International Association for the Study of Pain* ist „**Schmerz** ein unangenehmes Sinnes- und Gefühlserlebnis, das mit einer tatsächlichen oder drohenden Gewebeschädigung verknüpft ist …".

Aus dieser Definition wird die Sonderstellung der **Schmerzempfindung** deutlich: sie ist *subjektiv* und *unangenehm* – im Gegensatz z. B. zu der *objektiven, neutralen* Wahrnehmung „stumpf". Deshalb wird oft zwischen Schmerz als subjektivem Empfinden und **Nozizeption** als objektivem Vorgang unterschieden.

10.3.1 Schmerzentstehung

Nozizeptoren *(Nozisensoren, Schmerzsensoren),* vorwiegend freie Nervenendigungen, kommen überall in der Haut und in vielen Regionen des Körperinneren vor. Sie reagieren auf Reize, die Zellen schädigen können, und chemische Stoffe, die bei Gewebeschädigungen (z. B. Quetschung, Entzündung) freigesetzt werden, etwa *Prostaglandine* oder *Histamin.*

Die Erregungen aus den Nozizeptoren gelangen über periphere Nerven (bzw. aus den inneren Organen über Fasern des vegetativen Nervensystems) zum Rückenmark. Neurotransmitter sind hier *Glutamat* und *Substanz P.* Von dort werden sie über den Thalamus zu den sensorischen Rindenfeldern des Großhirns weitergeleitet, wo der Schmerz bewusst wird **(aufsteigendes Aktivierungssystem).**

Diese Weiterleitung kann vom Gehirn durch das **absteigende Hemmsystem** (→ Abb. 10.2) gehemmt werden. Vom Gehirn absteigende Bahnen mit *Serotonin* als Transmitter führen an Rückenmarksneuronen zur Freisetzung u. a. von *Endorphinen,* welche die Schmerzweiterleitung hemmen. Dies soll sicherstellen, dass Schmerzreize nicht zur Unterbrechung lebensnotwendiger Handlungen (etwa Fluchtreaktionen) führen.

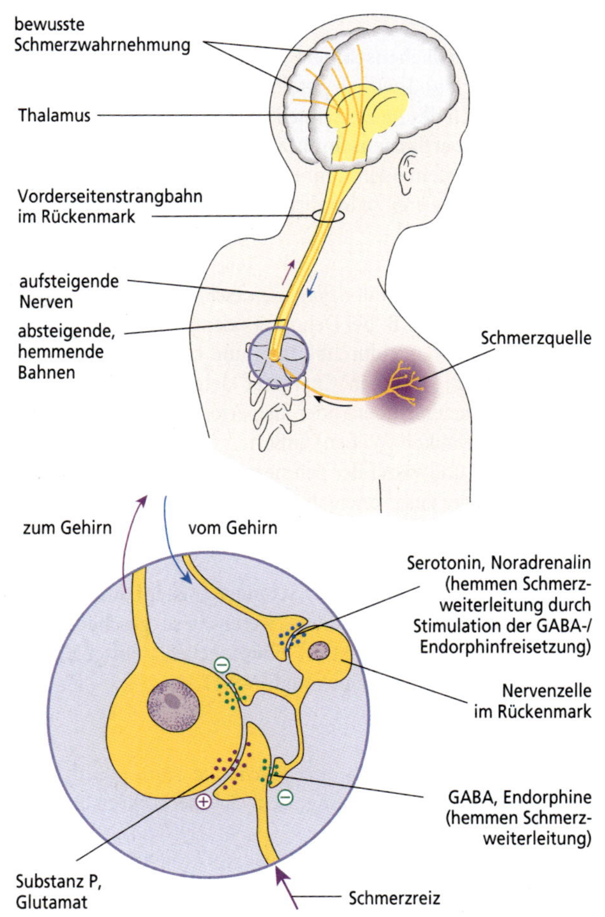

Abb. 10.2 Vom Schmerzreiz bis zur Schmerzwahrnehmung. Die Reizleitung kann durch körpereigene Hemmsysteme unterdrückt werden.

Nozizeptoren zeigen *keine Adaptation,* d.h. ihre Empfindlichkeit für Reize nimmt nicht mit der Zeit ab, sondern bleibt gleich stark. Auch wenn sie quälend sind – Schmerzen sind lebensnotwendige Alarmgeber!

Durch verschiedene Mechanismen kann das Schmerzempfinden sogar zunehmen:

- Am Ort der Schmerzentstehung werden Botenstoffe ausgeschüttet, insbesondere die verschiedensten Entzündungsbotenstoffe, welche die Empfindlichkeit der Schmerzsensoren erhöhen **(periphere Sensibilisierung)**
- Die im Rückenmark an der Schmerzweiterleitung beteiligten Synapsen sind veränderbar *(plastisch).* Wiederholte Aktivierung dieser Synapsen führt durch Langzeitpotenzierung (→ 9.15) zur effektiveren Übertragung des Schmerzes **(zentrale Sensibilisierung).** Es ist davon auszugehen, dass an der Schmerzwahrnehmung beteiligte Synapsen im Gehirn ähnliche Phänomene zeigen – ein **Schmerzgedächtnis** bildet sich aus.

10.3.2 Charakteristika des Schmerzes

Somatischer Schmerz

Rührt die Schmerzempfindung von Haut, Bewegungsapparat oder Bindegewebe, handelt es sich um **somatischen Schmerz.** Ist der Reiz in der Haut lokalisiert, spricht man vom **Oberflächenschmerz,** geht der Schmerz von Muskeln, Gelenken, Knochen oder Bindegewebe aus, wird er als **Tiefenschmerz** bezeichnet.

Der Oberflächenschmerz hat zwei nacheinander bewusst werdende Anteile:

- Der **erste Oberflächenschmerz** hat einen hellen Charakter, kann räumlich und zeitlich gut definiert werden und klingt nach Aufhören des Reizes schnell ab
- Der **zweite Oberflächenschmerz** ist wie der Tiefenschmerz von eher dumpfem oder brennendem Charakter, kann ausstrahlen, ist schwerer zu lokalisieren und klingt langsamer ab.

Viszeraler Schmerz

Der **viszerale Schmerz** oder *Eingeweideschmerz* geht von den inneren Organen aus, z.B. bei Dehnung oder Krämpfen von glatter Muskulatur, bei Mangeldurchblutung und bei Entzündungen. Er ähnelt in seinem dumpfen Charakter dem Tiefenschmerz und kann sich als Dauerschmerz oder als periodisch wiederkehrender Schmerz (z.B. Koliken, Wehen) äußern.

Somatischer und viszeraler Schmerz werden teilweise als **nozizeptiver Schmerz** zusammengefasst.

Neurogener Schmerz

Der **neurogene** *(neuropathische)* **Schmerz** entsteht durch Reizung von Nervenfasern und -bahnen, wenn diese geschädigt oder unterbrochen werden. Er hat oft einen „hellen", einschießenden Charakter (z.B. Trigeminusneuralgie → 9.11.1).

Psychogener Schmerz

Schmerzursache kann auch eine *psychische Störung* sein, die in einer körperlichen Erscheinung, dem Schmerz, ihren Ausdruck findet.

Aber Vorsicht: Nicht immer, wenn (auf Anhieb) keine körperliche Schmerzursache zu finden ist, ist der Schmerz psychogen! Und: Auch körperlich bedingte Schmerzen werden durch psychische Faktoren *beeinflusst!*

Akuter und chronischer Schmerz

Neben dem Entstehungsort ist es sinnvoll, bezüglich der Dauer des Schmerzes zu unterscheiden:

- Der **akute Schmerz** hat eine begrenzte Dauer und klingt rasch ab. Dieser Schmerz kann selbst bei größerer Schmerzstärke oft ertragen werden
- Der **chronische Schmerz** tritt als Dauerschmerz (z.B. Rücken-, Tumorschmerz) oder als häufig wiederkehrender Schmerz (etwa Migränekopfschmerzen, Angina-pectoris-Schmerzen) auf. Chronische Schmerzen sind nur schwer zu ertragen.

MEDIZIN

Hat sich ein (chronischer) Schmerz „verselbstständigt" und seine Funktion als Alarmgeber verloren, liegt eine **Schmerzkrankheit** vor.

10.3.3 Schmerztherapie

Schmerzen zermürben und können die Betroffenen evtl. z.B. durch Blutdruckanstieg gefährden. Entsprechend wichtig ist eine ausreichende **Schmerztherapie.** Diese fußt fast immer auf mehreren Säulen, z.B. Beseitigung der Schmerzursache, physikalischen Verfahren, Vermittlung von Schmerzbewältigungsstrategien und Gabe von Medikamenten.

Schmerzlindernde Arzneimittel (**Analgetika,** *Schmerzmittel*) sind die in Deutschland am häufigsten eingenommenen Medikamente. Obwohl sie teils frei verkäuflich sind, ist ihre Einnahme keineswegs risikolos. Akutnebenwirkungen (z.B. Magenbeschwerden, Blutungen) sind ebenso möglich wie eine Abhängigkeitsentwicklung.

Für die Behandlung leichter oder entzündungsbedingter Schmerzen werden **Nicht-Opioid-Analgetika** wie Azetylsalizylsäure (z.B. Aspirin®), Paracetamol (z.B. ben-u-ron®) oder Ibuprofen (z.B. Ibu®) verwendet. Ihre Wirkung beruht hauptsächlich auf einer Verminderung der Prostaglandinbildung.

Bei sehr starken Schmerzen (beispielsweise postoperativ, Tumorschmerz) sind häufig **Opioid-Analgetika** notwendig, die wegen des Abhängigkeits- und Missbrauchsrisikos nur unter den strengen Kontrollvorschriften der *Betäubungsmittelverschreibungsverordnung* **(BtMVV)** abgegeben werden. Opioid-Analgetika wirken über Rezeptoren im ZNS.

Wichtig: Auch Kinder, ältere Menschen und Menschen mit Demenz haben Anspruch auf angemessene Schmerztherapie, sie erfolgt aber gerade bei ihnen aus verschiedenen Gründen nur unzureichend!

PFLEGE

Die Aufgaben der Pflegenden bei der Schmerztherapie reichen vom **Schmerzassessment** (Schmerzeinschätzung, vorzugsweise mittels standardisierter Skalen) über die Mithilfe bei oder die Durchführung von **Schmerztherapien** bis zur Anleitung des Patienten bzw. der Patientin zur Einnahme der Schmerzmedikation:

Insbesondere bei chronischen Tumorschmerzen ordnet der Arzt bzw. die Ärztin eine *regelmäßige* Gabe länger wirksamer Schmerzmittel an. Sie lindert im Vergleich zur Medikation nach Auftreten von Schmerzen den Schmerz besser und vermindert das Abhängigkeitsrisiko. Viele Menschen mit tumorbedingten Schmerzen benötigen außerdem eine schnell wirksame Schmerzmedikation für Schmerzdurchbrüche.

SPICKZETTEL

Nozizeptoren *(Schmerzsensoren):* Vor allem freie Nervenendigungen, welche möglicherweise schädliche Reize registrieren und weiterleiten. Kommen nicht nur in der Haut, sondern in vielen Bereichen des Körpers vor. Zeigen keine Adaptation (Gewöhnung).

Schmerz: „Unangenehmes Sinnes- und Gefühlserlebnis" mit Warnfunktion vor Gewebeschädigung. Unterteilt nach

- Lokalisation der Schmerzentstehung in **somatischen Schmerz** aus Haut, Bindegewebe, Bewegungsapparat, **viszeralen Schmerz** *(Eingeweideschmerz)* aus inneren Organen, **neurogenen Schmerz** durch Nervenschädigung, **psychogenen Schmerz** ohne körperliche Ursache
- Zeitlichem Aspekt in **akuten** und **chronischen Schmerz.**

10.4 Tiefensensibilität

Im Wachen sind wir ständig über die Stellung unserer Glieder informiert **(Stellungssinn).** Wir können Bewegungen unserer Gelenke wahrnehmen **(Bewegungssinn)** und haben ein Gefühl für den Widerstand, gegen den unsere Muskeln Bewegungen durchführen **(Kraftsinn).** Diese Fähigkeiten, die über Mechanosensoren in Muskeln, Gelenken und Sehnen vermittelt werden, werden zusammenfassend als **Tiefensensibilität** oder *Propriozeption* bezeichnet. Man unterscheidet folgende **Propriozeptoren:**

- Die **Muskelspindeln** in den Muskeln (➔ Abb. 10.3) bestehen aus spezialisierten quergestreiften Muskelfasern **(intrafusalen Muskelfasern)** mit zentralen Dehnungssensoren. Sie werden durch Dehnung des betreffenden Muskels gereizt und informieren über die *Muskellänge.* Die Enden der intrafusalen Muskelfasern sind kontraktil und werden durch γ-Motoneurone (➔ 9.9.2) motorisch innerviert. Dies ermöglicht eine optimale Einstellung der Empfindlichkeit des Dehnungssensors
- **Golgi-Sehnenorgane** liegen am Übergang zwischen Muskeln und Sehnen. Sie registrieren die Muskelspannung, verhindern eine zu starke Muskelanspannung und ermöglichen durch die Regulation der *Muskelspannung* feine Bewegungen
- In Gelenken bzw. Gelenkkapseln liegen u. a. die erwähnten *Vater-Pacini-Lamellenkörperchen.* Sie registrieren mechanische Verformungen (z. B. bei Gelenkbewegungen) und informieren so über die *Gelenkstellung.*

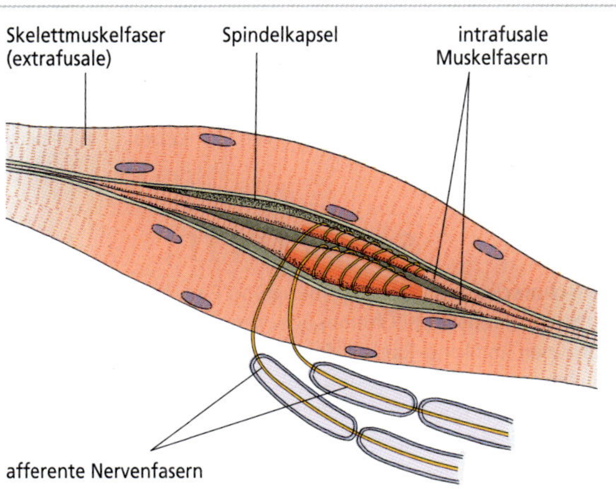

Abb. 10.3 Aufbau einer Muskelspindel.

Die Erregungen aus diesen Sensoren bewirken teilweise *bewusste* Empfindungen, die ggf. mit *bewussten* Bewegungen beantwortet werden. Viele andere Erregungen, beispielsweise für den Erhalt des Muskeltonus, das Zusammenspiel von Streck- und Beugemuskeln und die Koordination komplexer Bewegungsabläufe, bleiben unbewusst, und auch die Reizantworten erfolgen *unbewusst* reflektorisch.

SPICKZETTEL

Tiefensensibilität: Wahrnehmung von Stellung, Bewegung und Kraft von Körperteilen bzw. Bewegungen durch Information aus **Propriozeptoren** über

- Muskellänge durch **Muskelspindeln** in Muskelfasern
- Muskelspannung durch **Golgi-Sehnenorgane** am Muskel-Sehnen-Übergang
- Mechanische Verformung und damit Gelenkstellung durch **Ruffini-Körperchen** und **Vater-Pacini-Lamellenkörperchen** in Gelenken/Gelenkkapseln.

10.5 Geruchs- und Geschmackssinn

10.5.1 Geruchssinn

Der **Geruchssinn** wirkt als „Kontrollstation" für die *Luft* am Anfang der Atemwege. Die **Geruchssensoren** sind *Chemosensoren,* die in der **Riechschleimhaut** im oberen Bereich der Nasenscheidewand und an der oberen Nasenmuschel liegen.

Die Riechfelder bestehen mikroskopisch aus drei verschiedenen Zellarten (➔ Abb. 10.4):

- Die säulenförmigen **Stützzellen** machen den Hauptteil der Zellen aus
- Die tief liegenden **Basalzellen** sind die Stammzellen für die kurzlebigen, jeweils zwischen mehrere Stützzellen eingebetteten *Riechzellen*
- Die **Riechzellen** sind primäre Sinneszellen und das erste Neuron der Riechbahn.

Die Riechzellen sind polar aufgebaut:

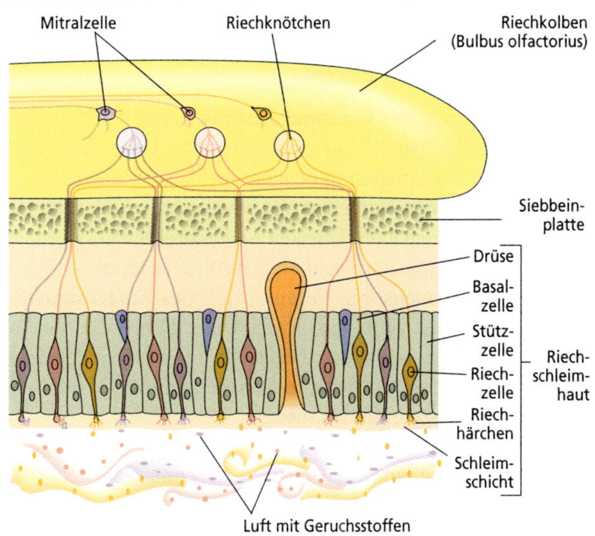

Abb. 10.4 Aufbau von Riechschleimhaut und Riechkolben.

- An ihrem einen Ende befinden sich jeweils 6–8 feine **Riechhärchen** mit den Geruchssensoren, die mit den Geruchsstoffen der vorbeiströmenden Einatmungsluft reagieren. Der Mensch hat ca. 350 verschiedene Riechzelltypen, die sich durch ihre Geruchssensoren unterscheiden. Durch unterschiedliche *Kombinationen* der Aktivierung kann er damit mindestens eine Billion verschiedene Gerüche differenzieren!
- Am anderen Ende ziehen ihre Axone, zum **N. olfactorius** *(Riechnerv, HN I)* vereinigt, durch die Löcher der Siebbeinplatte zu den **Riechkolben** *(Bulbus olfactorius)* beidseits in der vorderen Schädelgrube unter den Stirnlappen des Großhirns.

Die Axone von jeweils ca. 1.000 Riechzellen mit dem gleichen Sensor ziehen dabei zu einem gemeinsamen **Riechknötchen** *(Glomerulus olfactorius)*. Dort werden die Signale auf den Dendriten *einer* **Mitralzelle** als zweitem Neuron der **Riechbahn** umgeschaltet (→ Abb. 9.8). Die Axone der Mitralzellen ziehen dann über den **Riechstrang** *(Tractus olfactorius)* zu entwicklungsgeschichtlich älteren Anteilen der Großhirnrinde, der **primären Riechrinde,** die eng mit dem limbischen System verknüpft ist.

Zusätzlich liegen kleine Drüsen in der Riechschleimhaut, deren Sekret die Schleimhaut spült und die Geruchsstoffe löst und durch Bindungsproteine „festhält".

Wahrscheinlich gibt es in der menschlichen Nase weitere spezialisierte Zellen, die auf **Pheromone** reagieren, chemische Lockstoffe, die unbewusst unsere Gefühle und unser (Sexual-)Verhalten beeinflussen.

Geruchssinn alter Menschen

Auch bei gesunden älteren Menschen lässt der Geruchssinn nach. Etwa ¾ der über 80-Jährigen haben eine Riechstörung, nicht wenige riechen gar nichts mehr.

SPICKZETTEL

Geruchssinn: Wahrnehmung von Gerüchen durch **Riechzellen** mit **Geruchssensoren** (Chemosensoren) in der **Riechschleimhaut** oben in der Nasenhöhle.
Riechbahn: Riechzelle → Riechzellaxone = N. olfactorius (Riechnerv, HN I) → Mitralzelle in Riechknötchen (Glomerulus olfactorius) → Mitralzellaxone = Riechstrang (Tractus olfactorius) → Riechrinde.

10.5.2 Geschmackssinn

Die Chemosensoren des **Geschmackssinns** werden durch gelöste Substanzen in der Mundhöhle erregt. An allen Geschmacksempfindungen ist der Geruchssinn beteiligt. Beide sind außerdem eng mit dem vegetativen Nervensystem verbunden: Schlechter Geschmack oder Geruch kann Übelkeit und Erbrechen auslösen; angenehmer regt die Speichel- und Magensaftsekretion an.

Die **Geschmackssensoren** liegen in den **Geschmacksknospen** von Zunge, Mundschleimhaut, Rachen und Kehldeckel (→ Abb. 10.5). Besonders konzentriert liegen sie in den verschiedenen **Zungenpapillen,** kleinen Schleimhauterhebungen, die dem Geschmacks- und Tastempfinden dienen.

Ähnlich wie die Riechfelder sind auch die Geschmacksknospen aus **Stützzellen** und Sinneszellen – den **Geschmackszellen** – aufgebaut. Die Stützzellen sind spezialisierte Epithelzellen der Mundschleimhaut, die ebenso wie die Geschmackszellen von den **Basalzellen** gebildet werden. Die Stützzellen formen eine Kapsel um die

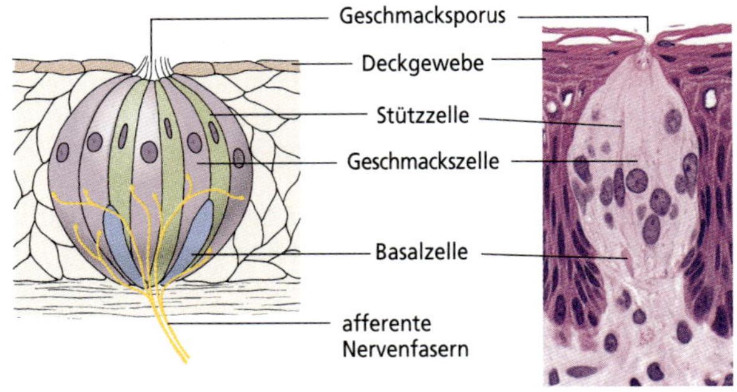

Abb. 10.5 Aufbau einer Geschmacksknospe auf der Zungenoberfläche (links Schemazeichnung, rechts lichtmikroskopisches Bild). [Foto M375]

Geschmackszellen. Jede der länglichen Geschmackszellen hat an einem Ende einen kleinen Fortsatz, das **Geschmacksstiftchen.** Es ragt an einer Öffnung, dem **Geschmacksporus,** aus der Geschmacksknospe in die Mundhöhle und dient zur Reizaufnahme. An seinem gegenüberliegenden Ende befinden sich afferente Fasern von Neuronen, welche die Geschmackseindrücke über den VII., IX. und X. Hirnnerven zum **Geschmackskern** im verlängerten Mark leiten. Von dort ziehen sie über den Thalamus zu den **Geschmacksfeldern** in der hinteren Zentralwindung des Großhirns (→ 9.5). Die Geschmackszellen sind also sekundäre Sinneszellen.

Alle Geschmacksempfindungen können auf wenige Grundqualitäten zurückgeführt werden: *süß, salzig, bitter, sauer* und *umami* (japanisch: lecker schmeckend, würzig). Die Umami-Sensoren werden durch Aminosäuren gereizt, vor allem Glutamat, das proteinreiche Nahrung signalisiert. Wahrscheinlich gibt es *fettig* als sechste Geschmacksqualität, hervorgerufen durch bestimmte Fettsäuren. Die verschiedenen Sensoren sind in etwa gleichmäßig auf der Zunge verteilt. Ausnahme ist bitter, das vornehmlich am Zungengrund geschmeckt wird.

Geschmackssinn alter Menschen

Nicht nur das Riech-, sondern auch das Geschmacksvermögen lässt im Alter nach: Bis zum 70. Lebensjahr büßt der Mensch etwa zwei Drittel seiner Geschmacksknospen ein.

PFLEGE ALTER MENSCHEN

Das **nachlassende Geruchs- und Geschmacksvermögen** erklärt, weshalb viele alte Menschen über den „faden" Geschmack ihres Essens klagen, und ist eine wichtige Teilursache von Appetitmangel und Mangelernährung im Alter. „Nachhelfen" mit Kräutern, Gewürzen und evtl. Aromen kann dazu beitragen, dass das Essen den alten Menschen wieder besser schmeckt.

SPICKZETTEL

Geschmackssinn: Wahrnehmung von Geschmack durch **Geschmackssensoren** (Chemosensoren) in den **Geschmacksknospen** im Mund-Rachen-Raum, v. a. in den Zungenpapillen. Geschmacksqualitäten sind süß, salzig, bitter, sauer, umami und wahrscheinlich fettig.
Geschmacksbahn: Geschmackszelle → afferente Neurone der HN VII, IX, X → Geschmackskern im verlängerten Mark → Thalamus → Geschmacksfelder der hinteren Zentralwindung.

10.6 Auge und Sehsinn

10.6.1 Augapfel

Der kugelige **Augapfel** *(Bulbus oculi)* liegt in der mit Fettgewebe ausgekleideten **Augenhöhle.** Seine Wand ist zwiebelschalenartig aus drei Schichten aufgebaut: der **äußeren, mittleren** und **inneren Augenhaut** (→ Abb. 10.6). Am hinteren Augapfelpol tritt der *N. opticus (Sehnerv, HN II)* aus, der die Seheindrücke an das Großhirn weiterleitet. Bewegt wird der Augapfel durch sechs äußere Augenmuskeln (→ 10.6.4).

Äußere Augenhaut

Die weiße **Lederhaut** *(Sklera)* besteht aus festem Bindegewebe. Sie umhüllt den ganzen Augapfel und gibt ihm seine Form. Vorne geht die Lederhaut in die lichtdurchlässige, gefäßlose **Hornhaut** *(Kornea)* über. Diese ist etwas stärker gewölbt als der übrige Augapfel und maßgeblich an der Lichtbrechung beteiligt (→ 10.6.2, → 10.6.3).

Mittlere Augenhaut

Die gefäßreiche mittlere Augenhaut wird in ihrem hinteren Abschnitt als **Aderhaut** *(Choroidea)* bezeichnet. Ihre zahlreichen Blutgefäße versorgen die Netzhaut mit Nährstoffen, und ihre braun-schwarzen Pigmente verhindern störende Lichtreflexionen innerhalb des Augapfels.

Vorne geht die Aderhaut in den **Ziliarkörper** *(Corpus ciliare, Strahlenkörper)* über, an dessen bindegewebigen **Zonulafasern** die Linse aufgehängt ist (→ Abb. 10.6). Der Ziliarkörper enthält zudem einen ringförmigen Muskel **(Ziliarmuskel),** der den Krümmungszustand der Linse beim Nah- und Fernsehen verändern kann (**Akkommodation** → 10.6.3).

In gefäßreichen Bindegewebsfortsätzen des Ziliarkörpers wird das **Kammerwasser** gebildet, welches die vor der Iris liegende **vordere Augenkammer** und die hinter der Iris liegende **hintere Augenkammer** füllt und Hornhaut und Linse ernährt. Das Kammerwasser fließt ab über den ringförmigen **Schlemm-Kanal** im **Kammerwinkel,** der „Ecke" zwischen Hornhaut und Iris (→ Abb. 10.6). Normalerweise stehen Kammerwasserproduktion und -abfluss im Gleichgewicht, sodass der vom Kammerwasser gebildete **Augeninnendruck** (normal 10–20 mmHg) relativ konstant ist.

PRÄVENTION

Beim **grünen Star** *(Glaukom)* ist typischerweise der Augeninnendruck erhöht. Ohne Behandlung kommt es zu Netzhaut- und Sehnervenschäden bis zur Erblindung. Da anfangs keine Beschwerden bestehen, sind allen über 40- bis 45-Jährigen regelmäßige Augeninnendruckmessungen zu empfehlen.

Weiter vorne schließt sich an den Ziliarkörper die **Iris** *(Regenbogenhaut)* an. Diese ist eine kreisrunde Scheibe, die in der Mitte ein Loch hat, die **Pupille.** Ihre zahlreichen Pigmente bestimmen die Augenfarbe eines Menschen, wobei sich die Pigmentierung erst im Verlauf des ersten Lebensjahres ausbildet.

Daneben enthält die Iris scherengitterartig angeordnete glatte Muskelfasern, die je nach Lichtverhältnissen – wie die Blende eines Fotoapparates – die *Pupillenweite* verändern. Diese Muskeln werden als **M. sphincter pupillae** *(Pupillenverenger, Pupillenschließmuskel)* und **M. dilatator pupillae** *(Pupillenerweiterer)* bezeichnet; beide werden vom vegetativen Nervensystem innerviert

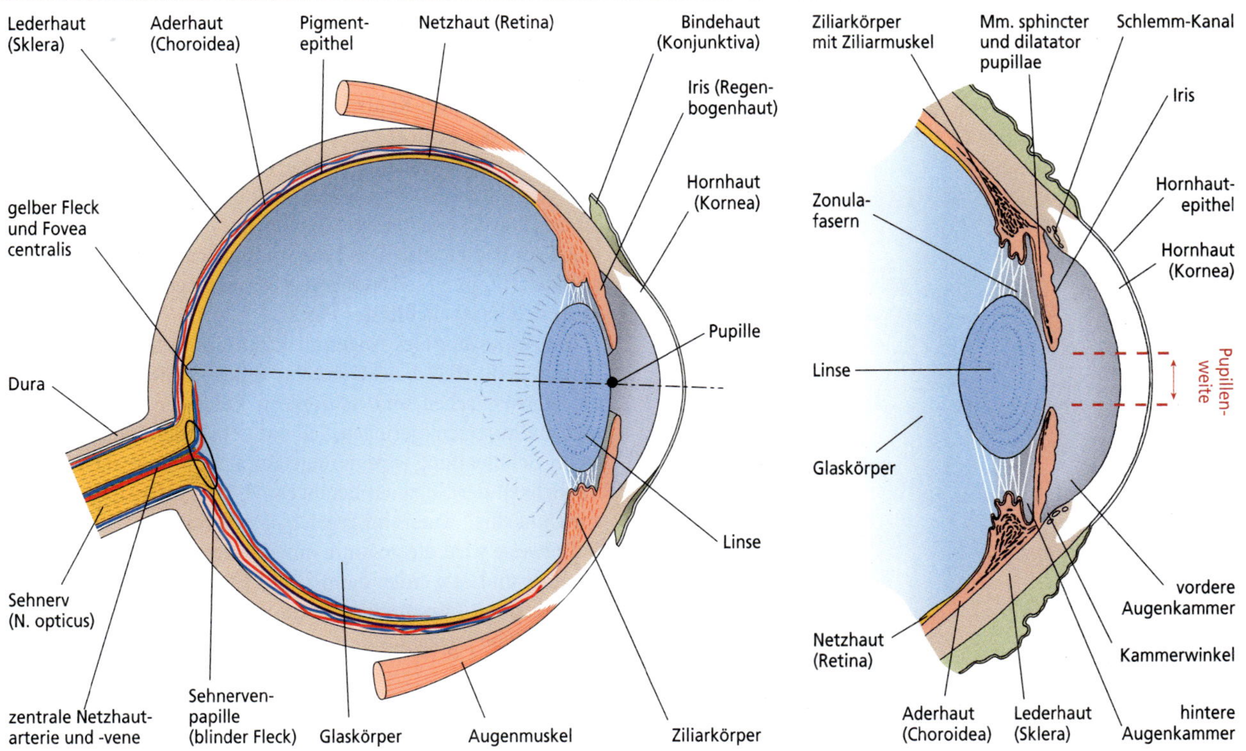

Abb. 10.6 Links Augapfel mit Sehnerv (N. opticus). Die gestrichelte Linie deutet die Sehachse an. Rechts Augenkammern, Linse und Iris im Detail.

- Beispielsweise bei starker Helligkeit, Müdigkeit oder Nahsicht kommt es parasympathisch vermittelt zur Pupillenverengung **(Miosis)**
- Umgekehrt erweitert sich die Pupille sympathikusvermittelt bei Dämmerung, Fernsicht oder Stressreaktion **(Mydriasis).**

M. sphincter und dilatator pupillae sowie der erwähnte Ziliarmuskel werden als **innere Augenmuskeln** zusammengefasst.

Die Fähigkeit der Pupille, sich bei plötzlicher starker Lichteinstrahlung durch Engerwerden an die neue Lichtintensität anzupassen, heißt **Pupillenreflex** *(Lichtreflex).*

PFLEGE

Vor einigen Augenuntersuchungen muss die Pupille mit Augentropfen erweitert werden. Während der Wirkzeit solcher **Mydriatika** ist der Patient bzw. die Patientin lichtempfindlich und sieht unscharf. Je nach Lichtverhältnissen kann eine Sonnenbrille sinnvoll sein, v. a. ältere Menschen bedürfen wegen erhöhter Sturzgefährdung der Begleitung.

Prüfung des Pupillenreflexes

Der Pupillenreflex wird mit einer Lampe geprüft, die nach einem vorgegebenen Schema vor den Augen des Patienten an- und ausgeschaltet wird. Beobachtet und dokumentiert werden Größe, Form und Lichtreaktion beider Pupillen. Ein gestörter Pupillenreflex weist auf eine Sehstörung oder eine neurologische Erkrankung hin, z. B. einen erhöhten Druck im Schädelinnenraum.

Innere Augenhaut

Zur inneren Augenhaut gehören die **Netzhaut** (*Retina,* → Abb. 10.7) mit den bildaufnehmenden Sinneszellen und das **Pigmentepithel,** das die Netzhaut umkleidet, störende Lichtstreuungen verhindert und die äußeren Abschnitte der Fotosensoren abbaut, welche ständig nachgebildet werden. Zwischen Pigmentepithel und Netzhaut besteht nur am Sehnervenaustritt **(Papille)** und am Ziliarkörper eine feste Verbindung (→ Abb. 10.6). An den übrigen Stellen erfolgt der nötige Kontakt durch den Augeninnendruck.

Nährstoffe erhält die Netzhaut über die **zentrale Netzhautarterie** *(A. centralis retinae),* die zusammen mit dem N. opticus in das Auge eintritt. Der venöse Blutabfluss erfolgt über die parallel zur Arterie verlaufende **zentrale Netzhautvene** *(V. centralis retinae).*

Bei der **Augenhintergrundspiegelung** *(Ophthalmoskopie, Fundoskopie)* wird der Augenhintergrund mit seinen Gefäßen und der Papille mithilfe eines *Ophthalmoskops* betrachtet.

Die Netzhaut ist aus mehreren Schichten aufgebaut (→ Abb. 10.7): Ganz außen liegen, als erste Neuronen der Sehbahn, die Fotosinneszellen, die lichtempfindlichen **Stäbchen** und **Zapfen.**

- Die Zapfen nehmen Farbunterschiede wahr und ermöglichen eine hohe Bildauflösung („scharfes" Sehen): Sie sind allerdings nicht allzu lichtempfindlich, sozusagen für das Sehen bei Tage. Die Zapfen befinden sich vor allem im Zentrum der Netzhaut, gegenüber dem Mittelpunkt von Hornhaut und Pupille (Sehachse → Abb. 10.6). Dieses zapfenreiche Gebiet wird als **gelber Fleck** *(Macula lutea)* bezeichnet und enthält den Ort des schärfsten Sehens
- Die viel häufigeren Stäbchen sind mehr in der Netzhautperipherie angesiedelt. Sie benötigen für ihre Aktivität nicht so viel Licht (Dämmerungssehen), „Preis" dafür sind eine unschärfere Abbildung und der Verzicht auf Farben.

Die Stäbchen und Zapfen „übersetzen" die Lichtreize mithilfe ihres **Sehfarbstoffs** in Membranpotenzialänderungen. Diese Übersetzung wird auch **Fototransduktion** genannt. Sehfarbstoff der Stäbchen ist **Rhodopsin** aus dem Protein **Opsin** und dem Vitamin-A-Abkömmling **Retinal** (→ 17.9.9). Bei den Zapfen gibt es **Rot-, Grün- und Blauzapfen** mit unterschiedlichen Eiweißanteilen im Sehfarbstoff.

Den Fotosensoren nachgeschaltet sind als zweites Neuron die **Bipolarzellen.** Hier entstehen die Aktionspotenziale. Die außerdem in dieser Schicht vorhandenen **amakrinen Zellen** und **Horizontalzellen** stellen „Querverbindungen" her und führen erste Verrechnungen der Information durch, etwa Einstellung auf die Lichtintensität oder Kontrastbildung.

Die innerste Schicht und das dritte Neuron bilden die **(retinalen) Ganglienzellen.** Ihre Axone vereinigen sich an der **Papille** zum **N. opticus** (*Sehnerv, HN II,* → Abb. 10.6, → Abb. 9.24), der die Sinneseindrücke weiterleitet (→ 10.6.3).

An der Papille, also dem Sehnervenaustritt, gibt es weder Stäbchen noch Zapfen, sodass hier das Sehvermögen völlig fehlt. Diese Stelle heißt deshalb **blinder Fleck.**

Die Anpassung des Auges an Lichtreize unterschiedlicher Intensität heißt **Hell- bzw. Dunkeladaptation.** Sie beruht vor allem auf biochemischen und neuronalen Prozessen in der Netzhaut und nur zu einem geringen Teil auf der Änderung der Pupillenweite. Bei Blendung wird in ungefähr einer Minute die Lichtempfindlichkeit der Netzhaut herabgesetzt. Die Anpassung an plötzliche Dunkelheit dauert hingegen bis zu 30 min.

Teilweise wird die gesamte innere Augenhaut als Netzhaut bezeichnet und es werden dann zwei Blätter unterschieden: *neuronale Netzhaut (Neuroretina, Stratum nervosum)* und *Pigmentepithel (Stratum pigmentosum).*

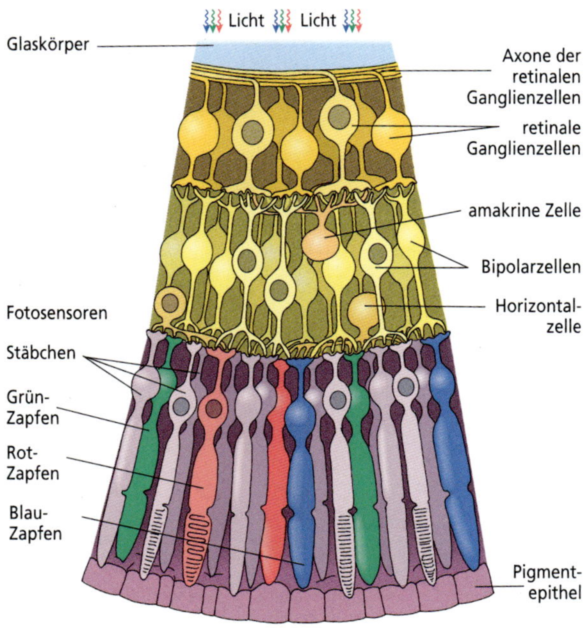

Abb. 10.7 Schichtaufbau der Netzhaut (Detailzeichnung).

Pupille im Alter

Im Alter reagieren die Pupillen langsamer auf wechselnde Lichtverhältnisse und können sich nicht mehr so weit öffnen. Verschärft durch einen Funktionsverlust außen liegender Netzhautanteile und evtl. eine Linsentrübung bereitet das Sehen im Dunkeln und insbesondere z. B. das Hineinfahren in einen (dunklen) Tunnel dem älteren Menschen Schwierigkeiten.

10.6.2 Lichtbrechende Strukturen

Die lichtbrechenden Strukturen bündeln („brechen") die einfallenden Strahlen stets so, dass auf der Netzhaut ein scharfes Bild entsteht. Sie bilden den **optischen Apparat** des Auges und sind vergleichbar mit dem Linsensystem eines Fotoapparates.

Zum optischen Apparat des Auges zählen die *Hornhaut,* die *Linse,* der *Glaskörper* und das *Kammerwasser.*

Linse

Die **Linse** ist durch die bindegewebigen Zonulafasern hinter der Iris und vor dem Glaskörper am Ziliarkörper aufgehängt. Die Linse ist ein gefäßloser, transparenter linsenförmiger Körper, umgeben von einer festen Kapsel. Sie ist der einzige optisch variable Bestandteil des optischen Apparats.

GERIATRIE

Mit zunehmendem Alter wird die Linse nicht selten trüb. Dieser **graue Star** *(Katarakt)* führt zu erhöhter Blendempfindlichkeit und beeinträchtigt das Sehvermögen immer mehr, ist jedoch gut behandelbar: In einer **Staroperation** wird die getrübte Linse gegen eine Kunststofflinse ausgetauscht.

Glaskörper

Der Innenraum des Augapfels hinter der Linse wird vom **Glaskörper** *(Corpus vitreum)* ausgefüllt. Er besteht aus einer durchsichtigen, gallertigen Masse. Der Glaskörper erzeugt durch konstanten Druck einen festen Kontakt zwischen Netzhaut und Pigmentepithel, was für eine ausreichende Nährstoffversorgung der Netzhaut notwendig ist.

SPICKZETTEL

Auge: Sinnesorgan für die Wahrnehmung von Licht, bestehend aus dem Augapfel und den Schutzeinrichtungen des Auges.
Augapfel *(Bulbus oculi):* Zentraler, in der Augenhöhle liegender Teil des Auges. Bestandteile

- **Äußere Augenhaut** aus der transparenten **Hornhaut** *(Kornea)* vorne und der stabilen **Lederhaut** *(Sklera)* dahinter
- **Mittlere Augenhaut.** Vorne die **Iris** *(Regenbogenhaut)* mit der **Pupille** darin. Anschließend der **Ziliarkörper** *(Corpus ciliare, Strahlenkörper),* Aufgaben Aufhängung der Linse über die *Zonulafasern,* Kammerwasserproduktion, Änderung der Linsenkrümmung durch den *Ziliarmuskel.* Dahinter die **Aderhaut** *(Choroida)*
- **Innere Augenhaut** aus dem **Pigmentepithel** und der **Netzhaut** *(Retina)* mit den Sinneszellen für das Sehen. Diese **Fotosensoren** werden unterteilt in **Stäbchen** (Schwarz-Weiß-Sehen) und **Zapfen** (Farbensehen)
- **Glaskörper** aus einer lichtdurchlässigen gallertigen Masse, der das Innere des Augapfels füllt
- **Linse,** in ihrer Form veränderbar und ebenfalls lichtdurchlässig, zwischen Iris und Glaskörper
- **Kammerwasser** in der **vorderen** und **hinteren Augenkammer** vor bzw. hinter der Iris.

Innere Augenmuskeln: Glatte, vegetativ innervierte Muskeln zur Akkomodation **(Ziliarmuskel)** und zur Anpassung der Pupillenweite an die Lichtverhältnisse (**M. sphincter** und **dilatator pupillae**).

10.6.3 Sehfunktion

Lichtbrechung

Alle von außen einfallenden Lichtstrahlen müssen zunächst die lichtbrechenden Medien Hornhaut, Kammerwasser, Linse und Glaskörper durchdringen, bevor sie die Schicht der Stäbchen und Zapfen erreichen.

Maß für die Brechkraft optischer Systeme ist die **Dioptrie** (kurz **dpt**). Sie ist definiert als der Kehrwert der Brennweite (in Metern) des optischen Systems.

Eine Linse mit einer Brennweite von 10 cm (0,1 m) hat also eine Brechkraft von 10 Dioptrien. Sammellinsen haben positive, Zerstreuungslinsen negative Dioptriezahlen. Die Gesamtbrechkraft des in die Ferne blickenden Auges beträgt 59 dpt. Dabei macht die Hornhaut mit 43 dpt den Hauptteil aus, gefolgt von der Linse, deren Brechkraft veränderlich ist (Akkommodation).

Auf der Netzhaut entsteht ein *verkleinertes, spiegelbildliches* und *umgekehrtes* Bild des betrachteten Objekts.

Sehbahn

Die Aktionspotenziale aus den Ganglienzellen gelangen mit dem **N. opticus** *(Sehnerven, HN II)* zur **Sehnervenkreuzung** *(Chiasma opticum)* unterhalb des Zwischenhirns (→ 9.6). Hier kreuzen die N.-opticus-Fasern aus den beiden inneren (nasalen) Netzhauthälften jeweils zur Gegenseite.

Die Weiterleitung erfolgt über den **Sehstrang** *(Tractus opticus)* zum Thalamus und von dort über die **Sehstrahlung** *(Radiatio optica)* zur **primären Sehrinde** des Hinterhauptlappens. Dort werden die Informationen aus beiden Augen zu einem einheitlichen Bild verschmolzen.

Unterbrechung dieser **Sehbahn** (→ Abb. 10.8) führt zu *Gesichtsfeldausfällen,* die typisch sind für den jeweiligen Schädigungsort. Das **Gesichtsfeld** ist der Bereich, den man ohne Augenbewegung wahrnehmen kann. Beim Menschen beträgt es in der Horizontalen knapp 180°.

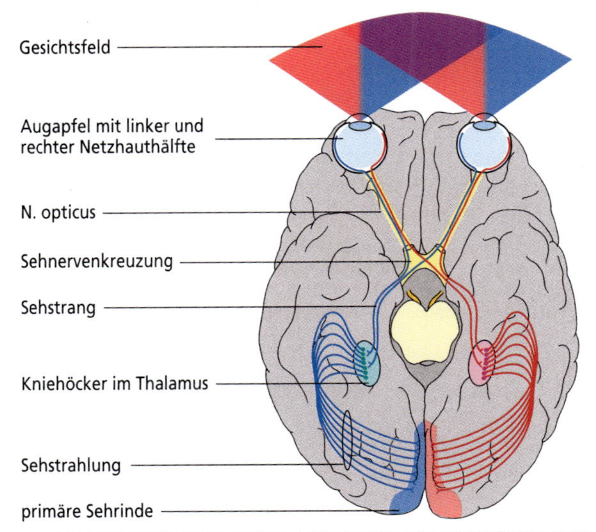

Abb. 10.8 Gesichtsfeld und Sehbahn.

PFLEGE VON KINDERN

Das Sehvermögen ist bei der Geburt noch nicht ausgereift. Vor allem im ersten Lebensjahr entwickelt es sich rasch weiter, volle Sehschärfe und räumliches Sehen werden im Kleinkind- bis Kindergartenalter erreicht.
Pflegende achten auf die **Warnsymptome von Sehstörungen:**

- Bei Säuglingen kein Fixieren von Personen oder Gegenständen, „Augenzittern" (Nystagmus → 10.7.4), Reiben der Augen, einseitige Kopfhaltung, Weinen oder Abwehrbewegungen, wenn ein Auge zugehalten wird
- Danebengreifen, Ungeschicklichkeit.

Akkommodation

Um sowohl von nahen als auch fernen Gegenständen scharfe Bilder zu erhalten, wird die Brechkraft des Auges variiert. Dies erfolgt hauptsächlich über die Linse, die ihren Krümmungsgrad und somit ihre Brechkraft ändern kann (**Akkommodation** → Abb. 10.9).

- Bei der **Nahakkommodation** kontrahiert sich der Ziliarmuskel (→ 10.6.1). Dadurch entspannen sich die Fasern, an denen die Linse aufgehängt ist; die Linse folgt ihrer Eigenelastizität und nimmt eine stärker gewölbte Form mit höherer Brechkraft an
- Umgekehrt entspannt sich bei der **Fernakkommodation** der Ziliarmuskel, die Aufhängefasern der Linse straffen sich, die Linse wird flacher, ihre Brechkraft nimmt dadurch ab.

Alterssichtigkeit

Ab dem Jugendalter nimmt die Eigenelastizität der Linse und damit die Fähigkeit zur Akkommodation ab. Dadurch rückt der **Nahpunkt** weiter weg (→ Abb. 10.10) und Gegenstände in der Nähe werden nicht mehr scharf auf der Netzhaut abgebildet. Der Mediziner spricht von abnehmender **Akkommodationsbreite.**

Etwa im 45.–50. Lebensjahr wird das Sehen im Nahbereich von 40–50 cm unscharf (**Alterssichtigkeit,** *Presbyopie*) – die Betroffenen sind im Alltag eingeschränkt und brauchen eine *Lesebrille.*

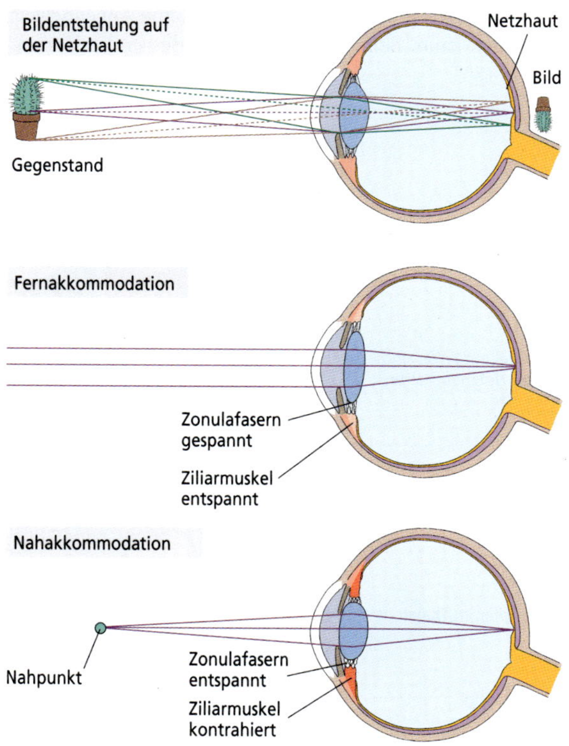

Abb. 10.9 Bildentstehung auf Netzhaut, Fern- und Nahakkommodation.

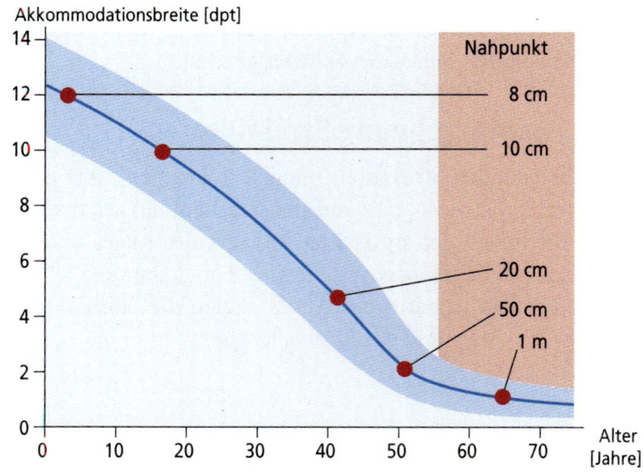

Abb. 10.10 Altersabhängigkeit von Akkommodationsbreite und Nahpunktentfernung.

MEDIZIN

Mehr als die Hälfte der Erwachsenen in Deutschland ist fehlsichtig. Brille oder Kontaktlinsen verlegen das scharfe Bild bei **Weitsichtigkeit** *(Hyperopie)*, **Kurzsichtigkeit** *(Myopie)* und **Alterssichtigkeit** *(Presbyopie)* wieder auf die Netzhaut (→ Abb. 10.11).

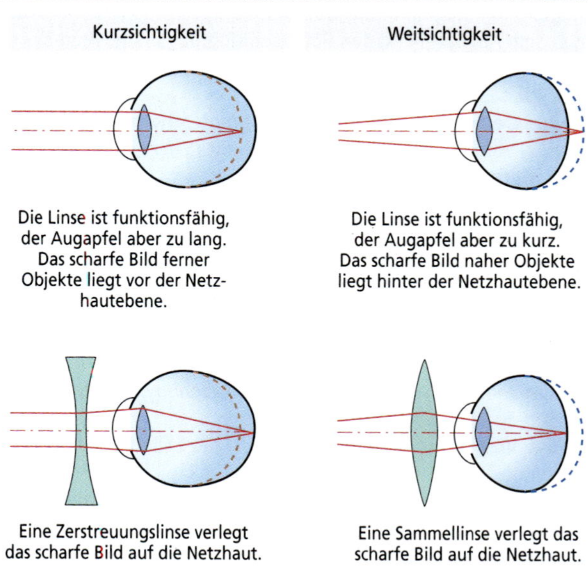

Abb. 10.11 Strahlengang bei Kurz- und Weitsichtigkeit, oben ohne, unten mit Korrektur durch eine Brille. Bei Alterssichtigkeit entsteht das scharfe Bild naher Gegenstände wie bei Weitsichtigkeit hinter der Netzhaut. Ursache ist aber eine unzureichende Lichtbündelung durch verminderte Linsenelastizität und -krümmung.

SPICKZETTEL

Sehbahn: Fotosensoren (Stäbchen, Zapfen, sekundäre Sinneszellen) → Bipolarzellen → Ganglienzellen → Ganglienzellaxone = N. opticus (Sehnerv, HN II) → Sehnervenkreuzung (Chiasma opticum) → Sehstrang (Tractus opticus) → Thalamus → Sehstrahlung (Radiatio optica) → primäre Sehrinde.
Akkommodation: Fern-Nah-Einstellung durch Veränderung der Linsenform und damit der Linsenbrechkraft.

10.6.4 Äußere Augenmuskeln

Die Augäpfel werden in den Augenhöhlen durch je sechs quergestreifte **äußere Augenmuskeln** bewegt (→Abb. 10.12, →Tab. 10.1). Das Fettgewebe der Augenhöhle wirkt dabei wie ein Gleitlager.

Die nervöse Versorgung erfolgt über die Hirnnerven III, IV und VI (→9.11.1) und ermöglicht ein koordiniertes Zusammenspiel der Augenmuskeln beider Augen. Ist diese Koordination gestört, kommt es zum **Schielen,** evtl. mit Doppelbildern.

Tab. 10.1: Funktion der äußeren Augenmuskeln.

Augenmuskel	Funktion; Innervation
M. rectus superior *(oberer gerader Augenmuskel)*	Hebung und Innenrollung des Auges; N. oculomotorius (HN III)
M. rectus inferior *(unterer gerader Augenmuskel)*	Senkung und Außenrollung des Auges; N. oculomotorius (HN III)
M. rectus lateralis *(äußerer gerader Augenmuskel)*	Abduktion (Auswärtsbewegung); N. abducens (HN VI)
M. rectus medialis *(innerer gerader Augenmuskel)*	Adduktion des Auges (Nasalbewegung); N. oculomotorius (HN III)
M. obliquus superior *(oberer schräger Augenmuskel)*	Abduktion, Senkung und Einwärtsrollung des Auges; N. trochlearis (HN IV)
M. obliquus inferior *(unterer schräger Augenmuskel)*	Abduktion, Hebung und Außenrollung des Auges; N. oculomotorius (HN III)

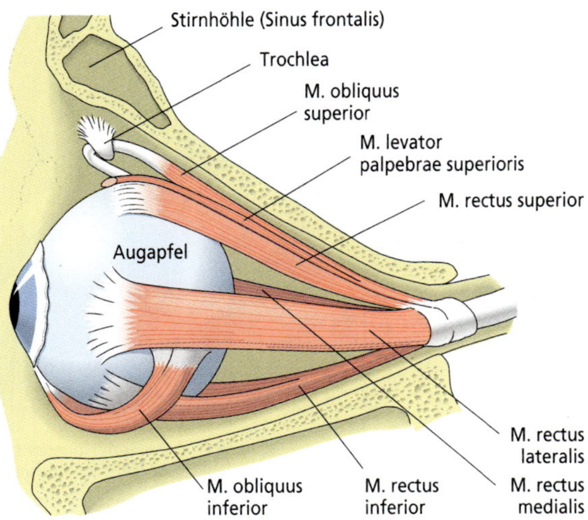

Abb. 10.12 Blick von lateral auf die äußeren Augenmuskeln.

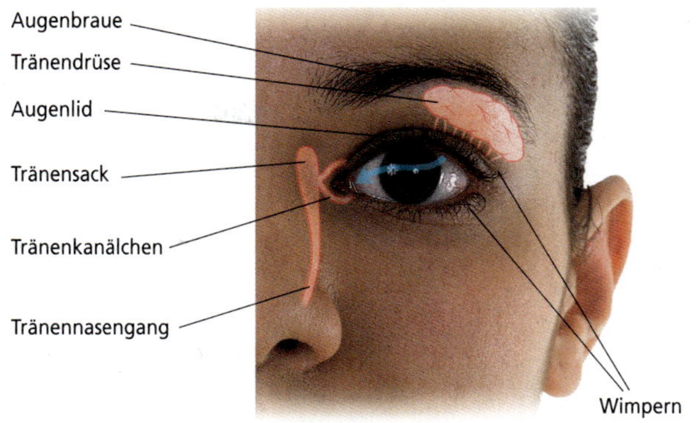

Abb. 10.13 Schutzeinrichtungen des Auges. [E364]

10.6.5 Schutzeinrichtungen des Auges

Zu den Schutzeinrichtungen des Auges zählen Augenbrauen, Augenlider, Wimpern, Bindehaut und Tränenapparat (→Abb. 10.13).

Augenbrauen, -lider und -wimpern

Die **Augenbrauen** bilden oberhalb der Augen einen Schutzwall vor zu intensiver Sonnenstrahlung, Fremdkörpern und dem salzigen Stirnschweiß.

Oberes und unteres **Augenlid** *(Palpebra)* begrenzen die **Lidspalte.** In ihrem Innern enthalten die Lider eine bindegewebige, stabilisierende Platte, die *Lidplatte* oder den **Tarsus,** außerdem die **Meibom-, Moll- und Zeis-Drüsen.**

Dünne Muskeln, darunter der *M. orbicularis oculi* (Augenringmuskel →7.2.4), können das Auge willkürlich und unwillkürlich verschließen, etwa als Abwehrreaktion vor Fremdkörpern, während des Schlafs oder beim Lidschlag. Geöffnet wird das Auge durch den vom N. oculomotorius innervierten, quergestreiften **M. levator palpebrae superioris** *(Oberlidheber)* und den sympathisch innervierten, glatten **M. tarsalis** *(Tarsusmuskel).*

An den **Lidrändern** befinden sich die **Augenwimpern,** die ebenfalls vor Fremdkörpern und Sonneneinstrahlung schützen.

Bindehaut

Die **Bindehaut** *(Augenbindehaut, Konjunktiva)* ist eine gefäßreiche Schleimhaut. Sie bedeckt den vorderen, sichtbaren Lederhautabschnitt sowie die Innenseiten der Augenlider und verbindet damit Augapfel und Augenlider. Die obere und untere Umschlagfalte heißt oberer bzw. unterer **Bindehautsack.** Da die Bindehaut viele Schmerz- und Berührungssensoren enthält, ist sie bei äußeren Reizungen (z. B. durch Fremdkörper) sehr schmerzempfindlich.

Tränenapparat

Der **Tränenapparat** besteht aus den **Tränendrüsen** *(Glandulae lacrimales)* und den **Tränenwegen.**

Die Tränendrüsen liegen oberhalb der äußeren Augenwinkel in den Augenhöhlen (→Abb. 10.13) und produzieren die **Tränenflüssigkeit.** Die Tränenflüssigkeit ist salzreich und enthält ein bakterienabtötendes Enzym, das *Lysozym.* Sie schwemmt Fremdkörper aus dem Bindehautsack aus und schützt mithilfe des Lidschlags die der Luft ausgesetzten Augenabschnitte vor Austrocknung.

Die Tränenflüssigkeit gelangt über zahlreiche Ausführungsgänge im Bereich der Oberlider in den Bindehautsack und sammelt sich in den inneren Augenwinkeln. Dort befinden sich zwei feine **Tränenkanälchen** *(Canaliculi lacrimales)*, die in einen gemeinsamen **Tränensack** *(Saccus lacrimalis)* münden. Von dort aus fließt die Tränenflüssigkeit über den **Tränennasengang** *(Ductus nasolacrimalis)* in die Nasenhöhle.

Bei verstärktem Tränenfluss durch äußere Reize (z. B. Fremdkörper) oder psychische Einflüsse reichen die normalen Abflusswege oft nicht aus, und die Tränen fließen über die Lidränder ab *(Weinen)*.

SPICKZETTEL

Äußere Augenmuskeln: Sechs quergestreifte, durch die HN III, IV, VI innervierte Muskeln zur Bewegung des Augapfels in der Augenhöhle, um den Blick in die gewünschte Richtung zu lenken.
Bindehaut *(Augenbindehaut, Konjunktiva)*: Gefäßreiche Schleimhaut auf der vorderen Lederhaut und den Innenseiten der Augenlider.
Tränenapparat: Tränen produzierende **Tränendrüsen** seitlich oberhalb des Auges und **Tränenwege (Tränenkanälchen, Tränensack, Tränennasengang),** welche die Tränenflüssigkeit in die Nase ableiten.

10.7 Hör- und Gleichgewichtsorgan

10.7.1 Übersicht

Das **Hörorgan** liegt zusammen mit dem **Gleichgewichtsorgan** gut geschützt in der Felsenbeinpyramide des Schläfenbeins:
- Das **Gehör** dient der Aufnahme von Schallreizen
- Das **Gleichgewichtsorgan** registriert Körperlage und -bewegung im Raum.

Die Informationen aus beiden werden über den **N. vestibulocochlearis** *(HN VIII)* an das Gehirn übermittelt. Dieser verläuft zusammen mit ohrversorgenden Blutgefäßen vom Innenohr durch den **inneren Gehörgang** des Felsenbeins ins Schädelinnere.

10.7.2 Hörorgan

Äußeres Ohr

Zum **äußeren Ohr** gehören die knorpelige **Ohrmuschel** und der **äußere Gehörgang** (→ Abb. 10.14). Der äußere Gehörgang, der leicht abgewinkelt von der Ohrmuschel zum Trommelfell zieht, enthält Drüsen, die das **Ohrenschmalz** *(Cerumen)* bilden, und einzelne Haare. Sie schützen vor eindringenden Fremdkörpern.

Das **Trommelfell** *(Membrana tympani)*, eine dünne bindegewebige Membran, ist die Grenze zwischen äußerem Ohr und Mittelohr. Bei der **Ohrenspiegelung** *(Otoskopie)* kann es direkt eingesehen und beurteilt werden.

PFLEGE

Die „Reinigung" des Ohrs mit **Wattestäbchen** ist gefährlich: Bei zu starker Manipulation wird Ohrenschmalz eher weiter in das Ohr hineingeschoben als herausbefördert, zudem kann das Trommelfell durch zu heftiges „Stochern" durchstoßen werden. Es reicht, Ohrmuschel und Eingang des äußeren Gehörgangs zu reinigen.

Mittelohr

Das **Mittelohr** besteht aus luftgefüllten und mit Epithel ausgekleideten Hohlräumen im Schläfenbein. Hauptteil ist die **Paukenhöhle** im Felsenbein (→ Abb. 10.14), die sich vom Trommelfell bis zu einer knöchernen Wand des Innenohrs erstreckt. In dieser Wand befinden sich zwei membranverschlossene Knochenfenster, das

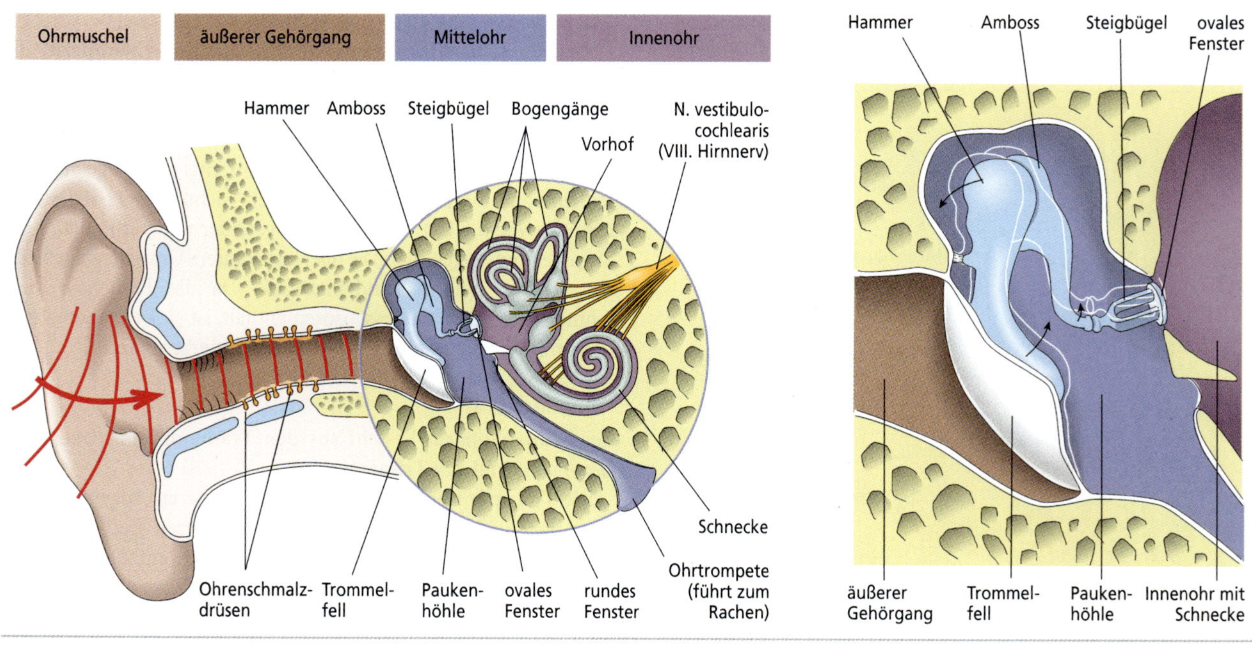

Abb. 10.14 Links Übersicht über äußeres Ohr, Mittelohr und Innenohr (vergrößert). Die roten Pfeile markieren die Schallwellen, die dann das Trommelfell in Schwingungen versetzen.
Rechts die Paukenhöhle im Detail. Die schwarzen Pfeile zeigen die Bewegung der Gehörknöchelchen infolge der Trommelfellschwingung.

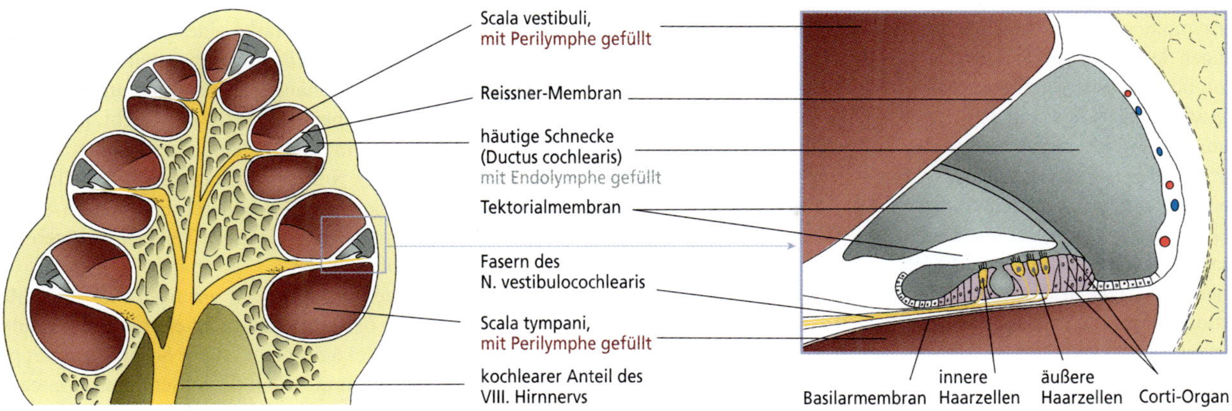

Abb. 10.15 Links Schnitt durch die Schnecke mit Scala vestibuli, häutiger Schnecke und Scala tympani. Rechts häutige Schnecke im Detail.

ovale und das **runde Fenster,** die eine Verbindung mit dem Innenohr herstellen.

Nach hinten geht die Paukenhöhle in die Hohlräume des Warzenfortsatzes über, die **Warzenfortsatzzellen** *(Cellulae mastoideae).*

Die **Ohrtrompete** *(Tuba auditiva Eustachii, Eustachische Röhre)* verbindet Paukenhöhle und oberen Rachen. Sie ermöglicht einen *Luftdruckausgleich* zwischen äußerer Umgebung und Paukenhöhle, indem sie bei jedem Schlucken automatisch geöffnet wird. Dadurch gewährleistet sie die normale Trommelfellbeweglichkeit und damit ein intaktes Gehör. Ist die Ohrtrompete verschlossen oder verlegt (etwa bei einer Erkältung oder Polypen, →16.2) oder befindet sich Flüssigkeit in der Paukenhöhle (etwa bei einer **Mittelohrentzündung** = *Otitis media*), ist das Gehör beeinträchtigt.

In der Paukenhöhle liegen die drei **Gehörknöchelchen Hammer** *(Malleus),* **Amboss** *(Incus)* und **Steigbügel** (*Stapes* →Abb. 10.14). Der *Hammergriff* ist mit dem Trommelfell fest verbunden. Sein kürzerer *Fortsatz* ist gelenkig mit dem Amboss und dieser wiederum gelenkig mit dem Steigbügel verknüpft. Der Steigbügel ist mit seiner „Fußplatte" im ovalen Fenster befestigt. Die Gehörknöchelchen verstärken die auf das Trommelfell treffenden Schallwellen und übertragen sie auf das ovale Fenster. Zwei kleine **Mittelohrmuskeln,** der *Trommelfellspanner* **(M. tensor tympani)** und der *Steigbügelmuskel* **(M. stapedius),** verbessern die Schallanalyse und schützen das Innenohr durch reflektorische Kontraktion vor zu starkem Lärm.

Innenohr

Das **Innenohr** enthält die Sensoren für Gehör und Gleichgewichtssinn. Es liegt in einem komplizierten Hohlraumsystem, dem **knöchernen Labyrinth** des Felsenbeins. Dieses besteht aus *Vorhof, Bogengängen* und *Schnecke* und ist mit einer liquorähnlichen Flüssigkeit gefüllt, der **Perilymphe.** Darin liegt das **häutige Labyrinth,** gefüllt mit **Endolymphe,** die der Intrazellulärflüssigkeit ähnelt. Vorhof und Bogengänge beherbergen die Sensoren des Gleichgewichtsorgans. Die Schnecke enthält die Sensoren für das Gehör.

Die **knöcherne Schnecke** *(Cochlea)* ist ein spiraliger Knochenraum, der mit der erwähnten Perilymphe gefüllt ist. Eine Zwischenwand teilt den Schneckengang in zwei Etagen: die obere **Scala vestibuli** *(Vorhoftreppe)* beginnt am ovalen Fenster und geht an der **Schneckenspitze** *(Helicotrema)* in die untere **Scala tympani** *(Paukentreppe)* über, die am runden Fenster endet (→Abb. 10.15).

Zwischen Scala vestibuli und Scala tympani verläuft die **häutige Schnecke** *(Ductus cochlearis),* ein membranöser Schlauch. Gefüllt ist die häutige Schnecke mit Endolymphe. Die häutige Schnecke wird nach oben zur Scala vestibuli hin von der **Reissner-Membran** begrenzt, nach unten, zur Scala tympani, von der **Basilarmembran.** Auf der Basilarmembran liegt das **Corti-Organ** mit den **Stützzellen** und den Sinneszellen für das Gehör. Sie heißen **Haarzellen,** da sie an ihrem freien Ende feine Härchen (genauer Stereozilien →5.2) tragen, die in die Endolymphe des häutigen Schneckengangs ragen und mit der gallertigen **Tektorialmembran** *(Membrana tectoria)* in Verbindung stehen. Die *äußeren Haarzellen* verstärken die ins Innenohr übertragenen Schwingungen. Die *inneren Haarzellen* sind sekundäre Sinneszellen und lösen in afferenten Fasern des N. vestibulocochlearis (HN VIII) Aktionspotenziale aus.

SPICKZETTEL

Hörorgan: Sinnesorgan für die Wahrnehmung von Schallreizen.
- **Äußeres Ohr** aus **Ohrmuschel, äußerem Gehörgang, Trommelfell** *(Membrana tympani)* als Grenze zum Mittelohr
- **Mittelohr,** Hauptteil **Paukenhöhle** mit den drei **Gehörknöchelchen Hammer** *(Malleus),* **Amboss** *(Incus)* und **Steigbügel** *(Stapes)* und den **Mittelohrmuskeln.** Über die **Ohrtrompete** *(Tuba auditiva eustachii, Eustachische Röhre)* mit dem Rachen verbunden
- **Innenohr** mit der **knöchernen Schnecke** *(Cochlea),* einer mit **Perilymphe** gefüllten Knochenspirale, welche die **häutige Schnecke** *(Ductus cochlearis)* umhüllt, die mit **Endolymphe** gefüllt ist. Die häutige Schnecke enthält auf der **Basilarmembran** das **Corti-Organ** mit den (sekundären) Sinneszellen für das Gehör **(Haarzellen).**

10.7.3 Hörfunktion

Weg der Schallwellen

Schallwellen sind Druckschwankungen der Luft, die sich wellenförmig ausbreiten. Auf das Ohr eintreffende Schallwellen werden von der Ohrmuschel aufgenommen und durch den äußeren Gehörgang zum Trommelfell geleitet. Das Trommelfell wird durch die Schallwellen in Schwingungen versetzt, die sich auf die Gehörknöchelchenkette übertragen und schließlich das ovale Fenster erreichen.

Die Steigbügelschwingungen am ovalen Fenster versetzen die Perilymphe der Scala vestibuli in Schwingungen. Diese Schwingungen laufen als *Wanderwellen* bis zur Schneckenspitze und dann über die Scala tympani zum runden Fenster. Häutige Schnecke und Basilarmembran schwingen zwangsläufig mit. Dadurch kommt es zwischen den Haarzellen auf der Basilarmembran und der gallertigen Tektorialmembran zu Scherbewegungen, welche die Härchen der Haarzellen verbiegen. Aufgrund dieses *mechanischen* Biegungsreizes werden die Haarzellen erregt. Die äußeren Haarzellen verstärken hierauf die Wanderwelle. Die Erregung der inneren Haarzellen führt über Neurotransmitterfreisetzung zu Aktionspotenzialen in den basal gelegenen Nervenfasern. Diese Nervenfasern vereinigen sich später mit den Nervenfasern des Gleichgewichtsorgans zum **N. vestibulocochlearis** *(HN VIII).*

Der oben dargestellte Weg des Schalls heißt **Luftleitung.** Die Schallwellen können auch z. B. durch eine auf den Warzenfortsatz aufgesetzte Stimmgabel direkt über die Schädelknochen auf das Innenohr übertragen werden. Diese **Knochenleitung** überträgt den Schall deutlich schlechter.

Aufgrund der mechanischen Eigenschaften der Basilarmembran hat jede Schwingungsfrequenz und damit jede Tonhöhe an einem ganz bestimmten Ort der Basilarmembran ihr Auslenkungsmaximum **(Frequenzauflösung nach dem Ortsprinzip).** Hohe Töne werden nahe der Schneckenbasis, tiefe nahe der Schneckenspitze am besten gehört. Nimmt bei gleicher Frequenz die Lautstärke eines Tones und damit die Auslenkung der Basilarmembran zu, werden die Haarzellen stärker gereizt und mehr Aktionspotenziale pro Zeit gebildet.

Der Mensch kann Schallwellen in einem Frequenzbereich von etwa 20 **Hertz** (*Hz,* 1 Hertz = 1 Schwingung/s) bis 20.000 Hz (20 kHz) hören, wobei die Wahrnehmumgsschwelle frequenzabhängig ist. Am besten hört der Mensch Frequenzen um 4 kHz. Der Hauptsprachbereich liegt bei ca. 250 bis 4.000 Hz (→ Abb. 10.16).

Hörbahn

Die Impulse werden mit dem *N. vestibulocochlearis (HN VIII)* über verlängertes Mark, Mittelhirn und Thalamus zum **Hörzentrum** im Schläfenlappen des Großhirns (→ 9.5.2) geleitet.

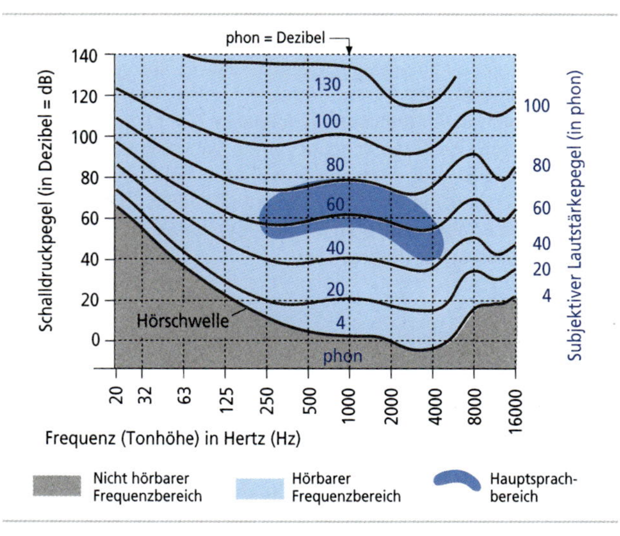

Abb. 10.16 Der Hörbereich des Menschen.

Dezibel und Phon

Ein *objektives* Maß für die Lautstärke eines Tons ist der **Schalldruckpegel,** der in **Dezibel** *(dB)* angegeben wird. Da aber das menschliche Ohr frequenzabhängig Lautstärken anders empfindet, als es ihrer physikalischen Lautstärke entspricht, hat man für die *subjektive* Lautstärkeempfindung eine zweite Maßeinheit eingeführt, das **Phon** *(phon).* Nur bei 1 kHz entspricht die Phonskala der Dezibelskala. Bei tieferen oder höheren Frequenzen ergeben physikalisch gleich starke Schallreize zum Teil viel geringere subjektive Lautstärkeempfindungen.

Der Schalldruckpegel in Dezibel ist ein *logarithmisches* Maß. Ein paar Dezibel mehr bedeuten also nicht ein bisschen, sondern viel mehr Schalldruck: Bei 6 dB mehr ist der Schalldruck doppelt, bei 20 dB mehr zehnmal und bei 60 dB tausendmal so hoch wie der Bezugssschalldruck (der Schalldruck der Hörschwelle bei 1 kHz).

Anhaltspunkte: Flüstern entspricht ca. 30 dB, ein ruhiges Zimmer mit leisen „Wohnungshintergrundgeräuschen" ca. 45 dB, eine normale Unterhaltung 60 dB und Verkehr ca. 75 dB. Eine Motorsäge oder Diskomusik hat 100–110 dB und kann schon bei einstündiger „Einwirkzeit" dem Gehör nachhaltig schaden.

Audiometrie

Ein Messverfahren für die Hörfunktion ist die **Audiometrie.** Sie erfolgt mit einem *Audiometer,* das Töne bestimmter Frequenz und Intensität erzeugt. So können die individuellen **Hörschwellen** ermittelt werden, das heißt die minimalen Schallintensitäten, bei denen Töne bestimmter Frequenz gerade wahrgenommen werden können. Bei Schwerhörigkeit sind die Hörschwellen erhöht.

Hörstörungen

Bei der Schwerhörigkeit unterscheidet man nach dem Ort der Störung die **Schallleitungs-Schwerhörigkeit** mit Ursache in äußerem oder Mittelohr (beispielsweise Mittelohrentzündung, Paukenerguss) von der **Schallempfindungs-Schwerhörigkeit** mit Innenohrschädigung (z. B. Zerstörung der Haarzellen).

PRÄVENTION

Ungefähr 1 von 1.000 Neugeborenen (aber 1 von 100 Frühgeborenen) leidet unter einer angeborenen Hörstörung. Unbehandelt beeinträchtigt diese die gesamte Entwicklung des Kindes. In Deutschland erfolgt deshalb bei allen Neugeborenen ein **Neugeborenen-Hörscreening.** Die Untersuchung ist schmerzlos: Nach kurzen Schallreizen wird mit sehr empfindlichen Mikrofonen die „Verstärkertätigkeit" der äußeren Haarzellen registriert (**otoakustische Emissionen,** *OAE*).
Da sich eine Schwerhörigkeit auch noch später entwickeln kann, achten Pflegende bei Kindern immer auf Warnzeichen einer Hörstörung wie Nichtreagieren auf akustische Reize oder Auffälligkeiten in der Sprachentwicklung (→ 21.3.2).

Altersabhängigkeit des Gehörs

Nach dem 30. Lebensjahr nimmt das Hörvermögen ab, am stärksten im Bereich von hohen Frequenzen (→ Abb. 10.17). Die Ursachen hierfür sind wahrscheinlich vielschichtig. Ältere Mensch überhören typischerweise zunächst das Klingeln des Telefons, erst später leidet das Sprachverständnis, v. a. bei Nebengeräuschen (**Altersschwerhörigkeit,** *Presbyakusis*).

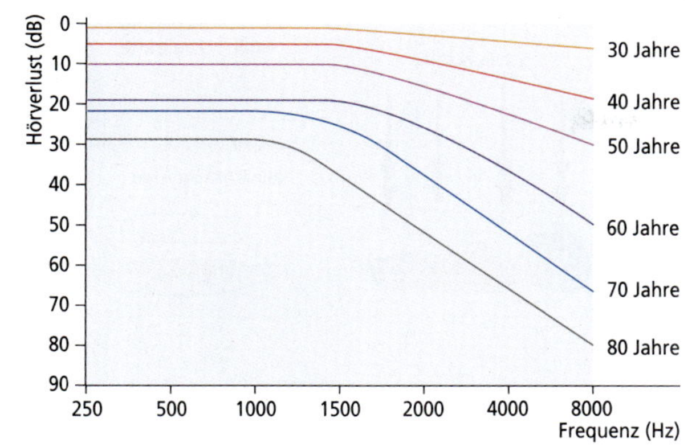

Abb. 10.17 Audiogramm in den verschiedenen Lebensphasen.

PFLEGE ALTER MENSCHEN

Gerade ältere Menschen geben ihre **Schwerhörigkeit** oft nicht (von selbst) an. Dann werden Missverständnisse evtl. als Verwirrtheit interpretiert, weil der Patient z. B. auf Fragen nicht sofort oder falsch antwortet oder in eine andere Richtung läuft, als ihm erklärt wurde.

Im Zweifel regen Pflegende daher eine HNO-ärztliche Untersuchung an.

SPICKZETTEL

Weg der Schallwellen bei Luftleitung: Äußerer Gehörgang → Trommelfell → Gehörknöchelchenkette → ovales Fenster → Perilymphe → Wanderwelle bis zum runden Fenster → Mitschwingen der Basilarmembran → Auslenkung der inneren Haarzellen.

Hörbahn: Innere Haarzellen (sekundäre Sinneszellen) → afferente Fasern des N. vestibulocochlearis (HN VIII) → verlängertes Mark → Mittelhirn → Thalamus → Hörzentrum.

10.7.4 Gleichgewichtsorgan

Der **Gleichgewichtssinn** dient wie andere Sinnesorgane (Augen, Tiefensensibilität) der Orientierung im Raum und der Aufrechterhaltung von Kopf-/Körperhaltung in Ruhe und Bewegung. Zum **Gleichgewichtsorgan** *(Vestibularapparat)* gehören der **Vorhof** *(Vestibulum)* und die drei **Bogengänge.** Sie liegen wie das Hörorgan im knöchernen Labyrinth des Felsenbeins.

Vorhof

Vom **Vorhof** *(Vestibulum)*, dem Zentrum des knöchernen Labyrinths, gehen die drei Bogengänge und die Schnecke des Hörorgans ab (→ Abb. 10.18, → Abb. 10.19). Wie das gesamte knöcherne Labyrinth ist auch der Vorhof mit Perilymphe gefüllt und enthält mit Endolymphe gefüllte, membranöse Strukturen. Diese werden im Vorhof als *großes Vorhofsäckchen* **(Utriculus)** und *kleines Vorhofsäckchen* **(Sacculus)** bezeichnet (→ Abb. 10.18). Sie sind durch zwei feine Gänge miteinander verbunden.

Utriculus und Sacculus enthalten in ihrer Wand jeweils ein Sinnesfeld **(Makula)** aus Sinnes- und Stützzellen, welches im Utriculus in *horizontaler* Ebene, im Sacculus *vertikal* liegt (→ Abb. 10.19). Die Sinneszellen sind Haarzellen, deren Härchen in eine gallertige Membran hineinragen. Diese Membran hat an ihrer Oberfläche feine Kalziumkarbonatkristalle (**Statolithen,** *Otolithen*) eingela-

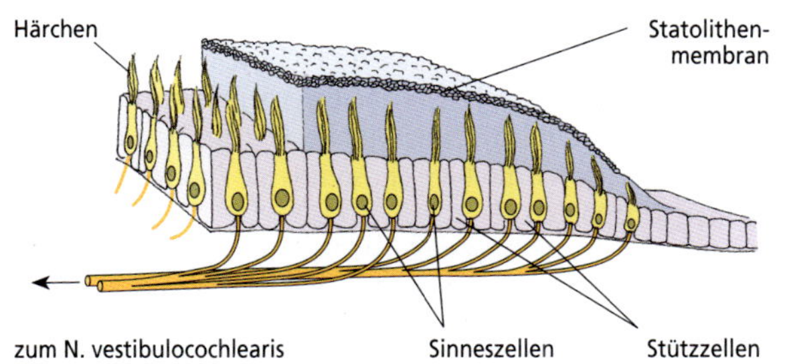

Abb. 10.19 Aufbau der Makula.

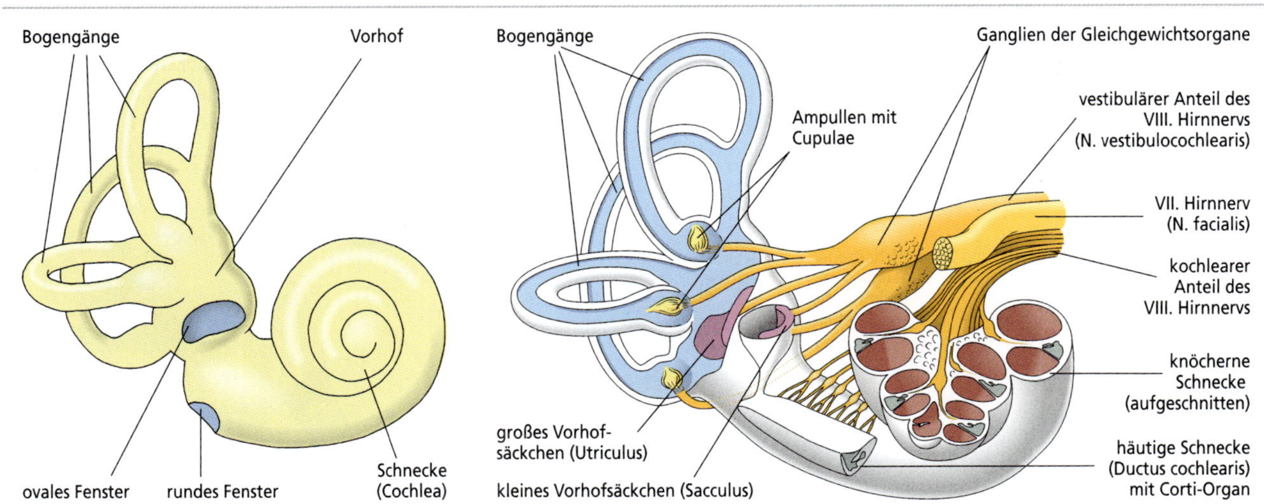

Abb. 10.18 Links das knöcherne Labyrinth als Ausgussmodell. Rechts Schnitt durch knöcherne Schnecke, Vorhof und Bogengänge mit Darstellung des VII. und VIII. Hirnnerven.

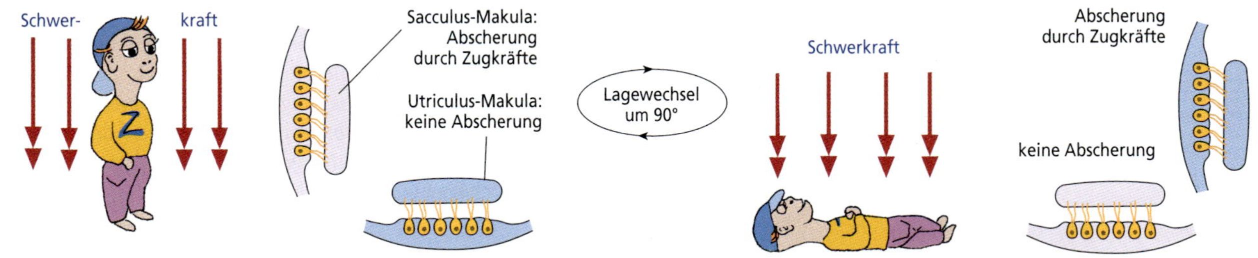

Abb. 10.20 Ablenkung der Statolithenmembran bei Lagewechsel.

gert und heißt deshalb **Statolithenmembran** *(Otolithenmembran).* Sie bedeckt das gesamte Sinnesfeld.

Die Sinneszellen der Makulae reagieren auf Schwerkraft und Beschleunigungen in vertikaler oder horizontaler Ebene *(Linearbeschleunigungen).* Hierbei wird die Statolithenmembran nach unten gezogen und infolgedessen die Sinneshärchen abgeschert, die dadurch als Mechanosensoren erregt werden. Die Verarbeitung ihrer Signale im ZNS vermittelt bewusste Empfindungen wie „Fallen", „Bremsen" oder „Steigen" und führt reflektorisch zur Anpassung von Tonus und Bewegung der Körpermuskulatur (→ Abb. 10.20).

Bogengänge

Die drei **Bogengänge** stehen etwa im rechten Winkel zueinander in den drei Raumebenen. Es gibt einen vorderen und hinteren *vertikalen* und einen seitlichen *horizontalen* Bogengang. Sie beginnen und enden alle im Vorhofbereich, sodass sie zusammen mit diesem einen Ring bilden.

In den **knöchernen Bogengängen** verlaufen die membranösen, mit Endolymphe gefüllten **häutigen Bogengänge.** Jeder Bogengang ist am Ende zur **Ampulle** erweitert. Dort befinden sich die Sinneszellen des Bogengangsystems. Es sind Haarzellen, die von Stützzellen umgeben sind. Ihre Härchen ragen in eine gallertartige, kuppelförmige Masse **(Cupula).**

Die Sinneszellen der Bogengänge reagieren auf *Drehbewegungen.* Hierbei kommt es zu einer identischen Bewegung der Cupula, was – da die träge Endolymphe nicht so schnell folgen kann – zu einem Zug an den darin eingebetteten Härchen führt und den entsprechenden Reiz für die Sinneszellen darstellt (→ Abb. 10.21). Die Nervenimpulse aus den Haarzellen führen im ZNS zur bewussten Empfindung von Drehbewegungen und zur reflektorischen Anpassung der Körperhaltung. Da sich die Endolymphe nach einiger Zeit aber „mitdreht", führen nur *Änderungen* der Drehbewegungen – also *Drehbeschleunigungen* – zur Reizung des Bogengangsystems.

Leitungsbahnen des Gleichgewichtsorgans

Von den Haarzellen des Gleichgewichtsorgans werden die Erregungen zunächst an Nervenzellen im inneren Gehörgang weitergeleitet. Deren Fasern bilden den vestibulären Anteil des *N. vestibulocochlearis (HN VIII),* dessen Axone zum größten Teil zu den **Vestibulariskernen** der Medulla oblongata ziehen. Nach Umschaltung werden die Informationen zum Rückenmark und zahlreichen Hirngebieten (Kleinhirn, Formatio reticularis, Thalamus, Hirnnervenkerne) weitergeleitet. Über diese Verbindungen wird der Gleichgewichtsapparat mit dem motorischen System verknüpft, sodass die Muskelbewegungen für eine normale Stellung des Kopfes, des Körpers und der Augen reflektorisch entsprechend den jeweiligen Erfordernissen gesteuert werden können.

In der Großhirnrinde werden Körperpositionen bewusst und ggf. über die motorische Großhirnrinde mit Stellungsänderungen beantwortet.

Nystagmus

Das Gleichgewichtsorgan ist auch mit den Augenmuskelkernen verknüpft. Schauen wir einen Gegenstand an, so führt eine Kopfdrehung über diese Verbindung zu einer automatischen Gegensteuerung durch die Augen, sodass die Blickrichtung konstant bleibt. Es kommt zu rhythmischen Augenbewegungen, die als **Nystagmus** *(Augenzittern)* bezeichnet werden. Ein Nystagmus ist

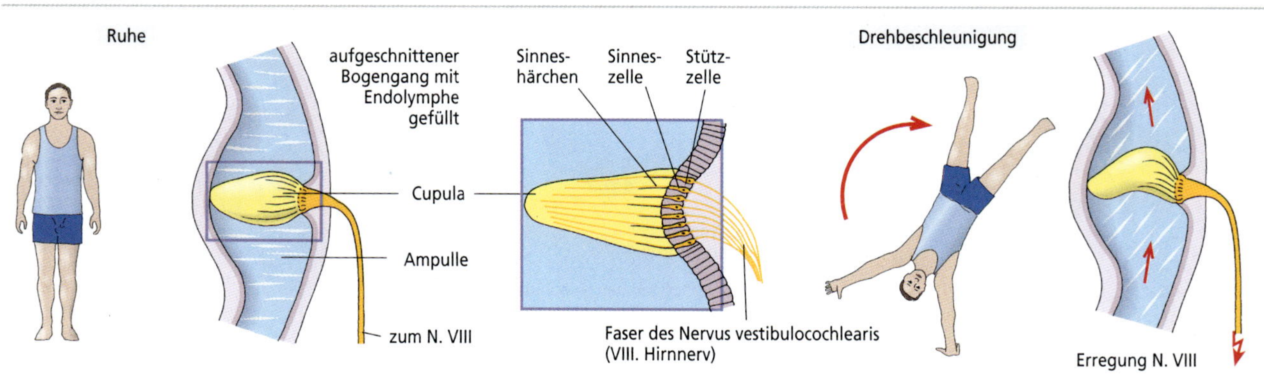

Abb. 10.21 Ablenkung der Cupula bei Drehbeschleunigung.

außerdem normal beim Beobachten bewegter Bilder. Ansonsten ist ein Nystagmus bei einem ruhenden Menschen praktisch immer krankhaft.

Geprüft wird der Nystagmus z. B. auf einem speziellen Drehstuhl oder durch Spülung des Gehörgangs mit kaltem oder warmem Wasser (die Temperaturveränderung wird auf die Endolymphe der Bogengänge übertragen).

Gleichgewichtsstörungen

Wohl die bekannteste Störung des Gleichgewichtsorgans ist die **Reisekrankheit.** Unregelmäßige Beschleunigungen sowie Unterschiede zwischen optischen und vestibulären Eindrücken reizen das Gleichgewichtsorgan und „verwirren" das Gehirn. Weitere Ursachen von Gleichgewichtsstörungen sind Entzündungen oder Durchblutungsstörungen eines Gleichgewichtsorgans. Übelkeit bis zum Erbrechen, Schweißausbruch und Blutdruckveränderungen sind infolge der engen Verbindungen des Gleichgewichtsorgans zu vegetativen Zentren die unangenehmen Folgen.

SPICKZETTEL

Gleichgewichtsorgan: Sinnesorgan für die Wahrnehmung von Schwerkraft und Beschleunigungen. Liegt zusammen mit dem Hörorgan im Innenohr. Bestandteile

- **Knöcherner Vorhof** *(Vestibulum)* mit Perilymphe, darin **Utriculus** und **Sacculus** (*großes* und *kleines Vorhofsäckchen*) als häutige Strukturen mit Endolymphe. In Utriculus und Sacculus jeweils eine **Makula** mit Sinneszellen in einer gallertigen Membran mit feinen Kristallen **(Statolithen)**
- Drei senkrecht zueinander stehende **knöcherne Bogengänge,** abgehend vom Vorhof, welche die **häutigen Bogengänge** mit Endolymphe beinhalten. Am Ende jeweils eine Erweiterung, die **Ampulle,** mit den Sinneszellen für den Gleichgewichtssinn eingebettet in eine Gallertkuppel **(Cupula).**

Gleichgewichtsbahn: Haarzellen (sekundäre Sinneszellen) → afferente Fasern des N. vestibulocochlearis (HN VIII) → Vestibulariskerne im verlängerten Mark → Rückenmark, verschiedene Gehirngebiete.

WIEDERHOLUNGSFRAGEN

1. Was sind Sensoren? (→ 10.1)
2. Über welche Sinnesfunktionen verfügt die Haut? (→ 10.2)
3. Wohin werden die Erregungen der Hautsensoren übermittelt? (→ 10.2)
4. Wie entsteht Schmerz? (→ 10.3.1)
5. Was versteht man unter Tiefensensibilität? (→ 10.4)
6. Wie werden Geruchsstoffe wahrgenommen? (→ 10.5.1)
7. Wo liegen die Sensoren für den Geschmackssinn? (→ 10.5.2)
8. Welche Geschmacksqualitäten gibt es? (→ 10.5.2)
9. Aus welchen Schichten ist der Augapfel aufgebaut? (→ 10.6.1)
10. Welche Sinneszellen gibt es in der Netzhaut? (→ 10.6.1)
11. Wie funktioniert die Anpassung der Linse an Nah- und Fernsicht? Welche Unterschiede gibt es hierbei (Vorgang je nach Alter)? (→ 10.6.3)
12. Über welche Schutzeinrichtungen verfügt das Auge? (→ 10.6.5)
13. Welche physiologische Funktion hat die Tränenflüssigkeit? (→ 10.6.5)
14. Welche Strukturen befinden sich in der Paukenhöhle? (→ 10.7.2)
15. Wo liegen die Sensoren für Gehör und Gleichgewichtssinn? (→ 10.7.2)
16. Welchen Weg nehmen die Schallwellen normalerweise? (→ 10.7.3)
17. Welche Formen von Schwerhörigkeit gibt es? (→ 10.7.3)
18. Woraus besteht das Gleichgewichtsorgan? (→ 10.7.4)
19. Worauf reagieren die Sinneszellen der Makula? (→ 10.7.4)
20. Worauf reagieren die Sinneszellen der Bogengänge? (→ 10.7.4)

11

HORMONSYSTEM

LERNZIELÜBERSICHT

11.1 Funktion und Arbeitsweise der Hormone

- Hormone sind chemische Botenstoffe v. a. für langsamere Regulationsvorgänge. Typischerweise werden sie mit dem Blut im ganzen Körper verteilt.
- Hormone sind chemisch Abkömmlinge von Aminosäuren, (Poly-)Peptiden, Cholesterin oder Arachidonsäure.
- Hormone werden an oder in den Zielzellen durch spezifische Hormonrezeptoren gebunden und entfalten über diese ihre Wirkungen.
- Die Hormonkonzentrationen werden über teils komplexe Regelkreise reguliert.

11.2 Hypothalamus und Hypophyse

- Der Hypothalamus ist die übergeordnete Hormondrüse des Körpers und zudem Bindeglied zwischen Nerven- und Hormonsystem.
- Er produziert Oxytocin und ADH (Adiuretin), Releasing- und Inhibiting-Hormone.
- Dem Hypothalamus untergeordnet ist die Hypophyse (Hirnanhangsdrüse).
- Im Hypophysenhinterlappen werden Oxytocin und ADH gespeichert und bei Bedarf freigesetzt.
- Die Hypophysenvorderlappenhormone wirken direkt oder regen periphere Hormondrüsen an (glandotrope Hormone).

11.3 Epiphyse

- Die Epiphyse ist an der Steuerung körpereigener Rhythmen beteiligt. Sie bildet v. a. nachts das Hormon Melatonin.

11.4 Schilddrüse

- Die Schilddrüse liegt vor der Luftröhre.
- Schilddrüsenhormone sind Thyroxin (T_4) und Trijodthyronin (T_3), jodhaltige Aminosäureabkömmlinge. Ihre Freisetzung wird durch das TSH der Hypophyse stimuliert.
- T_3 und T_4 fördern den Stoffwechselumsatz, die Aktivität des Nervensystems und die kindliche Entwicklung.

11.5 Nebenschilddrüsen und Regulation des Kalzium- und Phosphathaushalts

- Die Nebenschilddrüsen hinter der Schilddrüse produzieren Parathormon, das wie Vitamin-D-Hormon den Blutkalziumspiegel erhöht.
- Das Kalzitonin aus den C-Zellen der Schilddrüse senkt den Kalziumspiegel.

11.6 Nebennieren

- Die Nebennieren sitzen oben auf den Nieren.
- Die Nebennierenrinde reagiert auf das ACTH der Hypophyse mit Bildung der Glukokortikoide. Diese hemmen Immun- und Entzündungsvorgänge, fördern den Eiweiß- und Fettabbau und erhöhen den Blutzuckerspiegel.
- Die Nebennierenrinde produziert außerdem Sexualhormone und Aldosteron. Letzteres fördert die Natrium- und Wasserrückresorption in der Niere.
- Das Nebennierenmark produziert die Hormone Adrenalin und Noradrenalin. Sie werden besonders in Stresssituationen ausgeschüttet und aktivieren sehr rasch den Kreislauf.

11.7 Inselapparat des Pankreas

- Die Langerhans-Inseln der Bauchspeicheldrüse bilden v. a. Insulin, das einzige blutzuckersenkende Hormon, und das blutzuckersteigernde Glukagon.
- Insulin hat darüber hinaus vielfältige, v. a. anabole Stoffwechselwirkungen.

11.8 Weitere endokrin aktive Organe

- Auch in Magen-Darm-Trakt, Fettgewebe und weiteren Geweben werden viele Hormone gebildet, die teils lokal, teils im ganzen Organismus wirksam sind.

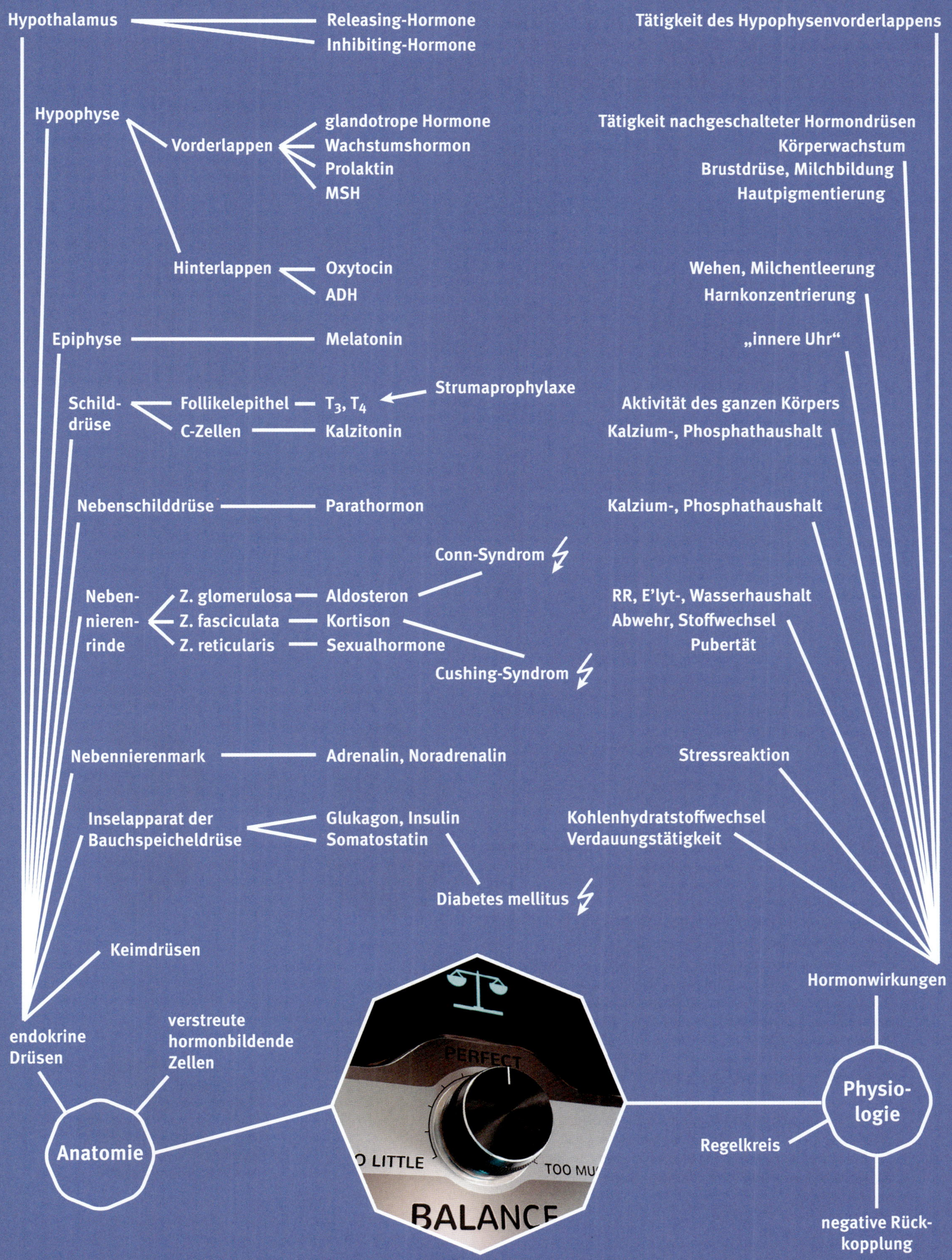
Hypothalamus
Releasing-Hormone
Inhibiting-Hormone
Tätigkeit des Hypophysenvorderlappens
Hypophyse
Vorderlappen
glandotrope Hormone
Wachstumshormon
Prolaktin
MSH
Tätigkeit nachgeschalteter Hormondrüsen
Körperwachstum
Brustdrüse, Milchbildung
Hautpigmentierung
Hinterlappen
Oxytocin
ADH
Wehen, Milchentleerung
Harnkonzentrierung
Epiphyse
Melatonin
„innere Uhr"
Schild-
drüse
Follikelepithel
T_3, T_4
Strumaprophylaxe
Aktivität des ganzen Körpers
C-Zellen
Kalzitonin
Kalzium-, Phosphathaushalt
Nebenschilddrüse
Parathormon
Kalzium-, Phosphathaushalt
Conn-Syndrom
Neben-
nieren-
rinde
Z. glomerulosa
Z. fasciculata
Z. reticularis
Aldosteron
Kortison
Sexualhormone
RR, E'lyt-, Wasserhaushalt
Abwehr, Stoffwechsel
Pubertät
Cushing-Syndrom
Nebennierenmark
Adrenalin, Noradrenalin
Stressreaktion
Inselapparat der
Bauchspeicheldrüse
Glukagon, Insulin
Somatostatin
Kohlenhydratstoffwechsel
Verdauungstätigkeit
Diabetes mellitus
Keimdrüsen
Hormonwirkungen
endokrine
Drüsen
verstreute
hormonbildende
Zellen
Anatomie
PERFECT
Physio-
logie
Regelkreis
negative Rück-
kopplung

[J751-100]

11.1 Funktion und Arbeitsweise der Hormone

Hormone sind *Signal- und Botenstoffe,* welche die Kommunikation zwischen Zellen und Organen ermöglichen und biologische Abläufe im Körper, Verhalten und Empfindungen eines Menschen entscheidend beeinflussen.

Neben dem Nerven- und dem Abwehrsystem ist das **Hormonsystem** oder *endokrine System* ein weiteres großes Steuerungssystem des Körpers.

Hormone:

- Regulieren inneres Milieu und Stoffwechsel
- Helfen dem Körper, mit Belastungen aller Art (z. B. Infektionen, Stress, Hunger) fertigzuwerden
- Steuern die Reproduktionsvorgänge von der Eizell- und Spermienbildung bis zur Ernährung des Neugeborenen
- Fördern Wachstum und Entwicklung
- Beeinflussen psychische Vorgänge und Verhalten.

Drüsen- und Gewebshormone

Viele Hormone werden von speziellen **endokrinen Drüsen** *(Hormondrüsen)* gebildet (→ Abb. 11.1). Diese Hormone heißen **Drüsenhormone** oder *glanduläre Hormone.*

Im Gegensatz zu den *exokrinen Drüsen* (→ 5.2.2), die ihre Sekrete an die Oberfläche von Haut oder Schleimhäuten absondern, geben die endokrinen Drüsen ihre Hormone in den sie umgebenden interstitiellen Raum ab, der meist von einem dichten Kapillargeflecht durchzogen ist. Die Hormone diffundieren rasch vom Interstitium in die Kapillaren und werden mit dem Blut im gesamten Körper verteilt. So erreichen sie ihre jeweiligen **Zielzellen,** dies sind alle Zellen, die über geeignete Rezeptoren die „Botschaft" des Hormons verstehen (→ 11.1.3).

In noch größerem Maße werden Hormone von spezialisierten Zellen gebildet, die verstreut oder in Zellgruppen in anderen Geweben zusammenliegen.

Diese Zellen werden als **diffuse endokrine Gewebe** (*diffus* = ausgebreitet, ohne feste Umgrenzung) bezeichnet (→ Abb. 11.1), die von ihnen produzierten Hormone heißen auch **Gewebshormone** *(aglanduläre Hormone).* Beispiele sind das Erythropoetin und die Prostaglandine (→ Tab. 11.2).

Deshalb spricht man zusammenfassend auch von **endokrinem Gewebe.**

Fern- und Nahwirkung

Hormone erreichen zwar ihre Zielzellen vorwiegend über die Blutbahn und können somit weit entfernt vom Ort ihrer Ausschüttung wirken **(endokrine Sekretion).** Etliche Hormone erreichen aber auch Zielzellen in ihrer unmittelbaren Nachbarschaft durch Diffusion und beeinflussen diese **(parakrine Sekretion)** oder wirken sogar auf die hormonproduzierende Zelle selbst (**autokrine Sekretion** → Abb. 11.2).

Botenstoffe – fließende Übergänge

Nerven-, Hormon- und Abwehrsystem lassen sich nicht scharf trennen. Zwar gibt es Unterschiede: So ist das Nervensystem in aller Regel viel schneller als das Hormonsystem und leitet seine Informationen nur zu ausgewählten Zellen weiter, wohingegen die klassischen Hormone über den Blutweg an *alle* Zellen des Körpers verteilt werden.

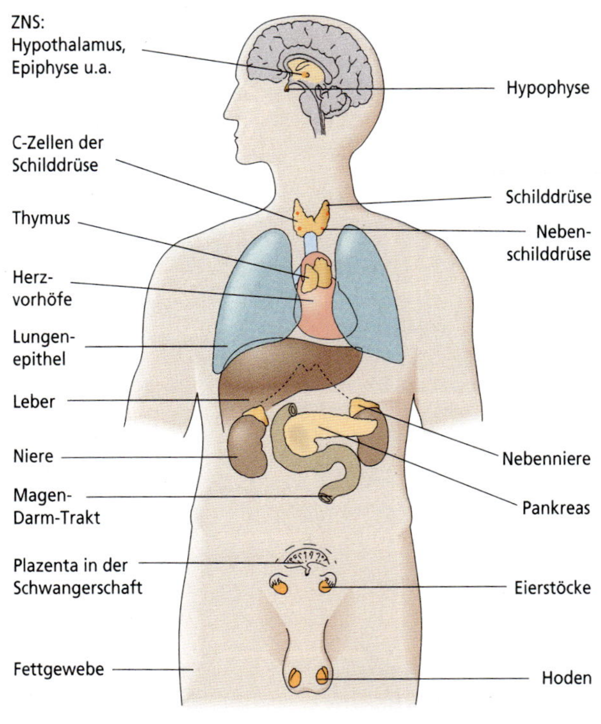

Abb. 11.1 Endokrine Drüsen und Gewebe des Menschen.

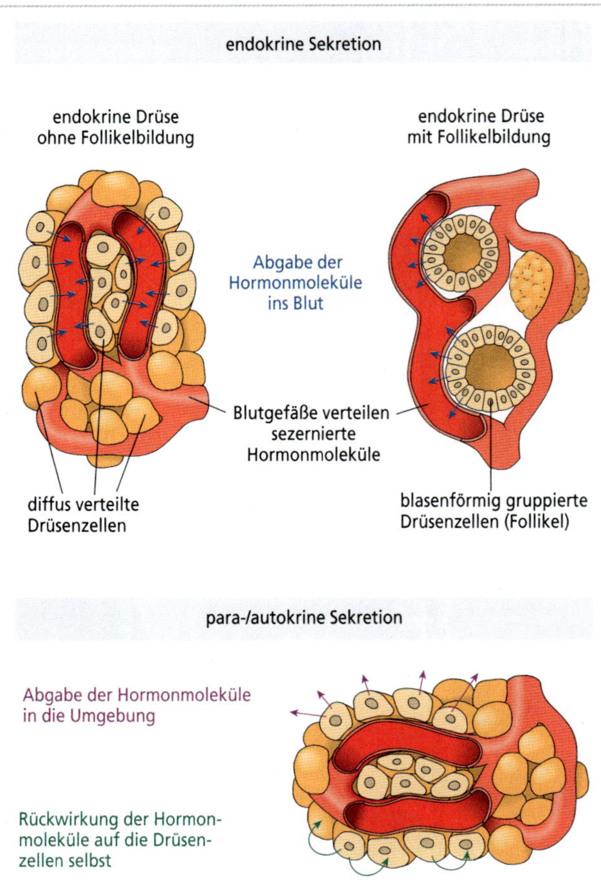

Abb. 11.2 Endokrine Sekretion im engeren Sinn (blau), parakrine (violett) und autokrine (grün) Sekretion.

Andererseits hat beispielsweise Noradrenalin „Doppelfunktion" als Hormon und Neurotransmitter; das Hormon ADH (Adiuretin) wird von Nervenzellen produziert und daher auch als **Neurohormon** bezeichnet (→ 9.3.2). Auch Abwehrzellen produzieren hormonartige Botenstoffe, hier **Zytokine** genannt, die in der Umgebung der Abwehrzelle, auf diese selbst oder über das Blut verteilt im ganzen Körper wirken.

Die Übergänge sind also fließend. Es ist wohl besser, allgemein von *Botenstoffen* zu sprechen, die je nach Ort ihrer Bereitstellung und ihrer Funktion als *Hormon, Gewebshormon* oder *Neurotransmitter* wirken.

11.1.1 Chemischer Aufbau der Hormone

Chemisch kann man die Hormone in vier Klassen unterteilen (→ Tab. 11.1):

- **Aminosäureabkömmlinge** leiten sich von einer Aminosäure (→ Abb. 2.19) ab und sind, abgesehen von den fettlöslichen Schilddrüsenhormonen, alle wasserlöslich
- **Peptid**- und **Proteohormone** bestehen aus kürzeren bzw. längeren Aminosäureketten. Sie sind meist wasserlöslich
- **Steroidhormone** sind als Cholesterinabkömmlinge (→ 2.8.2) fettlöslich
- **Arachidonsäureabkömmlinge** leiten sich von der mehrfach ungesättigten Fettsäure Arachidonsäure (→ 2.8.2) ab und sind ebenfalls fettlöslich.

MEDIZIN

Die **Verabreichungsform von Hormonen** hängt von ihrer chemischen Struktur ab.
Peptidhormone würden bei oraler Einnahme im Verdauungstrakt zerlegt und damit wirkungslos. Sie müssen deshalb parenteral (unter Umgehung des Verdauungstrakts) verabreicht werden, beispielsweise als Insulinspritze.
Steroidhormone und Aminosäureabkömmlinge werden dagegen bei der Verdauung nicht abgebaut. Sie können als Tabletten genommen werden, so etwa die „Pille" (ein Östrogen-Gestagen-Gemisch).

Tab. 11.1: Übersicht über die Hormone der vier Hormonklassen (Auswahl) und ihre Bildungsorte.

Klasse	Hormon	Hauptbildungsort
Aminosäure-abkömmlinge	Thyroxin, Trijodthyronin	Schilddrüse
	Adrenalin, Noradrenalin	Nebennierenmark
Peptid- und Proteohormone	Oxytocin, ADH (Adiuretin) Releasing-Hormone (RH), Inhibiting-Hormone (IH)	Hypothalamus
	Wachstumshormon, Prolaktin, TSH, ACTH, FSH, LH	Hypophysenvorderlappen
	Kalzitonin	Schilddrüse
	Parathormon	Nebenschilddrüse
	Insulin	Bauchspeicheldrüse
Steroid-hormone	Aldosteron, Kortisol	Nebennierenrinde
	Testosteron	Hoden
	Östrogene, Progesteron	Eierstöcke
	Vitamin-D-Hormon	Haut, Leber, Niere
Arachidon-säure-abkömmlinge	Prostaglandine, Thromboxan	Überall im Körper

11.1.2 Transportproteine für Hormone

Wasserlösliche Hormone werden überwiegend im Blut gelöst transportiert. Alle fettlöslichen und einige wasserlösliche Hormone müssen jedoch im Blut an Transportproteine gebunden werden. So binden sich z. B. die Schilddrüsenhormone an das **Thyroxin-bindende Globulin** *(TBG)* und die Sexualhormone an das **Sexualhormon-bindende Globulin** *(SHBG)*. Außerdem schützt die Proteinbindung in der Regel vor Abbau oder Ausscheidung. Biologisch wirksam ist jedoch nur das *freie*, nicht das proteingebundene Hormon.

Eine Veränderung der Bindungsfähigkeit und/oder der Konzentration hormonbindender Transportproteine kann labordiagnostisch eine Hormonstörung vortäuschen.

11.1.3 Hormonrezeptoren

Damit eine Zielzelle ein Hormonsignal empfangen kann, muss sie **spezifische Hormonrezeptoren** besitzen, an die sich das Hormon anlagern kann. Hormon und Hormonrezeptor müssen wie Schlüssel und Schloss zusammenpassen. Die Hormonrezeptoren können sich in der Zellmembran oder im Inneren der Zielzelle befinden. Die Hormonbindung an oder in der Zelle löst dann eine Reihe von Stoffwechselvorgängen aus, die zur Hormonwirkung führen.

Für ein bestimmtes Hormon existieren oft an Zellen verschiedener Gewebe oder Organe mehrere Rezeptortypen, sodass ganz unterschiedliche Hormonwirkungen die Folge sind. Adrenalin z. B. bewirkt an den Gefäßen des Magen-Darm-Trakts über α-Rezeptoren eine Gefäßverengung (und damit eine Durchblutungsverminderung) und an den Gefäßen der Skelettmuskulatur über β-Rezeptoren eine Gefäßerweiterung (und in der Folge eine Durchblutungssteigerung).

Andererseits ist jede Zelle Zielzelle für unterschiedliche Hormone und besitzt dementsprechend verschiedene Hormonrezeptoren. Jede einzelne Körperzelle kann so über Hormone zu verschiedenen, unter Umständen sogar gegensätzlichen Reaktionen veranlasst werden.

Hormonrezeptoren in der Zellmembran

Die meisten Aminosäureabkömmlinge, Peptid- und Proteohormone können wegen ihrer guten Wasserlöslichkeit *(Hydrophilie)* nicht durch die *lipophile* (fettlösliche) Zellmembran hindurchtreten. Um die „Botschaft" trotzdem an die Zelle mitzuteilen, verbinden sie sich von außen mit einem **Zellmembranrezeptor** in der Zellmembran. Der Rezeptor besteht immer aus einem äußeren Teil (für die Hormonbindung) und einem inneren Teil, der über Signalmoleküle innerhalb der Zelle die gewünschte Stoffwechselwirkung vermittelt.

Eine Möglichkeit ist die Aktivierung des Enzyms **Adenylatzyklase** im Zellinneren. Adenylatzyklase fördert die Umwandlung von ATP in **cAMP** *(cyclo-AMP, zyklisches Adenosinmonophosphat)*. cAMP als **Second-Messenger** („zweiter Bote", im Gegensatz zum Hormon als **First-Messenger**) aktiviert daraufhin eine oder mehrere **Proteinkinasen.** Die Proteinkinasen wiederum hemmen oder aktivieren nun die Enzyme, die die gewünschte Hormonantwort der Zielzelle bewirken (→ Abb. 11.3). Eine andere Möglichkeit ist die Öffnung von Kalziumkanälen mit daraus resultierendem Anstieg der Kalziumkonzentration in der Zelle.

Intrazelluläre Hormonrezeptoren

Die sehr gut fettlöslichen Steroidhormone und die Schilddrüsenhormone benötigen keinen Second-Messenger, da sie die Zellmembran passieren können.

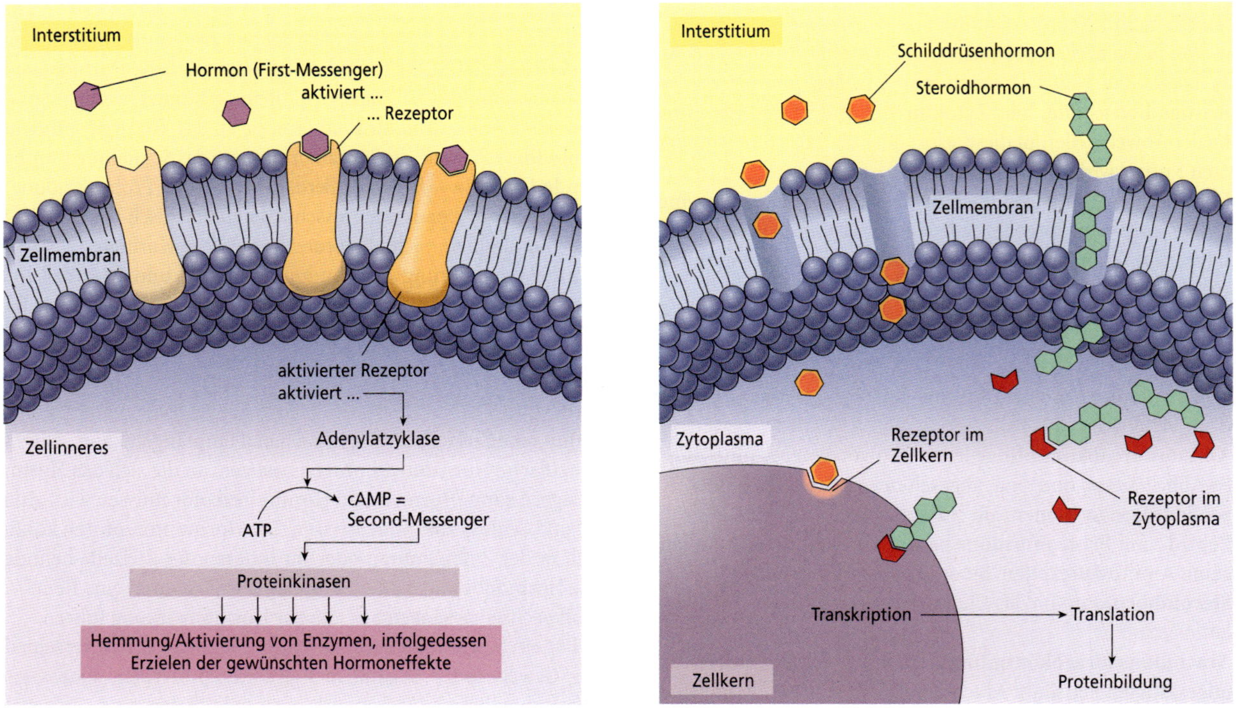

Abb. 11.3 Wirkungsvermittlung bei Hormonen. Wasserlösliche Hormone benötigen zur Wirkungsvermittlung einen Second-Messenger, hier cAMP (links). Fettlösliche Hormone sind zellmembrangängig und binden direkt an einen intrazellulären Rezeptor in Zytoplasma oder Zellkern (rechts).

Sie trennen sich von ihrem Trägerprotein, durchdringen die Zellmembran und verbinden sich mit **intrazellulären Hormonrezeptoren** (→ Abb. 11.3). Die Rezeptoren z. B. für Schilddrüsenhormone befinden sich im Zellkern, die Steroidhormonrezeptoren im Zytoplasma. Auch im Zytoplasma gebildete Hormon-Rezeptor-Komplexe gelangen jedoch letztlich in den Zellkern, binden an die DNA und beeinflussen dort die Transkription (→ 3.6) bestimmter DNA-Abschnitte und damit die Bildung bestimmter Proteine.

MEDIZIN

Einige Tumoren wachsen hormonabhängig.
Dies kann therapeutisch genutzt werden, indem die Bildung des tumorfördernden Hormons medikamentös unterdrückt oder die Hormonwirkung durch Blockade der Hormonrezeptoren verhindert wird.
Solche **Antihormone** sind z. B. das *Antiöstrogen* Tamoxifen, das bei Brustkrebs gegeben wird, und das *Antiandrogen* Cyproteron, das beim Prostatakrebs eingesetzt wird.

11.1.4 Hormonabbau

Viele Peptid- und Proteohormone werden durch Enzyme in Blut oder Organen gespalten und dadurch abgebaut.

Zentrales Organ für den **Hormonabbau** ist ansonsten die Leber. Die Hormone werden dort durch verschiedene Reaktionen verändert und dadurch unwirksam.

Die Abbauprodukte werden meist über Leber und/oder Nieren ausgeschieden.

SPICKZETTEL

Hormone: Chemisch uneinheitliche Botenstoffe, die in abgegrenzten **endokrinen Drüsen** *(Hormondrüsen)* oder im **diffusen endokrinen Gewebe** gebildet werden. Werden klassischerweise mit dem Blut im ganzen Körper verteilt, können aber auch in der Nähe wirken. Wirkungsvermittlung über spezifische **Hormonrezeptoren** in der Zellmembran oder der Zelle, Wirkung überwiegend mittelschnell bis langsam. Aufgabe Regulation von Stoffwechsel, innerem Milieu, Körperfunktionen.

11.1.5 Regulation der hormonellen Sekretion

Hormonelle Regelkreise

Die ins Blut ausgeschütteten Hormonmengen sind minimal, und schon geringfügige Konzentrationsänderungen können tief greifende Folgen haben. Die Hormonsekretion muss also exakt gesteuert werden. Dies geschieht durch *Regelkreise* (Prinzip → 1.3), wobei meist *mehrere* Regelkreise *gleichzeitig* auf ein Hormon einwirken. Besonders häufig ist eine *negative Rückkopplung*, typischerweise auf mehreren Ebenen. *Positive Rückkopplung* ist selten.

Als oberster Regler fungiert meist der **Hypothalamus** (→ Abb. 11.4). Dort laufen viele Informationen über die Außenwelt und das innere Milieu zusammen. Außerdem findet dort eine Verknüpfung mit dem Nervensystem statt. Der Hypothalamus beeinflusst über **Releasing-Hormone** *(RH)* fördernd und über **Inhibiting-Hormone** *(IH)* hemmend einen zweiten Regler, den Hypophysenvorderlappen.

Der **Hypophysenvorderlappen** wiederum gibt **glandotrope Hormone** (*glandotrop* = auf Drüsen einwirkend) ab, welche die peripheren endokrinen Drüsen beeinflussen.

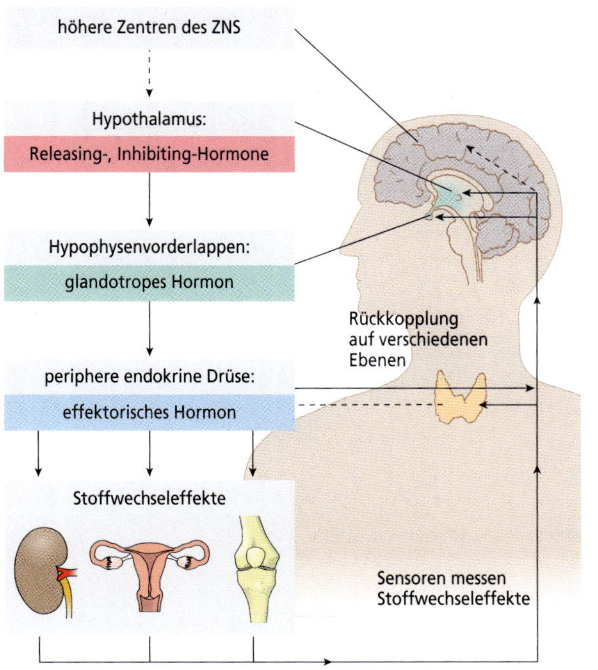

Abb. 11.4 Hierarchie der Hormonregulation.

Die **peripheren endokrinen Drüsen** („untergeordneten" Hormondrüsen, z. B. die Schilddrüse) stehen als letzte in dieser Hierarchie und beeinflussen mit den **effektorischen Hormonen** *(Effektorhormonen)* direkt ihre Zielzellen.

Nicht alle Hormondrüsen unterliegen dieser komplizierten hierarchischen Ordnung über drei Ebenen. So überspringen beispielsweise die Hormone des Hypophysenhinterlappens (Oxytocin und ADH → 11.2.1) eine Ebene und wirken direkt auf die Zielzellen. Andere Hormondrüsen arbeiten weitgehend unabhängig von Hypothalamus und Hypophyse, z. B. die Nebenschilddrüse (Parathormon → 11.5) und der Inselapparat der Bauchspeicheldrüse (Insulin und Glukagon → 11.7.2).

Endogene Rhythmen der Hormonsekretion

Viele Hormone werden nicht kontinuierlich, sondern *rhythmisch* ausgeschüttet. Diese endogenen Rhythmen sind sehr unterschiedlich lang: Rhythmen von Minuten bis Stunden bei vielen Releasing- und Inhibiting-Hormonen über zirkadiane Rhythmen mit einer Dauer von ungefähr einem Tag etwa beim Kortisol und Rhythmen über ungefähr vier Wochen beim Menstruationszyklus bis hin zu Jahrzehnte langen Rhythmen bei den Sexualhormonen.

SPICKZETTEL

Hormoneller Regelkreis: Regelkreis zur Steuerung der Hormonproduktion und -sekretion. Teilweise vergleichsweise einfach (z. B. beim Insulin), typischerweise aber mehrstufig aus
- Hypothalamus → Releasing-/Inhibiting-Hormone →
- Hypophysenvorderlappen → glandotropes Hormon →
- Peripherer Hormondrüse → effektorisches Hormon → Zielzellen.

Meist (negative) Rückkopplung auf mehreren Ebenen.

11.1.6 Altersveränderungen des Hormonsystems

Auch beim Hormonsystem sind Altersveränderungen zu beobachten: Am auffälligsten und bekanntesten ist das Absinken der Sexualhormone („Wechseljahre" der Frau, → 19.2.6). Daneben lassen z. B. die Insulin- und Wachstumshormonsekretion nach und das Ansprechen auf die Stimulation durch Hypothalamus und Hypophyse ist verzögert.

Insgesamt sind die Veränderungen des Hormonsystems aber – abgesehen von den Sexualhormonen – wohl eher von untergeordneter klinischer Bedeutung.

PRÄVENTION

Immer wieder werden **Hormone als „Jungbrunnen"** angepriesen, allen voran Sexualhormone, Wachstumshormon und Melatonin. Unbestritten ist, dass Hormone, im Einzelfall gezielt eingesetzt, positive Wirkungen entfalten können. Den allgemeinen Alterungsprozess verzögern oder gar aufhalten können sie entgegen aller Versprechen nicht.

11.2 Hypothalamus und Hypophyse

Hypothalamus und Hypophyse liegen in den unteren Abschnitten des Zwischenhirns (→ 9.6).

Der **Hypothalamus** ist das wichtigste Hirngebiet für die Regelung des inneren Milieus und oberstes Zentrum des Hormonsystems.

Die etwa haselnussgroße **Hypophyse** *(Hirnanhangsdrüse)* besteht aus zwei Anteilen:
- Dem **Hypophysenvorderlappen** *(HVL, Adenohypophyse),* der 75 % des Gesamtgewichts ausmacht und aus Drüsengewebe gebildet wird
- Dem kleineren **Hypophysenhinterlappen** *(HHL, Neurohypophyse),* der hauptsächlich aus einem Geflecht von Axonen aufgebaut ist. Die Zellkörper dieser Axone liegen im Hypothalamus, sodass der Hypophysenhinterlappen funktionell und anatomisch als Anhängsel des Hypothalamus zu sehen ist.

11.2.1 Hormone des Hypothalamus und des Hypophysenhinterlappens

In verschiedenen Kerngebieten (Ansammlungen von grauer Substanz) des Hypothalamus gibt es hormonbildende Neurone:

Hypophyseotrope Zone des Hypothalamus

Vorne nahe dem Hypophysenstiel werden in der **hypophyseotropen Zone des Hypothalamus** die **Releasing-Hormone** *(RH, releasing factors, Liberine)* und die **Inhibiting-Hormone** *(IH, Statine)* sezerniert. Diese gelangen mit dem Blut über ein spezielles Kapillarnetz, den **hypophysären Portalkreislauf,** über den Hypophysenstiel zum Hypophysenvorderlappen. Dort stimulieren die Releasing-Hormone die Ausschüttung von Hypophysenvorderlappenhormonen, Inhibiting-Hormone hemmen ihre Sekretion (→ Abb. 11.5).

Die wichtigsten Hypothalamushormone sind:
- **TRH** *(Thyrotropin-Releasing-Hormon),* stimuliert die Ausschüttung von TSH (Thyroidea-stimulierendes Hormon → 11.4.2)

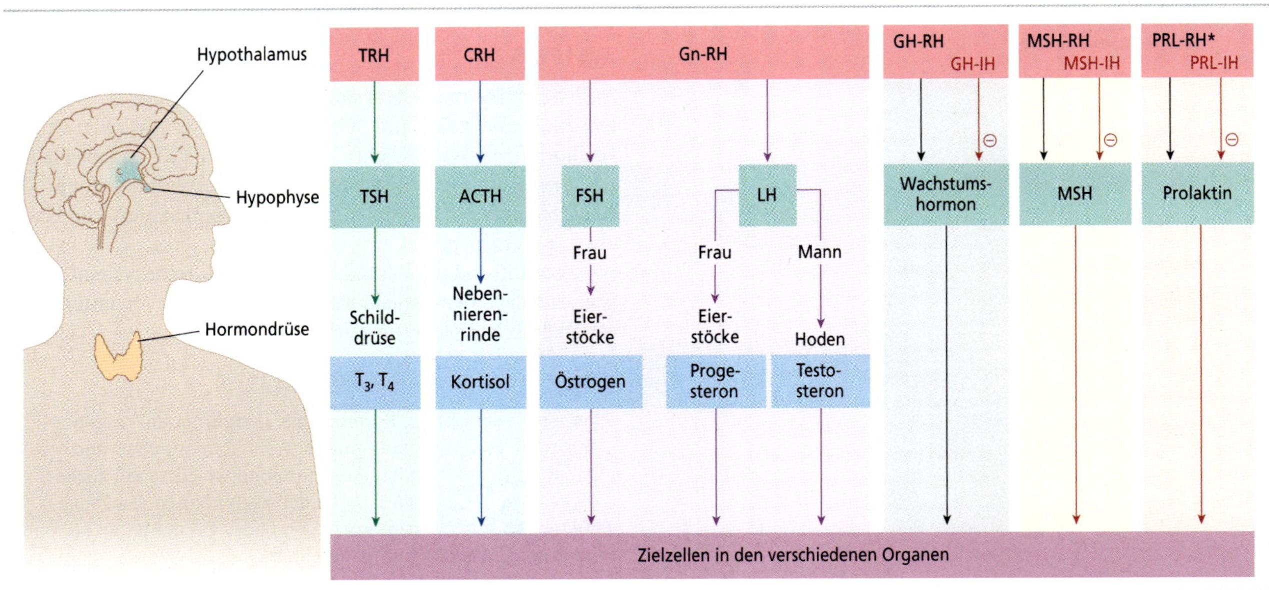

Abb. 11.5 Die Hormonachsen von Hypothalamus, Hypophyse und peripheren Hormondrüsen.
* PRL-RH bezeichnet nicht ein einzelnes Hormon, sondern eine Funktion, die durch mehrere Hormone ausgeübt wird.

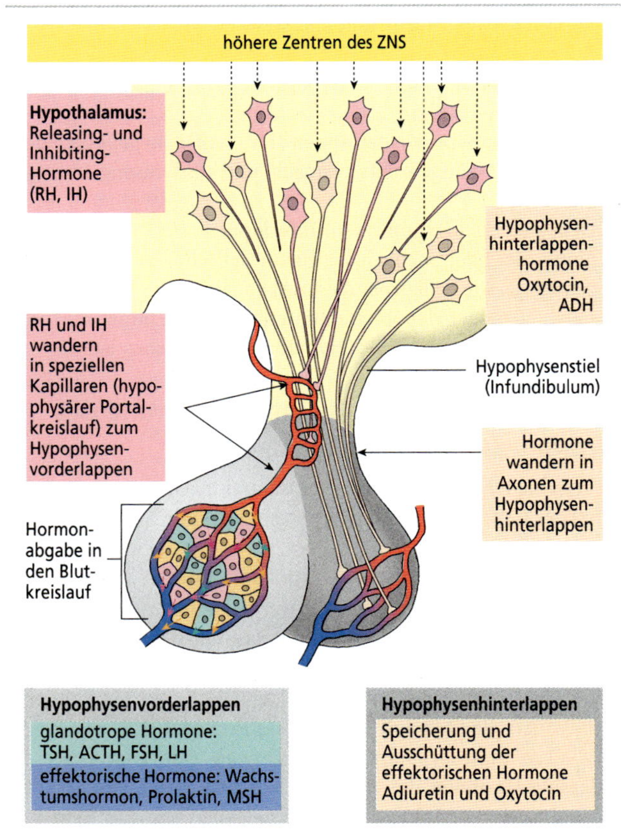

Abb. 11.6 Bedeutung von Hypothalamus und Hypophyse bei der hormonellen Sekretion und Regulation.

- **CRH** *(Corticotropin-Releasing-Hormon)*, stimuliert die Ausschüttung von ACTH (adrenocorticotropes Hormon → 11.6.2)
- **Gn-RH** *(Gonadotropin-Releasing-Hormon)*, stimuliert die Ausschüttung von FSH und LH (→ 19.1.3, → 19.2.5)
- **GH-RH** *(Growth-Hormon-Releasing-Hormon)*, stimuliert die Wachstumshormonausschüttung (→ 11.2.2)
- **Somatostatin,** auch als **GH-IH** *(Growth-Hormon-Inhibiting-Hormon)* bezeichnet, hemmt die Wachstumshormonausschüttung
- **MSH-RH** *(MSH-Releasing-Hormon, Melanotropin-Releasing-Hormon, M-RH)*, stimuliert die Ausschüttung von MSH (Melanotropin)
- **MSH-IH** *(MSH-Inhibiting-Hormon, Melanotropin-Inhibiting-Hormon, M-IH)*, hemmt die Ausschüttung von MSH
- **PRL-IH** *(Prolaktin-Inhibiting-Hormon)*, hemmt die Prolaktinausschüttung. Es ist identisch mit **Dopamin.**

Nach heutigem Wissen gibt es kein *einzelnes PRL-RH (Prolaktin-Releasin-Hormon)*. Die Prolaktinausschüttung wird vielmehr durch *mehrere* Hormone stimuliert, darunter auch TRH und Neuropeptide.

Kerngebiete der Hypophysenhinterlappenhormone

In weiteren Arealen des Hypothalamus werden die Hormone **Oxytocin** und **ADH** gebildet. Sie werden dann in den Axonen (→ 5.5.1) der Hypothalamusneuronen zum *Hypophysenhinterlappen* transportiert, wo sie gespeichert und erst bei Bedarf ins Blut abgegeben werden (→ Abb. 11.6).

Aufgrund ihres Sekretionsortes werden die beiden Hormone auch als **Hypophysenhinterlappenhormone** bezeichnet, obwohl sie von Neuronen des Hypothalamus produziert werden.

Oxytocin

Oxytocin unterhält die regelmäßige Wehentätigkeit an der geburtsbereiten Gebärmutter und führt während der Stillzeit zur Milchentleerung (→ 20.5.3).

Außerdem ist es eine Art Bindungs- und Glückshormon: Berührungen und Streicheln fördern seine Produktion, beim Orgasmus wird es in großen Mengen ausgeschüttet. Oxytocin wirkt entspannend, angstlösend und euphorisierend und fördert dadurch die Paarbindung wie auch den Beziehungsaufbau zwischen Mutter und Säugling.

ADH

Adiuretin (Vasopressin), üblicherweise kurz **ADH** für *antidiuretisches* (gegen den Harndurchfluss gerichtetes) *Hormon* genannt, ist entscheidend an der Regulierung des osmotischen Drucks (→ 3.5.5) und des Flüssigkeitsvolumens im Körper beteiligt. Flüssigkeitsmangel, Zunahme des osmotischen Drucks im Extrazellulärraum, aber auch eine hohe Körpertemperatur oder Stress stimulieren seine Freisetzung.

ADH fördert in der Niere die osmotisch bedingte Wasserrückresorption ins Blut, indem es die Wasserdurchlässigkeit der Zellmembran der distalen Tubuluszellen und der Sammelrohre erhöht (→ 18.2.3). Dadurch wird weniger Urin ausgeschieden. In hohen Konzentrationen verengt ADH außerdem die Gefäße.

Die ADH-Sekretion zeigt ab dem Kleinkindalter eine zirkadiane Rhythmik, sodass nachts weniger Urin ausgeschieden wird als tags. Im Alter schwächt sich diese Rhythmik dann oft wieder ab, was zusammen mit anderen Faktoren zum häufigeren nächtlichen Wasserlassen älterer Menschen führt.

PFLEGE

Koffein und Alkohol vermindern die Wirkung von ADH und führen dadurch zu vermehrter Harnausscheidung und gesteigertem Durst. Dies ist einer der Gründe, weshalb diese **Getränke** eher als *Genussmittel* denn als Durstlöscher zu betrachten sind. Für den Alltag geeignete Getränke sind (Mineral-)Wasser, zahlreiche Kräuter- oder Früchtetees sowie verdünnte Säfte.

11.2.2 Hypophysenvorderlappen

Der **Hypophysenvorderlappen** (→ Abb. 11.6, Lage → Abb. 9.10, → Abb. 9.36) bildet zahlreiche Peptid- und Proteohormone. Ihre Freisetzung wird von den Releasing- und Inhibiting-Hormonen des Hypothalamus kontrolliert.

Zu den glandotropen Hormonen gehören:

- **TSH** *(Thyroidea stimulierendes Hormon, Thyrotropin),* fördert die Schilddrüsentätigkeit (→ 11.4.2)
- **ACTH** *(adrenocorticotropes Hormon),* stimuliert die Glukokortikoidausschüttung der Nebenniere (→ 11.6.2)
- **FSH** *(follikelstimulierendes Hormon),* stimuliert die Östrogenbildung und Follikelreifung bei der Frau (→ 19.2.5) und die Spermienentwicklung beim Mann (→ 19.1.3)
- **LH** *(luteinisierendes Hormon),* fördert Eisprung und Gelbkörperbildung bei der Frau (→ 19.2.5) und Testosteronproduktion beim Mann (→ 19.1.3).

Direkt auf die Zielzellen wirken:

- **Wachstumshormon**
- **Prolaktin,** das unter anderem die Milchproduktion in der Brustdrüse in Gang setzt (→ 20.5.3)
- **MSH** *(Melanozyten-stimulierendes Hormon, Melanotropin).* Es wird zusammen mit ACTH ausgeschüttet und beeinflusst u. a. über die pigmentbildenden Melanozyten (→ 8.2.1) die Hautpigmentierung. Außerdem ist es an der Regulation von Fieber, Hunger und sexuellen Gefühlen beteiligt.

Wachstumshormon

Das **Wachstumshormon** (auch *somatotropes Hormon,* kurz *STH,* oder *Human Growth Hormone,* kurz *HGH*) kontrolliert in Kindheit und Jugend das Körperwachstum, indem es Zellwachstum und -vermehrung fördert. Außerdem stimuliert es unabhängig vom Lebensalter den Fett- und Glykogenabbau sowie den Eiweißaufbau und vermindert langfristig die Glukoseverwertung.

Ein Teil dieser Wirkungen wird durch das Wachstumshormon selbst vermittelt, ein Teil über *Somatomedine.* Diese Peptidhormone werden als Folge der Wachstumshormonausschüttung vor allem in der Leber gebildet und heißen wegen ihrer Ähnlichkeit zum Insulin auch *Insulin-like-growth-factors* oder kurz **IGF.**

Nach einer maximalen Ausschüttung in der Pubertät sinkt die Produktion von Wachstumshormon im Laufe des Lebens ab.

MEDIZIN

Die Zeichen einer **Über-** oder **Unterproduktion von Wachstumshormon** hängen vom Lebensalter ab:

- Bei Kindern und Jugendlichen führt eine Überproduktion von Wachstumshormon zu **Hochwuchs** (Körpergröße über 2 m), ein Wachstumshormonmangel umgekehrt zu **Minderwuchs**
- Bei Erwachsenen mit Überproduktion von Wachstumshormon entwickelt sich eine **Akromegalie** mit Vergrößerung von Gesichtsknochen, Händen, Füßen, inneren Organen sowie oft einem Diabetes mellitus. Ein Wachstumshormonmangel (nicht zu verwechseln mit dem normalen altersbedingten Absinken des Wachstumshormonspiegels) führt zu uncharakteristischen Beschwerden wie Müdigkeit, Zunahme des Körperfettes, Abnahme der Muskeln und einem erhöhten Osteoporoserisiko.

SPICKZETTEL

Hypothalamus: Teil des Zwischenhirns. Lebenswichtiges Steuerzentrum und Bindeglied zwischen Nerven- und Hormonsystem mit hormonproduzierenden Neuronen.
Bildung der

- Effektorischen Hormone **ADH** (*antidiuretisches Hormon,* beteiligt an der Regulation des Wasser- und Elektrolythaushalts), **Oxytocin** (fördert u. a. Geburt, Stillen)
  → Transport in Axonen zum Hypophysenhinterlappen, daher auch als **Hypophysenhinterlappenhormone** bezeichnet
- **Releasing-, Inhibiting-Hormone** (Steuerhormone) **TRH, CRH, Gn-RH, GH-RH, Somatostatin = GH-IH, MSH-RH, MSH-IH, PRL-IH = Dopamin**
  → Transport in Blutgefäßen des *hypophysären Portalkreislaufs* zum Hypophysenvorderlappen.

Hypophyse *(Hirnanhangsdrüse):* Teil des Zwischenhirns, über den **Hypophysenstiel** mit dem Hypothalamus verbunden. Im **Hypophysenhinterlappen** Freisetzung von Oxytocin, ADH. Im **Hypophysenvorderlappen** Produktion der

- Effektorischen Hormone **Wachstumshormon** (*Growth Hormon, GH,* wachstumsfördernd), **Prolaktin** (wichtig für Stillen), **MSH** (*Melanozyten-stimulierendes Hormon, Melanotropin,* fördert Hautpigmentierung)
- Glandotropen Hormone **TSH** (*Thyroidea stimulierendes Hormon* → Schilddrüse), **ACTH** (*adrenocorticotropes Hormon* → Nebennierenrinde), **FSH** (*follikelstimulierendes Hormon* → Keimdrüsen), **LH** (*luteinisierendes Hormon* → Keimdrüsen).

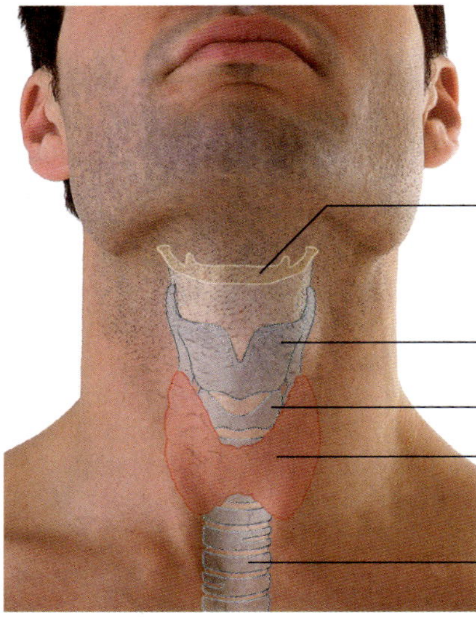

Abb. 11.7 Lage der Schilddrüse am Hals (bei einem Mann und zurückgeneigtem Kopf). Die normale Schilddrüse ist von außen nicht sichtbar. [E364]

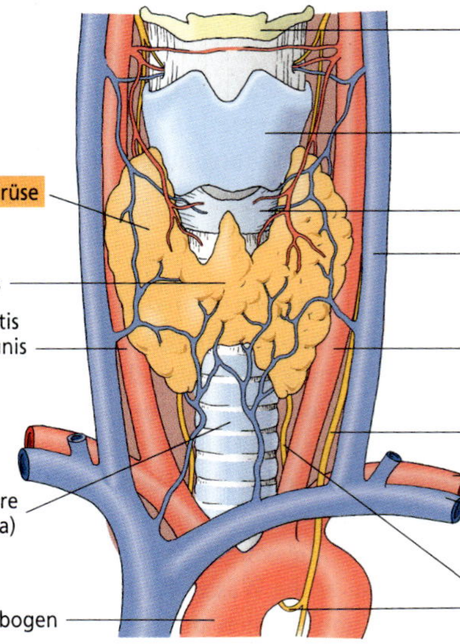

Abb. 11.8 Anatomie der Schilddrüse. Der N. laryngeus recurrens, ein Ast des N. vagus, versorgt die Stimmbänder.

11.3 Epiphyse

Die **Epiphyse** *(Zirbeldrüse, Corpus pineale)* ist eine ungefähr erbsengroße Drüse, die zum Zwischenhirn zählt (➔ 9.6).

Die Epiphyse produziert das Hormon **Melatonin,** dessen Ausschüttung durch Dunkelheit gefördert und durch Licht gehemmt wird.

Als sicher gilt, dass die Epiphyse Bestandteil des **fotoneuroendokrinen Systems** ist, in dem durch Informationen über die Tageslänge durch das Licht Tages- und Jahreszeitrhythmen gesteuert werden. Die Epiphyse ist somit eine unserer „inneren Uhren". Vermutet werden auch Einflüsse auf die Reproduktion, insbesondere den Eintritt der Pubertät. Melatonin wirkt schlaffördernd. Vieles weitere zu Epiphyse und Melatonin ist noch unklar.

SPICKZETTEL

Epiphyse *(Zirbeldrüse, Corpus pineale):* Hormondrüse im Zwischenhirn, beteiligt an der Steuerung endogener Rhythmen. Produziert das Hormon **Melatonin.**

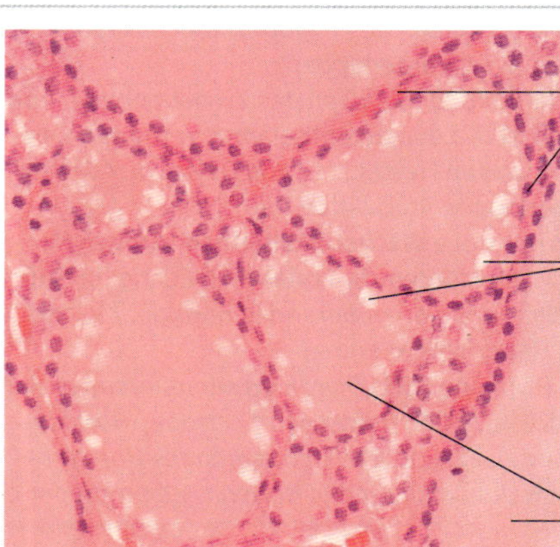

Abb. 11.9 Schilddrüse im lichtmikroskopischen Bild. [T484]

11.4 Schilddrüse

Die ungefähr 25 g schwere, hufeisenförmige **Schilddrüse** *(Glandula thyroidea)* liegt vorne im Hals dicht unterhalb des Schildknorpels (➔ Abb. 11.7, ➔ Abb. 11.8).

11.4.1 Aufbau der Schilddrüse

Die Schilddrüse besteht aus zwei *Seitenlappen,* die durch eine Gewebebrücke, den *Isthmus,* verbunden sind (➔ Abb. 11.8). Umschlossen wird sie von einer Bindegewebskapsel aus zwei Blättern.

Mikroskopisch wird die Schilddrüse durch Bindegewebe in Läppchen aufgeteilt. Jedes Läppchen besteht aus vielen kleinen Bläschen, den **Follikeln.** Die Wand der Follikel wird aus einem einschichtigen **Follikelepithel** gebildet. Die Epithelzellen bilden die Schilddrüsenhormone und schütten sie in die Bläschen aus, wo sie in Tropfen, dem **Kolloid,** gespeichert werden (➔ Abb. 11.9).

Zwischen den Follikeln liegen die **C-Zellen** oder *parafollikulären Zellen.* Sie sezernieren *Kalzitonin* (➔ 11.5). C-Zellen kommen auch in Nebenschilddrüsen und Thymus vor.

PFLEGE

Nahe der Schilddrüse liegt der **N. laryngeus recurrens** (➔ Abb. 11.8, ➔ Abb. 11.11), der deshalb bei Schilddrüsenoperationen verletzungsgefährdet ist. Er innerviert den Muskel, der die Stimmbänder strafft und so öffnet. Einseitiger Ausfall führt zu behinderter Atmung und rauer Stimme, bei beidseitigem Ausfall besteht Erstickungsgefahr. Um die Funktion des Nervs zu überprüfen, lassen Pflegende Patienten bzw. Patientinnen nach einer Schilddrüsenoperation z. B. „Coca Cola" sagen.

11.4.2 Wirkungen und Regelkreis der Schilddrüsenhormone

Die Follikelzellen produzieren zwei Schilddrüsenhormone: **Thyroxin** *(T_4)* und **Trijodthyronin** *(T_3).* Beide werden innerhalb eines großen *Prohormons* (Hormonvorstufe), dem **Thyreoglobulin,** durch Anlagern von Jod aus der Aminosäure Tyrosin gebildet und

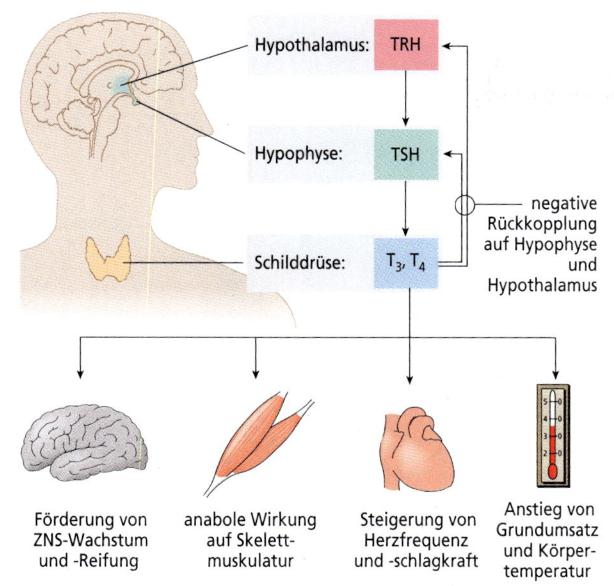

Abb. 11.10 Oben Regelkreis der Schilddrüsenhormone, unten Wirkung der Schilddrüsenhormone T_3 und T_4 auf verschiedene Organe.

in dieser Form im Kolloid gespeichert. Bei Bedarf wird das Thyreoglobulin wieder in die Follikelzelle aufgenommen, Thyroxin und Trijodthyronin abgespalten und ins Blut abgegeben. Thyroxin enthält vier Jodatome, Trijodthyronin dagegen drei.

Thyroxin ist zwar biologisch weniger wirksam als Trijodthyronin, dafür aber in vielfach höherer Konzentration im Blut zu finden. Nach der Sekretion wird allerdings der Großteil von Thyroxin in Trijodthyronin umgewandelt.

Wirkungen der Schilddrüsenhormone

Thyroxin und Trijodthyronin steigern (→ Abb. 11.10):

- Den Energieumsatz. Sie erhöhen Grundumsatz, Wärmeproduktion und Sauerstoffverbrauch, indem sie Herzarbeit und Stoffwechsel (beispielsweise Abbau von Fetten und Glykogen, Aufbau von Eiweißen) steigern
- Die Aktivität des Nervensystems. Hohe Schilddrüsenhormonspiegel führen beispielsweise zu überschießenden Eigenreflexen.

Bei Kindern fördern Schilddrüsenhormone Wachstum und Gehirnreifung und sind unverzichtbar für eine normale körperliche und geistige Entwicklung.

Regelkreis der Schilddrüsenhormone

Das Hypothalamus-Releasing-Hormon für den Schilddrüsenhormon-Regelkreis heißt *Thyrotropin-Releasing-Hormon* **(TRH).** Es stimuliert im Hypophysenvorderlappen die Ausschüttung von **TSH** *(Thyroidea-stimulierendes Hormon).*

TSH führt in der Schilddrüse zu einer vermehrten Bildung und Freisetzung von Schilddrüsenhormonen.

Die Schilddrüsenhormone erreichen dann über den Blutweg alle Körperregionen, also auch die Hypophyse und den Hypothalamus, die mit Sensoren die erhöhten T_3- und T_4-Spiegel im Blut wahrnehmen. Dadurch wird die TRH- und TSH-Bildung und somit auch die weitere T_3- und T_4-Sekretion gehemmt (*negative Rückkopplung* → 1.3).

Hyperthyreose

Eine **Hyperthyreose** *(Schilddrüsenüberfunktion)* mit einem Zuviel an Schilddrüsenhormonen äußert sich in Gewichtsabnahme durch krankhaft erhöhten Grundumsatz, Erhöhung der Körpertemperatur, Steigerung der Herzarbeit durch beschleunigte Herzfrequenz und erhöhte Schlagkraft, Schlaflosigkeit, innere Unruhe, psychische Labilität, feinschlägiges Händezittern und gelegentlich Durchfall.

GERIATRIE

Gerade bei älteren Menschen zeigt sich eine **Hyperthyreose** oft nur durch einzelne Symptome, dazu nicht selten Herzbeschwerden.

Häufigste Ursachen der Überfunktion bei Erwachsenen sind ein **Morbus Basedow** (eine Autoimmunerkrankung → 13.9) und eine **Schilddrüsenautonomie,** bei der Schilddrüsengewebe, oft ein gutartiger Knoten **(autonomes Adenom),** ungehemmt Hormone produziert.

Hypothyreose

Die **Hypothyreose** *(Schilddrüsenunterfunktion)* führt zu entgegengesetzten Symptomen: erniedrigter Grundumsatz, Gewichtszunahme, Verstopfung und Kälteempfindlichkeit. Außerdem beobachtet man teigige Verdickungen und Schwellungen der Haut **(Myxödem),** eine tiefe, heisere Stimme, geistige Verlangsamung und Müdigkeit, struppige trockene Haare sowie Libido- und Potenzverlust.

PÄDIATRIE

Bei Kindern führt eine **Hypothyreose** außerdem zu einer Beeinträchtigung der körperlichen und geistigen Entwicklung, die nicht mehr aufgeholt werden kann. Gleichzeitig ist die angeborene Hypothyreose die häufigste angeborene Erkrankung des Hormonsystems. Daher werden alle Neugeborenen im deutschsprachigen Raum auf eine angeborene Hypothyreose untersucht (→ 21.2.1). Die Behandlung mit Schilddrüsenhormonen sollte möglichst innerhalb der ersten zwei Lebenswochen beginnen.

Struma

Eine Vergrößerung der Schilddrüse heißt **Struma** *(Kropf).* Die Schilddrüsenfunktion kann dabei normal sein, oder es kann eine Hyper- oder Hypothyreose bestehen. Häufigste Ursache einer Struma ist im deutschsprachigen Raum Jodmangel in der Nahrung.

PRÄVENTION

Entscheidender Pfeiler der **Strumaprophylaxe** ist eine ausreichende Jodzufuhr. Der tägliche Jodbedarf steigt von 50–80 µg bei älteren Säuglingen auf 150–200 µg bei Erwachsenen (noch etwas mehr bei Schwangeren und Stillenden, → 17.9.10). Immer empfehlenswert sind die Verwendung jodierten Kochsalzes zu Hause und der bevorzugte Kauf von jodsalzgewürzten Backwaren oder Fertigprodukten. Bei besonders hohem Bedarf können Jodid-Tabletten sinnvoll sein.

SPICKZETTEL

Schilddrüse *(Glandula thyroidea):* Hufeisenförmige Hormondrüse unterhalb des Kehlkopfs vor und seitlich der Luftröhre. Produziert in den **Follikelzellen** die **Schilddrüsenhormone** *Thyroxin* und *Trijodthyronin* und in den **C-Zellen** *(parafollikulären Zellen)* das **Kalzitonin** mit Bedeutung v. a. für Knochenstoffwechel, Kalzium- und Phosphathaushalt.

Thyroxin *(T₄)* und **Trijodthyronin** *(T₃)*: Schilddrüsenhormone mit vier bzw. drei Jodatomen. Steigern Herzarbeit, Stoffwechsel, Aktivität des Nervensystems, bei Kindern unabdingbar für eine normale Entwicklung.
Regelkreis der Schilddrüsenhormone: TRH → TSH → T_3, T_4. Negative Rückkopplung von T_3, T_4 auf Hypothalamus und Hypophyse.

11.5 Nebenschilddrüsen und Regulation des Kalzium- und Phosphathaushalts

Parathormon

Die **Nebenschilddrüsen** *(Epithelkörperchen, Glandulae parathyroideae)* sind vier weizenkorngroße Knötchen an der Rückseite der Schilddrüse (→ Abb. 11.11).

Sie schütten das **Parathormon** *(PTH)* aus, das im Zusammenspiel mit Kalzitonin und Vitamin-D-Hormon den Kalzium- und Phosphatstoffwechsel im Körper reguliert.

Parathormon steigert den Blutkalziumspiegel durch (→ Abb. 11.12):

- Erhöhte Kalziumfreisetzung aus den Knochen
- Verminderte Kalziumausscheidung über die Nieren bei gleichzeitig erhöhter Phosphatausscheidung
- Indirekte Steigerung der Kalziumresorption im Darm durch Förderung der Umwandlung einer Vitamin-D-Vorstufe zu wirksamem Vitamin-D-Hormon.

Die Ausschüttung des Parathormons wird durch niedrige Blutkalziumspiegel gefördert. Hohe Spiegel hemmen die Parathormonausschüttung im Sinne einer negativen Rückkopplung.

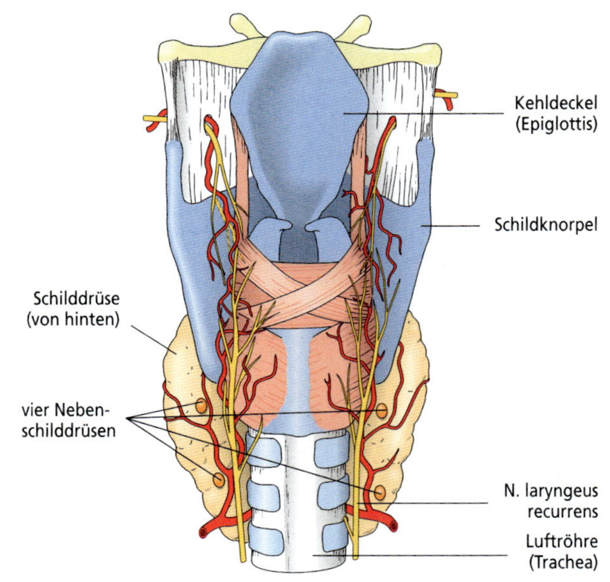

Abb. 11.11 Anatomie der Nebenschilddrüsen. Ansicht von dorsal auf Luftröhre und Schilddrüse.

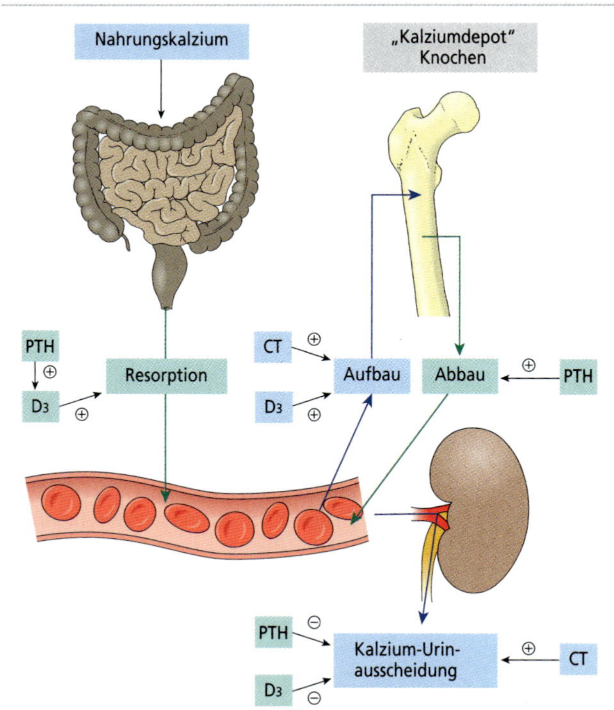

Abb. 11.12 Regulation des Kalziumhaushalts. Grün die Vorgänge, die den Blutkalziumspiegel erhöhen; blau diejenigen, die ihn absenken. PTH = Parathormon, D_3 = Vitamin-D-Hormon, CT = Kalzitonin.

Hyper- und Hypoparathyroidismus

Bei einer *Nebenschilddrüsenüberfunktion* (**Hyperparathyroidismus**) kommt es aufgrund eines verstärkten Knochenumbaus zu Knochenschmerzen. Die erhöhten Blutkalziumspiegel können zu Kalziumablagerungen in Haut, Hornhaut und Nieren führen. Nicht selten bilden sich Nierensteine. Die Phosphatausscheidung über den Harn ist vermehrt. Ursache ist oft ein gutartiger Tumor der Nebenschilddrüsen.

Eine *Nebenschilddrüsenunterfunktion* (**Hypoparathyroidismus**) ist häufig Folge einer „zu gründlichen" Schilddrüsenoperation, wobei die Nebenschilddrüsen mit entfernt wurden. Klinisch kommt es als Folge des niedrigen Blutkalziumspiegels u. a. zu einer Übererregbarkeit der Nerven und der Muskulatur mit anfallsartigen Muskelkrämpfen *(Tetanie)*.

Vitamin-D-Hormon

Vitamin-D-Hormon (oft kurz *Vitamin D*) wird heute zu den Hormonen und nicht zu den Vitaminen gezählt, weil der Körper es unter dem Einfluss von UV-Licht in der Haut aus Vorstufen selbst bilden kann (Vitamin D in der Nahrung → 17.9.9):

- Bei ausreichender Sonnenlichtexposition können die Keratinozyten der Haut (→ 8.2.1) aus **7-Dehydrocholesterin** das **Cholekalziferol** *(Vitamin D_3)* herstellen
- In Leber und Niere wird an Cholekalziferol je eine OH-Gruppe angehängt. Es entsteht **Kalzitriol** oder *1,25-$(OH)_2$-Cholekalziferol* als wirksame Form des Vitamin-D-Hormons.

Das pflanzliche **Ergokalziferol** *(Vitamin D_2)* wird vergleichbar zu einer aktiven Form umgewandelt.

Vitamin-D-Hormon fördert die Kalziumaufnahme über den Darm, steigert die Kalziumrückresorption in der Niere und erhöht so den Blutkalziumspiegel (→ Abb. 11.12). Am Knochen stimuliert Vitamin-D-Hormon einerseits die Osteoblastentätigkeit (→ 6.1.2), führt jedoch andererseits vor allem bei zu hohen Konzentrationen zu einem gesteigerten Knochenabbau. Außerdem hemmt Vitamin-D-Hormon die Sekretion von Parathormon.

PRÄVENTION

Durch fehlende Sonnenbestrahlung der Haut kann ein *Vitamin-D-Mangel* auftreten. Um den Blutkalziumspiegel konstant zu halten, schöpft der Körper vermehrt die Kalziumspeicher in den Knochen aus.
Bei Kindern resultiert hieraus die **Rachitis** mit Erweichung und Verbiegung von Skelettteilen, die z. B. zu O-Beinen und Brustkorbdeformitäten führt. Vorbeugend wirkt regelmäßige Vitamin-D-Gabe, die in Deutschland für alle Kinder während der ersten 12–18 Monate empfohlen wird.
Das entsprechende Krankheitsbild beim Erwachsenen, die **Osteomalazie,** geht mit krankhaften Knochenverkrümmungen, Knochenschmerzen und Gangstörungen einher.
Auch eine *Osteoporose* wird durch Vitamin-D-Mangel begünstigt.
Besonders gefährdet sind ältere Menschen, da sie sich oft nur wenig und meist in „langer" Kleidung im Freien aufhalten und schlechter Vitamin D in der Haut bilden als Jüngere. Pflegende ermutigen ältere Menschen daher zu Aktivitäten im Freien, ansonsten ist auch hier Vitamin-D-Gabe empfehlenswert.

Kalzitonin

An der Regulation des Kalzium- und Phosphathaushalts ist ferner **Kalzitonin** *(Calcitonin, Thyreokalzitonin)* beteiligt.

Kalzitonin wird vor allem in den C-Zellen der Schilddrüse gebildet (→ 11.4).

Kalzitonin hemmt die Freisetzung von Kalzium und Phosphat aus dem Knochen und fördert gleichzeitig deren Einbau in die Knochenmatrix (→ Abb. 11.12). Dadurch senkt es die Kalziumkonzentration im Blut. An der Niere steigert Kalzitonin die Ausscheidung von Phosphat-, Kalzium-, Natrium-, Kalium- und Magnesium-Ionen.

Niedrige Serumkalziumspiegel hemmen die Kalzitoninausschüttung, hohe fördern sie. Daneben stimulieren einige Hormone des Verdauungstrakts wie etwa Gastrin die Kalzitoninfreisetzung, sodass das Kalzium aus der Nahrung rasch in die Knochen eingebaut wird.

SPICKZETTEL

Nebenschilddrüsen *(Epithelkörperchen, Glandulae parathyroideae):* Vier kleine Drüsen an der Schilddrüsenrückseite, die **Parathormon** *(PTH)* produzieren.
Hormonelle Regulation des Blutkalziumspiegels:

- Vitamin-D- und Parathormon fördern die Kalziumresorption aus dem Darm
- Parathormon fördert, Vitamin-D-Hormon und Kalzitonin hemmen die Kalziumfreisetzung aus dem Knochen
- Kalzitonin fördert, Vitamin-D- und Parathormon hemmen die Kalziumausscheidung über die Nieren
- → Vitamin-D- und Parathormon erhöhen, Kalzitonin senkt Blutkalziumspiegel.

11.6 Nebennieren

Die zwergenhutförmigen, je ca. 5 g schweren **Nebennieren** *(Glandulae suprarenales)* sitzen den oberen Nierenpolen auf. Man unterscheidet Nebennierenrinde und Nebennierenmark (→ Abb. 11.13).

11.6.1 Nebennierenrinde

Volumenmäßig macht die **Nebennierenrinde** mehr als ¾ der gesamten Nebenniere aus. Man kann histologisch drei Schichten unterscheiden, in denen jeweils verschiedene Hormone produziert werden:

- **Mineralokortikoide** (z. B. Aldosteron) in der äußeren **Zona glomerulosa**
- **Glukokortikoide** (*Kortikosteroide,* z. B. Kortisol) in der mittleren **Zona fasciculata**
- Eine geringe Menge **Sexualhormone** *(Geschlechtshormone),* vorwiegend *Androgene* (männliche Sexualhormone), in der inneren **Zona reticularis.**

Alle Nebennierenrindenhormone sind Steroidhormone (→ Tab. 11.1). Sie werden aus der Grundsubstanz Cholesterin (→ 2.8.2) synthetisiert.

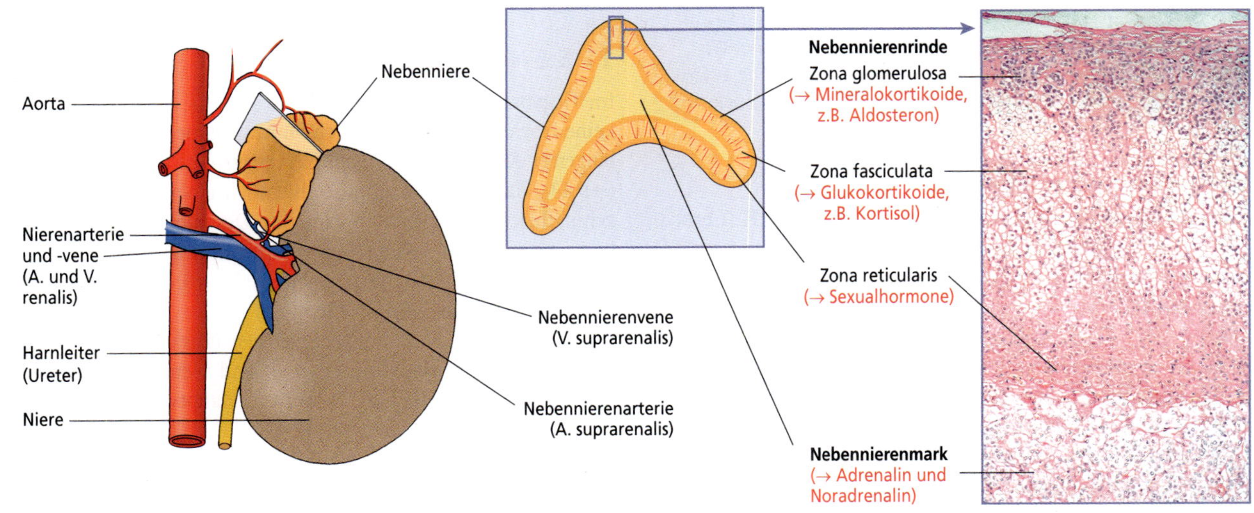

Abb. 11.13 Anatomie der Nebenniere. [Foto T484]

11.6.2 Mineralokortikoide

Das wichtigste Mineralokortikoid ist das **Aldosteron.** Seine Ausschüttung wird durch das in der Niere produzierte, hormonähnliche Enzym Renin (→ 18.3.1) stimuliert. Die Reninausschüttung wiederum wird durch niedriges Serumnatrium, geringes Blutvolumen sowie niedrigen Blutdruck angeregt.

Aldosteron wirkt v. a. auf die Niere und nimmt so an der Regulation von Elektrolyt- und Wasserhaushalt, Blutvolumen und Blutdruck teil. Aldosteron fördert die Natrium- und Wasserrückresorption in der Niere und erhöht gleichzeitig die Kaliumausscheidung über den Urin. Es *erhöht* dadurch den *Blutnatriumspiegel* und den Blutdruck und senkt den *Blutkaliumspiegel.*

11.6.3 Glukokortikoide

Glukokortikoide

Das wirksamste **Glukokortikoid** ist das **Kortisol.** Die Nebennierenrinde stellt aber auch noch andere Glukokortikoide wie etwa **Kortison** und **Kortikosteron** her. Gemeinsam mit anderen Hormonen steuern die Glukokortikoide viele Stoffwechselvorgänge im Sinne einer *Bereitstellung von Energieträgern* (Glukose und Fettsäuren). Sie helfen dadurch, Stresssituationen zu bewältigen.

Im Einzelnen führen Glukokortikoide v. a. zu:

- Steigerung der Glukoneogenese (→ 2.8.1) aus Aminosäuren in der Leber, Verminderung der Glukoseverwertung in den Zellen, dadurch Erhöhung der Glukosekonzentration im Blut
- Eiweißabbau in Muskulatur, Haut und Bindegewebe *(kataboler Effekt)*
- Fettabbau (Lipolyse) im Fettgewebe und Freisetzung der Fettsäuren ins Blut
- Förderung des Knochenabbaus (osteoporotischer Effekt)
- Hemmung der Kollagenbildung
- Hemmung von Abwehrzellen, insbesondere der Lymphozyten, und der Phagozytose
- Hemmung von Entzündungsreaktionen.

PFLEGE

Aufgrund ihrer hemmenden Wirkung auf Immunsystem und Entzündungen eignen sich **Glukokortikoide** zur Therapie von Allergien *(antiallergischer Effekt),* chronischen (nichtinfektiösen) Entzündungen *(antientzündlicher Effekt)* und Autoimmunerkrankungen *(immunsuppressiver Effekt).* Höher dosiert haben sie allerdings bei Langzeiteinnahme eine Reihe unerwünschter Wirkungen und erfordern u. a. eine zusätzliche Beobachtung auf Infektionszeichen sowie Kontrollen von Gewicht und Blutzucker.

Regelkreis der Glukokortikoide

Die Ausschüttung der Glukokortikoide wird durch **CRH** *(Corticotropin-Releasing-Hormon)* aus dem Hypothalamus und **ACTH** *(adrenocorticotropes Hormon)* aus der Hypophyse gesteuert (→ Abb. 11.14).

Zwischen den Glukokortikoiden aus der Nebennierenrinde und den ACTH-produzierenden Drüsengebieten in der Hypophyse besteht eine negative Rückkopplung: Niedrige Glukokortikoidspiegel im Serum fördern, hohe hemmen die ACTH-Ausschüttung. Eine zweite negative Rückkopplung existiert zum Hypothalamus. So kommt es bei stark erhöhten Glukokortikoidspiegeln zu einer Herabsetzung der CRH-Freisetzung im Hypothalamus und damit indirekt zu einer Reduktion der ACTH-Sekretion.

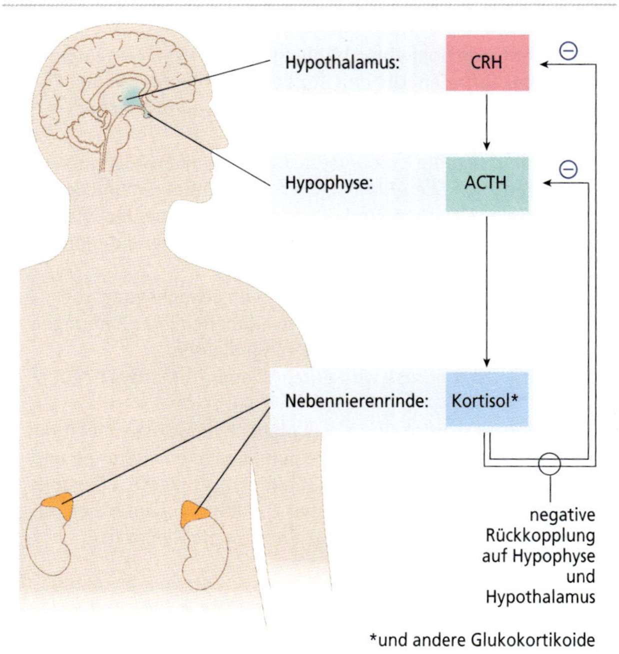

Abb. 11.14 Der Regelkreis der Glukokortikoid-Freisetzung.

11.6.4 Sexualhormone

In der Nebennierenrinde werden außerdem bei der Frau wie beim Mann *männliche Sexualhormone* (**Androgene** → 19.1.3) und in geringerem Ausmaß auch *weibliche Sexualhormone* (**Östrogene** → 19.2.5) gebildet.

Für die Frau ist die Nebennierenrinde der Hauptbildungsort der Androgene, beim Mann hingegen sind es die Leydig-Zwischenzellen im Hoden.

Das wichtigste Androgen der Nebennierenrinde ist das **Dehydroepiandrosteron** *(DHEA),* das in den Zielzellen zu Testosteron und Östrogenen umgewandelt wird.

In der Pubertät sind die Androgene der Nebennierenrinde für einen deutlichen Wachstumsspurt mit Eiweißaufbau verantwortlich, sie wirken also *anabol.*

11.6.5 Nebennierenmark

Im Gegensatz zur Nebennierenrinde ist das **Nebennierenmark** keine Hormondrüse im engeren Sinne. Vielmehr kann es als verlängerter Arm des vegetativen Nervensystems aufgefasst werden (→ 9.13), da es entwicklungsgeschichtlich einem umgewandelten sympathischen Ganglion entspricht. Deshalb findet man dort hoch spezialisierte Neurone des Sympathikus. Diese Zellen schütten – nach Stimulation durch vegetative Neurone des ZNS – **Adrenalin** und **Noradrenalin** ins Blut aus.

Adrenalin und Noradrenalin gehören (zusammen mit Dopamin) zu den **Katecholaminen** und sind Neurotransmitter des Nervensystems (→ 9.3.2). Sie steigern als Hauptwirkung sehr rasch die Energiebereitstellung.

Vom Nebennierenmark werden Adrenalin und Noradrenalin zwar ständig in einer niedrigen Rate sezerniert, charakteristisch sind aber die hohen Ausschüttungen in Stresssituationen.

MEDIZIN

Erkrankungen der Nebenniere können alle Schichten betreffen:

- Beim **Morbus Addison** besteht ein Mangel an allen Nebennierenrindenhormonen durch Zerstörung der Zellen in der Nebennierenrinde. Betroffene fühlen sich abgeschlagen, ihnen ist übel, sie nehmen an Gewicht ab und ihr Blutdruck ist niedrig
- Beim **Cushing-Syndrom** werden ungehemmt Glukokortikoide synthetisiert. Zuerst fallen vor allem ein rundes, gerötetes Gesicht, Gewichtszunahme mit Fetteinlagerung am Körperstamm, rote Striae der Haut (→Abb. 11.15) und Bluthochdruck auf. Bei Kindern besteht zusätzlich eine Wachstumsstörung
- Beim **Conn-Syndrom** werden zu viele Mineralokortikoide produziert. Wichtigstes Krankheitszeichen ist ein erhöhter Blutdruck, gefolgt von Elektrolytstörungen
- Eine **Androgenüberproduktion** in der Nebennierenrinde zeigt sich vor allem bei Frauen durch eine Vermännlichung mit Bildung von „Geheimratsecken", männlichem Schambehaarungstyp und Tieferwerden der Stimme. Angeboren ist das **adrenogenitale Syndrom** *(AGS)*, das sich bei Mädchen durch männlich aussehende äußere Geschlechtsorgane, bei Jungen durch verfrühte Scheinpubertät und bei beiden Geschlechtern durch zu schnelles Wachstum im Kindesalter zeigt. Ursache ist ein Enzymdefekt bei der Glukokortikoidsynthese – um genug Glukokortikoide zu produzieren, wird die Nebennierenrinde und damit auch die Androgenbildung stimuliert
- Nur bei Kindern tritt das **Neuroblastom** auf, ein bösartiger Tumor des Nebennierenmarks, der sich oft durch uncharakteristische Symptome zeigt. Das (gutartige) **Phäochromozytom** des älteren Kindes und Erwachsenen führt durch Katecholaminüberproduktion zu Herzjagen und Bluthochdruckkrisen.

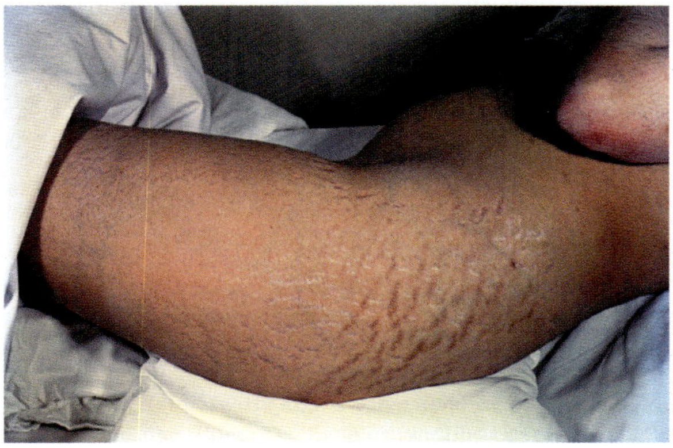

Abb. 11.15 Striae bei einem Kind mit Cushing-Syndrom. Die breiten, roten Hautstreifen sind Leitsymptom bei Glukokortikoidüberproduktion. [O530]

11.6.6 Stressreaktion

Stress auslösende Ereignisse – dabei kann es sich um physische Stresssituationen wie Infektionen, Operationen oder Verletzungen, aber auch um psychische Belastungen wie Angst, Ärger, Leistungsdruck oder Freude handeln – setzen im ZNS (vor allem in Großhirnrinde und limbischem System) zwei Reaktionsketten in Gang, die zusammen als **Stressreaktion** bezeichnet werden (→Abb. 11.16):

- Über den Sympathikus wird das Nebennierenmark aktiviert, was in Sekundenschnelle zur Ausschüttung eines Katecholamingemischs von etwa 80 % **Adrenalin** und 20 % **Noradrenalin** führt
- Der Hypothalamus wird aktiviert und beginnt **CRH** auszuschütten. Dies führt in der Hypophyse zur Freisetzung von **ACTH,** welches dann in der Nebennierenrinde die Ausschüttung von Glukokortikoiden stimuliert.

Kurzfristig dominiert die Wirkung der Katecholamine, d. h. alle Organfunktionen „für das Überleben" werden aktiviert: Herzfrequenz und -kontraktionskraft nehmen zu, die Durchblutung von Haut und inneren Organen reduziert sich. Alle Organe, die kurzfristig zur Bewältigung der Stresssituation benötigt werden, werden besser durchblutet. Dies sind beanspruchte Skelettmuskeln, Herzmuskel und Lungen. Die Bronchien weiten sich, damit für die Muskelarbeit mehr Sauerstoff bereitgestellt werden kann. Über die Leber wird vermehrt Glukose ins Blut freigesetzt. Denkvorgänge dagegen werden zugunsten vorprogrammierter Reflexhandlungen blockiert. Dieser Mechanismus erklärt z. B. das Phänomen des Prüfungsblocks, dass nämlich in einer Angst auslösenden Prüfung gelerntes Wissen plötzlich wie „weggeblasen" ist. Diese kurzfristige Stresswirkung mag zwar äußerst unangenehm sein, medizinisch „krank machend" ist sie jedoch nicht.

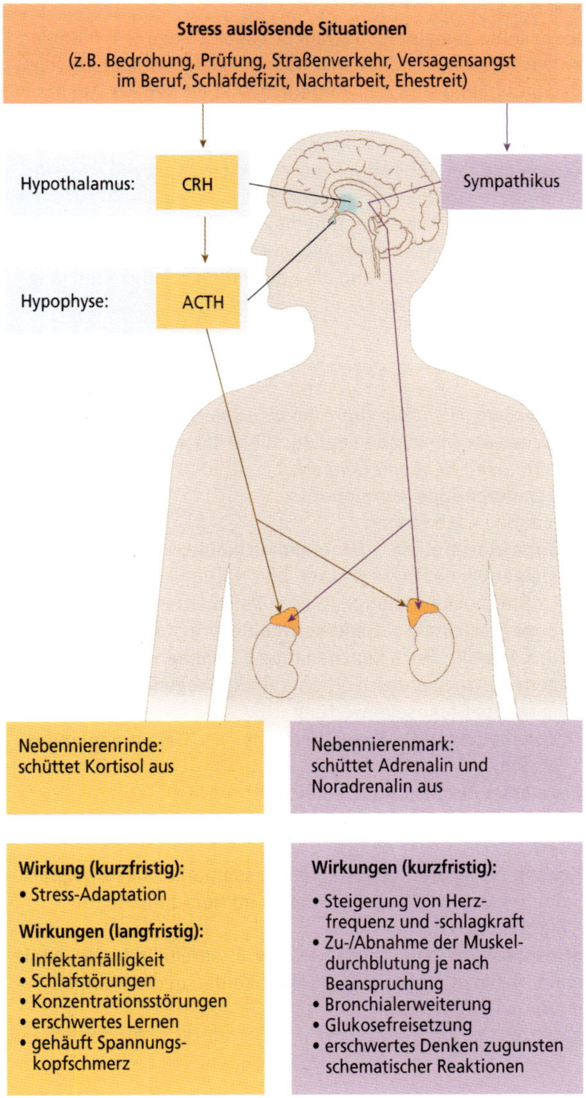

Abb. 11.16 Übersicht über die Reaktionsketten bei der Stressreaktion.

Gefährlich sind vielmehr die Effekte bei langfristig oder immer wieder einwirkenden Stressoren („Dauerstress"): Hier dominieren die Effekte der Glukokortikoide, weshalb sie als die eigentlichen **Stresshormone** gelten:

- Das Schlafverhalten wird negativ beeinflusst
- Infektionen treten durch die Schwächung des Immunsystems häufiger auf und werden nur langsam überwunden
- Die Lern- und Konzentrationsfähigkeit nimmt ab
- Spannungskopfschmerzen treten gehäuft auf.

PRÄVENTION

Stress gilt einerseits als wesentlicher Auslöser negativer Emotionen und psychischer wie physischer Erkrankungen. Andererseits führen erfolgreich bewältigte Stresssituationen (etwa eine bestandene Prüfung) zu positiven Emotionen, zum Gefühl, das Leben bewältigen zu können, und stärken sogar das Immunsystem.
Man muss also differenzieren.
Es gilt nicht (und wäre auch kaum möglich), jeglichem Stress aus dem Wege zu gehen, sondern insbesondere sehr intensiven und/oder sehr häufigen negativen Stressoren. Und vor allem Dauerstress.
Jeder sollte seine persönlichen Stressbewältigungsstrategien entwickeln, damit der Anspannung wieder Entspannung folgt. Bewährt haben sich z. B. körperliche Aktivitäten wie Ausdauersportarten oder Spaziergänge, regelmäßige „Aus-" und „Nicht-zuständig-sein-Phasen", z. B. eine halbe Stunde Abschalten in der Badewanne oder beim Lesen, sowie spezielle (erlernbare) Entspannungstechniken.
In „stressigen Phasen" empfiehlt es sich zudem, alle Arbeiten und Aktivitäten noch mehr als gewöhnlich auf ihre Notwendigkeit hin zu überprüfen und die notwendigen Tätigkeiten möglichst zeit- und kraftsparend zu erledigen.

SPICKZETTEL

Nebenniere *(Glandula suprarenalis):* Zwergenhutförmiges, ca. 5 g schweres Organ oben auf der Niere. Unterteilt in *Nebennierenrinde* und *Nebennierenmark.*
Nebennierenrinde: Hormondrüse.
Von außen nach innnen

- **Zona glomerulosa** → **Mineralokortikoide,** v. a. **Aldosteron** → steigern in der Niere Wasser- und Natriumrückresorption (→ Blutdruckerhöhung), fördern Kaliumausscheidung
- **Zona fasciculata** → **Glukokortikoide,** v. a. **Kortisol** → fördern u. a. Eiweiß-, Fett-, Knochenabbau, hemmen Abwehr, steigern Blutzucker durch erhöhte Glukoneogenese und verminderte Glukoseverwertung
- **Zona reticularis** → **Sexualhormone,** v. a. **Dehydroepiandrosteron.**

Regelkreis der Glukokortikoide: CRH → ACTH → Kortisol. Negative Rückkopplung von Kortisol auf Hypothalamus und Hypophyse.
Nebennierenmark: Umgewandeltes sympathisches Ganglion. Setzt bei akutem Stress Adrenalin und Noradrenalin frei („flight or fight").
Stressreaktion: Ausschüttung von v. a. Adrenalin im Nebennierenmark (kurzfristig) und Glukokortikoiden in der Nebennierenrinde (langfristig).

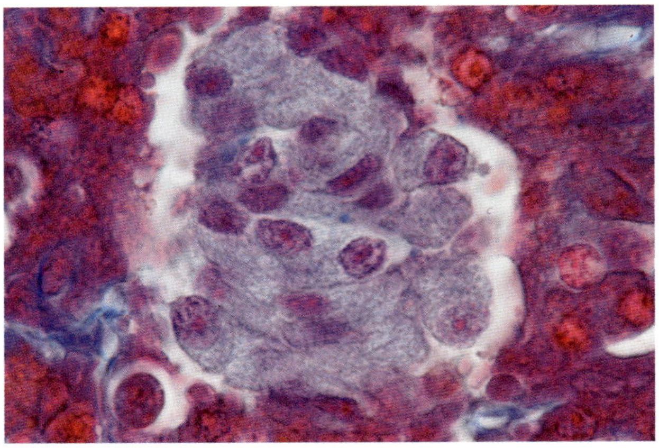

Abb. 11.17 Einzelne Langerhans-Insel im Pankreas, umgeben von dunkler gefärbten exokrinen Drüsenteilen. [X243]

11.7 Inselapparat des Pankreas

11.7.1 Langerhans-Inseln

Im Pankreas (Bauchspeicheldrüse, → 17.6.7) liegen zwischen den exokrinen Drüsenteilen kleine, helle Inseln endokrin aktiver Zellen, die **Langerhans-Inseln** (→ Abb. 11.17). In ihrer Gesamtheit bilden sie den **Inselapparat.** Es werden mehrere Zelltypen differenziert:

- Die **B-Zellen** *(β-Zellen),* die 60–80 % der Inselzellen ausmachen, produzieren **Insulin**
- Die **A-Zellen** (*α-Zellen,* 15–20 %) bilden **Glukagon**
- Die **D-Zellen** (*δ-Zellen,* 5–15 %) synthetisieren **Somatostatin,** das viele Verdauungsfunktionen hemmt. D-Zellen kommen im Gegensatz zu den vorgenannten Zellen im gesamten Verdauungstrakt verstreut vor
- Die **PP-Zellen** (1–2 %) geben das **pankreatische Polypeptid** ab, welches die exokrine Bauchspeicheldrüsensekretion und Magen-Darm-Bewegungen hemmt.

11.7.2 Insulin, Glukagon und Blutzuckerregulation

Insulin

Das von den B-Zellen gebildete **Insulin** ist ein Peptidhormon aus zwei *Aminosäureketten,* die durch zwei kovalente Bindungen (→ 2.4.2) miteinander verbunden sind.

Insulin hat vielfältige biologische Wirkungen. Es ist ein klassisches *anaboles Hormon:*

- Förderung der Aufnahme von Glukose aus dem Blut in die Zellen (vor allem in Muskelzellen)
- Gesteigerte Verbrennung der Glukose zur Energieerzeugung sowie vermehrte Überführung der Glukose in die Speicherform *Glykogen* (vor allem in Leber- und Muskelzellen)
- Steigerung der Aufnahme freier Fettsäuren in die Zellen. In den Zellen (Leber- und Fettgewebe) werden diese Fettsäuren dann vermehrt in Depotfett (Triglyzeride) überführt und gespeichert

- Hemmung des Fettabbaus (Lipolyse)
- Förderung des Eiweißaufbaus und Hemmung des Eiweißabbaus, z. B. in der Skelettmuskulatur.

Reiz für die Insulinausschüttung ist ein steigender Blutzuckerspiegel.

MEDIZIN

Die medizinische Bedeutung des Insulins liegt im Kohlenhydratstoffwechsel – bei Insulinmangel kommt es zum **Diabetes mellitus** *(Zuckerkrankheit)*. Der *Diabetes mellitus Typ 1* ist durch Autoimmunprozesse verursacht. Hingegen ist die Ursache des in den Industrieländern weit häufigeren *Diabetes mellitus Typ 2* im Lebensstil zu suchen, vor allem Bewegungsmangel, falscher Ernährung und Übergewicht. Daher wird der Diabetes in Kap. 17 detailliert dargestellt.

Glukagon

Glukagon ist ebenfalls ein Peptidhormon. Als Gegenspieler des Insulins erhöht es den Blutzucker durch Förderung von *Glykogenabbau* und Glukoseneubildung *(Glukoneogenese)* aus Milchsäure (Laktat) oder anderen Stoffwechselmetaboliten (→ 2.8.1). Außerdem steigert Glukagon den Fett- und Proteinabbau.

Regulation des Blutzuckerspiegels

Die wichtigsten Hormone für die Regelung des Blutzuckerspiegels sind Insulin und Glukagon. Ihre Sekretion wird in erster Linie durch den Blutzuckerspiegel gesteuert. Insulin ist das *einzige* Hormon, das den Blutzuckerspiegel senkt und die Glukose für die Energieerzeugung in der Zelle verfügbar macht. Demgegenüber gibt es *mehrere* Hormone, die den Blutzuckerspiegel erhöhen (→ Abb. 11.18).

Weitere Hormone mit Einfluss auf den Blutzucker sind Somatostatin und andere gastrointestinale Hormone (→ Abb. 11.18). Zusätzlich wird der Inselapparat sympathisch und parasympathisch innerviert.

SPICKZETTEL

Inselapparat des Pankreas: Gesamtheit der in der Bauchspeicheldrüse liegenden Gruppen hormonell aktiver Zellen **(Langerhans-Inseln).**
- **B-Zellen** *(β-Zellen)* → **Insulin** → senkt Blutzucker, fördert Fett- und Eiweißaufbau
- **A-Zellen** *(α-Zellen)* → **Glukagon** → steigert Blutzucker
- **D-Zellen** *(δ-Zellen)* → **Somatostatin** → hemmt Verdauungsfunktionen
- **PP-Zellen** → **pankreatisches Polypeptid** → hemmt exokrine Bauchspeicheldrüsensekretion und Magen-Darm-Bewegungen.

Hormonelle Regulation des Blutzuckerspiegels:
- Insulin senkt Blutzuckerspiegel
- Glukagon, Glukokortikoide, Wachstumshormon, Adrenalin steigern Blutzuckerspiegel.

11.8 Weitere endokrin aktive Organe

Neben den „klassischen" Hormondrüsen bildet eine Reihe anderer Zellen ebenfalls Hormone (→ Tab. 11.2).

Hormone des Verdauungssystems

Im Epithel des Verdauungstraktes gibt es ungefähr 20 verschiedene hormonproduzierende Zellen, etwa **EC-, ECL-, G-, K-** und **L-Zellen.** Diese Zellen dieses **gastro-entero-pankreatischen Systems** *(GEP-System)* sind v. a. an der (Mit-)Regulation des Verdauungsprozesses beteiligt (→ Tab. 11.2, → 17.1.4).

Auch die Leber bildet Hormone bzw. Hormonvorstufen. Beispielsweise ist sie an der Produktion von Vitamin-D-Hormon beteiligt (→ 11.5) und bildet IGF (→ 11.2.2), Angiotensinogen (→ 18.3) sowie Thrombopoetin (→ 12.4.1).

Hormone des Fettgewebes

Fettgewebe dient nicht nur als Energiespeicher, sondern ist auch ein hormonell aktives Organ, das proportional zur Zahl der Fettzellen Hormone abgibt, die z. B. über Appetit und Energieumsatz das Körpergewicht und die Fettanlage steuern. Bekanntestes Hormon des Fettgewebes ist das **Leptin.** Im ZNS hemmt Leptin beim Gesunden den Appetit. Beim Übergewichtigen scheinen die Leptinrezeptoren im ZNS defekt zu sein, sodass der Appetit trotz hoher Leptinkonzentrationen nicht gedämpft wird. Enge Beziehungen bestehen außerdem zum Glukosehaushalt. In der Peripherie erhöht Leptin interessanterweise den Blutdruck und beeinflusst die Blutgerinnung. Leptin wird außerdem als ein Bindeglied zwischen Hormon- und Immunsystem diskutiert.

Ein weiteres Fettgewebshormon ist das **Adiponektin.** Gefüllte Fettzellen produzieren wenig, leere viel Adiponektin. Adiponektin verstärkt u. a. die Insulinwirkung an Muskel und Leber und ist mitbeteiligt an der Regulation von Hungergefühl und Nahrungsaufnahme.

Fettgewebe bildet darüber hinaus z. B. kleine Mengen Östrogene, und die unterschiedliche Freisetzung von Entzündungsbotenstoffen durch Fettgewebe an Stamm bzw. Hüften wird für deren Unterschiede bezüglich des kardiovaskulären Risikos verantwortlich gemacht.

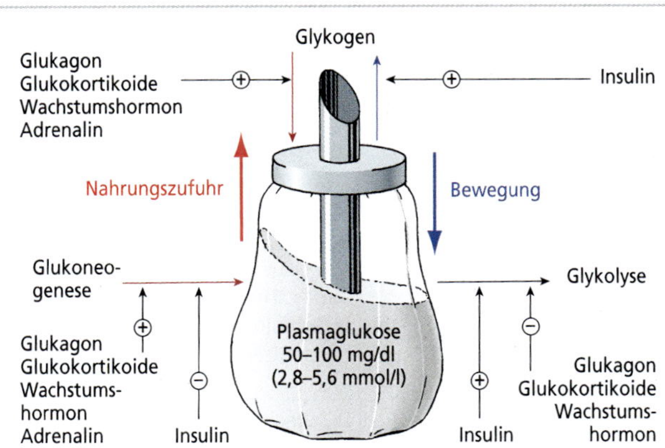

Abb. 11.18 Regulation des Blutzuckerspiegels. Rot = blutzuckersteigernd, blau = blutzuckersenkend.

Tab. 11.2: Auswahl weiterer Hormone des Körpers

Hormon (Details)	Bildungsort	Wirkung
Adiponektin	Fettgewebe	• Verstärkt die Wirkung von Insulin • Ist beteiligt an der Regulation von Hungergefühl und Nahrungsaufnahme
Angiotensin II (→18.3.1)	Blut (durch Angiotensin-converting-Enzym = ACE)	• Stimuliert die Aldosteronausschüttung der Nebennierenrinde • Verengt die Blutgefäße, steigert den Blutdruck • Löst Durst und Appetit auf Salziges aus
Cholezystokinin (CCK →17.6.9)	Dünndarmschleimhaut	• Hemmt die Salzsäure-, fördert die Pepsinogenbildung des Magens • Steigert Bauchspeicheldrüsensekretion und Enzymgehalt des Sekrets • Führt zu Gallenblasenkontraktion und Entspannung des M. sphincter Oddi • Fördert die Darm-, hemmt die Magenbeweglichkeit
Erythropoetin (EPO →18.3.2)	Vorwiegend Niere	Steigert die Erythropoese (Neubildung von roten Blutkörperchen)
Gastrin (→17.4.3)	G-Zellen der Magenschleimhaut	• Steigert die Salzsäurebildung im Magen, fördert die Magenbeweglichkeit • Steigert die Gallen- und Bauchspeicheldrüsensekretion
Ghrelin (→17.9.3)	Magenfundus	Erzeugt Hungergefühl
GIP (glukoseabhängiges insulinotropes Peptid, gastroinhibitorisches Peptid)	K-Zellen des Dünndarms	• Hemmt Magensäurebildung und Magenbeweglichkeit • Steigert die Insulinfreisetzung
GLP-1 (Glukagon-like-Peptid 1)	L-Zellen von Dünn- und Dickdarm	• Steigert die Insulinfreisetzung • Hemmt die Glukagonfreisetzung • Hemmt die Magenentleerung • Vermindert das Hungergefühl
Histamin (→13.1.3, →13.8.1)	Mastzellen, ECL-Zellen des Magens, ferner Neurotransmitter in Teilen des Hypothalamus	• Bewirkt über *H_1-Rezeptoren* Kontraktion der glatten Muskulatur von größeren Blutgefäßen, Bronchien, Darm, Uterus; Erweiterung von kleineren Blutgefäßen (Haut) und Herzkranzarterien; Steigerung der Kapillarpermeabilität, Stimulation der Adrenalinausschüttung, Auslösung von Schmerz und Juckreiz • Steigert über *H_2-Rezeptoren* v. a. Herzfrequenz und Schlagkraft des Herzens und stimuliert die Magensaftsekretion
Leptin (→11.8)	Fettgewebe	• Regelt Appetit, Energieumsatz • Vermindert die Insulinempfindlichkeit der Gewebezellen
Natriuretische Peptide (z. B. atriales natriuretisches Peptid, ANP)	Myoendokrine Zellen v. a. der Herzvorhöfe	• Steigern die GFR • Fördern Natrium- und Wasserausscheidung durch die Niere • Hemmen die Freisetzung von Renin, Aldosteron und ADH • Erweitern die Arteriolen → senken den Blutdruck
Pankreatisches Polypeptid (pankreatisches Peptid, PP)	PP-Zellen der Langerhans-Inseln im Pankreas	• Hemmt die Sekretbildung des Pankreas • Beteiligt an der Regulation des Essverhaltens (appetitmindernd)
Prostaglandine (→15.3.4)	Praktisch im ganzen Körper, viele Subtypen (z. B. E_1, E_2, I_2)	• Fördern Entzündungen, Schmerzen, Fieber • Entfalten vielfältige, teils gegensätzliche Wirkungen in fast allen Geweben/Organen
Renin (→18.3.1)	Vor allem juxtaglomerulärer Apparat der Niere	Aktiviert das Renin-Angiotensin-Aldosteron-System (→18.3.1) → Blutdruckanstieg
Sekretin (→17.6.9)	Dünndarmschleimhaut	• Hemmt die Salzsäure- und fördert die Pepsinogenbildung des Magens • Hemmt die Magenbeweglichkeit/-entleerung • Fördert die Bikarbonatbildung im Pankreas • Steigert den Gallenfluss
Serotonin (→9.3.2)	EC-Zellen des Dünn- und Dickdarms, Thrombozyten, basophile Granulozyten, ferner Neurotransmitter des ZNS	• Verengt die Blutgefäße in Lunge und Niere, erweitert die Blutgefäße in der Skelettmuskulatur • Steigert Herzfrequenz und Schlagkraft des Herzens • Beeinflusst den Tonus der Bronchialmuskulatur • Stimuliert die Magen-Darm-Beweglichkeit
Somatostatin	D-Zellen (gesamter Verdauungstrakt, Pankreas); IH (GH-IH) des Hypothalamus	• Hemmt Magensaftsekretion und Magen-Darm-Beweglichkeit • Hemmt die Bauchspeicheldrüsensekretion
Thymosin, Thymopoetin	Thymus	Steuern Reifung und Differenzierung der Immunzellen in den Lymphknoten
Vasoaktives intestinales Peptid (VIP)	Neurone in der Darmwand	• Hemmt Magensaftsekretion und Magen-Darm-Beweglichkeit • Steigert die Gallen- und Bauchspeicheldrüsensekretion

WIEDERHOLUNGSFRAGEN

1. Welche Aufgaben haben die Hormone? (→11.1)
2. Was sind Drüsen-, was Gewebshormone? (→11.1)
3. In welche chemischen Klassen werden die Hormone eingeteilt? (→11.1.1)
4. Wie werden die meisten Hormone im Blut zu den Zielzellen transportiert? (→11.1.2)
5. Wie erkennt ein Hormonmolekül seine Zielzelle? (→11.1.3)
6. Wie vermittelt der Zellmembranrezeptor die Hormonbotschaft an das Zellinnere? (→11.1.3)
7. Wieso können die Steroidhormone die Funktion ihrer Zielzellen direkt, also ohne „Second-Messenger", beeinflussen? (→11.1.3)
8. Wie heißt das oberste Zentrum des Hormonsystems? (→11.2)
9. Welche beiden Hormone werden im Hypophysenhinterlappen gespeichert? (→11.2.1)
10. Wie wird die Freisetzung der glandotropen Hypophysenvorderlappenhormone kontrolliert? Nennen Sie mindestens zwei Beispiele. (→11.2.2)
11. Wo liegt die Schilddrüse, wie ist sie makroskopisch und mikroskopisch aufgebaut? (→11.4.1)
12. Welche Wirkungen haben die Schilddrüsenhormone? Was sind altersabhängige Besonderheiten der Schilddrüsenhormonwirkung, einer Schilddrüsenunter- und -überfunktion? (→11.4.2)
13. Welche Wirkungen hat das Parathormon? (→11.5)
14. Welches Hormon senkt den Blutkalziumspiegel? (→11.5)
15. Welche Hormone werden in der Nebennierenrinde produziert? (→11.6.1)
16. Welche Effekte haben Mineralokortikoide? (→11.6.2)
17. Welche Wirkungen haben die Glukokortikoide wie z. B. das Kortison? (→11.6.3)
18. Welche Substanzen werden vom Nebennierenmark ausgeschüttet? (→11.6.5)
19. Welche Wirkungen haben die Katecholamine in einer Stressreaktion? (→11.6.6)
20. Welche Hormone werden von den Langerhans-Inseln der Bauchspeicheldrüse gebildet? (→11.7.1)
21. Welche Wirkungen entfaltet Insulin im Körper? (→11.7.2)
22. Nennen Sie mindestens zwei Hormone, welche die Tätigkeit des Magen-Darm-Trakts mit regulieren (einschließlich ihrer Hauptwirkungen). (→11.8)

12

BLUT

LERNZIELÜBERSICHT

12.1 Zusammensetzung und Aufgaben

- Blut besteht aus Blutkörperchen und Blutplasma. Es hat v. a. Transport-, Abwehr-, Puffer- und Wärmeregulationsfunktion.
- Blutkörperchen sind Erythrozyten, Leukozyten und Thrombozyten. Sie werden im Knochenmark gebildet.
- Plasma besteht zu 90 % aus Wasser, vom Rest machen Proteine den Hauptanteil aus.
- Plasmaproteine erhalten u. a. den kolloidosmotischen Druck, transportieren Hormone und wirken bei der Abwehr mit.

12.2 Erythrozyten

- Erythrozyten (rote Blutkörperchen) sind beidseits eingedellte Scheibchen ohne Zellkern.
- Ihr Hauptbestandteil ist der eisenhaltige rote Blutfarbstoff Hämoglobin. Er bindet in der Lunge Sauerstoff und gibt ihn in den Geweben wieder ab.
- Erythrozyten zirkulieren ca. 120 Tage im Blut, der Abbau erfolgt v. a. in der Milz.
- Die Blutgruppen unterscheiden sich durch verschiedene Oberflächenmoleküle auf den Erythrozyten. Bedeutsamstes Blutgruppensystem ist das AB0-System, gefolgt vom Rhesus-System.

12.3 Leukozyten

- Leukozyten sind weiße Blutzellen, unterteilt in verschiedene Gruppen.
- Die Granulozyten machen den größten Anteil aus. Sie werden unterschieden in neutrophile, eosinophile und basophile Granulozyten und vernichten v. a. Bakterien.
- Monozyten befinden sich nur kurz im Blut. Sie wandern dann in die Gewebe, wandeln sich dort zu Makrophagen um und vernichten Krankheitserreger.
- Die B- und T-Lymphozyten gehören zum spezifischen Abwehrsystem.

12.4 Blutstillung

- Werden Blutgefäße verletzt, wird der Defekt durch die Blutstillung meist binnen weniger Minuten wieder verschlossen.
- Zunächst verengt sich das Gefäß und Thrombozyten lagern sich am Defekt zusammen (aggregieren). Dies stoppt die Blutung vorübergehend.
- In der dann folgenden Blutgerinnung aktivieren sich zahlreiche Gerinnungsfaktoren gegenseitig (Gerinnungskaskade).
- Es bildet sich ein Fibrinnetz, das den Thrombozytenpfropf verfestigt und die Blutung endgültig zum Stillstand bringt.
- Inhibitoren verhindern eine überschießende Gerinnung, durch Fibrinolyse werden Gerinnsel abgebaut.
- Bei einer Thrombose verschließt ein Blutgerinnsel ein Gefäß. Der Thrombus kann sich lösen und als Embolus andere Gefäße verstopfen, z. B. bei der Lungenembolie.

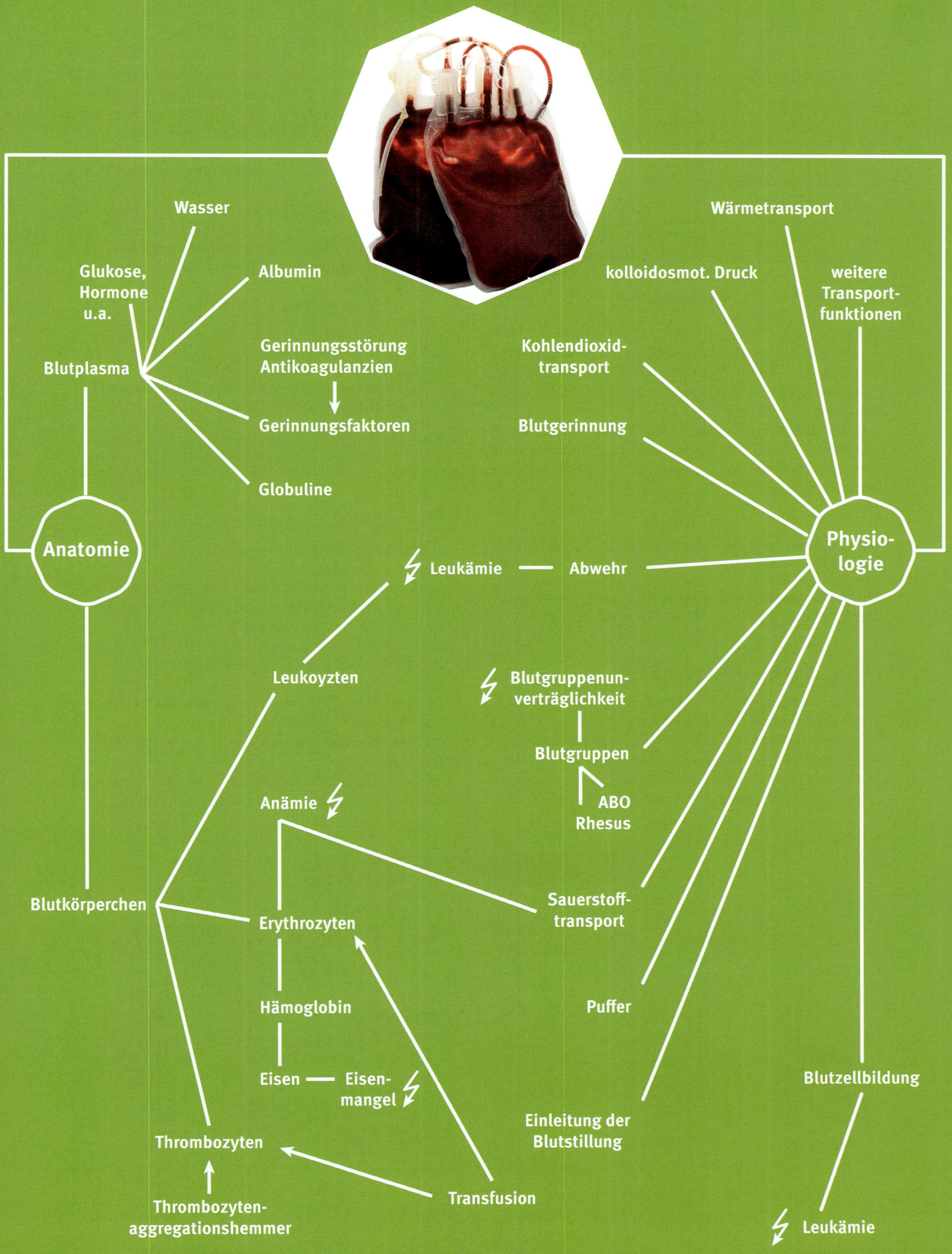
Wasser
Glukose, Hormone u.a.
Albumin
Blutplasma
Gerinnungsstörung Antikoagulanzien
Gerinnungsfaktoren
Globuline
Anatomie
Wärmetransport
kolloidosmot. Druck
weitere Transportfunktionen
Kohlendioxidtransport
Blutgerinnung
Physiologie
Leukämie
Abwehr
Leukoyzten
Blutgruppenunverträglichkeit
Blutgruppen
ABO
Rhesus
Anämie
Blutkörperchen
Erythrozyten
Sauerstofftransport
Hämoglobin
Puffer
Eisen
Eisenmangel
Blutzellbildung
Einleitung der Blutstillung
Thrombozyten
Thrombozytenaggregationshemmer
Transfusion
Leukämie

[J787]

12.1 Zusammensetzung und Aufgaben

Dass **Blut** „ein ganz besonderer Saft" sei, meinte schon der Mephisto in Goethes „Faust"; und obwohl es mit bloßem Auge betrachtet wie eine homogene Flüssigkeit aussieht, ist Blut in Wirklichkeit ein kompliziertes Gemisch verschiedenster Bestandteile. Deshalb und wegen seiner zahlreichen Aufgaben wird Blut auch als „flüssiges Gewebe" oder „flüssiges Organ" bezeichnet.

Ungerinnbar gemachtes Blut lässt sich in zwei Phasen auftrennen:

- Die festen Bestandteile, die sog. **Blutkörperchen,** die ca. 40–45 % des Gesamtblutvolumens ausmachen (→ Abb. 12.1)
- Die flüssige Fraktion, **Blutplasma** genannt (→ 3.4), mit ca. 55–60 % des Blutvolumens.

Entfernt man das *Fibrinogen* und andere Gerinnungsfaktoren (→ 12.4.2) aus dem Blutplasma, erhält man das **Blutserum** (Merkhilfe: **Pl**asma = Serum **plus** Fibrinogen). Das Serum entsteht außerdem als flüssiger Überstand, wenn man Blut in einem Röhrchen gerinnen lässt.

Männer haben eine Blutmenge von etwa 70 ml Blut/kg Körpergewicht (also ca. 5 l), Frauen etwas weniger. Bei Kindern liegen die Werte etwa 1 % höher (bei Neugeborenen noch mehr), bei älteren Menschen niedriger.

PFLEGE

Blut kann Infektionserreger enthalten. Jeder direkte Kontakt birgt daher die **Gefahr einer Infektionsübertragung,** besonders von Hepatitis- und HI-Viren. Deshalb tragen Pflegende bei allen Tätigkeiten mit Möglichkeit eines Kontakts zu Blut oder bluthaltigen Medien flüssigkeits- und virendichte Handschuhe.

12.1.1 Aufgaben des Blutes

Durch das verzweigte Netz der Blutgefäße erreicht das Blut jeden Winkel des Körpers. Es hat viele Aufgaben:

- **Transportfunktionen.** Das Blut befördert Sauerstoff und Nährstoffe, aber z. B. auch Hormone zu den Zellen und führt gleichzeitig Kohlendioxid und Stoffwechselabfallprodukte wieder ab (Sauerstoff- und Kohlendioxidtransport → 16.11.1, → 16.11.2)
- **Abwehrfunktionen.** Blut enthält Antikörper (Eiweiße mit Abwehrfunktion → 13.5.3) und Abwehrzellen (→ 13.2). Sie bekämpfen körperfremde Partikel und Krankheitserreger und erkennen entartete oder infizierte körpereigene Zellen
- **Wärmeregulationsfunktion.** Die ständige Blutzirkulation verteilt die Wärme im Körper und trägt so zu einer gleichbleibenden Temperatur von ca. 37 °C bei
- **Abdichtung** von Gefäßwanddefekten durch die Fähigkeit zur Gerinnung
- **Pufferfunktion.** Durch die Puffersysteme im Blut (→ 2.7.4) werden Schwankungen des pH-Wertes ausgeglichen.

SPICKZETTEL

Blut: Ständig in den Blutgefäßen zirkulierende Flüssigkeit, Menge ca. 70 ml/kg Körpergewicht.
Es besteht aus
- **Blutkörperchen** (unterteilt in **Erythrozyten, Leukozyten, Thrombozyten**), insgesamt ca. 40–45 %
- **Blutplasma,** ca. 55–60 %.

Transport-, Abwehr-, Pufferfunktion, beteiligt an der Wärmeregulation. Abdichten verletzter Blutgefäße durch Blutgerinnung.

12.1.2 Blutkörperchen

Die **Blutkörperchen** *(Blutzellen, zelluläre Blutbestandteile)* werden in drei große Gruppen unterteilt:

- Die **Erythrozyten** *(rote Blutkörperchen),* die Sauerstoff und Kohlendioxid transportieren und mit 99 % den größten Volumenanteil der Blutkörperchen stellen
- Die **Leukozyten** *(weiße Blutkörperchen),* die der Abwehr von Krankheitserregern und sonstigen körperfremden Stoffen dienen.
  Die Leukozyten werden weiter in **Granulozyten, Lymphozyten** und **Monozyten** aufgeteilt
- Die **Thrombozyten** *(Blutplättchen),* die an der Blutstillung beteiligt sind.

Strenggenommen sind jedoch Erythro- und Thrombozyten keine „vollwertigen" Zellen, da sie keinen Kern (mehr) besitzen.

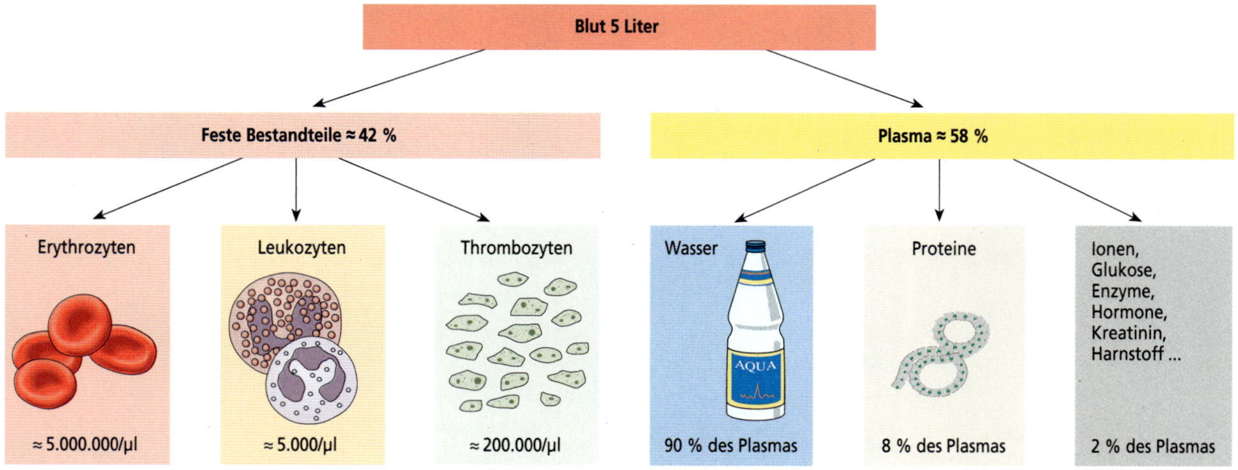

Abb. 12.1 Übersicht über die festen und flüssigen #Bestandteile des Blutes

12.1.3 Blutbildung (Hämatopoese)

Der Verbrauch an Blutkörperchen ist immens: Jede Sekunde müssen über zwei Millionen Blutkörperchen in der Hämatopoese *(Blutbildung, Blutzellbildung)* im Knochenmark (→ Abb. 12.2) neu gebildet werden!

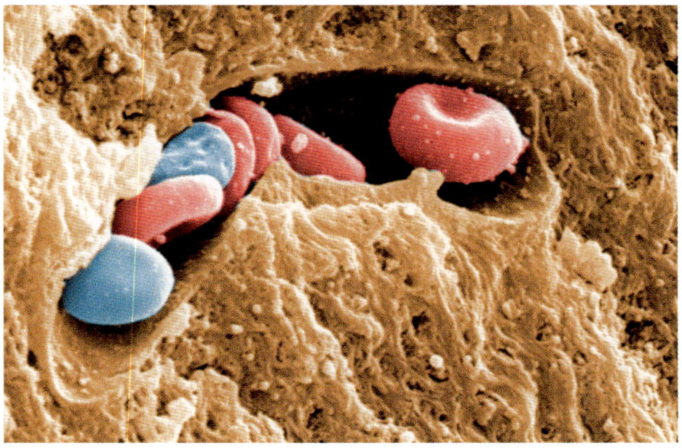

Abb. 12.2 Knochenmark im rasterelektronenmikroskopischen Bild mit Erythrozyten (rot) und Leukozyten (blau). [X243]

Schritte der Hämatopoese

Alle Blutzellen lassen sich auf gemeinsame *multipotente* („vielkönnende") **Blutstammzellen** zurückführen (→ 3.1). Diese bilden zum einen identische Tochterzellen, zum anderen **Vorläuferzellen** *(Progenitorzellen)* mit zunehmend eingeschränkten Entwicklungsmöglichkeiten. Frühe Vorläuferzellen sind mikroskopisch nicht zu differenzieren, aber dadurch nachweisbar, dass aus ihnen unter Laborbedingungen reife Blutzellen hervorgehen. Deshalb heißen sie auch *Colony Forming Units* **(CFUs).**

Durch weitere Zellteilungen und Reifung entstehen dann letztlich als „Endstufen" die Erythrozyten, Granulozyten, Lymphozyten, Monozyten und Thrombozyten (→ Abb. 12.2, → Abb. 12.3).

Sowohl die Teilung als auch die Differenzierung der Stamm- und Vorläuferzellen werden durch **Wachstumsfaktoren** gesteuert. Dazu zählen beispielsweise die *Interleukine* (→ 13.3) und die verschiedenen **Hämopoetine** (etwa **Erythropoetin, Thrombopoetin** oder die *koloniestimulierenden Faktoren,* kurz **CSF**).

MEDIZIN

Die Transplantation von Blutstammzellen ist eine risikobehaftete, aber etablierte Therapiemethode z. B. in der Leukämie- und Lymphombehandlung, bei einigen angeborenen Bluterkrankungen oder Immundefekten.
Die Blutstammzellen werden aus dem Knochenmark oder dem peripheren Blut meist eines anderen Spenders gewonnen und

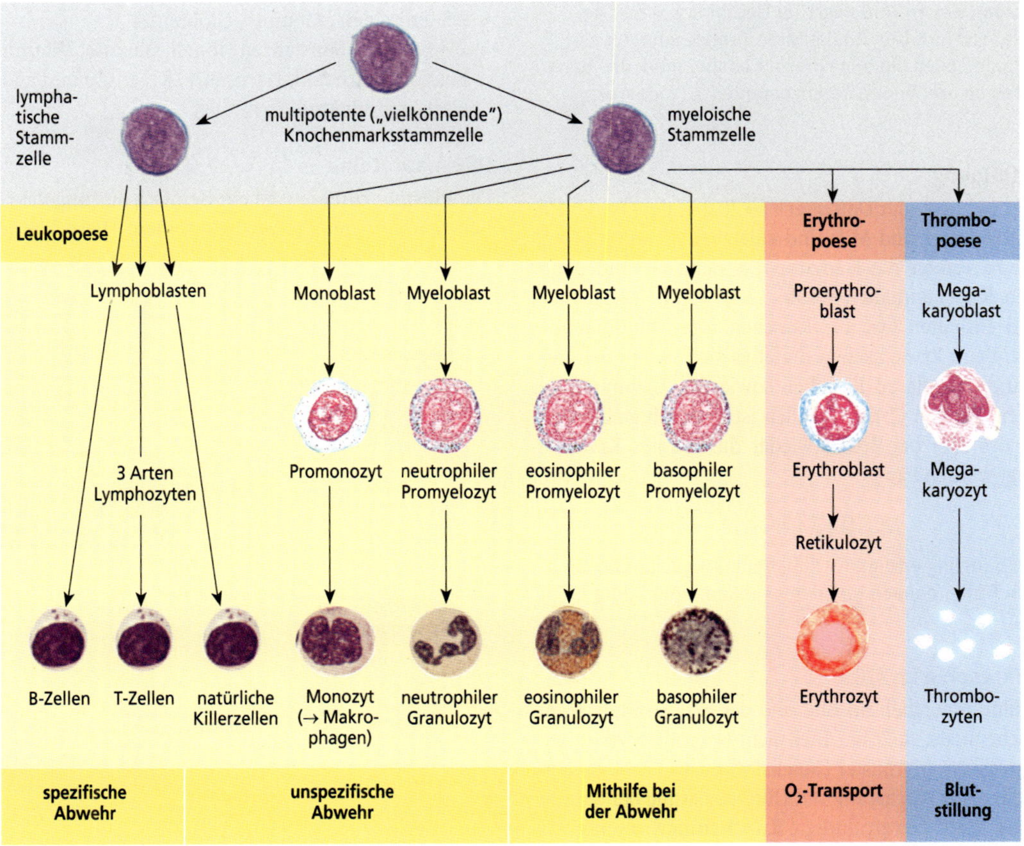

Abb. 12.3 Hämatopoese, vereinfachtes Schema. Von einer gemeinsamen Stammzelle ausgehend entwickeln sich die Vorstufen der Blutkörperchen zu Granulozyten, Monozyten, Lymphozyten, Erythrozyten und Thrombozyten.

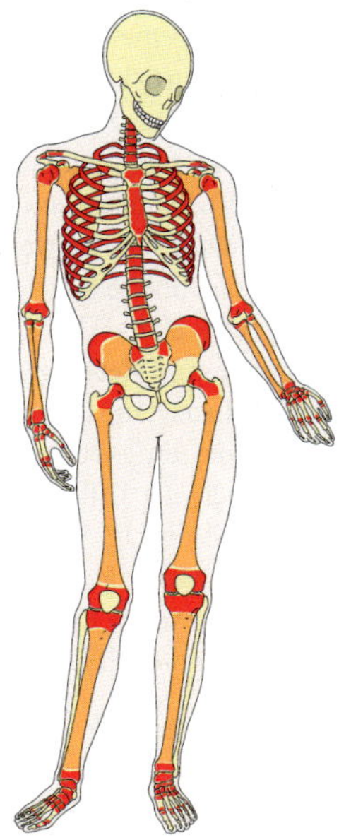

Abb. 12.4 Rotes, blutbildendes Knochenmark. Es findet sich beim Erwachsenen v. a. in den kurzen, platten und irregulären Knochen sowie an den Epiphysen der Röhrenknochen (rot), beim Kind zusätzlich in den Knochenschäften der Röhrenknochen (orange).

dann infundiert (**Knochenmark-** bzw. **periphere Blutstammzelltransplantation**). Selten wird nach der Geburt des Babys gewonnenes Nabelschnurblut für die Stammzellgewinnung genutzt. Die Stammzellen siedeln sich im Knochenmark des bzw. der Erkrankten an und bilden dann gesunde Blutzellen.

Orte der Blutbildung

Vor der Geburt ist zuerst der Dottersack (→ 20.2.1) der Ort der Hämatopoese, dann Leber und Milz und zuletzt das Knochenmark. Nach der Geburt erfolgt die Hämatopoese beim Gesunden nur noch im roten Knochenmark (→ Abb. 12.4, → Abb. 12.5). Beim jüngeren Kind enthalten fast alle Knochen rotes, blutbildendes Knochenmark. Beim Erwachsenen findet es sich v. a. in den kurzen, platten und irregulären Knochen sowie den Epiphysen der Röhrenknochen. An den übrigen Stellen ist es durch gelbes Fettmark ersetzt, das aber bei Bedarf wieder durch rotes Knochenmark verdrängt werden kann.

MEDIZIN

Beim jungen Säugling erfolgt die **Knochenmarkgewinnung** am besten durch Tibia-, danach durch Beckenkammpunktion.

Knochenmarkreserve im Alter

Die Zahl der Blutkörperchen im Blut und der aktiven Blutstammzellen im Knochenmark sinkt im Alter nicht wesentlich. Allerdings verändert sich das Zytokinmuster (Botenstoffmuster) im Knochenmark, das Einfluss auf Wachstum und Differenzierung der Stammzellen hat. Dies könnte die verminderte **Knochenmarkreserve** älterer Menschen erklären, d. h. die geringere Fähigkeit, die Blutzellbildung zu steigern (z. B. bei wiederholten Chemotherapien).

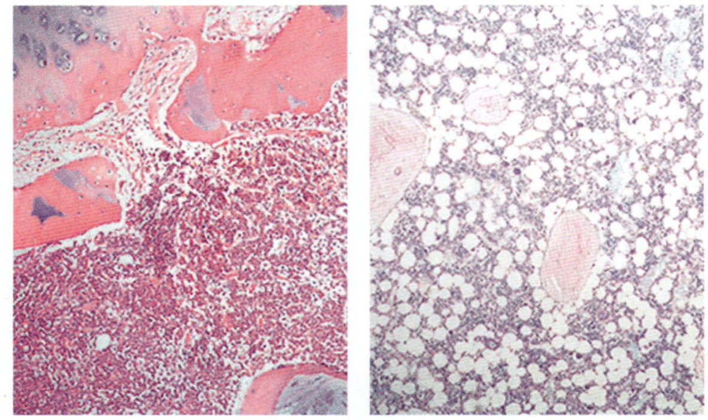

Abb. 12.5 Knochenmark im mikroskopischen Bild, links beim Kind, rechts beim Erwachsenen. Auch im roten Knochenmark hat die Zahl der blutbildenden Zellen abgenommen (die weißen „Löcher" sind Fettzellen). [T484]

SPICKZETTEL

Hämatopoese: Bildung der Erythro-, Leuko- und Thrombozyten aus multipotenten **Blutstammzellen** im Knochenmark. Aufgrund der begrenzten Lebenszeit der Blutkörperchen ständig erforderlich.

12.1.4 Blutplasma

Das Blutplasma ist eine klare, gelbliche Flüssigkeit aus etwa:

- 90 % Wasser
- 8 % Proteinen (Albumin, Globuline)
- 2 % weiteren Substanzen (Ionen, Glukose, Vitamine, Hormone, Enzyme, Harnstoff, Harnsäure, Kreatinin und andere Stoffwechselprodukte).

Plasmaproteine

Die **Plasmaproteine** sind ein Gemisch aus ungefähr 100 verschiedenen im Plasma gelösten Proteinen. Diese können in der **Se-**

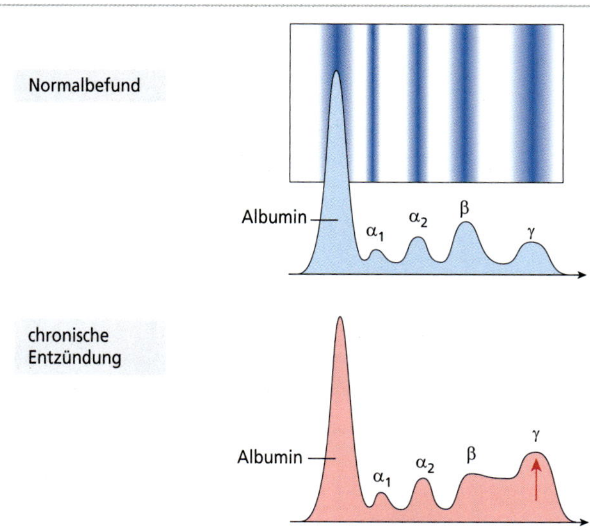

Abb. 12.6 Serum-Eiweißelektrophorese. Oben Normalbefund, unten Befund bei chronischer Entzündung mit breit erhöhter γ-Globulin-Fraktion durch Antikörpervermehrung.

rum-Eiweißelektrophorese (→Abb. 12.6) durch ihre unterschiedlichen Wanderungsgeschwindigkeiten im elektrischen Gleichstromfeld in fünf Gruppen aufgeschlüsselt werden: **Albumin** (mengenmäßig mit 40 g/l Plasma am bedeutendsten), **α_1-Globulin, α_2-Globulin, β-Globulin** und **γ-Globulin.** Mit Ausnahme der γ-Globuline und der Hormone werden die Plasmaproteine in der Leber gebildet.

Die Plasmaproteine erfüllen folgende Funktionen:

- *Aufrechterhaltung des kolloidosmotischen Drucks,* v. a. durch Albumin. Verringert sich der Albumingehalt des Plasmas, z. B. durch Unterernährung oder Eiweißverlust, so sinkt der kolloidosmotische Druck. Infolgedessen wird nicht mehr so viel Wasser aus dem Interstitium in die Kapillaren zurückgezogen, weshalb sich vermehrt Flüssigkeit im Gewebe ablagert. Es entstehen *Ödeme* (→15.1.3)
- *Transportvehikel.* Viele kleinmolekulare Stoffe, z. B. Hormone und Bilirubin, werden im Blut an Transport- oder Plasmaproteine gebunden
- *Pufferfunktion.* Eiweiße können H^+- und OH^--Ionen abfangen und damit zur Konstanthaltung des pH-Werts beitragen (→18.8.1)
- *Blutgerinnung.* Zu den Plasmaeiweißen gehören auch die Gerinnungsfaktoren (→12.4.2)
- *Abwehrfunktion.* In der γ-Globulin-Fraktion finden sich die Antikörper (→13.5.3)
- *Proteinreservoir.* Im Plasmaraum eines Erwachsenen sind ungefähr 200 g Eiweiße gelöst, die eine schnell verfügbare Reserve darstellen.

SPICKZETTEL

Blutplasma: Gelblich-klarer, „flüssiger" Anteil des Bluts.
- Bestandteile 90 % Wasser, 8 % **Plasmaproteine** (Albumin, α_1-, α_2-, β-, γ-Globuline), 2 % weitere gelöste Substanzen (z. B. Elektrolyte, Glukose, Hormone)
- Aufgaben Transport-, Puffer-, Abwehr-, Gerinnungsfunktion, Aufrechterhaltung des kolloidosmotischen Drucks in den Blutgefäßen, schnell verfügbare Proteinreserve.

Blutserum: Blutplasma ohne Gerinnungsfaktoren.

12.2 Erythrozyten

12.2.1 Form der Erythrozyten

Die **Erythrozyten** – von denen jeder Erwachsene etwa 30 Billionen besitzt – sind kernlose, beidseits in der Mitte eingedellte Scheiben mit einem Durchmesser von 7,5 µm, einer Randdicke von 2 µm und einer Zentraldicke von 1 µm (→Abb. 12.7, →Abb. 12.8, →Abb. 12.18).

Die Zellmembran der Erythrozyten ist semipermeabel, d. h. sie ist für einige Stoffe wie z. B. Wasser gut durchlässig, für andere, beispielsweise große Eiweiße, schwer durchgängig.

Erythrozyten sind sehr stark verformbar. Dadurch können sie auch Kapillaren passieren, deren Durchmesser nur halb so groß ist wie ihr eigener!

Werden Erythrozyten in eine Kochsalzlösung gegeben, deren Konzentration an gelösten Teilchen größer ist als die des Plasmas (hypertone Lösung), so strömt Wasser aus den Erythrozyten. Der Erythrozyt schrumpft und nimmt *Stechapfelform* an. Ist die Kochsalzlösung hingegen hypoton – liegt ihre Ionenkonzentration also

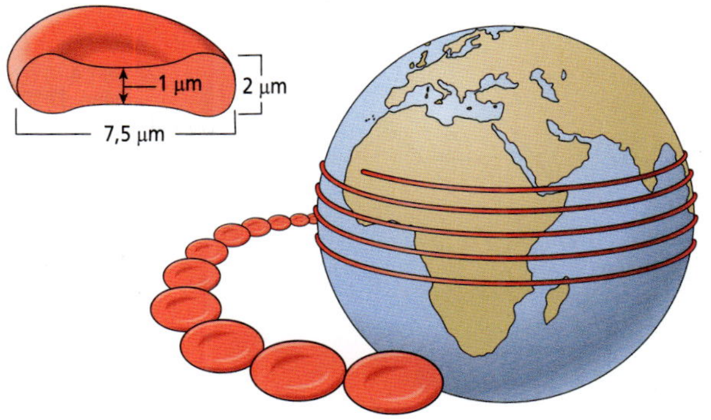

Abb. 12.7 Größenvergleich. Würde man die 30 Billionen Erythrozyten eines Menschen hintereinander zu einem Band anordnen, würde dieses fünfmal um den Äquator reichen. Kaum vorstellbar, dass alle Erythrozyten in die Blutgefäße eines Menschen „hineinpassen".

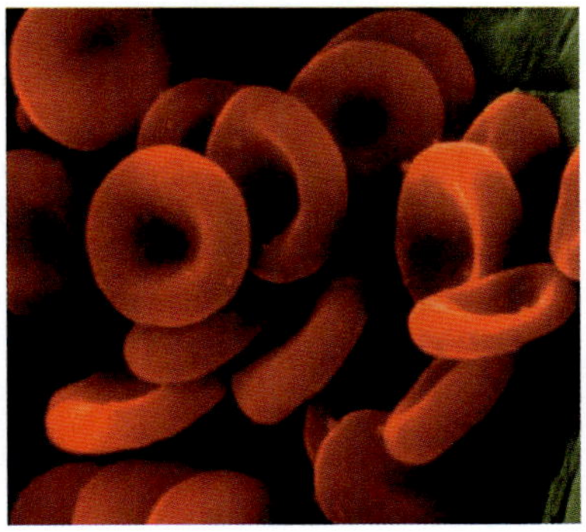

Abb. 12.8 Erythrozyten im rasterelektronenmikroskopischen Bild (lichtmikroskopisches Bild →Abb. 12.18). [E366]

unter der des Plasmas – so strömt Wasser in den Erythrozyten hinein, sodass er zu *Kugelform* anschwillt und schließlich sogar platzen kann (**Hämolyse** →12.2.6).

Auch die Geschwindigkeit der Blutströmung beeinflusst die Erythrozytenform: Bei hoher Strömungsgeschwindigkeit nehmen sie eine *Paraboloidform* an, die an einen hohen Hut oder eine Patronenhülse von der Seite erinnert, bei niedriger legen sie sich wie Münzen hintereinander *(Geldrollenbildung).*

12.2.2 Hämoglobin

Während ihrer Entwicklung im Knochenmark verlieren die Erythrozyten ihren Kern (→12.2.3) und werden gleichzeitig mit dem Blutfarbstoff **Hämoglobin** vollgepackt, der ihnen ihre typische rote Farbe verleiht.

Hämoglobin macht ungefähr ein Drittel der Gesamtmasse der roten Blutkörperchen aus. Es ist ihr bedeutsamster Funktionsbestandteil, der sowohl am Sauerstoff- (→16.11.1) und Kohlendioxidtransport (→16.11.2) als auch an der Pufferwirkung (→18.8.1) des Blutes maßgeblich beteiligt ist.

Hämoglobin ist ein Eiweißmolekül aus vier Polypeptidketten (→2.8.3). Dieser Eiweißanteil des Hämoglobins wird als **Globin** bezeichnet. Jede Polypeptidkette besitzt eine eisenhaltige Farbstoffkomponente, das **Häm.** Es ist das Eisen dieser Hämgruppe, das den Sauerstoff in der Lunge locker anlagert und ihn im Gewebe leicht wieder abgibt.

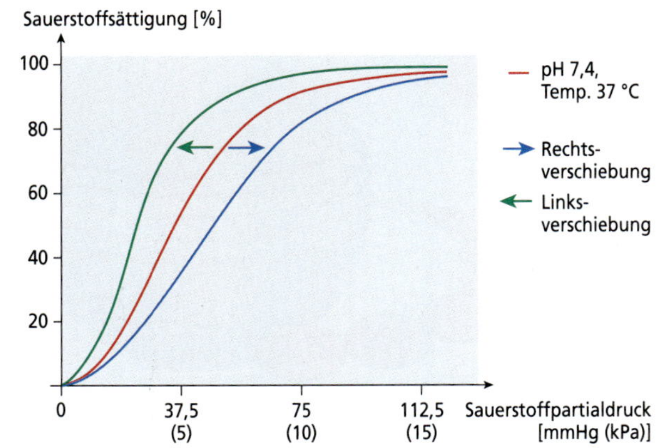

Abb. 12.9 Sauerstoffbindungskurve des Hämoglobins.

Altersabhängige Zusammensetzung des Hämoglobins

Die Zusammensetzung des Hämoglobins ist altersabhängig (die verschiedenen Kettenarten unterscheiden sich in Zahl und Abfolge der Aminosäuren):

- Beim Fetus macht **HbF** aus zwei *α*- und zwei *γ-Ketten* fast das gesamte Hämoglobin aus, beim Neugeborenen noch ca. 75 %, später weniger als 1 %
- Schon nach wenigen Monaten sind rund 97 % des Hämoglobins **HbA_1**, bestehend aus zwei *α*- und zwei *β-Ketten.* Gut 2 % des Hämoglobins setzen sich aus zwei α- und zwei *δ-Ketten* zusammen **(HbA_2).**

Sauerstoffbindungskurve des Hämoglobins

Die **Sauerstoffbindungskurve** stellt die Beziehung zwischen *Sauerstoffpartialdruck* (Sauerstoffteilkonzentration, pO_2 → 16.11) und *Sauerstoffsättigung* (Sauerstoffbeladung) des Hämoglobins grafisch dar (→ Abb. 12.9). Sie verläuft s-förmig und erfüllt damit optimal die Bedürfnisse des Körpers:

- In den Lungen liegt der pO_2 um 95 mmHg und die Sauerstoffsättigung über 95 %. Auch wenn der pO_2 etwas niedriger ist, etwa bei älteren Menschen oder in großer Höhe, wirkt sich dies kaum auf die Sauerstoffsättigung aus, da die Kurve in diesem Bereich sehr flach verläuft
- Im Gewebe hingegen beträgt der pO_2 zwischen 20–60 mmHg. Hier ist die Kurve steil, sodass bereits ein geringer Abfall des pO_2 die Sauerstoffbeladung deutlich vermindert. Dies fördert die Sauerstoffabgabe an das Gewebe.

Bei pH-Abfall oder erhöhtem pCO_2 wird die Sauerstoffbindungskurve flacher. Diese **Rechtsverschiebung** begünstigt die Sauerstoffabgabe im Gewebe. Umgekehrt lässt **Linksverschiebung** die Kurve steiler, d. h. die Sauerstoffbindung stärker werden, z. B. in den Lungen. Auch die Bindungskurve des HbF ist im Vergleich zu der des HbA_1 nach links verschoben, damit es den mütterlichen Sauerstoff gut „an sich ziehen" kann.

12.2.3 Bildung der Erythrozyten (Erythropoese)

Die Bildung der roten Blutkörperchen heißt **Erythropoese.** Die Stammzelle entwickelt sich zunächst zu einem **Proerythroblasten.** Die etwas reiferen **Erythroblasten** beginnen bereits mit der Hämoglobinsynthese. Sie haben noch einen normal geformten Zellkern, der dann beim **Normoblasten** schrumpft und schließlich ausgesto-

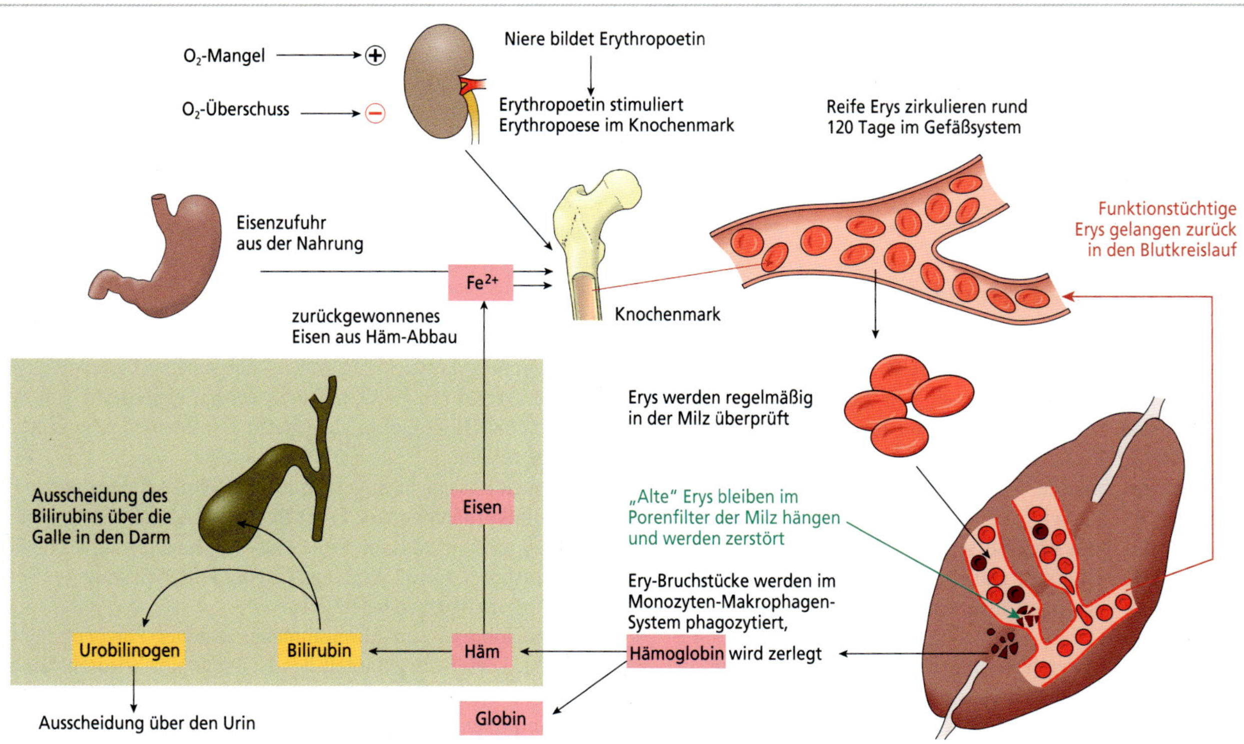

Abb. 12.10 Lebenszyklus der roten Blutkörperchen. Der Körper versucht, möglichst viel des wertvollen Eisens aus verbrauchten Erythrozyten wieder zurückzugewinnen („Recycling"), um es in neue rote Blutkörperchen „einbauen" zu können.

ßen wird – damit erlischt die Fähigkeit zur Zellteilung. Auch die Zellorganellen (z. B. die Mitochondrien) verschwinden.

Nun verlässt die rote Blutzelle das Knochenmark und tritt ins Gefäßsystem ein. Im jungen Erythrozyten erkennt man noch netzartige Strukturen, die Resten ribosomaler RNA entsprechen. Wegen dieser netzartigen Struktur (*Rete* = Netz) werden die jungen Erythrozyten **Retikulozyten** genannt. Nach einigen Tagen verliert sich die Netzstruktur; damit liegt der ungefähr 7,5 µm große *reife* **Erythrozyt** vor.

Damit ausreichend Erythrozyten im Blut zirkulieren, muss die Erythropoese ständig in angemessenem Umfang stimuliert werden. Sauerstoffmangel im Gewebe, etwa bei einer chronischen Lungenerkrankung, ist ein starker Reiz für die Erythropoese. Ein solcher Sauerstoffmangel wird in den Nieren mit der Ausschüttung des Hormons **Erythropoetin** *(EPO)* beantwortet, welches das Knochenmark zur Bildung von Erythrozyten stimuliert (→ Abb. 12.10).

12.2.4 Erythrozytenabbau

Die vom Knochenmark freigesetzten Erythrozyten zirkulieren etwa 120 Tage im Blut. Dabei werden sie in der Milz regelmäßig „überprüft", und alte und funktionsuntüchtige Erythrozyten werden aus dem Blut entfernt und in Bruchstücke zerlegt.

Die Erythrozytenbruchstücke werden anschließend von phagozytosefähigen Zellen des *Monozyten-Makrophagen-Systems* (→ 13.2.2) in den Sinusräumen der Milz, aber auch in Leber, Knochenmark und anderen Organen abgebaut (→ Abb. 12.10).

Das hierbei frei werdende Hämoglobin wird in *Häm* und *Globin* aufgespalten. Anschließend wird das Eisen aus dem Häm-Molekül freigesetzt und von **Transferrin,** dem Transportprotein für Eisen im Blut, aufgenommen. Dies schützt das für den Körper wichtige kleine Eisen-Ion vor der Ausscheidung durch die Niere und ermöglicht die Wiederverwertung im Knochenmark.

Der nun eisenfreie Molekülrest des Häms wird zum einen Teil über mehrere Zwischenschritte zu *Bilirubin* abgebaut und schließlich über die Leber und Gallenwege ausgeschieden. Zum anderen Teil erfolgt der Abbau weiter zum wasserlöslichen *Urobilinogen,* das mit dem Urin ausgeschieden wird.

Sowohl Bilirubin als auch Urobilinogen haben eine gelbe Farbe. Ist die Bilirubinausscheidung gestört, etwa weil die Leber erkrankt ist oder ein Überschuss an Bilirubin anfällt, kommt es durch seine Ablagerung in der Haut zur *Gelbsucht* **(Ikterus).**

Gehen Erythrozyten *im Blut* zugrunde, so wird ihr Hämoglobin an das Protein **Haptoglobin** gebunden zur Leber transportiert, wo es abgebaut bzw. wiederverwertet wird.

SPICKZETTEL

Erythrozyten *(rote Blutkörperchen):* Beidseits eingedellte Scheibchen (Durchmesser ca. 7,5 µm, Dicke 1–2 µm) ohne Zellkern und ohne Organellen. Bildung im Knochenmark, Lebensdauer ca. 120 Tage, Abbau vor allem in der Milz unter Rückgewinnung von möglichst viel Eisen. Hauptaufgabe Sauerstofftransport.
Hämoglobin *(roter Blutfarbstoff):* Protein aus vier Polypeptidketten, wobei jede Kette ein eisenhaltiges Farbstoffmolekül **(Häm)** besitzt. Mit ca. ⅓ der Masse wesentlicher Bestandteil der Erythrozyten. Der zu transportierende Sauerstoff bindet in der Lunge an das Eisen und wird im Gewebe wieder abgegeben.
Erythropoese: Bildung der roten Blutkörperchen. Multipotente Stammzelle → myeloische Stammzelle → Proerythroblast → Erythroblast → Normoblast → Retikulozyt → Erythrozyt.

12.2.5 Eisenhaushalt

Transportprotein für Eisen im Blut ist wie erwähnt Transferrin. Ein Zuviel wird zunächst als **Ferritin,** bei vollem Ferritinspeicher als **Hämosiderin** gespeichert.

Der **Eisenhaushalt** ist labil (→ Abb. 12.11). Das **Gesamtkörpereisen** von ca. 3–5 g verteilt sich auf etwa 70 % im Hämoglobin, 20 % **Speichereisen,** 10 % **Funktionseisen** (z. B. Myoglobin, eisenhaltige Enzyme), und weniger als 0,1 % befinden sich an Transferrin gebunden im Blut.

Die physiologischen Eisenverluste betragen beim Mann ca. 1 mg und bei der Frau 1,5–2 mg täglich. Mit der Nahrung werden täglich ca. 10–30 mg Eisen aufgenommen, wovon jedoch nur in etwa 10 % (bei Mangel bis zu 30 %) aus dem Duodenum resorbiert werden.

Entsprechend bemüht sich der Körper, möglichst viel des beim Erythrozytenabbau entstehenden Eisens zurückzugewinnen (pro Tag wird fast 1 % der Erythrozyten abgebaut!).

Ein wichtiges Regulatorprotein des Eisenhaushalts ist das in der Leber gebildete **Hepcidin,** das die Eisenaufnahme aus dem Darm und die Eisenfreisetzung aus dem Monozyten-Makrophagen-System hemmt. Je mehr Eisen vorhanden ist, desto mehr Hepcidin wird gebildet. Hepcidin ist außerdem ein *Akute-Phase-Protein* (→ 13.4).

SPICKZETTEL

Eisenhaushalt: Aufnahme, Verstoffwechselung und Ausscheidung des Spurenelements Eisen.
- **Gesamtkörpereisen** ungefähr 3–5 g. Verteilung ca. 70 % in Hämoglobin, ca. 20 % Speicher-, ca. 10 % Funktionseisen, < 0,1 % im Blut
- **Eisenaufnahme** pro Tag ca. 10–30 mg, Resorption normalerweise ca. 10 % davon, bei Eisenmangel mehr
- **Eisenausscheidung** pro Tag Männer ca. 1 mg, Frauen ca. 1,5–2 mg.

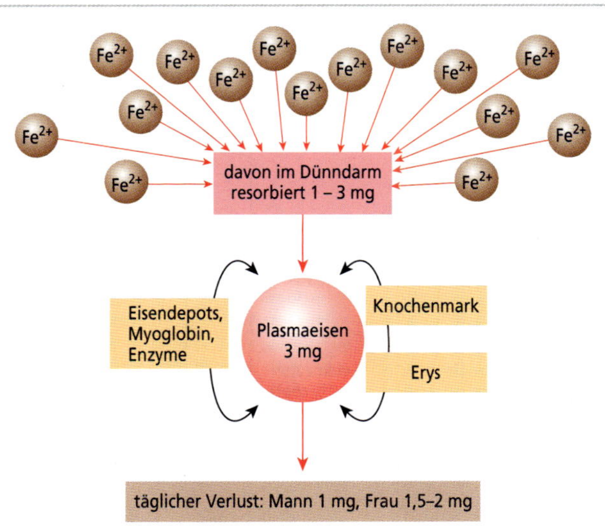

Abb. 12.11 Täglicher Eisenstoffwechsel in schematischer Darstellung (Durchschnittswerte). Die Grafik zeigt, dass der Eisenhaushalt besonders bei Frauen auch ohne zusätzliche Störungen labil ist.

12.2.6 Rotes Blutbild, Anämie und Polyglobulie

Rotes Blutbild

Die wichtigsten Werte des **roten Blutbilds** sind (Normwerte für Erwachsene):

- **Hämoglobinkonzentration im Blut** *(Hb):* Menge des roten Blutfarbstoffs im Blut. Normalbereich ist beim Mann 13,6–17,2 g/dl (8,4–10,7 mmol/l), bei der Frau 12–15 g/dl (7,5–9,3 mmol/l)
- **Erythrozytenzahl** *(Erys):* Beim Mann findet man 4,3–5,9 Millionen Erythrozyten/µl Blut, bei der Frau 3,5–5,0 Millionen
- **Hämatokrit** *(Hk, Hkt):* Volumenanteil der Blutkörperchen am Gesamtblutvolumen (→ Abb. 12.12). Er beträgt beim Mann 36–48 % (0,36–0,48) und bei der Frau 34–44 % (0,34–0,44).

Bei Neugeborenen liegen die Werte wegen des relativen Sauerstoffmangels im Mutterleib (→ 21.2.1) höher als bei Erwachsenen. Sie fallen dann zunächst ab mit einem Minimum bei etwa drei Monaten **(physiologische Trimenonanämie)** und steigen danach langsam auf etwa die Werte erwachsener Frauen an.

Bei älteren Menschen sinken die Werte leicht, unterschreiten den Normbereich aber nicht.

Viele Geräte errechnen bzw. bestimmen automatisch weitere Werte, die v. a. Aufschlüsse über Anämien geben: die **Erythrozytenindizes,** den Prozentsatz der Erythrozyten mit zu wenig Hämoglobin **(%Hypo)** und die Schwankung der Erythrozytengröße (**RDW** = *red cell distribution width, Erythrozytenverteilungsbreite*).

Anämie

Bei einer **Anämie** *(Blutarmut)* sind Hämoglobinkonzentration, Hämatokrit und meist auch Erythrozytenzahl erniedrigt. Die Betroffenen sind blass, müde und körperlich wenig belastbar. Ihr Herz schlägt schneller als beim Gesunden, um trotz des Mangels an Erythrozyten möglichst viel Sauerstoff zu transportieren.

- Überwiegend liegt eine **Erythropoesestörung** vor; es werden also nicht mehr genügend Erythrozyten gebildet. Häufigste Ursache ist ein *Eisen-, Vitamin-B_{12}- oder Folsäuremangel.* Auch chronische Entzündungen und fortgeschrittene Tumoren führen zu einer Erythropoesestörung. Hier liegt v. a. eine *Eisenverwertungsstörung* im Knochenmark vor – das ausreichend vorhandene Eisen wird nicht in die Erythrozyten eingebaut. Weitere Ursache einer Erythropoesestörung ist ein Erythropoetinmangel bei Nierenfunktionseinschränkung – man spricht von *renaler Anämie*

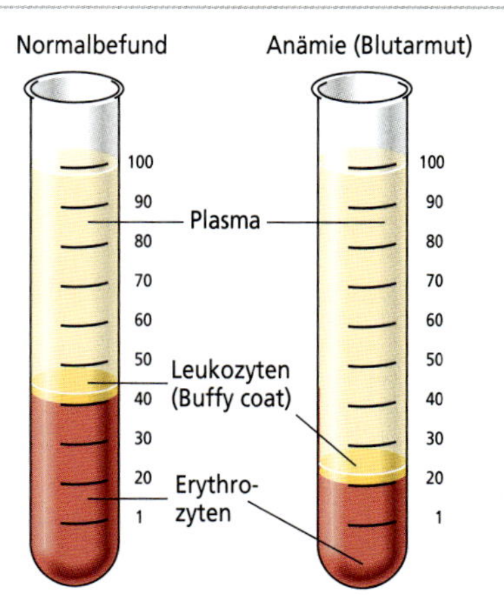

Abb. 12.12 Hämatokrit. Normalbefund und bei Anämie. Durch Zentrifugieren haben sich die festen Bestandteile am Boden des Gläschens abgesetzt.

- Seltener sind **hämolytische Anämien** durch übermäßigen Erythrozytenabbau. Die Ursachen sind weit gefächert, von Erbkrankheiten (z. B. Sichelzellenanämie) über mechanische Irritationen, wie sie bei künstlichen Herzklappen vorkommen, bis zu allergischen Erkrankungen
- Schließlich ist eine Anämie auch Folge eines jeden größeren Blutverlusts **(Blutungsanämie).**

PRÄVENTION

Häufigste Anämieursache ist **Eisenmangel.** Da 1 ml Blut rund 0,5 mg Eisen enthält, können bei Frauen bereits verstärkte Menstruationen zu einem Eisenmangel führen. Pro Schwangerschaft benötigt die Frau knapp 1 g Eisen zusätzlich. Auch bei älteren Säuglingen und Kleinkindern sind Eisenmangelanämien durch unzureichende Eisenzufuhr mit der Nahrung häufig, besonders bei sehr später Beikosteinführung.
Pflegende beraten daher insbesondere Frauen und junge Eltern bezüglich einer ausreichenden Eisenaufnahme mit der Nahrung (→ 17.9.10, → Tab. 17.5). Bei Schwangeren ist meist die Einnahme von Eisentabletten sinnvoll.

Polyglobulie

Umgekehrt kann es auch zu einem „Zuviel“ an Erythrozyten **(Polyglobulie)** kommen. Physiologisch ist die *Höhenpolyglobulie:* In größeren Höhen nimmt der Sauerstoffgehalt in der Luft deutlich ab. Um das geringere Sauerstoffangebot auszunutzen, bildet das Knochenmark ab 2.000 m Höhe vermehrt Erythrozyten. Eine krankhafte Polyglobulie tritt z. B. bei erheblichen Einschränkungen der Lungenfunktion auf.

Der Anteil der Erythrozyten am Blutvolumen steigt, das Blut wird dickflüssiger, seine Zähigkeit (Viskosität) nimmt zu. Dadurch werden seine Fließeigenschaften schlechter, es besteht die Gefahr einer Venenthrombose (→ 12.4.4) sowie von arteriellen Durchblutungsstörungen durch Verstopfungen der kleinsten Gefäße.

12.2.7 Blutgruppen

Mischt man Blut von verschiedenen Blutspendern, so kommt es oft zu einer **Agglutination** *(Verklumpung).* Offensichtlich gibt es verschiedene „Blutsorten“, die sich teilweise nicht miteinander vertragen.

AB0-System

Schon 1901 entdeckte *Karl Landsteiner* die Ursache hierfür: Jeder Mensch besitzt eine der **vier Blutgruppen A, B, AB** und **0** (sprich: Null). Die Blutgruppennamen bezeichnen Makromoleküle auf der Erythrozytenoberfläche (Glykoproteine, Glykolipide), die bei Menschen ohne diese Moleküle Reaktionen des Abwehrsystems hervorrufen, also *antigen* wirksam sind (→ 13.5.4). Die Blutgruppen (Häufigkeit → Tab. 12.1) werden vererbt und bleiben das gesamte Leben konstant (→ 4.2).

Schon in den ersten Lebensmonaten kommt es bei Menschen der Blutgruppen A, B und 0 auch ohne Kontakt zu Fremdblut zur Bildung von *Antikörpern* (lösliche Abwehrstoffe, → 13.5.4) gegen die Antigene der jeweils *anderen* Blutgruppen. Ursache sind bestimmte Darmbakterien mit blutgruppenähnlichen Oberflächenstrukturen. Serum der Blutgruppe AB ist frei von solchen Antikörpern (→ Tab. 12.1).

Da die Antikörper im AB0-System große IgM-Antikörper (→ 13.5.4) sind, können sie das Blut verklumpen und heißen daher

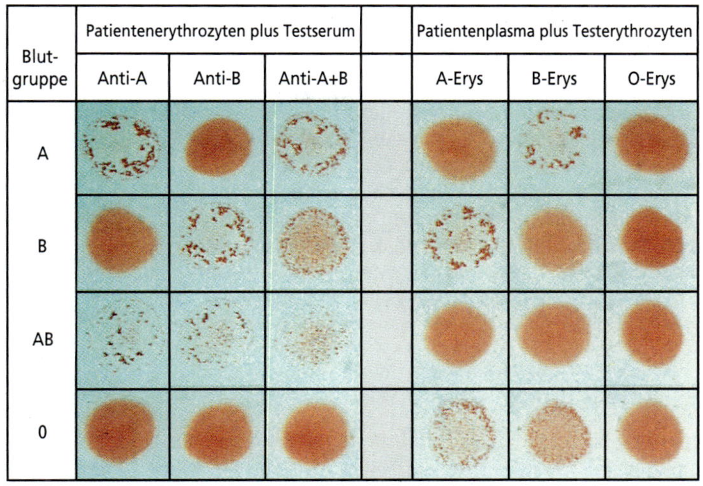

Abb. 12.13 AB0-Blutgruppenbestimmung. Bei der Blutgruppenbestimmung werden Patientenerythrozyten mit Anti-A- und Anti-B-Prüfserum vermischt und dadurch die AB-Antigene auf den Patientenerythrozyten bestimmt. Zur Kontrolle wird meist auch Patientenplasma mit Testerythrozyten bekannter Blutgruppen vermischt.
Ein Beispiel: Hat ein Mensch die Blutgruppe B, so tragen seine Erythrozyten Antigen B auf ihrer Oberfläche, im Serum ist Anti-A vorhanden. Also müssen seine Erythrozyten bei der Blutgruppenbestimmung mit Anti-B und Anti-A+B verklumpen, und sein Plasma muss A-Erythrozyten zum Verklumpen bringen. Alle anderen Ergebnisse sind nicht schlüssig, die Bestimmung müsste wiederholt und es müsste nach Fehlern gesucht werden. [E367]

Tab. 12.1: Genotyp, Antigene, Antikörper und prozentualer Anteil der verschiedenen Blutgruppen des AB0-Systems in der Bevölkerung.

Blutgruppe	Genotyp (Erbanlagen)	Erythrozyten-Antigene	Serum-Antikörper	Häufigkeit
A	A0 oder AA	A	Anti-B	44 %
B	B0 oder BB	B	Anti-A	10 %
AB	AB	A und B	Keine	4 %
0	00	Weder A noch B	Anti-A und Anti-B	42 %

auch **Agglutinine.** Mischt man also z. B. Erythrozyten der Blutgruppe A mit Anti-A-haltigem Serum, so kommt es zu einer Agglutination. Diese ist die Grundlage der Blutgruppenbestimmung (→ Abb. 12.13).

Rhesus-System

Das **Rhesus-System** umfasst mehrere Blutgruppenantigene, von denen **Antigen D** das reaktionsstärkste und damit bedeutsamste ist. 86 % der Bevölkerung haben Antigen D auf ihrer Erythrozytenoberfläche – sie sind *Rhesus-positiv.* 14 % besitzen dagegen kein Antigen D – sie sind *Rhesus-negativ.* Während C, c, D, E und e nachweisbare Antigene sind, bedeutet d das Fehlen von Antigen D und immer den Genotyp dd.

Im Gegensatz zu den Agglutininen des AB0-Systems werden die Antikörper des Rhesus-Systems erst nach Kontakt mit Rhesus-positiven Erythrozyten gebildet.

MEDIZIN

Erhalten Rhesus-negative Menschen eine Bluttransfusion mit Rhesus-positivem (also „nicht passendem") Blut, so führt die erste **Fehltransfusion** noch nicht zu Symptomen. Die Betroffenen bilden aber **Anti-D-Antikörper.** Wird ihnen später erneut Rhesus-positives Blut transfundiert, kann es durch Antigen-Antikörper-Reaktionen zu Krankheitserscheinungen kommen, die denen bei AB0-Unverträglichkeit entsprechen (→ 12.2.8), meist aber nicht so ausgeprägt sind.
Ähnliches passiert, wenn eine Schwangere Rhesus-negativ, das Ungeborene aber Rhesus-positiv ist. Bei jeder Geburt (oft auch bei Fehlgeburten oder Schwangerschaftsabbrüchen) gelangt etwas kindliches Blut in den mütterlichen Kreislauf und löst eine Anti-D-Antikörper-Bildung aus. Wird die Mutter erneut mit einem Rhesus-positiven Kind schwanger, greifen die plazentagängigen IgG-Rhesus-Antikörper der Mutter die kindlichen Erythrozyten im Mutterleib an. Folge ist ein **Morbus haemolyticus neonatorum** mit Anämie, Gelbsucht und Ödemen beim Kind. Die mütterliche Bildung von Anti-D-Antikörpern kann durch Injektion von Anti-D-Immunglobulin *(Anti-D-Prophylaxe)* etwa in der 28. Schwangerschaftswoche und sofort nach der Entbindung des ersten Rhesus-positiven Kindes verhindert werden.

Weitere Blutgruppensysteme

Es gibt mehrere hundert Erythrozytenantigene in mehr als 30 verschiedenen **Blutgruppensystemen.** Von praktischer Bedeutung ist v. a. noch das **Kell-System** mit **Antigen K** *(Kell-Antigen)* und **Antigen k** *(Cellano-Antigen)* als Hauptantigenen. Der Erbgang ist kodominant. Etwa 92 % der deutschen Bevölkerung sind Kell-negativ (kk), 8 % Kell-positiv. Davon sind 0,02 % homozygot (KK), 7,98 % tragen beide Antigene (Kk). Antikörperbildung ist gegen Antigen K und Antigen k möglich (wobei K stärker immunogen ist) und kann vergleichbar zum Rhesus-System zum Morbus haemolyticus neonatorum führen.

SPICKZETTEL

Blutgruppen: Genetisch bedingte und während des Lebens gleich bleibende Antigene auf der Erythrozytenoberfläche. Werden zu **Blutgruppensystemen** mit unterschiedlich vielen Antigenen gruppiert. Klinische Bedeutung durch Unverträglichkeitsreaktionen auf andere Antigene als die eigenen.

- **AB0-System.** Antigene **A, B, 0** mit den **Blutgruppen A, B, AB, 0.** Im Plasma immer IgM-Antikörper **(Anti-A, Anti-B)** gegen die Antigene, die im eigenen Blut nicht vorhanden sind. Schwere Unverträglichkeitsreaktionen schon bei erster Fehltransfusion

- **Rhesus-System.** Hauptantigene **C, c, D, E, e** (d = Fehlen von D), wobei nur D namengebend ist (D vorhanden = **Rhesus-positiv,** D nicht vorhanden = **Rhesus-negativ**). Bildung von Antikörpern **(Anti-D)** bei rhesus-negativen Menschen erst nach Kontakt mit rhesus-positivem Blut, z. B. nach Fehltransfusion, bei Frauen auch Fehlgeburt, Geburt. Infolge Plazentagängigkeit der IgG-Antikörper in einer Folgeschwangerschaft Gefahr des **Morbus haemolyticus neonatorum** mit Anämie, Gelbsucht und Ödemen beim Fetus
- **Kell-System.** Hauptantigene **K** *(Kell),* **k** *(Cellano).* Blutgruppen **Kell-negativ** (kk), **Kell-positiv** (Kk, KK). Gefahr des Morbus haemolyticus neonatorum wie beim Rhesus-System.

12.2.8 Blutprodukte

Bei einem bedrohlichen Mangel an Blutbestandteilen durch Unfall, Erkrankung oder bestimmte Therapien ist die Gabe von **Blutprodukten** häufig lebensrettend. Risikolos ist sie allerdings nicht: Zum einen besteht das Risiko von *Unverträglichkeitsreaktionen* (das Spenderblut ist „fremd"), zum anderen bleibt ein – wenn auch bei sorgfältiger Testung minimales – *Infektionsrisiko.* Die wichtigsten Blutprodukte sind:

- **Erythrozytenkonzentrate** *(EKs):* Gewonnen aus Auftrennung einer Vollblutspende mittels eines *Separators* oder durch *Apherese* (maschinelle Abtrennung der Erythrozyten während der Spende mit Rücktransfusion der anderen Blutbestandteile). Indikation: Routinetransfusion bei Blutverlust. Sonderform **Eigenbluttransfusion** bei planbaren operativen Eingriffen (selten)
- **Thrombozytenkonzentrate** *(TKs):* Aus mehreren Vollblutspenden oder durch Apherese eines Spenders. Indikation: schwerer Thrombozytenmangel
- **Fresh Frozen Plasma** *(FFP, gefrorenes Frischplasma):* Schockgefrorenes, zellarmes Plasma. Indikation: Massentransfusion, Gerinnungsstörungen bei komplexem Mangel an Gerinnungsfaktoren
- **Humanalbumin:** Lösung aus menschlichem Albumin. Indikation: massive Eiweißverluste, z. B. nach Verbrennungen
- **Immunglobuline:** zur passiven Immunisierung (→ 13.7.2) bei sofort notwendigem Schutz vor (bestimmten) Infektionen
- **PPSB** *(Prothrombinkomplex),* **Einzelfaktorkonzentrate:** zum Ersatz des Prothrombin-Komplexes (Faktoren II, VII, IX, X) bzw. einzelner Gerinnungsfaktoren bei entsprechendem Mangel (dann teilweise auch gentechnisch hergestellt).

Um Unverträglichkeiten auszuschließen, sind **Antikörpersuchtests** und eine **serologische Verträglichkeitsprobe** *(Kreuzprobe)* gesetzlich vorgeschrieben, bei der Spendererythrozyten und Empfängerserum vermischt werden. Zur Vermeidung von Verwechslungen überprüft der Arzt bzw. die Ärztin außerdem unmittelbar vor der Transfusion noch einmal die Patientenblutgruppe mithilfe des **Bedside-Tests.**

Transfusionsreaktionen

Leichte Transfusionsreaktionen zeigen sich v. a. durch Unruhe, Schwindel, Juckreiz, Übelkeit, Erbrechen, Kopf- und Rückenschmerzen sowie Fieber und Schüttelfrost. Schwere Transfusionszwischenfälle, meist aufgrund einer Verwechslung der AB0-Gruppe, führen zu Schock und Blutgerinnungsstörungen und können durch Nieren, Lungen- oder Herz-Kreislauf-Versagen tödlich enden.

PFLEGE

Nach der Transfusion muss der leere Konservenbeutel samt Infusionsbesteck noch mindestens 24 Stunden im Kühlschrank aufbewahrt werden, damit ggf. Nachuntersuchungen des Blutes möglich sind.

12.3 Leukozyten

Die *weißen Blutkörperchen* oder **Leukozyten** verdanken ihren Namen der weißlichen Farbe im ungefärbten Blutausstrich. Wie erwähnt stellen die Leukozyten keine einheitliche Zellgruppe dar (→ 12.3.4). Sie sind aber alle *kernhaltig* und *beweglich* sowie an der *Abwehr von Fremdstoffen und Krankheitserregern* (→ Tab. 13.2) und *Entzündungen* beteiligt.

Nur knapp 10 % der im Körper vorhandenen Leukozyten zirkulieren im Blut, denn die Blutgefäße sind für die Leukozyten nur ein Transportweg, um von den Bildungsstätten an ihre Einsatzorte in den Geweben zu kommen, wo sie ihre Aufgaben im Rahmen der Immunabwehr erfüllen. 90 % stecken im Knochenmark und in den Geweben!

Von den drei Hauptgruppen der Leukozyten, den *Granulozyten, Lymphozyten* und *Monozyten* (→ Abb. 12.16), sind die Granulozyten im Blut zahlenmäßig mit etwa 60 % am stärksten vertreten.

12.3.1 Granulozyten

Die **Granulozyten,** so genannt wegen der *Granula* (Körnchen), die sie im Mikroskop nach dem Anfärben in ihrem Zytoplasma zeigen, sind mit einem Zelldurchmesser von 10–17 µm deutlich größer als die Erythrozyten.

Je nach Anfärbbarkeit der Granula werden drei Untergruppen differenziert (→ Abb. 12.3, → Abb. 12.16):

- Etwa 95 % aller Granulozyten weisen nur schwach anfärbbare Granula auf – die *neutrophilen Granulozyten*
- Die zweite Granulozytengruppe enthält rote Granula. Sie heißen *eosinophile Granulozyten*
- Einige wenige Granulozyten enthalten bläuliche Granula – die *basophilen Granulozyten.*

Neutrophile Granulozyten

Die **neutrophilen Granulozyten** (→ Abb. 12.14, → Abb. 12.15) halten sich nach ihrer Reifung im Knochenmark nur 6–8 Stunden im Blut auf. Sie finden sich dabei sowohl im strömenden Blut als auch am Gefäßendothel *(marginierte = randständige Neutrophile).*

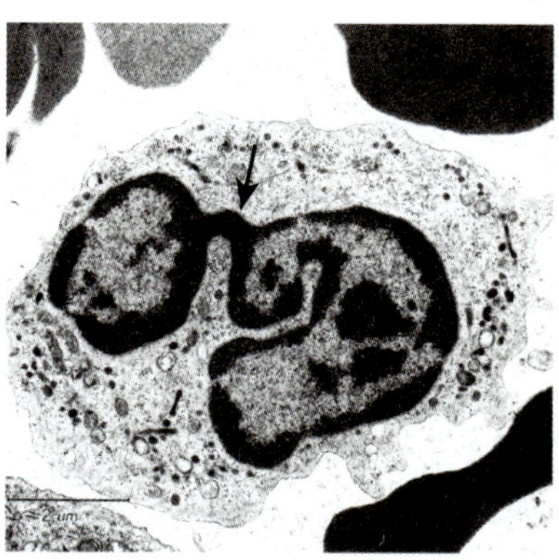

Abb. 12.14 Neutrophiler Granulozyt in einem Blutgefäß. Die Segmentierung des Kerns ist deutlich zu erkennen (bei ↓ eine „Kernbrücke"). [M375]

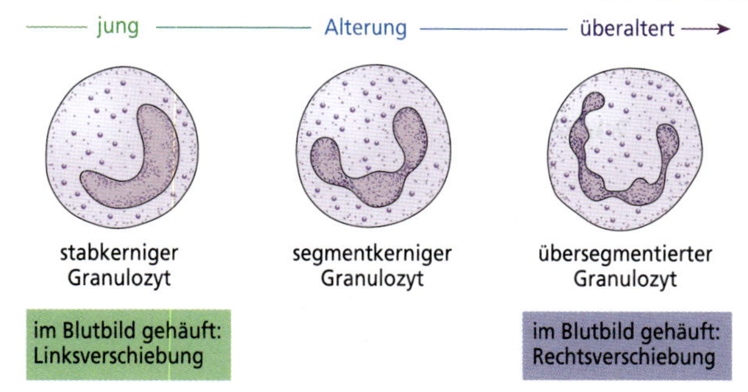

Abb. 12.15 Schätzung des Granulozytenalters anhand der Kernform.

Dann wandern sie in die Gewebe und hier insbesondere die Schleimhäute aus. Dort können sie Bakterien, aber auch abgestorbene körpereigene Zellen phagozytieren („auffressen" →3.5.8). Danach sterben sie selbst ab, und es entsteht ein Gemisch aus Granulozytenresten und anderen Gewebetrümmern, der **Eiter** *(Pus)*.

Eosinophile Granulozyten

Rund 2,5 % aller Granulozyten weisen eosinophile, d. h. durch den roten Farbstoff *Eosin* anfärbbare, Granula im Zytoplasma auf (→Abb. 12.16).

Eosinophile Granulozyten können ebenfalls phagozytieren und spielen vor allem bei der Abwehr von Parasiten, bei Allergien und bei abklingenden Infektionen eine Rolle.

Basophile Granulozyten

Nur maximal 1 % der Granulozyten zeigt im Zytoplasma basophile, d. h. blau anfärbbare, Granula, die insbesondere Histaminverbindungen enthalten.

Diese **basophilen Granulozyten** (→Abb. 12.16) vermitteln zusammen mit den eosinophilen Granulozyten allergische Reaktionen vom Typ I (Soforttyp, →13.9, →15.3.7), wobei die in den Granula enthaltenen Stoffe freigesetzt werden.

Die **Gewebe-Mastzellen** sind den basophilen Granulozyten sehr ähnlich und enthalten ebenfalls basophile Granula. Die Gewebe-Mastzellen können wie die basophilen Granulozyten die Blutbahn verlassen und nehmen an lokalen allergischen Reaktionen teil.

Stabkernige, segmentkernige und übersegmentierte Granulozyten

Während junge Granulozyten eher einen stabförmigen Kern besitzen, wird dieser mit zunehmendem Alter mehr und mehr in kleine Abschnitte unterteilt *(segmentiert)*. Man spricht deshalb von *segmentkernigen Granulozyten* im Gegensatz zu den jungen *stabkernigen Granulozyten*. Findet man im Blutausstrich vermehrt stabkernige Granulozyten, so spricht man von einer *Linksverschiebung* (→Abb. 12.15). Sie weist auf eine akute Infektion hin, in deren Verlauf das Knochenmark kurzfristig vermehrt (junge) Granulozyten ins Blut ausschüttet, um die körpereigene Abwehr zu verstärken. Findet man dagegen ausschließlich segmentierte oder gar *übersegmentierte* (= überalterte) Granulozyten, deutet diese *Rechtsverschiebung* auf eine Störung der Leukopoese im Knochenmark hin.

12.3.2 Monozyten

Monozyten sind mit einem Durchmesser von 12–20 µm die größten Zellen im Blut. Sie besitzen einen großen, meist hufeisenförmig gebuchteten oder gelappten Kern in einem bläulichen Zytoplasma (→Abb. 12.16). Monozyten verweilen nur 1–2 Tage im Blutgefäßsystem und wandern danach in verschiedene Organe, wo sie sich in ortsständige **Makrophagen** umwandeln. Ihre Aufgabe ist die Phagozytose von Mikroorganismen; außerdem gehören sie zu den antigen-präsentierenden Zellen (→Tab. 13.2).

12.3.3 Lymphozyten

Die **Lymphozyten** – rund ein Drittel der Blutleukozyten – sind kleine Zellen mit einem Durchmesser von 7–12 µm. Sie besitzen einen bläulichen runden Kern (→Abb. 12.16). Lymphozyten stammen aus dem Knochenmark, reifen dort und im Thymus heran und wandern dann in die Lymphknoten und andere lymphatische Organe, wo sie sich weiterentwickeln und vermehren. Nur etwa 4 % der Lymphozyten befinden sich im Blut, dagegen 70 % in den Organen des lymphatischen Systems (→13.8), 10 % im Knochenmark und der Rest in anderen Organen. Ihre Lebensdauer reicht von ca. acht Tagen bis mehreren Jahren.

Man unterscheidet:

- **T-Lymphozyten** (Prägung im *Thymus*)
- **B-Lymphozyten** (Prägung bei Vögeln in der *Bursa fabricii*, beim Menschen im Knochenmark, Merkhilfe *bone marrow*)

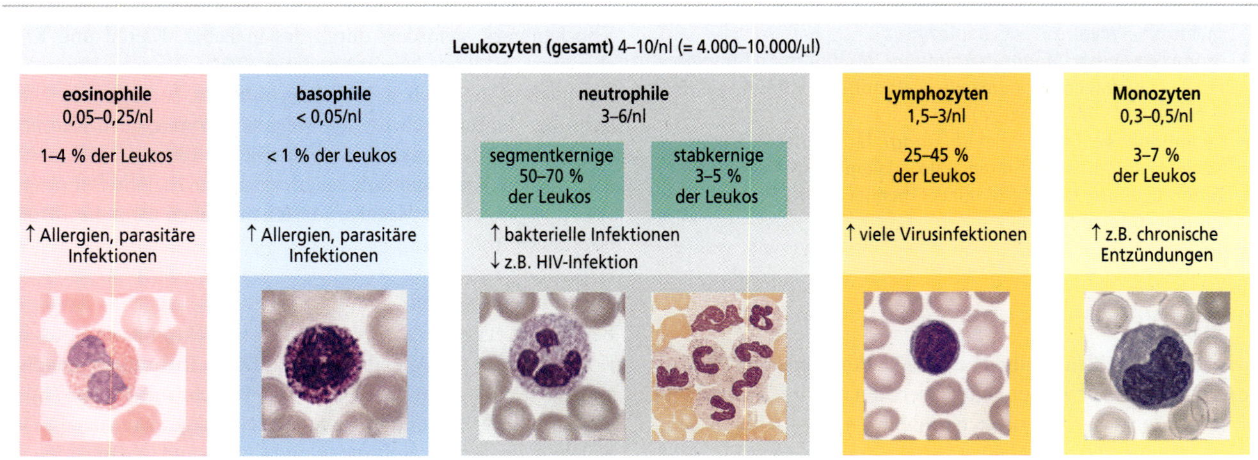

Abb. 12.16 Differenzierung der Leukozyten in die unterschiedlichen Zellarten. [E277, M375]

- **NK-Zellen** *(natürliche Killerzellen, große granuläre Lymphozyten),* die sich im Knochenmark und möglicherweise auch im Thymus entwickeln.

Die B-Lymphozyten, die aus ihnen hervorgehenden, antikörperproduzierenden **Plasmazellen** und die verschiedenen T-Lymphozyten haben Schlüsselfunktionen bei der spezifischen Abwehr. Die NK-Zellen gehören zur unspezifischen Abwehr (Details zu den Lymphozyten → Kap. 13).

12.3.4 Bildung der Leukozyten (Leukopoese)

Die Bildung der Leukozyten bezeichnet man als **Leukopoese.** Sollen aus einer Stammzelle im Knochenmark Leukozyten entstehen, so differenziert sich diese zunächst zu **Monoblasten, Lymphoblasten** oder **Myeloblasten,** aus denen dann die Hauptzelllinien der weißen Blutkörperchen hervorgehen (→ Abb. 12.3):

- Die Monoblasten entwickeln sich über mehrere Zellteilungsschritte zu Monozyten
- Die Lymphoblasten differenzieren sich zu den verschiedenen Klassen der Lymphozyten. Dabei müssen sie noch ein Prägungsstadium im Thymus oder Knochenmark durchlaufen (→ 13.4)
- Aus den Myeloblasten gehen die Granulozyten hervor. Der Stammbaum teilt sich dabei schon sehr viel früher als lichtmikroskopisch erkennbar in die drei Linien für neutrophile, basophile oder eosinophile Granulozyten.

MEDIZIN

Leukämien („Blutkrebs") entstehen durch unkontrollierte Vermehrung von Zellen der Leukopoese. Unbehandelt führen sie nach unterschiedlich langer Zeit zum Tod. Behandelt werden Leukämien v. a. mit **zielgerichteten Therapien** und **Zytostatika,** nebenwirkungsreichen Medikamenten, welche die Zellteilung hemmen. Bei einem Teil der Patienten bzw. Patientinnen erfolgt außerdem eine Blutstammzelltransplantation.

SPICKZETTEL

Leukozyten *(weiße Blutkörperchen):* Verschiedene kernhaltige, bewegliche Blutzellen ohne Hämoglobin, die alle Abwehraufgaben wahrnehmen. Unterteilt in **Granulozyten** *(neutrophile, eosinophile, basophile),* **Monozyten** und **Lymphozyten** *(B-, T-Lymphozyten, natürliche Killerzellen).*
Leukopoese: Bildung der weißen Blutkörperchen.

- **Granulozytopoese** *(Granulozytenbildung).* Multipotente Stammzelle → myeloische Stammzelle → Myeloblast → Promyelozyt → Myelozyt → Granulozyt
- **Monozytopoese** *(Monozytenbildung).* Multipotente Stammzelle → myeloische Stammzelle → Monoblast → Promonozyt → Monozyt (→ Makrophage)
- **Lymphopoese** *(Lymphozytenbildung).* Multipotente Stammzelle → lymphatische Stammzelle → Lymphoblast → weitere Differenzierung in Knochenmark/Thymus → B-, T-Zellen, natürliche Killerzellen.

12.3.5 Weißes Blutbild

Basiswert des weißen Blutbilds ist die **Leukozytenzahl** *(Leukos),* die Gesamtzahl aller weißen Blutkörperchen im Blut. Normal sind bei Erwachsenen 4–10 Leukozyten/nl bzw. 4.000–10.000/µl Blut, bei Kindern bis 12 bzw. 12.000.

Ist die Leukozytenzahl zu niedrig **(Leukopenie)** oder zu hoch **(Leukozytose),** liefert das **Differenzialblutbild** Informationen über das zahlenmäßige Verhältnis der einzelnen Leukozytenarten (→ Abb. 12.16) und erlaubt dadurch Rückschlüsse auf die Ursache.

Das Differenzialblutbild wird in der Entzündungsdiagnostik häufig ergänzt durch:

- Die Bestimmung des **CRP** (*C-reaktives Protein,* normal < 5 mg/l Serum). Es reagiert sehr schnell und empfindlich auf eine Entzündung im Körper
- Die Messung der *Blutkörperchensenkungsgeschwindigkeit* (**BSG,** *BKS*): Sie gibt an, um wie viele Millimeter sich die festen Blutbestandteile in einem senkrecht stehenden Spezialröhrchen mit Zitratblut nach *einer* Stunde abgesenkt haben (normal Frauen 10–20 mm, Männer 5–10 mm). Eine beschleunigte BSG findet man bei Entzündungen, Tumoren und Veränderungen des Eiweißgehalts im Blut, allerdings mit „Verspätung" (die BSG „hinkt" oft mehrere Tage nach).

12.4 Blutstillung

Nicht nur bei äußerlich sichtbaren Verletzungen, sondern ständig und überwiegend unbemerkt werden im Körper kleinste Gefäße undicht, etwa bei Stößen, Entzündungen, selbst beim Wachstum. Da das arterielle Gefäßsystem unter Druck steht, könnte der Körper auch aus kleinen Gefäßverletzungen verbluten. Um dies zu verhindern, werden undichte Gefäße durch **Blutstillung** *(Hämostase)* von innen heraus abgedichtet. Bei der Blutstillung greifen drei Abläufe ineinander (→ Abb. 12.17):

- **Gefäßreaktion** → Einschränkung des Blutverlustes unmittelbar nach der Verletzung durch Verengung *(Vasokonstriktion)* des verletzten Blutgefäßes und Zusammenrollen des Gefäßendothels
- **Thrombozytenadhäsion und -aggregation** → kurzzeitiger Verschluss der Wunde durch einen Thrombozytenpfropf (→ 12.4.1)
- **Blutgerinnung** → langfristiger Verschluss der Wunde durch ein Fibrinfasernetz (→ 12.4.2).

12.4.1 Thrombozyten

Thrombozyten

Die **Thrombozyten** *(Blutplättchen)* sind Scheibchen, die im Knochenmark gebildet und 1–2 Wochen später vor allem in Milz und Leber wieder abgebaut werden. Sie sind 1–4 µm groß, 0,5 µm dick und kernlos. Normal sind 150–400 Thrombozyten/nl Blut.

Die Bildung der Thrombozyten **(Thrombopoese)** erfolgt im Knochenmark, gefördert durch das in Leber, Nieren und Knochenmark gebildete **Thrombopoetin** *(TPO).* Manche Stammzellen differenzieren sich zu **Megakaryoblasten.** Hieraus entwickeln sich über Zwischenschritte die **Megakaryozyten,** auch *Knochenmarksriesenzellen* genannt, weil sie mit 30–100 µm Durchmesser die größten Knochenmarkszellen sind. Durch Abschnürungen vom Zytoplasma der Megakaryozyten entstehen dann die Thrombozyten (→ Abb. 12.18).

Thrombozytenpfropf

Bei einer Gefäßverletzung lagern sich die Thrombozyten an die Kollagenfasern im Defektbereich an. Diese **Thrombozytenadhäsion** wird ermöglicht durch den **Von-Willebrand-Faktor** *(vWF)* aus Endothelzellen und Thrombozyten, der gewissermaßen eine Brücke zwischen Thrombozyten und Gefäßwand schlägt.

Nach Anheftung an die Gefäßwand verformen sich die Thrombozyten, stülpen Fortsätze aus und ballen sich zusammen (**Throm-**

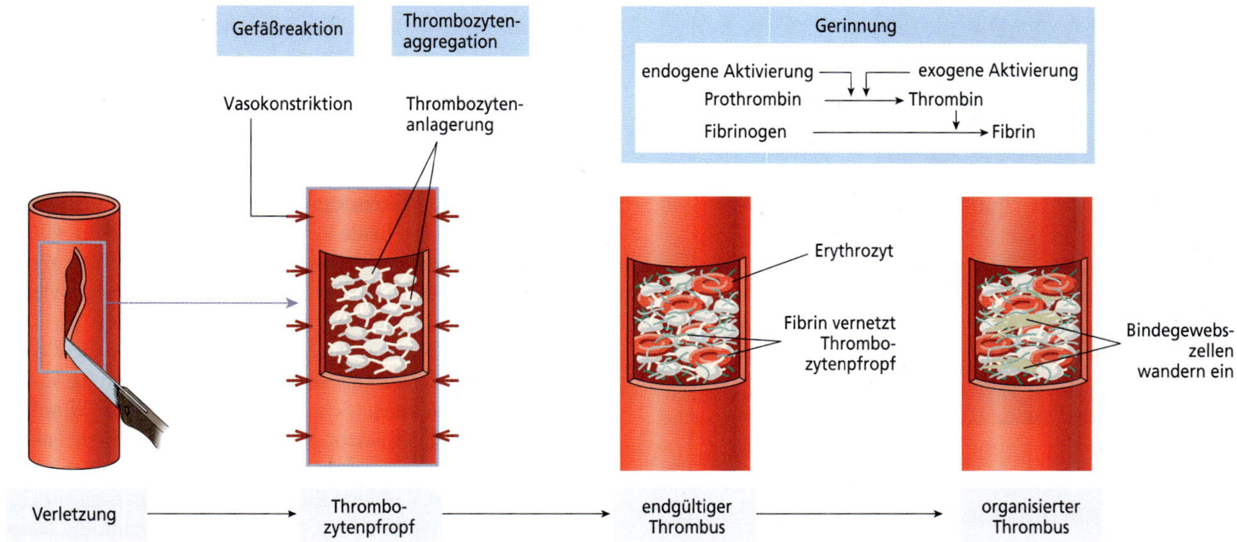

Abb. 12.17 Übersicht über die Vorgänge bei der Blutstillung. Im Gegensatz zum zuerst entstehenden weißen Thrombozytenpfropf enthält der endgültige Thrombus auch Erythrozyten.

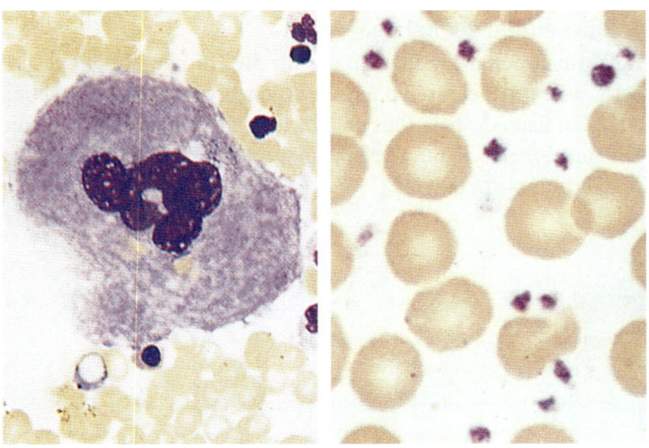

Abb. 12.18 Links ein Megakaryozyt, rechts mehrere Thrombozyten zwischen zahlreichen Erythrozyten – man beachte die Größenverhältnisse! [E277]

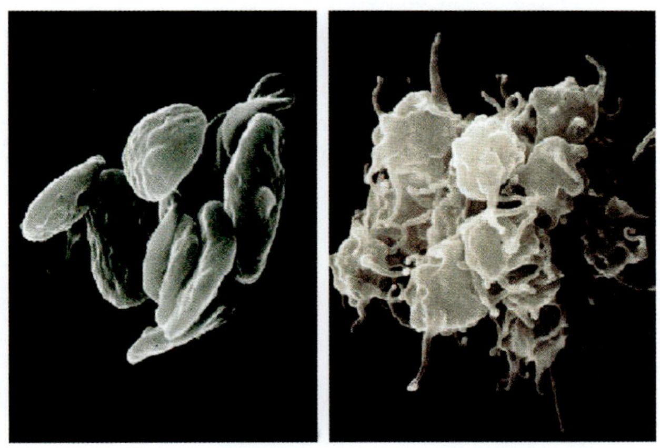

Abb. 12.19 Ruhende und aktivierte Thrombozyten. Während ruhende Thrombozyten (links) eine glatte Oberfläche haben, stülpen aktivierte Thrombozyten fingerförmige Fortsätze aus (rechts). [E368]

bozytenaggregation → Abb. 12.19). Außerdem setzen die Thrombozyten Inhaltsstoffe frei, die zur Vasokonstriktion, Aktivierung weiterer Thrombozyten und Einleitung der Blutgerinnung führen, darunter **ADP, Thromboxan A_2** und den **Thrombozytenfaktor 3** *(TF3, Plättchenfaktor 3).* So entsteht ein **Thrombozytenpfropf** *(Thrombozytenthrombus),* der die Wunde – ist sie nicht allzu groß – in 1–3 Minuten verschließt. Diese Zeit von der Verletzung bis zum Stillstand der Blutung heißt **Blutungszeit.**

Ein Thrombus, der sich auf diese Weise an den Wundrändern abscheidet, heißt *Abscheidungsthrombus* oder **weißer Thrombus** (wegen seiner Farbe).

Im Gegensatz dazu bezeichnet man einen Thrombus, in den sich zusätzlich Erythrozyten einlagern, als **roten Thrombus** (→ Abb. 12.20). Er entsteht durch die nun folgende Blutgerinnung oder wenn der Blutfluss in einem Gefäß zu langsam ist und die Blutsäule „erstarrt“.

MEDIZIN

Thrombozytenaggregationshemmer verhindern das Zusammenballen der Thrombozyten und können dadurch z. B. einem Herzinfarkt vorbeugen. Am gebräuchlichsten ist niedrig dosierte Azetylsalizylsäure.

SPICKZETTEL

Thrombozyten *(Blutplättchen):* Winzige Zytoplasma„scheibchen“, welche durch Anlagerung an veränderte/verletzte Gefäßwände und Zusammenballung (**Thrombozytenadhäsion** bzw. **-aggregation**) die Blutstillung einleiten.
Thrombopoese: Bildung der Blutplättchen.

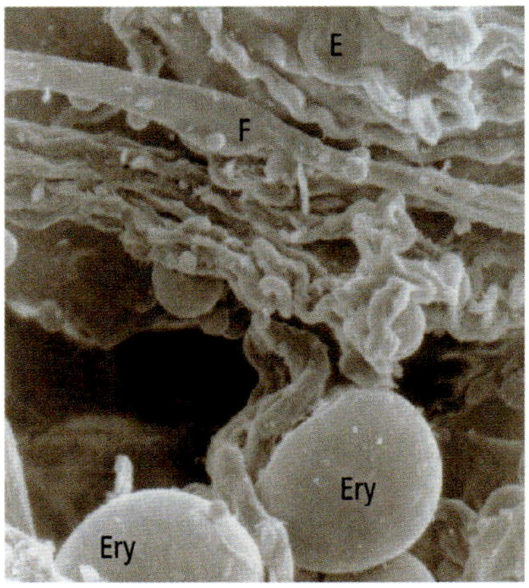

Abb. 12.20 Fibrinfäden (F) mit eingelagerten Erythrozyten (Ery) in einem frischen (roten) Venenthrombus. E = Endothel. [F222]

12.4.2 Blutgerinnung

Der Thrombozytenpfropf allein reicht nicht aus für einen *dauerhaften* Blutungsstillstand. Um den Thrombozytenpfropf herum spinnt sich durch die **Blutgerinnung** *(plasmatische Gerinnung)* ein faseriges Netz aus **Fibrin:** Der **endgültige Thrombus** entsteht.

Gerinnungskaskade im Detail

Im strömenden Blut befindet sich kein festes Fibrin, da dieses lebenswichtige Gefäße verschließen würde, sondern nur seine lösliche Vorstufe – das **Fibrinogen.** Damit Fibrinogen zu Fibrin wird, müssen sich zuvor viele **Gerinnungsfaktoren** einer nach dem anderen – im Sinne einer Kettenreaktion – aktivieren. Man spricht von der **Gerinnungskaskade.**

Die Gerinnungsfaktoren sind Bluteiweiße (Ausnahme ist Faktor IV = Kalzium-Ionen), die in ihrer aktivierten Form wie Enzyme wirken, also bestimmte chemische Reaktionen beschleunigen. Traditionell bezeichnet man sie mit römischen Ziffern von I–XIII (→Abb. 12.21). Der bereits erwähnte Von-Willebrand-Faktor wirkt indirekt auch hier mit, und zwar als Träger- und Schutzprotein für den Gerinnungsfaktor VIII.

Das **Gerinnungssystem** kann auf zwei Wegen aktiviert werden (→Abb. 12.21), wobei beide Vorgänge eng ineinandergreifen:

- Das **exogene System** *(extrinsic system, extravaskulärer Weg)* wird bei Gefäßverletzungen mit Gewebezerstörung aktiviert. Es ist sehr schnell (wenige Sekunden)
- Das **endogene System** *(intrinsic system, intravaskulärer Weg)* wird durch Endothelschäden gestartet. Die Gerinnungskaskade verläuft hier über mehr Schritte und dauert deshalb Minuten.

Beide münden bei der Faktor-X-Aktivierung zusammen. Faktor X überführt zusammen mit Faktor V und Kalzium **Prothrombin** in aktives **Thrombin,** das dann **Fibrinogen** in **Fibrin** umwandelt.

Das exogene System ist v. a. zu Beginn der Gerinnung bedeutsam, denn die hierdurch gebildeten geringen Thrombinmengen aktivieren (zunächst) Thrombozyten und mehrere Faktoren des endogenen Systems, welches dann die Gerinnung unterhält.

Der fibrinstabilisierende **Faktor XIII** verknüpft die Fibrinmoleküle und schützt so den Thrombus vor vorzeitiger Auflösung.

Schlüsselrolle der Kalzium-Ionen

Kalzium-Ionen nehmen nicht nur für die Thrombinbildung, sondern auch für mehrere andere Reaktionen eine Schlüsselstellung ein. Man kann deshalb Blut ungerinnbar machen, indem man die Kalzium-Ionen z. B. durch Natriumzitratzugabe entfernt (z. B. vor Blutgerinnungstests).

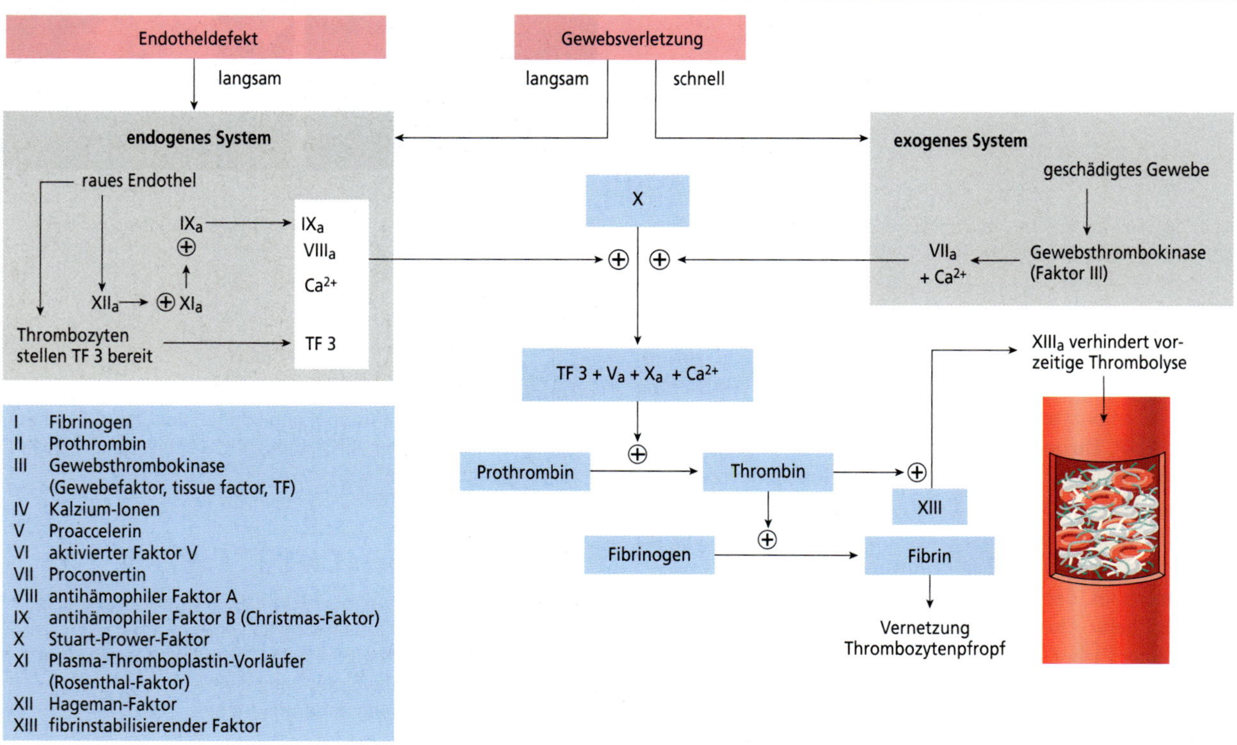

Abb. 12.21 Die Gerinnungskaskade (vereinfacht).

Synthese der Gerinnungsfaktoren

Viele Gerinnungsfaktoren werden in der Leber synthetisiert. Deshalb können Lebererkrankungen zu einem Gerinnungsfaktormangel und folglich zu Gerinnungsstörungen führen.

MEDIZIN

Eine erhöhte Blutungsneigung wird als **hämorrhagische Diathese** bezeichnet. In leichten Fällen haben die Betroffenen nur gehäufte blaue Flecke, in schweren Fällen kann es ohne erkennbaren Auslöser zu tödlichen Blutungen kommen. Als Ursache sind Thrombozytenstörungen, Störungen der Gerinnungsfaktoren oder Gefäßerkrankungen möglich.

Hemmstoffe der Gerinnungsfaktoren

Im Blut zirkulieren ständig **Hemmstoffe** *(Inhibitoren)* **der Gerinnungsfaktoren.** Sie sorgen dafür, dass z. B. von einer Verletzungsstelle in den Blutkreislauf gelangtes Fibrin sofort inaktiviert wird, sodass die Blutgerinnung nur dort erfolgt, wo es nötig ist. Die wichtigsten körpereigenen Hemmer der Gerinnung sind:

- **Antithrombin** *(AT, Antithrombin III, AT III),* das gleich mehrere Gerinnungsfaktoren hemmt
- **Protein C,** das die aktivierten Faktoren V und VIII inaktiviert
- **Protein S** als Kofaktor von Protein C.

Wichtig: Im weiteren Verlauf der Gerinnung aktiviert Thrombin über Zwischenschritte Protein C und S und ist so an der Beendigung der Gerinnungsreaktion mit beteiligt.

MEDIZIN

Ein **Mangel an körpereigenen Hemmstoffen der Gerinnung** kann zu einer erhöhten Thromboseneigung führen (→ 12.4.4).

Retraktion und Organisation des Gerinnsels

Anschließend zieht sich das Fibrinnetz zusammen *(Retraktion)* und nähert dadurch die Wundränder einander an – die Wunde verkleinert sich.

In das stabile, netzförmige Fibrin können nun Fibroblasten (aktive Bindegewebszellen) einwachsen, die den Thrombus bindegewebig umbauen *(organisieren)* und die Wunde endgültig verschließen.

SPICKZETTEL

Hämostase *(Blutstillung):* Körpereigene Abdichtung verletzter Gefäße zum Schutz vor Blutverlust in drei Schritten.

- **Gefäßreaktion.** Sofortige Vasokonstriktion (Gefäßengstellung) des verletzten Gefäßes, „Einrollen" des Endothels
  → Reduktion des Blutverlusts
- **Thrombozytenadhäsion und -aggregation.** Thrombozytenanlagerung an die Gefäßwandverletzung, Thrombozytenaktivierung und Bildung eines **weißen Thrombus** aus Thrombozyten
  → provisorischer Gefäßverschluss innerhalb weniger Minuten
- **Blutgerinnung** *(plasmatische Gerinnung).* Aktivierung der Gerinnungskaskade aus 13 **Gerinnungsfaktoren** durch Endothelveränderung **(endogenes System)** oder Gewebeverletzung **(exogenes System)**
  → Umwandlung von löslichen Fibrinogen zu festem Fibrin, Vernetzung des Fibrins
  → Bildung eines **roten Thrombus** mit Fibrin, Thrombozyten, Erythrozyten
  → endgültiger Gefäßverschluss.

Danach **Gerinnselretraktion** (Zusammenziehen des Gerinnsels und damit der Wundränder), Gewebereparatur.

12.4.3 Fibrinolyse

Durch die körpereigene **Fibrinolyse** (→ Abb. 12.22) kann Fibrin wieder abgebaut werden, um eine überschießende Gerinnung zu vermeiden oder ein Blutgerinnsel nach Gefäßverletzung wieder aufzulösen und so das Gefäß wiederzueröffnen (zu *rekanalisieren*).

Die Fibrinolyse wird durch das Enzym **Plasmin** in Gang gesetzt. Im Blut kommt nur dessen inaktive Vorstufe vor, das **Plasminogen.** Bei Bedarf wird Plasminogen über Aktivatoren in aktives Plasmin überführt. Wie die Blutgerinnung, so kann auch die Fibrinolyse auf verschiedenen Wegen aktiviert werden und wird durch körpereigene Inhibitoren wie etwa **α_2-Antiplasmin** kontrolliert.

MEDIZIN

Die Fibrinolyse kann auch künstlich aktiviert werden, etwa durch *Streptokinase* oder *r-tPA.*
Diese *Thrombolyse* oder kurz **Lyse** wird bei bedrohlichen Gefäßverschlüssen (z. B. beim Herzinfarkt) eingesetzt, um das Gefäß wieder zu eröffnen.

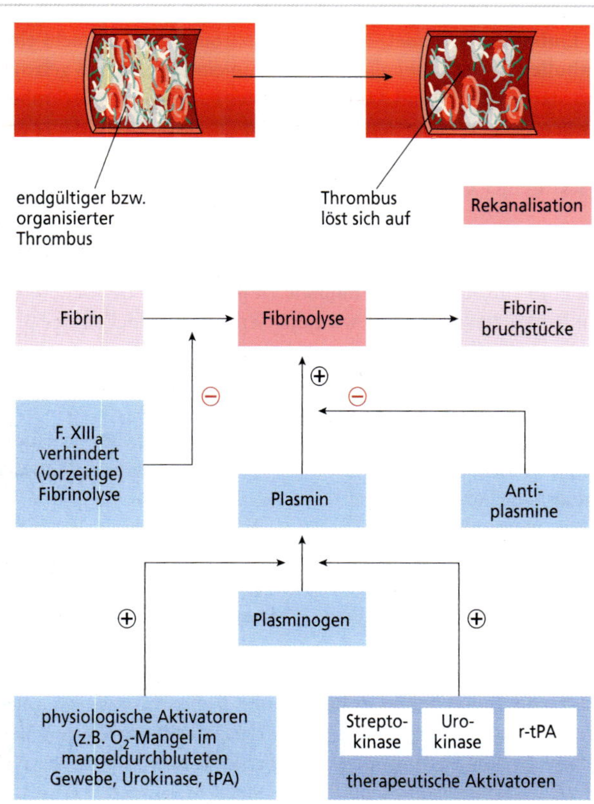

Abb. 12.22 Die Schritte der Fibrinolyse.

SPICKZETTEL

Fibrinolyse: Körpereigene Auflösung von Blutgerinnseln durch das Enzym **Plasmin.**

12.4.4 Thrombose und Embolie

Wenn sich innerhalb eines Gefäßes ein Blutgerinnsel bildet und das Gefäß verschließt, entsteht eine **Thrombose.** Eine Thrombose kann in Arterien auftreten, viel häufiger sind jedoch die Venen betroffen, insbesondere die tiefen Bein- und Beckenvenen. Man spricht von einer **tiefen Venenthrombose** oder *Phlebothrombose.* Schäden der Gefäßwand, erhöhte Gerinnungsneigung und verlangsamter Blutfluss begünstigen die Thrombosebildung.

PFLEGE

Thrombosegefährdet sind z. B. ältere oder übergewichtige Menschen sowie alle Patienten und Patientinnen, die weniger als sechs Stunden täglich außerhalb des Bettes verbringen. Bei ihnen erfolgt eine **Thromboseprophylaxe,** die auf folgenden Säulen fußt:

- Möglichst frühzeitige Mobilisation
- Medizinische Thromboseprophylaxestrümpfe, welche die oberflächlichen Venen komprimieren
- Rückstromfördernde Gymnastik (z. B. Bettradfahren) mit Förderung des venösen Rückflusses durch Aktivierung der Muskelpumpe
- Prophylaktische Heparinisierung (→ 12.4.5).

Löst sich ein Thrombus oder ein Teil davon, so wandert er (dann als **Embolus** bezeichnet) mit dem Blutstrom und verursacht eine **Embolie** *(Thromboembolie),* sobald er in ein enges Gefäß gelangt, dort stecken bleibt und das Gefäß verstopft. Losgelöste Thromben aus den Becken- oder tiefen Beinvenen durchwandern häufig das rechte Herz und verlegen Lungenarterien. Sie sind die häufigste Ursache einer **Lungenembolie.**

12.4.5 Antikoagulanzien

Um eine Thrombose oder Embolie zu behandeln oder bei erhöhtem Risiko zu verhindern, wird die Gerinnungsfähigkeit des Blutes durch **Antikoagulanzien** medikamentös herabgesetzt.

Heparin

Heparin (z. B. Liquemin®) hemmt die Bildung von Fibrin, hauptsächlich indem es mit Antithrombin III einen Komplex bildet und dadurch die Faktoren II und X hemmt.

Die **prophylaktische** *(Low-dose-)***Heparinisierung** wird zur Thromboseprophylaxe eingesetzt. Durchgesetzt hat sich die Anwendung *niedermolekularer Heparine,* die im Gegensatz zu den früheren *unfraktionierten Heparinen* nur einmal am Tag subkutan gespritzt werden müssen.

Die **therapeutische** *(High-dose-, Voll-)***Heparinisierung** dient zur Behandlung bereits entstandener Venenthrombosen oder Lungenembolien, ferner wird sie bei Herzinfarkt sowie arteriellen Gefäßverschlüssen eingesetzt. Heparin wirkt allerdings in der Regel nicht gerinnselauflösend *(thrombolytisch),* sondern vermeidet lediglich neue Thrombenbildung. Die therapeutische Heparinisierung erfolgt bevorzugt durch subkutane Injektion niedermolekularer Heparine in höherer, gewichtsadaptierter Dosierung, sonst durch i. v.-Gabe unfraktionierter Heparine.

Orale Antikoagulanzien

Beispielsweise nach einer Thrombose oder bei Vorhofflimmern ist eine länger dauernde, evtl. lebenslange Gerinnungshemmung sinnvoll. Hierzu eignen sich besonders **orale Antikoagulanzien,** die als Tabletten eingenommen werden können.

Lange eingesetzt werden **Cumarinderivate,** z. B. Phenprocoumon (etwa Marcumar®). Die Gerinnungsfaktoren II, VII, IX und X werden in der Leber nur unter dem Einfluss von Vitamin K gebildet. Cumarinderivate sind *Antagonisten* (Gegenspieler) des *Vitamins K* und hemmen somit die Bildung der Vitamin-K-abhängigen Gerinnungsfaktoren. Da Cumarine lange wirken, ist die Behandlung schlecht steuerbar. Die Dosierung muss regelmäßig über den *Quick-* oder *INR-Wert* (→ 12.4.6) kontrolliert werden, da bei zu starker Hemmung der Blutgerinnung das Blutungsrisiko und bei zu geringer Hemmung die Thrombosegefahr steigt.

Seit 2008 wurden mehrere **direkte orale Antikoagulanzien** *(DOAK)* zugelassen, welche den aktivierten Faktor X (z. B. Edoxaban, etwa Lixiana®, Rivaroxaban, etwa Xarelto®) oder Thrombin (z. B. Dabigatran, etwa Pradaxa®) hemmen. Gerinnungskontrollen sind nicht nötig, aber bei Notwendigkeit schwieriger. DOAK sind vergleichbar wirksam wie Cumarine, wahrscheinlich sind schwere Blutungen seltener. Daher werden sie mittlerweile häufiger zur Langzeitantikoagulation eingesetzt als Cumarine.

PRÄVENTION

Pflegende beraten Patienten und Patientinnen mit **Einnahme von Antikoagulanzien** über Vorsichtsmaßnahmen im Alltag: Betroffene sollen wegen der Blutungsgefahr darauf achten, sich nicht zu verletzen, und einen entsprechenden **Antikoagulanzien-Pass** bei sich tragen. Sie sollten bei jedem Arztbesuch auf Einnahme aufmerksam machen, da wegen der Blutungsgefahr keine i. m.-Injektionen verabreicht werden dürfen.
Bei Cumarineinnahme sollten zudem stark Vitamin-K-haltige Lebensmittel (grüne Gemüse, Salat, Kohl) nur in üblichen und immer ungefähr gleichen Mengen verzehrt werden, da sie die Wirkung der Cumarine herabsetzen.

12.4.6 Gerinnungsdiagnostik

Die wichtigsten Laborparameter zur Diagnose sind:

- **Thrombozytenzahl:** Normbereich 150–400/nl ≙ 150.000–400.000/µl
- **Quick-Wert** *(Thromboplastinzeit, Prothrombinzeit):* Überprüfung hauptsächlich des exogenen Systems. Normal 70–120 %, *Abfall* bei Gerinnungsstörungen oder Antikoagulation
- **INR** *(International normalized ratio):* Gleiche Aussagekraft wie Quick-Wert, aber standardisiert und dadurch besser vergleichbar. Normal ca. 1,0, *Anstieg* bei Antikoagulation
- **PTT** *(partielle Thromboplastinzeit):* Test v. a. des endogenen Systems, normal 20–40 s. Wie der Quick zum Screening auf Gerinnungsstörungen und zur Überwachung einer Vollheparinisierung
- **TZ** *(Thrombinzeit):* Normal ca. 20 s. Alternative Methode zur Überwachung einer Vollheparinisierung.

WIEDERHOLUNGSFRAGEN

1. Welche Aufgaben hat das Blut? (→ 12.1.1)
2. Wie werden die Blutkörperchen unterteilt? (→ 12.1.2)
3. Stellen Sie kurz die Bildung der Blutkörperchen dar (→ 12.1.3, → 12.2.3, → 12.3.4, → 12.4.1)
4. Wie heißen die fünf Gruppen der Plasmaproteine? (→ 12.1.4)
5. Wie ist das Hämoglobin zusammengesetzt, welche altersabhängigen Unterschiede bestehen, welche Funktionen hat es? (→ 12.2.2)
6. Was ist ein Retikulozyt? (→ 12.2.3)
7. Wie und wo erfolgt der Erythrozytenabbau? (→ 12.2.4)
8. Welche Laborgrößen werden mit dem „roten Blutbild" bestimmt? (→ 12.2.6)
9. Wie heißen die beiden wichtigsten Blutgruppensysteme? (→ 12.2.7)
10. Wieso ist die Ersttransfusion AB0-unverträglichen, aber erst die Zweittransfusion Rhesus-unverträglichen Blutes gefährlich? (→ 12.2.7, → 12.2.8)
11. Was sind die die verschiedenen Zellgruppen der Leukozyten, welche Gemeinsamkeiten haben sie? (→ 12.3)
12. Welche Funktion haben die neutrophilen Granulozyten? (→ 12.3.1)
13. Worüber gibt das Differenzialblutbild Auskunft? (→ 12.3.5)
14. Welche Phasen werden bei der Blutstillung differenziert? (→ 12.4)
15. Welche Rolle spielen die Thrombozyten bei der Blutstillung? (→ 12.4.1)
16. Über welche beiden Wege kann das Gerinnungssystem aktiviert werden? (→ 12.4.2)
17. Was versteht man unter Fibrinolyse? (→ 12.4.3)

13

ABWEHRSYSTEM

LERNZIELÜBERSICHT

13.1 Bestandteile des Abwehrsystems

- Das Abwehrsystem besteht aus vier Teilsystemen, die eng zusammenarbeiten (spezifische – unspezifische, zelluläre – humorale Abwehr).
- Die Organe des Abwehrsystems werden in primäre und sekundäre lymphatische Organe unterteilt.
- Die Zellen des Abwehrsystems gehören alle zu den Leukozyten.

13.2 Unspezifische Abwehr

- Die unspezifische Abwehr reagiert schnell auf Eindringlinge, vernichtet sie aber nicht immer vollständig.
- Hierzu gehören v. a. Phagozyten (Fresszellen), natürliche Killerzellen und Botenstoffe, z. B. das Komplementsystem.

13.3 Zytokine

- Zytokine sind Botenstoffe für die Kommunikation zwischen Abwehrzellen und die Vernichtung von Fremdantigenen.

13.4 Entzündung

- Die Entzündung ist eine Reaktion v. a. der unspezifischen Abwehr zur Beseitigung von Schädigungsursachen und Gewebeschäden.

13.5 Spezifische Abwehr

- Die spezifische Abwehr braucht länger als die unspezifische, ist aber sehr effektiv: Sie kann Fremdantigene exakt erkennen und ihre Gedächtnisfunktion sorgt bei einer erneuten Infektion für eine sofortige Abwehrreaktion.
- Durch Selbsterkennungsmoleküle auf körpereigenen Zellen, die MHC-Moleküle, unterscheidet die spezifische Abwehr zwischen „selbst" und „fremd".
- T-Lymphozyten aktivieren andere Abwehrzellen und vernichten veränderte Zellen.
- Aus aktivierten B-Lymphozyten entstehende Plasmazellen produzieren Antikörper.
- Antikörper passen exakt zu jeweils bestimmten Antigenen (wie ein Schlüssel zum Schloss) und neutralisieren sie.

13.6 Kurzberichte von der Abwehrfront

- Bei der Abwehr von Bakterien haben Phagozyten und, falls diese nicht reichen, B-Lymphozyten wesentliche Bedeutung.
- Virusinfizierte Körperzellen werden von T-Lymphozyten vernichtet, zudem produzieren B-Lymphozyten (bzw. Plasmazellen) Antikörper.
- Bei Parasiteninfektionen spielen zusätzlich Mastzellen und eosinophile Granulozyten eine Rolle.

13.7 Infektionsprophylaxe

- Durch Aktivimmunisierung bildet der Körper selbst Antikörper gegen die Antigene des Impfstoffs, die dann vor einer ernsten Infektion schützen.
- Bei der Passivimmunisierung werden Antikörper verabreicht. Sie wirken sofort, haben aber nur eine kurze Lebensdauer.

13.8 Lymphatisches System

- Die Lymphbahnen drainieren die Zwischenzellräume und führen die Flüssigkeit (Lymphe) in den Venenwinkeln dem venösen System zu.
- In die Lymphbahnen sind als „Filter" Lymphknoten zwischengeschaltet, die Erreger abfangen können.
- Aufgaben der Milz sind u. a. die Abwehr und der Abbau gealterter Erythrozyten.
- Im Thymus reifen die T-Lymphozyten. Mit dem Erwachsenwerden bildet er sich fast vollständig zurück.

13.9 Entgleisungen des Abwehrsystems

- Allergien sind fehlgeleitete Abwehrreaktionen gegen an sich harmlose Antigene.
- Bei Autoimmunerkrankungen werden fälschlicherweise Antikörper oder zytotoxische T-Zellen gegen körpereigenes Gewebe gebildet.

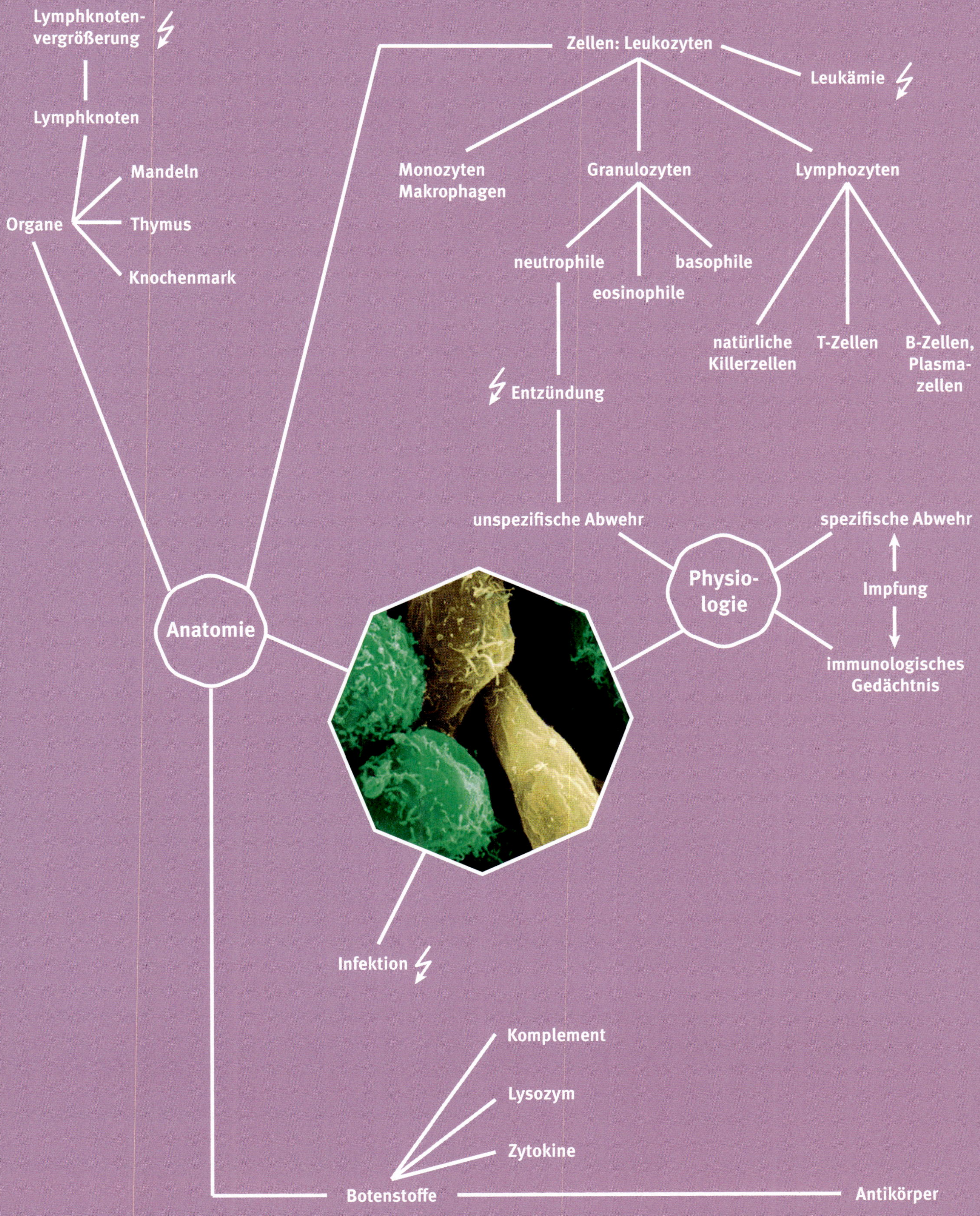
Lymphknoten-
vergrößerung
Lymphknoten
Mandeln
Organe
Thymus
Knochenmark
Zellen: Leukozyten
Leukämie
Monozyten
Makrophagen
Granulozyten
Lymphozyten
neutrophile
basophile
eosinophile
natürliche
Killerzellen
T-Zellen
B-Zellen,
Plasma-
zellen
Entzündung
unspezifische Abwehr
spezifische Abwehr
Physio-
logie
Impfung
immunologisches
Gedächtnis
Anatomie
Infektion
Komplement
Lysozym
Zytokine
Botenstoffe
Antikörper

[X243]

Das **Abwehrsystem** *(Immunsystem)*, bestehend aus einer Vielzahl von Zellen und Organen, ist neben dem Nervensystem das wohl komplexeste System des menschlichen Körpers. Es schützt den Organismus in aller Regel sehr effektiv vor den unterschiedlichsten Krankheitserregern, aber auch vor bösartigen körpereigenen Zellen. Die Lehre von Strukturen und Funktionsweise des Abwehrsystems ist die **Immunologie.**

Bei der Geburt ist das Abwehrsystem noch nicht „fertig", Teile bilden sich erst im Kindesalter aus. Umgekehrt lässt die Abwehr beim älteren Menschen nach. Deshalb sind Infektionen in beiden Altersgruppen häufiger und zeigen sich anders als im mittleren Lebensalter.

13.1 Bestandteile des Abwehrsystems

13.1.1 Vier Teilsysteme der Abwehr

Zur besseren Übersichtlichkeit werden vier Teilsysteme der Abwehr unterschieden, die jedoch auf vielfältige Weise miteinander vernetzt sind und eng zusammenarbeiten (→ Tab. 13.1).

Unspezifische und spezifische Abwehr

Zum einen werden unspezifische und spezifische Abwehr differenziert:

- Die **unspezifische** *(angeborene)* **Abwehr** ist *antigenunabhängig.* Sie ist von Geburt an verfügbar, sehr schnell und hat direkte Effektorfunktion. Die unspezifische Abwehr sorgt z. B. dafür, dass Bakterien, die durch eine kleine Wunde in die Haut eingedrungen sind, rasch vernichtet werden. Manchmal allerdings reicht sie nicht, um den Erreger vollständig zu vernichten
- Dann springt die **spezifische** *(erworbene)* **Abwehr** ein, die gegen ein *spezielles Antigen* gerichtet ist. Sie muss sich nach der Geburt erst entwickeln und braucht länger (Tage bis Wochen), um einen Gegenschlag vorzubereiten, der dafür aber sehr gezielt ist. Außerdem kann sich die spezifische Abwehr Erreger „merken" **(Antigengedächtnis),** sodass sie bei einem erneuten Kontakt mit dem gleichen Erreger wesentlich schneller „zuschlagen" kann.

Vereinfacht werden alle Strukturen, die das spezifische Abwehrsystem aktivieren, es also dazu bringen, Gegenmaßnahmen einzuleiten, als **Antigene** bezeichnet. Häufig handelt es sich dabei um Proteine (Eiweiße → 2.8.3) oder an Proteine gekoppelte Kohlenhydrate (Glykoproteine) auf der Oberfläche von Bakterien, Pilzen und Viren, aber auch „fremd gewordenen" körpereigenen Zellen.

Zelluläre und humorale Abwehr

Zum anderen werden im Abwehrsystem **zelluläre** und **humorale** Abwehrmechanismen unterschieden. „Zellulär" bezieht sich auf die zahlreichen Abwehrzellen, die direkt an der Beseitigung von Erregern beteiligt sind, während die humorale Abwehr aus diversen Eiweißfaktoren, Enzymen und Antikörpern besteht.

Tab. 13.1 Die vier Teilsysteme der Abwehr.

Teilsystem	Zelluläre Abwehr	Humorale (nicht zelluläre) Abwehr
Unspezifische Abwehr	• Makrophagen • Neutrophile Granulozyten • Natürliche Killerzellen	• Komplement • Zytokine • Lysozym
Spezifische Abwehr	T-Lymphozyten: • T-Helferzellen • Zytotoxische T-Zellen • Regulatorische T-Zellen • T-Zell-Gedächtnis	Antikörper (produziert von stimulierten B-Lymphozyten = Plasmazellen)

13.1.2 Organe des Abwehrsystems

Alle Abwehrzellen werden im Knochenmark gebildet und vermehren sich dort. Danach wandern sie aus und besiedeln die weiteren lymphatischen Organe, wo sie sich noch weiterentwickeln können.

Die lymphatischen Organe und Gewebe lassen sich unterteilen in:

- Die **primären lymphatischen Organe,** in denen die unreifen Abwehrzellen zu *immunkompetenten (immunreaktiven)* Zellen heranreifen, das heißt Zellen, die in der Lage sind, fremde Antigene zu erkennen. Primäre lymphatische Organe sind der Thymus und das Knochenmark. Die Abwehrzellen gelangen dann über Blut- und Lymphgefäße in
- Die **sekundären lymphatischen Organe,** sozusagen ihre „Arbeitsplätze", nämlich Lymphknoten, Milz und mukosaassoziierte (schleimhautassoziierte) lymphatische Gewebe (→ 13.8). Hier findet neben der Antigenerkennung auch die weitere Vermehrung der Abwehrzellen statt.

13.1.3 Zellen des Abwehrsystems

Alle Abwehrzellen leiten sich von multipotenten Blutstammzellen aus dem Knochenmark ab (→ 12.1.3, → Abb. 12.4). Bei der Differenzierung der Stammzellen können zwei Wege eingeschlagen werden:

- Sie können zu **myeloischen** (*myelos* = Mark, für Knochenmark) Stammzellen werden, die zu *Granulozyten, Monozyten* und *Makrophagen* ausdifferenzieren (→ 12.3.1, → Tab. 13.2). Diese Zellen bilden einen Teil der unspezifischen Abwehr (→ 13.2)
- Oder sie werden zu **lymphatischen** Stammzellen und bilden in der weiteren Entwicklung die *Lymphozyten* mit den Untergruppen der T- und B-Lymphozyten (→ 12.3.3) als Teil der spezifischen Abwehr (→ 13.4) sowie die zur unspezifischen Abwehr zählenden *natürlichen Killerzellen (NK-Zellen).*

Die genannten Abwehrzellen gehören alle zu den *Leukozyten* (weiße Blutzellen → 12.3, → Tab. 13.2). Viele von ihnen patrouillieren ständig im Körper auf der Suche nach Eindringlingen (also fremden Antigenen) oder nach fremd gewordenen körpereigenen Zellen. Nur etwa 10 % davon halten sich im Blut auf. 90 % befinden sich in den lymphatischen Organen, den Lymphgefäßen und der Interzellulärsubstanz (Zwischenzellflüssigkeit → 5.3.2) nahezu aller Organe und Gewebe.

13.1.4 Botenstoffe des Abwehrsystems

Im Abwehrsystem gibt es eine große Zahl von Molekülen (Enzyme wie das Komplementsystem, → 13.2.4, und hormonartige Botenstoffe, Zytokine, → 13.3), die der Kommunikation der verschiedenen Abwehrzellen untereinander dienen und Mikroorganismen zerstören können.

Diese Botenstoffe können Abwehrzellen zur Vermehrung anregen und anlocken, vergleichbar einem immer stärker werdenden Duft, dem man folgt. Diese gerichtete Wanderung von Zellen zum Ort hoher Substanzkonzentration heißt **Chemotaxis,** die „lockenden" Substanzen werden als **Chemokine** bezeichnet.

Tab. 13.2 Die Funktionen der wichtigsten Abwehrzellen.

Name	Funktion
Monozyten	Vorläufer der Makrophagen im Blut
Makrophagen *(große Fresszellen)*	Phagozytose, Antigenpräsentation
Antigenpräsentierende Zellen *(APZ)*	Verschiedene Zellen (z. B. dendritische Zellen, Makrophagen, B-Lymphozyten), die den T-Lymphozyten Antigene präsentieren und so eine Immunantwort starten
Granulozyten	
Neutrophile Granulozyten *(kleine Fresszellen)*	Phagozytose; häufigste Abwehrzellen im Blut
Eosinophile Granulozyten	Abwehr von Parasiten, Beteiligung an allergischen Reaktionen
Basophile Granulozyten und Mastzellen	Abwehr von Parasiten, Beteiligung an allergischen Reaktionen (Histaminausschüttung → Juckreiz, Ödeme)
B-Lymphozyten	
B-Lymphozyten	Vorläufer der Plasmazellen, Antigenpräsentation
Plasmazellen	Aus B-Lymphozyten hervorgegangene antikörperproduzierende Zellen
B-Zell-Gedächtnis	Ständige „Erinnerung" an Antigene
T-Lymphozyten	
T-Helferzellen	Aktivierung von B-Lymphozyten oder Makrophagen
Zytotoxische T-Zellen	(Antigenabhängige) Zerstörung virusbefallener oder bösartiger Körperzellen
Regulatorische T-Zellen	Begrenzung von Abwehrreaktionen, Erhalt der Selbsttoleranz
T-Zell-Gedächtnis	Ständige „Erinnerung" an Antigene
Natürliche Killerzellen	
Natürliche Killerzellen *(NK)*	(Unspezifische) Vernichtung virusbefallener oder bösartiger Körperzellen

SPICKZETTEL

Abwehrsystem *(Immunsystem)*: Aus Zellen, Botenstoffen und Organen bestehendes, körpereigenes System zum Schutz vor schädlichen körperfremden Substanzen (v. a. Krankheitserregern) und veränderten körpereigenen Zellen (z. B. Tumorzellen).
Zum leichteren Verständnis meist unterteilt in
- **unspezifische** und **spezifische Abwehr**
- jeweils mit **zellulären** und **humoralen** *(nichtzellulären)* Komponenten.

13.2 Unspezifische Abwehr

Die **unspezifische** *(angeborene)* **Abwehr** steht dem Neugeborenen ab der Geburt zur Verfügung.
Die unspezifische Abwehr besteht aus:
- Den äußeren Schutzbarrieren
- Mehreren Gruppen der weißen Blutzellen, so den Phagozyten und den natürlichen Killerzellen
- Mehreren Enzymen und Botenstoffen wie dem Komplementsystem, Zytokinen und Lysozym.

13.2.1 Äußere Schutzbarrieren

Die meisten Mikroorganismen scheitern bei ihrem Versuch, in den menschlichen Körper einzudringen, bereits an den **äußeren Schutzbarrieren** (→ Abb. 13.1). Hierzu zählen die Haut und die Schleimhäute. Sie wirken in erster Linie als mechanischer Schutzwall, vergleichbar einer Mauer.

Harmlose (nichtpathogene) Mikroorganismen, die **Normalflora** *(physiologische Flora)*, siedeln physiologischerweise z. B. auf der Haut, in der Scheide und im Darm und verhindern die Ansiedlung von gefährlichen Mikroorganismen. **Mikrobiom** bezeichnet alle diese Mikroorganismen auf und in einem Menschen einschließlich ihrer Gene. Auch durch die Produktion von **antimikrobiellen Stoffen** (körpereigenen bakterienhemmenden Substanzen) wird die äußere Barriere noch sehr viel effektiver. Mundspeichel, Bronchialschleim und Tränenflüssigkeit etwa enthalten das Enzym (→ 2.8.3) **Lysozym,** das Zellwandstrukturen von Bakterien zerstören kann. Im Magen wird eine Vielzahl von Erregern durch den hohen Säuregehalt (→ 17.4.4) abgetötet.

13.2.2 Phagozyten

Gelingt es Mikroorganismen, in den Körper einzudringen (z. B. durch eine Hautverletzung), werden sie in der Regel durch **Phagozyten** (*Fresszellen; phagein* = fressen) unschädlich gemacht. Die größte phagozytotische Aktivität haben die aus den Monozyten hervorgegangenen **Makrophagen** (→ 12.3.2) und die **neutrophilen Granulozyten** (→ Tab. 13.2). Sie binden Fremdpartikel (z. B. Bakterien), umfließen diese und schließen sie ein, um sie dann im Zellinneren zu verdauen (→ Abb. 3.15).

Besonders „scharf" sind die Phagozyten, wenn die Fremdpartikel durch Antikörper (→ 13.5.3) oder Komplementfaktoren (→ 13.2.4) markiert worden sind. Diese **Opsonierung** (= „schmack-

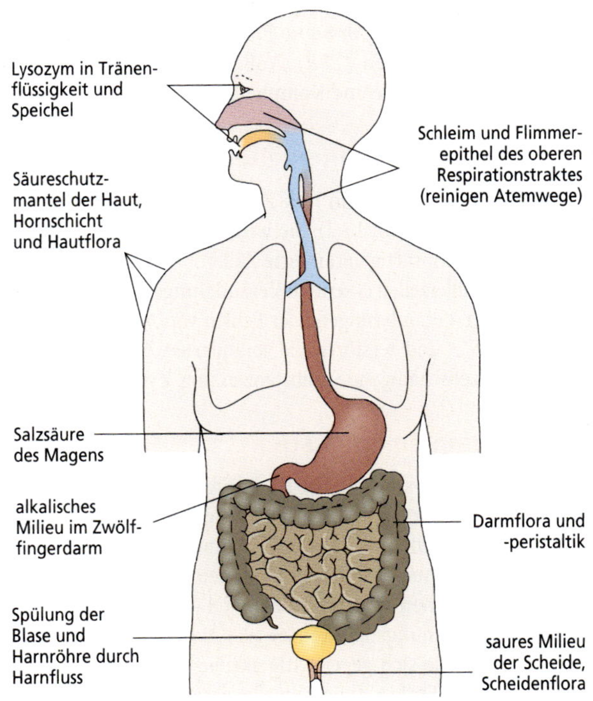

Abb. 13.1 Äußere Schutzbarrieren des menschlichen Organismus.

haft machen“) steigert die Phagozytose um ein Vielfaches. Die Opsonierung durch Antikörper ist außerdem ein Beispiel für die enge Vernetzung von unspezifischer und spezifischer Abwehr. Im Alter sinkt die Phagozytosefähigkeit deutlich.

Monozyten-Makrophagen-System

Als **Monozyten-Makrophagen-System** *(MMS)* fasst man zahlreiche zur Phagozytose fähige Zellen zusammen, die aus gemeinsamen Vorläuferzellen entstanden sind:

- Die Monozyten, Makrophagen und neutrophilen Granulozyten
- Die Mikroglia-Zellen des ZNS (→ 5.5.2)
- Die Alveolarmakrophagen (→ 16.7) in den Lungen
- Die Kupffer-Zellen der Leber (→ 17.6.2)
- Die Osteoklasten (→ 6.1.2) in den Knochen
- Die **dendritischen Zellen** *(DZ, dendritic cells, DC).* Die unreifen dendritischen Zellen des Knochenmarks gelangen mit dem Blut in den Körper, z. B. die Haut, wo sie *Langerhans-Zellen* (→ 8.2.1) genannt werden. Dort nehmen die dendritischen Zellen Antigene auf. Danach wandern sie in die Lymphknoten, differenzieren dort aus und leiten durch Antigenpräsentation (→ 13.5.1) eine spezifische Immunantwort (→ 13.5) ein.

Gefahrerkennung der unspezifischen Abwehr

Die Zellen der unspezifischen Abwehr vernichten Mikroorganismen und andere Fremdpartikel unspezifisch (wenig „treffsicher“). Auch sie müssen aber in der Lage sein, potenziell gefährliche Angreifer zu identifizieren und zu binden. Dies erfolgt über Oberflächenrezeptoren, die im Gegensatz zur spezifischen Abwehr nicht ganz bestimmte molekulare Strukturen erkennen, sondern *Strukturmuster,* die auf *vielen* krankmachenden Mikroorganismen vorkommen. Diese heißen **pathogen-assoziierte molekulare Muster,** kurz *PAMPs,* die Rezeptoren dafür entsprechend **Pattern-recognition-Rezeptoren,** kurz *PRRs.* Die Mustererkennungsrezeptoren haben sich im Laufe der Evolution herausgebildet, sind genetisch festgelegt und bei den jeweiligen Zellgruppen zeitlebens gleich. Beispiele sind das *Mannose-bindende Lektin* (→ 13.2.4) und die **Toll-like-Rezeptoren** *(TLR).* Außerdem können Phagozyten u. a. an Immunglobuline und Komplement binden.

13.2.3 Natürliche Killerzellen

Die **natürlichen Killerzellen** *(NK-Zellen)* sind große Lymphozyten (→ Abb. 12.3, → Abb. 13.2). Sie wirken vor allem gegen virusinfizierte und tumorartig veränderte Zellen.

Natürliche Killerzellen erkennen Veränderungen auf der Zelloberfläche (genauer Veränderungen oder Fehlen von *MHC-Klasse-I-Molekülen,* → 13.5.2) und zerstören die veränderten Zellen dann durch zytotoxische (zellschädigende) Substanzen, sog. **Zytotoxine.**

13.2.4 Komplementsystem

Das **Komplementsystem** ist der Hauptpfeiler der humoralen unspezifischen Abwehr. Es vernichtet vor allem Bakterien und andere körperfremde Zellen und fördert Entzündungsreaktionen.

Das Komplementsystem besteht aus neun **Komplementfaktoren** (Plasmaproteinen → 12.1.4), die mit C1–C9 abgekürzt werden. Wie bei den Gerinnungsfaktoren (→ 12.4.2) handelt es sich um inaktive Enzyme, die sich gegenseitig aktivieren. Wenn *ein* Enzym einer niedrigeren Stufe aktiviert wurde, aktiviert es *mehrere* Enzyme der nächsten Stufe. Auf diese Weise kommt es zu einer Kettenreaktion und massiven Ausbreitung der Komplementreaktion.

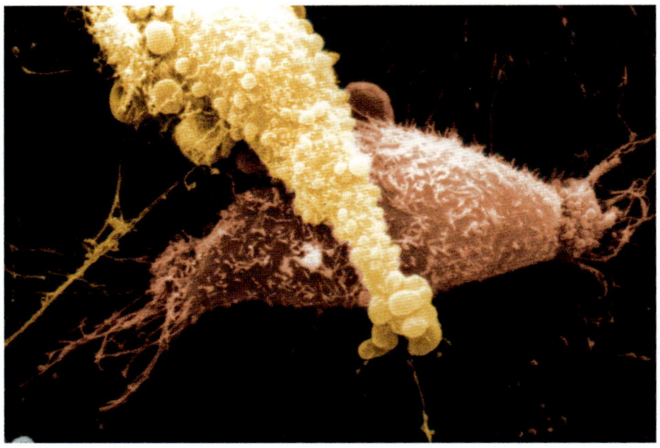

Abb. 13.2 Natürliche Killerzelle (gelb), die gerade eine Tumorzelle (rosa) angreift. Die natürlichen Killerzellen vernichten v. a. virusinfizierte und entartete körpereigene Zellen. [X243]

Diese Kettenreaktion kann auf drei Wegen in Gang gesetzt werden:

- Im **klassischen Weg** durch *Antigen-Antikörper-Komplexe* (→ 13.5.4)
- Im **MB-Lektin-Weg** durch *Mannose-bindendes Lektin (MBL),* ein körpereigenes Eiweiß, das an Mannosereste auf Bakterienoberflächen bindet (*Mannose* ist ein glukoseähnlicher Einfachzucker)
- Im **alternativen Weg** durch Bindung des Komplementfaktors C3 an bakterielle *Antigene.*

Aufgaben des Komplementsystems

- Der Faktor C3 führt zur erwähnten *Opsonierung* von Bakterien, die damit für Phagozyten noch attraktiver werden

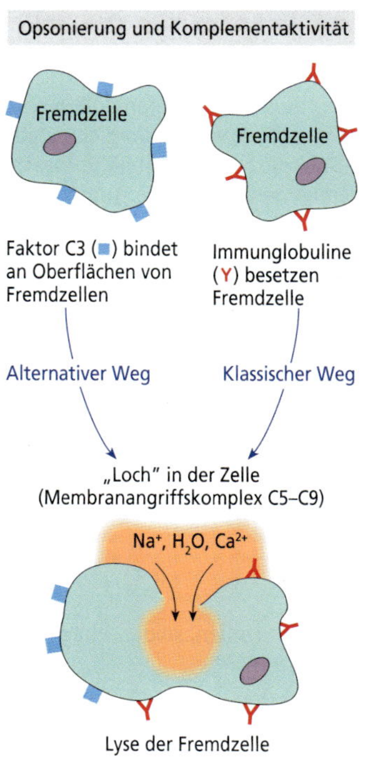

Abb. 13.3 Komplementsystem. Eine Fremdzelle wird zunächst durch den Komplementfaktor C3 oder durch Immunglobuline kenntlich gemacht (opsoniert). Die Komplementfaktoren C5–C9 bilden dann den Membranangriffskomplex, eine Art Loch, durch das so lange unkontrolliert Flüssigkeit und Elektrolyte einströmen, bis die Fremdzelle platzt (Lyse = Auflösung).

- Die aktiven Faktoren C3–C5 locken andere Abwehrzellen wie etwa Granulozyten an (*Chemotaxis* → 13.1.4) und fördern dadurch die Entzündungsreaktion
- Die Faktoren C5–C9 bilden den **Membranangriffskomplex,** den man sich als eine Art Loch in der Fremdzellmembran vorstellen kann – die Fremdzelle stirbt daraufhin ab (→ Abb. 13.3).

13.3 Zytokine

Viele Zellen des Abwehrsystems geben hormonartige Botenstoffe ab, die **Zytokine,** auch **Lymphokine** genannt, wenn sie von Lymphozyten produziert werden. Durch die Zytokine kommunizieren die Abwehrzellen untereinander oder mit anderen Körperzellen und schädigen infizierte oder tumorös entartete Zellen.

- Zu den Zytokinen zählen die bereits erwähnten Chemokine (→ 13.1.4).
- Auch die verschiedenen **Interleukine** sind Zytokine. **Interleukin-1** wirkt chemotaktisch, aktiviert andere Abwehrzellen und löst Fieber aus. Das vor allem von T-Helferzellen gebildete **Interleukin-2** wirkt u. a. auf die T-Helferzellen zurück und stimuliert ihre eigene Vermehrung. Zusammen mit **Interleukin-4** unterstützt es die Differenzierung von B-Lymphozyten zu Antikörper bildenden Plasmazellen (→ Abb. 13.9).
- **Interferone** *(IFN)* werden u. a. von virusinfizierten Zellen freigesetzt. Sie lösen die Produktion von „antiviralen" Proteinen aus und stimulieren Abwehrzellen
- **Tumor-Nekrose-Faktoren** *(TNF)* haben verschiedenste Wirkungen, sie fördern z. B. Entzündungen und können zytotoxisch wirken.

Außerhalb des Abwehrsystems sind Zytokine als Wachstumsfaktoren (z. B. der Blutbildung, von Epithelzellen) bedeutsam.

MEDIZIN

Zytokine werden therapeutisch genutzt, beispielsweise *Interferone* bei der multiplen Sklerose. *TNF-Blocker* als **Zytokin-Hemmstoffe** werden bei bestimmten autoimmun mitbedingten chronisch-entzündlichen Erkrankungen eingesetzt, z. B. rheumatischen Erkrankungen.

SPICKZETTEL

Unspezifische *(angeborene)* **Abwehr:** Abwehrmechanismen, welche unabhängig von der genauen Substanz/dem genauen Erreger vorgehen. Sind ab der Geburt einsatzbereit, sehr schnell (→ wichtig in der ersten Phase der Abwehr) und können Schädlinge direkt vernichten (Effektorfunktion). Bestandteile:

- **Äußere Schutzbarrieren.** Haut und Schleimhäute als mechanische Hindernisse, die u. a. durch „nützliche" Bakterien und lösliche bakterienhemmende Substanzen verstärkt werden
- **Phagozyten** *(Fresszellen),* insbesondere **Monozyten, Makrophagen, Granulozyten.** Erkennen Fremdteilchen anhand von „Gruppenmerkmalen" (**pathogen-assoziierte molekulare Muster,** *PAMPs*) und vernichten diese durch Endozytose (→ 3.5.8). Phagozytoseförderung durch **Opsonierung** (Beladung von Fremdteilchen mit Antikörpern oder Komplementfaktoren)
- **Natürliche Killerzellen** (*NK-Zellen,* eine Gruppe von Lymphozyten). Erkennen Veränderungen auf der Oberfläche von (virusinfizierten, bösartigen) Körperzellen und vernichten diese
- **Komplementsystem.** Mehrere inaktive Enzyme (die **Komplementfaktoren**), die, ausgelöst z. B. durch Bakterien, nacheinander aktiviert werden und dann opsonieren, andere Abwehrzellen anziehen und/oder die Fremdzelle abtöten
- **Zytokine.** In diesem Zusammenhang von Abwehrzellen freigesetzte Botenstoffe, welche der Kommunikation zwischen ihnen dienen.

13.4 Entzündung

Die **Entzündung** ist eine Antwort vornehmlich der unspezifischen Abwehr auf Zell- und Gewebeschäden unterschiedlichster Ursache, etwa durch Bakterien oder Hitzeeinwirkung. Ziel ist es, den Schaden zu begrenzen und die Schadensursache zu beseitigen.

Am Beginn der Entzündungsreaktion steht die Aktivierung von Makrophagen, welche mit der Phagozytose beginnen und **Entzündungsmediatoren** (entzündungsvermittelnde Botenstoffe) wie etwa *Histamin, Prostaglandine* und verschiedene *Zytokine* freisetzen. Die Entzündungsmediatoren haben zahlreiche Wirkungen:

- Die Blutgefäße weiten sich, die Durchblutung steigt, die Kapillaren werden durchlässiger. Der Flüssigkeitsaustritt lässt ein entzündliches Ödem entstehen, das u. a. durch seinen Gehalt an Botenstoffen die Abwehr unterstützt
- Leukozyten, vor allem neutrophile Granulozyten, treten ebenfalls aus den Kapillaren aus (→ Abb. 13.4) und wandern, von Chemokinen angelockt, verstärkt zur Entzündungsquelle. Dort phagozytieren sie beispielsweise Bakterien
- Sowohl die Phagozytose als auch z. B. die Aktivierung des Komplementsystems fördern die Abwehrprozesse weiter. Gegebenenfalls wird nun auch die spezifische Abwehr aktiviert.

Lokale Leitsymptome der Entzündung sind Schmerzen, Rötung, Schwellung, Überwärmung und Funktionsstörung. Evtl. vergrößern sich die für das betreffende Gebiet zuständigen Lymphknoten durch die Vermehrung von Abwehrzellen.

Jede stärkere Entzündung hat zudem Auswirkungen auf den Gesamtorganismus:

- Die Leukozytenbildung im Knochenmark wird stimuliert, und es werden vermehrt Leukozyten ins Blut ausgeschwemmt. Dadurch kommt es zum Leukozytenanstieg im Blut, der *Leukozytose.* Diese ist bei bakteriell verursachten Entzündungen am stärksten
- In der Leber steigt die Produktion der **Akute-Phase-Proteine,** welche alle Aufgaben im Rahmen der Immunabwehr haben. Zu den Akute-Phase-Proteinen gehört beispielsweise das als Entzündungswert diagnostisch genutzte **CRP** (*C-reaktives Protein* → 12.3.5)

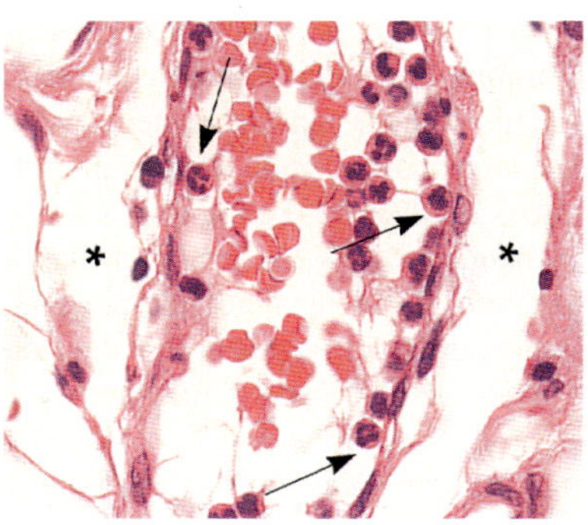

Abb. 13.4 Entzündung im lichtmikroskopischen Bild. Kleines, erweitertes Blutgefäß mit vielen randständigen neutrophilen Granulozyten (Pfeilen) und Ödem um das Gefäß (Sternchen). [R285]

- Fiebererzeugende Botenstoffe, die **Pyrogene,** verstellen den Temperatursollwert im Gehirn nach oben und verursachen so Fieber (→ 15.4.4). Viele Immunreaktionen laufen bei erhöhter Körpertemperatur besser ab. Der bzw. die Betroffene fühlt sich müde und abgeschlagen.

Auch wenn diese Symptome Krankheitswert haben – die Entzündung ist ein sinnvoller, physiologischer Abwehrvorgang!

Vor allem bei Säuglingen, älteren und abwehrgeschwächten Menschen ist die Entzündungsantwort vermindert.

SPICKZETTEL

Entzündung: Reaktion der unspezifischen Abwehr auf eine Vielzahl von Schädigungsfaktoren zur Ursachenbeseitigung und Schadensbegrenzung.
Ablauf:
Reiz
→ Aktivierung von Makrophagen
→ Freisetzung von Entzündungsmediatoren
→ Gefäßerweiterung, erhöhte Durchlässigkeit der Gefäßwand
→ Austritt von Plasma und Abwehrzellen ins Gewebe
→ weitere Phagozytose, Komplementaktivierung etc., ggf. Aktivierung der spezifischen Abwehr.
Lokalsymptome Schmerzen, Rötung, Schwellung, Überwärmung und Funktionsstörung, bei ausgeprägterer Entzündung außerdem Allgemeinsymptome wie z. B. Fieber.

13.5 Spezifische Abwehr

Die **spezifische** *(erworbene)* **Abwehr** ist entwicklungsgeschichtlich jünger (moderner) als die unspezifische. Sie bildet sich erst im Laufe der Kindheit durch den Kontakt mit immer neuen fremden Antigenen aus.

13.5.1 Spezifität und Gedächtnisfunktion

Zwei Besonderheiten zeichnen das spezifische Abwehrsystem aus: *Spezifität* und *Gedächtnisfunktion.*

Spezifität

Das spezifische Abwehrsystem ist in der Lage, ganz bestimmte molekulare Merkmale der Erreger zu erkennen und nur bei Vorhandensein dieser Merkmale (treffsicher) zu reagieren.

Grundlage dieser **Spezifität** sind **Antigen-Erkennungsmoleküle,** die als **T-Zell-Antigenrezeptoren** *(T-Zell-Rezeptoren, TZR)* membrangebunden auf den T-Lymphozyten sowie als **Antikörper** frei in den Körperflüssigkeiten und membrangebunden als *B-Zell-Antigenrezeptoren* (*BZR,* → 13.5.4*)* auf den B-Lymphozyten zu finden sind. T-Zell-Antigenrezeptoren und Antikörper sind strukturell unterschiedlich, gehören aber zu einer „großen Familie".

Infolge zufälliger Kombination der verschiedenen DNA-Abschnitte, die für den Zusammenbau der Antigen-Erkennungsmoleküle zuständig sind, werden in den Lymphozyten viel mehr unterschiedliche Erkennungsmoleküle gebildet, als Gene dafür vorhanden sind. Vermehren sich aktivierte Lymphozyten, sorgen gehäufte Mutationen mit nachfolgender Selektion (→ 4.6.2) für immer größere Passgenauigkeit der Erkennungsmoleküle.

Wenn man sich diese Erkennungsmoleküle als Schlösser vorstellt, dann sind die Antigene die Schlüssel, die zu ihnen passen und mit ihnen eine Verbindung eingehen können. Damit ist das Antigen erkannt.

Gedächtnisfunktion

Die **Gedächtnisfunktion** der spezifischen Abwehr ist der Grund dafür, warum man viele Krankheiten nur einmal im Leben bekommt und danach **erworbene Immunität** (erworbene Unempfänglichkeit) vorliegt (→ 13.7.1): Ein zweiter Kontakt mit dem gleichen Krankheitserreger bleibt dann sehr häufig folgenlos oder wird zumindest nicht mehr subjektiv bemerkt *(inapparenter Verlauf).*

Verantwortlich für diese immunologische „Gedächtnisfunktion" sind langlebige Abwehrzellen (sog. **Gedächtniszellen**), die über ihre spezifischen Rezeptoren ein bestimmtes Antigen erkennen (sich daran „erinnern"). Wahrscheinlich leben die einzelnen Gedächtniszellen (auch abhängig vom Antigen) Monate bis viele Jahre, aber nicht lebenslang. Für lebenslangen Schutz (lebenslanges „Erinnerungsvermögen") scheinen *wiederholter* Antigenkontakt oder *ständige* Anwesenheit von geringsten Antigenmengen (beispielsweise in den Lymphknoten) und die Bildung von Tochterzellen notwendig zu sein.

Aus diesem Grund spricht man auch von **B-** bzw. **T-Zell-Gedächtnis** bzw. **Gedächtnisfunktion.**

SPICKZETTEL

Antigen-Erkennungsmoleküle: Praktisch unendliche Vielfalt von Molekülen auf Abwehrzellen und in Körperflüssigkeiten **(T-, B-Zell-Antigenrezeptoren, freie Antikörper)** zur *spezifischen* „Schädlings"erkennung.
Antigen: Substanz, die von einem Antigen-Erkennungsmolekül gebunden („erkannt") wird und eine Immunantwort auslösen kann.

13.5.2 MHC-Moleküle

MHC-Moleküle sind Oberflächenmoleküle auf menschlichen Zellen. MHC steht für *major histocompatibility complex (Haupt-Gewebeverträglichkeits-Komplex)* und bezeichnet den Genkomplex, der diese Moleküle kodiert. Der MHC wird beim Menschen auch **HLA** genannt *(human leukocyte antigen = menschliches Leukozyten-Antigen),* da er zuerst auf Leukozyten entdeckt wurde. Die MHC-Moleküle unterscheiden sich von Mensch zu Mensch. Nur bei eineiigen Zwillingen (→ 20.1) sind sie identisch.

Bedeutsam sind MHC-Moleküle insbesondere für die Antigenpräsentation (→ 13.5.3) und immunologische Selbsterkennung. Der Körper muss fremde von eigenen Molekülstrukturen unterscheiden können, denn sonst würde sich die spezifische Abwehr auch gegen eigene Antigene richten und so zum Tod führen (→ 13.5.3, → 13.8.3).

MHC-Moleküle sind Transmembranproteine, die in ihrem extrazellulären Teil eine Art „Tasche" bilden und in diese Peptide einlagern können. Man unterscheidet zwei Klassen von MHC-Molekülen:

- **MHC-Klasse-I-Moleküle** *(MHC-I)* kommen auf *allen* kernhaltigen Zellen sowie den Thrombozyten vor und lagern *zelleigene* Peptide ein
- **MHC-Klasse-II-Moleküle** *(MHC-II)* sind auf Lymphozyten und antigenpräsentierende Zellen (z. B. Makrophagen) beschränkt. Sie werden mit *von außen* (z. B. Bakterien) stammenden Peptiden beladen.

Die MHC-Moleküle bilden zusammen mit dem eingelagerten Peptid eine Art „Personalausweis", der vom Abwehrsystem („Personenkontrolle") benutzt wird, um fremde von eigenen Zellen („Staatsbürgern") zu unterscheiden.

MEDIZIN

MHC-Klasse-I-Moleküle sind die „klassischen" Transplantationsantigene. Da sie hochindividuell sind, wird verständlich, warum nach Organtransplantation eine starke **Immunsuppression** (medikamentöse Dämpfung des Abwehrsystems → 13.9) nötig ist, um eine **Transplantatabstoßung** zu verhindern. Vor allem die T-Lymphozyten erkennen den vermeintlichen „Eindringling" und bekämpfen ihn.
Man versucht daher, für Spenderorgane durch **HLA-Typisierung** einen Empfänger zu finden, dessen MHC-Muster dem des zu transplantierenden Organs möglichst ähnlich ist, oder, um den Vergleich mit dem Ausweis wieder aufzugreifen, zu versuchen, dass Spender und Empfänger möglichst ähnliche Passfotos haben. So werden die Abstoßungsreaktionen des Empfängerorganismus auf das fremde Organ deutlich reduziert. Dennoch ist fast immer eine lebenslange Einnahme von Immunsuppressiva nötig.

SPICKZETTEL

MHC-Moleküle *(MHC = major histocompatibility complex = Haupt-Gewebeverträglichkeits-Komplex):* Individuelle Oberflächenmoleküle der Körperzellen.
- **MHC-Klasse-I-Moleküle** *(MHC-I),* auf *allen* kernhaltigen Zellen und Thrombozyten, lagern *zelleigene* Peptide ein
- **MHC-Klasse-II-Moleküle** *(MHC-II),* nur auf Lymphozyten und antigenpräsentierende Zellen (z. B. Makrophagen), lagern *von außen* (z. B. Bakterien) stammende Peptide ein.

Hauptfunktionen immunologische Selbsterkennung (Unterscheidung körpereigen – körperfremd), Antigenpräsentation.

13.5.3 T-Lymphozyten

Eine Gruppe von Lymphozyten sind die **T-Lymphozyten** (→ Abb. 13.5), benannt nach dem Thymus (→ 13.8.3), wo die unreifen T-Lymphozyten zu immunkompetenten T-Lymphozyten werden. Sie „lernen" hier, Selbst und Fremd zu unterscheiden. Nur gegen Fremdantigene gerichtete T-Lymphozyten verlassen den Thymus. Solche, die körpereigene Antigene erkennen und bekämpfen würden, werden ausgesondert und von Phagozyten vernichtet.

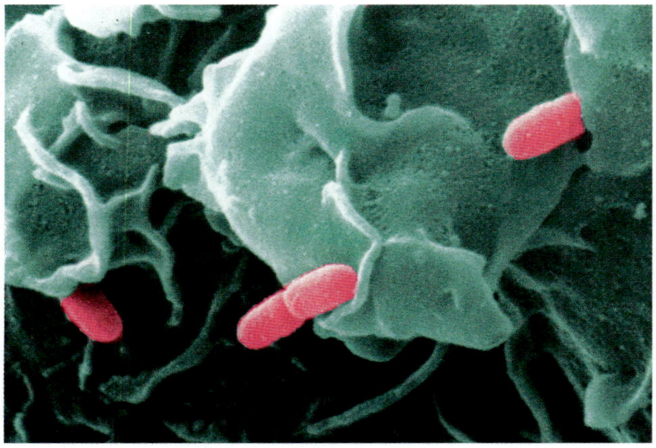

Abb. 13.5 T-Lymphozyt mit Bakterien (rosa). [X243]

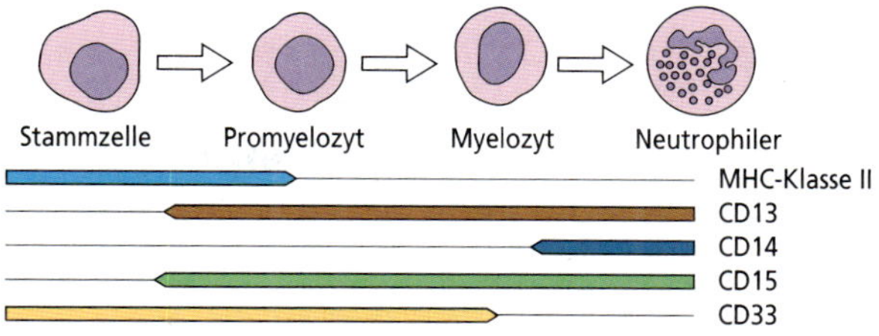

Abb. 13.6 CD-System. Alle Leukozyten haben je nach Zellart und Entwicklungsstufe auf ihrer Oberfläche Markermoleküle (hier am Beispiel eines neutrophilen Granulozyten). Sie werden nach dem *CD-System* (*CD = cluster of differentiation*) durchnummeriert und erlauben eine genaue Einordnung auch lichtmikroskopisch nicht unterscheidbarer Zellen. [R174]

T-Lymphozyten besitzen auf ihrer Oberfläche Erkennungsmoleküle, mit denen andere Antigene identifiziert werden können, die erwähnten *T-Zell-Antigenrezeptoren.*

Die T-Lymphozyten können allerdings keine frei „umherschwimmenden" Antigene erkennen, sondern müssen das Antigen von **antigenpräsentierenden Zellen** (*APZ* → Tab. 13.2, → Abb. 13.7) „serviert" bekommen. Bei dieser **Antigenpräsentation** wird den T-Lymphozyten neben dem Antigenfragment immer auch das entsprechende MHC-Molekül „gezeigt". Nur in dieser Verbindung kann der T-Lymphozyt das Antigen als fremd erkennen.

Passt der T-Zell-Antigenrezeptor auf das dargebotene Antigen (→ Abb. 13.7) *und* gibt die antigenpräsentierende Zelle gleichzeitig ein *zweites Signal* („Gefahrsignal"), so wird der T-Lymphozyt aktiviert. Diese zweite Signalgebung heißt **Kostimulation** und erfolgt ebenfalls über Rezeptoren. Sehr effektiv werden T-Lymphozyten durch dendritische Zellen aktiviert.

Der aktivierte T-Lymphozyt vermehrt sich und differenziert sich zu einer der verschiedenen Untergruppen aus. Die zahlreichen neu entstandenen T-Lymphozyten (alle mit demselben Antigen-„Schloss") leiten dann weitere Reaktionen ein, in deren Verlauf das Antigen beseitigt wird.

Untergruppen der T-Lymphozyten

Erste Untergruppe sind die **T-Helferzellen** *(T_H-Zellen).* Sie werden auch als *T_4-Zellen* bezeichnet, da sie das Oberflächenmolekül **CD4** (**CD-System** → Abb. 13.6) tragen.

T-Helferzellen (→ 13.4.1) identifizieren mit ihrem T-Zell-Antigenrezeptor den Komplex aus *MHC-Klasse-II-Molekülen* und dargebotenem Antigen. Zum Erkennen ist außerdem das CD4 als **Korezeptor** notwendig (→ Abb. 13.7, → Abb. 13.9). CD4 bindet dabei ausschließlich MHC-Klasse-II-Moleküle.

T-Helferzellen differenzieren sich dann je nach aktivierender Zelle und Zytokinmilieu in:
- **T_H1-Helferzellen,** die Makrophagen aktivieren
- **T_H2-Helferzellen,** welche B-Lymphozyten aktivieren.

Zweite Untergruppe sind die **zytotoxischen T-Zellen** *(T_c-Zellen).* Charakteristisches Oberflächenmolekül und Korezeptor ist das **CD8,** weshalb sie auch *T_8-Zellen* heißen. Für ihre „Zielerkennung" sind sie mit einem T-Zell-Antigenrezeptor zur Erkennung von *MHC-Klasse-I-Molekülen* plus dargebotenen Antigenen (→ Abb. 13.8) ausgerüstet (→ 13.5.5). CD8 bindet nur MHC-Klasse-I-Mole-

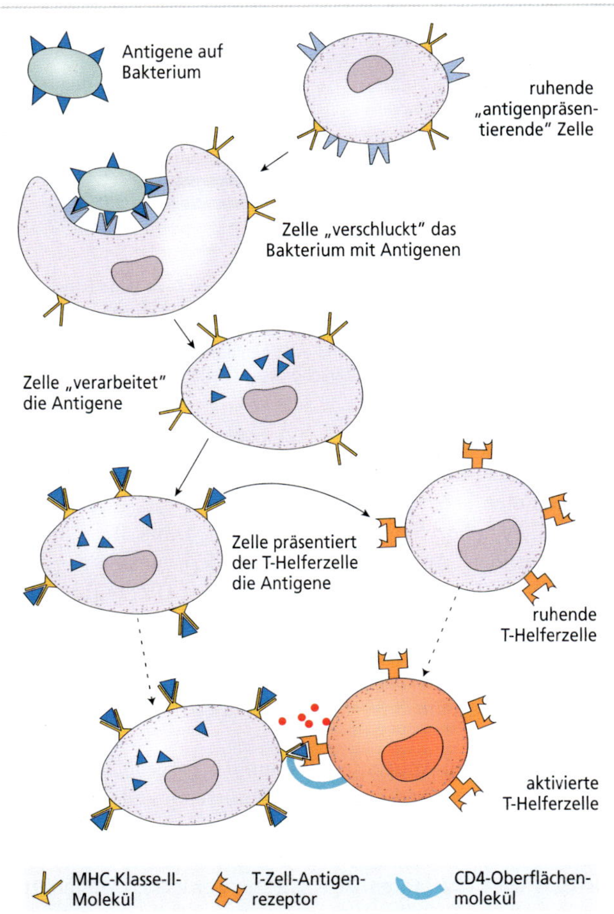

Abb. 13.7 Aktivierung einer T-Helferzelle (vereinfacht). T-Helferzellen müssen Antigene mit einem MHC-Klasse-II-Molekül „präsentiert" bekommen.

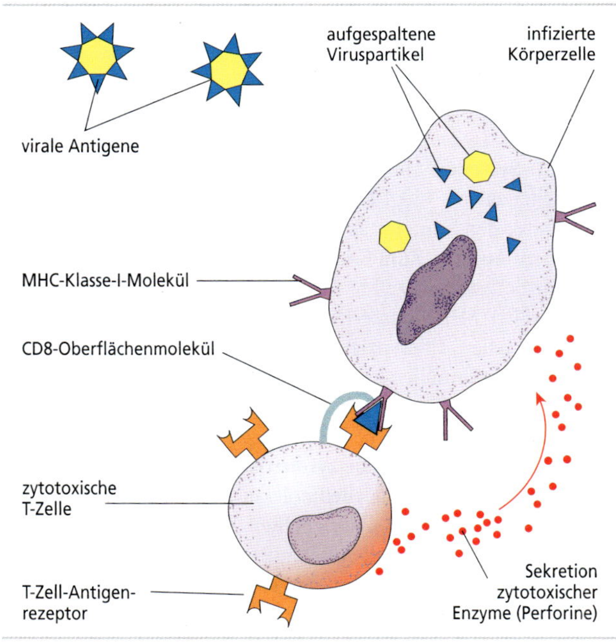

Abb. 13.8 Zytotoxische T-Zelle (vereinfacht). Auf der infizierten Zelle erscheinen neue Antigene. Diese werden von den zytotoxischen T-Zellen erkannt, die dann zytotoxische Enzyme freisetzen und die infizierte Zelle so abtöten.

küle. Zytotoxische T-Zellen können bei virusinfizierten oder tumorartig veränderten Zellen durch **Perforine** und **Granzym B** den programmierten Zelltod (*Apoptose* → 3.8) auslösen und diese Zellen so vernichten (→ Abb. 13.8).

Regulatorische T-Zellen (*T_{reg}-Zellen*) bremsen nach heutiger Kenntnis überschießende Immunreaktionen und sind für die Aufrechterhaltung der *Selbsttoleranz* (→ 13.9) verantwortlich.

Nach Erstkontakt mit einem Fremdantigen werden langlebige, antigenspezifische T-Lymphozyten gebildet, um dieses Antigen beim nächsten „größeren Angriff" auf den Körper sofort und zielgenau zu bekämpfen (**T-Zell-Gedächtnis,** → Tab. 13.2, → 13.5.1).

Altersveränderungen der T-Lymphozyten

Im Alter lässt die T-Zell-Funktion nach. Dies ist eine Ursache für die Zunahme von Infektionen, Autoimmunphänomenen und -erkrankungen (→ 13.9) sowie Tumoren bei älteren Menschen.

13.5.4 B-Lymphozyten

B-Lymphozyten

Die **B-Lymphozyten** reifen im Knochenmark (engl. *bone marrow*) zu immunkompetenten Zellen. Ihre Hauptaufgabe ist die Produktion von **Antikörpern** (→ 13.5.3), die das humorale System der spezifischen Abwehr darstellen.

Antikörper sind große Moleküle, die zum einen frei in den Körperflüssigkeiten vorkommen, zum anderen wesentliche Bestandteile der **B-Zell-Antigenrezeptoren** (*B-Zell-Rezeptoren, BZR*) auf der Membranoberfläche der B-Lymphozyten sind. Diese haben dieselbe Funktion wie die anders gebauten, stets membrangebundenen Erkennungsmoleküle auf der T-Zell-Oberfläche: Wenn eine B-Zelle „ihr" Antigen erkennt, ist dies ein Reiz zur Vermehrung und es entstehen aus ihr zahlreiche **Plasmazellen.** Auch hier ist überwiegend ein zweites Signal erforderlich, eine Kostimulation durch T_H2-Helferzellen (**T-Zell-abhängige B-Zell-Aktivierung** → Abb. 13.9), die für das gleiche Antigen spezifisch sind wie die B-Zelle. Einige Antigene sind allerdings zur **T-Zell-unabhängigen B-Zell-Aktivierung** fähig.

Außerdem werden langlebige B- und Plasmazellen gebildet, welche die zelluläre Grundlage des **B-Zell-Gedächtnisses** darstellen.

Plasmazellen

Plasmazellen sind „kleine Antikörperfabriken" – sie setzen riesige Mengen von *spezifischen* Antikörpern frei, die exakt zu dem Antigen passen, welches die B-Zelle stimuliert hat. Die überwiegende Anzahl der Plasmazellen ist gewebeständig, sie sitzen in den interstitiellen (Zwischenzell-)Räumen vieler Organe sowie in den sekundären lymphatischen Organen und zirkulieren mit der Lymphflüssigkeit, finden sich aber kaum im Blut. Vom Beginn einer Infektion bis zur Bereitstellung einer ausreichenden Zahl passender Antikörper vergeht durchschnittlich eine Woche – also die Zeit, in der man sich „so richtig" krank fühlt.

Altersveränderungen der B-Lymphozyten

Unter anderem durch verminderte T-Zell-Hilfe ist die B-Zell-Funktion bei älteren Menschen schwächer. Die Antikörperbildung ist insgesamt geringer mit der Folge einer größeren Infektionsneigung, Reaktivierung von Infektionen und schlechterem Ansprechen auf Impfungen. Autoantikörper sind häufiger als bei jungen Menschen, führen aber nicht unbedingt zu einer Erkrankung.

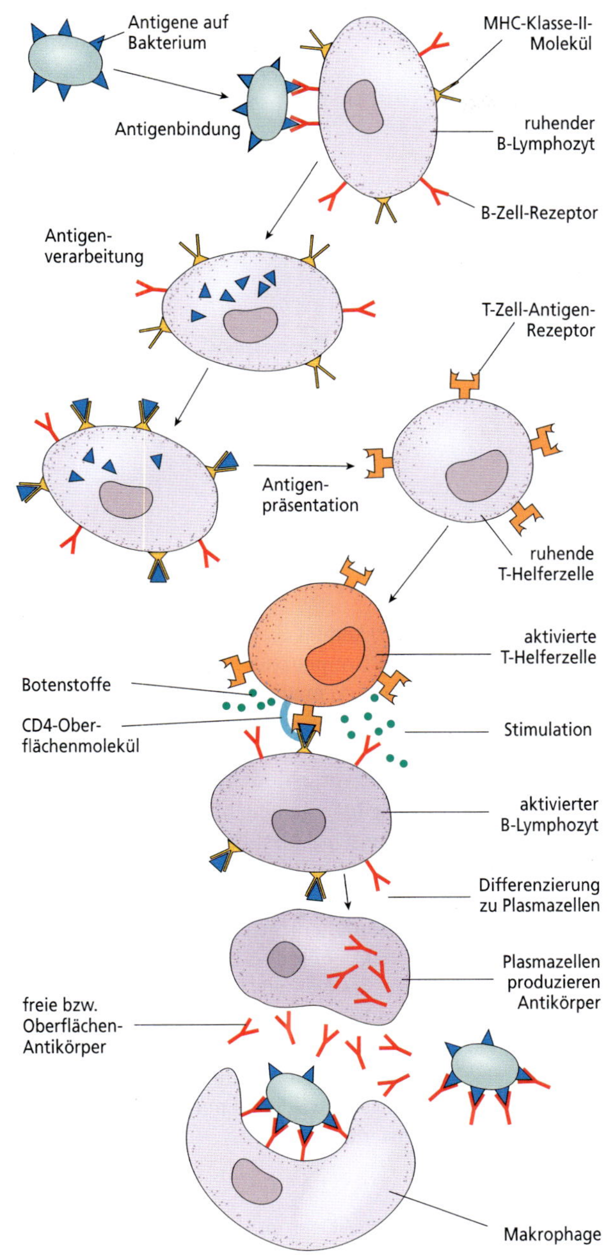

Abb. 13.9 T-Zell-abhängige B-Zell-Aktivierung (vereinfacht). Eine B-Zelle „erkennt" ihr Antigen, nimmt es auf und präsentiert es einer ruhenden T-Zelle, die spezifisch ist für das gleiche Antigen. Die aktivierte T-Helferzelle stimuliert daraufhin die B-Zelle durch Botenstoffe (Interleukine), und es werden antikörperproduzierende Plasmazellen gebildet. Eine mögliche Antikörperwirkung ist die Opsonierung, sodass die Phagozytose der Bakterien durch Makrophagen gesteigert wird.

SPICKZETTEL

Spezifische *(erworbene)* **Abwehr:** Abwehrmechanismen, welche *antigenabhängig* vorgehen, also sehr gezielt nur bei Vorhandensein bestimmter molekularer Strukturen **(Spezifität).** Bildet sich erst nach der Geburt durch Auseinandersetzung mit den verschiedensten Erregern, braucht nach Erregerkontakt ca. 1–2 Wochen, hat dann aber **Gedächtnisfunktion,** d. h. ein zweiter Kontakt mit dem gleichen Erreger verläuft schneller und effektiver (→ wichtig in der zweiten Phase der Abwehr und bei erneutem Erregerkontakt). Bestandteile

- **T-Helferzellen** *(T_H-Zellen, T_4-Zellen).* Erkennen über ihre T-Zell-Antigenrezeptoren Antigene, die sie von antigenpräsentierenden Zellen (z. B. Makrophagen, B-Lymphozyten) zusammen mit einem MHC-Klasse-II-Molekül und Kostimulation dargeboten bekommen → Differenzierung zu **T_H1-Helferzellen** (aktivieren Makrophagen) oder **T_H2-Helferzellen** (aktivieren B-Lymphozyten)
- **Zytotoxische T-Zellen** *(T_C-Zellen, T_8-Zellen).* Erkennen über ihre T-Zell-Antigenrezeptoren Antigene, die sie von antigenpräsentierenden Zellen zusammen mit einem MHC-Klasse-I-Molekül und Kostimulation dargeboten bekommen → Zerstörung der antigentragenden, z. B. virusinfizierten oder bösartigen Zelle
- **Regulatorische T-Zellen** *(T_{reg}-Zellen).* Bremsen überschießende Immunreaktionen, sind an Selbsttoleranz (Nichtvorgehen gegen normale körpereigene Zellen) beteiligt
- **T-Gedächtniszellen.** Langlebige T-Lymphozyten zur schnellen Reaktion bei erneutem Kontakt mit dem gleichen Antigen
- **B-Lymphozyten.** Erkennen über ihre B-Zell-Antigenrezeptoren selbst Antigene, Kostimulation meist durch T_H2-Helferzellen → Differenzierung zu **Plasmazellen** → nach ca. einer Woche Produktion großer Mengen spezifischer **Antikörper**
- **B-Gedächtniszellen, langlebige Plasmazellen** zur schnellen Antikörperproduktion bei erneutem Kontakt mit dem gleichen Antigen.

13.5.5 Antikörper

Antikörper *(AK),* auch **Immunglobuline** *(Ig)* genannt, sind hoch selektiv auf bestimmte Antigene passende Proteine, die von den Plasmazellen sezerniert werden. Sie stellen die humorale Komponente des spezifischen Abwehrsystems dar.

Antikörper-Grundstruktur

Alle Antikörper haben die gleiche Grundstruktur aus vier verbundenen Proteinketten, je zwei leichten und zwei schweren Ketten. Diese sind zu einem großen Y-förmigen Molekül angeordnet (→ Abb. 13.10). An den beiden Armen des Y liegen die antigenerkennenden Abschnitte (**Fab-Teil,** ab = antigenbindend), während der Stamm u. a. für die Kommunikation mit Phagozyten und anderen Abwehrzellen verantwortlich ist (**Fc-Teil,** c = constant). Jedes Antikörper-Grundmolekül hat also *zwei* **Antigenbindungsstellen** (man sagt auch, es sei *bivalent, bi* = zwei).

Antikörperklassen

In der Eiweißelektrophorese (elektrische Auftrennung nach Ladung, Molekulargewicht) kann man fünf verschiedene **Antikörperklassen** differenzieren (→ Abb. 13.10):

Immunglobulin G, kurz **IgG,** macht mit etwa 80 % den größten Anteil der Antikörper im Blut aus. Es wird v. a. in der späten Phase der Erstinfektion und bei einer erneuten Infektion mit demselben Erreger gebildet (→ Abb. 13.11). IgG-Antikörper neutralisieren Antigen, aktivieren das Komplementsystem und erleichtern durch Opsonierung die Phagozytose von Erregern. IgG sind *plazentagängig,* treten also vom mütterlichen ins fetale Blut über. Damit bieten sie in der Zeit, während der das Abwehrsystem von Fetus und Neugeborenem noch unreif ist, einen Schutz vor Infektionen („Nestschutz").

IgM *(Immunglobulin M)* ist ein sehr großes Molekül, da hier fünf Y-förmige Grundmoleküle miteinander verbunden sind

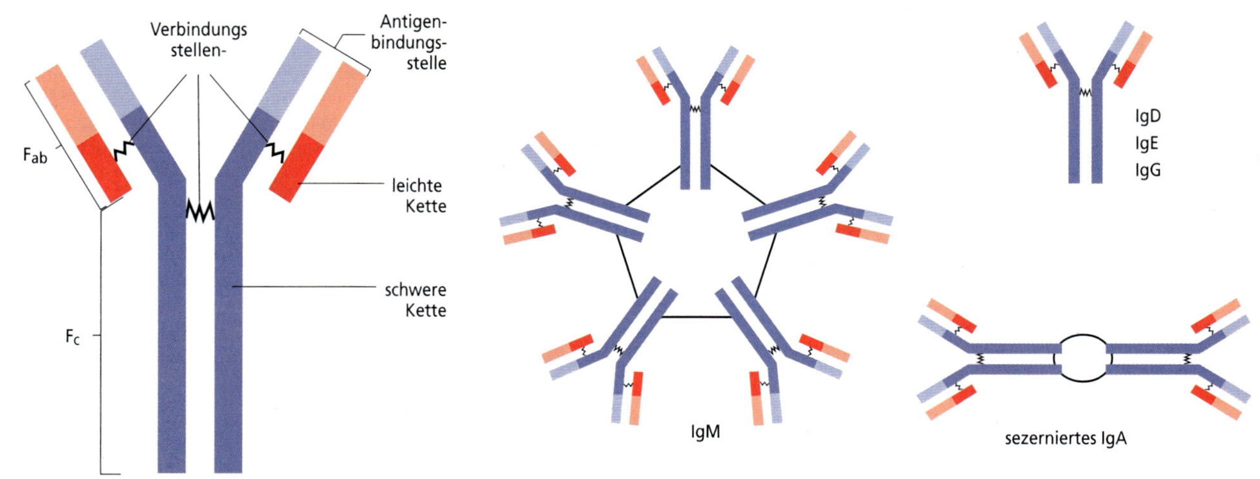

Abb. 13.10 Links Grundstruktur aller Antikörper, Mitte und rechts Struktur der verschiedenen Antikörper-/Immunglobulinklassen. Der Stamm des Y ist die Kontaktzone für Abwehrzellen.

(*Pentamer; penta* = fünf). Aufgrund der vielen Antigenbindungsstellen kann IgM ganze Zellen miteinander verklumpen *(agglutinieren)*, außerdem aktiviert es Komplement. Seine Fähigkeit zu Neutralisation und Opsonierung ist geringer als die von IgG. IgM ist der *erste* Antikörper, der nach einer Infektion von einer aktiven Plasmazelle sezerniert wird (→ Abb. 13.11) – man kann das IgM daher für die Diagnose einer Erstinfektion heranziehen. Als Einzelmolekül *(Monomer)* kommt IgM außerdem als Antigenrezeptor auf der Oberfläche der B-Lymphozyten vor, wo es als zellmembranständiges „Schloss" auf den „Antigen-Schlüssel" wartet, der zur Aktivierung der Zelle führt.

IgA *(Immunglobulin A)* ist als Einzelmolekül *(Monomer)* im Blut vorhanden, als Doppelmolekül (*Dimer; di* = zwei) kommt es in diversen Körpersekreten wie Speichel, Darmsekreten und Bronchialschleim vor und neutralisiert dort Antigene. Entsprechend unterstützt es die lokale Abwehr von Erregern, die auf Schleimhäuten siedeln. IgA geht in die Muttermilch über.

IgE *(Immunglobulin E)* spielt bei der Abwehr von Parasiten (z. B. Würmern) und bei Allergien (→ 13.9) eine Rolle. Am Stamm seines Y-förmigen Moleküls besitzt es Strukturen, die an *Mastzellen* (→ Abb. 12.3, → 12.3.1) binden und diese aktivieren. Mastzellen bzw. die von ihnen abgegebenen Sekrete sind hauptverantwortlich für die Symptome von allergischen Reaktionen.

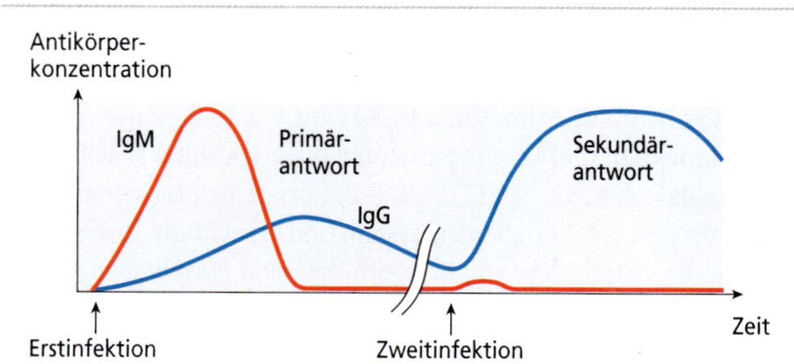

Abb. 13.11 Antikörper bei Erst- und Zweitinfektion. Während die Erstinfektion typischerweise mit Symptomen einhergeht, bleibt die Zweitinfektion meist unbemerkt.

IgD *(Immunglobulin D)* kommt ebenso wie das monomere IgM auf der Oberfläche von B-Lymphozyten vor und dient wie dieses als zellständiges Antigen-Erkennungsmolekül. Andere Funktionen von IgD sind bisher nicht bekannt.

Antikörperspiegel in den verschiedenen Lebensphasen

Neugeborene haben wenig IgA und IgM, hingegen infolge der diaplazentaren Übertragung viel IgG. Gestillte Kinder nehmen zudem IgA mit der Muttermilch auf und kleiden damit gewissermaßen ihre Darmschleimhaut aus.

Mit der Zeit werden die mütterlichen Antikörper im Blut abgebaut. Der IgG-Spiegel sinkt ab, sodass die **Leihimmunität** (der *Nestschutz*) nachlässt und das Baby etwa ab dem sechsten Lebensmonat anfälliger für Infektionen wird. Es muss sich nun mit den verschiedensten Infektionserregern seiner Umwelt auseinandersetzen und einen eigenen Antikörperschutz aufbauen. Dadurch steigt der IgG-Spiegel langsam wieder an und erreicht im Grundschulalter Erwachsenenwerte.

PÄDIATRIE

Häufige „banale" Infekte bei Klein- und Kindergartenkindern, besonders nach Aufnahme in eine Kinderbetreuungseinrichtung, sind nicht Zeichen eines „schlechten" Immunsystems, sondern in aller Regel Ausdruck der **immunologischen Lernphase** eines funktionierenden, „trainierenden" Immunsystems.

Monoklonale Antikörper

Bei einer normalen Abwehrreaktion werden immer *mehrere* B-Lymphozyten aktiviert. Da diese sich genetisch leicht voneinander unterscheiden, sind auch die entstehenden Antikörper etwas verschieden. Man spricht von **polyklonalen Antikörpern** (ein Klon bezeichnet alle Nachkommen einer einzigen Zelle; *poly* = viel).

In Forschung und Therapie werden häufig **monoklonale Antikörper** *(mAk)* verwendet: Im Labor wird eine *einzige* Plasmazelle isoliert und zur Vermehrung gebracht. Ihre Nachkommen erzeugen dann vollkommen gleiche, gegen ein ganz bestimmtes Antigen gerichtete Antikörper in großer Menge. Monoklonale Antikörper werden diagnostisch u. a. in der Infektionsdiagnostik und

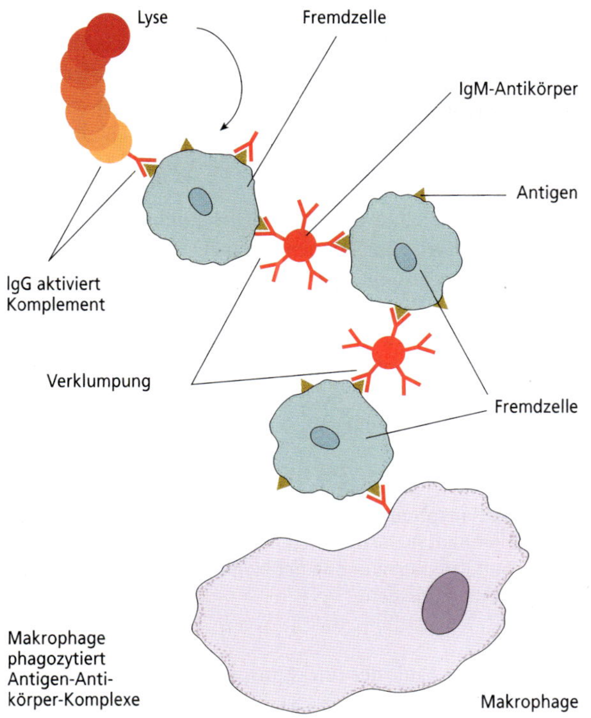

Abb. 13.12 Beispiele für Antigen-Antikörper-Reaktionen. Die großen IgM-Antikörper besitzen viele Bindungsstellen für Antigene. Sie sind in der Lage, Fremdzellen (z. B. blutgruppenfremde Erythrozyten) zu verklumpen. Die Komplexe werden von Phagozyten aufgenommen. Darüber hinaus können IgM und IgG das Komplementsystem aktivieren.

therapeutisch z. B. gegen bestimmte Tumoren, Leukämien oder autoimmunologisch (mit)bedingte Erkrankungen eingesetzt.

13.5.6 Antigen-Antikörper-Reaktionen

Wie erwähnt besitzen die Antikörper Bindungsstellen für Fremdmoleküle (Antigene). Reagieren Antikörper nun mit „ihren" Antigenen, bilden sich **Antigen-Antikörper-Komplexe** (Schlösser mit eingestecktem Schlüssel). Die Antikörper können auf unterschiedliche Weise gegen Erreger oder Toxine wirken:

- Sie können Antigene durch Neutralisation unschädlich machen
- Das große IgM-Molekül ist z. B. in der Lage, ganze Zellen miteinander zu verklumpen (agglutinieren). Die Antigen-Antikörper-Komplexe werden dann phagozytiert (→ Abb. 13.12)
- Die Antikörper können nach der Antigenbindung das Komplementsystem aktivieren (→ 13.2.4). Dies führt dann zur Auflösung (Lyse) der Erregerzelle
- Durch Opsonierung steigern Immunglobuline die Phagozytose und damit die Erregerelimination.

SPICKZETTEL

Antikörper *(Immunglobuline):* Von Plasmazellen gebildete Proteine **(IgA, IgD, IgE, IgG, IgM)** aus 1–5 Y-förmigen Basismolekülen, die Antigene binden und dann je nach Antikörpertyp die Antigene neutralisieren, die antigentragenden Zellen agglutinieren, Komplementsystem aktivieren oder opsonieren und dadurch die Phagozytose steigern. Membrangebundene Antikörper sind außerdem Hauptbestandteile des B-Zell-Antigenrezeptors.

13.6 Kurzberichte von der Abwehrfront

13.6.1 Abwehr von Bakterien

Wenn eindringende Bakterien (→ Abb. 13.5, → Abb. 13.13) „Pech haben", werden sie schon an der Eintrittspforte (z. B. einer Hautverletzung) von den ständig lauernden Phagozyten entdeckt und phagozytiert.

Jedoch muss gerade bei größeren Bakterienmengen oder besonders *virulenten* (gefährlichen) Erregern die spezifische Abwehr helfen. Hier sind es vor allem die antigenpräsentierenden *B-Lymphozyten,* die, mithilfe von T_H2-Zellen zu *Plasmazellen* aktiviert, entsprechende *Antikörper* bilden. Wenn sich die Antikörper an die Erreger binden, können die Mikroorganismen durch nachfolgende Aktivierung des *Komplementsystems* vernichtet werden. Außerdem werden sie durch die anhaftenden Antikörper *(Opsonierung)* eine attraktive Mahlzeit für Makrophagen und Granulozyten.

Eiter, der typisch ist für lokale bakterielle Infektionen, besteht in erster Linie aus zerfallenen neutrophilen Granulozyten, daneben aus aufgelösten Geweberesten und Bakterien.

Viele Bakterien haben allerdings Mechanismen entwickelt, um dem Abwehrsystem möglichst zu entgehen: Sie tragen z. B. bestimmte Moleküle auf ihrer Oberfläche, die vom Abwehrsystem nur schwer als „fremd" erkannt werden, umhüllen sich mit einer phagozytosehemmenden Schleimkapsel oder vermögen sogar *in* Körperzellen zu überleben.

MEDIZIN

Gegen die meisten Bakterien stehen wirksame **Antibiotika** zur Verfügung, also bakterienhemmende oder -tötende Medikamente.
Zunehmend bereiten allerdings **Resistenzen** Probleme: Da Bakterien sich sehr schnell vermehren, zeigen sich bei ihnen in relativ kurzer Zeit auch viele *Mutationen* (Veränderungen des Erbgutes → 4.6.2), die früher oder später dazu führen, dass die Erreger wirksame Gegenmittel gegen die eingesetzten Antibiotika produzieren, etwa Enzyme, die das Antibiotikum inaktivieren. Besonders ernst zu nehmen sind **multiresistente Erreger** *(MRE),* die gegen *viele* Antibiotika gleichzeitig resistent sind.

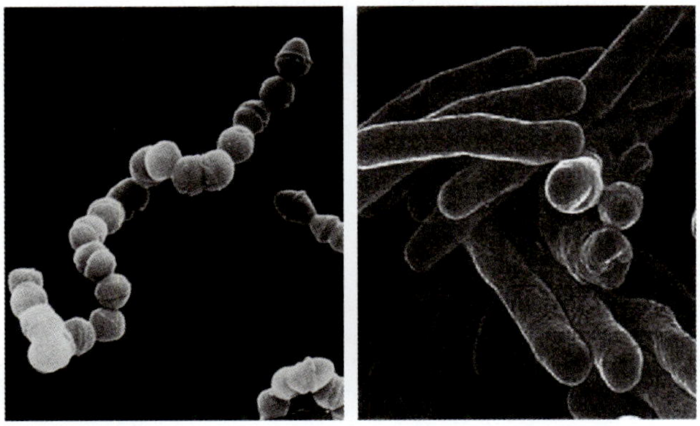

Abb. 13.13 Bakterien. Bakterien können sehr unterschiedliche Formen haben und einzeln oder auf verschiedene Art zusammengelagert sein. Links Streptokokken (kettenförmig angeordnete Kugelbakterien), rechts Stäbchenbakterien. [li. E369, re. E449]

13.6.2 Abwehr von Viren

Viren (→ Abb. 13.14) werden oft als *Sonder-* oder *Grenzform des Lebens* angesehen, da sie nicht die Kriterien für Lebewesen erfüllen (→ 1.1): So sind sie nicht in der Lage, sich selbstständig zu vermehren, sondern hierzu auf eine Wirtszelle angewiesen. Viren bestehen nur aus Erbinformation (DNA *oder* RNA → 2.8.4), einem Proteinmantel **(Kapsid)** sowie evtl. einer äußeren Hülle **(Envelope),** mit der neu gebildete Viren bei der Freisetzung aus der Wirtszelle umgeben werden. Sie besteht aus der Wirtszellmembran, in die virusspezifische Proteine eingelagert sind.

Weder Antikörper noch T-Lymphozyten können *in* einer Wirtszelle befindliche Viren erkennen und unschädlich machen. Allerdings können die befallenen Zellen eine Art „SOS-Flagge" hissen, indem sie Teile des Virus zusammen mit MHC-Klasse-I-Molekülen auf ihrer Zelloberfläche darbieten (Antigenpräsentation → Abb. 13.7, → Abb. 13.9). Dies ist ein Alarmsignal für T-Lymphozyten, die Zelle als infiziert zu erkennen und abzutöten. Zusätzlich beginnen aktivierte *B-Lymphozyten,* sich in *Plasmazellen* umzuwandeln und Antikörper gegen die Viren zu produzieren. Wenn die Viren nach ihrer Vermehrung freigesetzt werden, sind sie für Antikörper zugänglich.

Daneben schütten virusbefallene Zellen *Interferone* (→ 13.3) aus, die Nachbarzellen vor einer möglichen Virusinvasion warnen. Die Nachbarzellen reduzieren daraufhin ihren Stoffwechsel und werden so unempfindlicher gegen einen Virusbefall, außerdem produzieren sie vorsorglich antiviral wirkende Zytokine.

MEDIZIN

Die meisten Virusinfekte kann der Körper selbst beherrschen. Heutige **Virostatika** (antivirale Medikamente) wirken nur gegen einen Teil der Viren. Zudem beeinträchtigen sie nach wie vor auch menschliche Zellen.

13.6.3 Abwehr von Parasiten

Als **Parasiten** werden v. a. den Menschen befallende **Würmer** und *Einzeller* **(Protozoen)** zusammengefasst. Gegen Parasiten geht das Abwehrsystem in erster Linie mit den bekannten Abwehrzellen vor, also Phagozyten, B- und T-Lymphozyten. Daneben spielen *Mastzellen* und *eosinophile Granulozyten* (→ Tab. 13.2) sowie Antikörper des Typs *Immunglobulin E* eine besondere Rolle. Mastzellen und eosinophile Granulozyten können zell- und gewebeschädigende Substanzen ausschütten. Mit Immunglobulin E besetzte Parasiten werden von den Mastzellen erkannt – sie heften sich an die IgE-Antikörper und können bei diesem engen Kontakt den Parasiten durch die Abgabe von Zytokinen schädigen.

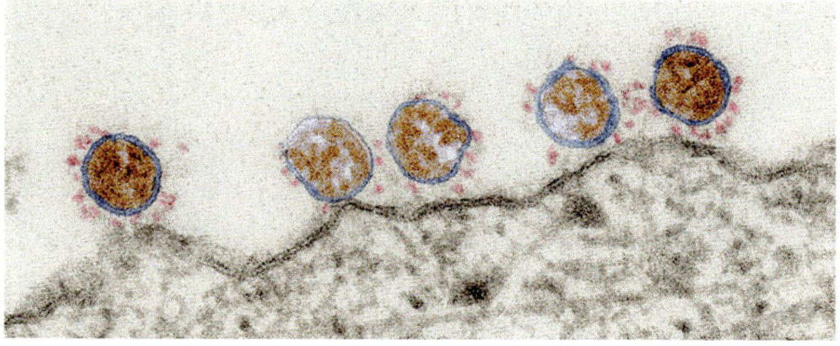

Abb. 13.14 Viren. Viren, hier SARS-CoV-2 auf der Oberfläche einer Zelle, sind zu ihrer Vermehrung auf lebende Zellen des Wirtsorganismus angewiesen. [E370]

13.7 Infektionsprophylaxe

Infektionen sind ein wieder zunehmendes „Thema": Man denke etwa an die Antibiotikaresistenzen und die **nosokomialen** (in medizinischen Einrichtungen erworbenen) **Infektionen.** Auch veränderte oder neue Erreger tauchen immer wieder auf, in jüngster Vergangenheit das neue Coronavirus **SARS-CoV-2** *(Severe Acute Respiratory Syndrome Coronavirus Type 2),* das 2020 zur **COVID-19-Pandemie** mit massiven Folgen weltweit führte.

Eine Möglichkeit, Infektionen vorzubeugen, ist die **Expositionsprophylaxe,** also die Vermeidung des Kontakts mit dem Erreger. Die erforderlichen Maßnahmen hängen von den Eigenschaften des Erregers und seinen Übertragungswegen ab. Die Bedeutung von Händehygiene (Händewaschen, Händedesinfektion), sorgfältiger Desinfektion und Sterilisation sowie aseptischen Arbeitens kann aber nicht genug betont werden.

PFLEGE

Zur **Expositionsprophylaxe** gehört auch, bei jedem möglichen Kontakt mit Blut, Ausscheidungen und Sekreten geeignete Handschuhe zu tragen und Verletzungen mit gebrauchten Instrumenten zu vermeiden.

Weitere wichtige Säule der Infektionsprophylaxe ist die **Impfprophylaxe,** insbesondere bei weit verbreiteten Erregern, die häufig zu schweren Erkrankungen führen.

13.7.1 Aktivimmunisierung

Bei manchen Infektionserregern, etwa dem Masernvirus, ist ein Mensch nach dem ersten Kontakt praktisch für immer vor weiteren Angriffen des Erregers geschützt (immun). Das Masernvirus verändert sich nicht, und das immunologische Gedächtnis macht erneut eindringenden Viren schnell und meist ohne Beschwerden den Garaus. Man spricht von **erworbener Immunität.**

Eine **Aktivimmunisierung** erzeugt durch ein *Impfantigen* einen „kontrollierten Übungskampf". Das Abwehrsystem bildet aufgrund der vermeintlichen Infektion passende Antikörper und ein immunologisches Gedächtnis, die dann bei einer tatsächlichen Infektion parat stehen. Unterschieden werden:

- **Lebendimpfstoffe** mit lebenden, abgeschwächten Erregern
- **Inaktivierte (Ganzvirus-)Impfstoffe** aus abgetöteten ganzen Erregern
- **Untereinheiten-** und **Spaltimpfstoffe** mit Erregerbestandteilen
- **Toxoidimpfstoffe** mit (harmlosen) Toxinmolekülen
- **Genbasierte Impfstoffe. mRNA-Impfstoffe** enthalten künstliche mRNA, die an den Ribosomen für kurze Zeit zur Herstellung des Impfantigens führt. **Vektorimpfstoffe** arbeiten mit meist vermehrungsunfähigen Trägerviren, in die das Gen für das Impfantigen eingeschleust wurde. Infizierte Körperzellen produzieren dann das Impfantigen.

Die vier letztgenannten Impfstoffarten sind **Totimpfstoffe** bzw. werden diesen gleichgesetzt. Sie sind meist besser verträglich als Lebendimpfstoffe, aber weniger immunogen und benötigen deshalb oft mehr Impfungen.

Anders ist es z. B. bei den Influenzaviren (Grippeviren), die ihre antigene Struktur mit großer Regelmäßigkeit etwas verändern, sodass Antikörper und immunologisches Gedächtnis nicht mehr „greifen". Hier schützt eine Erkrankung oder Impfung nur für kurze Zeit. Deshalb muss die Grippeimpfung jährlich mit den im

Tab. 13.3 Impfkalender (vereinfacht nach den Empfehlungen der STIKO 2022). Stets Herstellerangaben beachten. [X221-035]

Impfstoff (Erkrankung)	Alter in Wochen	Monaten						Jahren				
	6	2	3	4	11	12	15	5–6	9–14	15–16	Ab 18	Ab 60
Rotaviren	G1		G2	(G3)								
DTaP/Tdap		G1		G2	G3			A1	A2		A*	
Hib*		G1		G2	G3							
IPV*		G1		G2	G3				A1			
HB*		G1		G2	G3							
Pneumokokken		G1		G2	G3							S
Meningokokken C						G1						
MMR					G1		G2				S**	
Windpocken					G1		G2					
HPV									G1/2			
Herpes zoster												G1/2
Influenza												S (jährl.)

A Auffrischimpfung; **G** Grundimmunisierung; **N** Nachholimpfung (Grundimmunisierung aller noch nicht Geimpften bzw. Komplettierung eines unvollständigen Impfschutzes); **S** Standardimpfungen mit allgemeiner Anwendung = Regelimpfungen
D/d = Diphtherie; T = Tetanus; aP/ap = Pertussis (Keuchhusten); HiB = Haemophilus influenzae Typ B; IPV = Polio = Kinderlähmung; HB = Hepatitis B; MMR = Masern, Mumps, Röteln; Influenza = Grippe; HPV = humane Papilloma-Viren
* Td-Auffrischimpfung alle 10 Jahre. Einmalige Tdap-Auffrischimpfung bei der nächsten fälligen Td-Impfung, bei entsprechender Indikation als TdaP-IPV-Kombinationsimpfung
** Einmalige Impfung aller nach 1970 Geborenen ≥ 18 Jahre ohne, mit unklarer oder nur einer Impfung

nächsten Winter wahrscheinlich „aktuellen" Stämmen wiederholt werden.

Die *Ständige Impfkommission* am *Robert Koch-Institut* **(STIKO)** gibt in regelmäßigen Abständen aktualisierte Impfempfehlungen für Kinder und Erwachsene heraus (→ Tab. 13.3).

PRÄVENTION

Aus den verschiedensten Gründen bestehen nach wie vor in allen Altersgruppen teils erhebliche **Impflücken.** Pflegende können hier präventiv tätig sein, indem sie Patienten und Patientinnen den Wirkmechanismus von Impfungen darlegen und erklären, dass nicht alle Beschwerden nach einer Impfung Nebenwirkungen oder gar Komplikationen sind – gerade bei einer Erstimpfung geht die Auseinandersetzung des Körpers mit dem Erreger nicht ganz ohne Symptome ab.

- Gegen einige Erkrankungen, etwa Diphtherie oder Tetanus (Wundstarrkrampf), sollten alle Menschen geimpft sein. Wichtig: Auffrischimpfungen nicht vergessen
- Für Fernreisen gelten je nach Region zusätzliche Impfempfehlungen, über die man sich z. B. bei Gesundheitsämtern und Tropeninstituten informieren kann
- Ferner sollten sich Angehörige bestimmter Berufsgruppen vor speziellen Risiken schützen. Beispielsweise ist die Tollwut (nur) für Förster, Tierärzte und zum Teil auch medizinisches Personal ein ernst zu nehmendes Risiko
- Auch einige Vorerkrankungen sowie Alter über 60 Jahre können eine erhöhte Gefährdung und eine Impfempfehlung bedingen, z. B. Pneumokokken-Impfung bei Erwachsenen.

13.7.2 Passivimmunisierung

Gefährlich ist es z. B., wenn sich eine nichtimmune Schwangere mit Rötelnviren infiziert, insbesondere während der ersten drei Schwangerschaftsmonate. Die Rötelnviren gelangen über die Plazenta zum Ungeborenen, und es drohen vor allem Innenohr-, Augen-, Herz- und Gehirnschäden. Um diese **Röteln-Embryopathie** zu verhindern, können der Schwangeren spezifische Röteln-Antikörper injiziert werden, die anstelle der nicht vorhandenen eigenen Antikörper die Rötelnviren unschädlich machen sollen, bevor sie auf das Kind übergreifen.

Die Antikörper (Immunglobuline) werden vom Blut anderer Kranker, die eine Rötelninfektion überstanden haben, gewonnen. Da das Abwehrsystem nicht selbst aktiv werden muss, spricht man von **Passivimmunisierung.**

Auch bei Krankheiten, die durch Giftstoffe (Toxine) des Erregers gefährlich sind, hat die passive Immunisierung große Bedeutung, weil die Toxine im Blut durch Immunglobuline unschädlich gemacht werden können. Dies kann bei Diphtherie-, Tollwut- oder Tetanusinfektionen lebensrettend sein.

Allerdings schützen Passivimmunisierungen nur 1–3 Monate, da die zugeführten Antikörper vom Organismus abgebaut werden. Der Vorteil ist, dass Infektionen kurzfristig am Ausbruch gehindert oder in ihrem Verlauf gemildert werden können.

SPICKZETTEL

Immunität: Unempfänglichkeit eines Organismus gegenüber einem bestimmten Infektionserreger oder Toxin (Giftstoff).
Impfung *(Schutzimpfung):* Künstliches Herbeiführen eines Schutzes vor erregerbedingten Erkrankungen.

- **Aktivimmunisierung.** Impfantigen → Aktivierung des Immunsystems → eigene Antikörperproduktion → mit zeitlicher Verzögerung einsetzender, aber lange anhaltender Schutz
- **Passivimmunisierung.** Gabe fremder, „fertiger" Antikörper → sofortiger, aber kurz dauernder Schutz.

13.8 Lymphatisches System

Das **lymphatische System** besteht aus den *Lymphgefäßen* und den *lymphatischen Organen.* Es erfüllt drei Hauptaufgaben:

- *Drainage* des Interstitiums über die **Lymphe**
- Mitarbeit bei der *Immunabwehr*
- *Transport* bestimmter Fette aus dem Darm (→ 17.7.3).

Lymphatische Organe sind (→ 13.1.2, → Abb. 13.15):

- *Knochenmark* und *Thymus* als primäre lymphatische Organe
- *Milz, Lymphknoten* und *lymphatische Gewebe der Schleimhäute* (**mukosaassoziierte lymphatische Gewebe,** kurz *MALT*) als sekundäre lymphatische Organe. Zu den lymphatischen Geweben der Schleimhäute zählen der **lymphatische Rachenring** mit Rachen-, Zungen- und Gaumenmandeln (→ 16.2), das **lymphatische Gewebe der Atemwege** (→ 16.7) und das **lymphatische Gewebe des Darms,** besonders ausgeprägt in den *Peyer-Plaques* des Dünndarms (→ 17.5.2).

Alle lymphatischen Organe weisen einen hohen Gehalt an retikulärem Bindegewebe (→ 5.3.4) und Lymphozyten auf.

PÄDIATRIE

Die lymphatischen Organe, besonders der lymphatische Rachenring, sind bei Kindern sehr stark entwickelt. Grund dafür ist die physiologische Auseinandersetzung mit den allgegenwärtigen Umweltkeimen.

SPICKZETTEL

Lymphatisches System: Lymphgefäße mit der **Lymphe** und **lymphatische Organe.** Aufgaben Abwehr, Bildung und Transport der Lymphe, Überführung bestimmter Fette aus dem Darm ins Blut.

13.8.1 Lymphe, Lymphgefäße und Lymphknoten

Lymphe

Im arteriellen Schenkel der Kapillaren werden täglich rund 20 l Flüssigkeit in das Interstitium filtriert, jedoch nur ca. 18 l davon im venösen Schenkel wieder reabsorbiert (→ 3.5, → 15.1.3). Die übrigen 2 l (also etwa 10 %) bilden die **Lymphe.** Ihre Zusammensetzung entspricht der des Blutplasmas mit Ausnahme des deutlich niedrigeren Eiweißgehaltes (ca. 20 g/l gegenüber 70–80 g/l im Blutplasma).

Lymphgefäße

Die Lymphe wird von den **Lymphkapillaren** aufgenommen, die überall in den Geweben blind beginnen. Sie verlaufen etwa parallel zu den venösen Gefäßen und vereinigen sich zu zunehmend größeren **Lymphgefäßen** (→ Abb. 13.16). Die Lymphgefäße stellen neben dem venösen System ein zweites Abflusssystem dar, durch das interstitielle Flüssigkeit in den Blutstrom zurückgeleitet wird.

Über die Lymphbahnen gelangt die Lymphe in die Lymphknoten. Nach Passage der Lymphknoten sammelt sich die Lymphe in den großen Lymphbahnen. Dabei vereinigen sich die großen Lymphgefäße der unteren Körperabschnitte in der **Cisterna chyli** und laufen als **Ductus thoracicus** *(Milchbrustgang, Brustmilchgang)* durch das Zwerchfell ins hintere Mediastinum. Nach dem Zufluss der Hauptlymphbahnen des linken Armes und der linken Kopfhälfte mündet der Ductus thoracicus über den linken **Venenwinkel,** den Zusammenfluss von linker V. jugularis interna und V. subclavia (innerer Drosselvene und Schlüsselbeinvene), ins Blut. Die Lymphe der rechten oberen Körperseite mündet dagegen als **rechter Hauptlymphgang** *(Ductus lymphaticus dexter)* direkt in den rechten Venenwinkel.

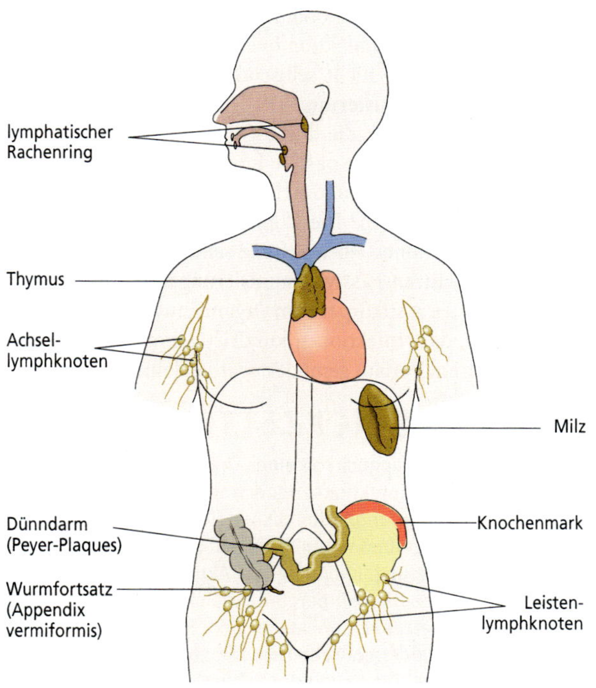

Abb. 13.15 Lymphatische Organe (Auswahl).

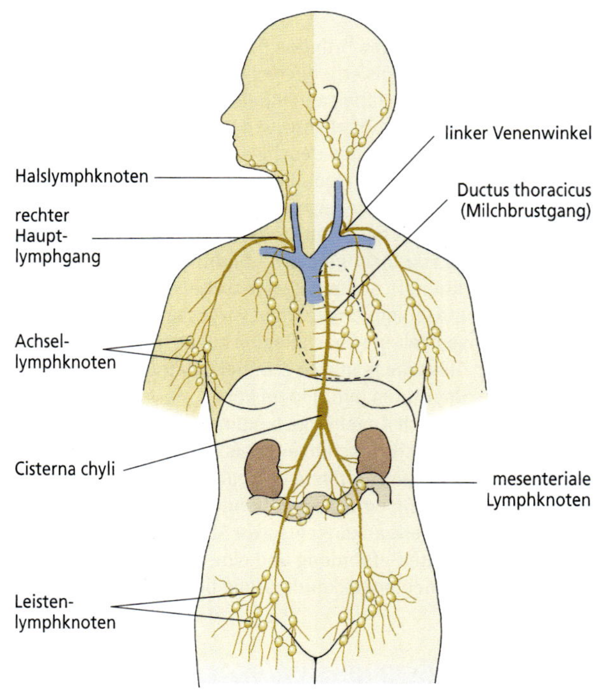

Abb. 13.16 Wichtige Lymphgefäße und Lymphknotenstationen. Der Ductus thoracicus übernimmt den Großteil des Lymphabflusses, der rechte Hauptlymphgang die Lymphe der rechten oberen Körperseite.

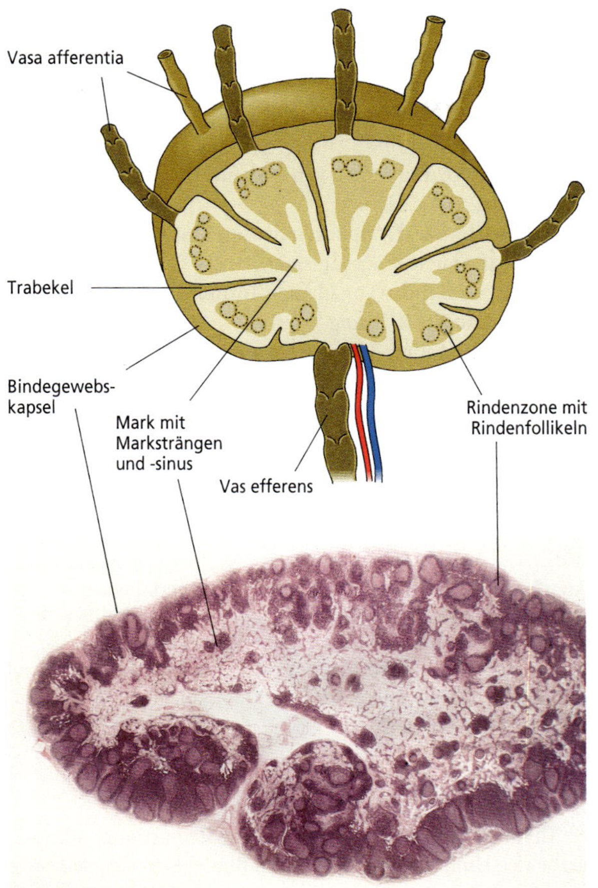

Abb. 13.17 Lymphknoten, oben in der Schemazeichnung, unten im lichtmikroskopischen Bild. [Foto M375]

Lymphknoten

Die interstitielle Flüssigkeit und damit die Lymphe enthalten nicht nur Wasser, Elektrolyte und Stoffwechselprodukte, sondern z. B. auch Zelltrümmer oder Krankheitserreger. In die Lymphbahnen sind als biologische Filterstationen gruppenweise die **Lymphknoten** *(Nodi lymphoidei,* früher *Nodi lymphatici)* eingeschaltet (→ Abb. 13.16). Jeder Körperregion lässt sich dabei eine Gruppe **regionaler Lymphknoten** zuordnen. „Nachgeschaltete" Lymphknoten, welche die Lymphe mehrerer regionaler Lymphknoten aufnehmen, heißen **Sammellymphknoten.**

Ein Lymphknoten ist ein mehrere Millimeter langes, bohnenförmiges Körperchen, das von einer Bindegewebskapsel umschlossen ist. Ins Innere strahlen zahlreiche bindegewebige Balken ein, die **Trabekel** (→ Abb. 13.17). Dazwischen befindet sich ein Netz phagozytierender *Retikulumzellen.* In dessen Zwischenräumen liegt das lymphatische Gewebe, wo die Vermehrung der Lymphozyten stattfindet. Man unterscheidet eine innere **Markzone** und eine äußere **Rindenzone.** In der Rindenzone liegen die Lymphozyten in kugelförmigen Verdichtungszentren, den **Rindenfollikeln.** Dort finden sich vor allem B-Lymphozyten. Zwischen Rinden- und Markzone sind v. a. T-Lymphozyten zu finden, in der Markzone insbesondere strangförmig gruppierte B-Lymphozyten und Plasmazellen.

Die Lymphe erreicht über mehrere zuführende Lymphgefäße *(Vasa afferentia)* auf der konvexen Seite den Lymphknoten. Sie fließt dann langsam durch ein verzweigtes Hohlraumsystem *(Sinus)* in Richtung der konkaven Seite. Dabei tritt die Lymphe in engen Kontakt mit den Abwehrzellen, die so Gelegenheit bekommen, Antigene abzufangen und ggf. die spezifische Abwehr in Gang zu setzen. An der konkaven Seite des Lymphknotens verlässt die nun „gereinigte" Lymphe den Lymphknoten über 1–2 ableitende Lymphgefäße *(Vasa efferentia).*

MEDIZIN

Lymphknotenvergrößerungen *(Lymphome)* treten bei Entzündungen, aber auch bei bösartigen Erkrankungen im Bereich ihres Zuflussgebietes auf.

Lymphödem

Ist der Lymphabfluss gestört, kann sich ein **Lymphödem** ausbilden, eine Schwellung mit Spannungs- und Schweregefühl und Bewegungseinschränkung. Verhältnismäßig häufige Ursache ist die Entfernung oder strahlentherapiebedingte Schädigung der Achsellymphknoten beim Mammakarzinom (Brustkrebs).

SPICKZETTEL

Lymphknoten *(Nodus lymphoideus):* Mehrere Millimeter großes, bohnenförmiges sekundäres lymphatisches Organ aus retikulärem Bindegewebe und Lymphozyten, das in ein Lymphgefäß eingeschaltet ist. Aufgabe Untersuchung der Lymphe auf schädliche Substanzen, ggf. Einleitung einer Abwehrreaktion.

13.8.2 Milz

Die **Milz** *(Lien, Splen)* liegt im linken Oberbauch unter dem Zwerchfell. Sie misst ca. 7 × 12 cm und wiegt etwa 150 g. Am **Milzhilum** tritt die *Milzarterie* (**A. lienalis,** *A. splenica)* als zuführendes Blutgefäß in die Milz ein, während die *Milzvene* (**V. lienalis,** *V. splenica)* sie hier verlässt (→ Abb. 13.18).

Die Milz ist von einer Bindegewebskapsel umgeben, von der zahlreiche Balken, die **Trabekel,** ins Organinnere einstrahlen (→ Abb. 13.19). Das so entstandene dreidimensionale Balkenwerk umschließt das eigentliche Milzgewebe, die **Milzpulpa.**

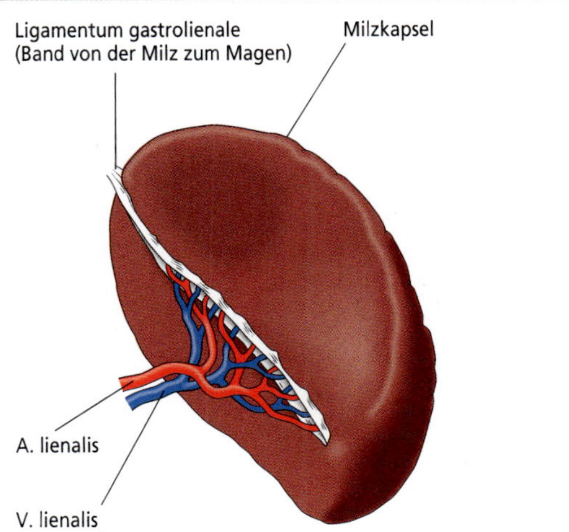

Abb. 13.18 Anatomie der Milz. Zur Lage im Abdomen → Abb. 18.2.

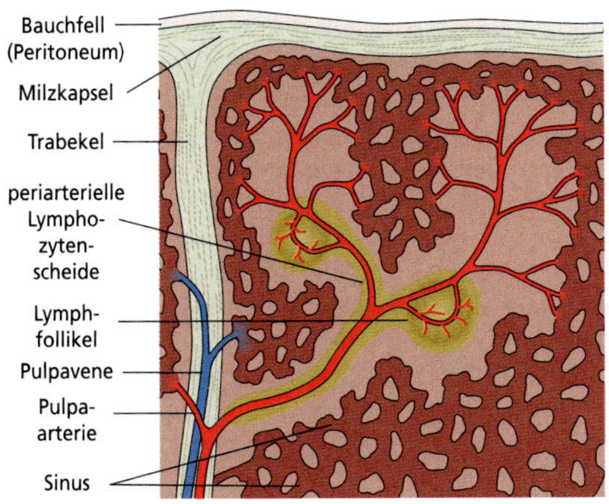

Abb. 13.19 Histologischer Feinbau der Milz (Schemazeichnung).

Die Schnittfläche einer frischen Milz zeigt ein ausgedehntes, dunkelrotes Gewebe, die **rote Pulpa,** in das viele stecknadelkopfgroße weiße Stippchen eingestreut sind **(weiße Pulpa).**

- Die rote Pulpa besteht aus großen Bluträumen, den **Milzsinus,** und einem feinen bindegewebigen Maschenwerk, den **Pulpasträngen,** mit vielen roten und weißen Blutkörperchen
- Die weiße Pulpa setzt sich aus lymphatischem Gewebe zusammen, das sich als **periarterielle Lymphozytenscheiden** *(PALS)* entlang der Arterien ausbreitet. Zusätzlich findet man kugelförmige Lymphfollikel.

Rote und weiße Pulpa stehen etwa im Verhältnis 3 : 1.

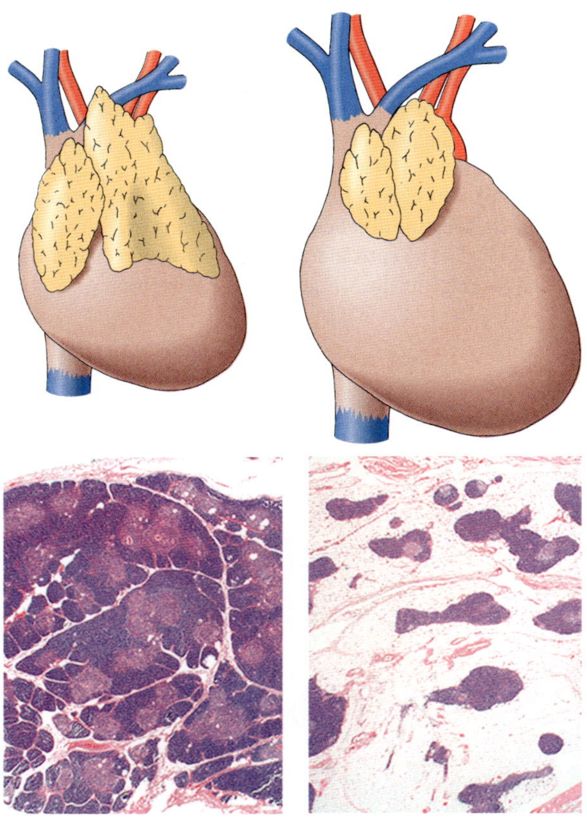

Abb. 13.20 Thymus, links eines Kleinkindes, rechts eines Erwachsenen, jeweils oben Größe im Vergleich zum Herzen, unten mikroskopisches Bild. Beim Erwachsenen dominiert Fettgewebe im mikroskopischen Bild. [Foto T484]

Funktionen der Milz

Funktionen der Milz sind:

- Identifizierung und Abbau von überalterten Blutzellen („Blutmauserung" → 12.2.4)
- Infektionsabwehr (Lymphozytenvermehrung, Herausfiltern und Abbau von Mikroorganismen)
- Abfangen und Abbau von kleinen Thromben
- Thrombozytenspeicherung
- Vor der Geburt Blutbildung (Hämatopoese, → 12.1.3).

Die Milz ist nicht lebensnotwendig, weil ihre Funktionen von Leber, Knochenmark und anderen lymphatischen Organen übernommen werden können. Das Infektionsrisiko ist nach Milzentfernung aber erhöht, v. a. bei Kindern unter sechs Jahren.

SPICKZETTEL

Milz *(Lien, Splen):* Etwa 7 × 12 cm großes, 150 g schweres, sekundäres lymphatisches Organ im linken Oberbauch aus einem bindegewebigen Trabekelsystem mit **roter Pulpa** (Bluträumen) und **weißer Pulpa** (lymphatisches Gewebe) dazwischen. Aufgaben Thrombozytenspeicher, Erkennen und Abbau von Krankheitserregern, alten/defekten Blutzellen, Thromben.

13.8.3 Thymus

Der **Thymus** *(Bries)* liegt im vorderen Mediastinum über dem Herzbeutel. Umhüllt von einer zarten Bindegewebskapsel, besteht er aus zwei Lappen, die wiederum in Läppchen gegliedert sind (→ Abb. 13.20).

Man unterscheidet:

- Die peripher gelegene **Thymusrinde** mit zahlreichen T-Lymphozyten und deren Vorläufern
- Das zentrale, lymphozytenarme **Thymusmark.**

Das Gewebegerüst des Thymus besteht aus **Thymusepithelzellen,** die ein verzweigtes Netz bilden.

Die Vorläufer der T-Lymphozyten, die **Thymozyten,** wandern in die Thymusrinde ein und vermehren sich dort. Die meisten der neu gebildeten Zellen gehen aber im Rahmen komplizierter Selektionsprozesse wieder zugrunde. Bevor ein T-Lymphozyt den Thymus verlässt, wird zuerst sichergestellt, dass die Bindung an MHC-Moleküle funktioniert *(positive Selektion)* und dass er sich *nicht* gegen körpereigene Substanzen richtet *(negative Selektion).* Für diese Selektionsprozesse ist der Kontakt zwischen den reifenden Lymphozyten und den Retikulumzellen von entscheidender Bedeutung. Das Nichtvorgehen des Abwehrsystems gegen körpereigene Strukturen wird auch als (immunologische) *Eigen-* oder **Selbsttoleranz** bezeichnet.

Daneben sezerniert der Thymus verschiedene Hormone, die wahrscheinlich als Wachstumsfaktoren im Abwehrsystem wirken.

Altersveränderungen des Thymus

Bei Kindern und Jugendlichen ist der Thymus voll ausgebildet und erreicht ein Gewicht von maximal 40 g. Ab der Pubertät bildet sich der Thymus immer mehr zurück *(Altersinvolution),* sodass sich bei Erwachsenen nur noch narbige Thymusreste finden, eingebettet in den **Thymusfettkörper.**

SPICKZETTEL

Thymus *(Bries)*: Primäres lymphatisches Organ im vorderen Mediastinum aus Thymusepithelzellen, Lymphozyten in verschiedenen Reifungsstadien u. a. Abwehrzellen, unterteilt durch Bindegewebstrabekel. Ab der Pubertät Rückbildung, Einlagerung von Fettzellen. Aufgabe v. a. T-Lymphozyten-Reifung.

13.9 Entgleisungen des Abwehrsystems

Ganz so reibungslos wie bisher dargestellt funktioniert unser Abwehrsystem leider nicht immer:

Zum einen kann das Abwehrsystem Reaktionen gegen solche Substanzen zeigen, die es normalerweise toleriert:

- Das Abwehrsystem kann gegen an sich harmlose Antigene (z. B. Pollen oder Erdbeeren) eine krankhaft starke Reaktion zeigen. Diese (spezifische) Überempfindlichkeit der Abwehr heißt **Allergie.** Die Allergie wird, ebenso wie die Immunität, bei einem früheren Kontakt mit einem Antigen erworben; man spricht von **Sensibilisierung.** Das entsprechende Antigen wird als **Allergen** bezeichnet. Man unterscheidet vier verschiedene Typen allergischer Reaktionen, die sich unter anderem im Mechanismus der Immunantwort und der Zeitspanne zwischen (erneutem) Allergenkontakt und Symptomausbildung unterscheiden. Besonders häufig sind die IgE-vermittelte **allergische Reaktion vom Typ I** oder *Soforttyp* (z. B. Heuschnupfen, Schwerstform anaphylaktischer Schock → 15.3.7) und die **allergische Reaktion vom Typ IV** oder *verzögerten Typ* durch sensibilisierte T-Lymphozyten (z. B. Nickelallergie, Transplantatabstoßung, beide → Abb. 13.21)
- Aus ungeklärter Ursache kann die Selbsttoleranz verloren gehen. Es werden **autoreaktive T-Lymphozyten** und/oder **Autoantikörper** gegen eigenes Gewebe gebildet. Zu den daraus resultierenden **Autoimmunerkrankungen** gehören z. B. der *Diabetes mellitus Typ 1* (→ 17.9.6) und die *rheumatoide Arthritis.*

Sowohl Allergien als auch Autoimmunerkrankungen nehmen seit Jahren zu. Mitursache ist wahrscheinlich eine unzureichende Entzündungsdämpfung bedingt durch geringen Kontakt zu „harmlosen" Risikoorganismen in der frühen Kindheit.

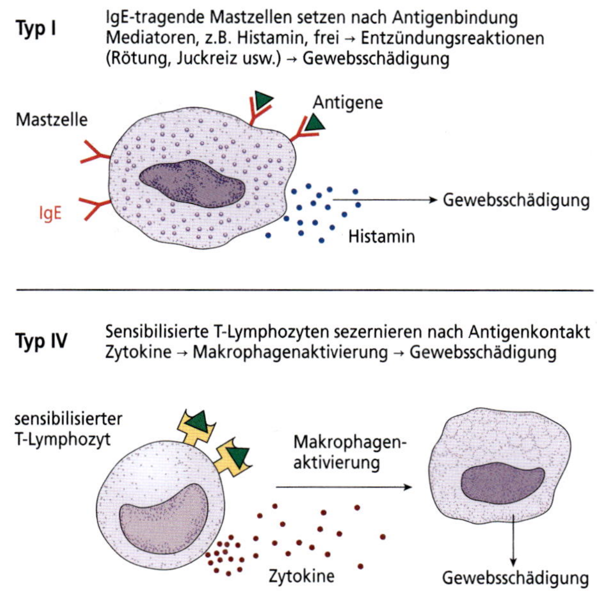

Abb. 13.21 Die beiden häufigsten Typen allergischer Reaktionen.

MEDIZIN

Insbesondere Autoimmunkrankheiten können schwer, manchmal lebensbedrohlich verlaufen. Dann muss das Abwehrsystem medikamentös mit **Immunsuppressiva** unterdrückt werden. Hauptnebenwirkungen sind eine gesteigerte Infektionsanfälligkeit sowie bei Langzeiteinnahme ein erhöhtes Tumorrisiko.

Zum anderen kann das Abwehrsystem zu wenig reagieren. Eine solche krankhafte Abwehrschwäche oder **Immundefekt** zeigt sich durch besonders viele und v. a. schwere Infektionen sowie bei längerem Bestehen oft ein gehäuftes Auftreten von Tumoren.

WIEDERHOLUNGSFRAGEN

1. Wie wird das Abwehrsystem üblicherweise gegliedert, um seine Arbeitsweise besser darzustellen? (→ 13.1.1)
2. Was sind Antigene? (→ 13.1.1)
3. Welche Organe werden zu den primären, welche zu den sekundären lymphatischen Organen gerechnet? Welche Vorgänge finden jeweils dort statt? (→ 13.1.2, → 13.8)
4. Welche Aufgaben haben die Zellen des Abwehrsystems? (→ 13.1.3, → Tab. 13.2, → 13.2.2, → 13.2.3, → 13.5.3, → 13.5.4)
5. Wie schützt sich der Körper vor dem Eindringen von Infektionserregern? (→ 13.2.1)
6. Welche Zellen gehören zu den „Fresszellen"? (→ 13.2.2)
7. Was versteht man unter dem Komplementsystem, wie funktioniert es? (→ 13.2.4)
8. Wozu braucht das Abwehrsystem Zytokine? (→ 13.3)
9. Welche zwei Merkmale kennzeichnen das spezifische Abwehrsystem? (→ 13.5.1)
10. Wie erkennt das Abwehrsystem körperfremde oder abnorme körpereigene Zellen? (→ 13.5.2)
11. Wo „lernen" die T-Lymphozyten, welche Zellen nicht vernichtet werden dürfen? (→ 13.5.3)
12. Wie werden T-Lymphozyten zu einer Abwehrreaktion aktiviert? (→ 13.5.3)
13. Welche Funktion haben die T-Helferzellen? (→ 13.5.3)
14. Welche Funktion haben die zytotoxischen T-Zellen? (→ 13.5.3)
15. Was ist die Aufgabe von B-Lymphozyten? (→ 13.5.4)
16. Welche Antikörper-Klassen gibt es? (→ 13.5.5)
17. Warum sind kleine Kinder „ständig erkältet"? (→ 13.5.5)
18. Wie unterscheiden sich Aktiv- und Passivimmunisierung? (→ 13.7.1, → 13.7.2)
19. Welche Aufgaben hat das lymphatische System? (→ 13.8)
20. Welche Aufgaben erfüllen die Lymphknoten? (→ 13.8.1)
21. Wie ist die Milz gebaut, welche Funktionen hat sie? (→ 13.8.2)

14

HERZ

LERNZIELÜBERSICHT

14.1 Einführung

- Das Herz liegt im Mediastinum zwischen den Lungen. Als Hohlmuskel treibt es den Blutstrom an. Herz und Blutgefäße bilden zusammen das Herz-Kreislauf-System.
- Die Herzscheidewand teilt das Herz in eine linke und eine rechte Hälfte.
- Dadurch existieren zwei Teilkreisläufe: der Lungenkreislauf (zur Sauerstoffaufsättigung des Blutes) und der Körperkreislauf (zur Versorgung aller Organe).

14.2 Herzkammern und -klappensystem

- Jede Herzhälfte besteht aus Vorhof (Atrium) und Kammer (Ventrikel), getrennt durch Segelklappen (Mitral- bzw. Trikuspidalklappe). Zwischen Kammern und großen Schlagadern liegen Taschenklappen (Aorten- bzw. Pulmonalklappe).
- Das Blut strömt aus den Körper- bzw. Lungenvenen in rechten bzw. linken Vorhof und von dort in die Kammer. Die rechte Kammer pumpt das Blut über die Lungenschlagadern (Lungenarterien) durch die Lungen, die linke über die Aorta in den Körper.

14.3 Aufbau der Herzwand

- Innere Schicht der Herzwand ist das glatte, dünne Endokard.
- In der Mitte liegt die dicke Muskelschicht, das Myokard. Sie ermöglicht die Herzkontraktionen.
- Außen auf dem Myokard liegt das dünne Epikard.
- Das Epikard und das bindegewebige Perikard ganz außen bilden den Herzbeutel. Er sorgt für ein reibungsarmes Gleiten während der Kontraktionen.

14.4 Herzzyklus

- Das Herz kontrahiert sich durchschnittlich 70-mal in der Minute (Herzfrequenz), bei Kindern häufiger als bei Erwachsenen.
- Die Kontraktionsphase heißt Systole, die Erschlaffungsphase Diastole.
- Die (Kammer-)Systole beginnt mit der Anspannungsphase, bei der das Myokard Druck auf das Blut ausübt. In der Austreibungsphase werden die Taschenklappen aufgestoßen und das Blut durch Aorta und Lungenarterien gepumpt.
- Es folgt die (Kammer-)Diastole: In der Entspannungsphase erschlafft der Herzmuskel, in der Füllungsphase strömt Blut in die Vorhöfe und weiter in die Kammern. Die Herzklappen verhindern ein Zurückfließen. Damit ist der Kammerzyklus beendet.
- Mit dem Stethoskop hörbares Zeichen der Herztätigkeit sind die Herztöne.

14.5 Erregungsbildung und -leitung

- Das Herz ist zur Erregungsbildung fähig, kann also auch isoliert schlagen.
- Übergeordnetes Erregungsbildungszentrum („Schrittmacher") ist der Sinusknoten. Seine Erregung läuft über Vorhofmuskulatur, AV-Knoten, His-Bündel, Kammerschenkel und Purkinje-Fasern. Von da aus geht sie auf die Herzmuskulatur über.
- Die Herzaktion geht mit elektrischen Spannungsveränderungen einher. Diese können abgeleitet und als Elektrokardiogramm (EKG) aufgezeichnet werden.

14.6 Herzleistung und ihre Regulation

- Das Herz pumpt in Ruhe durchschnittlich 70 ml pro Herzschlag und damit 5 l Blut pro Minute durch den Körper. Dieses Herzminutenvolumen kann bei extremen Belastungen auf bis zu 30 l steigen.
- Sympathikus und Parasympathikus beeinflussen die Herzleistung – der Sympathikus steigert Herzfrequenz, Schlagkraft, Reizbildung und Erregungsleitungsgeschwindigkeit, der Parasympathikus wirkt umgekehrt.
- Außerdem besitzt das Herz eine gewisse Fähigkeit zur Eigenregulation: Gelangt viel Blut in das Herz, wird es stärker vorgedehnt und kann sich besser kontrahieren.
- Im Alter nimmt die Leistungsfähigkeit des Herzens ab, wobei mehrere Faktoren ineinandergreifen.

14.7 Blutversorgung des Herzens

- Das Herz hat einen hohen Sauerstoff- und Energiebedarf. Über die Koronararterien (Herzkranzgefäße) wird es mit Blut versorgt.

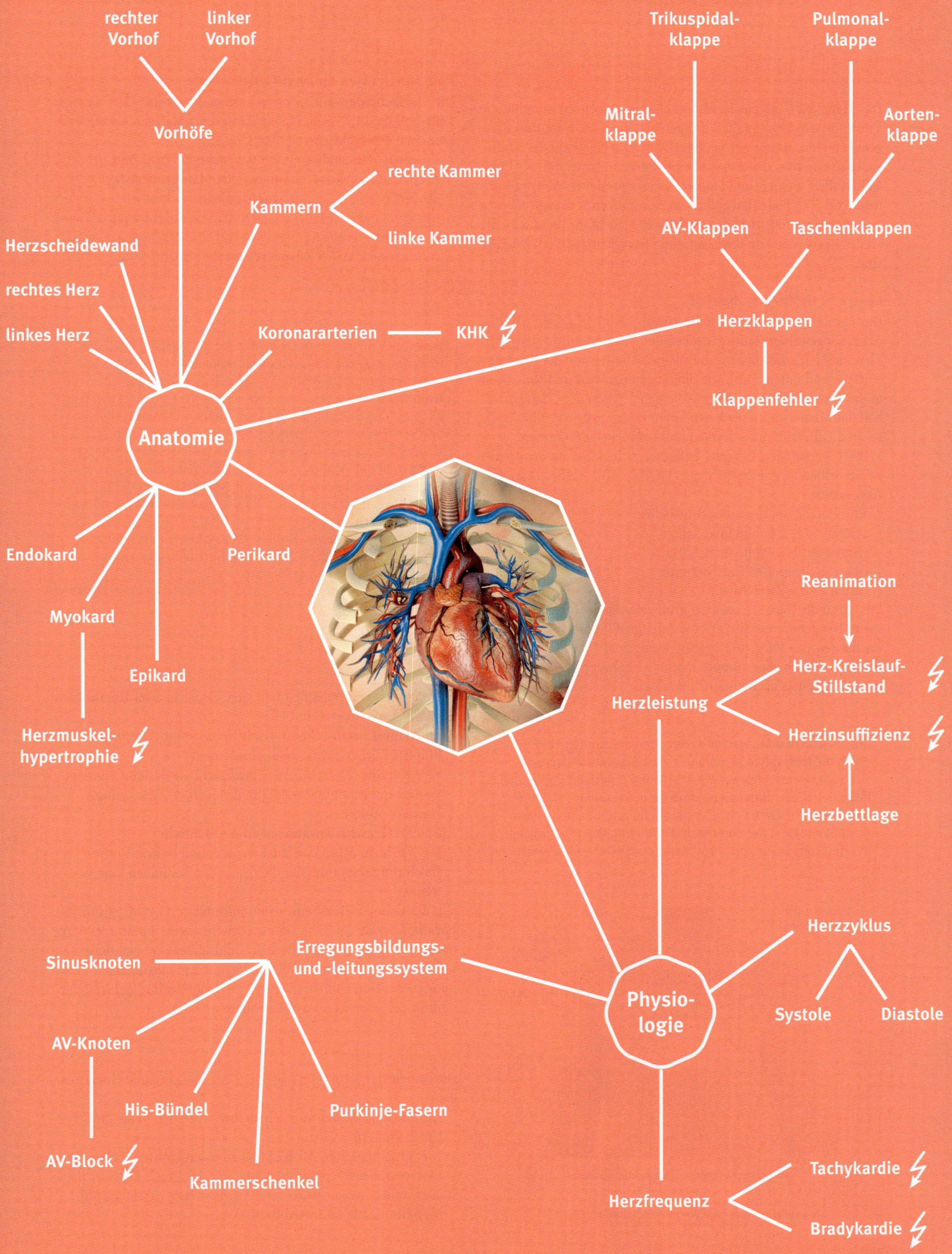
Anatomie
Vorhöfe
rechter Vorhof
linker Vorhof
Kammern
rechte Kammer
linke Kammer
Herzscheidewand
rechtes Herz
linkes Herz
Koronararterien
KHK
Herzklappen
AV-Klappen
Mitralklappe
Trikuspidalklappe
Taschenklappen
Pulmonalklappe
Aortenklappe
Klappenfehler
Endokard
Myokard
Herzmuskelhypertrophie
Epikard
Perikard
Physiologie
Herzleistung
Herz-Kreislauf-Stillstand
Reanimation
Herzinsuffizienz
Herzbettlage
Herzzyklus
Systole
Diastole
Erregungsbildungs- und -leitungssystem
Sinusknoten
AV-Knoten
AV-Block
His-Bündel
Kammerschenkel
Purkinje-Fasern
Herzfrequenz
Tachykardie
Bradykardie

[J751-101]

14.1 Einführung

Das **Herz** *(Cor)* ist ein Hohlmuskel, der als zentrale Pumpe die Transportvorgänge in allen Blutgefäßen antreibt. Herz und Blutgefäße bilden zusammen das **Herz-Kreislauf-System** oder *kardiovaskuläre System,* das den ganzen Körper mit Sauerstoff (O_2) und Nährstoffen versorgt und Stoffwechselendprodukte wie etwa Kohlendioxid (CO_2) oder harnpflichtige Substanzen abtransportiert.

Außerdem produziert das Herzgewebe Hormone (→ 14.6.2), die an der Regulation von Kreislauf und Flüssigkeitshaushalt beteiligt sind.

Lage und Größe des Herzens

Das Herz liegt schräg im **Mediastinum** *(Mittelfellraum).* Dies ist der bindegewebige Raum zwischen den beiden Lungen (bzw. den Pleurahöhlen), der vorne vom Brustbein, hinten von der Brustwirbelsäule und unten vom Zwerchfell begrenzt wird und nach oben in das Bindegewebe des Halses übergeht. Neben dem Herzen enthält das Mediastinum noch den Thymus, die großen Gefäße, Speise- und Luftröhre sowie Nerven und Lymphgefäße/-knoten.

Zwei Drittel des Herzens befinden sich dabei in der linken Brustkorbhälfte, ein Drittel rechts (→ Abb. 14.1, → Abb. 14.8). Das Herz grenzt:

- Vorn an die Rückseite des Brustbeins
- Seitlich an rechte und linke Lunge
- Hinten an Speiseröhre und Aorta
- Oben an die großen Gefäßstämme
- Unten an das Zwerchfell.

Das gesunde Herz ist etwa so groß wie die geschlossene Faust (beim Neugeborenen also etwa walnussgroß!) und wiegt beim Erwachsenen ca. 300 g (bei Frauen weniger als bei Männern). Es sieht aus wie ein abgestumpfter, schräg liegender Kegel, wobei die breite **Herzbasis** nach hinten oben zeigt.

MEDIZIN

Die Längsachse des Herzens zeigt nach links unten vorn, wodurch die **Herzspitze** sehr nahe an der Brustwand liegt und sich jeder Herzschlag auf die Brustwand überträgt. Von außen lässt sich dieser **Herzspitzenstoß** beim Gesunden im 5. ICR (Interkostal- = Zwischenrippenraum) links in der Medioklavikularlinie tasten. Bei einer krankhaften Herzvergrößerung ist der Herzspitzenstoß oft verbreitert oder weiter seitlich tastbar.

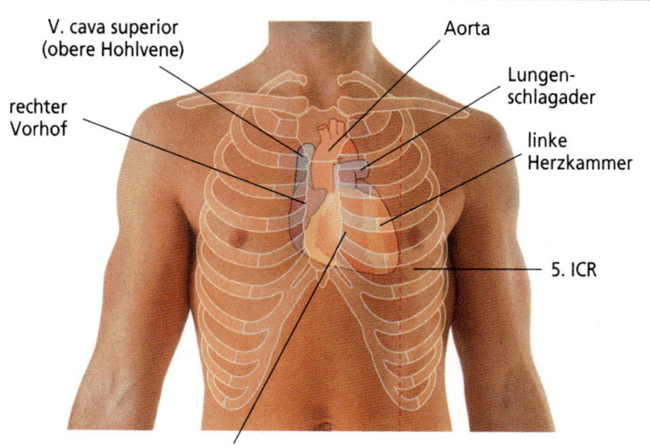

Abb. 14.1 Die Lage des Herzens. ICR = Interkostalraum. [E364]

Zwei Herzhälften für zwei Teilkreisläufe

Die **Herzscheidewand** *(Septum cardiale)* teilt das Herz in zwei Teile (→ Abb. 14.2), sodass zwei hintereinander geschaltete Teilkreisläufe unterschieden werden können:

- Die **rechte Herzhälfte** nimmt das sauerstoffarme Blut aus den Körpervenen auf und pumpt es in den **Lungenkreislauf** *(kleinen Kreislauf),* wo es mit Sauerstoff angereichert wird
- Aus den Lungen gelangt das Blut in die **linke Herzhälfte,** die es in die **Aorta** *(große Körperschlagader, Hauptschlagader)* und damit zurück in den **Körperkreislauf** *(großer Kreislauf)* presst.

Pfortaderkreislauf → 15.2.2

SPICKZETTEL

Herz *(Cor):* Schräg im unteren Mediastinum liegender, kegelförmiger und etwa 300 g schwerer Hohlmuskel. Treibt als ununterbrochen tätige Blutpumpe den Blutkreislauf an.
Herz-Kreislauf-System *(kardiovaskuläres System):* Organsystem aus Herz und Blutgefäßen (Arterien, Kapillaren, Venen). Aufgaben Versorgung des Körpers mit Sauerstoff (O_2) und Nährstoffen, Abtransport von Kohlendioxid (CO_2) u. a. Stoffwechselendprodukten, Beteiligung an der Temperaturregulation.
Lungenkreislauf *(kleiner Kreislauf):* Abschnitte des Gefäßsystems, die von der rechten zur linken Herzhälfte ziehen und somit die Lungen passieren.
Körperkreislauf *(großer Kreislauf):* Abschnitte des Gefäßsystems, die von der linken zur rechten Herzhälfte ziehen, d. h. durch den ganzen Körper führen.

14.2 Herzkammern und -klappensystem

14.2.1 Innerer Aufbau des Herzens

Jede der beiden Herzhälften teilt sich wieder in zwei **Herzhöhlen** (*Herzinnenräume,* → Abb. 14.3):

- Einen muskelschwachen **Vorhof** *(Herzvorhof, Atrium),* der das Blut aus Körper oder Lunge „einsammelt"
- Eine **Kammer** *(Herzkammer, Ventrikel),* die das Blut aus dem Vorhof aufnimmt und wieder in den Körper- bzw. Lungenkreislauf pumpt.

Auch die **Herzscheidewand** hat zwei Abschnitte:

- Das **Vorhofseptum** zwischen rechtem und linkem Vorhof
- Das **Kammerseptum,** das die rechte von der linken Kammer trennt.

Vor der Geburt besteht eine ovale Öffnung im Vorhofseptum, das **Foramen ovale** (→ 20.3). Physiologischerweise kommt es kurz nach der Geburt zum funktionellen und später zum anatomischen Verschluss des Foramen ovale und damit zur vollständigen Trennung beider Herzhälften. In etwa 25 % bleibt der *anatomische* Verschluss aus, überwiegend ohne Folgen.

14.2.2 Klappensystem

Die beiden Herzkammern haben je einen Eingang und einen Ausgang.

- Die Eingänge führen von den kleinen Vorhöfen in die größeren Herzkammern
- Die Ausgänge leiten das Blut in die beiden größten Schlagadern (Arterien) des Körpers, die **Aorta** *(Haupt-, große Körperschlagader)* und den *Stamm der Lungenschlagadern* (**Truncus pulmonalis** → Abb. 14.3, → Abb. 14.7).

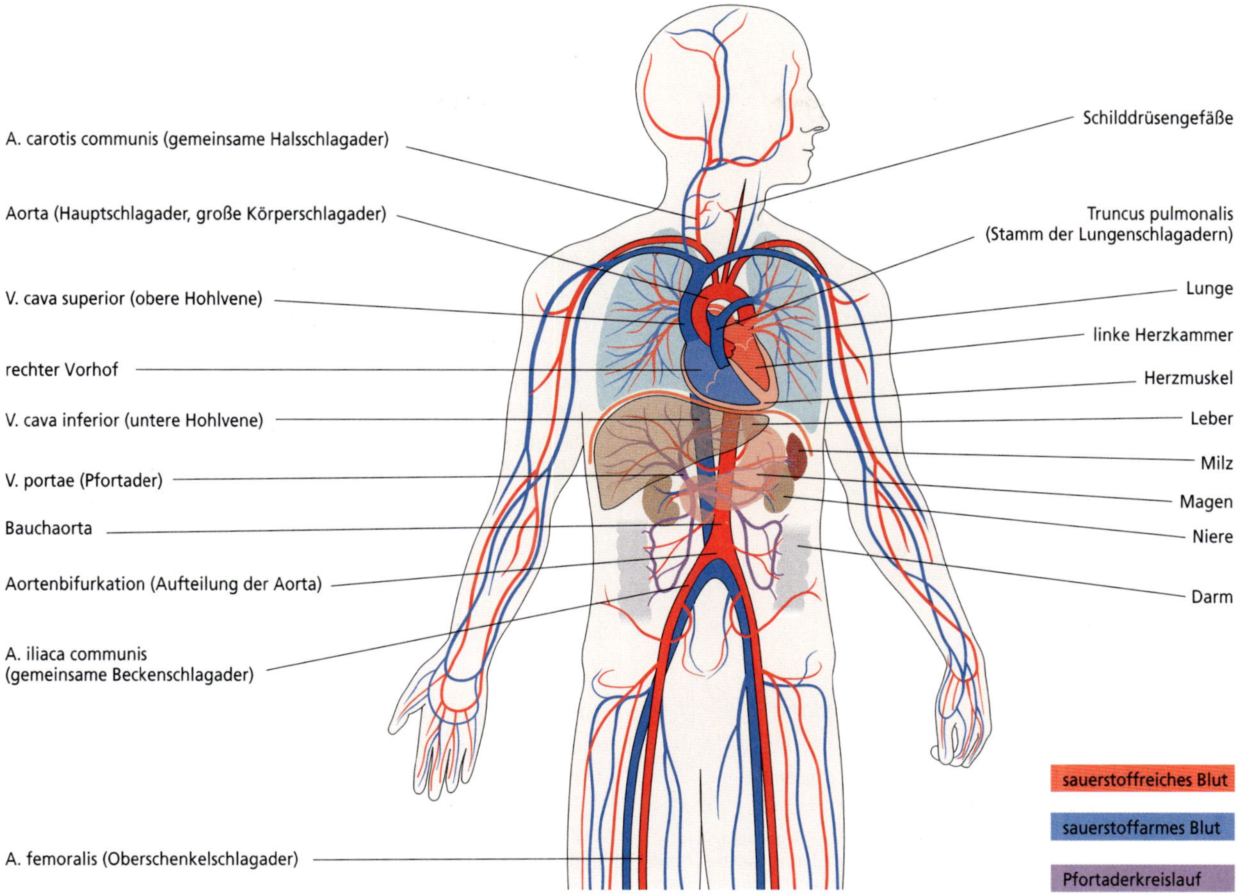

Abb. 14.2 Lungen- und Körperkreislauf (vereinfachte Schemazeichnung).

An diesen vier Stellen sitzen die **Herzklappen.** Jede Klappe lässt sich vom Blutstrom nur in eine Richtung aufdrücken. Kommt der Druck von der anderen Seite, schlägt sie zu und versperrt den Weg.

Wie das simple Ventil eines Fahrradschlauchs die hineingepresste Luft zurückhält, sorgen die gesunden Herzklappen dafür, dass das Blut immer nur in die Richtung des physiologisch vorgesehen Blutflusses gepumpt wird.

Mitral- und Trikuspidalklappe

Die Klappen zwischen Vorhöfen und Kammern bestehen aus dünnem weißem Bindegewebe. Deshalb und aufgrund ihrer Form nennt man sie **Segelklappen** (→ Abb. 14.4). Wegen ihrer Lage zwischen Vorhöfen und Kammern heißen die Segelklappen auch *Atrio-Ventrikular-Klappen* (kurz **AV-Klappen,** deutsch *Vorhof-Kammer-Klappen*).

Es gibt zwei Segelklappen:

- Die linke Segelklappe hat zwei dieser Segel. Sie heißt *Bikuspidalklappe* (*bicuspis* = zweizackig) oder auch **Mitralklappe,** da sie an eine Bischofsmütze (Mitra) erinnert
- Die rechte Segelklappe wird **Trikuspidalklappe** genannt, weil sie drei Segel (*tricuspis* = dreizackig) besitzt.

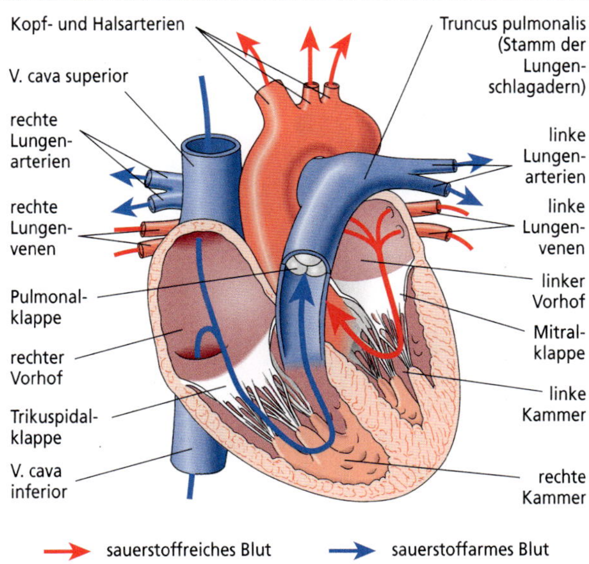

Abb. 14.3 Längsschnitt durch das Herz. Die Pfeile geben die Strömungsrichtung des Blutes an. Sauerstoffarmes Blut (blaue Pfeile) gelangt über die Hohlvenen in den rechten Vorhof und dann über die rechte Kammer in die Lungen. Nach Sauerstoffaufnahme strömt es als sauerstoffreiches Blut (rote Pfeile) über die Lungenvenen in den linken Vorhof; von dort gelangt es in die linke Kammer und über die Aorta in den Körperkreislauf.

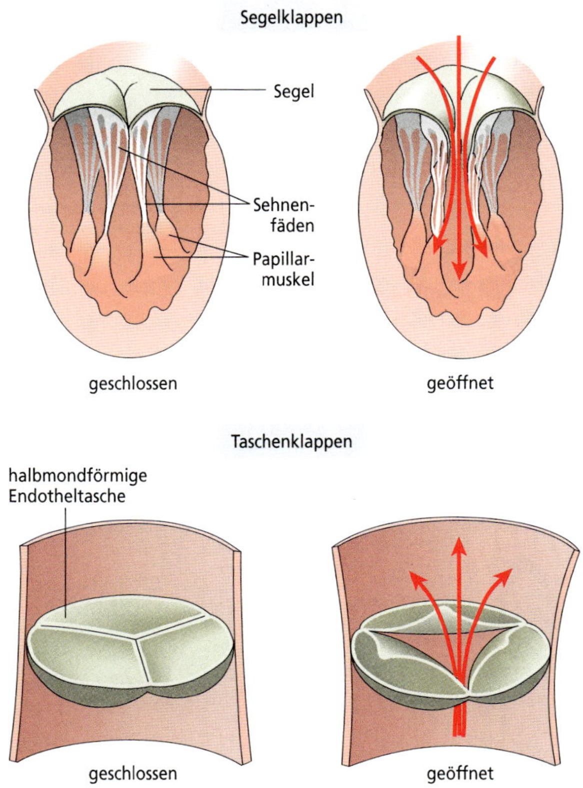

Abb. 14.4 Segel- und Taschenklappen im Vergleich. Die Segelklappen schließen sich durch den Kammerdruck. Die Sehnenfäden, die an den Papillarmuskeln der Kammer ansetzen, verhindern ein Zurückschlagen der Segel in die Vorhöfe. Die Taschenklappen besitzen eine Napfform mit knopfförmigen Bindegewebsverdickungen in der Mitte. Sie schließen sich, wenn der Blutdruck in den Arterien den Kammerdruck übersteigt.

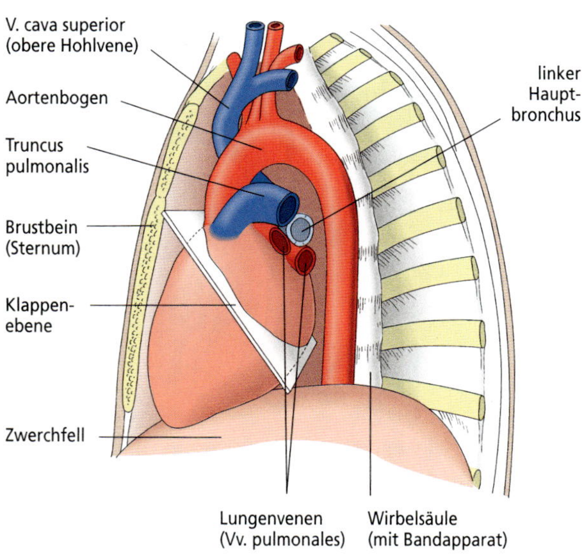

Abb. 14.5 Lage der Klappenebene innerhalb des Herzens. Alle Herzklappen liegen in einer Ebene (hier als Glasscheibe dargestellt), zusammengehalten vom bindegewebigen Herzskelett (→ Abb. 14.6).

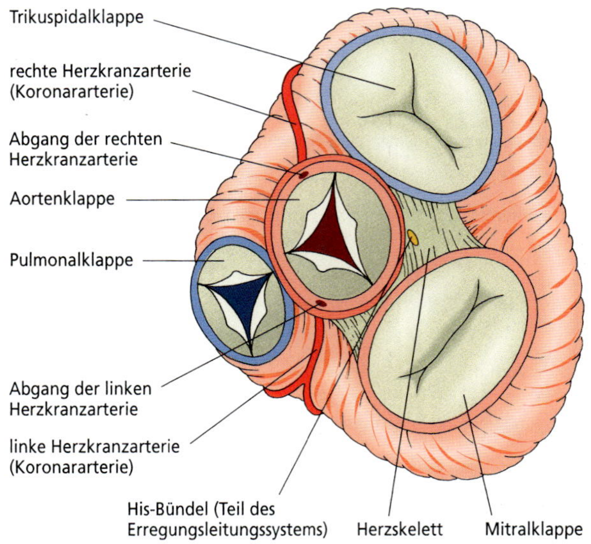

Abb. 14.6 Blick von oben auf die Klappenebene (Vorhöfe abgetrennt). Oberhalb der Aortenklappe gehen die Koronararterien (Herzkranzgefäße → 14.7) aus der Aorta ab. Das His-Bündel (→ 14.5.2) durchstößt die Klappenebene.

Die Zipfel dieser Segel sind über feine Sehnenfäden mit den Kammerwänden (genauer: ihren Papillarmuskeln → 14.2.3) verbunden.

Diese Verankerung verhindert, dass die Segelklappen während der Kammeraktion (Systole → 14.4) in die Vorhöfe zurückschlagen.

Während der Kammererschlaffung öffnen sich die Segelklappen und lassen das Blut aus den Vorhöfen einfließen.

Aorten- und Pulmonalklappe

Die Klappen zwischen den Kammern und den großen Schlagadern, **Taschenklappen** oder *Semilunarklappen* genannt, bestehen aus taschenartigen Mulden (→ Abb. 14.4).

Wird das Blut aus den Kammern ausgetrieben, so weichen diese Taschen auseinander. Beginnt das Blut nach beendeter Austreibung zurück in Richtung Kammern zu fließen, so füllen sich die Mulden mit Blut; ihre Ränder legen sich aneinander und verschließen die Öffnung.

- Die Taschenklappe zwischen linker Kammer und Aorta heißt **Aortenklappe**
- Die Klappe zwischen rechter Kammer und Truncus pulmonalis heißt **Pulmonalklappe.**

Klappenebene

Alle vier Klappen sind an einem Bindegewebsgerüst aufgehängt, dem **Herzskelett** (→ Abb. 14.6), das die Vorhöfe von den Kammern anatomisch und elektrisch trennt. Die Klappen bilden dort eine Ebene, die **Klappenebene.** Weil die Klappen wie Ventile arbeiten, spricht man auch von der *Ventilebene* (→ Abb. 14.5, → Abb. 14.6).

Defekte Klappen

Eine Herzklappe muss sich zum einen öffnen, um den Blutfluss in die vorgegebene Richtung zu ermöglichen. Zum anderen muss sie sich rasch wieder schließen, damit ein Rückfluss des Blutes *(Reflux)* verhindert wird. Durch krankhafte Veränderungen kann jede dieser Teilfunktionen gestört sein:

- Bei einer **Klappenstenose** öffnen sich die Segel bzw. die Taschen nicht weit genug, die Lichtung der Klappe ist zu eng. Als Folge muss das Herz einen höheren Druck aufbringen, um das Blut durch die kleinere Öffnung zu pumpen *(Druckbelastung)*
- Schließt eine Klappe nicht mehr dicht, so bezeichnet man dies als **Klappeninsuffizienz.** Bei jedem Herzschlag strömt Blut entgegen der normalen Flussrichtung zurück. Die Beförderung dieses hin- und herpendelnden Blutes bedeutet ebenfalls eine Mehrarbeit für das Herz *(Volumenbelastung).*

Sowohl Druck- als auch Volumenbelastung können die Leistungsfähigkeit des Herzens übersteigen, sodass eine *Herzleistungsschwäche* **(Herzinsuffizienz)** entsteht (→ 14.6.4).

SPICKZETTEL

Innerer Aufbau des Herzens: Zwei Herzhälften, die durch die **Herzscheidewand** *(Septum cardiale)* getrennt sind und jeweils aus einem **Vorhof** *(Atrium)* und einer **Kammer** *(Ventrikel)* bestehen.

- **Rechte Herzhälfte** aus **rechtem Vorhof** und **rechter Kammer,** die das Blut dann in den Lungenkreislauf pumpt. Aufgabe Sauerstoffanreicherung des Blutes
- **Linke Herzhälfte** aus **linkem Vorhof** und **linker Kammer,** die das Blut in den Körperkreislauf transportiert. Aufgabe Versorgung des Körpers mit Sauerstoff und Nährstoffen, Abtransport von Kohlendioxid und Stoffwechselprodukten.

Herzklappen: Aus spezialisiertem Gewebe (Endokard → 14.6.4) bestehende, membranartige Strukturen mit Ventilfunktion, die das Blut nur in eine Richtung durchlassen.

- **Segelklappen** *(AV-Klappen)* zwischen Vorhof und Kammer, wobei die linke Segelklappe **Mitralklappe** *(Bikuspidalklappe)* und die rechte **Trikuspidalklappe** heißt
- **Taschenklappen** *(Semilunarklappen)* zwischen Kammer und großer Arterie mit der **Aortenklappe** in der Ausflussbahn der linken und der **Pulmonalklappe** in der der rechten Kammer.

14.2.3 Herzhöhlen

Rechter Vorhof

Zwei große Venen führen sauerstoffarmes Blut zum **rechten Vorhof** *(Atrium dextrum).* Beide münden dort ohne Klappen:

- Die *obere Hohlvene* (**V. cava superior** → Abb. 14.2) sammelt Blut aus der oberen Körperhälfte, also von Kopf, Hals, Armen sowie der Brustwand
- Die *untere Hohlvene* (**V. cava inferior**) transportiert das Blut aus den Beinen, vom Rumpf und den Bauchorganen.

Auch das Blut, das das Herz selbst verbraucht, fließt in den rechten Vorhof: Das venöse Blut der Herzkranzgefäße (→ 14.7) sammelt sich in einem größeren Gefäß, dem **Sinus coronarius** an der Rückseite des Herzens und strömt von dort direkt in den rechten Vorhof.

Beide Vorhöfe besitzen eine äußerlich gut sichtbare, zipfelförmige Ausbuchtung, die **Herzohren.** Diese füllen die Nischen zwischen dem Herzen und seinen großen Gefäßstämmen. Klinisch bedeutsam sind Gerinnselbildungen in den Herzohren.

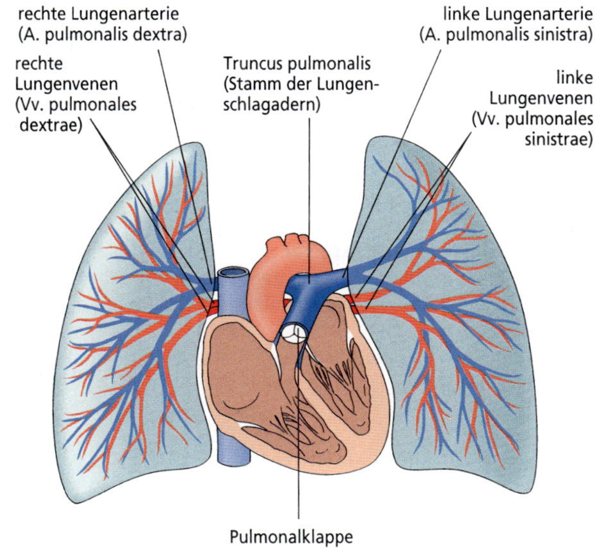

Abb. 14.7 Verzweigung des Truncus pulmonalis (blau) in die Lungenschlagadern (Lungenarterien, Aa. pulmonales) und kleinere Arterienäste. Sie folgen im Verlauf den Bronchien und verteilen das sauerstoffarme Blut in die Lungenkapillaren. Nach Sauerstoffaufnahme fließt das Blut über die Lungenvenen (Vv. pulmonales, rot) zum linken Herzvorhof.

Rechte Kammer

Die **rechte Kammer** *(Ventriculus dexter)* hat in etwa die Form eines Halbmondes.

In ihrem Innenraum springen viele dünne Muskelleisten vor, die **Trabekel.** Dazwischen fallen drei dickere Muskelwülste auf, die **Papillarmuskeln.** An ihnen ist die AV-Klappe des rechten Herzens, die Trikuspidalklappe, über ihre Sehnenfäden aufgehängt.

Der *Stamm der Lungenschlagadern* **(Truncus pulmonalis)** bildet den „Ausgang" der rechten Kammer. Das Blut fließt aus der Kammer über diesen Gefäßstamm in die *rechte* und *linke Lungenschlagader* (*rechte und linke Lungenarterie,* **A. pulmonalis dextra, A. pulmonalis sinistra** → Abb. 14.7). Von dort gelangt es in die Lungen.

Dort, wo sich die rechte Kammer in den Truncus pulmonalis öffnet, befindet sich die **Pulmonalklappe.**

Linker Vorhof

Das Blut aus den Lungen fließt über vier quer verlaufende *Lungenvenen* **(Vv. pulmonales)** in den **linken Vorhof** *(Atrium sinistrum).*

Die Mitralklappe, welche die „Tür" zur linken Kammer bildet, besteht aus zwei Segeln. Sie sind wie die Segel der Trikuspidalklappe über Sehnenfäden mit Papillarmuskeln der (linken) Kammerwand verbunden.

Linke Kammer

Die Muskulatur der **linken Kammer** *(Ventriculus sinister)* ist die dickste und stärkste des gesamten Herzens.

Von hier aus wird das Blut in die **Aorta** *(Haupt-, große Körperschlagader)* gepumpt. Die **Aortenklappe** trennt die linke Kammer von der Aorta.

PÄDIATRIE

Mit ca. 1 % aller Neugeborenen gehören **angeborene Herzfehler** zu den häufigeren Fehlbildungen.
Manche Herzfehler führen unmittelbar nach der Geburt zu schwerer Herzschwäche und/oder Zyanose (blaue Hautverfärbung). Andere werden erst im Kindes- oder Jugendalter bei der Abklärung häufiger Infektionen, Gedeihstörungen oder eines Herzgeräusches festgestellt.
Am häufigsten sind „Löcher" in der Herzscheidewand (**Vorhof-** bzw. **Ventrikelseptumdefekt**), bei denen Blut von linkem Vorhof bzw. linker Kammer zurück in den rechten Vorhof bzw. die rechte Kammer fließt, sodass die rechte Herzhälfte übermäßig belastet wird.
Beide können meist operiert werden, die Aussichten der Kinder sind dann gut.

Bildgebende Verfahren am Herzen

Zwar gibt auch ein Röntgenbild des Thorax Aufschluss über das Herz (→ Abb. 14.8).

Routineverfahren zur schnellen und nichtinvasiven Darstellung des Herzens ist heute aber die Ultraschalluntersuchung (**Echokardiografie** → Abb. 14.9), meist von außen, gelegentlich auch von der Speiseröhre aus *(transösophageale Echokardiografie, Schluckecho)*. Durch Kombination mit dem Doppler-Verfahren (**Doppler-Echokardiografie**) kann der Blutfluss durch das Herz beurteilt werden.

Zunehmend erfolgen Computer- und Kernspintomografie. Dadurch sind invasive und damit risikobehaftete Untersuchungen seltener als früher erforderlich.

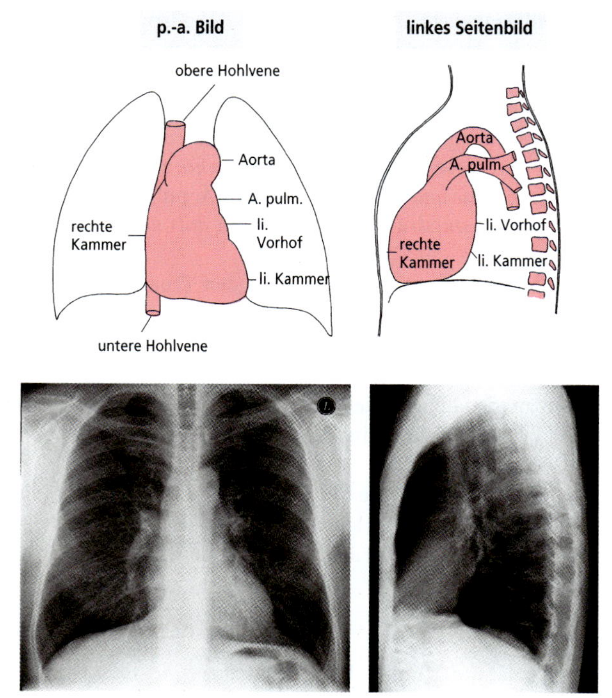

Abb. 14.8 Röntgenbild des Brustkorbs von vorn („p.-a. Bild" = posterior-anterior) und von der Seite, Normalbefund. Die Herzform im Röntgenbild gibt (begrenzt) Aufschluss über die Größe der einzelnen Herzabschnitte. [Foto R319]

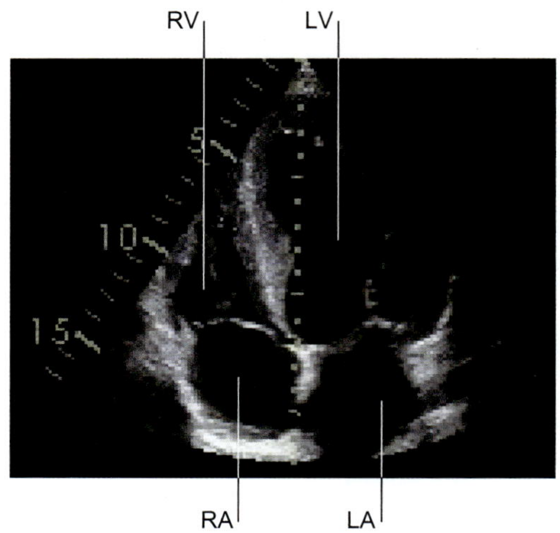

Abb. 14.9 Echokardiografie, Normalbefund. LA = linkes Atrium = linker Vorhof, RA = rechtes Atrium = rechter Vorhof, LV = linker Ventrikel = linke Kammer, RV = rechter Ventrikel = rechte Kammer. [R403]

SPICKZETTEL

Herzhöhlen *(Herzinnenräume)*: Insgesamt vier blutgefüllte Innenräume des Herzens (pro Herzhälfte je ein Vorhof und eine Kammer).

- **Rechter Vorhof** *(Atrium dextrum)*. Muskelschwach, sauerstoffarmes Blut
- **Rechte Kammer** *(Ventriculus dexter)*. Muskelschwach, sauerstoffarmes Blut
- **Linker Vorhof** *(Atrium sinistrum)*. Muskelschwach, sauerstoffreiches Blut
- **Linke Kammer** *(Ventriculus sinister)*. Muskelstark, sauerstoffreiches Blut.

Blutfluss: V. cava superior und inferior (obere und untere Hohlvene) → rechter Vorhof → Trikuspidalklappe → rechte Kammer → Pulmonalklappe → Truncus pulmonalis (Stamm der Lungenschlagadern) → A. pulmonalis dextra und sinistra (rechte und linke Lungenschlagader) → Lungen → Vv. pulmonales (Lungenvenen) → linker Vorhof → Bikuspidalklappe → linke Kammer → Aortenklappe → Aorta (Haupt-, große Körperschlagader) → Körper → zurück zu V. cava superior und inferior.

14.3 Aufbau der Herzwand

Die **Herzwand** besteht nicht nur aus Muskulatur, sondern gliedert sich von innen nach außen in drei Schichten: Endokard, Myokard und Epikard (→ Abb. 14.10).

14.3.1 Endokard

Die *Herzinnenhaut* oder das **Endokard** (weniger als 1 mm dick) kleidet wie eine Tapete den gesamten Innenraum des Herzens aus. Es handelt sich hierbei um eine dünne Endothelschicht (→ 5.2.1), die durch Bindegewebe mit der darunterliegenden Muskelschicht verbunden wird. Durch seine glatte Oberfläche ermöglicht das Endokard einen reibungsarmen Blutfluss ohne Gerinnselbildung.

Die Herzklappen bestehen aus einer doppelten Endokardschicht, die durch eine Bindegewebsplatte verstärkt ist. Endokard und Herzklappen besitzen keine eigenen Blutgefäße.

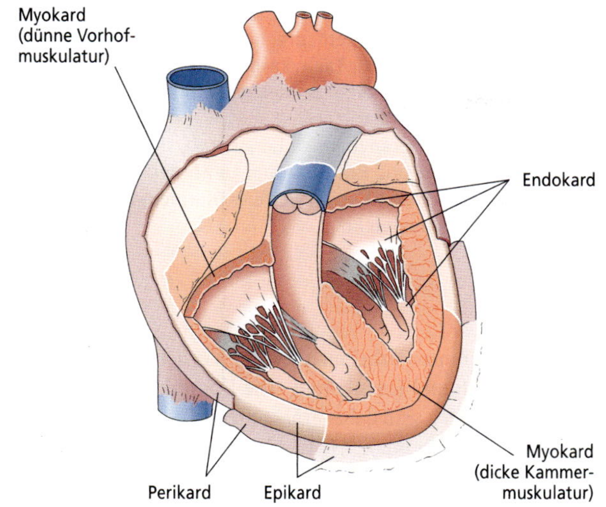

Abb. 14.10 Längsschnitt durch das Herz. Man erkennt den dreischichtigen Aufbau der Herzwand sowie das Perikard.

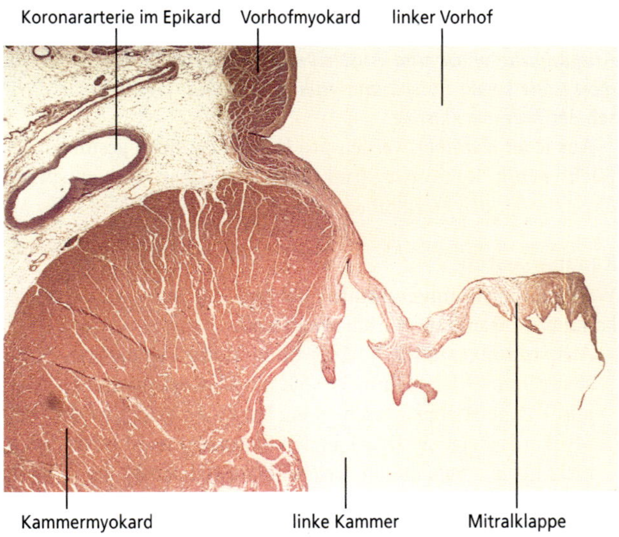

Abb. 14.11 Herzwand im Bereich von linkem Vorhof und linker Kammer mit Mitralklappe. Das Myokard der linken Kammer ist weit dicker als das des rechten Vorhofs. [M375]

14.3.2 Myokard

Die *Herzmuskelschicht* oder das **Myokard** ist die arbeitende Schicht des Herzens (→ Abb. 14.10, → Abb. 14.11)

Durch das Zusammenziehen *(Kontraktion)* des Herzmuskels wird das Blut ausgeworfen. Dabei muss die Muskulatur der linken Kammer die größte Kraft aufbringen – von hier aus wird ja das Blut in den Körperkreislauf gepumpt, der eine größere Pumpkraft erfordert als der Lungenkreislauf. Deshalb ist das Myokard in der linken Kammer mit ca. 8–11 mm deutlich dicker als in der rechten Kammer (ca. 2–4 mm). Die Vorhöfe haben nur eine dünne Muskelschicht von weniger als 1 mm Dicke: Sie unterstützt lediglich den Blutfluss vom Vorhof in die Kammer (Details → 14.4.2).

Mikroskopisch besteht die Herzmuskulatur aus einem Netz quergestreifter, sich verzweigender Muskelfasern, die die Herzhöhle spiralförmig umwickeln (→ 5.4.3, → 6.3.7).

Funktionell nehmen die Herzmuskelfasern eine Zwischenstellung zwischen glatter und quergestreifter Muskulatur ein:

- Einerseits besitzen sie Spontanaktivität, d. h. sie benötigen für ihre Kontraktion keine Nerven- oder Stromimpulse von außen; insofern ähneln sie der glatten Muskulatur
- Andererseits können sie sich so schnell wie die Skelettmuskulatur kontrahieren.

Herzmuskelhypertrophie

Der Herzmuskel kann sich an lang andauernde Belastungen anpassen, indem die einzelnen Muskelfasern länger und dicker werden. Diese **Herzmuskelhypertrophie** ermöglicht es dem Herzen, eine größere Leistung zu erbringen.

Physiologisch ist eine (mäßige) Herzhypertrophie bei Sportlern, vor allem Ausdauersportlern. Eine krankhafte Hypertrophie entsteht am häufigsten als Folge eines erhöhten Widerstandes im großen Kreislauf, der meist durch *Bluthochdruck* (Hypertonie) bedingt ist, seltener beispielsweise durch Klappenfehler (→ 14.2.2). In fortgeschrittenen Stadien erweitern sich durch den größeren Herzinnendruck meist die Kammerhohlräume (*Dilatation* der Kammern).

Allerdings vermehren sich die Kapillaren bei einer Herzmuskelhypertrophie nicht. Da deshalb die Transportstrecke von der Kapillare bis zum Inneren der Herzmuskelfaser länger wird, reicht die Blutversorgung ab einer bestimmten Dicke der Muskelfasern nicht mehr aus. In der Regel geschieht dies bei einem Herzgewicht über 500 g, dem sog. **kritischen Herzgewicht.**

14.3.3 Herzbeutel

Der **Herzbeutel** bildet die bindegewebige Hülle des Herzens. Wie Pleura und Peritoneum besteht er aus zwei Blättern:

- Das weniger als 1 mm dicke **Epikard** *(Herzaußenhaut)* liegt dem Myokard unmittelbar auf. Es besteht aus Epithel (Mesothel → 5.2.1) mit Binde- und Fettgewebe darunter. Das Epikard bildet das *innere Blatt des Herzbeutels*
- Das gesamte Herz ist zusätzlich vom **Perikard** umschlossen, das zum Herzinneren hin aus einer serösen Schicht und nach außen hin aus einer derben Bindegewebsschicht (straffes geflechtartiges Bindegewebe → 5.3.3) besteht. Beide sind zusammen weniger als 1 mm dick. Das Perikard stellt das *äußere Blatt des Herzbeutels* dar. Außen ist das Perikard nach unten mit dem Zwerchfell und seitlich mit der Pleura verwachsen. Es fixiert dadurch das Herz im Mediastinum.

An den Pforten für die großen Gefäße geht das innere in das äußere Blatt (also Epi- in Perikard) über.

Epikard und Perikard umschließen einen schmalen, abgeschlossenen Hohlraum, die *Herzbeutel-* oder **Perikardhöhle.** In der spaltförmigen Perikardhöhle befindet sich eine geringe Menge klarer Flüssigkeit, die *Herzbeutelflüssigkeit.* Die Herzbeutelflüssigkeit dient als Gleitfilm während der Herzaktion, reduziert so die Reibung zwischen den Blättern des Herzbeutels auf ein Minimum und erleichtert damit die Bewegungen des Herzmuskels.

Die Nomenklatur ist allerdings nicht einheitlich: Teilweise werden Herzbeutel und Perikard synonym benutzt und dann *Pericardium fibrosum* (äußere derbe Bindegewebsschicht) und *Pericardium serosum* (mit Epikard als innerem und seröser Schicht als äußerem Blatt) differenziert.

SPICKZETTEL

Herzwand: Die Herzhöhlen umschließende Gewebe. Aufgebaut aus drei Schichten.
- **Endokard** *(Herzinnenhaut)* aus glattem Endothel
- **Myokard** *(Herzmuskelschicht)* aus Herzmuskelgewebe (quergestreifte, aber unwillkürlich arbeitende Muskulatur)
- **Epikard** *(Herzaußenhaut)* aus Epithel, Binde- und Fettgewebe, ist gleichzeitig inneres Blatt des Herzbeutels.

Perikard: Innen seröse und außen derbe Bindegewebsschicht um das Herz, welche das äußere Blatt des Herzbeutels darstellt und die Lage des Herzens sichert.
Herzbeutel: Doppelwandige sackartige Hülle, welche das ganze Herz umgibt. Inneres Blatt = Epikard, äußeres Blatt = Perikard mit einer inneren serösen und einer äußeren derben Schicht (Nomenklatur nicht einheitlich). Zwischen beiden Blättern in der **Perikardhöhle** *(Herzbeutelhöhle)* befindet sich eine geringe Flüssigkeitsmenge als Gleitfilm.

14.4 Herzzyklus

Mit jedem Herzschlag (Kontraktion) wird Blut aus den Kammern in Lungen- und Körperkreislauf gepumpt. Die Kontraktion verkleinert ruckartig den Innenraum der Herzhöhlen, sodass das Blut herausgeschleudert wird. Anschließend erschlafft die Muskulatur – die Höhlen erweitern sich und füllen sich erneut mit Blut. Während des Herzzyklus ändern sich die Drücke im Herzen in typischer Weise (→ Abb. 14.12).

Die Kontraktionsphase der Herzhöhlen nennt man **Systole.** Sie dauert ca. 0,25 Sekunden. Die Erschlaffungsphase heißt **Diastole.** Ihre Dauer ist stark frequenzabhängig und liegt bei einer Herzfrequenz von 70 Schlägen pro Minute bei ungefähr 0,55 Sekunden.

14.4.1 Altersabhängigkeit der Herzfrequenz

Die Herzfrequenz ist altersabhängig (→ Tab. 14.1). Beim gesunden Erwachsenen schlägt das Herz in Ruhe etwa 70-mal pro Minute (bei Frauen etwas häufiger als bei Männern); die **Herzfrequenz** beträgt also ca. 70/min. Beim Kind ist die Herzfrequenz höher (je jünger das Kind, desto höher), auch beim älteren Menschen kann die Herzfrequenz leicht ansteigen.

Bei Kindern und Jugendlichen ist zudem eine teils ausgeprägte **respiratorische Arrhythmie** normal: Die Herzfrequenz steigt bei der Ein- und sinkt bei der Ausatmung.

Außerdem ist die Herzfrequenz aktivitätsabhängig: Bei körperlicher oder seelischer Anspannung schlägt das Herz schneller als in Ruhe. Krankheiten können die Herzfrequenz ebenfalls beeinflussen, z. B. steigt sie bei Fieber oder Schilddrüsenüberfunktion.

Tab. 14.1: Herzfrequenz in den verschiedenen Lebensphasen (wach, in Ruhe).

Altersgruppe	Herzfrequenz
Neugeborenes	140/min (100–180/min)
Älterer Säugling	120/min (80–150/min)
Kleinkind	110/min (75–130/min)
Kindergartenkind	100/min (75–120/min)
Schulkind	90/min (70–110/min)
Jugendlicher	75/min (50–100/min)
Erwachsener	70/min (50–90/min)
Alter Mensch	80/min

MEDIZIN

Ein im Vergleich zum altersentsprechenden Normwert zu schneller Herzschlag heißt **Tachykardie** (bei Erwachsenen › 100/min), ein zu langsamer **Bradykardie** (bei Erwachsenen ‹ 60/min).
Leichte Tachy- oder Bradykardien können physiologisch sein. Ausgeprägte Tachy- und Bradykardien gefährden den Betroffenen, weil die vom Herzen ausgeworfene Blutmenge nicht zur Organversorgung ausreicht.

14.4.2 Vorhofzyklus

Neben den Kammern arbeiten auch die Vorhöfe durch Wechsel von Kontraktion und Erschlaffung. Die Kontraktionen von Kammern und Vorhöfen sind dabei exakt aufeinander abgestimmt, um dem Herzen eine optimale Auswurfleistung zu ermöglichen: Die Vorhofmuskulatur kontrahiert sich 0,12–0,20 s vor der Kammermuskulatur, sodass am Ende der Diastole *aktiv* Blut in die Kammern gepresst wird.

14.4.3 Kammerzyklus

Betrachtet man die Vorgänge in den Herzkammern genauer, kann man den **Kammerzyklus** in vier Phasen einteilen (→ Abb. 14.12): *Anspannungsphase und Austreibungsphase* als Phasen der *Kammersystole* sowie *Entspannungsphase* und *Füllungsphase* als Phasen der *Kammerdiastole.*

Aus jeder Kammer werden pro Herzschlag beim gesunden Erwachsenen in Ruhe etwa 70 ml Blut ausgetrieben. Dies entspricht ungefähr der halben Kammerfüllung.

Kammersystole

Während der **Kammersystole** zieht sich das Myokard der Herzkammern zusammen. Sie hat zwei Phasen:
- **Anspannungsphase.** Die Anspannungsphase ist die erste Phase der Systole. Die Kammern sind mit Blut gefüllt, die Segel- und Taschenklappen geschlossen. Durch Anspannung des Myokards steigt der Druck in den Kammern, er ist jedoch noch nicht hoch genug, um die Taschenklappen aufzustoßen
- **Austreibungsphase** *(Auswurfphase):* Der Druck in den Kammern übersteigt schließlich den Druck in Truncus pulmonalis bzw. Aorta, die Taschenklappen werden aufgestoßen und das Blut in die großen Arterien getrieben. Gegen Ende der Austreibungsphase schließen sich die Taschenklappen wieder, weil der Druck in der Arterie wieder höher ist als in der Kammer (→ 14.2.2). Die Systole ist beendet, die Diastole beginnt.

Kammerdiastole

Auch die **Kammerdiastole** setzt sich aus zwei Phasen zusammen:
- **Entspannungsphase:** Aufgrund der Entspannung des Myokards sinken die Kammerdrücke, alle Klappen sind abermals geschlossen
- **Füllungsphase.** Die Kammerdrücke sind nunmehr unter die Vorhofdrücke gesunken, die Segelklappen sind geöffnet, und Blut strömt aus den Vorhöfen in die Kammern. Dies erfolgt überwiegend passiv – die oben erwähnte Vorhofkontraktion trägt bei normaler Herzfrequenz nur etwa 10–20 % zur Kammerfüllung bei (bei alten Menschen wegen der verminderten Elastizität der linken Kammer mehr, → 14.6.3). Die Füllungsphase endet mit dem Schließen der Segelklappen – die neue Systole beginnt.

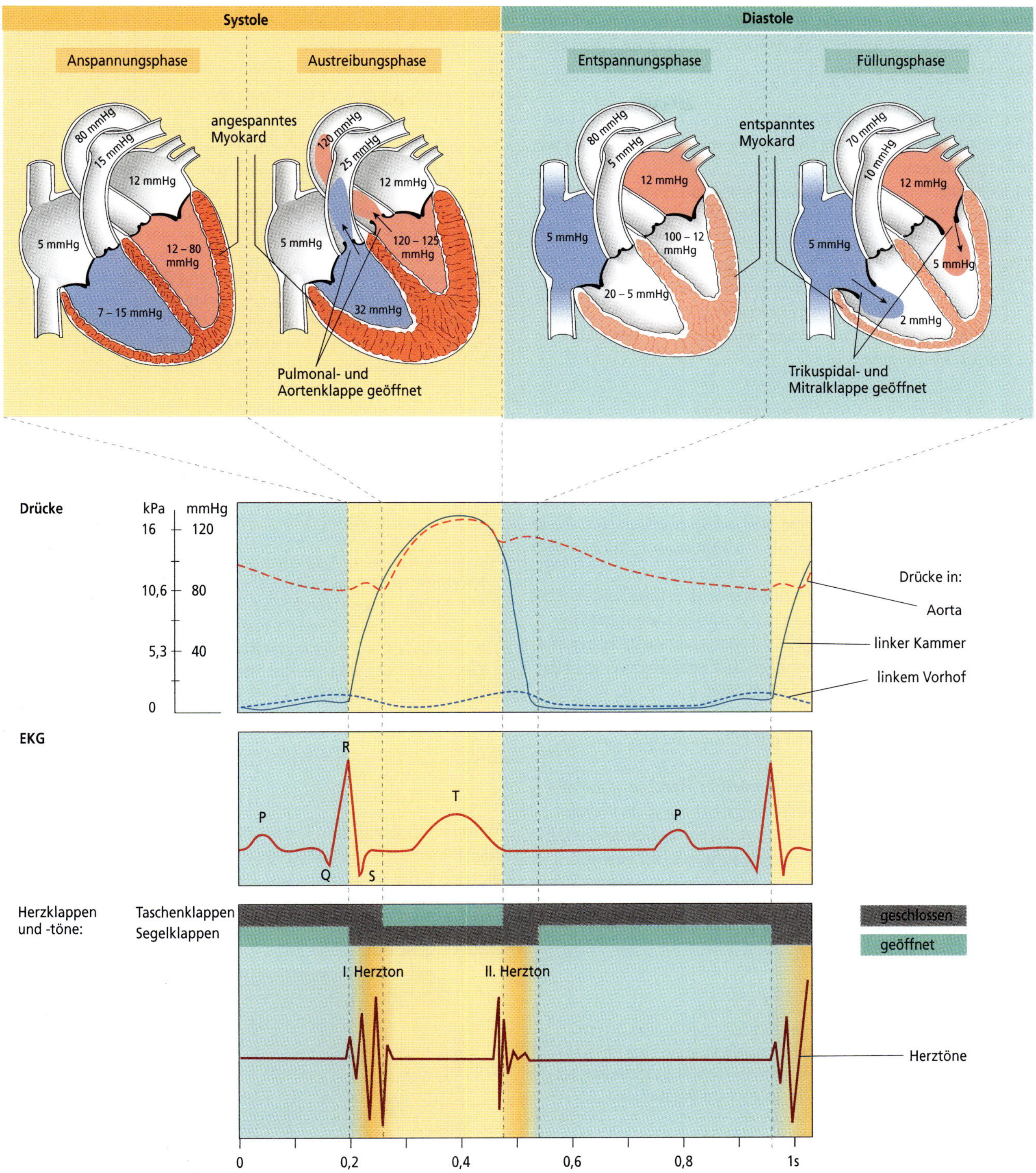

Abb. 14.12 Die Phasen des Herzzyklus mit Drücken in Aorta, linker Kammer und linkem Vorhof (10 mmHg ≅ 1,33 kPa), entsprechender EKG-Ableitung (Details zum EKG → 14.5.6), Herzklappenöffnung und -schließung und Herztönen.

Herz als Saug-Druck-Pumpe

Während der Austreibungsphase verlagert sich die Klappenebene des Herzens (→ Abb. 14.5, → Abb. 14.6) in Richtung Herzspitze, sodass die Vorhöfe gedehnt werden. Die Vorhofdrücke sinken, und aufgrund des dabei entstehenden Druckgefälles strömt Blut passiv aus den großen Venen in die Vorhöfe.

Umgekehrt bewegt sich die Klappenebene während der Diastole wieder zur Herzbasis hin, sodass sich nun die Kammern erweitern und ein Druckgefälle zwischen Kammern und Vorhöfen entsteht, welches das Blut überwiegend passiv in die Kammern gelangen lässt.

Diese „Mithilfe“ durch Verlagerung der Klappenebene heißt **Ventilebenenmechanismus.** Anschaulich spricht man auch vom „Ansaugen“ des Blutes in Vorhöfe bzw. Kammern und dem Herzen als *Saug-Druck-Pumpe.*

Herzkatheteruntersuchungen

Die Messung der genannten Drücke ist ein Ziel von **Herzkatheteruntersuchungen:**

- Bei der *Rechtsherzkatheteruntersuchung* wird ein langer, dünner Katheter über eine große Vene ins rechte Herz vorgeschoben
- Bei der *Linksherzkatheteruntersuchung* wird der Katheter über eine Arterie von Leiste oder Ellenbeuge aus gegen den Blutstrom ins Herz gebracht. Neben Druckmessungen ist die Darstellung der linken Kammer *(Ventrikulografie)* und der Koronararterien (*Koronarangiografie*, → 14.7.2) durch Kontrastmittelinjektion möglich.

14.4.4 Herztöne und Herzgeräusche

Herztöne

Das Herz arbeitet nicht lautlos. Die bei der ruckhaften Herztätigkeit erzeugten Schwingungen werden auf den Brustkorb übertragen, wo sie von außen mit einem Stethoskop zu hören sind. Diese Untersuchung bezeichnet man als **Auskultation** („Abhorchen“) des Herzens (→ Abb. 14.13).

Am gesunden Herzen lassen sich folgende **Herztöne** auskultieren:

- Den **ersten Herzton** hört man in der Anspannungsphase der Systole. Durch die ruckartige Muskelkontraktion gerät das Blut in den Kammern in Schwingungen. Der erste Herzton wird daher auch als *Anspannungston* bezeichnet
- Der **zweite Herzton** kommt am Ende der Systole durch das „Zuschlagen“ der Aorten- und der Pulmonalklappe zustande *(Klappenton)*
- Vor allem bei Kindern können ein **dritter Herzton** während der frühen Diastole *(Ventrikelfüllungston)* sowie ein **vierter Herzton** in der späten Diastole *(Vorhofkontraktionston)* ohne zugrunde liegende Herzerkrankung auftreten. Bei einem Teil der Kinder und bei Erwachsenen weisen sie aber auf eine Herzerkrankung hin.

Herzgeräusche

MEDIZIN

Alle anderen Schallerscheinungen außer den beiden Herztönen bezeichnet man in der Regel als **Herzgeräusche.** Ein während der Systole hörbares Herzgeräusch heißt **Systolikum.** Ein Herzgeräusch während der Diastole ist ein **Diastolikum.**

Herzgeräusche, insbesondere Systolika, können bei Kindern und Jugendlichen auch ohne Herzerkrankung auftreten. Herzgeräusche bei Erwachsenen, neu entstandene oder mit Beschwerden einhergehende Herzgeräusche weisen aber auf einen gestörten Blutfluss hin, etwa durch Herz- oder Klappenfehler.

Bei einer Klappenstenose (→ 14.2.2) „zwängt“ sich das Blut durch eine zu enge Öffnung: Als Folge bilden sich Wirbel, die Geräusche erzeugen – ähnlich wie an einer Flussenge. Auch das Zurückschwappen *(Reflux)* von Blut bei einer Klappeninsuffizienz und beispielsweise der unphysiologische Blutfluss durch einen Ventrikelseptumdefekt erzeugen abnorme Herzgeräusche. Die Lautstärke des Geräusches ist dabei kein Maß für die Schwere des Herz- oder Klappenfehlers.

Ergibt die Auskultation des Herzens den Verdacht auf einen Herz- oder Klappenfehler, erfolgt eine *kardiologische Diagnostik,* mindestens mit *EKG* (→ 14.5.6) und *Echokardiografie* (→ 14.2.3).

SPICKZETTEL

Herzfrequenz: Herzkontraktionen pro Minute und beim Gesunden identisch mit dem **Puls.** Normal beim Neugeborenen ca. 140/min, dann kontinuierlich abnehmend bis auf 70/min beim Erwachsenen und beim alten Menschen wieder leicht ansteigend.

Kammerzyklus: Sich bei jedem Herzschlag rhythmisch wiederholende Aktionsphasen, deren geordneter Ablauf Voraussetzung für die Pumpfunktion des Herzens ist. Zusammengesetzt aus

- **(Kammer-)Systole** *(Kontraktionsphase).* Zuerst kurze **Anspannungsphase** mit Druckaufbau in den blutgefüllten Herzkammern bei geschlossenen Herzklappen. Dann **Austreibungsphase** *(Auswurfphase)* mit geöffneten Taschenklappen und Blutauswurf in die großen Arterien. Zuletzt Klappenschluss
- **(Kammer-)Diastole** *(Erschlaffungsphase).* Beginn mit **Entspannungsphase** mit Myokardentspannung und geschlossenen Herzklappen, gefolgt von der **Füllungsphase** mit Blutstrom aus den Vorhöfen durch die geöffneten Segelklappen in die Kammern. Am Ende Klappenschluss.

Herztöne: Mit einem auf den Brustkorb aufgesetzten Stethoskop hörbare, regelmäßige Töne durch die Herzaktion. Bei Erwachsenen in aller Regel ein **erster Herzton** *(Anspannungston)* in der Systole und ein **zweiter Herzton** *(Klappenton)* durch den Klappenschluss am Ende der Systole.

14.5 Erregungsbildung und -leitung

14.5.1 Autonomie des Herzens

Wird das Herz aus dem Körper entfernt und in einer geeigneten Nährflüssigkeit aufbewahrt, so schlägt es weiter. Der Antrieb für die Herztätigkeit liegt also im Herzen selbst: Das Herz arbeitet **autonom** *(unabhängig).*

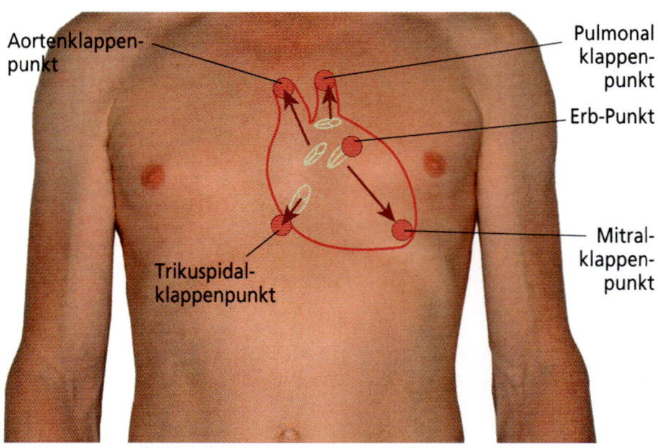

Abb. 14.13 Auskultation eines Patienten (Projektion der Klappen auf die Brustwand und ihre besten Abhörstellen). Die Pfeile markieren die Richtung des Blutstroms, der das Klappengeräusch fortleitet. Der *Erb-Punkt* (3. ICR links neben dem Brustbein) ist am besten geeignet, um sich einen Überblick zu verschaffen. [Foto O405]

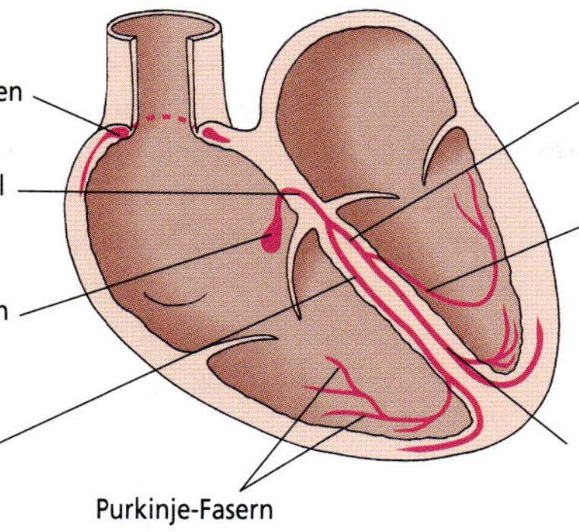

Abb. 14.14 Erregungsleitungssystem des Herzens mit schematischer Darstellung von Sinusknoten, AV-Knoten, Kammerschenkeln und Purkinje-Fasern. Das His-Bündel durchstößt die Klappenebene (→Abb. 14.6).

Jeder Muskel benötigt einen elektrischen Impuls, um sich zu kontrahieren (→6.3.5). Doch während der Skelettmuskel durch einen Nerv erregt werden muss, erregt sich das Herz selbst. Zwar erhält das Herz auch vom ZNS (über den Sympathikus und den N. vagus) Impulse – diese haben aber nur einen begrenzten regulierenden, keinen Takt gebenden Einfluss (→9.13, →14.6.2). Das Herz würde auch ohne sie arbeiten.

Diese Selbstständigkeit verdankt das Herz einem System spezialisierter Herzmuskelzellen. Diese Muskelzellen sind in der Lage, Erregungen zu bilden und diese schnell weiterzuleiten. Dieses System spezialisierter Muskelzellen nennt man daher **Erregungsbildungs- und Erregungsleitungssystem** (→Abb. 14.14, →Abb. 14.15).

14.5.2 Strukturen des Erregungsbildungs- und -leitungssystems

Die wichtigste Struktur für die Erregungsbildung ist der **Sinusknoten.** Er befindet sich in der Wand des rechten Vorhofes unmittelbar an der Mündungsstelle der V. cava superior (obere Hohlvene). Vom Sinusknoten gehen normalerweise alle Erregungen des Herzens aus. Er bestimmt also im Regelfall die Herzfrequenz und heißt deshalb *Schrittmacher* des Herzens.

Vom Sinusknoten gelangt die Erregung über normale Vorhofmuskulatur zu einem weiteren Schrittmacherzentrum, dem **AV-Knoten.** Er liegt am Boden des rechten Vorhofes dicht an der Vorhofscheidewand, also nahe der Grenze zwischen Vorhof und Kammer. Dieser Tatsache verdankt er auch seinen Namen (AV-Knoten = *Atrio-Ventrikular-Knoten*). Der AV-Knoten nimmt die Erregungen von der Vorhofmuskulatur auf und leitet sie weiter zum His-Bündel.

Das **His-Bündel** ist sehr kurz und verläuft am Boden des rechten Vorhofes in Richtung Kammerscheidewand. Dort teilt es sich in einen rechten und einen linken Kammerschenkel.

Die **Kammerschenkel** (auch *Tawara-Schenkel* genannt) ziehen an beiden Seiten der Kammerscheidewand herzspitzenwärts und zweigen sich dort weiter auf.

Die Endabzweigungen der Kammerschenkel nennt man **Purkinje-Fasern.** Von den Purkinje-Fasern gehen die Erregungen auf die Kammermuskulatur über.

Sinn der komplizierten Erregungsleitung

Da die Zellgrenzen kein Hindernis für die Fortleitung von Erregungen darstellen, könnten alle Myokardfasern nacheinander von der Sinusknoten-Erregung erfasst werden – nur leider recht langsam, sodass keine gemeinsame Kontraktion zustande käme. Die Strukturen des Erregungsleitungssystems verteilen die Erregung mit hoher Geschwindigkeit über den ganzen Herzmuskel, sodass die Muskelzellen in den verschiedenen Herzregionen fast gleichzeitig erregt werden. Nur dadurch kann eine *effektive* Kontraktion zustande kommen.

Lediglich im AV-Knoten erfährt die Erregungsleitung eine leichte Verzögerung. Diese Verzögerung sorgt dafür, dass sich erst der Vorhof und dann die Kammer zusammenzieht. Auf diese Weise wird die Kammer zunächst noch stärker mit Blut aus dem Vorhof gefüllt, bevor sie sich kontrahiert und Blut in den Kreislauf pumpt.

14.5.3 Grundlagen der Erregungsbildung

Bei der Arbeitsmuskulatur des Herzens ist – wie bei der Skelettmuskulatur – das Ruhepotenzial physiologischerweise stabil. Ein Aktionspotenzial wird nur ausgelöst, wenn ein von *außen* kommender Impuls die Zellmembran zuvor bis zum Schwellenpotenzial depolarisiert hat (Details zu Ruhe- und Aktionspotenzial →9.2).

Bei den Zellen des Erregungsbildungs- und -leitungssystems hingegen ist das Ruhepotenzial nicht stabil, sondern steigt nach einem Aktionspotenzial von seinem negativsten Wert **(maximales diastolisches Potenzial)** kontinuierlich an, bis das Schwellenpotenzial erreicht ist und ein neues Aktionspotenzial ausgelöst wird (→Abb. 14.15). Diese **diastolische Selbstdepolarisation** ist die Grundlage der Erregungsbildung im Herzen.

Da sowohl die Repolarisation nach einem Aktionspotenzial als auch die diastolische Selbstdepolarisation beim Sinusknoten rascher verlaufen als bei den übrigen Zellen des Erregungsbildungssystems, „feuert" der Sinusknoten am schnellsten. Seine Erregungen erreichen daher die **nachgeordneten** ***(sekundären)*** **Erregungszentren,** also AV-Knoten, His-Bündel, Kammerschenkel und Purkinje-Fasern, bevor diese bei ihrem eigenen Schwellenpotenzial angelangt sind. Hierdurch erklärt sich die Schrittmacherfunktion des Sinusknotens.

14.5.4 Alles-oder-nichts-Gesetz

Wird ein Muskel durch einen Stromstoß gereizt, so kommt es zu einer Kontraktion. Dies gilt für den Herz- wie für den Skelettmuskel. Zwischen der Erregbarkeit eines Skelettmuskels und der des Herzmuskels gibt es jedoch wichtige Unterschiede:

- Hat der Stromstoß eine bestimmte Schwelle überschritten (überschwelliger Reiz), so kontrahiert sich der Skelettmuskel. Wird der Stromstoß (Reiz) verstärkt, wird auch die Kontraktion stärker (→6.3.5)
- Beim Herzmuskel verhält es sich anders: Entweder erzeugt der Reiz eine stets gleich starke oder überhaupt keine Kontraktion **(Alles-oder-nichts-Gesetz).** Das liegt daran, dass die Herzmuskelzellen elektrisch durch Nexus (Gap Junctions →3.2.3) miteinander gekoppelt sind und sich somit wie *eine* motorische Einheit verhalten.

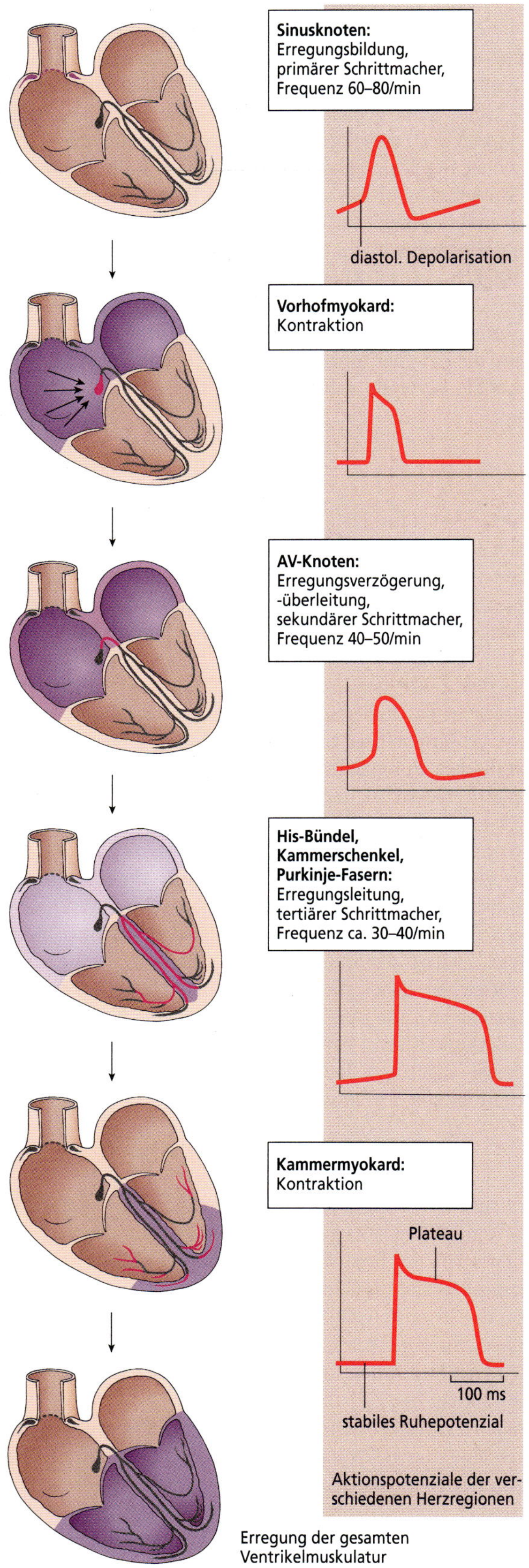

Abb. 14.15 Links Erregungsausbreitung im Herzen bei jeder Herzaktion (violett = erregte Herzmuskelabschnitte). Rechts die dazugehörigen Aktionspotenziale.

14.5.5 Refraktärzeit

Unmittelbar nach einer Aktion ist der Herzmuskel für eine gewisse Zeit unerregbar. Erreicht in dieser Zeit ein weiterer Reiz die Muskelzelle, antwortet sie nicht mit einer Kontraktion, sondern ist **refraktär** (unempfänglich).

Die Zeit, in der die Herzmuskelzelle vorübergehend nicht erregbar ist, wird **Refraktärzeit** genannt. Sie beträgt etwa 0,3 Sekunden. Die Refraktärzeit schützt das Herz vor einer zu schnellen Folge von Kontraktionen oder gar einer Dauerkontraktion (Tetanus). Im Gegensatz zum Skelettmuskel ist das Herz somit *nicht tetanisierbar*. Dieser Schutz ist sinnvoll, weil das Herz die Ruhepause benötigt, um sich wieder mit Blut zu füllen.

Kurz vor Ende der Refraktärzeit befindet sich die Herzmuskelzelle jedoch in einer besonders empfindlichen *(vulnerablen)* Phase. Trifft genau dann ein Reiz ein, so kann sie in schneller Folge immer wieder erregt werden, sodass eine Tachykardie (zu schneller Herzschlag) bis hin zum Kammerflimmern entsteht.

14.5.6 Elektrokardiogramm (EKG)

Die elektrische Erregung des Sinusknotens erfasst das Herz auf einem vorgegebenen Weg. Es kommt dabei zu einem (wenn auch geringen) Stromfluss. Dieser breitet sich bis auf die Körperoberfläche (Brustwand, Arme, Beine) aus.

MEDIZIN

Die vom Herzen erzeugten Spannungsänderungen lassen sich als *Elektrokardiogramm*, kurz **EKG**, aufzeichnen. Ganz überwiegend erfolgt dies von der Körperoberfläche aus. Meist wird ein **Ruhe-EKG** abgeleitet, bei dem der Patient bzw. die Patientin ruhig liegt. Für spezielle Fragestellungen wird das Ruhe-EKG ergänzt z. B. durch ein **Belastungs-EKG** (etwa während Fahrradfahrens) und/oder ein **Langzeit-EKG** über 24 Stunden.

Um ein standardisiertes und damit vergleichbares EKG zu erhalten, bringt man Elektroden an genau definierten Körperstellen an (→ Abb. 14.16). Beim Gesunden zeigt das EKG eine typische Abfolge regelmäßig wiederkehrender *Zacken, Wellen, Strecken* und *Komplexe*, die den einzelnen Phasen der Herzerregung zeitlich zugeordnet werden können (→ Abb. 14.17, → Abb. 14.18).

Durch das EKG kann man z. B. den Herzrhythmus beurteilen und Herzrhythmusstörungen wie z. B. AV-Blockierungen feststellen (→ Abb. 14.19).

Stirbt ein Teil des Muskelgewebes ab (Herzinfarkt → 14.7.3), so wird hier der Strom nicht mehr weitergeleitet. Das Gebiet ist elektrisch *stumm*. Da sich elektrisch stumme Gebiete oft in typischen Veränderungen des EKG widerspiegeln (→ Abb. 14.29), hat es auch in der Diagnostik des Herzinfarkts einen hohen Stellenwert.

SPICKZETTEL

Autonomie des Herzens: Fähigkeit des Herzens, ohne jegliche Reize von außen (unabhängig) zu schlagen.
Erregungsbildungs- und -leitungssystem des Herzens: Spezialisierte Herzmuskelzellen, die in bestimmten Zeitabständen selbst Erregungen bilden und diese dann sehr schnell über das ganze Herz verteilen. Bestandteile

- **Sinusknoten** im rechten Vorhof, normalerweise schnellster Erregungsbildner und damit herzfrequenzbestimmend
- **AV-Knoten** nahe der Vorhof-Kammer-Grenze. Leichte Leitungsverzögerung, damit sich die Vorhöfe vor den Kammern kontrahieren

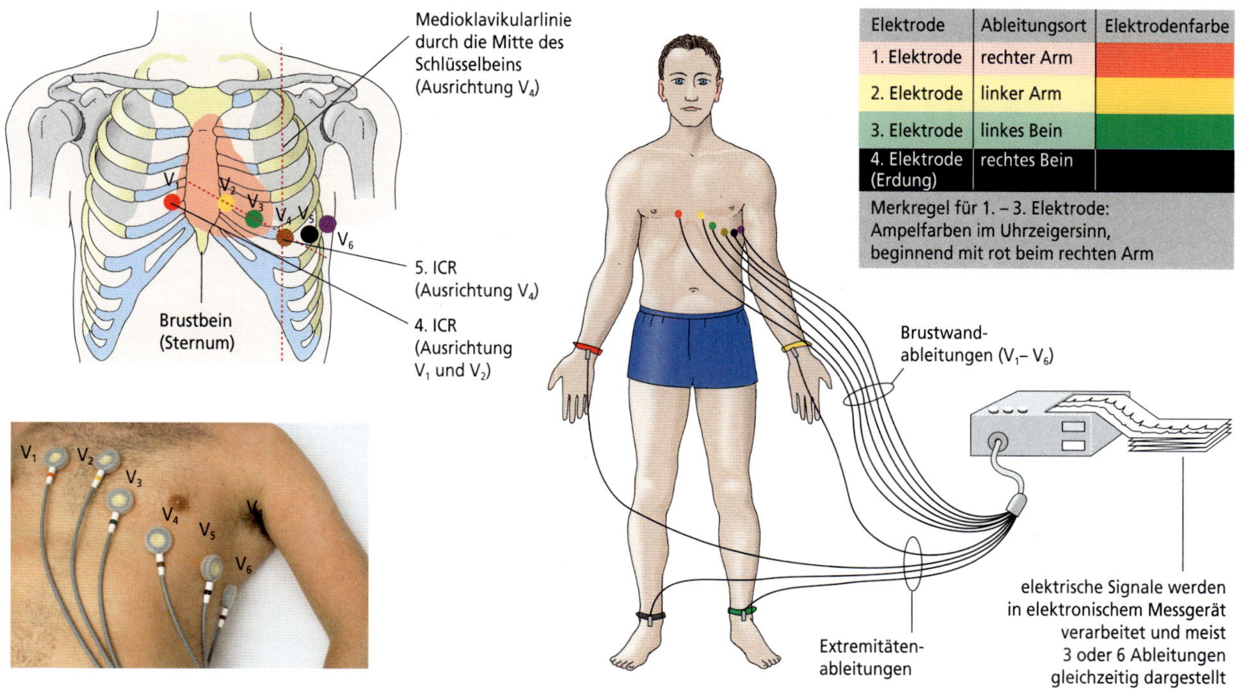

Elektrode	Ableitungsort	Elektrodenfarbe
1. Elektrode	rechter Arm	
2. Elektrode	linker Arm	
3. Elektrode	linkes Bein	
4. Elektrode (Erdung)	rechtes Bein	

Merkregel für 1.–3. Elektrode: Ampelfarben im Uhrzeigersinn, beginnend mit rot beim rechten Arm

Abb. 14.16 Platzierung der EKG-Elektroden. Die Elektroden für die Brustwandableitungen werden an definierten Punkten angebracht. V_1 im 4. ICR rechts neben dem Brustbein, V_2 im 4. ICR links neben dem Brustbein, V_4 im 5. ICR in der Medioklavikularlinie, V_3 auf der Mitte der roten Verbindungslinie zwischen V_2 und V_4, V_5 und V_6 auf gleicher Höhe wie V_4, jedoch am Vorderrand bzw. unterhalb der Achselhöhle. [Foto K115]

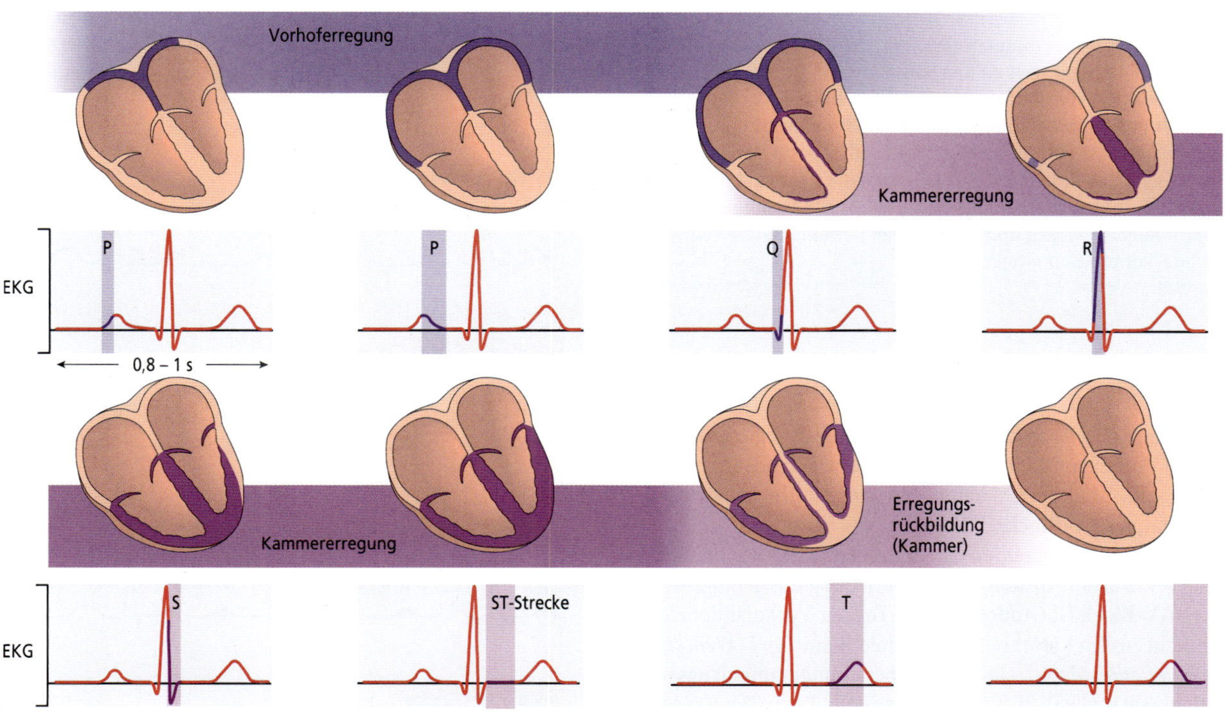

Abb. 14.17 Zeitliche Zuordnung der Phasen der Herzerregung zu den EKG-Abschnitten (erregte Herzmuskelbereiche violett). Die P-Welle entspricht der Vorhoferregung, der QRS-Komplex der Kammererregung und die T-Welle der Erregungsrückbildung in der Kammer.

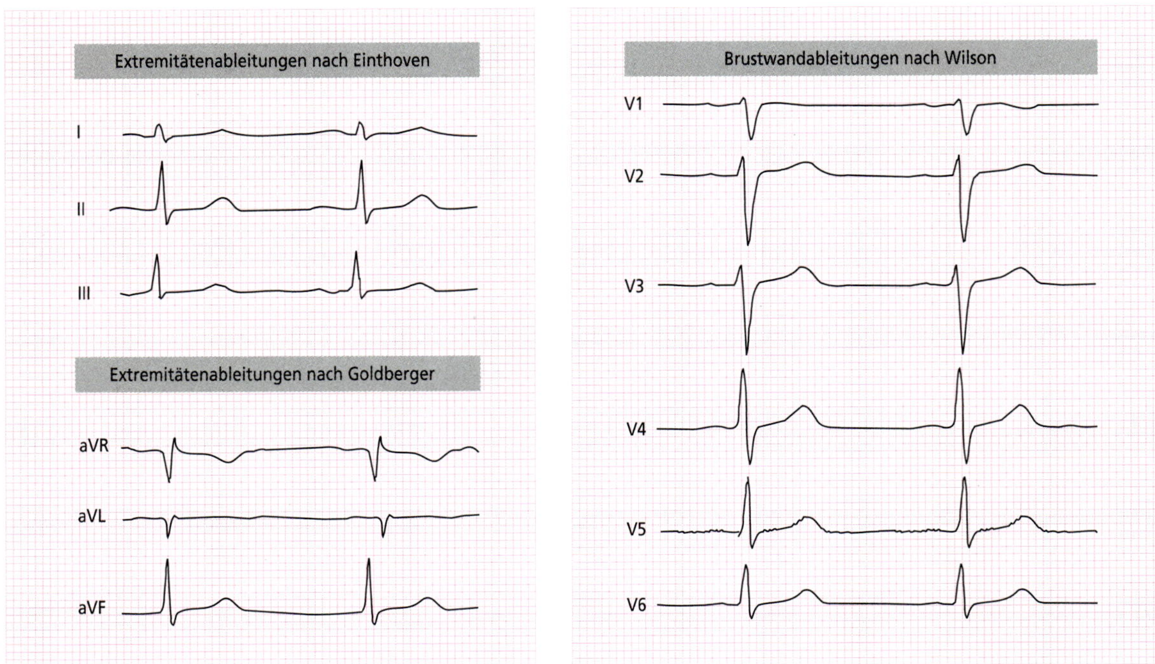

Abb. 14.18 Standard-EKG (Normalbefund) mit den Ableitungen I, II, III, aVR, aVL, aVF und V_1–V_6.

- **His-Bündel,** einzige (elektrische) Verbindung zwischen Vorhöfen und Kammern
- **Kammerschenkel** *(Tawara-Schenkel)* in der Herzscheidewand
- **Purkinje-Fasern.** Endaufzweigungen der Kammerschenkel, geben die Erregungen an das Kammermyokard weiter.

Besonderheiten der Aktionspotenziale im Herzen:

- **Diastolische Selbstdepolarisation** im Erregungsbildungs- und -leitungssystem durch instabiles, d. h. von selbst wieder ansteigendes Ruhepotenzial → spontane Erregungsbildung
- **Nicht-Tetanisierbarkeit des Herzens.** In der Kammermuskulatur langes Plateau und damit lange Refraktärzeit → keine Dauerkontraktion möglich.

14.5.7 AV-Blockierungen und Ersatzrhythmusgeber

Im Rahmen von Herzerkrankungen kann die Erregungsüberleitung vom Vorhof zur Kammer krankhaft verzögert oder gar unterbrochen sein. Man spricht dann von einem *atrioventrikulären Block* oder kurz **AV-Block.**

Der AV-Block wird in mehrere Grade eingeteilt (→ Abb. 14.19):

- Beim **AV-Block I. Grades** ist die Überleitung nur verzögert
- Beim **AV-Block II. Grades** wird ein Teil der Vorhofaktionen gar nicht zu den Kammern übergeleitet. Beim *Typ I (Wenckebach-Periodik, Mobitz 1)* wird die Überleitung immer langsamer, bis sie schließlich einmal ganz ausfällt. Beim *Typ II (Mobitz, Mobitz 2)* werden die Vorhoferregungen in einem bestimmten Rhythmus übergeleitet, z. B. jede zweite
- Beim **AV-Block III. Grades** ist die Überleitung der Vorhoferregungen auf die Kammern vollständig blockiert.

Bei einem AV-Block III. Grades bilden die oben erwähnten nachgeordneten Erregungszentren des Herzens (ersatzweise) Erregungen: I. d. R. nimmt der AV-Knoten diese Aufgabe wahr, da er die höchste Eigenfrequenz der nachgeordneten Erregungszentren hat (40–50 Erregungen/min). Die Kammer schlägt dann also 40- bis 50-mal pro Minute. Dabei schlagen Vorhöfe und Kammern unabhängig voneinander, was als **AV-Dissoziation** bezeichnet wird.

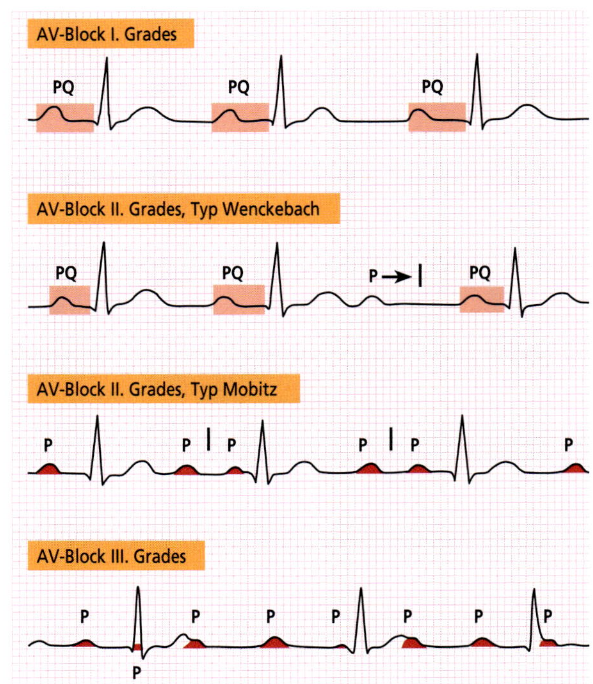

Abb. 14.19 EKG-Bilder bei den verschiedenen AV-Blöcken.

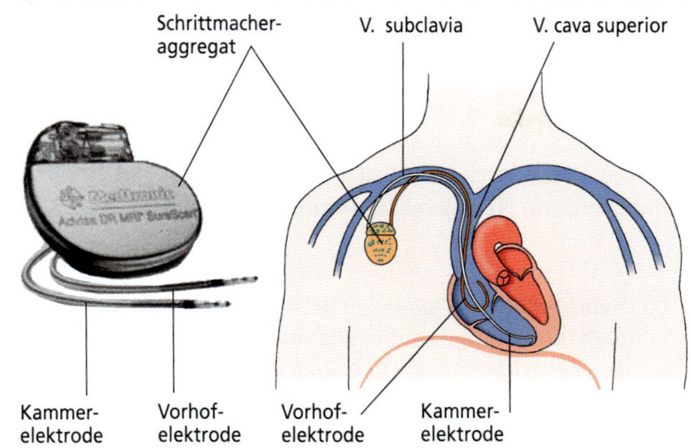

Abb. 14.20 Permanenter Herzschrittmacher. Die Elektroden des Schrittmachers liegen hier in der rechten Herzkammer und im rechten Vorhof. Das Schrittmacheraggregat wird in Lokalanästhesie, selten Vollnarkose, subkutan implantiert. [Foto V112]

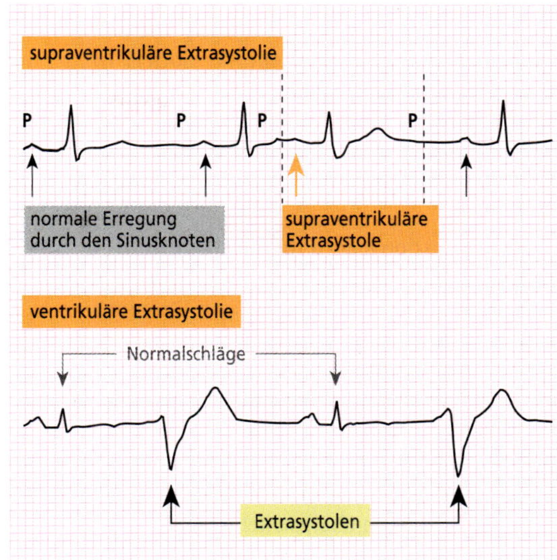

Abb. 14.21 Oben EKG-Bild bei supraventrikulärer, unten bei ventrikulärer Extrasystolie (hier Bigeminus, d. h. jedem Normalschlag folgt eine Extrasystole).

MEDIZIN

Nicht selten sind bei Ausfall des Sinusknotens oder AV-Block III. Grades die nachgeordneten Erregungszentren zu langsam, um eine genügend hohe Kammerfrequenz und damit eine ausreichende Durchblutung des Organismus sicherzustellen. Dann wird dem Patienten bzw. der Patientin in der Regel ein (permanenter) **künstlicher Schrittmacher** eingepflanzt (→ Abb. 14.20).

14.5.8 Extrasystolen

Ein außerhalb des regulären Grundrhythmus auftretender Herzschlag heißt **Extrasystole** (→ Abb. 14.21).

- **Supraventrikuläre Extrasystolen** haben ihr Erregungszentrum oberhalb des His-Bündels. Jeder Kammererregung (QRS-Komplex) geht im EKG eine Vorhoferregung (P-Welle) voraus, die aber durch den veränderten Weg der Erregung abnorm aussieht
- **Ventrikuläre Extrasystolen** gehen vom His-Bündel oder vom Kammermyokard aus. Hier geht dem verbreiterten und deformierten QRS-Komplex keine P-Welle voran.

Insbesondere ventrikuläre Extrasystolen können den Betroffenen bzw. die Betroffene bei häufigerem Auftreten (evtl. lebensbedrohlich) gefährden.

Herzrhythmusstörungen, die mit zu schnellem Herzschlag und/oder Extrasystolen einhergehen, lassen sich teilweise durch Gabe von **Antiarrhythmika** bessern. Abgesehen von Betablockern werden Antiarrhythmika jedoch wegen ihrer teils erheblichen Nebenwirkungen (u. a. Verschlechterung einer Herzinsuffizienz, Auslösung von Herzrhythmusstörungen) nur noch zurückhaltend eingesetzt. Bei einigen Rhythmusstörungen können z. B. „Störherde" oder zusätzliche Leitungsbahnen im Rahmen einer Herzkatheteruntersuchung ausgeschaltet werden.

14.5.9 Vorhof- und Kammerflimmern

Infolge von Störungen der Erregungsausbreitung kann es zu „kreisenden" Erregungen kommen, bei der die Erregungswelle zu ihrem Ausgangspunkt zurückkehrt und gerade erregtes Myokard abermals erregt. Die Folgen sind kaum noch zu erkennende P-Wellen bzw. QRS-Komplexe oder „elektrisches Chaos" im EKG (→ Abb. 14.3) sowie rasche, unkoordinierte Myokardzuckungen.

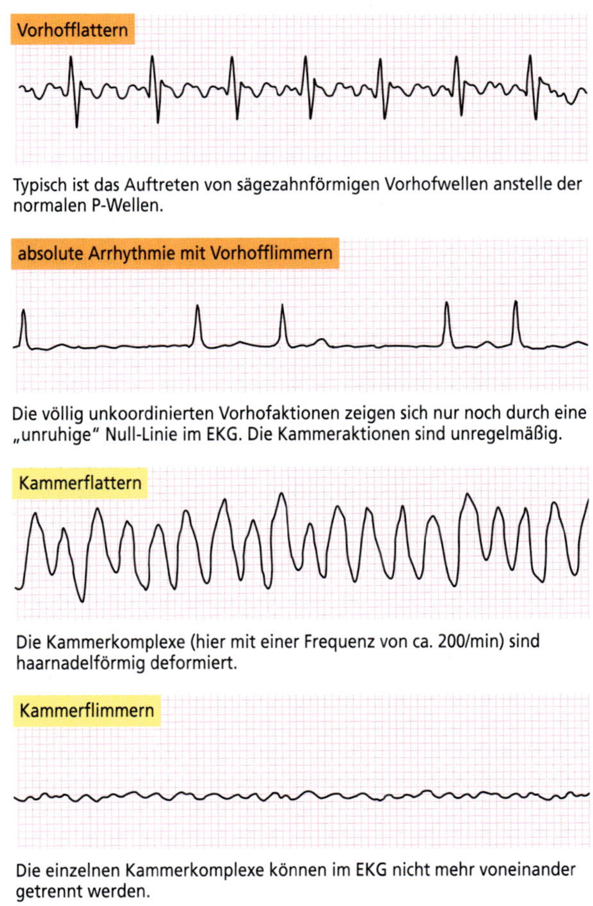

Abb. 14.22 EKG-Bilder bei Vorhofflattern/-flimmern und Kammerflattern/-flimmern. Kammerflattern und -flimmern sind unmittelbar lebensbedrohlich.

Vorhofflattern und -flimmern

Erfolgt dies im Vorhofbereich, resultieren **Vorhofflattern** (Vorhoffrequenz 250–350/min, meist mit AV-Block II. Grades und daher niedrigerer Kammerfrequenz) oder **Vorhofflimmern** (Vorhoffrequenz über 350/min, Kammerfrequenz schwankend, Puls immer unregelmäßig = **absolute Arrhythmie** → Abb. 14.22). Ursächlich liegen überwiegend organische Herzerkrankungen zugrunde.

Da die Vorhofaktion jedoch für die Herzleistung nicht sehr bedeutend ist, bereiten Vorhofflattern und -flimmern insgesamt wenig Beschwerden. Durch die ungünstigen Strömungsverhältnisse vor allem im linken Vorhof kann es aber dort zu einer Thrombenbildung mit Emboliegefahr (→ 12.4.4) kommen. Um dies zu verhindern, wird die Gerinnung bei Patienten und Patientinnen mit Vorhofflimmern gehemmt (→ 12.4.5).

Beim Vorhofflattern (→ Abb. 14.22) droht außerdem eine viel zu schnelle Kammerfrequenz, wenn ausnahmsweise alle Vorhoferregungen zu den Kammern übergeleitet werden.

Kammerflattern und -flimmern

Viel gefährlicher als das Vorhofflimmern ist die kurzschlussartige „Dauererregung" der *Kammer*muskulatur. Die Kammerkontraktionen sind dann zu schwach und zu wenig aufeinander abgestimmt, um genügend Blut aus den Herzkammern zu treiben. Obwohl das Herz „durchdreht", ist kein Puls mehr tastbar. Es kommt funktionell zum **Herz-Kreislauf-Stillstand.**

MEDIZIN

Das **Kammerflimmern** (über 400 Herzschläge/min → Abb. 14.22) erfordert die sofortige **kardiopulmonale Reanimation** (*Herz-Lungen-Wiederbelebung* → Abb. 14.23) mit **Herzdruckmassage** und **Atemspende.** So schnell wie möglich wird versucht, die gestörten Herzmuskelerregungen durch einen elektrischen Stromschlag **(Defibrillation)** zu koordinieren. *Automatische externe Defibrillatoren* **(AEDs)** ermöglichen heute auch Laien die Defibrillation. Danach kann sich im günstigen Falle wieder eine geordnete Reizleitung einstellen.

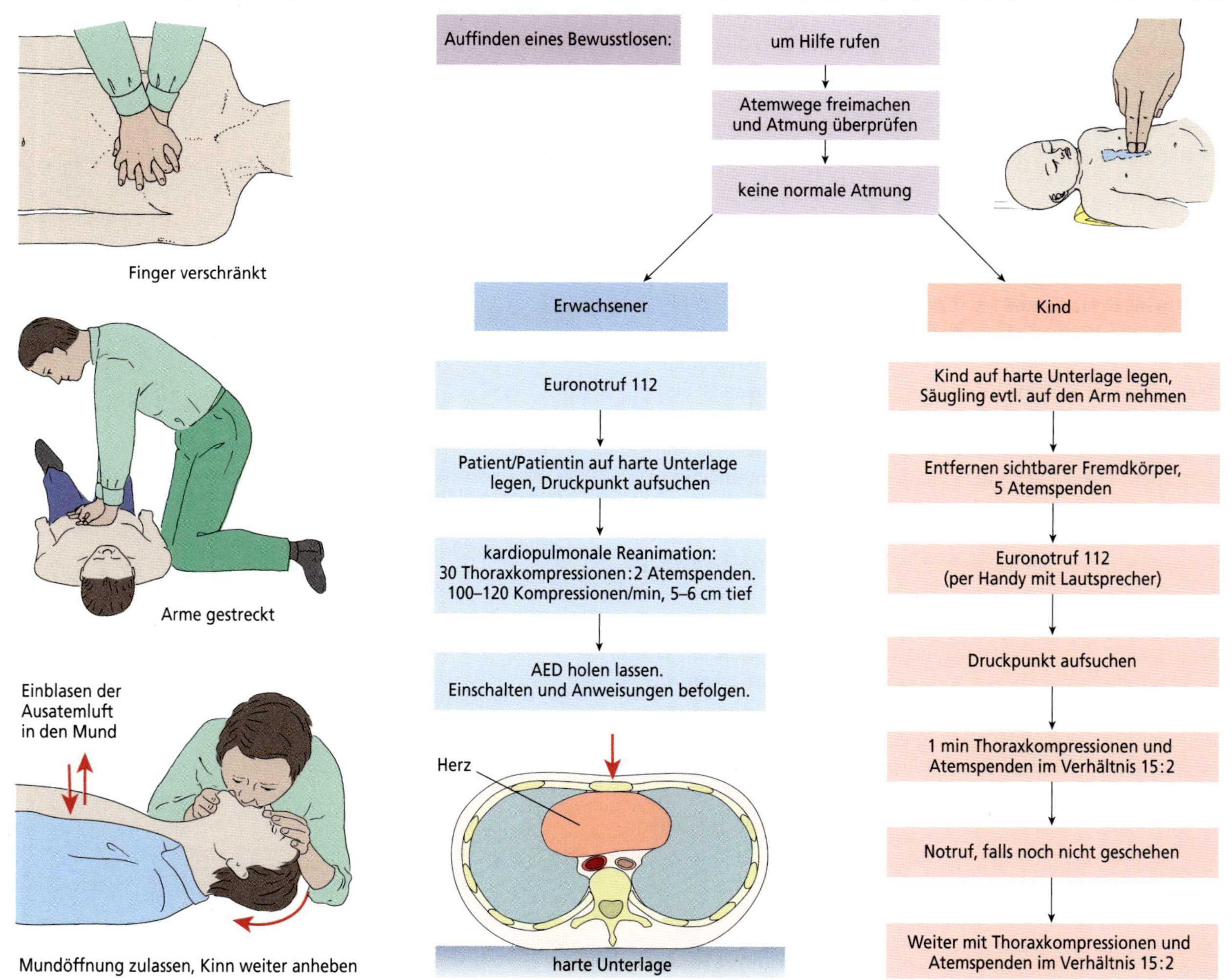

Abb. 14.23 Kardiopulmonale Reanimation. Der geeignete Druckpunkt liegt im unteren Teil des Brustbeins („in der Mitte der Brust"). Bei Erwachsenen (links) setzt der Helfer hier den Handballen der einen Hand auf und legt den anderen Handballen auf den Handrücken der ersten Hand (Finger verschränken). Nur der Handballen überträgt den mit den gestreckten Armen ausgeübten Druck (Mitte die Wirkung auf den Brustkorb). Bei Kindern (rechts) erfolgen die Kompressionen je nach Alter mit zwei Fingern bis einer Hand. Zum Infektionsschutz ggf. Taschentuch auflegen, Mund-Nasen-Schutz verwenden. Bei hohem Risiko/unzureichender Ausbildung Thoraxkompressionen und Defibrillation ohne Atemspenden durchführen.

Beim **Kammerflattern** mit Kammerfrequenzen von 250–350/min ist die Erregung des Herzmuskels noch nicht so unkoordiniert wie beim Kammerflimmern. Dennoch ist die Auswurfleistung nur sehr gering, sodass es ohne Therapie zum Schock kommt. Außerdem kann das Kammerflattern in ein Kammerflimmern übergehen.

SPICKZETTEL

Kammerflimmern: Lebensbedrohliche Herzrhythmusstörung mit extrem schnellen, unkoordinierten Erregungen der Herzkammern und praktisch ohne Blutauswurf. Erfordert unverzügliche **kardiopulmonale Reanimation** *(Herz-Lungen-Wiederbelebung)* mit möglichst frühzeitiger **Defibrillation.**

14.5.10 Elektrolyte und ihre Bedeutung für die Herzaktion

Für eine ungestörte Herztätigkeit sind ausgewogene Elektrolytkonzentrationen im Blut (→ 18.7) wichtig. Das gilt besonders für das Kalium- (K^+) und das Kalzium-Ion (Ca^{2+}).

Kalzium

Ein Aktionspotenzial (→ 9.2.3) führt nur dann zu einer Aktion der Muskelzelle, wenn genug Ca^{2+}-Ionen vorhanden sind. Ca^{2+}-Ionen nehmen also eine Schlüsselstellung bei der **elektromechanischen Kopplung** (→ 6.3.5) ein, der Umsetzung der elektrischen Erregung in eine Muskelkontraktion.

Kalium

Die K^+-Konzentration beeinflusst vor allem die Erregungsprozesse an den Muskelfasern.

- Ein niedriger K^+-Spiegel (*Hypokaliämie,* → 18.7.2) fördert die Erregungsbildung und beschleunigt die Erregungsausbreitung. Dadurch kann es zu Herzrhythmusstörungen mit Extrasystolen bis hin zum Kammerflimmern kommen
- Auch mäßig erhöhte Kaliumspiegel im Blut (*Hyperkaliämie,* → 18.7.2) führen zu gesteigerter Erregungsbildung und -leitung. Deutlich zu hohe Kaliumwerte im Blut lähmen dagegen das Herz und erzeugen im Extremfall einen Herzstillstand.

MEDIZIN

Medikamente gegen Herzschwäche und Bluthochdruck beeinflussen häufig den Kalium- und gelegentlich den Kalziumspiegel im Blut (→ 18.7.3), gleichzeitig haben die Elektrolyte Einfluss auf die Herztätigkeit. Bei diesen Therapien werden deshalb die Elektrolytspiegel im Blut regelmäßig kontrolliert.

14.6 Herzleistung und ihre Regulation

14.6.1 Schlag- und Herzzeitvolumen

Bei jedem Herzschlag leistet das Herz durch das Beschleunigen und Auswerfen des Blutes auch im physikalischen Sinne Arbeit. Wird diese **Herzarbeit** auf die Zeit bezogen, ergibt sich die **Herzleistung.**

Herzzeitvolumen

In körperlicher Ruhe beträgt die *Herzfrequenz* des erwachsenen Menschen etwa 70/min. Sowohl die rechte als auch die linke Kammer werfen bei jeder Aktion des erwachsenen Herzens ca. 70 ml Blut aus – das **Schlagvolumen.** Das **Herzzeitvolumen** errechnet sich aus diesen beiden:

$$\text{Herzzeitvolumen} = \text{Schlagvolumen} \times \text{Schlagfrequenz}$$

$$\text{Beispiel: } 70\,\text{ml} \times 70/\text{min} = 4.900\,\text{ml/min}$$

Wird das Herzzeitvolumen wie im Beispiel auf Minutenbasis errechnet, so wird es auch als **Herzminutenvolumen** bezeichnet. In Ruhe pumpt das Herz etwa 5 l Blut pro Minute in den Lungen- bzw. Körperkreislauf. Die dabei erbrachte Leistung liegt bei ca. 1,0–1,5 Watt.

Bei körperlicher Anstrengung steigt das Herzzeitvolumen erheblich (→ 6.4), v. a. durch Erhöhung der Herzfrequenz, bei Trainierten auch durch Steigerung des Schlagvolumens. Im Extremfall kann das Herz bis zu 30 l Blut pro Minute fördern.

14.6.2 Regulation der Herzleistung

Einflussfaktoren auf die Herzleistung

Insbesondere drei Einflussfaktoren auf die Herzleistung sind für das Verständnis der physiologischen und krankhaften Vorgänge am Herzen unabdingbar:

- Der Begriff **Vorlast** *(Preload)* beschreibt die Beziehung zwischen der Länge der Herzmuskelfaser *vor* der Kontraktion und ihrer Fähigkeit, aktiv Spannung zu entwickeln. Ähnlich wie sich ein vorgespanntes Gummi besser zusammenzieht als ein schlaffes, kontrahiert sich auch eine etwas vorgedehnte Muskelfaser besser. Maß für die Vordehnung beim Herzen ist die *enddiastolische Füllung* (bzw. der *enddiastolische Füllungsdruck*) der linken Kammer. Unbegrenzt funktioniert dies allerdings nicht: Bei zu starker Dehnung lässt die Kraft der Herzmuskelfaser wieder nach, vergleichbar einem überdehnten Gummi mit kleinen Rissen
- Unter **Nachlast** *(Afterload)* versteht man den Auswurfwiderstand, den die Kammer überwinden muss, um das Blut in die Arterie zu pressen. Je höher die Nachlast (also der Druck in der Arterie am Ende der Diastole) ist, desto weniger Blut wird unter sonst gleichen Bedingungen ausgeworfen. Klinisches Maß für die Nachlast ist der Druck in der Aorta am Ende der Diastole
- **Kontraktilität** bezeichnet die *Kontraktionsfähigkeit* oder *Schlagkraft* des Herzens unter sonst gleichen Bedingungen. Steigt die Kontraktilität, so kann das Herz ein höheres Schlagvolumen auswerfen.

Selbstregulation des Schlagvolumens

Innerhalb gewisser Grenzen ist das Herz in der Lage, auch unabhängig von der Nervenversorgung das Schlagvolumen selbstständig zu regulieren: Wenn beispielsweise in der Aorta ein erhöhter Druck besteht, hat es die linke Kammer schwerer, ihr Blut auszuwerfen. Das hat zur Folge, dass eine größere Menge Restblut in der linken Kammer zurückbleibt.

Dadurch wird die Ventrikelmuskulatur gedehnt, sodass die Muskelfasern unter größerer Spannung stehen. Dies wirkt sich bei gesundem Herzen und normalen Belastungen günstig aus: Die Muskelfasern können sich nun aufgrund der etwas erhöhten Vorlast stärker zusammenziehen und das Blut mit höherer Kraft auswerfen, die Restblutmenge vermindert sich wieder. Dieses Prinzip wird als **Frank-Starling-Mechanismus** bezeichnet.

Der Frank-Starling-Mechanismus spielt v. a. bei der Abstimmung der Herzzeitvolumina beider Kammern eine wesentliche

Rolle (diese müssen gleich sein, damit es nicht zu einem Blutstau vor einer der Kammern kommt).

Anpassung an Belastung: Sympathikus und Parasympathikus

Die Anpassung der Herztätigkeit an den momentanen Bedarf des Gesamtorganismus wird vor allem von den *Herznerven* gesteuert.

Der *Sympathikus* wirkt durch Herznerven und Adrenalin aus der Nebennierenrinde auf das ganze Herz und steigert die Herzleistung.

Dagegen übt der zum *Parasympathikus* gehörende N. vagus (→ Abb. 9.24), der nur mit dem rechten Vorhof verbunden ist, einen weniger ausgeprägten hemmenden Einfluss aus.

Im Einzelnen werden beeinflusst (→ Abb. 14.24):

- Die Schlagfrequenz **(Chronotropie):** Überwiegt der Einfluss des N. vagus, so schlägt das Herz langsamer *(negativ chronotrope Wirkung);* überwiegt der Sympathikuseinfluss, so schlägt es schneller *(positiv chronotrope Wirkung)*
- Die Kontraktionskraft des Myokards **(Inotropie):** Der Sympathikus steigert die Schlagkraft *(positiv inotrope Wirkung);* der N. vagus verringert sie *(negativ inotrope Wirkung)*
- Die Reizschwelle **(Bathmotropie):** Der Sympathikus setzt die Reizschwelle herab, d. h. es werden leichter Erregungen ausgelöst *(positiv bathmotrope Wirkung).* Umgekehrt wird durch den N. vagus die Reizschwelle heraufgesetzt *(negativ bathmotrope Wirkung)*
- Die Erregungsleitungsgeschwindigkeit **(Dromotropie):** Unter dem Einfluss des Sympathikus wird die Erregungsleitung beschleunigt *(positiv dromotrope Wirkung);* unter dem Einfluss des N. vagus wird sie verlangsamt *(negativ dromotrope Wirkung).*

Weitere Regulationsmechanismen

Weitere enge Beziehungen bestehen zwischen der Herztätigkeit und der Kreislaufregulation (→ 15.3) sowie dem Hormonhaushalt (→ Abb. 11.10, → Abb. 11.16, → Tab. 11.12):

- Beispielsweise befinden sich in Vorhöfen und Kammern Dehnungssensoren, die auf eine Blutdrucksteigerung mit einer Hemmung des Sympathikus und einer Stimulierung des Parasympathikus reagieren und so zu einer Blutdrucksenkung führen (→ 15.3.5)
- Eine Volumenbelastung des Herzens führt zu einer Dehnung der Herzhöhlen und zu einer Freisetzung der **natriuretischen Peptide. ANP** *(atriales natriuretischen Peptid)* wird vor allem von den Herzmuskelzellen der Vorhöfe, **BNP** *(brain natriuretic peptide)* von denen der Kammern freigesetzt. Sie fördern die Flüssigkeits- und Natriumausscheidung, sodass das „Zuviel" an Volumen wieder ausgeschieden wird. Gleichzeitig wird die ADH-Ausschüttung im Hypophysenhinterlappen gehemmt, was über eine Senkung der Wasserrückresorption in der Niere ebenfalls eine Steigerung der Harnausscheidung zur Folge hat. In sehr hohen Konzentrationen stellen diese Substanzen außerdem die Blutgefäße weit.

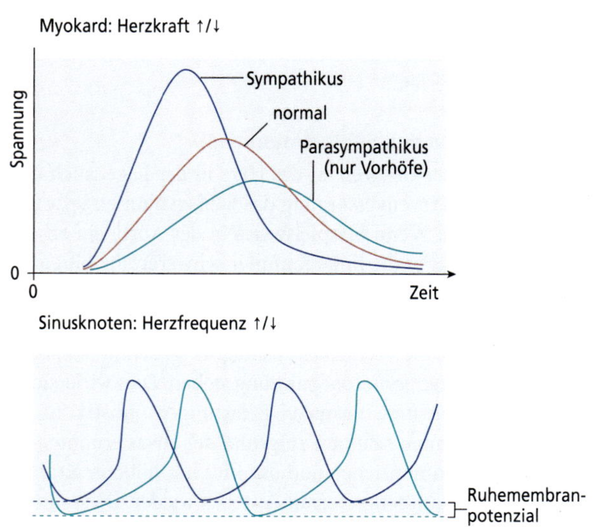

Abb. 14.24 Einfluss von Sympathikus (blau) und Parasympathikus (grün) auf das Herz.

SPICKZETTEL

Herzleistung: Herzarbeit (zusammengesetzt aus Druck-Volumen- und Beschleunigungsarbeit) pro Zeit. In Ruhe etwa 1,0–1,5 W.
Herzzeitvolumen: Blutmenge, die das Herz pro Zeiteinheit in den Kreislauf auswirft. Bezogen auf eine Minute auch **Herzminutenvolumen** genannt. Produkt aus Schlagvolumen und Schlagfrequenz. In Ruhe ca. 5 l/min.
Einflussfaktoren der Herzleistung:
- **Vorlast** (*Preload,* Vordehnung der Herzmuskelfasern). Größte Kontraktionskraft bei leichter Vordehnung, ab einem Maximum wieder Abnahme
- **Nachlast** (*Afterload,* Auswurfwiderstand). Je höher der Auswurfwiderstand, desto geringer die ausgeworfene Blutmenge
- **Kontraktilität** *(Kontraktionsfähigkeit, Schlagkraft)*
- **Vegetatives Nervensystem.** Sympathikus herzleistungssteigernd, Parasympathikus (leicht) senkend.

Frank-Starling-Mechanismus: Selbstregulation des Schlagvolumens bei geänderter Vor-/Nachlast. Wichtig v. a. für die Abstimmung der Herz-Zeit-Volumina beider Kammern.

14.6.3 Altersveränderungen des Herzens

Im Alter lässt die Leistungsfähigkeit des Herzens nach: Der Bindegewebsanteil der Herzmuskulatur (auch im Erregungsleitungssystem) steigt, die Zahl der Schrittmacherzellen im Sinusknoten sinkt, und die Ansprechbarkeit der β-Rezeptoren des Herzens (also der Rezeptoren, die den Sympathikuseinfluss vermitteln) nimmt ab. Auch die Herzklappen, vor allem Mitral- und Aortenklappe, zeigen degenerative Veränderungen.

Aus dem Zusammenspiel dieser Veränderungen ergeben sich:

- Eine nachlassende Kontraktionskraft
- Eine schlechtere Entspannung des Herzmuskels in der Diastole, wodurch die passive Kammerfüllung behindert wird. Die Vorhofkontraktion trägt also im Alter mehr zur Kammerfüllung bei als in jungen Jahren
- Ein Absinken der maximal möglichen Herzfrequenz von ca. 200/min beim Jugendlichen auf ca. 150/min beim 70-Jährigen (Faustregel: 220 – Lebensalter) bei kaum veränderter Herzfrequenz in Ruhe
- Eine verlangsamte Weiterleitung von Erregungen (verzögerte AV-Überleitung) bei häufigeren Extrasystolen
- Eine geringere Herzfrequenzvariabilität (Schwankungsbreite der Herzfrequenz)
- Vermindertes Ansprechen auf β-adrenerge Stimulation.

Insgesamt nimmt die Herzleistung im Alter ab, gleichzeitig wird das Herz durch die alters- und zivilisationsbedingten Gefäßveränderungen (➔ 15.1.2) mehr belastet. Das Ausmaß dieses Prozesses ist allerdings individuell sehr unterschiedlich und es ist unklar, wie viel davon alters- und wie viel zivilisationsbedingt ist.

PFLEGE ALTER MENSCHEN

Auch beim Herzen wird im Alter zunächst die Organreserve eingeschränkt. Zusätzliche Belastungen können dann zur erkennbaren **Herzinsuffizienz** führen. Praktische Konsequenz ist, ältere Menschen bei besonderen Belastungen verstärkt auf Zeichen einer bis dahin unbekannten Herzinsuffizienz zu beobachten: beispielsweise engmaschige Pulskontrolle bei der Mobilisation, Achten auf Luftnot bei Infusionen.

14.6.4 Herzinsuffizienz

Bei einer **Herzinsuffizienz** (*Herzschwäche, Insuffizienz* = Unzulänglichkeit) kann das Herz die zur Versorgung des Körpers erforderliche Pumpleistung nicht mehr erbringen. Häufigste Ursache bei Erwachsenen sind ein langjähriger Bluthochdruck mit daraus resultierender erhöhter Druckbelastung und die koronare Herzkrankheit (➔ 14.7.2), oft in Kombination. Bei Kindern sind vor allem (angeborene) Herzfehler und Infektionen verantwortlich.

Die Herzinsuffizienz begrenzt zunehmend die körperliche Leistungsfähigkeit – erkennbar an Leistungseinschränkung mit rascher Ermüdbarkeit, einem im Vergleich zur Belastung zu schnellen Herzschlag und Atemnot (zunächst z. B. beim Treppensteigen, später bei immer geringeren Aktivitäten). Auch Ödeme (Wasseransammlungen z. B. in Pleura- oder Bauchraum oder in der Knöchelregion) sind typisch. Viele Betroffene gehen nachts mehrfach zur Toilette und können nur noch mit erhöhtem Oberkörper schlafen (➔ Abb. 14.25). Während ältere Kinder die gleichen Symptome zeigen wie Erwachsene, fallen Säuglinge mit Herzinsuffizienz vor allem durch schnellen Puls, veränderte Atmung, Schwitzen beim Trinken oder Trinkschwäche und schlechtes Gedeihen auf. Röntgenologisch ist meist eine Herzvergrößerung nachweisbar, eine genaue Einschätzung der Herzfunktion ist durch Ultraschall (Echokardiografie) möglich.

Eine evtl. vorhandene Grunderkrankung wird, wenn irgend möglich, behandelt, z. B. ein Klappenfehler operativ korrigiert.

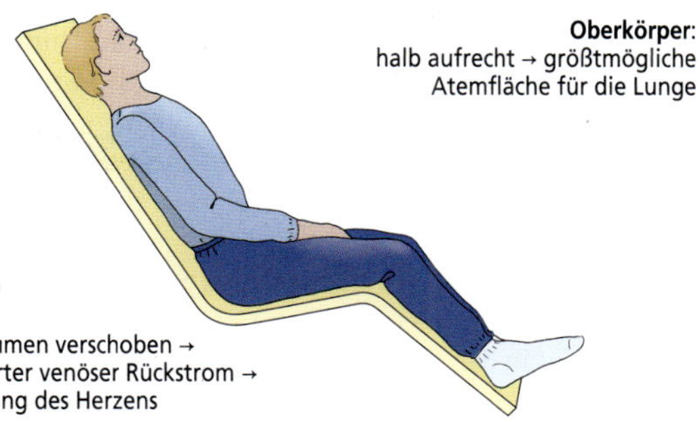

Abb. 14.25 Herzbettlage bei akuter Herzinsuffizienz. Diese Lagerung ist besonders gut bei einem speziellen Herzbett mit nach unten verstellbarem Fußteil möglich.

Medikamentös werden vor allem *ACE-Hemmer* und *Angiotensin-II-(Rezeptor-)Blocker* als Hemmstoffe des *Renin-Angiotensin-Aldosteron-Systems, Diuretika* (harntreibende Mittel, ➔ 18.7.1) sowie *Betablocker* (➔ 14.7.2) gegeben.

14.7 Blutversorgung des Herzens

Wie jedes Organ muss auch das Herz *selbst* mit Blut versorgt werden. Obwohl das Herz nur knapp 0,5 % des Körpergewichts ausmacht, verbraucht es in Ruhe 5 % des gesamten gepumpten Blutes (250–300 ml/min) für die eigene Arbeit!

14.7.1 Koronararterien

Mit Blut versorgt wird das Herz über zwei kleine Gefäße, die von der Aorta abzweigen: Das eine zieht quer über die rechte, das andere quer über die linke Herzhälfte. Da beide Arterien mit ihren Verzweigungen das Herz wie ein Kranz umschließen, werden sie als **Koronararterien** *(Herzkranzarterien)* bezeichnet.

- Die **rechte Koronararterie** *(A. coronaria dextra = RCA, rechte Herzkranzarterie)* versorgt bei den meisten Menschen den rechten Vorhof, die rechte Kammer, die Herzhinterwand und einen kleinen Teil der Kammerscheidewand mit Blut (➔ Abb. 14.26)
- Die **linke Koronararterie** *(A. coronaria sinistra = LCA, linke Herzkranzarterie)* teilt sich in zwei starke Äste *(Ramus circum-*

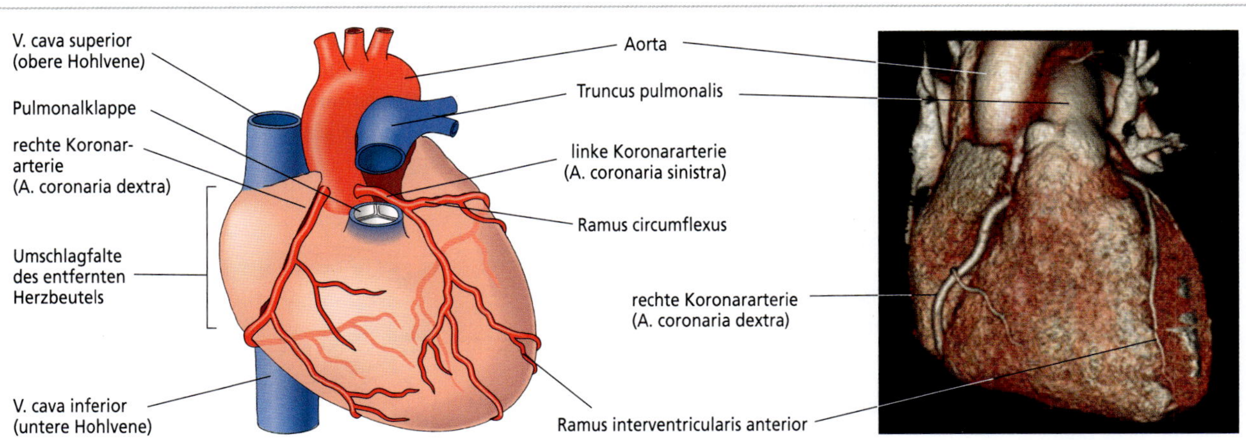

Abb. 14.26 Verlauf der Koronararterien (rechts 3-D-Computertomografie). Die linke Koronararterie zieht hinter dem Truncus pulmonalis (Stamm der Lungenschlagadern) zur Herzvorderseite, wo sie sich in den R. interventricularis anterior und den R. circumflexus teilt. [E460]

flexus = RCX, R. interventricularis anterior = RIVA = left anterior descending, LAD), die im Normalfall für die Durchblutung des linken Vorhofes, der linken Kammer und eines Großteils der Kammerscheidewand sorgen.

Der Blutfluss in den Koronararterien erfolgt v.a. in der Diastole, da die Koronararterien während der Systole durch das Myokard komprimiert werden.

Die Venen des Herzens verlaufen etwa parallel zu den Arterien, vereinigen sich zu immer größeren Gefäßen und münden als *Sinus coronarius* in den rechten Vorhof (➔ 14.2.3).

SPICKZETTEL

Koronararterien *(Herzkranzgefäße):* Aus der Aorta abgehende und mit ihren Ästen kranzförmig um das Herz verlaufende Arterien zur Eigenversorgung des Herzens.

- **Rechte Koronararterie** *(A. coronaria dextra = RCA, rechte Herzkranzarterie)* → zwischen rechtem Vorhof und rechter Kammer nach unten und zur Herzhinterwand → zuständig für rechten Vorhof, rechte Kammer, Herzhinterwand, kleinen Teil der Kammerscheidewand
- **Linke Koronararterie** *(A. coronaria sinistra = LCA, linke Herzkranzarterie)* → Aufteilung in **Ramus circumflexus** (*RCX*, zwischen linkem Vorhof und linker Kammer zur Herzhinterwand) und **R. interventricularis anterior** (*RIVA, LAD*, an der Vorderseite nach unten) → zuständig für linken Vorhof, linke Kammer, Großteil der Kammerscheidewand.

14.7.2 Koronare Herzkrankheit

Eine häufige Erkrankung ist die *koronare Herzkrankheit,* kurz **KHK.** Stark gefördert z. B. durch Rauchen, Diabetes mellitus und Blutfettstoffwechselstörungen hat eine *Arteriosklerose* (➔ 15.1.2) dabei zu **Koronarstenosen** *(Herzkranzgefäßverengungen)* geführt. Es fließt dann weniger Blut durch die Koronararterien und die Sauerstoffversorgung des Herzmuskels wird schlechter.

Angina pectoris

Bei deutlich herabgesetzter Durchblutung des Herzmuskels stellen sich unter körperlicher Belastung oder „Stress" anfallsartige Schmerzen in der Herzgegend ein: Der Patient bzw. die Patientin empfindet einen Schmerz oder ein sehr unangenehmes Engegefühl in der Brust, das sich typischerweise in den linken Arm ausbreitet. Dieser durch Sauerstoffmangel des Herzmuskels verursachte Schmerz wird deshalb auch als **Angina pectoris** („Brustenge") bezeichnet. Atypische Formen, z. B. mit Schmerzausstrahlung in Hals, Oberbauch oder Rücken sind allerdings gerade bei Frauen nicht selten, und v. a. bei Menschen mit Diabetes kann der Schmerz sogar ganz fehlen.

PFLEGE

Bei **Angina pectoris** handeln die Pflegenden ruhig, aber rasch:

- Über die Rufanlage Alarm auslösen. Patienten bzw. Patientin nicht alleine lassen
- Patienten bzw. Patientin absolute Ruhe einhalten lassen, mit erhöhtem Oberkörper lagern, beengende Kleidung entfernen
- Vitalzeichen kontrollieren
- Falls eine entsprechende Arztanordnung besteht, bei einem systolischen Blutdruckwert über 100 mmHg 1–2 Hübe Nitro-Spray verabreichen und Sauerstoff geben.

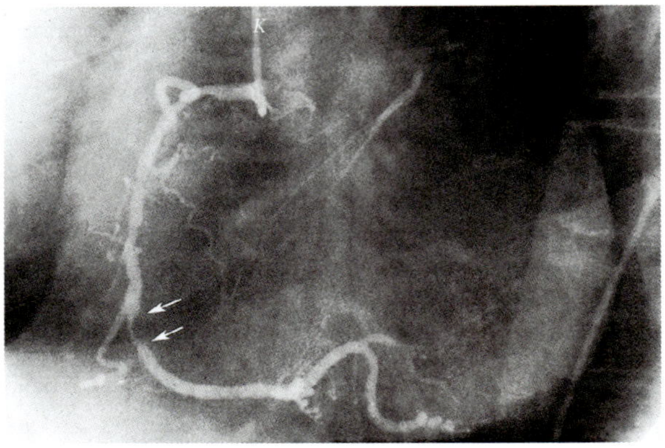

Abb. 14.27 Röntgengefäßdarstellung der Koronargefäße bei koronarer Herzerkrankung. Man erkennt eine hochgradige Einengung der rechten Koronararterie (Pfeile, K = Katheter). [T451]

Erste Untersuchungen sind EKG, Echokardiografie und Belastungsuntersuchung. Je nach Patientenrisiko und -zustand folgt eine **Koronarangiografie,** bei der unter Röntgendurchleuchtung über einen Herzkatheter Kontrastmittel in die Koronararterien gespritzt wird (➔ Abb. 14.27). Die kontrastmittelgefüllten Gefäße stellen sich im Bild dar, eventuelle Engstellen oder Verschlüsse werden als Kontrastmittelaussparungen bzw. -abbrüche sichtbar.

Zur Behandlung des akuten Angina-pectoris-Anfalls dienen **Nitrate** (z. B. Nitrolingual®), die das Herz entlasten und durch Weitstellung der Koronararterien die Durchblutung verbessern.

Zur Dauerbehandlung eingesetzt werden vor allem:

- *Betablocker,* die den Sauerstoffverbrauch des Herzens senken und Rhythmusstörungen vorbeugen
- *Thrombozytenaggregationshemmer* (➔ 12.4.1) wie etwa Azetylsalizylsäure, um eine Thrombenbildung in den Koronararterien zu verhindern
- *Statine,* Blutfettspiegelsenker mit zusätzlich günstigen Wirkungen.

Bei weitgehenden Koronarstenosen wird versucht, die Gefäßlichtung wieder zu erweitern:

- Bei der **PTCA** *(perkutane transluminale koronare Angioplastie, koronare Ballondilatation)* wird ein dünner Ballonkatheter in das verengte Gefäß vorgeschoben, der Ballon in der Engstelle aufgeblasen und dadurch die Stenose aufgedehnt. Heute wird die PTCA häufig mit der Einlage eines **Stents** verbunden, eines kleinen, röhrenförmigen Drahtgeflechts, welches die Koronararterie von innen offen halten soll (➔ Abb. 14.28)
- Bei einer **Bypass-Operation** wird die Engstelle operativ durch Einpflanzen einer körpereigenen, ausreichend weiten Arterie oder Vene umgangen.

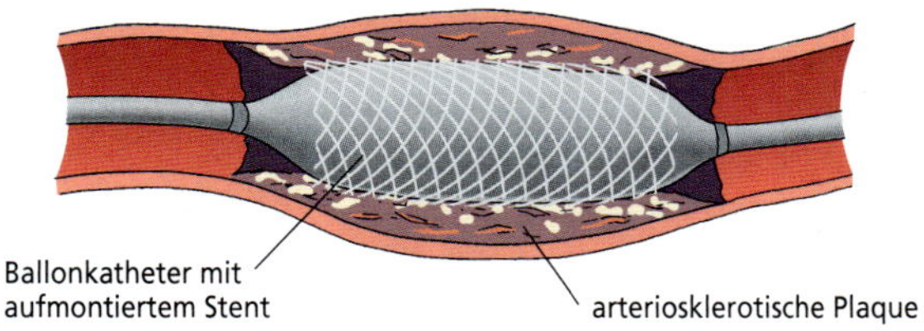

Abb. 14.28 Prinzip der perkutanen transluminalen Angioplastie (am Herzen PTCA genannt) mit Stentimplantation.

PRÄVENTION

Wesentliche **Risikofaktoren der KHK** und damit auch des Herzinfarkts sowie der Herzinsuffizienz sind durch einen „gesunden" Lebensstil zu bessern: Am schädlichsten für das Herz sind wohl Rauchen und Diabetes mellitus Typ 2. Aber auch Fettstoffwechselstörungen, Bluthochdruck und Übergewicht zählen zu den Risikofaktoren – v. a. die Kombination mehrerer Risikofaktoren lässt die Gefahr in die Höhe schnellen.
Die Pflegenden mit ihren zahlreichen Patientenkontakten können durch fortwährende Motivationsarbeit, wiederholte Beratung (z. B. mit Hinweisen auf Hilfen zur Tabakentwöhnung oder Diätberatung) und Vorbildfunktion einen entscheidenden Beitrag zur Prävention leisten.

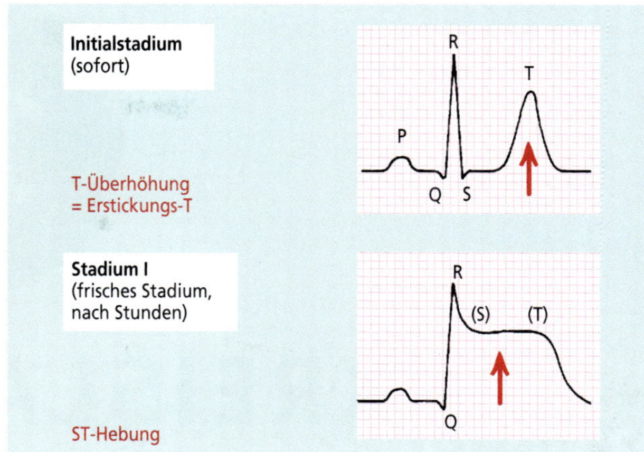

Abb. 14.29 Typische Akutveränderungen des EKGs beim Herzinfarkt.

Herzinfarkt

Insbesondere auf rauen Engstellen bzw. Ablagerungen kann es leicht zu Thrombusbildung und Verschluss einer Koronararterie kommen. Dann sinkt die Sauerstoffversorgung so weit ab, dass ein Teil der Herzmuskelfasern abstirbt. Diesen Tod *(Nekrose)* von Herzmuskelgewebe infolge von Sauerstoffmangel nennt man **Herzinfarkt** oder *Myokardinfarkt.* An einen Herzinfarkt sollte stets gedacht werden, wenn ein Mensch ohne andere plausible Ursache starke Brustschmerzen verspürt und diese nicht binnen Minuten auf Nitrate ansprechen. Viele Betroffene sind kaltschweißig, haben Atemnot oder starke Angst.

MEDIZIN

Bei **Verdacht auf Herzinfarkt** muss *sofort* der ärztliche Notdienst gerufen und der Patient bzw. die Patientin ins Krankenhaus gebracht werden, am besten eines mit **Chest-Pain-Unit**.

Zentrale Bausteine der Akutdiagnostik sind:

- EKG, das z. B. **ST-Hebungen** (→ Abb. 14.29) zeigt
- Blutuntersuchung. Da die Zellwände der abgestorbenen Herzmuskelzellen rasch zerfallen, gelangen sonst nur im Zellinneren befindliche Herzmuskeleiweiße ins Blut und werden dort erhöht gefunden. Heute wichtigste und früheste Marker sind die **Troponine,** Regulatorproteine in den Muskelzellen (→ 6.3.4). Kurz darauf folgt das Herzmuskelenzym *Kreatinkinase* **(CK)**
- Echokardiografie (z. B. Bewegungsstörungen der Herzwand).

Die Erstmaßnahmen haben v. a. eine Kreislaufstabilisierung und Schmerzlinderung zum Ziel. Meist ist eine Koronarangiografie mit PTCA Behandlung erster Wahl, sofern diese innerhalb von etwa zwei Stunden möglich ist. Auch bei unkompliziertem Verlauf wird der Patient bzw. die Patientin noch 1–2 Tage auf einer Intensivstation betreut. Nach Verlegung auf eine „normale" internistische Station folgt die schrittweise Mobilisation. Oft schließt sich eine Anschlussheilbehandlung (AHB) an, während der Betroffene ihre körperliche Belastung steigern und einen gesünderen Lebensstil erlernen sollen. Zur Senkung des Rezidivrisikos werden die gleichen Medikamente wie bei Angina pectoris gegeben.

Weitere Manifestationen der KHK

Eine Herzinsuffizienz oder Herzrhythmusstörungen können ebenfalls Ausdruck einer KHK sein, auch ohne Angina pectoris. Auch der plötzliche Herztod (plötzliches Herzversagen, z. B. infolge Kammerflimmern) kann Folge einer KHK sein.

WIEDERHOLUNGSFRAGEN

1. Welche Herzhälfte pumpt das Blut in welchen Kreislauf? (→ 14.1)
2. Wie heißen die Herzklappen zwischen Vorhöfen und Kammern? (→ 14.2.2)
3. Welche Gefäße münden in den rechten Vorhof? (→ 14.2.3)
4. Wohin pumpt die rechte Herzkammer das Blut? (→ 14.2.3)
5. Wie viele und welche Herzhöhlen gibt es? (→ 14.2.3)
6. Wie heißen die verschiedenen Schichten der Herzwand? (→ 14.3)
7. Weshalb ist die Muskulatur der linken Herzkammer wesentlich dicker als die der rechten Kammer? (→ 14.3.2)
8. Was ist die Systole, was die Diastole? (→ 14.4)
9. Welches ist die normale Herzfrequenz eines Kindergartenkinds, eines Erwachsenen und eines alten Menschen? (→ 14.4)
10. Stellen Sie den Kammerzyklus dar. (→ 14.4.3)
11. Wie unterscheiden sich Herztöne und -geräusche? (→ 14.4.4)
12. Welche Aufgabe hat das Erregungsleitungssystem? (→ 14.5.1, → 14.5.2)
13. Von welchem natürlichen Schrittmacher gehen am gesunden Herzen die Erregungen für die Kontraktion aus? (→ 14.5.2)
14. Welchen Weg über das Herz nehmen Erregungen normalerweise? (→ 14.5.2)
15. Welche zwei bedeutsamen Unterschiede in der Erregung zwischen Skelett- und Herzmuskulatur gibt es? (→ 14.5.4, → 14.5.5)
16. Welche Herzrhythmusstörungen sind besonders gefährlich und erfordern schnelles Eingreifen? (→ 14.5.9)
17. Wie funktioniert der Frank-Starling-Mechanismus? (→ 14.6.2)
18. Was sind die natriuretischen Peptide, welche Wirkung haben sie? (→ 14.6.2)
19. Auf welche Aspekte der Herztätigkeit nimmt das vegetative Nervensystem Einfluss? (→ 14.6.2)
20. Welche Altersveränderungen sind am Herzen zu beobachten? (→ 14.6.3)
21. Welche Gefäße sind für die Ernährung des Herzens zuständig? (→ 14.7.1)
22. Wie kann sich eine KHK äußern? (→ 14.7.2)

15

KREISLAUF- UND GEFÄSSSYSTEM

LERNZIELÜBERSICHT

15.1 Aufbau des Gefäßsystems

- Die Blutgefäße sind die Transportwege des Herz-Kreislauf-Systems.
- Die linke Kammer pumpt das Blut über Arterien, Arteriolen und Kapillaren in den Körper. Venen sammeln es wieder und führen es über V. cava superior und inferior (obere und untere Hohlvene) zum rechten Herzen, von wo aus es durch die Lungen gepumpt wird und wieder das linke Herz erreicht.
- Arterien führen vom Herzen weg, Venen zu ihm hin.
- Arterien wie Venen sind aus drei Schichten aufgebaut (Tunica interna, media, externa).
- Arterien haben eine dickere Muskelschicht, Venen können durch ihre Dehnbarkeit ein größeres Blutvolumen aufnehmen und haben oft Venenklappen.
- Zwischen Arterien und Venen liegen die dünnwandigen Kapillaren, wo der Stoffaustausch mit dem Gewebe erfolgt.
- Im arteriellen Kapillarschenkel werden Wasser und kleine Moleküle ins Gewebe filtriert, im venösen reabsorbiert.

15.2 Abschnitte des Kreislaufs

- Der Aortenbogen gibt Arterien für Kopf, Hals und Arme ab. Im Bauchraum entspringen weitere große Gefäße, die v. a. Magen-Darm-Trakt, Leber und Nieren versorgen. Schließlich teilt sich die Bauchaorta in zwei große Stämme, die in die Beine ziehen.
- Ähnlich, nur mit umgekehrtem Blutfluss, verlaufen die Venen. Sie münden als V. cava superior und inferior in den rechten Vorhof.
- Eine Besonderheit ist der Pfortaderkreislauf: Das venöse Blut der Verdauungsorgane fließt erst durch die Leber und dann zurück zum Herz. So kann die Leber aus dem Blut des Darms Nährstoffe entnehmen.

15.3 Physiologische Eigenschaften des Gefäßsystems

- Voraussetzung der Blutströmung ist ein Druckgefälle. Dieses wird durch die Herztätigkeit aufrechterhalten.
- Unter dem Blutdruck versteht man in der Klinik die Kraft, die das Blut auf die Wände der Arterien ausübt. Man unterscheidet einen höheren systolischen und einen niedrigeren diastolischen Wert. Der Blutdruck beträgt beim Erwachsenen optimalerweise 120/80 mmHg. Bei Kindern ist er niedriger.
- Das Blut muss bei seiner Bewegung in den Gefäßen den Strömungswiderstand überwinden. Dieser ist abhängig von Gefäßdurchmesser, Viskosität (Zähigkeit) des Blutes sowie Gesamtquerschnitt und Länge der Gefäßabschnitte.
- Organdurchblutung und Blutverteilung werden vor allem durch Änderung der Gefäßweite reguliert.
- Körpereigene Sensoren messen den Blutdruck und leiten ihre Informationen zum Gehirn, das ggf. Maßnahmen zur Blutdruckregulation in Gang setzt. Die kurzfristige Blutdruckregulation erfolgt durch den Pressosensorenreflex. Mittel- und langfristig wird der Blutdruck v. a. durch Renin-Angiotensin-Aldosteron-System, ADH und natriuretische Peptide reguliert.
- Die Blutdruckmessung erfolgt in der Regel mit Stethoskop und Blutdruckmanschette (Methode nach Riva-Rocci).

15.4 Temperaturregulation

- Das Blutgefäßsystem spielt auch eine wichtige Rolle für den Wärmetransport.
- Die Körperkerntemperatur ist, über einen Regelkreis gesteuert, praktisch konstant. Die Körperschalentemperatur schwankt erheblich.
- Fieber ist eine Erhöhung der Körpertemperatur über 38 °C infolge Erhöhung des Temperatursollwerts im ZNS.

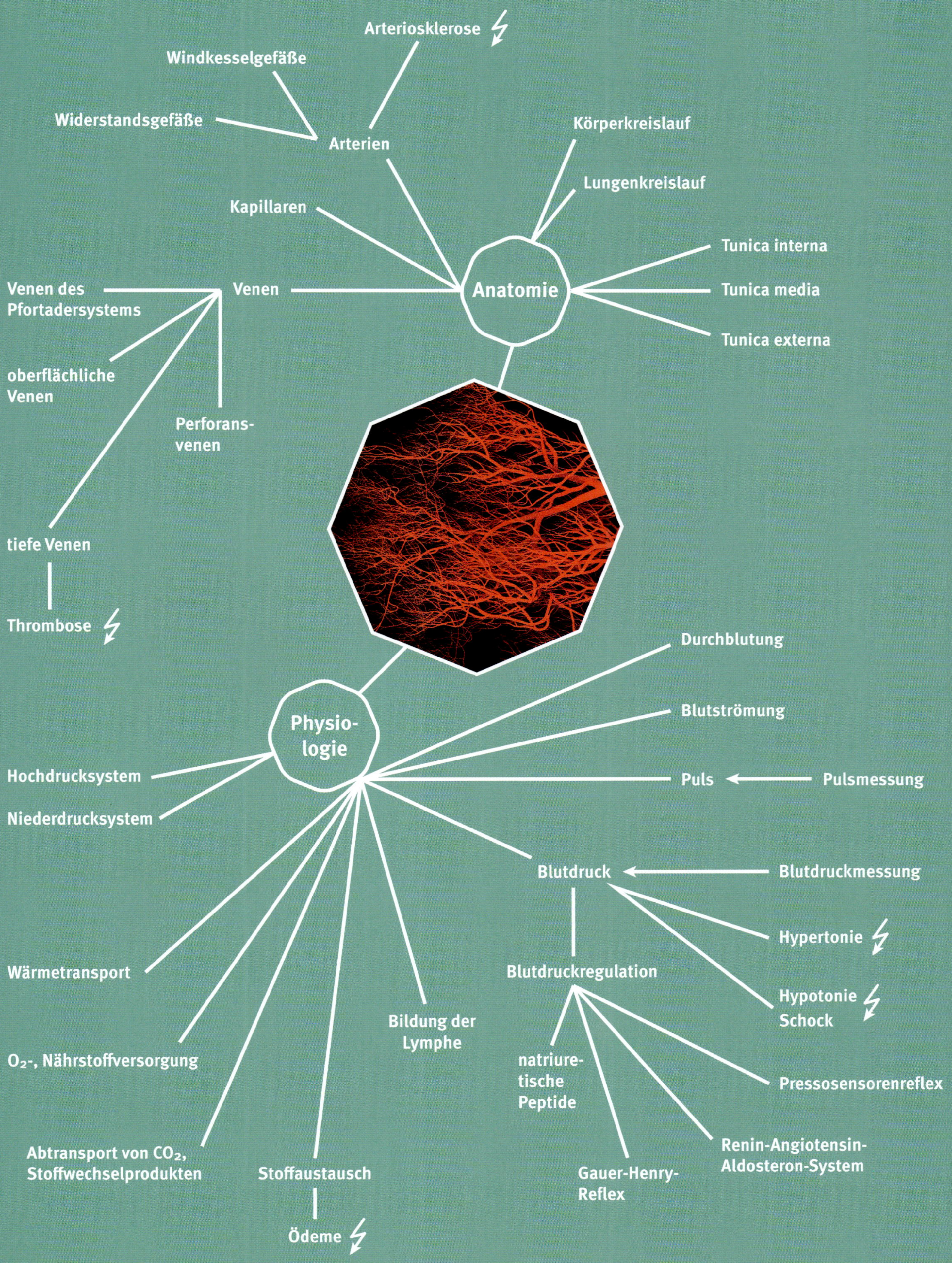
Arteriosklerose
Windkesselgefäße
Widerstandsgefäße
Arterien
Körperkreislauf
Lungenkreislauf
Kapillaren
Tunica interna
Venen des Pfortadersystems
Venen
Anatomie
Tunica media
Tunica externa
oberflächliche Venen
Perforans-venen
tiefe Venen
Thrombose
Durchblutung
Physio-logie
Blutströmung
Hochdrucksystem
Puls
Pulsmessung
Niederdrucksystem
Blutdruck
Blutdruckmessung
Hypertonie
Wärmetransport
Blutdruckregulation
Hypotonie Schock
Bildung der Lymphe
O_2-, Nährstoffversorgung
natriure-tische Peptide
Pressosensorenreflex
Renin-Angiotensin-Aldosteron-System
Abtransport von CO_2, Stoffwechselprodukten
Stoffaustausch
Gauer-Henry-Reflex
Ödeme

[J751-102]

15.1 Aufbau des Gefäßsystems

15.1.1 Herz-Kreislauf-System

Die Blutgefäße gehören zu den wichtigsten Transportwegen des menschlichen Körpers. Zusammen mit dem Herzen bilden sie das **Herz-Kreislauf-System** oder *kardiovaskuläre System.*

Körper- und Lungenkreislauf

Der menschliche Kreislauf besteht aus zwei großen Abschnitten: **Körperkreislauf** *(großer Kreislauf)* und **Lungenkreislauf** (*kleiner Kreislauf,* → 14.1).

Der Körperkreislauf beginnt in der linken Herzkammer. Sie presst das Blut in die **Aorta** *(Haupt-, große Körperschlagader),* die größte Schlagader des Körpers. Diese teilt sich in andere große Schlagadern auf, die **Arterien;** sie führen das sauerstoffreiche, hellrote Blut vom Herzen fort in die verschiedenen Körperregionen. Dabei verzweigen sie sich in immer kleinere Äste, die **Arteriolen.**

Die Arteriolen schließlich gehen in haardünne Gefäße über, die **Kapillaren.** Durch deren dünne, durchlässige Wand werden Sauerstoff, Kohlendioxid, Nährstoffe und Stoffwechselendprodukte zwischen Gewebe und Blut ausgetauscht.

Die Kapillaren sind zugleich das Verbindungsglied zwischen Arterien und Venen: **Venolen** sammeln das jetzt sauerstoffarme, dunkelrote Blut aus den Kapillaren und vereinigen sich zu immer größeren **Venen.** Die beiden größten Venen des Menschen, die **V. cava superior** und **inferior** (*obere* und *untere Hohlvene* → Abb. 15.11), führen das Blut schließlich in den rechten Herzvorhof zurück.

Die rechte Herzkammer drückt das Blut in den Lungenkreislauf, der genauso wie der Körperkreislauf aufgebaut ist:

- Auch hier verästeln sich die Arterien bis auf Kapillardicke
- Im Kapillarnetz der Lunge reichert sich das Blut mit Sauerstoff an und gibt gleichzeitig Kohlendioxid an die Luft ab, die anschließend ausgeatmet wird
- Die Lungenvenen führen das Blut in den linken Vorhof zurück, wo der Kreislauf von vorn beginnt.

Arterien und Venen

In **Arterien** strömt das Blut *vom Herzen weg.* Im Körperkreislauf führen die Arterien heller rotes, sauerstoffreiches Blut, im Lungenkreislauf hingegen dunkler rotes, sauerstoffarmes Blut.

Venen leiten das Blut *zum Herzen zurück* und enthalten im Körperkreislauf sauerstoffarmes Blut, während sie im Lungenkreislauf sauerstoffreiches Blut transportieren.

Die Arterien des Körperkreislaufs gehören zum **Hochdrucksystem,** die Venen des Körperkreislaufs und alle Gefäße des Lungenkreislaufs zum **Niederdrucksystem.**

Anastomosen

Sowohl Arterien als auch Venen können untereinander Verbindungen bilden, die **Anastomosen.** Versorgen bzw. drainieren sie die gleichen Gebiete, spricht man auch von **Kollateralen** bzw. **Kollateralkreislauf** *(Umgehungskreislauf).* Gut ausgebildete Kollateralen können insbesondere bei einem langsamen Gefäßverschluss Durchblutungsstörungen minimieren, etwa der Circulus Willisii an der Gehirnbasis (→ 9.14.6). Bei (funktionellen) **Endarterien,** etwa Ästen der Koronararterien am Herzen, gibt es diese Reserve nicht.

15.1.2 Arterien und Arteriolen

Wandaufbau der Arterien

Die Arterien (→ Abb. 15.1, → Abb. 15.2) sind aus drei Wandschichten aufgebaut, die einen Hohlraum umgeben, das **Gefäßlumen.** *Lumen* bezeichnet die „lichte Weite" eines Hohlorgans.

- Ein einschichtiges Plattenepithel (→ 5.2.1) kleidet das Gefäßlumen aus und bildet das **Gefäßendothel.** Es steht mit dem Blut unmittelbar in Kontakt und hat nicht nur eine Schlüsselrolle beim Stoffaustausch zwischen Blut und Gefäßwand, sondern ist auch an der Steuerung der Gefäßweite mit beteiligt (→ 15.3.4) und hat Einfluss auf die Blutströmung. Darunter liegen feine Bindegewebsfasern und eine elastische Membran *(Membrana elastica interna),* die zusammen mit dem Gefäßendothel die **Tunica interna** (kurz *Interna* oder *Intima*) bilden
- In der mittleren, kräftigsten Schicht, der **Tunica media** (kurz *Media*), verlaufen glatte Muskelzellen und elastische Fasern
- Die äußere Schicht der Arterienwand, die **Tunica externa** (kurz *Externa,* früher *Adventitia*), besteht aus Bindegewebe und elastischen Fasern. Bei den größeren Arterien verlaufen in ihr Gefäße, *Vasa vasorum* genannt, und Nerven zur Versorgung der Arterienwand.

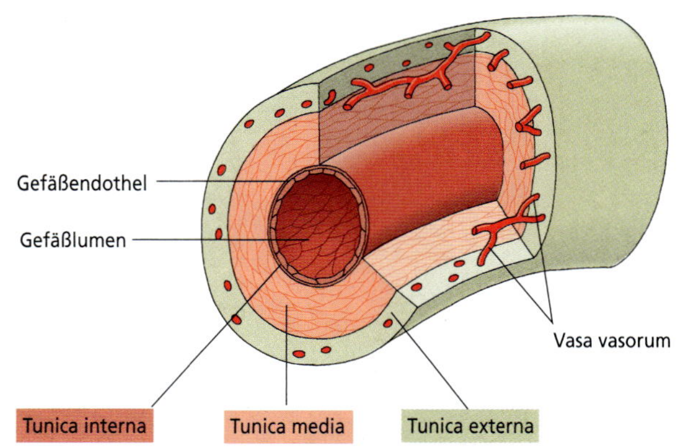

Abb. 15.1 Schichtaufbau einer Arterie.

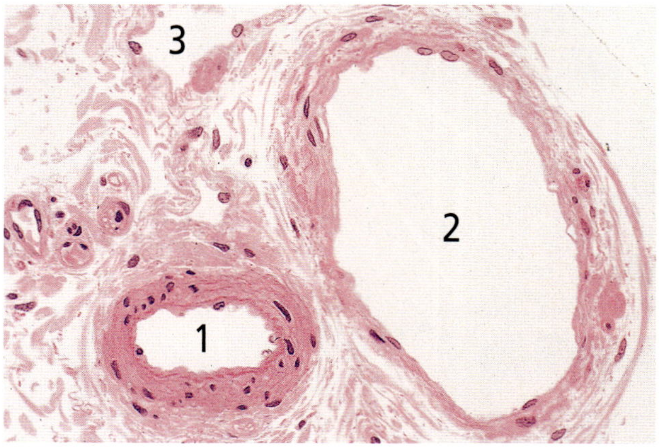

Abb. 15.2 Arteriole und Venole im Vergleich. In der Wand der Arteriole (1) sind die Schichten glatter Muskulatur deutlich zu erkennen. Die Wand der begleitenden Venole (2) ist deutlich dünner, die Muskulatur spärlich, das Lumen erheblich weiter. Bei 3 ein kleines Lymphgefäß, dessen Wand nur aus Endothel besteht. [M375]

Windkesselgefäße

Bei herznahen Arterien, etwa Aorta oder Halsschlagadern, überwiegen in der Tunica media die elastischen Fasern – dies sind **Arterien vom elastischen Typ.** Sie leisten einen wichtigen Beitrag zur gleichmäßigen Funktion des Kreislaufs: Der vom Herzen während der Systole ruckartig ausgeworfene Blutstrom dehnt die Gefäßwand der Aorta und der herznahen Arterien kurz auf. Während der Herzmuskel sich in der Diastole entspannt, zieht sich die Gefäßwand wieder zusammen und schiebt dadurch das in ihr gespeicherte Blut weiter. So sorgen die herznahen, elastischen Gefäße für einen gleichmäßigen Blutstrom – wäre die Aorta starr wie ein Wasserrohr, stünde nach Beendigung jeder Herzaktion der Blutstrom still.

In Anlehnung an Ausgleichs- und Speicherbehälter hinter Kolbenpumpen heißt dieser Mechanismus **Windkesselfunktion** und die entsprechenden Gefäße heißen auch **Windkesselgefäße** (→ Abb. 15.3).

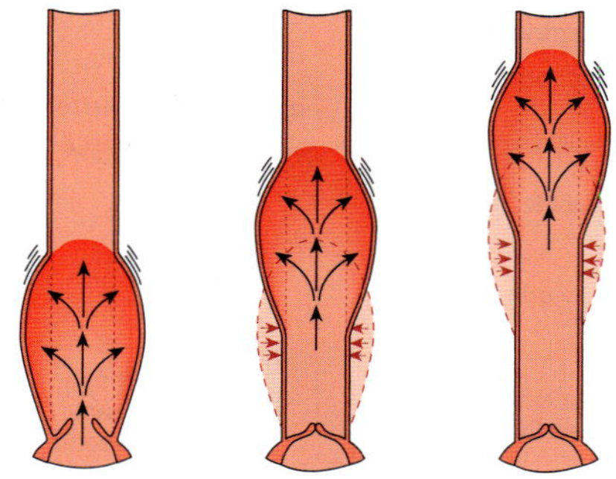

Abb. 15.3 Windkesselfunktion herznaher Arterien. Während der Systole wird die Arterie gedehnt und Blut gespeichert. In der Diastole zieht sich die Gefäßwand wieder zusammen und drückt das Blut vorwärts; dieses dehnt die Wand des nächsten Gefäßabschnitts.

Widerstandsgefäße

Bei den Arterien der Körperperipherie überwiegen in der Tunica media die glatten Muskelzellen. Diese **Arterien vom muskulären Typ** können durch Kontraktion oder Entspannung der Gefäßwandmuskelzellen die Weite ihres Lumens und damit Strömungswiderstand und Durchblutung der von ihnen versorgten Organe beeinflussen:

Zieht sich die Gefäßwandmuskulatur zusammen, wird der Gefäßquerschnitt kleiner und das Gefäß enger **(Vasokonstriktion),** und die Durchblutung in dem nachfolgenden Kapillargebiet sinkt. Erschlafft die Gefäßwandmuskulatur, erweitert sich die Arterie **(Vasodilatation),** und die Durchblutung nimmt zu (→ 15.3.4). Daher heißen diese Arterien auch **Widerstandsgefäße.**

Die **Arteriolen** am Übergang zwischen Arterien und Kapillaren zählen ebenfalls zu den Widerstandsgefäßen. Ihre Wand besteht aus Endothel, einem Gitterfasernetz und einer einschichtigen glatten Muskelzellschicht.

Altersveränderungen der Arterien

Etwa ab dem 30. Lebensjahr verändert sich der Aufbau der Gefäßwände (mehr kollagene, weniger elastische Fasern). Die Elastizität insbesondere der großen Arterien und damit die Windkesselfunktion nimmt ab. Folgen sind eine Widerstandssteigerung und damit Blutdruckerhöhung und eine größere Blutdruckamplitude (größerer Abstand zwischen den beiden Blutdruckwerten → 15.3.2).

Wie schnell dieser Prozess verläuft, hängt erheblich vom Lebensstil des Betroffenen ab, wobei die „Grenze" zwischen unvermeidbarer Gefäßalterung und vermeidbaren Einflüssen im Detail nach wie vor unklar und heftig diskutiert ist: Es gibt Bevölkerungen (beispielsweise einige Naturvölker, Ordensangehörige), die keinen Blutdruckanstieg mit dem Lebensalter zeigen.

Arteriosklerose

Gefahr Nummer 1 für ein gesundes Gefäßsystem und eine der Haupttodesursachen in den Industrieländern ist die **Arteriosklerose** (genauer *Atherosklerose*).

Die Arteriosklerose ist durch fortschreitende Veränderungen der Arterienwände gekennzeichnet (→ Abb. 15.4): Nach einer Funktionsstörung des Endothels **(Endotheldysfunktion)** mit nachfolgender **Endothelschädigung** dringen Monozyten in die Gefäßwand, werden zu Makrophagen und führen zu einer Gefäßwandentzündung. Durch Cholesterinaufnahme werden die Makrophagen zu **Schaumzellen,** es bilden sich fetthaltige Herde, die **Lipidplaques.** Muskel- und Bindegewebszellen vermehren sich und die Herde werden zu härteren **fibrösen Plaques.** Die Arterienwände werden dicker, verlieren ihre Elastizität und engen das Lumen der Arterie zunehmend ein, die Plaques können außerdem aufbrechen oder sich Blutgerinnsel darauf bilden. Durchblutungsstörungen in den nachgeschalteten Gefäßgebieten sind die Folge.

PRÄVENTION

Die Folgeerkrankungen der **Arteriosklerose** wie koronare Herzkrankheit, Schlaganfälle oder periphere arterielle Durchblutungsstörungen schränken Lebensqualität und Lebenserwartung der Betroffenen erheblich ein. Da die Gefäßveränderungen Jahre bis Jahrzehnte vor den ersten Beschwerden zunächst unmerklich entstehen, muss Prävention schon früh ansetzen. Die Risikofaktoren sind – wenn auch mit je nach Gefäßgebiet unterschiedlicher Gewichtung – immer die gleichen: Rauchen, Übergewicht, Diabetes mellitus Typ 2, Fettstoffwechselstörungen und Bluthochdruck. Auch die Kernpunkte der Prävention sowohl bei Noch-nicht-Betroffenen als auch bei Erkrankten sind dieselben: kein Rauchen, richtige Ernährung und ausreichend Bewegung. Alle im Gesundheitswesen Beschäftigten sollten immer wieder darauf hinweisen und mit gutem Vorbild vorangehen. Ganz wichtig: Gesunde Lebensweise und Lebensgenuss schließen einander nicht aus! Geringe Mengen „ungesunder" Nahrungsmittel oder Alkohol sind in aller Regel problemlos, und wer einmal Spaß an körperlicher Bewegung gefunden hat, vermisst etwas, wenn sie ausfallen muss.

SPICKZETTEL

Arterie: Blutgefäß, in dem das Blut vom Herzen weg fließt. Enthält im Körperkreislauf sauerstoffreiches und im Lungenkreislauf sauerstoffarmes Blut.
Wandaufbau eines Blutgefäßes: Von innen nach außen
- **Tunica interna** *(Interna, Intima).* **Endothel** (einschichtiges Plattenepithel), darunter Bindegewebsfasern, darunter **Membrana elastica interna** (elastische Membran)
- **Tunica media** *(Media).* Glatte Muskelzellen und elastische Fasern
- **Tunica externa** *(Externa).* Bindegewebe und elastische Fasern, evtl. Blutgefäße und Nerven zur Eigenversorgung der Gefäßwand.

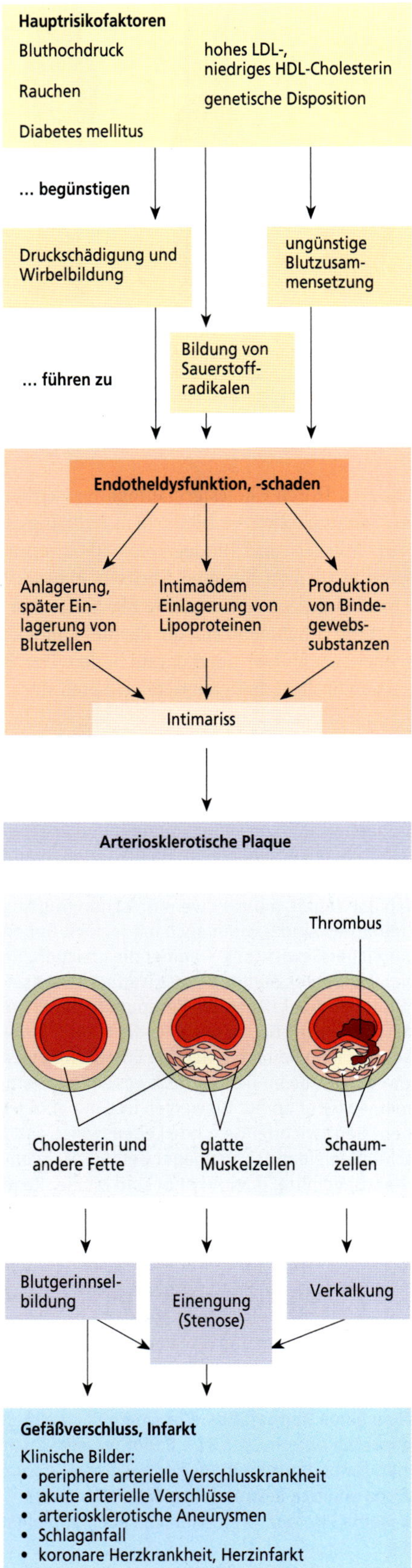

Abb. 15.4 Risikofaktoren, Pathogenese und Folgen der Arteriosklerose.

Besonderheiten der Arterien im Körperkreislauf:
- Hoher Druck → dicke Wand mit viel Muskulatur
- Herznah **Arterien vom elastischen Typ = Windkesselgefäße.** Sorgen dafür, dass der Blutstrom trotz des ruckartigen Auswurfs aus dem Herzen relativ gleichmäßig ist
- Herzfern **Arterien vom muskulären Typ = Widerstandsgefäße.** Regulieren durch ihre Gefäßweite die Durchblutung nachgeschalteter Organe.

15.1.3 Kapillaren

Die mikroskopisch feinen **Kapillaren** verbinden die Arterien mit den Venen. Sie bilden ein im gesamten Körper ausgedehntes, unterschiedlich dicht geknüpftes Netz:
- Gewebe mit hohem Sauerstoffbedarf, z. B. Muskeln oder Nieren, besitzen viele Kapillaren. Auch die Lungen haben für den Gasaustausch ein dichtes Kapillarnetz
- Sehnen und vergleichbare Gewebe mit niedriger Stoffwechselaktivität (bradytrophe Gewebe) hingegen haben nur wenig Kapillaren
- In Oberhaut, Augenlinse, Augenhornhaut, Knorpel und Herzklappen finden sich normalerweise überhaupt keine Kapillaren. Diese Strukturen werden in der Regel durch Diffusion versorgt.

Im Gegensatz zu den Arterien, deren dicke Wand für Blut undurchdringlich ist, besteht die Kapillarwand nur noch aus dem Endothel und einer dünnen Basalmembran. Die Durchlässigkeit der Kapillaren variiert dabei. Meist werden unterschieden:
- **Geschlossenes Endothel** ohne Unterbrechungen (häufigster Typ, etwa in Herz, Lungen, Gehirn, Skelettmuskulatur). Sauerstoff, Kohlendioxid und kleine lipophile Substanzen können durch Diffusion hindurchtreten, andere Substanzen nur z. B. durch Bläschentransport (➔ 3.5.8)
- **Fenestriertes Endothel** mit Endothel„fenstern", die aber nicht offen, sondern durch ein *Diaphragma* aus Makromolekülen verschlossen sind (z. B. in Nieren, Darm, endokrinen Organen). Dieser Endotheltyp ist zusätzlich durchlässig für Wasser und kleine hydrophile Moleküle, aber kaum Proteine
- **Diskontinuierliches Endothel** mit offenen Poren, die viele oder alle Plasmabestandteile passieren lassen (Beispiele Nierenglomeruli, Leber), oder sogar mit Lücken im Endothel, durch die ganze Zellen passen (in der Milz).

Alle Kapillaren zusammen haben den größten Gesamtquerschnitt im Körper, und der Blutstrom ist in ihnen besonders langsam (➔ Abb. 15.13) – dies begünstigt den Stoffaustausch. Es wird geschätzt, dass die Kapillaren insgesamt eine Austauschfläche von 1.000 m^2 bieten!

Mikrozirkulation und Stoffaustausch

Kleine Arteriolen, Kapillaren, Lymphkapillaren und kleine Venolen werden als Gefäße der **Mikrozirkulation** zusammengefasst. Hier erfolgt der Stoffaustausch zwischen Blut und Gewebe.

Ganz entscheidend für den Stoffaustausch sind die **Druckverhältnisse im Kapillargebiet.** Je nach Druckgefälle gelangen Flüssigkeit und Nährstoffe in das umliegende Gewebe (*Auswärtsströmung*, **Filtration**) oder es strömen Abfallprodukte mit der Flüssigkeit in das Gefäßsystem zurück (*Einwärtsströmung*, **Reabsorption**).

Im arteriellen Kapillarschenkel übt das Blut einen *hydrostatischen Druck* von ungefähr 30 mmHg aus, der Wasser und kleine

Moleküle ins Gewebe „drückt". In die gleiche Richtung wirkt der *kolloidosmotische Druck* (→ 3.5.5) des Gewebes von ca. 5 mmHg, der Wasser und kleine Moleküle aus dem Gefäß heraus ins Gewebe „zieht". Der hydrostatische Druck im Interstitium liegt bei etwa null, kann also vernachlässigt werden. Den Auswärtskräften entgegengerichtet ist aber der kolloidosmotische Druck im Gefäßinneren, der ca. 25 mmHg beträgt: Eiweiße (besonders *Albumin*), die die Poren nicht passieren können, halten quasi das Wasser im Gefäß fest.

Somit ergibt sich im arteriellen Kapillarschenkel ein **effektiver Filtrationsdruck** von 30 mmHg + 5 mmHg − 25 mmHg = 10 mmHg; es wird also Flüssigkeit ins Gewebe *filtriert* (→ Abb. 15.5). Aus den Kapillaren (ausgenommen denen der Niere) gelangen so pro Tag rund 20 l Flüssigkeit durch die Kapillarwände in den Zwischenzellraum.

Am venösen Kapillarschenkel ist der hydrostatische Druck im Kapillarinneren auf ca. 10 mmHg abgesunken, die übrigen Größen sind im Wesentlichen unverändert. Nun überwiegen die nach innen gerichteten Kräfte, Flüssigkeit und kleine Moleküle werden *reabsorbiert.* So werden ca. 90 % des zuvor gefilterten Volumens, also ca. 18 l, in die venösen Kapillaren wieder aufgenommen, um von dort aus über das venöse System zurück zum rechten Herzvorhof zu gelangen.

Bildung der Lymphe

Die restlichen 2 l, die zwar filtriert, aber nicht wieder reabsorbiert werden, sammeln sich als **Lymphe** in den Lymphgefäßen. Sie transportieren die Flüssigkeit in die Blutbahn zurück und reinigen sie dabei von Fremdstoffen und Infektionserregern (→ 13.8, → Abb. 15.5).

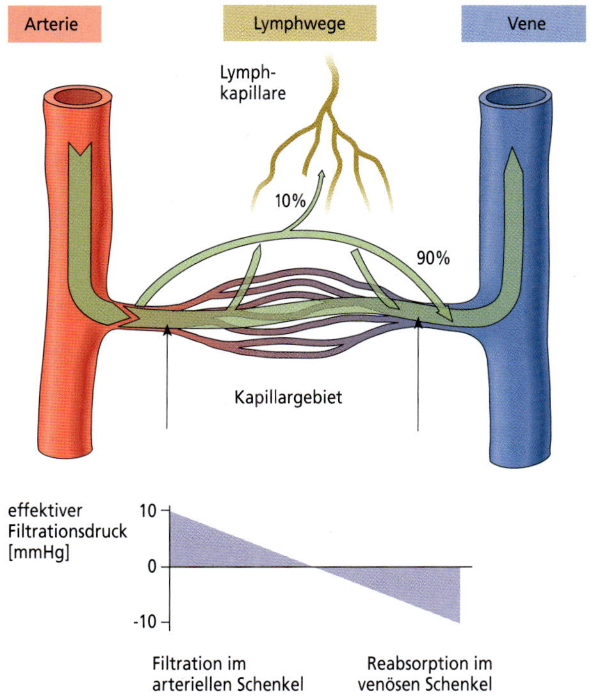

Abb. 15.5 Bildung der Lymphe im Kapillargebiet. Die Lymphkapillaren übernehmen ca. 10 % der ins Interstitium abgefilterten Flüssigkeit und leiten sie über die großen Lymphgefäße zurück ins venöse System.

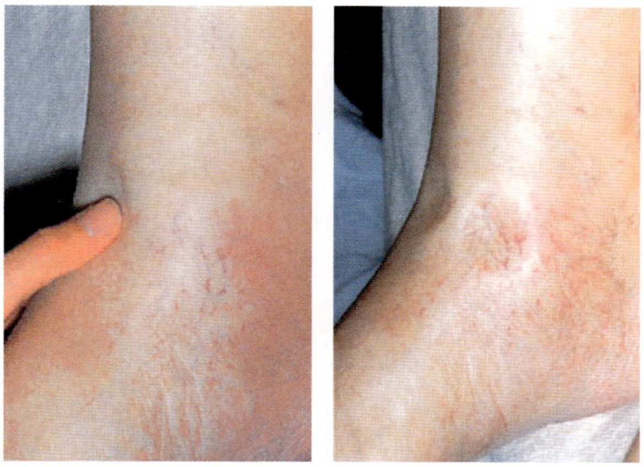

Abb. 15.6 Unterschenkelödem bei Herzinsuffizienz. Die Beine sind beidseits geschwollen, der Fingerabdruck hinterlässt eine sichtbare Delle. [M355]

Ödeme

Ist das Gleichgewicht zwischen Filtration einerseits und Reabsorption plus Lymphabfluss andererseits zugunsten der Filtration verschoben, so bleibt vermehrt Flüssigkeit im Gewebe. Die Folge ist eine Wasseransammlung im Interstitium, ein **Ödem** (→ Abb. 15.6).

Häufige Ursache ist ein erhöhter hydrostatischer Druck, z. B. bei Herzinsuffizienz (→ 14.6.4) oder tiefen Venenthrombosen (→ 12.4.4). Auch bei vermindertem kolloidosmotischem Druck (bei Eiweißmangel), Störungen des Lymphabflusses (z. B. bei bösartigen Tumoren) oder erhöhter Kapillardurchlässigkeit (z. B. bei Entzündung) können sich Ödeme bilden.

SPICKZETTEL

Kapillaren: Feinste Blutgefäße zwischen den kleinsten Arterien und den kleinsten Venen. Dünne, unterschiedlich durchlässige Gefäßwand. Ort des Stoffaustauschs zwischen Blut und Interstitium mit Bildung der Lymphe.

15.1.4 Venolen und Venen

Nach Durchfließen der Kapillaren gelangt das Blut in die Venolen (→ Abb. 15.2), die es immer größeren Venen zuleiten, welche zum Herz zurückführen. In Venolen und Venen befinden sich rund zwei Drittel des gesamten Blutvolumens (→ Abb. 15.7). Wegen dieses Blutreservoirs nennt man die Venen auch **Kapazitätsgefäße.** Bei Bedarf können aus diesem Reservoir größere Blutmengen in andere Teile des Körpers verschoben werden.

PFLEGE

Das hohe Blutvolumen im venösen System macht man sich z. B. bei der **Lagerung eines Menschen mit Kreislaufkollaps** zunutze: Durch Hochhalten der Beine fließt das in den Beinvenen „versackte" Blut zum Herzen zurück, die Herzmuskelfasern werden stärker vorgedehnt (höhere Vorlast → 14.6.2), das Schlagvolumen steigt an.

Wandaufbau der Venen

Der Druck in den Venen ist niedriger als in den Arterien, weshalb ihre Wand insgesamt dünner ist.

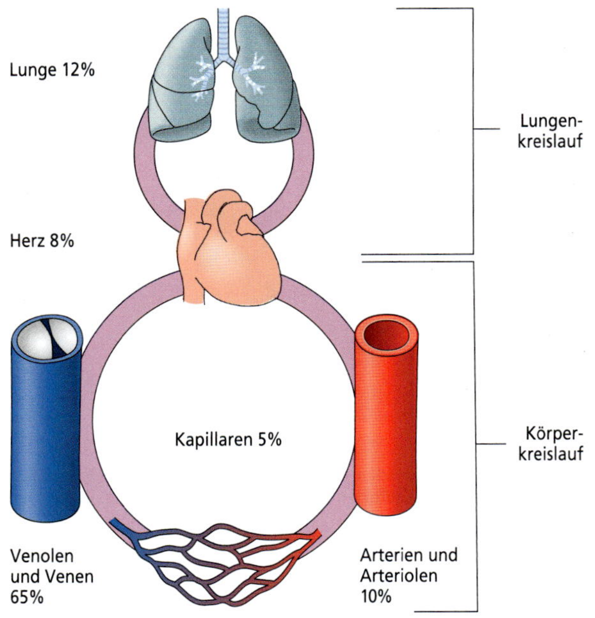

Abb. 15.7 Verteilung des Blutvolumens im Körper. 65 % des Blutvolumens befinden sich im venösen System.

Bis auf folgende Unterschiede entspricht der Schichtaufbau der Venenwand in etwa dem der Arterien: Die äußere Schicht ist dicker, die Muskulatur schwächer, und die innere Schicht bildet in den meisten kleinen und mittelgroßen Venen **Venenklappen.** 2–3 Endothelausstülpungen bilden zusammen eine Taschenklappe, eine Art Ventil, das den Blutstrom zum Herzen hin freigibt. Strömt das Blut jedoch in die andere Richtung, so entfalten sich die Taschenklappen und verhindern den Rückfluss (→ Abb. 15.8).

Unterstützt wird dieses Klappensystem durch die Skelettmuskulatur, die eine Vene umgibt. Kontrahiert sich die umgebende Muskulatur, so drückt sie die Vene zusammen und presst dadurch das Blut zum Herzen; der Rückfluss zum Herzen ist also am größten, während diese **Muskelpumpe** arbeitet.

Beinvenen

Am Bein finden sich drei Arten von Venen, alle mit Klappen:

- **Tiefe Venen,** die tief in der Muskulatur das Blut zum Herzen zurücktransportieren
- **Oberflächliche Venen,** die ein Netzwerk unter der Haut bilden
- **Perforansvenen** (*perforare* = durchbohren, durchbrechen), die oberflächliches und tiefes Venensystem verbinden. Gesunde Perforansvenen sind Einbahnstraßen – das Blut kann nur von den oberflächlichen in die tiefen Venen strömen.

Varikose

Das Klappensystem der Venen funktioniert nur bei einem ausreichenden *Tonus* (Spannungszustand) der Venenwand. Reicht die Wandspannung nicht aus, so entfernen sich die Enden der Klappen voneinander, und die Venenklappen schließen nicht mehr vollständig; man spricht von einer **Venenklappeninsuffizienz.** Der Rückfluss dehnt die Venenwand zusätzlich auf, sodass schließlich eine **Varikose** *(Krampfaderleiden)* entsteht.

Venöse Thrombosen

Wenn sich innerhalb einer Vene ein Blutgerinnsel bildet und das Gefäß verschließt, entsteht eine **Venenthrombose** (*Blutpfropfbildung* → 12.4.3). Meist sind *tiefe* Beinvenen betroffen. Diese **tiefen Beinvenenthrombosen** sind häufig Komplikationen von Ruhigstellung des Beins, Bettlägerigkeit oder Operation. Bei gefährdeten Patienten und Patientinnen ist eine sorgfältige Thromboseprophylaxe oft prognoseentscheidend (→ 12.4.5).

Thrombophlebitis

Von den tiefen Venenthrombosen abzugrenzen ist die **Thrombophlebitis,** eine Entzündung der *oberflächlichen* Venen. Es bilden sich schmerzhafte, gerötete Stränge an Arm, Ober- oder Unterschenkel, die mit kühlenden Verbänden in der Regel nach einigen Tagen wieder verschwinden.

SPICKZETTEL

Vene: Blutgefäß, in dem das Blut zum Herzen hin strömt. Enthält im Körperkreislauf sauerstoffarmes und im Lungenkreislauf sauerstoffreiches Blut.

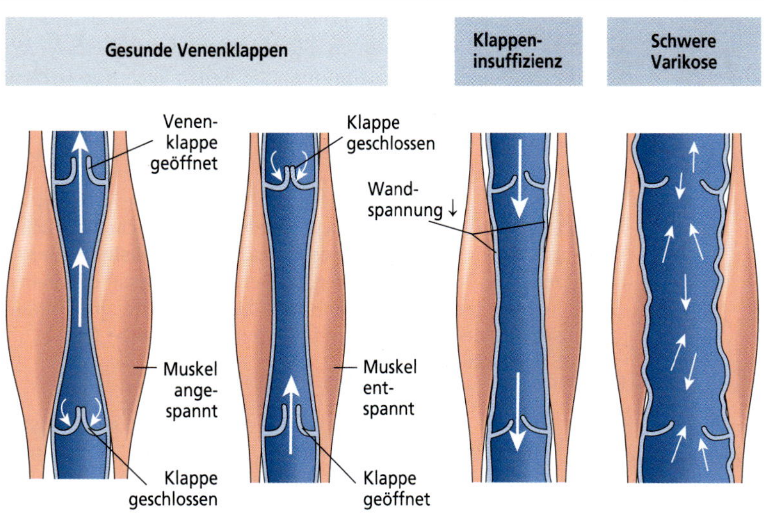

Abb. 15.8 Funktion der Venenklappen. In der Abbildung ganz links wird das Blut durch die Kontraktion der anliegenden Muskeln durch die geöffnete Venenklappe nach oben in Herzrichtung gepresst. Gleichzeitig verhindert die untere geschlossene Klappe den Rückstrom. Bei Entspannung der Muskulatur (zweite Abbildung von links) kann Blut von unten durch die jetzt wieder geöffnete Klappe nachfließen. Sind die Venen erweitert, schließen die Klappen nicht mehr vollständig. Folglich strömt Blut zurück in die Körperperipherie. Nach längerem Bestehen solch einer Klappeninsuffizienz erweitern sich die Venen zunehmend und schlängeln sich. Es entsteht eine Varikose (Krampfadererkrankung).

Besonderheiten der Venen im Körperkreislauf:
- Niedriger Druck → dünne Wand mit wenig Muskulatur
- In den meisten Venen **Taschenklappen** (aus Endothel) → Blutstrom nur zum Herzen hin
- Blutflussförderung durch **Muskelpumpe**
- Am Bein **oberflächliche Venen, tiefe Venen, Perforansvenen** = Verbindung beider.

15.2 Abschnitte des Kreislaufs

Besonderheiten des fetalen Kreislaufs → 20.3

15.2.1 Arterien des Körperkreislaufs

Die **Aorta** gibt zunächst zwei kleine Äste ab, die den Herzmuskel mit Blut versorgen, die linke und rechte *Koronararterie* (→ 14.7.1). Danach steigt sie als **Aorta ascendens** *(aufsteigende Aorta)* auf, verläuft im Bogen oberhalb des Truncus pulmonalis (Stamm der Lungenschlagadern) und zieht dann abwärts (*absteigende Aorta*, **Aorta descendens** → Abb. 15.9).

Aortenbogen

Am **Aortenbogen** entspringen mehrere große Arterien (→ Abb. 15.9): Zunächst geht rechts der **Truncus brachiocephalicus** *(Arm-Kopf-Arterienstamm)* von der Aorta ab. Er teilt sich nach wenigen Zentimetern in die **A. subclavia dextra** *(rechte Schlüsselbeinschlagader, -arterie)* und die **A. carotis communis dextra** *(rechte gemeinsame Halsschlagader, -arterie)*. Als Nächstes zweigen die **A. carotis communis sinistra** *(linke gemeinsame Halsschlagader, -arterie)* und die **A. subclavia sinistra** *(linke Schlüsselbeinschlagader, -arterie)* aus der Aorta ab.

Die beiden **Karotiden** *(Halsschlagadern, -arterien)* ziehen jeweils auf einer Seite kopfwärts. In der **Karotisgabelung** am oberen Kehlkopfrand teilen sie sich jeweils in die **A. carotis externa** *(äußere Halsschlagader, -arterie)* und in die **A. carotis interna** *(innere Halsschlagader, -arterie)*. Die A. carotis externa versorgt Kehlkopf, Mundhöhle, Schilddrüse, Kaumuskulatur und Gesicht. Die A. carotis interna speist das Auge und den größten Teil des Gehirns (→ 9.14.6).

PFLEGE

Ein Ast der A. carotis externa versorgt auch die Nase. **Nasenbluten** kann vermindert werden, wenn auf die Halsseiten und in den Nacken ein kaltes, feuchtes Tuch gelegt wird. Die A. carotis externa verengt sich, sodass die Nasendurchblutung sinkt. Zusätzlich sollte der Patient bzw. die Patientin aufrecht sitzen und den Kopf leicht nach vorne beugen, damit das Blut nach außen ablaufen kann und nicht den Rachen hinunterfließt.

Armarterien

Die Aa. subclaviae versorgen die Arme (→ Abb. 15.9, → Abb. 15.10). Sie ziehen zunächst zur Achsel und geben dabei mehrere Äste ab. Dazu gehören die rechte und die linke *Wirbelschlagader* (*Wirbelarterie*, **A. vertebralis**), die an der Halswirbelsäule zum Gehirn verlaufen, und mehrere Äste für Hals, Nacken und Brustwand.

In der Achsel ändert die A. subclavia ihren Namen und heißt hier **A. axillaris** *(Achselschlagader, -arterie)*. Sie zieht weiter zum Oberarm und wird dort zur **A. brachialis** *(Armschlagader, -arterie)*.

Diese teilt sich in der Ellenbeuge auf in **A. radialis** *(Speichenschlagader, -arterie)* und **A. ulnaris** *(Ellenschlagader, -arterie)*. Die A. radialis verläuft entlang der Speiche in Richtung Hand. An ihr wird gewöhnlich der Puls gemessen. Die A. ulnaris zieht entsprechend an der Ellenseite weiter. Beide verzweigen sich und versorgen Unterarm und Hand.

Baucharterien

Die Aorta steigt dann als **Aorta descendens** *(absteigende Aorta)* dicht vor der Wirbelsäule hinunter und gibt im Brustraum die **Zwischenrippenarterien** *(Zwischenrippenschlagadern, Interkos-*

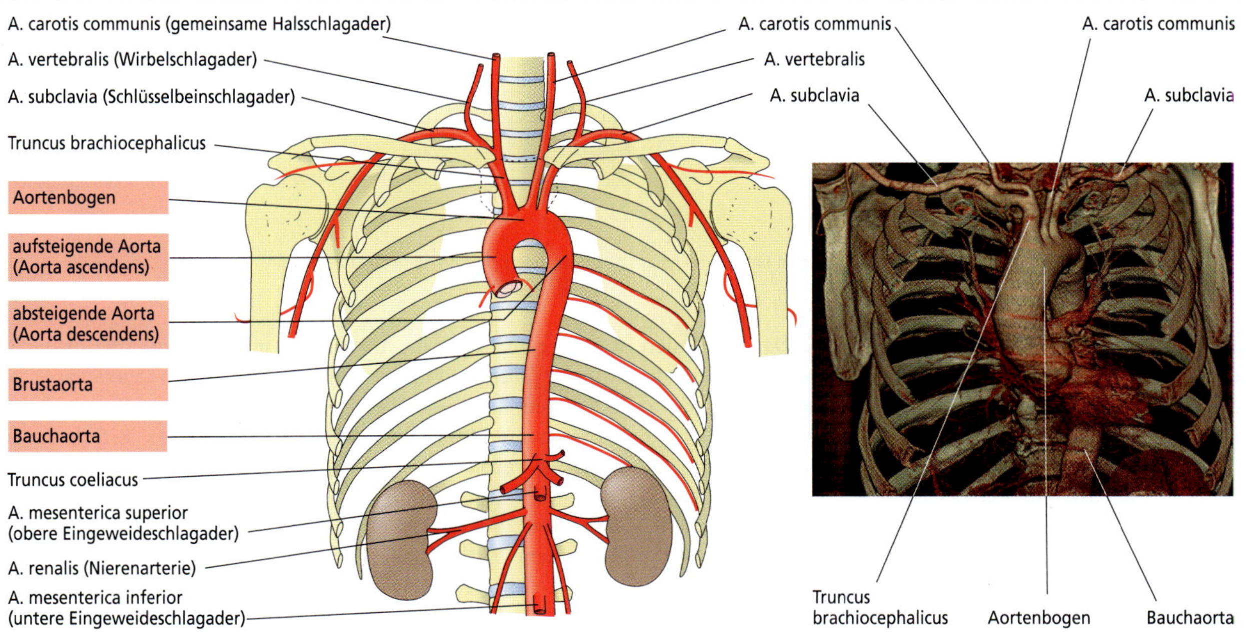

Abb. 15.9 Übersicht über die Gefäßabgänge der Aorta (rechts 3-D-Computertomografie Halsarterien der Brustaorta). [Foto E460]

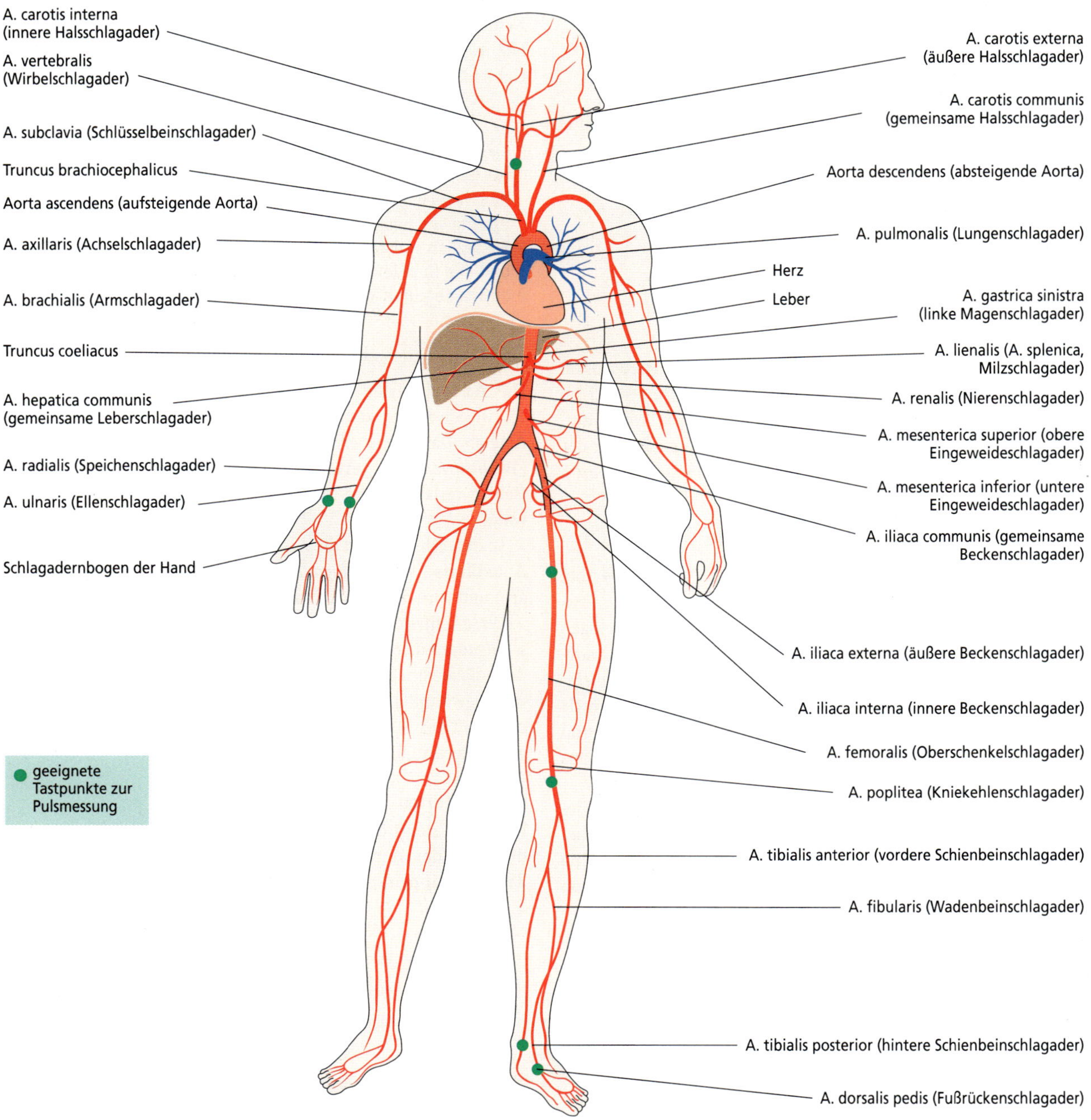

Abb. 15.10 Wichtige Arterien des Menschen (Baucharterien im Detail → Abb. 17.5) und Übersicht über die Pulstaststellen.

talarterien) ab, die entlang der Rippen verlaufen. Danach passiert sie das Zwerchfell und tritt in das Retroperitoneum ein. Hieß die Aorta bis zum Zwerchfell noch **Brustaorta** *(Aorta thoracica)*, so wird sie jetzt **Bauchaorta** *(Aorta abdominalis)* genannt.

Im Bauchraum zweigt zunächst der **Truncus coeliacus** ab, ein kräftiger Arterienstamm, der sich nach wenigen Zentimetern in drei Äste aufteilt:

- **A. gastrica sinistra** *(linke Magenschlagader, -arterie)* für den Magen
- **A. hepatica communis** *(gemeinsame Leberschlagader, -arterie)* v. a. für die Leber
- **A. lienalis** *(A. splenica, Milzschlagader, -arterie)* für die Milz.

Weiter unten gibt die Aorta die **A. mesenterica superior** und **inferior** *(obere* und *untere Eingeweideschlagader/-arterie)* ab, große Arterien, die überwiegend den Darm versorgen. Etwa auf Höhe des oberen Mesenterialarterienabgangs zweigen seitlich die beiden **Aa. renales** *(Nierenschlagadern, -arterien)* ab.

Becken- und Beinarterien

Vor dem vierten Lendenwirbel gabelt sich die Aorta in die linke und rechte **A. iliaca communis** (*gemeinsame Beckenschlagader, -arterie* → Abb. 15.10), die sich jeweils in die **A. iliaca interna** und **externa** (*innere* und *äußere Beckenschlagader/-arterie*) teilen. Die A. iliaca interna versorgt die Beckenorgane.

Die A. iliaca externa tritt in die **Lacuna vasorum** ein, eine Lücke zwischen Schambein und Leistenband, und zieht dann abwärts. Am Oberschenkel wird sie zur **A. femoralis** *(Oberschenkelschlagader, -arterie),* um dann als **A. poplitea** *(Kniekehlenschlagader, -arterie)* durch die Kniekehle zu laufen.

Unterhalb der Kniekehle teilt sie sich in drei Äste: die **A. fibularis** (*Wadenbeinschlagader, -arterie,* früher *A. peronea*), die **A. tibialis anterior** *(vordere Schienbeinschlagader, -arterie)* und die **A. tibialis posterior** *(hintere Schienbeinschlagader, -arterie).* Diese verzweigen sich und versorgen Unterschenkel und Fuß.

Pulsmessung

Der stoßweise Blutauswurf des Herzens führt zu Druck- und Volumenveränderungen in den Arterien (→ 15.1.2), die sich wellenförmig in die Peripherie ausbreiten und an oberflächlichen Arterien als **Puls** tastbar sind. Die **Pulsmessung** ist eine einfache, aber wichtige Methode zur Untersuchung der Kreislauf- und Gefäßsituation.

Geeignete Tastpunkte zur Pulsmessung sind meist dort, wo größere Arterien dicht unter der Haut oder über harten Strukturen wie Knochen verlaufen, gegen die man sie tasten kann. Am häufigsten wird der Puls an der A. radialis nahe dem Handgelenk gemessen. Stellen, an denen sich auch bei schlechter Kreislaufsituation noch der Puls messen lässt (beispielsweise im Schock), sind die A. carotis am Hals und die A. femoralis in der Leistenbeuge (→ Abb. 15.10).

PFLEGE VON KINDERN

Bei Säuglingen ist die **Pulstastung** an der A. radialis schwierig und gelingt teils nicht. Pulsmessung ist dann an A. carotis, A. femoralis oder an der Fontanelle möglich.

Durch Pulsmessung erfährt man beispielsweise, ob eine **Tachykardie** (zu schneller Puls → 14.4) oder eine **Bradykardie** (zu langsamer Puls → 14.4) vorliegt. Zur klinischen (Erst-)Untersuchung gehört das *beidseitige* Tasten *aller* Pulse. Ist ein Puls schwächer als auf der Gegenseite oder gar nicht tastbar, liegt möglicherweise eine Gefäßverengung oder ein Gefäßverschluss vor.

SPICKZETTEL

Arterien des Körperkreislaufs:

- **Aorta** → Abgabe der Koronararterien (Herzkranzarterien)
- → **Aorta ascendens** *(aufsteigende Aorta)*
- → **Aortenbogen**
  → Rechts Abgabe des **Truncus brachiocephalicus** = *Arm-Kopf-Arterienstamm* → Teilung in A. carotis communis und A. subclavia
  → Links Abgabe der **A. carotis communis** = *gemeinsame Halsschlagader* (→ Teilung in **A. carotis interna** = *innere Halsschlagader* für das Gehirn, **A. carotis externa** = *äußere Halsschlagader* u. a. für Gesicht, Kehlkopf, Schilddrüse)
  → Links Abgabe der **A. subclavia** = *Schlüsselbeinschlagader* (→ Abgabe der **A. vertebralis** = *Wirbelschlagader* für das Gehirn)
  → **A. axillaris** *(Achselschlader)*
  → **A. brachialis** *(Armschladader)*
  → Teilung in **A. radialis** *(Speichenschlagader)* und **A. ulnaris** *(Ellenschlagader)* für Unterarm und Hand
- → **Aorta descendens** *(absteigende Aorta)*
- → **Brustaorta** *(Aorta thoracica)* → Abgabe der **Zwischenrippenarterien** *(Interkostalarterien)*
- → **Bauchaorta** *(Aorta abdominalis)* → Abgabe des **Truncus coeliacus** für Magen, Leber, Milz, der **A. mesenterica superior und inferior** *(obere und untere Eingeweideschlagader, -arterie)* für den Darm und der rechten und linken **A. renalis** *(Nierenarterie)* für die Nieren
- → **Aortengabel** → Teilung in rechte und linke **A. iliaca communis** *(gemeinsame Beckenschlagader, -arterie)*
  → rechts und links Abgabe der **A. iliaca interna** *(innere Beckenschlagader, -arterie)* für das Becken
  → **A. iliaca externa** *(äußere Beckenschlagader, -arterie)*
  → **A. femoralis** *(Oberschenkelschlagader, -arterie)*
  → **A. poplitea** *(Kniekehlenschlagader, -arterie)*
  → Teilung in **A. fibularis** *(Wadenbeinschlagader, -arterie),* **A. tibialis anterior und posterior** *(vordere und hintere Schienbeinschlagader/-arterie)* für Unterschenkel und Fuß.

15.2.2 Pfortadersystem

Das venöse Blut aus den Bauchorganen fließt nicht direkt zum rechten Herzen zurück, sondern vereinigt sich zunächst in einer großen Vene, der **Pfortader** *(V. portae).* Die Pfortader führt das nährstoffreiche Blut aus den Verdauungsorganen zur Leber, wo es sich mit dem sauerstoffreichen Blut der Leberarterie vermischt (→ Abb. 14.2, → Abb. 17.4).

In der Leber laufen zahlreiche biochemische Prozesse ab. Dazu fließt das Blut von Pfortader und Leberarterie in das kapillare Netzwerk der Leber, um nach der Leberpassage über die Vv. hepaticae (Lebervenen) und die V. cava inferior (untere Hohlvene) in den rechten Vorhof zu gelangen.

15.2.3 Venen des Körperkreislaufs

Aus den Kapillargebieten der Körperperipherie sammeln die Venen das Blut wieder ein. Der Verlauf der Venen entspricht meist dem der Arterien, oft begleiten jedoch zwei Venen eine Arterie. Alle Venen fließen zur V. cava superior oder inferior (→ Abb. 15.11):

- Die **V. cava superior** *(obere Hohlvene)* sammelt das Blut aus Armen, Kopf, Hals und Brust
- Die **V. cava inferior** *(untere Hohlvene)* nimmt das Blut aus dem Bauchraum, der Bauchwand, den Beckenorganen und den Beinen auf.

Ausnahme: Das venöse Blut aus dem Herzmuskel fließt über mehrere kleinere Venen in den **Sinus coronarius,** eine Sammelvene, die in den rechten Herzvorhof mündet.

An jedem Arm finden sich zwei *Ellen-* und zwei *Speichenvenen* (**Vv. ulnares** und **Vv. radiales**), die in die **V. brachialis,** die *Armvene,* einmünden. Die V. brachialis geht über in die **V. axillaris** *(Achselvene)* und schließlich in die **V. subclavia,** die *Schlüsselbeinvene.*

Außerdem gibt es oberflächliche Hand- und Armvenen, die an Hand und Unterarm oft für Blutentnahmen genutzt werden. Die ellenseitige oberflächliche Hauptvene heißt **V. basilica,** die speichenseitige **V. cephalica.** Die V. basilica mündet in die V. brachialis, die V. cephalica in die V. axillaris.

Die V. subclavia vereinigt sich im linken bzw. rechten **Venenwinkel** (→ Abb. 15.11) mit der **V. jugularis interna** *(innere Drosselvene)* und dem rechten Hauptlymphgang bzw. Ductus thoracicus (→ Abb. 13.16) und führt in die V. cava superior.

In der V. jugularis interna fließt venöses Blut aus dem Gehirn, aber auch aus dem Gesicht zum Herzen zurück. Das venöse Blut

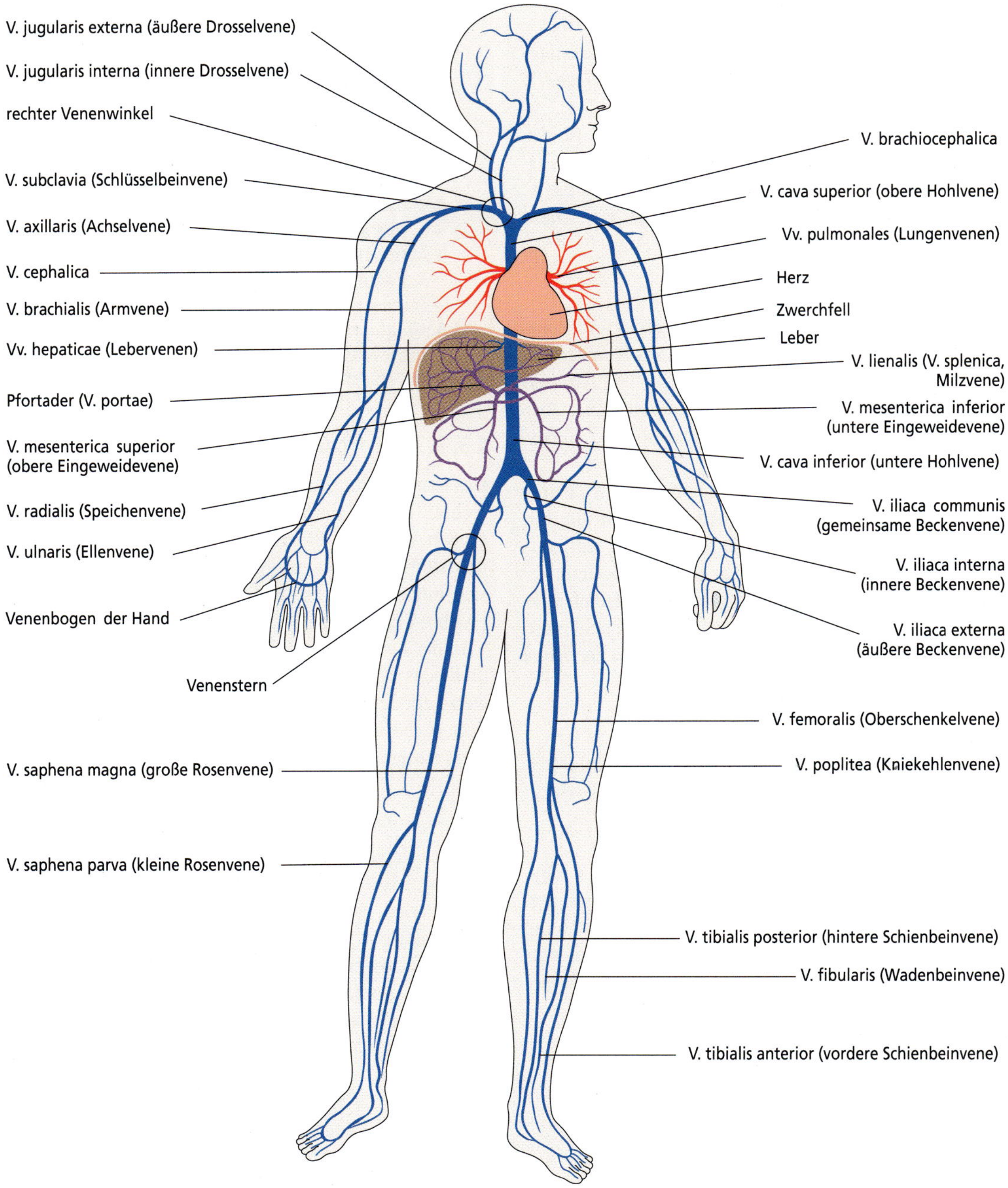

Abb. 15.11 Die wichtigen Venen in der Übersicht. Das Pfortadersystem (violett) stellt einen Sonderfall dar, da sich die Pfortader nicht direkt ins Herz ergießt, sondern in der Leber in ein Kapillarnetz mündet (Details →Abb. 17.5).

aus der Kopfschwarte, der Haut des Hinterhaupts und dem Mundboden fließt in der **V. jugularis externa** *(äußere Drosselvene)*, die in die V. subclavia mündet oder in den Venenwinkel eintritt.

Das Blut aus den Bauchorganen wird in der Pfortader gesammelt und fließt erst nach der Leberpassage in die V. cava inferior. Das Blut aus den Beckenorganen sammelt sich in **Venenplexus** *(Venengeflechten)*, die in die V. cava inferior münden.

Am Bein fließt das venöse Blut zum großen Teil über das **tiefe Venensystem** und sammelt sich zunächst in der **V. poplitea** *(Kniekehlenvene)*. In der **V. femoralis** *(Oberschenkelvene)* durchströmt das Blut den Oberschenkel, um in die **V. iliaca externa** *(äußere Beckenvene)* und dann in die **V. iliaca communis** *(gemeinsame Beckenvene)* zu gelangen (→Abb. 15.11).

Ein kleiner Anteil des venösen Blutes fließt (zunächst) über das **oberflächliche Beinvenensystem** zurück (→Abb. 15.12):

- Die **V. saphena parva** *(kleine Rosenvene)*, die vom Außenknöchel über den dorsalen Unterschenkel zur Kniekehle verläuft und dort in die V. poplitea mündet
- Die **V. saphena magna** *(große Rosenvene)*, die vom Innenknöchel über die Innenseite von Unter- und Oberschenkel zum **Venenstern** zieht, wo sie sich mit der aus der Tiefe des Oberschenkels kommenden V. femoralis vereinigt.

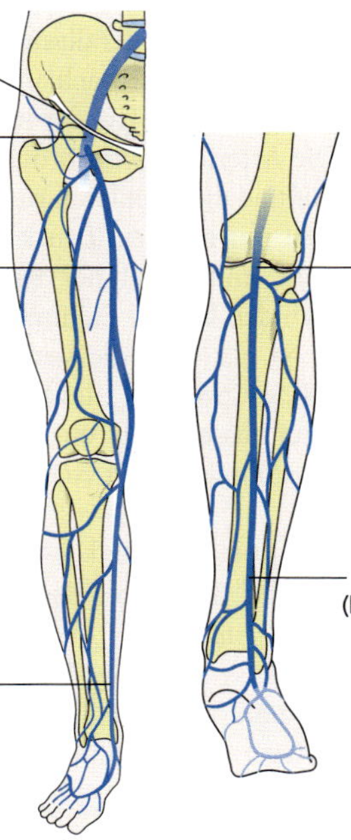

Abb. 15.12 Oberflächliche Beinvenen, links von vorne, rechts von hinten. Die oberflächlichen Beinvenen leiten das Blut in V. poplitea bzw. V. femoralis und damit ins tiefe Beinvenensystem.

SPICKZETTEL

Venen des Körperkreislaufs:

- **Arm: Vv. ulnares** *(Ellenvenen)*, **Vv. radiales** *(Speichenvenen)*
  → **V. brachialis** *(Armvene)*
  → **V. axillaris** *(Achselvene)*
  → **V. subclavia** *(Schlüsselbeinvene)*
  → Zusammenfluss mit **V. jugularis interna** *(innere Drosselvene)* von Gehirn und Gesicht
  → **V. brachiocephalica** *(Arm-Kopf-Vene)*
  → **V. cava superior** *(obere Hohlvene)*
- **Arm, oberflächlich:** ellenseitig **V. basilica** → V. brachialis, speichenseitig **V. cephalica** → V. axillaris
- **Bauchraum (Pfortadersystem,** →Abb. 17.5): Bauchorgane
  → **Pfortader** *(V. portae)*
  → Leber
  → **Vv. hepaticae** *(Lebervenen)*
  → **V. cava inferior** *(untere Hohlvene)*
- **Beckenraum:** Beckenorgane
  → Venengeflechte
  → **V. iliaca interna** *(innere Beckenvene)*
  → **V. iliaca communis** *(gemeinsame Beckenvene)*
  → V. cava inferior
- **Bein: Vv. fibulares** *(Wadenbeinvenen)*, **Vv. tibiales anteriores und posteriores** (*vordere* und *hintere Schienbeinvenen*)
  → **V. poplitea** *(Kniekehlenvene)*
  → **V. femoralis** *(Oberschenkelvene)*
  → **V. iliaca externa** *(äußere Beckenvene)*
  → V. iliaca communis
  → V. cava inferior
- **Bein, oberflächlich:** hinten seitlich **V. saphena parva** *(kleine Rosenvene)* → V. poplitea, vorne medial **V. saphena magna** *(große Rosenvene)* → Venenstern → V. femoralis.

15.2.4 Lungenkreislauf

Der Lungenkreislauf beginnt in der rechten Herzkammer. Aus dem **Truncus pulmonalis,** dem *Stamm der Lungenschlagadern,* gehen zwei große Arterien hervor, die **linke** und **rechte A. pulmonalis** (*linke* und *rechte Lungenschlagader, -arterie*). Diese teilen sich in immer feinere Äste auf, die das sauerstoffarme Blut an die Lungenbläschen heranführen, aus denen Sauerstoff aufgenommen und an die Kohlendioxid abgegeben wird. Venolen und Venen vereinigen sich zu vier großen **Vv. pulmonales** *(Lungenvenen),* die das jetzt mit Sauerstoff angereicherte Blut zum linken Herzvorhof leiten.

SPICKZETTEL

Gefäße des Lungenkreislaufs:
Truncus pulmonalis *(Stamm der Lungenschlagadern)*
→ **Aa. pulmonales** *(Lungenschlagadern)*
→ Aufteilung in immer feinere Äste
→ **Lungenkapillaren** um Lungenbläschen
→ immer größer werdende Venen
→ **Vv. pulmonales** *(Lungenvenen).*

15.3 Physiologische Eigenschaften des Gefäßsystems

15.3.1 Blutströmung

Grundlegende Voraussetzung der **Blutströmung** in den Gefäßen ist ein Druckgefälle im Kreislaufsystem – Flüssigkeiten strömen immer vom Ort höheren zum Ort niedrigeren Drucks. Dieses Druckgefälle wird vom Herzen als zentraler Kreislaufpumpe aufrechterhalten: Mit jedem Herzschlag wird in den herznahen Gefäßen ein hoher Druck aufgebaut. Aus den herznahen Gefäßen mit hohem Druck fließt das Blut dann in periphere Gefäßabschnitte mit niedrigerem Druck.

Die Fließgeschwindigkeit hängt dabei vor allem vom *Blutdruck* und vom *Strömungswiderstand* ab. In den großen Arterien beträgt die durchschnittliche Fließgeschwindigkeit 20 cm/s, in den Kapillaren nur 0,05 cm/s und in den Venen 12 cm/s.

15.3.2 Blutdruck

Je größer das Druckgefälle und je höher der Druck in den herznahen Gefäßen, desto schneller fließt das Blut. Verdoppelt sich das Druckgefälle, verdoppelt sich in etwa die Fließgeschwindigkeit.

Die Höhe des Drucks in den Gefäßen wird durch den *Blutdruck* angegeben: Der **Blutdruck** ist die Kraft, die das Blut auf die Gefäßwände ausübt. Diese Kraft wirkt sowohl in Arterien als auch in Venen. Im klinischen Sprachgebrauch ist jedoch mit Blutdruck der Druck in den größeren Arterien gemeint.

Pumpt das Herz während der Kammerkontraktion (Systole) Blut in die Aorta, so steigt der Druck beim ruhenden jungen Erwachsenen auf etwa 120 mmHg an. Dies ist der **systolische Blutdruckwert.** Der **diastolische Wert** von rund 80 mmHg entsteht, wenn das Herz in der Diastole erschlafft und der Druck in der Aorta dadurch abfällt (→ Abb. 15.13). Die Differenz zwischen systolischem und diastolischem Blutdruck ist die **Blutdruckamplitude.** Der **arterielle Mitteldruck** (= diastolischer Blutdruck plus in herznahen Arterien ½, in herzfernen ⅓ der Blutdruckamplitude) in der Aorta beträgt knapp 100 mmHg.

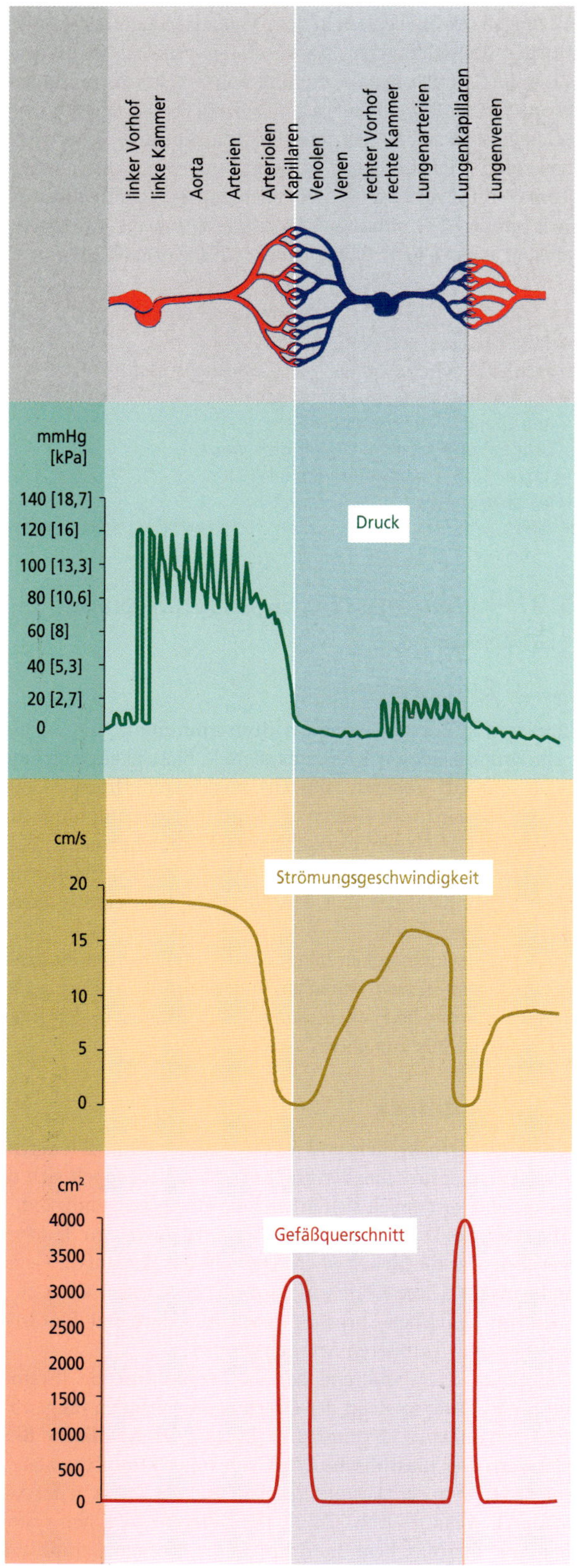

Abb. 15.13 Veränderung von Blutdruck, Strömungsgeschwindigkeit und Gefäßquerschnitt entlang der verschiedenen Gefäßabschnitte des Körper- und Lungenkreislaufs. Die Arteriolen sind der Gefäßabschnitt mit dem größten Anteil am Gesamtwiderstand, entsprechend fällt hier der Druck am stärksten.

Der durchschnittliche systolische Druck in der linken Herzkammer beträgt etwa 120 mmHg, der diastolische Druck nur rund 10 mmHg. In Arterien wie der A. brachialis herrscht ein systolischer Druck von ca. 100–140 mmHg, der in der Diastole auf 60–80 mmHg abfällt. Die Arteriolen weisen durchschnittliche Werte von 70–30 mmHg auf und die Kapillaren rund 20 mmHg. In herznahen Venen herrscht nur noch ein Druck von 2–4 mmHg. Hier wird das Druckgefälle und damit der Blutstrom zum Herzen unterstützt z. B. durch den bei der Einatmung im Thorax entstehenden Unterdruck (→ 16.8) und die Verlagerung der Klappenebene in der Systole („Saugwirkung" des Herzens → 14.4.2).

Im Lungenkreislauf lassen sich ein systolischer Wert von 20 mmHg und ein diastolischer Wert von 10 mmHg messen.

Einflussfaktoren auf den Blutdruck

Die Höhe des Blutdrucks hängt von *Herzzeitvolumen, Blutvolumen* und *Strömungswiderstand* ab.

Das Herzzeitvolumen ist die Menge Blut, die das Herz pro Minute in den Kreislauf pumpt (→ 14.6.1) – sinkt das Herzzeitvolumen, so sinkt in der Regel auch der Blutdruck. In Ruhe beträgt das Herzzeitvolumen rund 5 l/min.

Der Blutdruck ist weiter vom Blutvolumen abhängig. Ein erniedrigtes Blutvolumen – etwa infolge einer schweren Blutung – geht meist mit einem niedrigeren Blutdruck einher.

Blutdruckregulation, Blutdruckmessung und Normwerte für den Blutdruck → 15.3.5, → Abb. 1.2, → Abb. 15.17

15.3.3 Strömungswiderstand

Die Gefäße setzen dem Blutstrom einen Widerstand entgegen, den **Strömungswiderstand** oder *peripheren Widerstand.* Je höher dieser Widerstand ist, desto langsamer fließt das Blut. Die Größe des Strömungswiderstandes wird bestimmt durch:

- Die *Viskosität* (Zähigkeit, „innere Reibung") des Blutes
- Den *Durchmesser* eines Blutgefäßes
- Den *Gesamtquerschnitt* des Gefäßabschnitts
- Die *Länge* des Gefäßabschnitts (ist nicht veränderbar).

Blutviskosität

Je zäher eine Flüssigkeit ist, desto schlechter fließt sie – Wasser fließt wesentlich besser als z. B. Brei. So ist es auch beim Blut. Je zäher (visköser) das Blut ist, desto größer ist der Strömungswiderstand und desto langsamer fließt das Blut durch die Gefäße.

Die **Blutviskosität** hängt ab vom Verhältnis zwischen festen und flüssigen Blutbestandteilen und in geringem Maße auch von der Eiweißzusammensetzung des Plasmas. Entscheidend ist in aller Regel der Anteil der roten Blutkörperchen (Hämatokrit → 12.2.6). Dehydratation (Verlust von Körperwasser → 18.6) z. B. erhöht durch Überwiegen der festen Blutbestandteile die Viskosität und damit den Strömungswiderstand. Gehen hingegen feste Bestandteile verloren, etwa durch Blutverlust, fließt kompensatorisch vermehrt Flüssigkeit in die Gefäße, die Viskosität nimmt ab, der Strömungswiderstand sinkt.

Gefäßdurchmesser

Verengt sich ein Gefäß, so steigt der Widerstand an, und zwar verhält sich der Widerstand umgekehrt proportional zur *vierten Potenz* des Gefäßradius! Bei einer Halbierung des Radius steigt also der Widerstand um den Faktor $2^4 = 16$. Umgekehrt sinkt der

Widerstand bei einer Verdoppelung des Radius auf $^1/_{16}$ des Ausgangswerts ab.

Die Veränderung des Gefäßdurchmessers hat also einen wesentlich größeren Einfluss auf die Fließgeschwindigkeit des Blutes als der Blutdruck – entsprechend spielt die Gefäßweite eine wichtige Rolle bei der Regulation des Blutdrucks und der Steuerung der Organdurchblutung.

Normalerweise sind über 80 % der Arteriolen kontrahiert, wobei die einzelnen Arteriolen sich im rhythmischen Wechsel öffnen und schließen. Besteht in einem Organ vermehrter Sauerstoffbedarf, z. B. im Skelettmuskel bei körperlicher Arbeit, entspannt sich die Gefäßmuskulatur der vorgeschalteten Arteriolen, die sich dadurch erweitern. Der Strömungswiderstand nimmt ab, die lokale Durchblutung stark zu. Dafür werden andere Organe, die in diesem Moment nicht viel Sauerstoff benötigen, weniger durchblutet, indem sich die dort vorgeschalteten Arteriolen kontrahieren. An dieser Stelle nimmt der Strömungswiderstand lokal zu.

Gesamtquerschnitt eines Gefäßabschnitts

Je mehr Blutgefäße in einem Abschnitt parallel geschaltet sind, je größer also der **Gesamtquerschnitt eines Gefäßabschnitts** ist, desto kleiner ist der (Gesamt-)Widerstand in diesem Gefäßabschnitt, auch wenn der Widerstand des einzelnen Gefäßes relativ hoch ist.

Peripherer Gesamtwiderstand

Addiert man die Widerstände der hintereinandergeschalteten Gefäßabschnitte, so ergibt sich der *totale periphere Widerstand* oder **periphere Gesamtwiderstand.** Zusammen mit dem Herzzeitvolumen (→ 14.6.1) und dem Blutvolumen bestimmt dieser Widerstand den Blutdruck. Nimmt der periphere Gesamtwiderstand zu (bei konstantem Herzzeitvolumen und Blutvolumen), so steigt der arterielle Blutdruck.

SPICKZETTEL

Blutdruck: Im weiteren Sinne die Kraft, die das Blut auf die Blutgefäßwände ausübt.
Im engeren Sinne der Druck in den größeren Arterien von ca. 120/80 mmHg beim Erwachsenen, wobei der höhere Wert als **systolischer Blutdruckwert,** der niedrigere als **diastolischer Blutdruckwert** bezeichnet wird.
Einflussfaktoren sind

- Herzzeitvolumen. Je höher das Herzzeitvolumen, desto höher der Blutdruck
- Blutvolumen. Je höher das Blutvolumen, desto höher der Blutdruck
- Strömungswiderstand. Je höher der Strömungswiderstand, desto höher der Blutdruck.

Strömungswiderstand *(peripherer Widerstand):* Widerstand, der dem fließenden Blut in einem Blutgefäß entgegengesetzt wird.
Dieser wird beeinflusst durch

- Viskosität („Zähigkeit" einer Flüssigkeit). Je höher die Viskosität (zähfließender die Flüssigkeit), desto höher der Widerstand
- Gefäßdurchmesser. Je kleiner der Gefäßdurchmesser, desto höher der Widerstand. Ganz wesentlich für die Durchblutungsregulation, da exponentieller Anstieg des Widerstands mit Verringerung der Gefäßweite!
- Gesamtquerschnitt des Gefäßabschnitts. Je größer der Gesamtquerschnitt, desto geringer der Widerstand.

15.3.4 Regulation von Organdurchblutung und Blutverteilung

Die Blutströmung und damit die Organdurchblutung wird unter variablen Schwerkraftverhältnissen aufrechterhalten und an den wechselnden Sauerstoff- und Nährstoffbedarf angepasst. Die Anforderungen der verschiedenen Organe an die Durchblutung in Ruhe und unter Belastung sind sehr unterschiedlich. Manche Organe, etwa Gehirn oder Nieren, müssen immer gut durchblutet sein, andere hingegen, beispielsweise die Skelettmuskulatur, benötigen in Ruhe wenig, unter Belastung jedoch sehr viel mehr Blut.

Zwar kann der Körper durch Blutdrucksteigerung des Gesamtorganismus eine verbesserte Durchblutung erzielen. Dies kann jedoch nicht der einzige Mechanismus zur Durchblutungsregulation sein und reicht z. B. nicht zur Anpassung der Durchblutung an die verschiedenen Organbedürfnisse: Eine Verdoppelung des Blutdrucks führt nur zu einer Verdoppelung der Durchblutung – der Skelettmuskel jedoch braucht bei körperlicher Arbeit 15-mal mehr Blut als in Ruhe (→ Abb. 6.16). Abgesehen davon würde ein höherer Blutdruck die Durchblutung in allen Organen steigern, also auch in denen, die das Mehr an Durchblutung gar nicht benötigen.

Vorrangiges Ziel aller Regulationsmechanismen ist die Sicherstellung einer ausreichenden Durchblutung der lebenswichtigen Organe (Gehirn, Herz, Lunge, Nieren) unter den verschiedensten Lebensumständen.

Lokale Durchblutungsregulation

Die daher notwendige **lokale Durchblutungsregulation** erfolgt vor allem über eine Änderung der Gefäßweite im Bereich der Widerstandsgefäße. Zum einen kann durch eine Änderung der Gefäßweite die Durchblutung sehr wirkungsvoll verändert werden, zum anderen steigt oder sinkt die Durchblutung wirklich nur dort, wo der Körper dies braucht.

- Verengung der Blutgefäße **(Vasokonstriktion)** bewirkt eine Widerstandssteigerung und Verminderung der Durchblutung
- Erweiterung der Blutgefäße **(Vasodilatation)** führt umgekehrt zu Durchblutungsverstärkung.

Diese Änderung der Gefäßweite wird bewirkt (→ Abb. 15.14):

- *Durch den Tonus der Gefäßmuskulatur* (**myogene Durchblutungsregulation,** *Bayliss-Effekt*). Bei erhöhtem Blutdruck und dadurch stärkerer Gefäßdehnung verengt sich die Gefäßmuskulatur, bei vermindertem Durchfluss erweitert sie sich hingegen. So können die Organe selbst ihre Durchblutung in etwa konstant halten (*Selbstregulation* oder **Autoregulation**). Organe mit ausgeprägter Autoregulation sind Niere und Gehirn
- *Durch Stoffwechselendprodukte.* Praktisch alle Arteriolen reagieren auf direkte Stoffwechselreize. So führen z. B. Sauerstoffmangel, Milchsäure und H^+-Ionen im Körperkreislauf zur Gefäßerweiterung und damit zur Steigerung der Durchblutung. Dadurch verbessert sich nicht nur die Sauerstoffversorgung, sondern wird auch der Abtransport von Stoffwechselendprodukten beschleunigt
- *Durch vom Endothel freigesetzte Substanzen.* Endotheliale Substanzen spielen eine zentrale Rolle bei der lokalen Durchblutungsregulation. Zu nennen sind z. B. gefäßerweiternde Prostaglandine und *NO (Stickstoffmonoxid),* wobei viele Prostaglandine außerdem die Thrombozytenaggregation hemmen. Gefäßverengend wirken hingegen die *Endotheline*

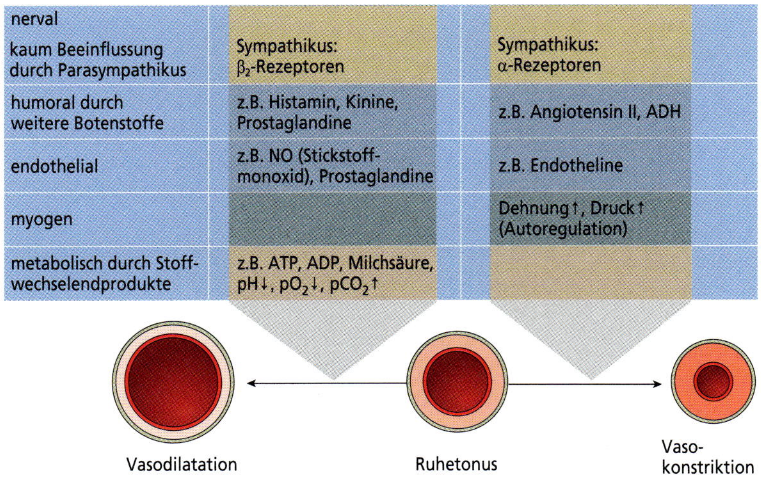

Abb. 15.14 Die Mechanismen der lokalen Durchblutungsregulation. Der Organismus muss nicht nur den Gesamtkreislauf, sondern auch die lokale Durchblutung regulieren können, da die einzelnen Organe je nach Situation einen sehr unterschiedlichen Bedarf haben und das Blutvolumen begrenzt ist. Diese lokale Durchblutungsregulation erfolgt vor allem über eine Änderung der Gefäßweite, da die Durchblutung von der vierten Potenz des Gefäßradius abhängt. Eine Vasodilatation um 20 % verdoppelt die Durchblutung, eine von gut 40 % (wie hier zwischen der mittleren und linken Abbildung) vervierfacht sie.

- *Durch weitere Hormone und von Thrombozyten produzierte Stoffe.* Weitere Botenstoffe mit Wirkung auf die Gefäßweite sind z. B. Histamin, Bradykinin, Serotonin und Prostaglandine, Thromboxan, aber auch Angiotensin II, ADH (Adiuretin), Adrenalin und Noradrenalin
- *Durch Nervenimpulse.* Sympathikusaktivierung wirkt in den meisten Gebieten gefäßverengend und Sympathikushemmung gefäßerweiternd (je nach Rezeptorenausstattung → Tab. 9.2). In der Skelettmuskulatur führt Sympathikusaktivierung jedoch zur Gefäßerweiterung – es kommt zu einer Blutumverteilung im Sinne einer muskulären Leistungssteigerung („flight or fight" → Abb. 9.30).

Außerdem gibt es in vielen Geweben (etwa in der Haut) **arteriovenöse Anastomosen.** Diese *Nebenschlussgefäße* sind *Kurzschlussverbindungen* zwischen kleinen Arterien und Venen. Werden sie geöffnet, fließt ein Großteil des Blutes unter Umgehung des Kapillargebiets direkt in das venöse System.

Blutverteilung

Mit der Durchblutungsänderung geht eine **Änderung der Blutverteilung** einher: Gut durchblutete Organe erhalten mehr, schlecht durchblutete weniger Blut. Auch angesichts der gegebenen Beschränkung der Blutmenge (ca. 5 l beim Erwachsenen) ist eine solche Steuerung der Blutverteilung unerlässlich: Wären alle Arteriolen gleichzeitig geöffnet, wäre ein ausreichender Blutdruck nur mit einem Blutvolumen von 20 l zu erreichen!

SPICKZETTEL

Lokale Durchblutungsregulation: Anpassung der Organdurchblutung an den jeweiligen Bedarf des Organs. Erfolgt in erster Linie über eine Änderung der Gefäßweite (exponentielle Abhängigkeit!).
- Gefäßerweiterung = Durchblutungsförderung u. a. durch Sauerstoffmangel, Milchsäure, lokale Azidose, Prostaglandine, Stickstoffmonoxid (NO), Histamin, Kinine, Prostaglandine
- Gefäßverengung = Durchblutungsminderung u. a. durch erhöhten Blutdruck (**myogene Durchblutungsregulation,** *Bayliss-Effekt*), Angiotensin II, ADH, Endotheline
- Wirkung des Sympathikus abhängig vom Gefäßgebiet, meist gefäßverengend.

Autoregulation *(Selbstregulation)* **der Durchblutung:** Fähigkeit v. a. von Niere und Gehirn, ihre Durchblutung durch ausgeprägte myogene Durchblutungsregulation in einem weiten Blutdruckbereich konstant zu halten.

15.3.5 Blutdruckregulation

Der Blutdruck muss sich in geregelten Bahnen bewegen, denn sowohl ein zu hoher als auch ein zu niedriger Blutdruck schädigen den Organismus. Gleichzeitig muss der Blutdruck aber auch wechselnden Belastungen (anstrengender Dauerlauf – Ruhe) angepasst werden.

Grundvoraussetzung jeder **Blutdruckregulation** ist, dass der Körper den Blutdruck in den Gefäßen selbst messen kann. In Aorta, Halsschlagadern sowie anderen großen Arterien in Brustkorb und Hals messen druckempfindliche Sinneszellen, die **Pressosensoren,** die Dehnung der Arterienwand (→ Abb. 15.15). Dehnt ein höherer Druck die Wand, so senden die Pressosensoren verstärkt Impulse an das verlängerte Mark im Gehirn aus, bei zu niedrigen Werten nimmt die Zahl der Impulse hingegen ab.
Blutdruckregulation als Regelkreis → Abb. 1.2

Kurzfristige Blutdruckregulation

Die Mechanismen der **kurzfristigen Blutdruckregulation** greifen innerhalb von Sekunden. Am wichtigsten ist der **Pressosensorenreflex** *(Barorezeptorenreflex).* Blutdruckabfall führt reflektorisch über die entsprechenden Kreislaufzentren im verlängerten Mark (→ 9.7.3) zur Sympathikusstimulation. Dadurch steigt die Herzfrequenz, zusätzlich kommt es evtl. zur Gefäßverengung in Haut, Nieren und Magen-Darm-Trakt. Dehnt ein erhöhter Blutdruck die Gefäßwand, so wird umgekehrt die Sympathikusaktivität gehemmt. In den Herzvorhöfen und herznahen großen Venen befinden sich **Dehnungssensoren,** die auf vergleichbare Weise reagieren.

Ein Beispiel ist der Lagewechsel vom Liegen zum Stehen (→ Abb. 15.16). Beim Übergang vom Liegen zum Stehen versackt ein Teil des Blutes im venösen System, wodurch weniger Blut zum Herzen zurückfließt. Dadurch sinken Herzschlag- und Herzzeitvolumen. Um dennoch einen ausreichenden Blutdruck aufrechtzuerhalten, werden reflektorisch der totale periphere Widerstand erhöht und das Herz zu einer erhöhten Schlagfrequenz stimuliert. Dabei nimmt der diastolische Blutdruck zu und der systolische leicht ab, sodass die Blutdruckamplitude sinkt.

Für die langfristige Blutdruckregulation spielen die Pressosensoren keine Rolle, da sie sich binnen weniger Tage an ein verändertes Blutdruckniveau anpassen.

Diese Kreislaufreflexe sind beim älteren Menschen durch die geringere Gefäßelastizität verlangsamt. Reaktionen des vegetativen Nervensystems sind verzögert und schwanken mehr als beim jüngeren. Dies erklärt den häufigen Blutdruckabfall älterer Menschen beim Aufrichten oder längerem Stehen, die *orthostatische Dysregulation.*

Mittelfristige Blutdruckregulation

Bei den Mechanismen der **mittelfristigen Blutdruckregulation** ist insbesondere das *Renin-Angiotensin-Aldosteron-System* zu nennen (→ 18.3.1). Sinkt die Nierendurchblutung, etwa durch einen generalisierten Blutdruckabfall, aber auch lokal infolge einer Nierenarterienverengung, führt dies zu erhöhter Reninfreisetzung in der Niere und damit letztlich zu einer Konzentrationserhöhung des stark gefäßverengenden *Angiotensins II.*

Langfristige Blutdruckregulation

Die **langfristige Blutdruckregulation** läuft über die Regulation des Blutvolumens (je höher das Blutvolumen, desto höher auch der Blutdruck) und damit über die Niere:

- Bei steigendem arteriellem Mitteldruck nimmt die Flüssigkeitsausscheidung durch die Nieren zu (*Druckdiurese* → 18.2.2), bei sinkendem arteriellem Mitteldruck vermindert sie sich

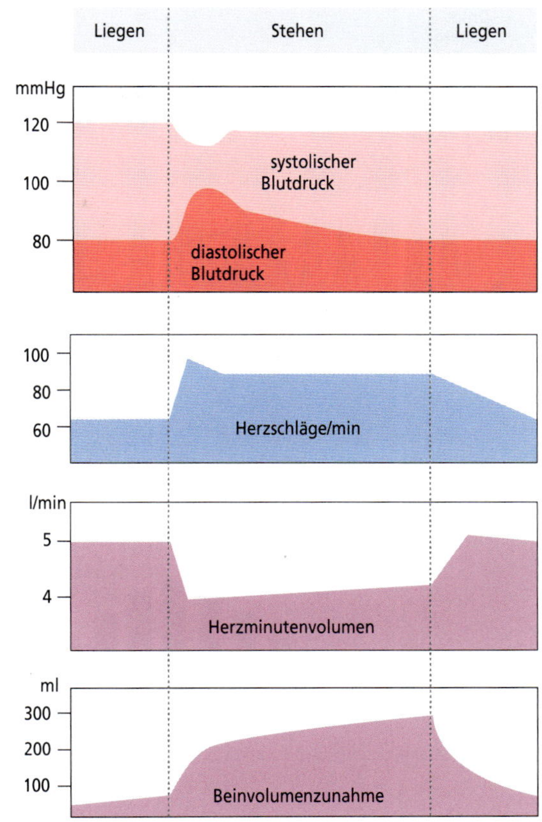

Abb. 15.16 Normale Veränderungen von Blutdruck, Puls, Herzzeit- und Beinvolumen beim aufrecht Stehenden und beim Liegenden.

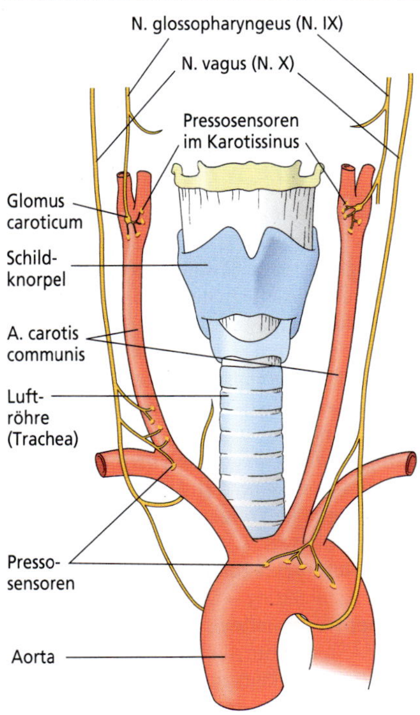

Abb. 15.15 Pressosensoren im Aortenbogen, entlang der A. carotis communis und insbesondere im Bereich ihrer Aufgabelung messen den Blutdruck und übermitteln den Wert durch den N. vagus (X. Hirnnerv) und den N. glossopharyngeus (IX. Hirnnerv) an das vasomotorische Zentrum im Gehirn. Das Glomus caroticum dient als Chemosensor für die Atemregulation.

- Eine Volumenzunahme in den Gefäßen führt über die erwähnten Dehnungssensoren zu einer verminderten *ADH-Sekretion* im Hypothalamus (→ 11.2.1, → 18.6) und damit zu einer Steigerung der Flüssigkeitsausscheidung (und umgekehrt). Dieser Mechanismus heißt **Gauer-Henry-Reflex**
- Bei einem Blutdruckabfall wird, wie oben erwähnt, auch das *Renin-Angiotensin-Aldosteron-System* aktiviert. Dadurch wird mehr Aldosteron gebildet, wodurch die Natrium- und Flüssigkeitsreabsorption in der Niere steigt und die Flüssigkeitsausscheidung sinkt. Bei Blutdruckanstieg sinken Aldosteronproduktion und Blutvolumen
- Durch Erhöhung des Blutvolumens werden in den Herzhöhlen die *natriuretischen Peptide* (→ 14.6.2) freigesetzt, die an der Niere die Flüssigkeitsausscheidung steigern. Bei vermindertem Blutvolumen laufen die entgegengesetzten Vorgänge ab.

Blutdruckmessung

Bei der am meisten verbreiteten *indirekten Blutdruckmessung nach Riva-Rocci* (daher kurz **RR** für den Blutdruck) setzt der Untersucher sein Stethoskop in die Ellenbeuge – etwa dort, wo die A. brachialis verläuft – und pumpt eine wenig darüber angebrachte Blutdruckmanschette auf, bis im Stethoskop keine Pulsgeräusche mehr zu hören sind oder der Puls an der A. radialis nicht mehr zu fühlen ist (→ Abb. 15.17). Dann wird der Druck abgelassen. Distal der Blutdruckmanschette sind nach kurzer Zeit pulssynchrone Strömungsgeräusche zu hören, die **Korotkow-Töne.** Der erste dieser Töne zeigt den *systolischen Blutdruck* an. Bei weiter nachlassendem Druck

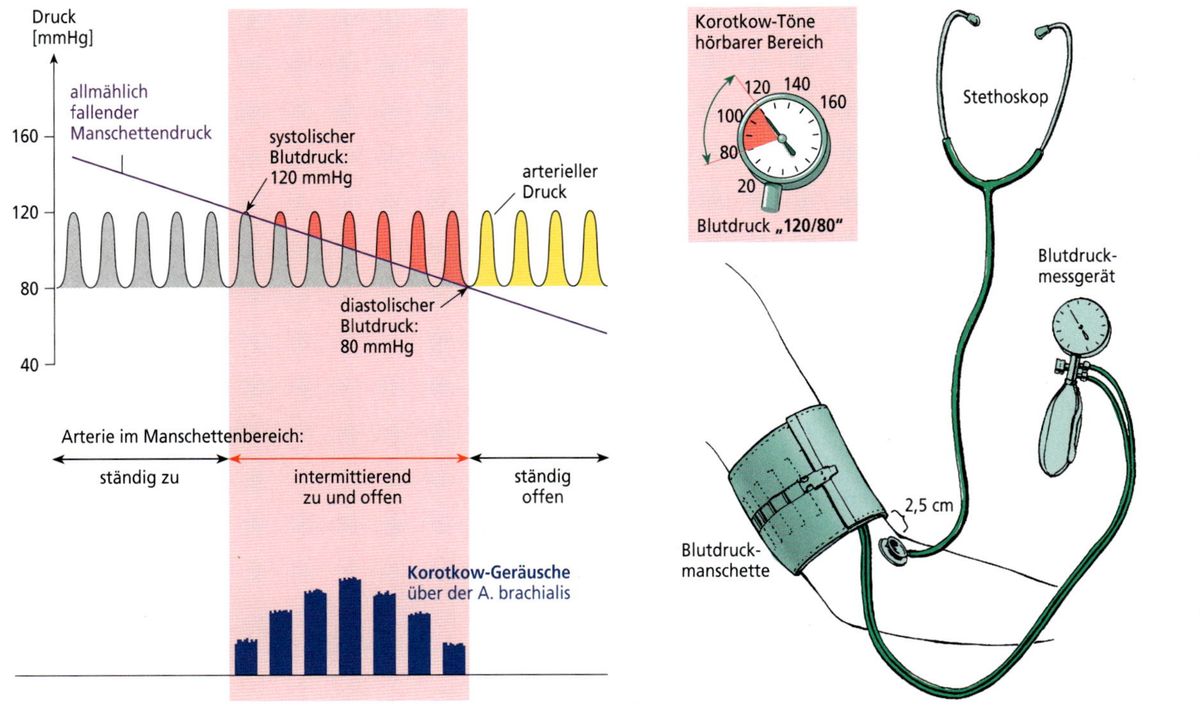

Abb. 15.17 Blutdruckmessung nach Riva-Rocci.

werden die Töne auf einmal deutlich leiser – diese Schwelle gibt den *diastolischen Blutdruck* an. Dieses Verfahren heißt auch *auskultatorische Blutdruckmessung.* Automatische Blutdruckmessgeräte messen die pulssynchronen Druckschwankungen der Manschette *(oszillatorische Blutdruckmessung).*

Der Blutdruck wird in der Einheit *Millimeter Quecksilbersäule* **(mmHg)** angegeben, die neue Maßeinheit *Pascal* hat sich bisher nicht durchgesetzt (Umrechnung: 10 mmHg ≙ 1,33 kPa; 1 kPa ≙ 7,5 mmHg). Ein Wert von *140/80* mmHg beispielsweise gibt einen systolischen Druck von 140 mmHg und einen diastolischen von 80 mmHg an.

PFLEGE

Um vergleichbare Werte zu erhalten, sollte die **Blutdruckmessung** stets in körperlicher Ruhe (auch nicht sprechen), mit entspanntem Messarm und Manschette auf Herzhöhe erfolgen. Außerdem ist auf eine zum Armumfang passende Manschettenbreite zu achten (→ Tab. 15.1): Bei Kindern werden schmalere, bei Adipösen breitere Manschetten als die Standard-Manschette genommen. Zu schmale Manschetten führen zu falsch hohen Werten, zu breite zu falsch niedrigen.

Altersabhängige Normwerte des Blutdrucks

Der optimale Ruheblutdruck liegt bei Erwachsenen unter 120/80 mmHg, obere Grenze des Normbereichs sind 140/90 mmHg.

Bei Kindern ist der Blutdruck altersabhängig niedriger (→ Tab. 15.1). Im Alter tendiert der Blutdruck infolge der Gefäßveränderungen systolisch wie diastolisch zu höheren Werten. Als normaler Blutdruck gilt auch hier bis 140/90 mmHg, etwas höhere systolische Werte können je nach individueller Situation toleriert werden. Inwieweit der Blutdruckanstieg mit dem Alter physiologisch oder „zivilisationsbedingt" ist, ist nach wie vor strittig.

Psychische Einflüsse können den (systolischen) Blutdruck bei der Untersuchung um bis zu 40 mmHg ansteigen lassen *(Weißkittel-Hochdruck).*

SPICKZETTEL

Blutdruckregulation: Anpassung des Blutdrucks an die aktuellen körperlichen Bedürfnisse (z. B. Belastung) bei gleichzeitiger Verhinderung zu starker Abweichungen nach oben oder unten mit entsprechender Schädigung des Organismus.

- **Kurzfristige Blutdruckregulation** über **Pressosensorenreflex** *(Barorezeptorenreflex).* Blutdruckmessung durch Pressosensoren z. B. im Bereich von Aortenbogen, Halsarterien und Dehnungssensoren in Vorhöfen → bei Blutdruckanstieg Sympathikushemmung
- **Mittelfristige Blutdruckregulation** über **Renin-Angiotensin-Aldosteron-System** *(RAAS).* Anstieg der Nierendurchblutung → verminderte Reninfreisetzung → niedrigere Konzentration von *Angiotensins II*
- **Langfristige Blutdruckregulation** über Blutvolumenregulation. Blutdrucksteigerung → Druckdiurese, erhöhte ADH-Sekretion **(Gauer-Henry-Reflex),** sinkende Aldosteronproduktion (über RAAS), erhöhte Ausschüttung natriuretischer Peptide → erhöhte Flüssigkeitsausscheidung.

Bei Blutdruckabfall jeweils umgekehrte Reaktionen.

Normwerte des Blutdrucks: Kleinkinder ca. 90/50 mmHg, Grundschulkinder ca. 100/60 mmHg, Jugendliche ca. 110/70 mmHg, Erwachsene ca. 120/80 mmHg.

Tab. 15.1: Richtwerte für den normalen Blutdruck und die korrekte Manschettenbreite in den verschiedenen Lebensphasen. Meist befinden sich außerdem Herstellerhinweise auf der Manschette.

Altersgruppe	Typische Manschettenbreite	Normaler Blutdruck
Neugeborenes	4 cm	60/35 mmHg
Säugling	5 cm	85/40 mmHg
Kleinkind	6 cm	90/50 mmHg
Kindergartenkind	7 cm	95/55 mmHg
Grundschulkind	9 cm	100/60 mmHg
Jugendlicher	12 cm	110/70 mmHg
Erwachsener	12–13 cm (OAU 24–33 cm) 15–17 cm (OAU 33–41 cm) 18 cm (OAU › 41 cm)	120/80 mmHg
* OAU = Oberarmumfang		

15.3.6 Störungen der Blutdruckregulation

Bluthochdruck (arterielle Hypertonie)

Fast ⅓ aller Erwachsenen in Deutschland hat eine bekannte **arterielle Hypertonie,** d. h. einen Blutdruck über 140/90 mmHg. Hinzu kommt die Dunkelziffer, denn immer noch wissen wohl an die 20 % der Betroffenen nicht von ihrer Erkrankung.

Beschwerden fehlen typischerweise lange oder sind gering und uncharakteristisch. Nur die *hypertensive Krise* mit Werten über 220/120 mmHg zeigt sich vor allem durch Kopfschmerzen, Sehstörungen, Schwindel und Übelkeit.

Doch Bluthochdruck ist eine Zeitbombe: Der Bluthochdruck gehört zu den Hauptrisikofaktoren für eine Arteriosklerose (→ 15.1.2) und damit für Schlaganfall und Herzinfarkt.

Bei Erwachsenen ist meist keine einzelne Ursache für den Bluthochdruck feststellbar. Bei dieser **primären** *(essenziellen)* **Hypertonie** ist von einer multifaktoriellen Entstehung auszugehen, d. h. dem Zusammenspiel innerer und äußerer Faktoren. Betroffene sollen ihren Lebensstil ändern (Übergewicht abbauen, Rauchen einstellen, regelmäßig Ausdauersport betreiben, Blutfettstoffwechselstörungen behandeln lassen), die Mehrzahl muss zudem – meist lebenslang – blutdrucksenkende Medikamente einnehmen.

Nur bei ca. 15 % der Erwachsenen mit Hypertonie (aber viel häufiger bei Kindern) ist eine Ursache feststellbar (beispielsweise eine Überproduktion von Aldosteron oder eine Nierenerkrankung), die evtl. beseitigt werden kann.

PRÄVENTION

Für die **Prognose bei Bluthochdruck** entscheidend sind die dauerhafte Senkung des Blutdrucks auf Normwerte und die Behandlung weiterer kardiovaskulärer Risikofaktoren:

- Die Pflegenden leiten Patienten und Patientinnen zur Selbstmessung des Blutdrucks an (→ 15.3.5), außerdem sollte in regelmäßigen Abständen mit dem Messgerät der Arztpraxis gegengemessen werden. Die Selbstmessung und die damit einhergehende Selbstverantwortung haben sich als ganz wesentlich erwiesen
- Sie motivieren Betroffene immer wieder zur Umstellung ihrer Lebensweise, auch wenn zunächst nur kleine Schritte gelingen
- Sie ermuntern zur Offenheit gegenüber dem Arzt bzw. der Ärztin, z. B. Medikamentennebenwirkungen anzusprechen.

Niedriger Blutdruck (Hypotonie)

Von weit geringerer medizinischer Bedeutung ist der **niedrige Blutdruck** *(arterielle Hypotonie).* Die meisten Menschen mit anlagebedingt niedrigem Blutdruck haben keine Beschwerden und Schäden an Gefäßen oder Organen sind nicht zu befürchten.

Nur selten hat der niedrige Blutdruck eine krankhafte Ursache wie beispielsweise eine Aortenklappenstenose (→ 14.2.2).

15.3.7 Schock

Ein Versagen der Kreislaufregulation mit gefährlicher Durchblutungsverminderung lebenswichtiger Organe bis zum Organversagen nennt man **Schock.**

Leitbefund ist der gefährlich niedrige systolische Blutdruck unter ca. 90 mmHg, evtl. ist der Blutdruck gar nicht mehr messbar. Die Zellen können nicht mehr ausreichend mit Nährstoffen versorgt und ebenso wenig die schädlichen Stoffwechselendprodukte abtransportiert werden.

Schockursachen

Verschiedenste Ereignisse können zum Schock führen:

- Beim **Volumenmangelschock** kommt es z. B. durch Blutverluste zu einer Verminderung des venösen Rückstroms. In der Folge steht im großen Kreislauf nicht mehr genug Blut zur Verfügung
- Beim **kardiogenen Schock** versagt das Herz als lebenswichtige Pumpe. Ursache ist häufig ein akuter Herzinfarkt
- Allergische Reaktionen auf Medikamente oder Insektenstiche können einen **anaphylaktischen Schock** zur Folge haben (→ 13.9). Große Mengen von *Histamin* und anderen gefäßaktiven Substanzen verursachen eine starke *generalisierte* (alle Gefäße betreffende) Vasodilatation, die zum Blutdruckabfall führt
- Beim **septischen Schock** bewirken Gifte von im Blut zirkulierenden Mikroorganismen im Rahmen einer Sepsis (Blutvergiftung) eine starke Vasodilatation.

Kompensationsmechanismen des Körpers

Um den Blutdruck zu steigern und die Durchblutung vor allem des Gehirns zu sichern, schüttet der Körper im Schock hohe Dosen des Stresshormons Adrenalin sowie Aldosteron und ADH (→ 11.2.1) aus. Hierdurch werden die Durchblutung peripherer Gefäßgebiete wie Haut und Muskulatur sowie die Blutversorgung des Magen-Darm-Trakts zugunsten der Hirn- und Herzdurchblutung eingeschränkt. Dieser Vorgang heißt **Kreislaufzentralisation** und ist der wesentliche Kompensationsmechanismus des Körpers.

Erste Hilfe beim Schock

PFLEGE

Patienten bzw. Patientinnen im Schock mit erhaltenem Bewusstsein (außer solche mit kardiogenem Schock, Knochenbrüchen von Becken oder Beinen, Schädel- oder Wirbelsäulenverletzungen) werden in der **Schocklage** gelagert: flache Rückenlagerung mit Anheben der Beine schräg nach oben. Hierdurch fließt das in den Beinvenen gespeicherte Blut in den Körperkreislauf und hilft, den Blutdruck aufrechtzuerhalten. Bewusstlose werden in die stabile Seitenlagerung gebracht, wobei die Beine, wenn möglich, ebenfalls höher gelagert werden sollten.

Bei einem Schock sollte immer so bald wie möglich ein venöser Zugang zur parenteralen Gabe von Infusionen und Medikamenten gelegt werden.

15.4 Temperaturregulation

Der Mensch hält seine Körpertemperatur trotz Schwankungen der Außentemperatur bei etwa 37 °C konstant. Er ist damit wie alle anderen Säugetiere und Warmblüter ein **homöothermes** *(gleichwarmes)* **Lebewesen.** Dadurch kann der Mensch trotz unterschiedlicher Umgebungstemperaturen hoch aktiv sein.

Die gleich bleibende Körpertemperatur erfordert allerdings eine effiziente **Temperaturregulation,** da bei Temperaturen:

- Unter 35 °C viele lebenswichtige Enzymreaktionen kaum noch funktionieren
- Über 41,5 °C die Enzymproteine zerstört werden.

An dieser Temperaturregulation ist das Gefäßsystem wesentlich mitbeteiligt.

15.4.1 Normale Körpertemperatur

Kerntemperatur

Die inneren Organe im **Körperkern** brauchen eine gleichmäßige Temperatur für ihre Stoffwechselleistung. Dazu zählen beispielsweise Leber, Milz, Nieren, Herz, Rückenmark und Gehirn. Diese **(Körper-)Kerntemperatur** beträgt beim Gesunden ca. 37 °C und schwankt im Tagesverlauf nur um etwa ± 0,5 °C. Das Minimum erreicht der Körper dabei morgens gegen drei Uhr, das Maximum am frühen Abend gegen 18 Uhr.

Am konstantesten ist dabei die Temperatur nach dem Aufwachen (vor dem Aufstehen) am Morgen: Diese **Basaltemperatur** dient als besonders zuverlässiger Vergleichswert. Bei Frauen unterliegt die Basaltemperatur den Einflüssen des Monatszyklus (→ Abb. 19.12): Sie nimmt nach dem Eisprung um ca. 0,3–0,5 °C zu.

Schalentemperatur

Den Körperkern umgibt die **Körperschale.** Hierzu zählen vor allem die Haut und die Extremitäten, die deutlich stärker an den Schwankungen der Umgebungstemperatur teilnehmen: Bei einer Raumtemperatur von 20 °C und einer Körperkerntemperatur von 37 °C liegt die **(Körper-)Schalentemperatur** im Durchschnitt bei nur 28 °C (→ Abb. 15.18). An heißen Tagen oder beim Schwitzen können Füße und Hände sich aber auch über die Körperkerntemperatur hinaus erwärmen.

Auch die Hoden sind kälter als der Körperkern. Sind sie wärmer, wie es beispielsweise bei Hoden der Fall ist, die im Leistenkanal bleiben (→ 19.1.2), so droht Unfruchtbarkeit.

Messung der Körpertemperatur

Die Körpertemperatur wird üblicherweise im Mund unter der Zunge, im äußeren Gehörgang, im After oder in der Achselhöhle gemessen.

Die Temperatur liegt dabei in der Achselhöhle meist um etwa 0,5 °C niedriger als an den anderen Messpunkten, die die Temperatur des Körperkerns wesentlich genauer wiedergeben. Da außerdem bei der Messung in der Achselhöhle eine Reihe weiterer Fehler auftreten können, beispielsweise durch eine ungenaue Platzierung des Thermometers oder die erforderliche längere Messzeit, werden in der Regel die orale, die rektale oder die Messung im Ohr bevorzugt.

15.4.2 Wärmeproduktion und -transport

Wärmeproduktion und Wärmeaufnahme

Körperwärme wird vor allem produziert durch den Stoffwechsel innerer Organe sowie durch willkürliche oder unwillkürliche

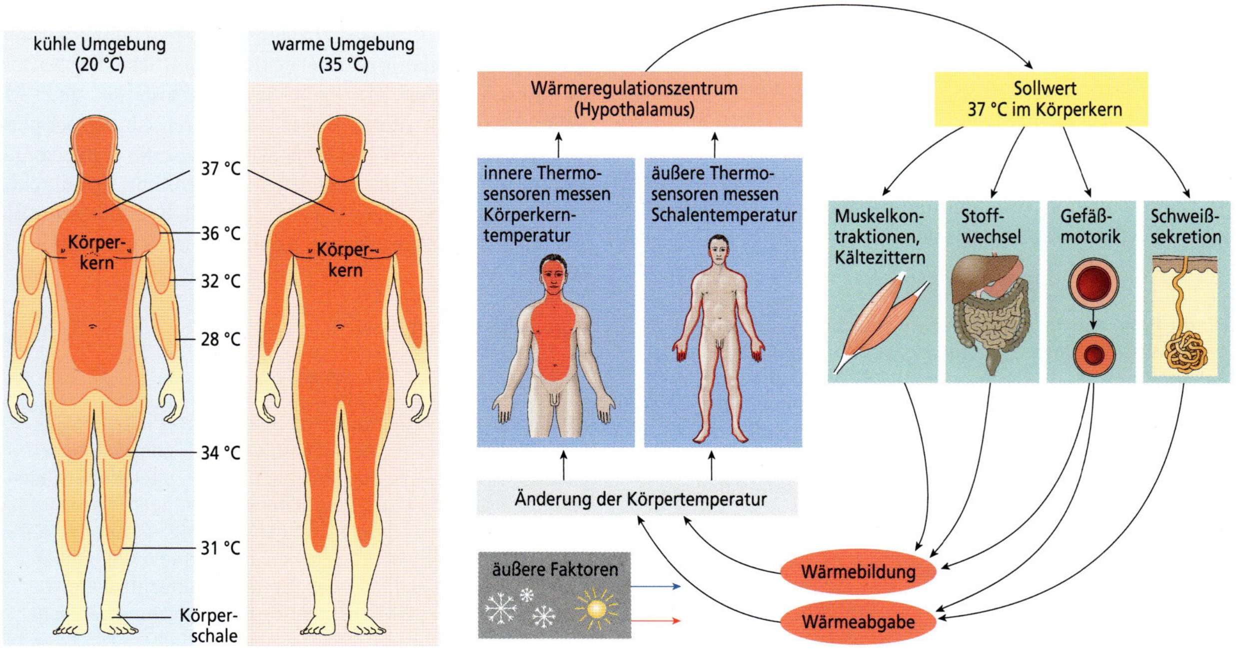

Abb. 15.18 Links Kern- und Schalentemperatur des Menschen je nach Umgebungstemperatur. Rechts Regelkreislauf der Körpertemperatur.

Muskelarbeit (körperliche Anstrengungen bzw. Kältezittern). In Ruhe steht dabei die Wärmeproduktion durch die inneren Organe im Vordergrund, bei körperlicher Anstrengung die der Muskulatur. Wärmeproduktion im braunen Fettgewebe (→ 5.3.5) spielt nur bei (jüngeren) Säuglingen eine Rolle.

Der Körper produziert Wärme aber nicht nur selbst, sondern nimmt sie bei hoher Umgebungstemperatur oder warmen Strahlern (z. B. einem Heizstrahler) in der Umgebung zusätzlich auch von außen auf.

Wärmetransport und -abgabe

Die produzierte Wärme wird vom Körperkern zur Körperschale transportiert und an die Umgebung abgegeben. Mechanismen für den Wärmetransport sind:

- Die **Konvektion** (*Wärmeströmung,* Wärmetransport durch ein bewegtes Medium), beispielsweise der Wärmeabtransport durch den Blutstrom oder die bewegte Luft an der Hautoberfläche. Die Konvektion mithilfe des Blutflusses ist der Hauptmechanismus beim Wärmetransport innerhalb des Körpers
- Die **Konduktion** (*Wärmeleitung,* Wärmetransport durch ruhende Stoffe). Die verschiedenen Körpergewebe tauschen auf diese Weise Wärme aus, oberflächennahe Muskulatur kann so Wärme an die Umgebung abgeben
- Die **Wärmestrahlung** (elektromagnetische Strahlung). Ähnlich wie ein Heizungsradiator gibt auch der Körper Wärme als Wärmestrahlung ab
- Die **Wärmeabgabe durch Verdunstung.** Über die Verdunstung von Schweiß kann der Körper eine beträchtliche Wärmemenge abgeben.

15.4.3 Regelkreis der Temperaturregulation

Temperaturempfindliche Messfühler, die **Thermosensoren,** messen ununterbrochen die Temperatur im Körperkern (z. B. ZNS) und in der Körperschale (Haut). Es lassen sich dabei zwei Arten von Sensoren für „warm" und „kalt" unterscheiden. Ihre Werte melden die Thermosensoren über die Nervenbahnen an das **thermoregulatorische Zentrum** im Hypothalamus. Stimmt der Istwert nicht mit dem Sollwert überein, so erfolgt über Muskulatur, Hautdurchblutung, Schweißbildung und Verhalten als Stellglieder eine Änderung der Wärmeabgabe und/oder Wärmeproduktion und dadurch eine weitestmögliche Annäherung an den Sollwert (→ Abb. 15.18).

Der Bereich der Umgebungstemperatur, in dem der Körper allein durch Änderung der Hautdurchblutung eine ausgeglichene Wärmebilanz aufrechterhalten kann, heißt **thermische Neutralzone.** Sie liegt beim Erwachsenen bei ca. 25–30 °C. Die **Indifferenztemperatur,** also die „Behaglichkeitstemperatur" für den unbekleideten ruhenden Erwachsenen, liegt bei einer Lufttemperatur von 27–31 °C (kein Wind, mittlere Luftfeuchtigkeit).

Temperaturregulation bei Kindern und alten Menschen

Die Temperaturregulation Neugeborener ist schon ausgereift, zusätzlich können sie in ihrem braunen Fettgewebe zitterfrei Wärme bilden. Neugeborene haben aber im Vergleich zu älteren Kindern und Erwachsenen eine größere Oberfläche (→ Abb. 15.19) und nur wenig Unterhautfettgewebe, sodass sie mehr Wärme verlieren. Dadurch kühlen Neugeborene viel schneller aus, ihre thermische Neutralzone liegt bei 32–34 °C.

Auch beim älteren Menschen ist das Wärmebedürfnis höher (geringere Stoffwechselaktivität, weniger Unterhautfettgewebe), zudem lässt die Fähigkeit zur Regulation der Körpertemperatur nach: Einerseits ist bei Kältereizen die Temperaturempfindung herabgesetzt, die Gefäßengstellung zum Schutz vor Wärmeverlust sowie die Stoffwechselsteigerung zur Wärmebildung funktionierten nicht mehr so gut. Andererseits lässt auch die Fähigkeit zum Schwitzen nach, der Kreislauf des älteren Menschen wird durch Hitze mehr belastet als der des jüngeren, und der Flüssigkeitshaushalt ist labiler.

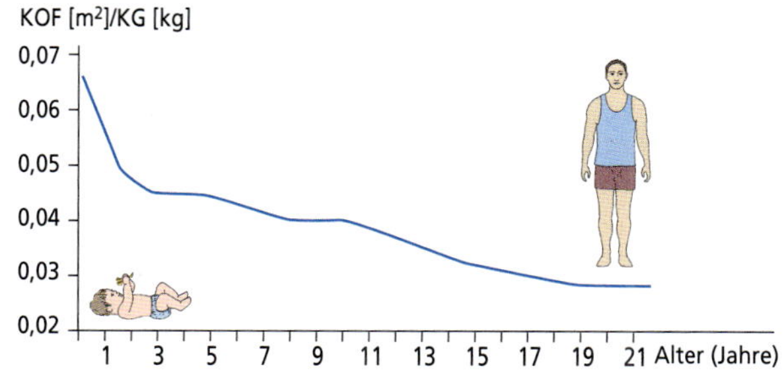

Abb. 15.19 Körperoberfläche bezogen auf das Körpergewicht. Insbesondere Säuglinge und Kleinkinder haben eine relativ größere Körperoberfläche als ältere Kinder und Erwachsene und kühlen deshalb leichter aus.

PFLEGE

Neugeborene und alte Menschen sind sowohl durch Unterkühlung als auch durch Hitze viel mehr gefährdet als Erwachsene. Bei ihnen muss also weit mehr auf eine angemessene Raumtemperatur und Kleidung geachtet werden als bei Jugendlichen oder Erwachsenen im mittleren Lebensalter. Bei Hitze ist es außerdem wichtig, auf eine angemessene Trinkmenge zu achten.

SPICKZETTEL

(Körper-)Kerntemperatur: Konstante Temperatur von 37 °C ± 0,5 °C im Körperinneren. Voraussetzung für optimale Organfunktionen.
(Körper-)Schalentemperatur: Stärker schwankende Temperatur an Haut und Extremitäten.
Regelkreis der Körpertemperatur: Thermosensoren in Körperkern/-schale → Istwert an Wärmeregulationszentrum (Hypothalamus) → Vergleich mit Sollwert → bei Abweichung Veränderung der Wärmebildung durch Muskelkontraktionen/Zittern, Stoffwechsel; Veränderung der Wärmeabgabe durch Hautdurchblutung, Schweißbildung.

15.4.4 Anpassung an Wärme und Kälte

Vorgänge bei kurzzeitiger Kälte

Bei niedrigen Temperaturen drosselt der Körper die Wärmeabgabe über die Haut durch Gefäßengstellung. Außerdem wird die Wärmeproduktion durch willkürliche und unwillkürliche Muskelarbeit gesteigert – Beispiele sind das „Auf-der-Stelle-Treten" und Kältezittern frierender Menschen an der Bushaltestelle.

Vorgänge bei kurzzeitiger Wärme

Bei einer kurzzeitigen Wärmebelastung wird die Wärmeabgabe erhöht: Durch Gefäßweitstellung (Vasodilatation) steigt die Hautdurchblutung und als Folge die Wärmeabgabe an die Umgebung.

Die gerötete Haut bei körperlicher (oder psychischer) Anstrengung ist Folge dieses Mechanismus. Zusätzlich wird die Schweißdrüsentätigkeit erheblich gesteigert.

Akklimatisierung

Bei der Wochen bis Jahre dauernden Anpassung an länger dauernde Wärme oder Kälte spricht man von **thermischer Akklimatisierung** oder *Adaptation:*

- Bei der Wärmeanpassung steigert der Körper die Schweißmenge und senkt gleichzeitig die Salzkonzentration des Schweißes. Dadurch erreicht er eine beschleunigte Verdunstung des Schweißes und vermeidet Salzverluste. Zusätzlich verspürt der bzw. die Betroffene größeren Durst und trinkt regelmäßig mehr
- Die Anpassungsfähigkeit des Menschen an Kälte ist geringer als diejenige an Wärme, ein wärmendes Fell wie viele Tiere besitzt er beispielsweise nicht. Es gibt zwar einige Mechanismen der Kälteanpassung wie etwa eine Steigerung des Energieumsatzes, letztlich bleibt dem Menschen aber nur sinnvolles Verhalten, will er in Kälte überleben.

Unterkühlung

Sinkt die Körperkerntemperatur unter 35 °C, liegt eine *Unterkühlung* oder **Hypothermie** vor. Besonders gefährdet sind bewusstlose, unter Alkoholeinfluss stehende und alte Menschen.

Der bzw. die Betroffene zittert, hat Schmerzen und eine blasse, kalte Haut. Bei ≤ 30 °C verschwindet das Zittern. Der bzw. die Unterkühlte verliert das Bewusstsein, die Reflexe bis hin zum Atemreflex erlöschen. Atemstillstand und Kammerflimmern (→ 14.5.9) sind die Folge.

Hyperthermie und Hitzschlag

Reichen die oben genannten Mechanismen der Wärmeabgabe nicht aus (beispielsweise bei tropischen Außentemperaturen und unzureichender Schweißbildung), staut sich die Wärme im Körper. Eine solche Körpertemperaturerhöhung bei *normalem* Sollwert im ZNS bezeichnet man auch als **Hyperthermie.**

Dies löst bei besonders hohen Temperaturen einen **Hitzschlag** aus. Wegweisende Beschwerden sind starke Kopfschmerzen, Schwindel, schneller Pulsschlag und beschleunigte Atmung sowie trockene, heiße Haut. Unbehandelt drohen Bewusstlosigkeit und schließlich der Tod durch Überwärmung des Körpers.

Davon abgegrenzt wird der viel häufigere und weniger gefährliche **Hitzekollaps:** Hier kommt es bei nur mäßig erhöhter Körpertemperatur und intakter Schweißabgabe (feuchte Haut) durch die Vasodilatation zunächst zur orthostatischen Dysregulation (→ 15.3.5) und schließlich zum Kollaps.

Fieber

Fieber bezeichnet den Anstieg der Körperkerntemperatur über 38 °C infolge *Erhöhung des Temperatursollwerts* im ZNS. Fieber hängt nicht von der Außentemperatur ab und unterschiedet sich somit grundlegend von der Hyperthermie.

Meist liegt der Sollwerterhöhung die Einwirkung von **Pyrogenen** zugrunde. Dies sind fiebererzeugende Stoffe, die von Bakterien, Viren und Pilzen produziert werden (*exogene* = von außen kommende *Pyrogene*) und, sobald sie in die Blutbahn gelangen, die Körpertemperatur ansteigen lassen. Aber auch körpereigene Aktivatoren wie Prostaglandine, die bei Entzündungen freigesetzt werden, können Fieber auslösen (*endogene* = von innen kommende *Pyrogene*). Fieber ist bei Entzündungsreaktionen ein sinnvoller Mechanismus. Die erhöhte Temperatur beschleunigt Entzündungs- und Abwehrvorgänge.

Die Fieberentstehung lässt sich mit den Mechanismen eines Regelkreises veranschaulichen: Die Pyrogene führen zu einer Erhöhung des Sollwerts im thermoregulatorischen Zentrum. Als Folge liegt die Körperkerntemperatur unter dem Sollwert. Der Körper regelt die Temperatur nach, indem er die Hautgefäße verengt und Kältezittern auslöst. Solange das Fieber steigt, friert der bzw. die Kranke daher, obwohl die Körpertemperatur vielleicht schon zu hoch ist.

Wenn keine Pyrogene mehr im Blut zirkulieren, fällt der Sollwert wieder ab, und der Körper versucht, die Wärme wieder loszuwerden. Dabei erweitern sich die Gefäße, Schweiß bricht aus und die Kranken fühlen sich heiß („Gesundschwitzen").

PFLEGE

Bei **Fieber** steigert der Körper die Hautdurchblutung, um die Wärmeabgabe über die Haut zu erhöhen. Dies machen sich die Pflegenden beim Anlegen von **Wadenwickeln** zunutze: Die feuchtkalten Wickel erzeugen Verdunstungskälte und entziehen der sehr gut durchbluteten Haut dadurch viel Wärme. Vor dem Anlegen sollten die Füße warm und gut durchblutet sein und die Temperatur des Wickels darf nur knapp unter der des Patienten bzw. der Patientin liegen. Ansonsten führen die kalten Wickel zu einer Engstellung der Gefäße, und die Wärmeabgabe ist unmöglich. Wadenwickel werden nur mit dünnen Tüchern angelegt und nicht umschlossen. Dies verhindert die Verdunstung und führt eher zum Wärmestau. Gewechselt werden Wadenwickel alle zehn Minuten etwa eine Stunde lang, spätestens jedoch, wenn sich der Wickel warm anfühlt. Anschließend wird die Temperatur kontrolliert (Ziel: Temperatursenkung 1–2 °C/Stunde).
Die Pflegenden berücksichtigen bei Fiebernden auch den erhöhten Flüssigkeitsverlust durch das verstärkte Schwitzen.

WIEDERHOLUNGSFRAGEN

1. Welchen Weg nimmt das Blut von der linken zur rechten Herzkammer? (→15.1.1)
2. Wie ist die Wand eines Blutgefäßes prinzipiell aufgebaut? (→15.1.2)
3. Was versteht man unter der Windkesselfunktion der Arterien? (→15.1.2)
4. Welche Funktion haben die Arteriolen? (→15.1.2)
5. Wodurch wird der Stoffaustausch in den Kapillaren möglich? (→15.1.3)
6. Wie kann es zur Ödembildung kommen? (→15.1.3)
7. Wie verhindern die Venen, dass das Blut in den Beinen „versackt"? (→15.1.4)
8. Nennen Sie die wichtigsten (großen) Arterien des Körperkreislaufs sowie die durch diese versorgten Organe. (→15.2.1)
9. Welches sind geeignete Tastpunkte zur Pulsmessung (mindestens vier)? (→15.2.1)
10. Welche zwei Besonderheiten hat das Pfortadersystem? (→15.2.2)
11. Wovon hängt die Geschwindigkeit des Blutflusses ab? (→15.3.1)
12. Wie kommen systolischer und diastolischer Blutdruck zustande? (→15.3.2)
13. Welche Faktoren bestimmen den Strömungswiderstand? (→15.3.3)
14. Über welche Mechanismen kann die Gefäßweite reguliert werden? (→15.3.3, →15.3.4)
15. Welches sind die wichtigsten Prinzipien der kurz, mittel- und langfristigen Blutdruckregulation? (→15.3.4, →15.3.5)
16. Wie wird der Blutdruck gemessen, was sind typische Blutdruckwerte für ein Kindergartenkind, einen 30-Jährigen und einen älteren Menschen? (→15.3.5)
17. Was geschieht mit dem Blutdruck beim Übergang vom Liegen zum Stehen? (→15.3.5)
18. Welche Gegenregulationsmechanismen setzt der Körper bei einem Schock in Gang? (→15.3.7)
19. Wie erfolgen Wärmeproduktion, Wärmeaufnahme, Wärmetransport und Wärmeabgabe des Körpers? (→15.4.2)
20. Wie wird die Körpertemperatur reguliert? (→15.4.3)

16

ATMUNGSSYSTEM

LERNZIELÜBERSICHT

16.1 Nase

- Die Nase reinigt, erwärmt und befeuchtet die Atemluft. Außerdem dient sie als Riechorgan und Resonanzraum.
- In die Nase münden über Verbindungsgänge die Nasennebenhöhlen.

16.2 Rachen

- Der Rachen reicht vom hinteren Nasenraum bis zum Kehlkopf. Er wird in Naso-, Oro- und Laryngopharynx gegliedert.
- Reichlich lymphatisches Gewebe (der lymphatische Rachenring) dient der Infektabwehr.

16.3 Kehlkopf

- Der Kehlkopf besteht aus mehreren Knorpeln, überzogen von Schleimhaut.
- Durch den Kehldeckel wird die Luftröhre beim Schlucken verschlossen.
- Der Kehlkopf dient außerdem der Stimmerzeugung mithilfe der Stimmbänder.

16.4 Luftröhre

- Die Luftröhre ist ein schleimhautausgekleideter Schlauch, der durch Knorpelspangen offen gehalten wird.

16.5 Bronchien und Bronchiolen

- Die Luftröhre teilt sich in zwei Hauptbronchien und diese in den Lungen in immer kleinere Bronchien und Bronchiolen.

16.6 Alveolen

- Die kleinsten Verzweigungen, die Alveolargänge, gehen in die Alveolen über, in denen der Gasaustausch stattfindet.

16.7 Lungen

- Die linke Lunge besteht aus zwei, die rechte aus drei Lungenlappen, die weiter in Lungensegmente unterteilt werden.
- Verschiedene Abwehrmechanismen fangen Fremdkörper und Krankheitserreger ab.

16.8 Pleura

- Überzogen sind die Lungen vom Lungen-, die Brustwand vom Rippenfell. Zusammen bilden sie die Pleura (Brustfell).
- Die Pleurahöhle dazwischen ist ein flüssigkeitsgefüllter Spalt, der ein Gleiten der sich bewegenden Lungen ermöglicht.

16.9 Atemmechanik

- Haupteinatemmuskel ist das Zwerchfell. Seine Kontraktion zieht die Lungen nach unten – sie erweitern sich und saugen Luft an. Unterstützend wirken die äußeren Zwischenrippenmuskeln.
- Die Ausatmung erfolgt zum größten Teil passiv durch das elastische Zusammenziehen der Lungen beim Entspannen des Zwerchfells.

16.10 Lungen- und Atemvolumina

- Die Lungenfunktion kann durch die Lungen- und Atemvolumina beurteilt werden.
- Der Erwachsene macht in Ruhe pro Minute 15 Atemzüge und atmet dabei ca. 7,5 l Luft ein und aus.

16.11 Gasaustausch

- Der Gasaustausch erfolgt passiv durch Diffusion: Die Alveolen werden von Kapillaren umsponnen, die Sauerstoff aus den Alveolen aufnehmen und Kohlendioxid abgeben.
- Sauerstoff wird im Blut ganz überwiegend an Hämoglobin gebunden transportiert, Kohlendioxid vor allem als Bikarbonat.

16.12 Atmungsregulation

- Die Atemtätigkeit wird durch das Atemzentrum im Gehirn gesteuert.
- Zahlreiche Faktoren (z. B. pO_2, pCO_2 des Blutes) beeinflussen die Atmung.

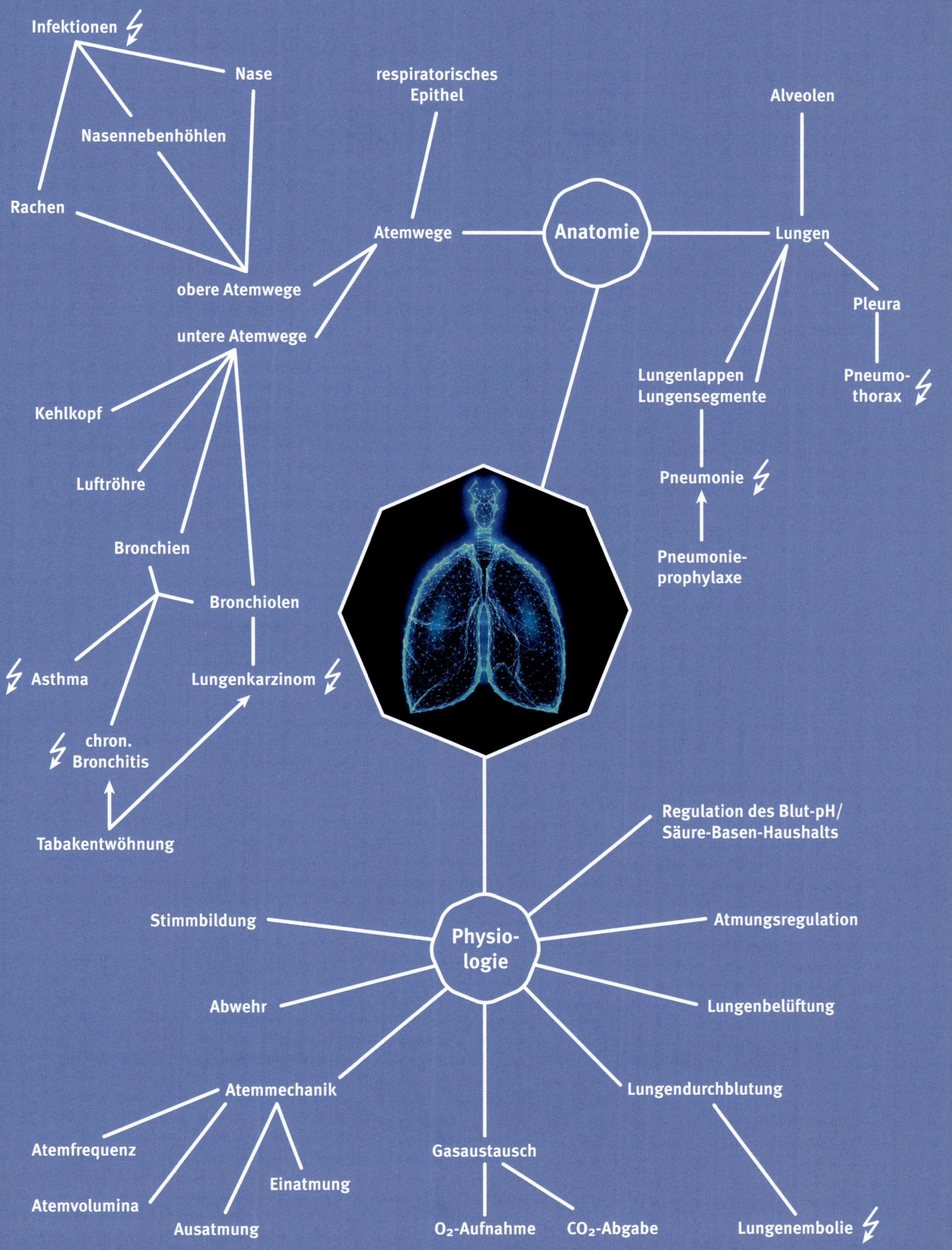
Infektionen
Nase
Nasennebenhöhlen
Rachen
obere Atemwege
untere Atemwege
respiratorisches Epithel
Atemwege
Anatomie
Alveolen
Lungen
Pleura
Pneumothorax
Lungenlappen Lungensegmente
Pneumonie
Pneumonieprophylaxe
Kehlkopf
Luftröhre
Bronchien
Bronchiolen
Asthma
Lungenkarzinom
chron. Bronchitis
Tabakentwöhnung
Regulation des Blut-pH/ Säure-Basen-Haushalts
Stimmbildung
Physiologie
Atmungsregulation
Abwehr
Lungenbelüftung
Atemmechanik
Lungendurchblutung
Atemfrequenz
Atemvolumina
Einatmung
Ausatmung
Gasaustausch
O₂-Aufnahme
CO₂-Abgabe
Lungenembolie

[J787]

Mithilfe des **Atmungssystems** (*respiratorischen Systems* → Abb. 16.1) tauscht der Körper Gase mit der Umgebung aus. Bei dieser **äußeren Atmung** nehmen die Lungen den lebensnotwendigen Sauerstoff aus der Atemluft auf und geben Kohlendioxid ab.

Die äußere Atmung ist die Voraussetzung für die **innere Atmung** (*Zellatmung*), also die „Verbrennung" von Nährstoffen in den Körperzellen zur Energiegewinnung (→ 2.8.5). Dabei wird Sauerstoff verbraucht.

Die Atemwege werden anatomisch in *obere* und *untere* Atemwege unterteilt (→ Abb. 16.1):

- Die **oberen Atemwege** (*obere Luftwege, oberer Respirationstrakt*) umfassen Nase, Nasennebenhöhlen und Rachen
- Die **unteren Atemwege** (*untere Luftwege, unterer Respirationstrakt*) reichen vom Kehlkopf bis zu den Alveolen.

SPICKZETTEL

Atmungssystem (*respiratorisches System*): Organe für die **äußere Atmung,** d. h. den Gasaustausch mit der Umgebung. Gegliedert in

- **Obere Atemwege** (*obere Luftwege, oberer Respirationstrakt*) mit Nase, Nasennebenhöhlen und Rachen
- **Untere Atemwege** (*untere Luftwege, unterer Respirationstrakt*) aus Kehlkopf, Luftröhre, Bronchialbaum und Alveolen.

16.1 Nase

16.1.1 Aufbau der Nase

Zur sichtbaren **äußeren Nase** gehören die **Nasenlöcher,** die **Nasenflügel,** die **Nasenspitze,** der **Nasenrücken** und die **Nasenwurzel.** Die äußere Form der Nase wird dabei vor allem von mehreren kleinen **Nasenknorpeln** geprägt.

Wesentlich größer ist die **innere Nase** (*Naseninneres*) mit der **Nasenhöhle** (→ Abb. 16.2). Nach unten wird diese vom harten Gaumen, nach oben von der Siebbeinplatte der Schädelbasis begrenzt; die Seitenwände werden von den zur Mitte geneigten Oberkiefern gebildet. So stellt die Nasenhöhle einen annähernd dreieckigen Hohlraum dar, der durch die **Nasenscheidewand** (*Septum nasi*) in eine rechte und linke Hälfte aufgeteilt wird. An den Nasenlöchern verhindern Haare das Eindringen größerer Fremdkörper.

Nach hinten öffnet sich die Nase über die beiden **Choanen** (*hinteren Nasenöffnungen*) in den Rachen.

Die Seitenwände der Nasenhöhle werden durch drei eingerollte Knochenlamellen vergrößert, die **untere, mittlere** und **obere Nasenmuschel.** Darunter liegen entsprechend ein **unterer, mittlerer** und **oberer Nasengang.**

In die Nasenhöhle münden nicht nur die Gänge der Nasennebenhöhlen (→ 16.1.3). In den unteren Nasengang mündet außerdem der

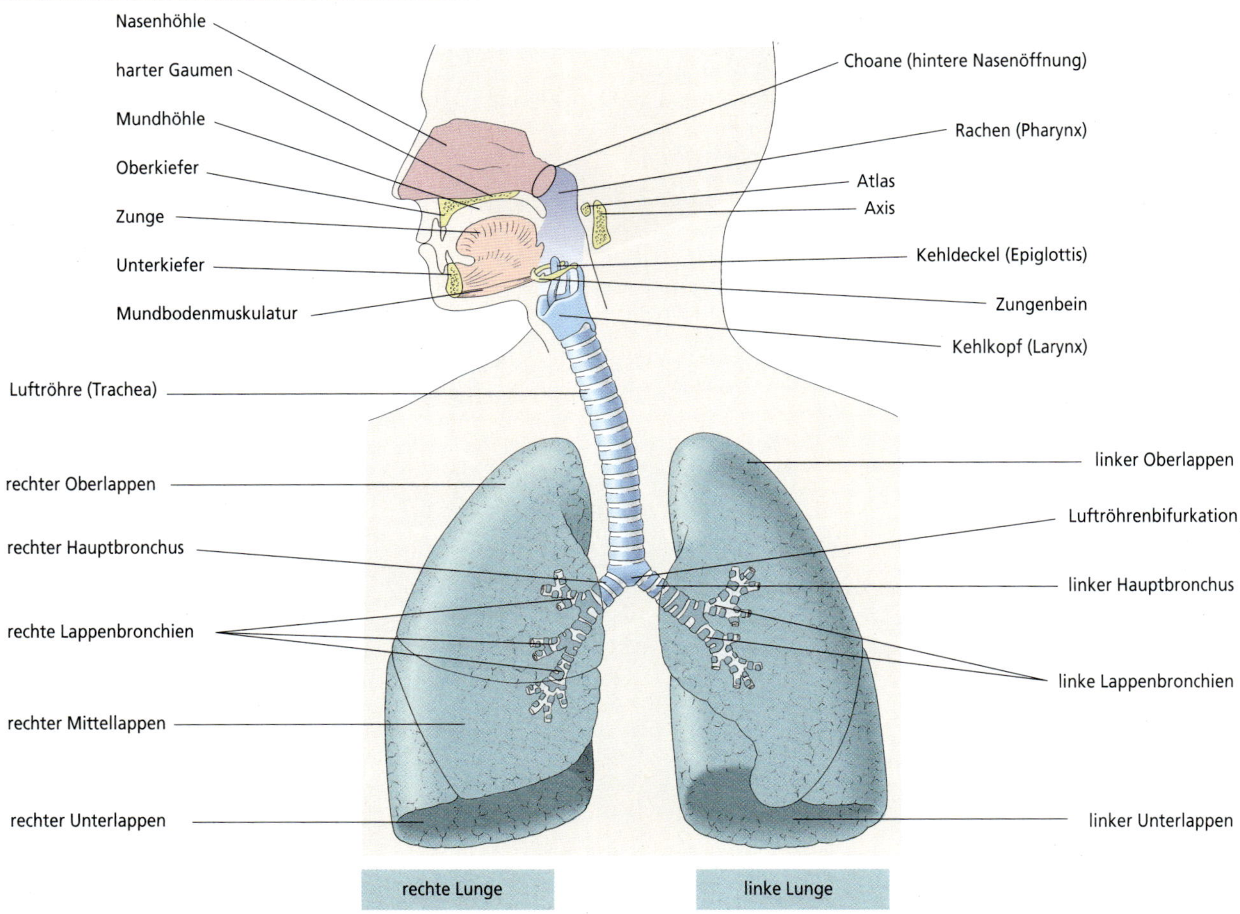

Abb. 16.1 Übersicht über das Atmungssystem.

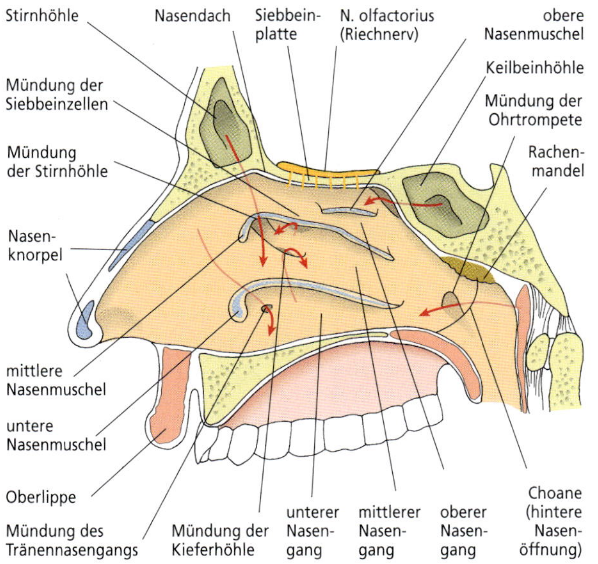

Abb. 16.2 Schnitt durch die Nasenhöhle. In die Nasenhöhle münden die Nasennebenhöhlen und der Tränennasengang.

Tränennasengang, über den die Tränenflüssigkeit aus dem inneren Augenwinkel in die Nasenhöhle abfließt (→ Abb. 10.13, → Abb. 16.2). Deshalb muss man sich beim Weinen die Nase putzen.

PFLEGE VON KINDERN

Säuglinge sind physiologische Nasenatmer. Schon ein banaler **Schnupfen** kann bei ihnen zu Trinkschwierigkeiten und Atemnot führen!

16.1.2 Funktionen der Nase

Die Nasenhöhle hat im Wesentlichen drei Funktionen:

- Erwärmen, Reinigen und Anfeuchten der Atemluft
- Beherbergung des Riechorgans (→ 10.5.1)
- Resonanzraum für die Stimme.

Erwärmen, Reinigen, Anfeuchten der Atemluft

Die Wand der Nasenhöhle ist von Schleimhaut überzogen, deren Oberfläche von **respiratorischem Epithel** gebildet wird: Zwischen den Flimmerepithelzellen eines *mehrreihigen hochprismatischen Flimmerepithels* (→ Abb. 5.1, → Abb. 5.2) sind schleimproduzierende Becherzellen eingelagert. Das Epithel wird daher von einem Schleimfilm überzogen, auf dem Fremdkörper hängen bleiben. Die Flimmerhärchen bewegen sich rhythmisch *zum Rachen hin.* Dort werden die abgefangenen Fremdkörper verschluckt. So *feuchtet* das Epithel die Atemluft an und *reinigt* sie.

Da diese Reinigung auf Schleim *(mucus)* und Flimmerhaaren *(Kinozilien)* beruht, spricht man auch von **mukoziliarer Clearance.**

Das *Vorwärmen* erfolgt durch ein Geflecht feiner Blutgefäße an der Nasenschleimhaut. Je kälter die Einatemluft ist, desto stärker wird die Schleimhaut durchblutet und die Atemluft erwärmt. Durch kleine Verletzungen können Blutgefäße des besonders gefäßreichen **Kiesselbach-Plexus** in der vorderen unteren Nasenscheidewand platzen – **Nasenbluten** *(Epistaxis)* entsteht.

PFLEGE

Über eine Sonde verabreichten Sauerstoff kann die Nase nicht ausreichend vorwärmen und anfeuchten. Folgen sind trockene, geschädigte, infektionsanfällige Atemwegsschleimhäute. Daher wird der Sauerstoff zum Anfeuchten durch einen Behälter mit sterilem Wasser geleitet, das bei Gabe höherer Dosen angewärmt wird.

Riechfunktion

Unter dem von der Siebbeinplatte gebildeten Dach der Nasenhöhle liegt die **Riechschleimhaut** mit den **Riechzellen.** Deren Axonenbündel, die **Riechfäden** oder *Fila olfactoria,* ziehen durch die Siebbeinplatte (→ Abb. 10.4) in die vordere Schädelgrube. Sie bilden in ihrer Gesamtheit den *Riechnerv* (**N. olfactorius** = HN I), der dann weiter ins Gehirn aufsteigt.

Niesreflex

Der **Niesreflex** reinigt v. a. die Nase: Ausgelöst durch verschiedenste Reizungen der Nasenschleimhaut, z. B. durch Fremdkörper, wird tief eingeatmet, kurz die Luft angehalten und dann explosionsartig und mit hoher Geschwindigkeit durch die Nase ausgeatmet. Fremdkörper, aber auch ein Zuviel an Nasensekret, werden so nach außen befördert.

16.1.3 Nasennebenhöhlen

In die Nasenhöhle münden die paarigen **Nasennebenhöhlen:**

- Die **Stirnhöhlen** *(Sinus frontales)*
- Die **Kieferhöhlen** *(Sinus maxillares)*
- Die **Siebbeinzellen** *(Cellulae ethmoidales)*
- Die **Keilbeinhöhlen** *(Sinus sphenoidales).*

Die Nasennebenhöhlen (→ Abb. 16.3) vermindern das Gewicht des knöchernen Schädels und stellen zudem einen Resonanzraum für die Stimme dar.

Stirnhöhle, Kieferhöhle und Siebbeinzellen stehen über kleine Gänge mit dem mittleren Nasengang in Verbindung, der Keilbeinhöhlengang mündet oberhalb der oberen Nasenmuschel.

Die Nebenhöhlen entwickeln sich erst im Laufe der Kindheit (verstärkt nach dem Durchbruch der bleibenden Zähne) und erlangen nach der Pubertät ihre volle Größe.

MEDIZIN

Infekte der Nasenhöhle werden nicht selten in die Nasennebenhöhlen fortgeleitet, wo es zu Schleimhautschwellung und Sekretstau kommen kann (**Nasennebenhöhlenentzündung,** ***Sinusitis***).

SPICKZETTEL

Nase: Das Gesicht mitprägender Beginn der Atemwege. Unterteilt in

- **Äußere Nase** mit **Nasenwurzel, -rücken, -flügeln, -spitze.** Formgebung durch knorpelig-knöchernes Gerüst
- **Innere Nase** *(Naseninneres)* mit der **Nasenhöhle,** geteilt durch die **Nasenscheidewand** *(Septum nasi).* Über die **Nasenlöcher** Verbindung nach außen, über die **Choanen** *(hinteren Nasenöffnungen)* nach hinten zum Rachen. Aufgaben Erwärmen, Befeuchten und Reinigen der Atemluft (respira-

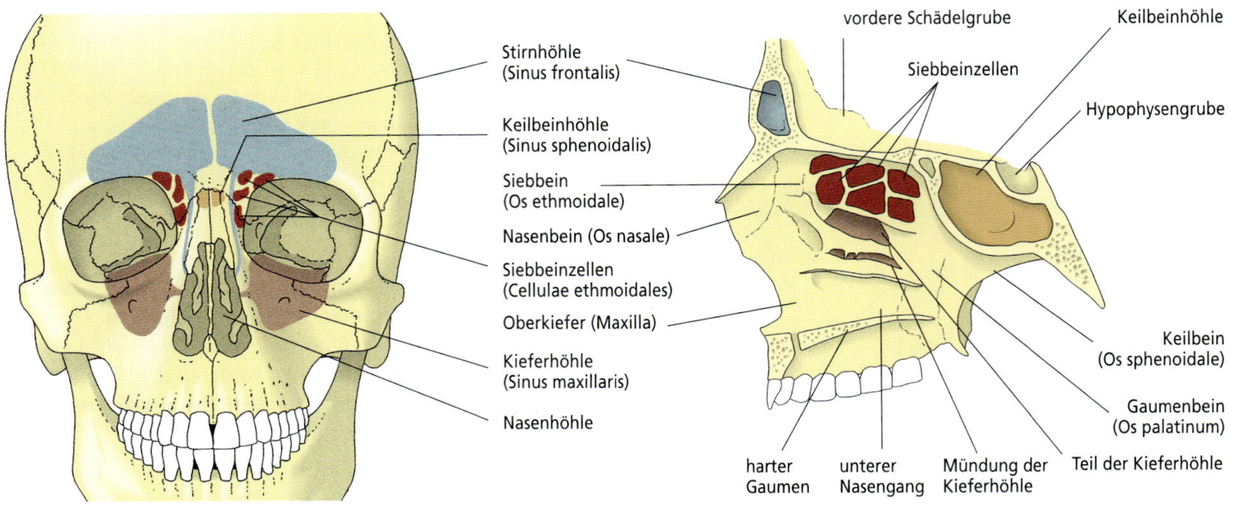

Abb. 16.3 Nasennebenhöhlen, links in der Projektion auf die Schädeloberfläche, rechts im Sagittalschnitt.

torisches Epithel), Riechen (Riechschleimhaut), Resonanzraum für die Stimme.
Nasennebenhöhlen: Luftgefüllte, mit respiratorischem Epithel ausgekleidete Räume um die Nase **(Stirn-, Kiefer-, Keilbeinhöhlen, Siebbeinzellen),** die über kleine Gänge mit der Nasenhöhle verbunden sind.

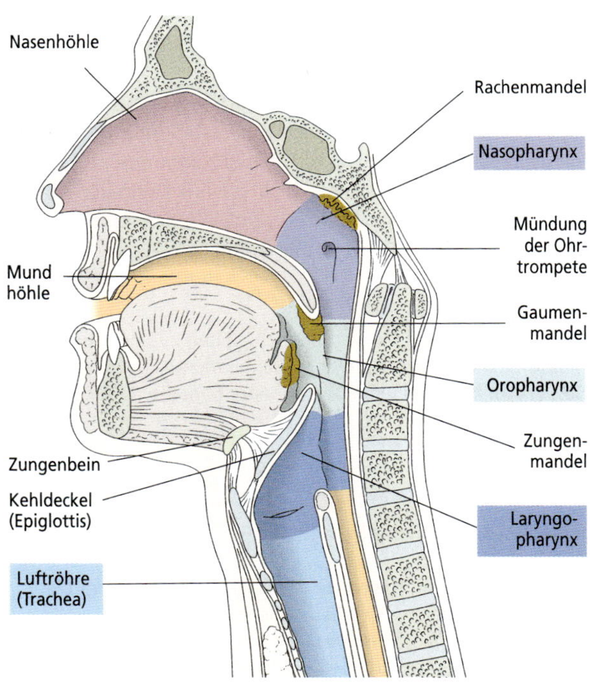

Abb. 16.4 Schnitt durch den Rachen mit seinen drei Etagen Naso-, Oro- und Laryngopharynx.

16.2 Rachen

Der **Rachen** *(Pharynx)* ist ein Muskel-Schleimhaut-Schlauch, der sich von der Schädelbasis bis zur Speiseröhre erstreckt. Er liegt vor der Wirbelsäule und hinter der Nasen- und Mundhöhle (→ Abb. 16.4). Im Rachen kreuzen sich Luft- und Speiseweg und teilen sich am unteren Ende des Rachens wieder auf, und zwar in die:

- Vorne gelegenen unteren Atemwege
- Hinten gelegene, vor der Halswirbelsäule verlaufende Speiseröhre.

Naso-, Oro- und Laryngopharynx

Das obere Drittel des Rachens wird **Nasopharynx** *(Nasenrachen, Epipharynx)* genannt. In ihn münden die Choanen und die Ohrtrompeten, dünne Verbindungsgänge zur Paukenhöhle (→ 10.7.2). Im Nasopharynx liegt auch die **Rachenmandel** *(Tonsilla pharyngea)* als Teil des lymphatischen Rachenrings.

Der **Oropharynx** *(Mundrachen, Mesopharynx)* ist der mittlere Abschnitt des Rachens. Er hat eine weite Öffnung zum Mundraum und dient als gemeinsamer Passageabschnitt für Luft und Nahrung. Im Oropharynx liegen seitlich die beiden **Gaumenmandeln** (*Tonsillae palatinae,* kurz *Mandeln*).

Der untere Rachenabschnitt vom Zungenbein bis zur Speiseröhre bzw. zum Kehlkopf heißt **Laryngopharynx** *(Kehlkopfrachen, Hypopharynx).* Hier findet der eigentliche Schluckakt statt.

Der Nasopharynx wird von respiratorischem Epithel ausgekleidet, Oro- und Laryngopharynx hingegen von „strapazierfähigerem" mehrschichtigem unverhorntem Plattenepithel.

Die (quergestreifte) Rachenmuskulatur besteht aus mehreren quer verlaufenden **Schlundschnürern** sowie längs verlaufenden **Schlundhebern,** deren Namen ihre Funktion widerspiegeln.

Lymphatischer Rachenring

Rachenmandel, Gaumenmandeln, die seitlich von oben auf die Gaumenmandeln zulaufenden **Seitenstränge** und die am Zungengrund gelegenen **Zungenbälge** (in ihrer Gesamtheit als **Zungenmandel** oder *Tonsilla lingualis* bezeichnet) bilden den **lymphatischen Rachenring.** Er dient als Teil des lymphatischen Systems der Immunabwehr (→ 13.8). Keime aus Atemluft und Nahrung werden so frühzeitig abgefangen und eine Abwehrreaktion in Gang gesetzt, um tiefer gelegene Organe zu schützen.

Wie alle lymphatischen Gewebe ist auch der lymphatische Rachenring bei Kindern stark entwickelt. Bei Klein- und Kindergartenkindern sind sehr große, oft entzündete Rachenmandeln nicht selten (**Adenoide** oder sog. *Polypen*). Auch Entzündungen der Gaumenmandeln (**Angina tonsillaris,** *Mandelentzündung*) sind bei Kindern häufiger als bei Erwachsenen.

PFLEGE VON KINDERN

Leitsymptome der sehr häufigen **Adenoide** sind Mundatmung, Schnarchen und Hörstörung (durch Mittelohrbelüftungsstörung).
Um eine Sprachentwicklungsstörung zu vermeiden, achten Pflegende bewusst darauf, denn die Kinder fühlen sich wohl und klagen nicht über das schlechte Hören, sodass die Erkrankung oft lange übersehen wird.

SPICKZETTEL

Rachen *(Pharynx):* Muskel-Schleimhaut-Schlauch von den Choanen bis zu Kehlkopf bzw. Speiseröhre. Von oben nach unten
- **Nasopharynx** *(Epipharynx, Nasenrachen),* mit respiratorischem Epithel
- **Oropharynx** *(Mesopharynx, Mundrachen),* mit mehrschichtigem unverhornten Plattenepithel
- **Laryngopharynx** *(Kehlkopfrachen, Hypopharynx),* mit mehrschichtigem unverhornten Plattenepithel.

Aufgaben Luft- und Speiseweg, durch den **lymphatischen Rachenring** u. a. mit **Rachen-, Gaumenmandeln** Beteiligung an der Immunabwehr.

16.3 Kehlkopf

Der **Kehlkopf** (*Larynx* → Abb. 16.5) hat mehrere Funktionen:
- Zum einen verschließt er bei der Nahrungsaufnahme die unteren Luftwege und schützt sie dadurch vor der Aspiration von Nahrungsbestandteilen
- Zum anderen ist er das Hauptorgan der Stimmbildung
- Er ist außerdem Voraussetzung für das Husten und die Bauchpresse.

16.3.1 Aufbau des Kehlkopfes

Der Kehlkopf ist ein röhrenförmiges Knorpelgerüst, das vom Zungengrund bis zur Luftröhre reicht (→ Abb. 11.8, → 16.3.2):
- Der größte Knorpel ist der **Schildknorpel** *(Cartilago thyroidea),* dessen scharfkantiger Vorsprung den **Adamsapfel** markiert und der dem Kehlkopf seine dreieckige Form gibt
- Auf dem Oberrand des Schildknorpels sitzt der **Kehldeckel** *(Epiglottis, Kehlkopfdeckel).* Er hat zentrale Bedeutung beim Schlucken als Schaltstelle der „Kreuzung“ zwischen Luft- und Speiseweg: Beim Ein- und Ausatmen steht der Kehldeckel gestreckt nach oben – die Atemluft kann aus den Choanen über den Rachen nach unten in den Kehlkopf gelangen. Beim Schlucken aber verschließt sich der Kehlkopf, indem sich der Kehldeckel wie ein schützendes Dach über den Kehlkopfeingang legt (→ 17.2.6). Dadurch gelangt der Speisebrei vom Rachen in die Speiseröhre
- Unterhalb des Schildknorpels liegt der siegelringförmige **Ringknorpel** *(Cartilago cricoidea),* dessen Verdickung (das „Siegel“) nach hinten gerichtet ist
- Schildknorpel und Ringknorpel sind durch Gelenke miteinander verbunden. Das Siegel des Ringknorpels bildet außerdem die Basis für zwei kleine **Stellknorpel** *(Cartilagines arytenoideae),* die für die Stellung und Spannung der *Stimmbänder* verantwortlich sind (→ 16.3.2, → Abb. 16.5).

Die Knorpel sind durch Bänder und Muskeln verbunden (→ Abb. 16.5, → Abb. 16.7).

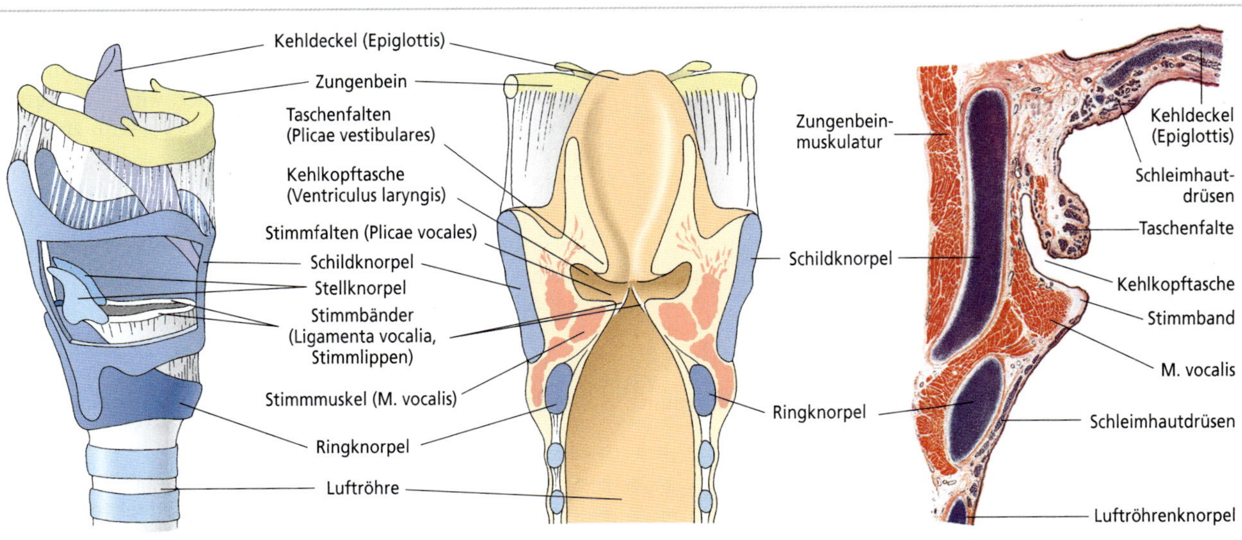

Abb. 16.5 Links Zungenbein und knorpeliges Kehlkopfgerüst (Kehldeckel in Mittelstellung). Mitte Längsschnitt durch den Kehlkopf (Ansicht von hinten). Rechts Längsschnitt im mikroskopischen Bild. Ansicht des Kehlkopfes von vorne → Abb. 16.7, Projektion auf den Hals → Abb. 11.7. [Foto R252]

Das Kehlkopfinnere wird unterteilt in:

- **Kehlkopfvorhof** *(Vestibulum laryngis)* vom Kehlkopfeingang bis zu den Taschenfalten
- **Kehlkopftasche** *(Ventriculus laryngis)* zwischen Taschen- und Stimmfalten
- **Unteren Kehlkopfinnenraum** darunter bis zur Luftröhre.

Der Kehlkopf ist mit Ausnahme des Kehldeckels und der Stimmbänder von respiratorischem Epithel (→16.4) bedeckt. Dadurch wird die Atemluft weiter befeuchtet, von feinsten Fremdteilchen befreit und angewärmt.

16.3.2 Stimmbänder und Stimme

Die Kehlkopfschleimhaut bildet zwei waagerecht übereinander liegende Faltenpaare (→Abb. 16.6):

- Die oben gelegenen **Taschenfalten** *(Plicae vestibulares)* und
- Die unten gelegenen **Stimmfalten** *(Plicae vocales).*

Die freien oberen Ränder der Stimmfalten in der Mitte des Kehlkopfinneren werden als **Stimmbänder** *(Ligamenta vocalia, Stimmlippen)* bezeichnet (→Abb. 16.6). Sie verlaufen von der Innenfläche des Schildknorpels nach hinten zu den beiden Stellknorpeln und werden (ebenso wie der Kehldeckel) wegen der höheren mechanischen Belastung von einem unverhornten Plattenepithel überzogen. An den Stellknorpeln setzen mehrere feine Muskeln an, die die Stimmbänder indirekt über eine Drehung der Stellknorpel bewegen können.

Die Öffnung zwischen den beiden Stimmbändern heißt **Stimmritze;** ihre Weite kann über die Kehlkopfmuskeln verändert werden.

Fast alle die Stimmbänder bewegenden Kehlkopfmuskeln werden vom **N. laryngeus recurrens** innerviert, einem Ast des N. vagus (→Abb. 9.24, →Abb. 11.11).

Stimmbildung

Bei der **Stimmbildung** oder *Phonation* werden die Stimmbänder durch einen Luftstrom in regelmäßige Schwingungen versetzt.

Die **Tonhöhe** hängt von der Schwingungsfrequenz der Stimmbänder und diese wiederum von der Stimmbandspannung ab:

- Soll ein hoher Ton erzeugt werden, so werden die Stimmbänder durch Kontraktion von Kehlkopfmuskeln stärker gespannt (vergleichbar mit dem Höherstimmen einer Gitarrensaite durch Nachspannen)
- Für eine tiefere Stimme werden die Stimmbänder durch entsprechende Bewegungen der Kehlkopfmuskeln entspannt. Weite, langsame Schwingungen erzeugen tiefere Töne.

Die **Lautstärke** dagegen hängt von der Schwingungsamplitude („Ausschlag") der Stimmbänder und damit der Stärke des Luftstroms ab. Die **Fülle der Stimme** wird schließlich durch den Resonanzraum von Rachen, Mund- und Nasenhöhle erzeugt, der auch die **Klangfarbe** bestimmt.

Lautbildung

Für die **Lautbildung** oder *Artikulation* muss der **Resonanzraum** (das *Ansatzrohr*) aus Mund-, Nasen- und Rachenraum seine Form ändern. Dadurch bekommt die Luftsäule unterschiedliche Eigenfrequenzen und charakteristische Resonanzen, und es entstehen die verschiedenen Klangbilder.

So ist bei der Bildung der Konsonanten *(Mitlaute)* das Ansatzrohr stärker verengt als bei den Vokalen *(Selbstlauten).* Die einzelnen Konsonanten werden dagegen vor allem durch unterschiedliche Stellungen von Zahnreihen, Lippen, Zunge und Gaumen gebildet.

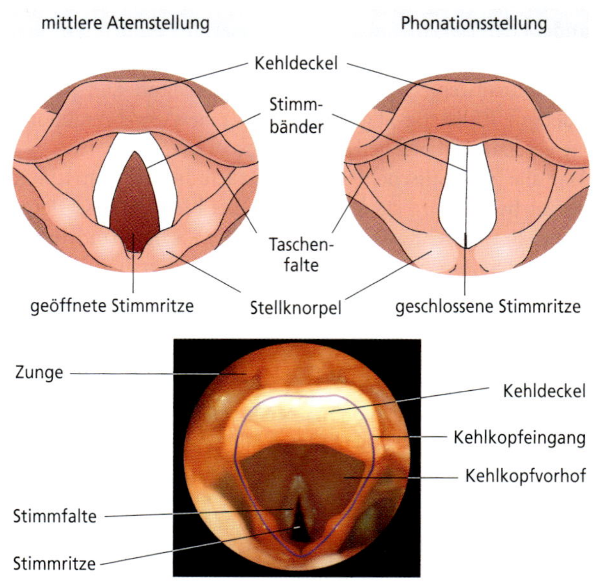

Abb. 16.6 Stimmritze. Oben Schemazeichnung in mittlerer Atemstellung und Phonationsstellung. Unten Blick von oben. [Foto E460]

Stimmbruch

Kinder haben einen kleineren Kehlkopf mit kürzeren Stimmbändern und damit eine höhere Stimme als Erwachsene.

In der Pubertät nehmen Kehlkopf und Stimmbänder an Gewicht und Länge zu – bei Jungen stärker als bei Mädchen. Folge ist der **Stimmbruch,** der Wechsel von der Kinder- zur Erwachsenenstimme. Dabei senkt sich die Stimme bei Jungen um etwa eine Oktave (sechs Ganztöne) und bei Mädchen um 2–3 Ganztöne.

16.3.3 Hustenreflex

Gelangt ein Fremdkörper in den Kehlkopf oder in die tieferen Atemwege, so legen sich die Stimmbänder sofort unter starker Muskelanspannung aneinander. Anschließend kommt es zu einem reflektorisch ausgelösten **Hustenreiz,** wodurch der Fremdkörper mit einem kräftigen Ausatmungsstoß, der die Stimmritze aufsprengt, in den Mund zurückgeschleudert wird. Der **Hustenreflex** ist somit ein Schutzreflex (Fremdreflex →9.10) zur Reinigung der unteren Atemwege.

Wird durch Husten Sekret in die oberen Luftwege befördert, so spricht man von **produktivem Husten;** das Sekret wird oft als *Auswurf* **(Sputum)** ausgespuckt oder verschluckt. Husten ohne nennenswerten Sekrettransport heißt **Reizhusten.**

Aspiration →17.2.6

SPICKZETTEL

Kehlkopf *(Larynx):* Höhenverschiebliches Gerüst aus mehreren Knorpeln im Hals, die durch Bänder und Muskeln verbunden sind.

- Von oben nach unten **Kehldeckel** *(Epiglottis, Kehlkopfdeckel),* **Schildknorpel** *(Cartilago thyroidea),* **Ringknorpel** *(Cartilago cricoidea),* **Stellknorpel** (*Cartilagines arytenoideae,* paarig)

- Im Kehlkopfinneren oben **Taschenfalten** *(Plicae vestibulares)*, darunter **Stimmfalten** *(Plicae vocales)* mit den **Stimmbändern** *(Ligamenta vocalia, Stimmlippen)*
- Ausgekleidet teils von respiratorischem Epithel, teils von mehrschichtigem unverhornten Plattenepithel.

Hauptaufgaben Lenken der Luft in die Luft- und der Nahrung in die Speiseröhre (Schutz vor Aspiration), Stimmbildung.

16.4 Luftröhre

Unterhalb des Ringknorpels beginnt die **Luftröhre** (*Trachea* → Abb. 16.7). Sie ist ein durchschnittlich 11 cm langer, muskulöser Schlauch, der durch 16–20 C-förmige Knorpelspangen offen gehalten wird. Dies verhindert, dass sich die Luftröhre durch den Unterdruck bei der Einatmung verschließt. An ihrer Hinterwand hat die Luftröhre Kontakt zur Speiseröhre.

Elastisches Bindegewebe zwischen den Knorpelspangen macht die Luftröhre auch in Längsrichtung elastisch. Dies ist z. B. beim Schlucken wichtig, bei dem die Luftröhre mit dem nach oben steigenden Kehlkopf in der Länge gedehnt wird. Die knorpelfreie Luftröhrenhinterwand besteht aus glatter Muskulatur **(M. trachealis)** und Bindegewebe.

Die Luftröhre ist wie der übrige Atemtrakt von einer Schleimhaut mit Flimmerepithel und Schleim bildenden Becherzellen (respiratorisches Epithel) überzogen (→ Abb. 16.8). Der Flimmerschlag befördert Fremdkörper zurück zum Rachen.

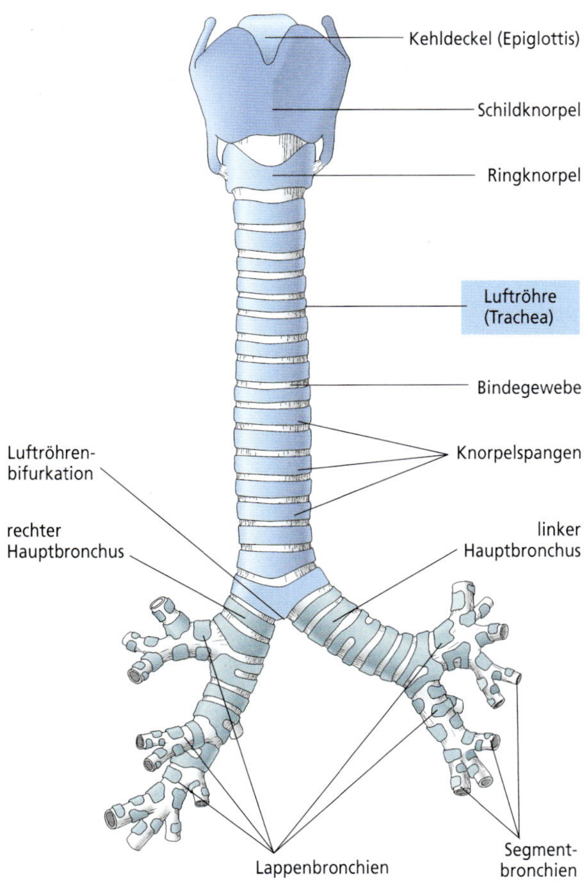

Abb. 16.7 Kehlkopf, Luftröhre und große Bronchien (Ansicht von vorn).

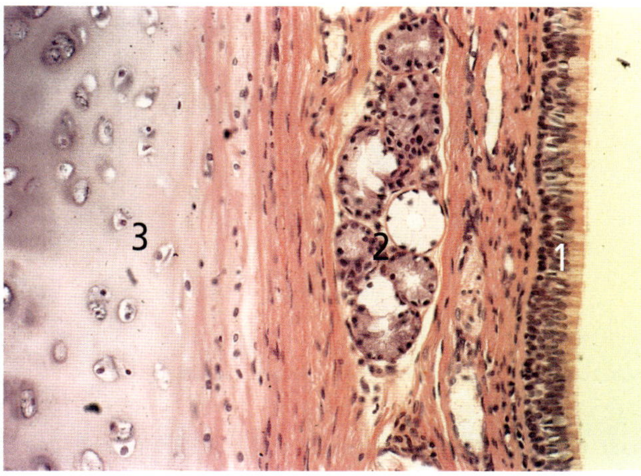

Abb. 16.8 Luftröhrenschleimhaut im lichtmikroskopischen Bild. Unter dem mehrreihigen Flimmerepithel mit Becherzellen (1) liegt subepitheliales Gewebe mit Trachealdrüsen (2), darunter hyaliner Knorpel (3). [M375]

16.5 Bronchien und Bronchiolen

An ihrem unteren Ende, der **Luftröhrenbifurkation** *(Bifurcatio tracheae)*, teilt sich die Luftröhre in die beiden **Hauptbronchien** (→ Abb. 16.7). Deren Wand ist ähnlich aufgebaut wie die der Luftröhre und besteht aus Knorpelspangen und Schleimhaut mit respiratorischem Epithel.

Nach wenigen Zentimetern teilt sich jeder Hauptbronchus in kleinere **Lappenbronchien** auf:

- Der rechte Hauptbronchus teilt sich in *drei* Lappenbronchien für die drei Lappen der rechten Lunge
- Der linke Hauptbronchus teilt sich in *zwei* Lappenbronchien für die zwei Lappen der linken Lunge.

Die **Lappenbronchien** gabeln sich in **Segmentbronchien** auf, die sich wiederum wie das Geäst eines Baumes in immer kleinere Äste verzweigen, weshalb man das *Bronchialsystem* auch als **Bronchialbaum** bezeichnet.

Je kleiner die Bronchien werden, desto einfacher und dünnwandiger wird ihr Aufbau. So weisen die Lappenbronchien nur noch kleine unregelmäßige Knorpelplättchen auf.

Ganz feine Bronchialäste mit einem Innendurchmesser unter 1 mm heißen **Bronchiolen.** Hier fehlen die Knorpeleinlagerungen völlig. Dafür haben die Bronchiolen glatte Muskelfaserzüge (→ 5.4.1, → 6.3.8) zur aktiven Regulation des Atemluftzu- und -abstroms.

PÄDIATRIE

Säuglinge und Kleinkinder haben im Verhältnis zu Erwachsenen viel **engere untere Atemwege.** Dadurch kann bereits eine kleine zusätzliche Verengung, etwa bei einem Infekt, zu klinisch bedeutsamen Belüftungs- und somit Atemstörungen führen.

Endverzweigungen des Bronchialbaumes sind die **Bronchioli respiratorii.** Sie münden in **Alveolargänge** *(Ductus alveolares)*, die fast keine „eigene" Wand mehr haben, sondern in einer Gruppe von *Lungenbläschen (Alveolen)* enden (→ Abb. 16.10).

Asthma bronchiale

Beim **Asthma bronchiale** werden die Luftwege durch Verkrampfung der Bronchialmuskulatur, Schwellung der Bronchialschleim-

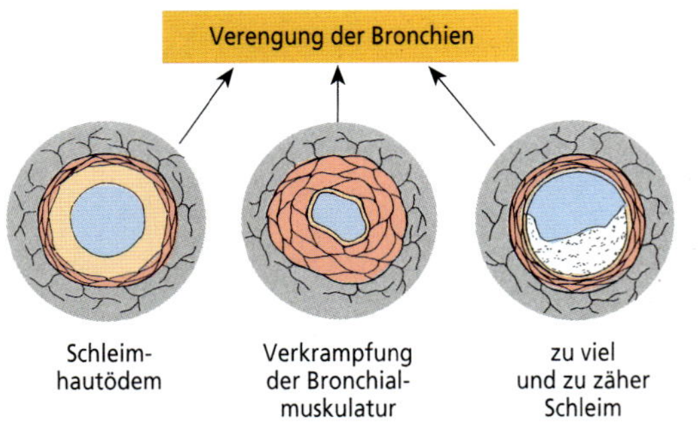

Abb. 16.9 Einengung der Bronchien bei Asthma bronchiale.

haut und übermäßige Schleimbildung eingeengt (→Abb. 16.9). Wiederkehrende Atemnotanfälle, bei denen insbesondere die Ausatmung erschwert ist, sind die Folge. Anfallsauslöser sind beispielsweise allergische Reaktionen, Infektionen, psychische Erregung und körperliche Anstrengung.

Chronische Bronchitis

Geradezu eine Volkskrankheit ist die *chronische Entzündung der Bronchien,* die **chronische Bronchitis,** deren Hauptursache das Rauchen ist.

Scheinbar harmlos mit morgendlichem Husten beginnend, schreitet sie typischerweise über Jahre bis Jahrzehnte zur **chronisch-obstruktiven Bronchitis** mit Atemwegsverengung und zunehmender Atemnot und Leistungsminderung fort. Endstadium ist das **(obstruktive) Lungenemphysem** mit hochgradiger Lungenfunktionsstörung durch permanente Überblähung, Elastizitätsverlust und Zerstörung des Lungengewebes.

Lungenkarzinom

Das von der Bronchialschleimhaut ausgehende **Lungenkarzinom** *(Bronchialkarzinom, Lungenkrebs)* ist bei Männern der häufigste und bei Frauen der zweithäufigste zum Tode führende bösartige Tumor.

Entscheidende Rolle bei seiner Entstehung spielt das Zigarettenrauchen: Abhängig von Dauer und Intensität des Rauchens wird die Risikoerhöhung auf das 10- bis 30-Fache geschätzt. Auch E-Zigaretten und Tabakerhitzer sind nicht unschädlich, wobei die Gesundheitsgefährdung auch vom verdampften Liquid abhängt und insbesondere die Langzeitschäden noch nicht abschließend beurteilt werden können.

PRÄVENTION

Bei vielen Bronchial- und Lungenerkrankungen ist Rauchen die Hauptursache. Auch andere bösartige Tumoren wie etwa Mundhöhlen-, Speiseröhren- oder Kehlkopfkarzinome sowie Herz-Kreislauf-Erkrankungen von der arteriellen Verschlusskrankheit („Raucherbein") über den Herzinfarkt bis zum Schlaganfall treten bei Rauchern gehäuft auf.
Pflegende können hier erheblich zur Prävention beitragen, indem sie Patienten und Patientinnen zur **Tabakentwöhnung** motivieren. Abschreckung hat sich als wenig wirksam erwiesen. Sinnvoller ist es, die spürbaren Vorteile eines Rauchstopps aufzuzeigen (etwa größere Leistungsfähigkeit, mehr Geld) und über Hilfen dabei aufzuklären, v. a. die verschiedenen Nikotinersatzpräparate und Verhaltenstherapien. Dass der Ausstieg schwer ist, sollte nicht verschwiegen werden.

SPICKZETTEL

Luftröhre *(Trachea):* 10–12 cm lange luftleitende Röhre unterhalb des Kehlkopfs. Gerüst aus C-förmigen Knorpeln, durch Binde- und hinten auch Muskelgewebe verbunden. Ausgekleidet mit respiratorischem Epithel. Endet an der **Luftröhrenbifurkation** *(Bifurcatio tracheae).*
Bronchialbaum *(Bronchialsystem):* Atemwege unterhalb der Luftröhre, die durch ihre Verzweigungen an das Geäst eines Baums erinnern. Wand mit zunehmender Verästelung immer dünner. Pro Lunge ein **Hauptbronchus** → rechts drei, links zwei **Lappenbronchien** → rechts zehn, links neun **Segmentbronchien** → ... → **Bronchiolen** → ... → **Bronchioli respiratorii** → **Alveolargänge** *(Ductus alveolares)* → Alveolen (Lungenbläschen).

16.6 Alveolen

An den Alveolargängen hängen dicht gepackt die *Lungenbläschen* (**Alveolen** →Abb. 16.10, →Abb. 16.11). Ihre Lichtungen öffnen sich in den Alveolargang. Die Alveolen sind das „eigentlich atmende" Lungengewebe.

In den Alveolen sind Blut und Luft nur durch die **Blut-Luft-Schranke** getrennt (→16.11): Durch diese dünne Schicht aus Alveolarepithel, Basalmembran und Kapillarendothel tritt der Sauerstoff aus der Alveolarluft rasch ins Kapillarblut über, während das Kohlendioxid den umgekehrten Weg nimmt.

Beim **Alveolarepithel** gibt es zwei Zelltypen: Die flachen **Pneumozyten Typ I** (*Alveolarepithelzellen Typ I,* 90 % der Fläche) dienen dem Gasaustausch, die höheren **Pneumozyten Typ II** *(Alveolarepithelzellen Typ II)* produzieren den Surfactant und können Pneumozyten Typ I nachbilden.

Surfactant

Damit die Alveolen bei der Ausatmung nicht zusammenfallen und sich bei der Einatmung leicht wieder entfalten, ist ihre Innenfläche von **Surfactant** *(Surface active agent)* überzogen. Er besteht in ers-

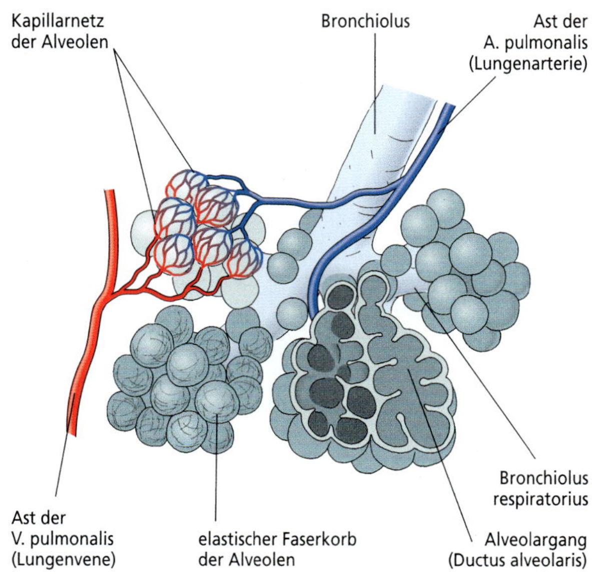

Abb. 16.10 Alveolargänge und Alveolen (Lungenbläschen), links in der Aufsicht, in der Mitte im Längsschnitt.

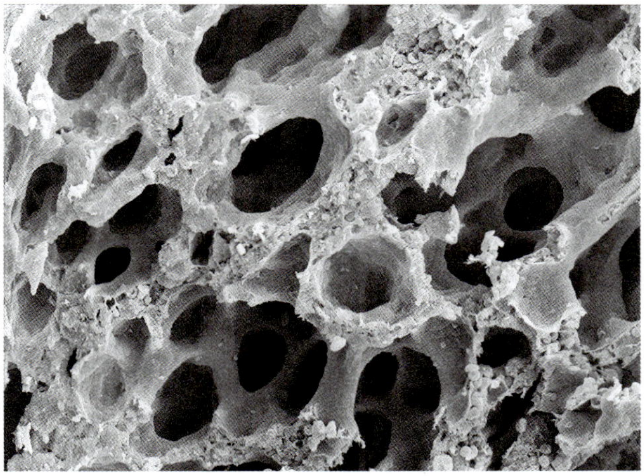

Abb. 16.11 Alveolen im rasterelektronenmikroskopischen Bild mit Blick in angeschnittene Alveolen und Kapillaren mit Erythrozyten (z. B. oben im Bild am Übergang vom rechten zum mittleren Bilddrittel). [X243]

ter Linie aus Phospholipiden (→ 2.8.2) und setzt die Oberflächenspannung herab. Zusammen mit den elastischen Fasern, welche die Alveolen netzartig umgeben, ist der Surfactant die wichtigste Einflussgröße für die *Dehnbarkeit* **(Compliance)** der Lunge.

Bei Frühgeborenen kann es durch Surfactant-Mangel zu lebensbedrohlichen Lungenfunktionsstörungen kommen (→ 21.2.1).

16.7 Lungen

Die beiden **Lungen** *(Pulmones)* liegen in der Brusthöhle und umgeben jeweils seitlich das Mediastinum (Mittelfellraum → 14.1). Nach außen werden sie von den Rippen, nach unten vom Zwerchfell begrenzt; oben ragen sie mit ihren Spitzen geringfügig über das Schlüsselbein hinaus (→ Abb. 16.1, → Abb. 16.12). Zwischen linker und rechter Lunge liegt das Herz.

Der Teil der Lunge, der dem Zwerchfell aufliegt, wird als **Lungenbasis** bezeichnet, der obere Teil als **Lungenspitze.** Die Lungenbasis tritt bei der Einatmung um ca. 3–4 cm tiefer.

An der zum Herzen gerichteten Lungenseite liegt das **Lungenhilum** (die *Lungenwurzel*). Hier treten Hauptbronchien, Arterien und Nerven ein sowie Venen und Lymphgefäße aus.

Lungenlappen und -segmente

Durch die nach links verschobene Position des Herzens ist die linke Lunge kleiner als die rechte. Die linke Lunge wird durch eine gut erkennbare, schräg verlaufende Spalte in einen **Ober-** und **Unterlappen** geteilt, während die rechte Lunge durch zwei Spalten in drei Lappen aufgeteilt ist: **Ober-, Mittel-** und **Unterlappen** (→ Abb. 16.12, → Abb. 16.13).

Die Lungenlappen werden wiederum in kleinere **Lungensegmente** unterteilt: Rechts sind es zehn, links neun Segmente (→ Abb. 16.13). Im Gegensatz zu den Lappengrenzen sind die Segmentgrenzen zwar von außen nicht sichtbar, sie bilden aber **broncho-arterielle Einheiten,** d. h. jedes Segment wird jeweils von einem Segmentbronchus und einem Ast der A. pulmonalis (Lungenarterie) versorgt.

Blutversorgung der Lungen

Die Lungen erhalten von zwei Seiten Blut:

- Sie werden zum einen von den Blutgefäßen des *Lungenkreislaufs* (→ 15.2.4) durchzogen. Diese Blutgefäße dienen ausschließlich dem Gasaustausch
- Die Eigenversorgung der Lunge mit Blut erfolgt hingegen aus Ästen des *Körperkreislaufs,* und zwar über die aus der Aorta entspringenden **Bronchialarterien.**

Abwehrmechanismen von Atemwegen und Lungen

Die Kontaktfläche zwischen „außen" und „innen" in den Alveolen beträgt beim Erwachsenen über 100 m^2, und mit jedem Atemzug gelangen Fremdstoffe aus der Umwelt (z. B. Staubteilchen, Bakterien) in Atemwege und Lungen.

Der Körper verfügt jedoch über verschiedene Abwehrmechanismen, um sich zu schützen:

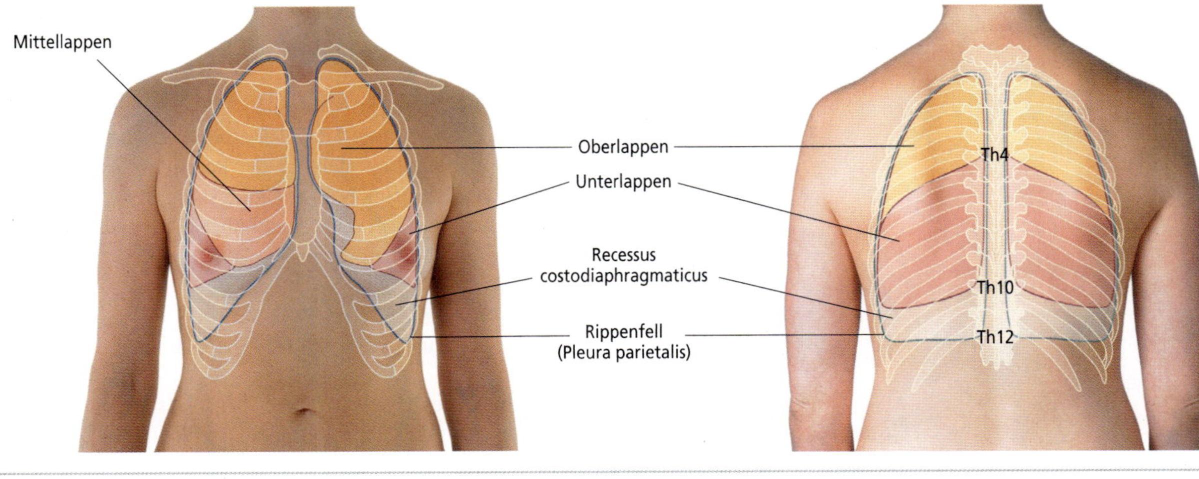

Abb. 16.12 Projektion von Lungen, Lungenlappen und Pleura in Atemmittellage auf die Brustwand, links von vorne, rechts von hinten. Der Mittellappen rechts ist von hinten nicht sichtbar. [E364]

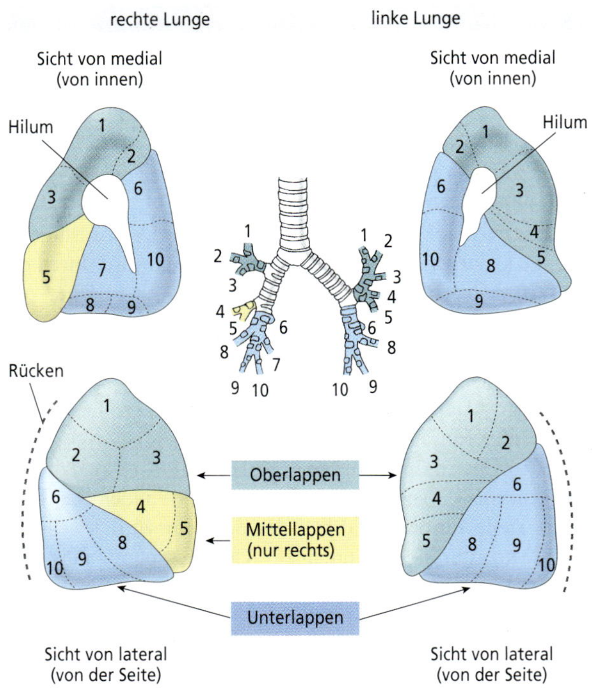

Abb. 16.13 Aufteilung der Lunge in Lappen und Segmente. Rechts wird der Oberlappen in drei, der Mittellappen in zwei und der Unterlappen in meist fünf Segmente unterteilt. Die linke Lunge besteht aus einem Oberlappen mit fünf und einem Unterlappen mit meist vier Segmenten.

- Mechanische Barrieren (Nase, Kehlkopf), Hustenreflex (→ 16.3.3)
- Das respiratorische Epithel, das fast die gesamten Atemwege bedeckt und eingedrungene Teilchen wieder nach außen befördert (*mukoziliare Clearance* → 16.1.2)
- Sekretion von antimikrobiellen Substanzen (z. B. Lysozym → 13.2.1), Immunglobulinen (v. a. IgA) und Botenstoffen des Immunsystems (z. B. Interleukinen) auf die Schleimhäute
- In die Bronchialschleimhaut eingelagertes lymphatisches Gewebe **(bronchusassoziiertes lymphatisches Gewebe)**

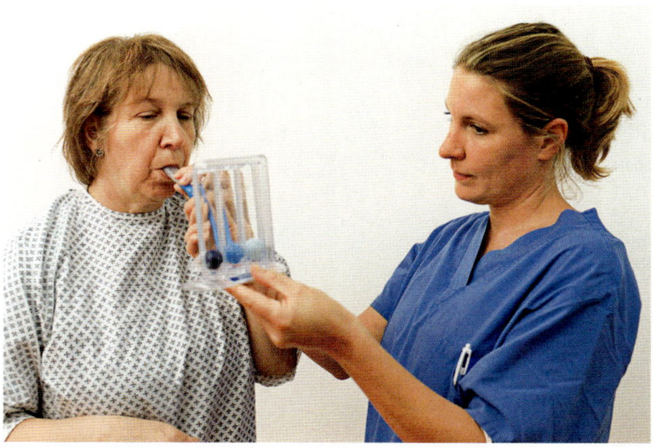

Abb. 16.14 Atemgymnastik mit einem Atemtrainer (hier Triflo II®). Die Patientin soll beim Atmen ein oder zwei Bälle nach oben saugen, um die Lungenbelüftung zu verbessern und so einer Pneumonie vorzubeugen. [K115]

- **Alveolarmakrophagen.** In den Lymphgefäßen der Lungen wandern Leukozyten und **Alveolarmakrophagen** (→ 13.2.2) zu den Hilumlymphknoten. Sie transportieren Fremdkörper und Krankheitserreger ab.

Pneumonie

Eine **Pneumonie** *(Lungenentzündung)* ist meist infektiös bedingt, wobei unterschiedlichste Erreger zugrunde liegen können. Bis 2019 dominierten bakterielle Pneumonien. Während der **COVID-19-Pandemie** (**COVID-19** = *Corona Virus Disease 2019*) wurde das Coronavirus **SARS-CoV-2** zu einem wesentlichen Erreger. Es befällt u.a. Atemwege, Lungen und Gefäßendothelien und führt bei einem Teil der Erkrankten etwa eine Woche nach Krankheitsbeginn zu einer unterschiedlich schweren Pneumonie. Typisch ist die (anfänglich) geringe subjektive Atemnot.

Die Entzündung kann sich auf das an den Bronchialbaum angrenzende Gewebe beschränken *(Bronchopneumonie)* oder einen ganzen Lungenlappen befallen *(Lobärpneumonie).* Das entzündete Gewebe ist verdichtet und lagert vermehrt Wasser ein, wodurch der Gasaustausch erschwert wird.

PFLEGE

Aufgrund des eingeschränkten Gasaustausches kann eine Lungenentzündung tödlich verlaufen, insbesondere bei älteren oder vorerkrankten Menschen. Der **Pneumonieprophylaxe** kommt bei ihnen besondere Bedeutung zu.
Bei *bettlägerigen Menschen* sind die wenig belüfteten und schlecht durchbluteten Alveolen der Unterlappen ideale Nährböden für Bakterien. Abwehrzellen gelangen nur schlecht dort hin, sodass sich Erreger rasch ausbreiten und eine sog. *Bettpneumonie* auslösen können. Atemgymnastik durch Atemtrainer (→ Abb. 16.14) oder tiefes Durchatmen, beides möglichst im Sitzen, entfaltet minderbelüftete Lungenbezirke. Durch Abklopfen mit der Hand oder Vibrationsmassage kann fest sitzendes Sekret gelöst und der Selbstreinigungsmechanismus der Atemwege angeregt werden. Auch eine ausreichende *Trinkmenge* ist wichtig, damit der Schleim in den Bronchien verflüssigt und abgehustet werden kann.
Nach Bauchoperationen führen die postoperative Darmatonie mit hoch stehendem Zwerchfell und eine schmerzbedingte Schonatmung zu einer unzureichenden Lungenbelüftung. Frühzeitige Mobilisation, ggf. Abführmaßnahmen und Schmerzmittelgaben ergänzen hier die obigen Maßnahmen.

Tuberkulose

Erreger der **Tuberkulose** ist das Bakterium *Mycobacterium tuberculosis.* Die Ansteckung erfolgt in der Regel durch Tröpfcheninfektion, sodass der primäre Erkrankungsherd in der Lunge liegt. Die Erkrankung verläuft schleichend über Jahre und führt zu zunehmender Gewebezerstörung.

Stoffwechselaufgaben der Lungen

Neben dem Gasaustausch haben die Lungen auch Stoffwechselaufgaben:

- Im Endothel der Lungenkapillaren befindet sich das Angiotensin-Converting-Enzym, das Angiotensin I in das blutdrucksteigernde Angiotensin II umwandelt (→ 18.3.1)
- Außerdem inaktivieren die Lungen Bradykinin, einige Prostaglandine, Serotonin und Substanz P.

SPICKZETTEL

Lunge *(Pulmo):* Paariges, im Thorax auf dem Zwerchfell liegendes Atmungsorgan, das den Bronchialbaum und die Alveolen enthält. Rechts **Ober-, Mittel- und Unterlappen,** links **Ober- und Unterlappen,** die wiederum in **Lungensegmente** geteilt werden. Eintritt von Hauptbronchus, Gefäßen und Nerven am **Lungenhilum** *(Lungenwurzel).*
Alveolen *(Lungenbläschen):* Mit dünnem **Alveolarepithel** ausgekleidete, von Blutkapillaren umgebene lufthaltige „Kugeln", die um die Alveolargänge gepackt sind wie Weinbeeren um den Kamm einer Weintraube. Ort des Gasaustauschs zwischen Körper und Außenwelt.

16.8 Pleura

Die Lungen sind überzogen von einer hauchdünnen, mit Gefäßen versorgten Hülle, dem **Lungenfell** *(Pleura visceralis),* das auch in die Spalten zwischen den Lungenlappen hineinzieht. Am Lungenhilum (→ 16.7) schlägt das Lungenfell in das **Rippenfell** *(Pleura parietalis)* um, das Brustwand, Zwerchfell und Mediastinum bedeckt und sensible, schmerzleitende Nerven enthält. Beide Pleurablätter werden zusammen als **Pleura** oder *Brustfell* bezeichnet. Sie umschließen einen geschlossenen Spaltraum, die **Pleurahöhle** *(Pleuraspalt, Brustfellhöhle).*

In Atemmittellage liegen jedoch an einigen Stellen nicht Lungen- und Rippenfell, sondern Rippen- und Rippenfell aneinander. Diese Reserveräume heißen **Recessus.** Erwähnenswert ist v. a. der **Recessus costodiaphragmaticus** unten im Winkel zwischen Rippen und Zwerchfell (→ Abb. 16.12). Er wird bei tiefer Einatmung von der tiefer tretenden Lunge gefüllt und in ihm sammelt sich bei einem Pleuraerguss zuerst Flüssigkeit an.

Im Pleuraspalt besteht ein leichter Unterdruck im Vergleich zur Außenwelt **(negativer Pleuradruck).** Damit die Lungen bei der Atmung reibungsarm im Brustraum gleiten können, sind beide Pleurablätter von einer Schicht flacher Deckzellen überzogen (Mesothel → 5.2.1), die eine wässrige Flüssigkeit als Gleitmittel in die Pleurahöhle absondern.

Die dünne Flüssigkeitsschicht und der Unterdruck in der Pleurahöhle führen außerdem dazu, dass die Lungenoberfläche der Innenwand des Brustkorbs anhaftet und alle Brustkorbbewegungen auf die Lungen übertragen werden. So führt die Erweiterung des Brustkorbs bei der Einatmung zur Ausdehnung und umgekehrt die Brustkorbverengung bei der Ausatmung zur Verkleinerung des Lungengewebes.

Pneumothorax und Pleuraerguss

Gelangt, etwa durch eine äußere Verletzung, Luft in die Pleurahöhle, so wird der Unterdruck dort aufgehoben, die Lunge fällt infolge ihrer Elastizität zusammen **(Pneumothorax)** und nimmt nicht mehr am Gasaustausch teil. Leitbeschwerden sind (einseitige) Schmerzen und Atemnot.

Bei Herzschwäche, Pleura- oder Lungenentzündungen oder bei Lungentumoren kann es zu einer erhöhten Flüssigkeitsabsonderung in die sonst spaltförmige Pleurahöhle kommen, dem **Pleuraerguss.** Je nach Ergussgröße kann die Lunge sich nicht mehr ausreichend entfalten, Atemnot tritt auf. Durch *Pleurapunktion* kann der Arzt bzw. die Ärztin den Erguss zu Diagnostik oder Entlastung punktieren.

SPICKZETTEL

Pleura *(Brustfell):* Serosa, deren inneres Blatt (**Pleura visceralis,** *Lungenfell*) die Lungen überzieht und deren äußeres Blatt (**Pleura parietalis,** *Rippenfell*) die Brustwand von innen sowie die Oberseite des Zwerchfells bedeckt. Beide Blätter umschließen die **Pleurahöhle** *(Pleuraspalt, Brustfellhöhle).* Die geringe Menge an **Pleuraflüssigkeit** und der Unterdruck in der Pleurahöhle sind Voraussetzungen für die Lungenbewegungen bei der Atmung.

16.9 Atemmechanik

Die Atmung dient dem Gasaustausch zwischen Körper und äußerer Umgebung.

- Bei der **Einatmung** *(Inspiration)* dehnen sich die Lungen aus, und von außen gelangt frische, sauerstoffreiche Atemluft in die Alveolen
- Bei der **Ausatmung** *(Exspiration)* ziehen sich die Lungen wieder zusammen, und kohlendioxidreiche, sauerstoffarme Luft wird nach außen abgegeben.

Da die Lungen elastisch und selbst nicht aktiv beweglich sind, folgen sie bei den Atembewegungen der Erweiterung und Verengung des Brustkorbs. Die Weite des Brustraums wird dabei durch die Rippenstellung und den Stand des Zwerchfells bestimmt.

16.9.1 Atemfrequenz in Abhängigkeit vom Alter

Ein **Atemzug** besteht aus einer Ein- und einer Ausatmung. Die Zahl der Atemzüge pro Minute ist die **Atemfrequenz.** Sie liegt beim Erwachsenen bei ca. 15/min, bei Kindern ist die Atemfrequenz physiologischerweise höher (→ Tab. 16.1)

16.9.2 Zwerchfell

Das **Zwerchfell** *(Diaphragma)* ist eine breite, gewölbte Muskelplatte, die kuppelartig gegen die Brusthöhle gerichtet ist (→ Abb. 7.17) und Brust- und Bauchhöhle voneinander trennt. Zu beiden Seiten des Herzens, das über den Herzbeutel fest mit dem Zwerchfell verbunden ist, liegen die Lungen mit ihrer Basis dem Zwerchfell auf. In der Mitte hat das Zwerchfell eine **Sehnenplatte** *(Centrum tendineum),* die den Zwerchfellmuskeln als Ansatz dient. Diese entspringen hinten an der Lendenwirbelsäule, vorne am Schwertfortsatz des Brustbeins und an den sechs unteren Rippen.

Tab. 16.1: Atemfrequenz in den verschiedenen Lebensphasen (wach, in Ruhe).

Altersgruppe	Atemfrequenz
Neugeborenes	30–50/min
Älterer Säugling	20–40/min
Kleinkind	20–30/min
Schulkind	16–24/min
Jugendlicher	12–20/min
Erwachsener	14–16/min

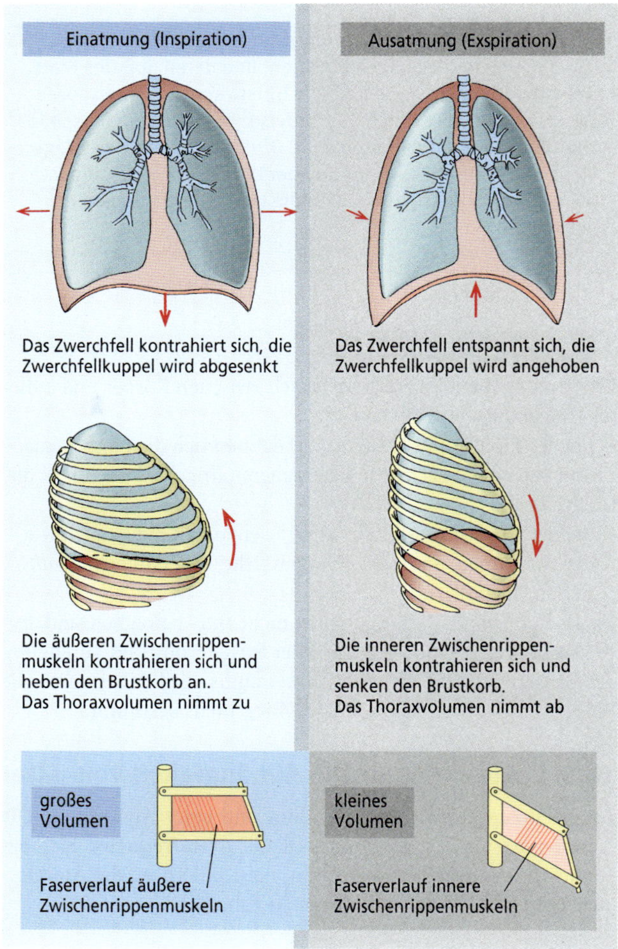

Abb. 16.15 Mechanik der Ein- und Ausatmung. Durch Kontraktion des Zwerchfells und Anheben des Brustkorbes vergrößert sich bei der Inspiration (Einatmung) das Brustkorbvolumen. Die Lunge wird gedehnt. Durch den Sog gelangt frische, sauerstoffreiche Luft in die Lungen. Umgekehrt wird das Brustkorbvolumen bei der Exspiration (Ausatmung) kleiner; kohlendioxidreiche, sauerstoffarme Luft wird nach außen abgegeben.

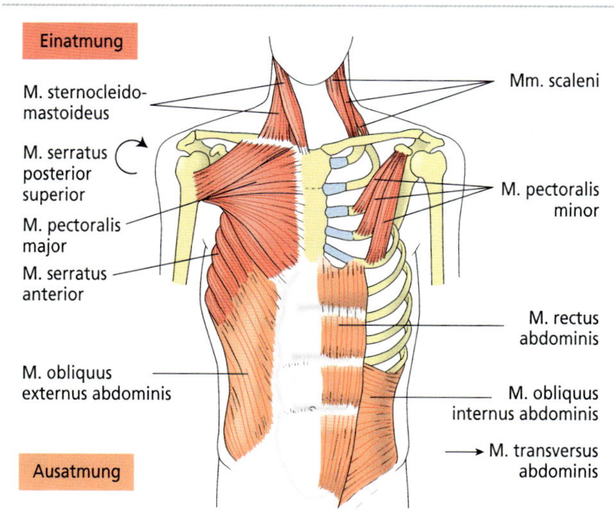

Abb. 16.16 Wichtige Atemhilfsmuskeln. → Muskel liegt unter den dargestellten Bauchmuskeln. ↻ Muskel liegt am Rücken.

16.9.3 Ein- und Ausatmung

Einatmung

Spannt sich das Zwerchfell an, so senkt sich die Zwerchfellkuppel, zieht die Lungen nach unten und dehnt sie dadurch. Unterstützend kontrahieren sich bei der Einatmung die zwischen den Rippen verspannten **äußeren Zwischenrippenmuskeln** *(Mm. intercostales externi)* und erweitern den Brustkorb nach vorne und in geringerem Umfang zur Seite (→ Abb. 16.15).

Infolgedessen sinkt der Druck in den Alveolen unter den Umgebungsdruck und durch dieses Druckgefälle strömt Luft von außen in die Lungen hinein.

Brust- und Bauchatmung

Je nachdem, ob die Einatmung überwiegend durch Senkung des Zwerchfells mit Vorwölbung des Bauches oder durch Hebung der Rippen zustande kommt, spricht man von **Bauchatmung** *(Zwerchfellatmung)* oder **Brustatmung** *(Rippenatmung)*. Säuglinge und Kleinkinder sind aufgrund der Horizontalstellung ihrer Rippen typische „Bauchatmer".

Ausatmung

Während die Einatmung aktiv erfolgt, geschieht die Ausatmung überwiegend passiv.

Zunächst erschlaffen die äußeren Zwischenrippenmuskeln und das Zwerchfell, sodass sich der Brustkorb bereits aufgrund der Eigenelastizität von Lungengewebe und Brustkorb verengt.

Unterstützend können sich bei der Ausatmung die **inneren Zwischenrippenmuskeln** *(Mm. intercostales interni)* zusammenziehen. Durch ihren Faserverlauf wird die jeweils obere Rippe der darunter liegenden angenähert und der Brustkorb abgesenkt (→ Abb. 16.16). Das Druckgefälle zwischen der Umgebung und den Alveolen kehrt sich so um und die Luft strömt aus den Lungen hinaus.

16.9.4 Atemhilfsmuskulatur

Bei vertiefter Atmung, z. B. bei Atemnot, werden oben dargestellte Mechanismen durch die **Atemhilfsmuskulatur** ergänzt. Diese Muskeln haben normalerweise andere Funktionen und liefern nur im Bedarfsfall zusätzliche Muskelkraft für die Atmung. Die Grenzen sind allerdings unscharf.

Als Hilfseinatmer dienen dabei vor allem (→ Abb. 16.16):

- **M. pectoralis major** und **minor** (*großer* und *kleiner Brustmuskel*, → Abb. 7.17)
- **M. serratus anterior** und **M. serratus posterior superior** (*vorderer* und *hinterer oberer Sägezahnmuskel*, → Abb. 7.15)
- Die **Mm. scaleni** (*Treppenmuskeln*, → Abb. 7.9)
- Der **M. sternocleidomastoideus** (*Kopfwender*, → Abb. 7.9).

Gefördert wird die Wirkung der Atemhilfsmuskulatur durch den sog. **Kutschersitz:** Die Patienten bzw. Patientinnen beugen sich weit nach vorne und stützen sich mit den Armen auf einer Unterlage ab.

Als **Hilfsausatmer** können bei angestrengter Atmung, aber auch beim Husten und Niesen v. a. die Bauchmuskeln eingesetzt werden. Diese ziehen die Rippen herab und drängen als *Bauchpresse* die Eingeweide mit dem Zwerchfell nach oben. Die Bauchpresse spielt zudem eine wichtige Rolle bei der Stuhlentleerung und bei den Presswehen unter der Geburt. Auch der **M. latissimus dorsi** (*breitester Rückenmuskel* → Abb. 7.3) tritt beim Husten deutlich hervor.

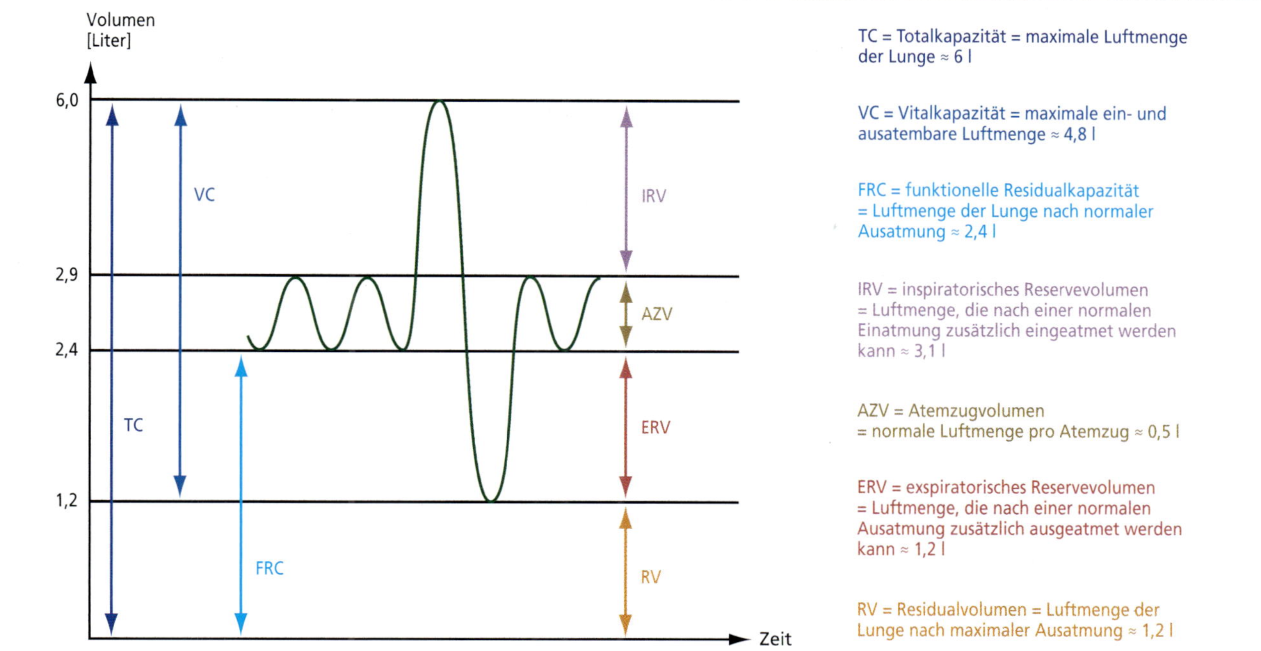

Abb. 16.17 Lungen- und Atemvolumina bei Ruheatmung und bei vertiefter Ein- und Ausatmung. Näherungswerte für einen gesunden jüngeren Mann. Die Werte sind stark abhängig von Größe, Geschlecht (bei Frauen etwa 10–20 % niedriger) und Trainingszustand.

16.10 Lungen- und Atemvolumina

Bei jedem Atemzug treten je nach Körpergröße und Körperbau beim Erwachsenen etwa 500 ml Luft in den Respirationstrakt ein **(Atemzugvolumen).** Bei 14–16 Atemzügen pro Minute atmet ein gesunder Erwachsener somit pro Minute etwa 7,5 l Luft ein und wieder aus (**Atemminutenvolumen** oder *Atemzeitvolumen*).

Davon gelangen jedoch nur zwei Drittel in die Alveolen. Der Rest verbleibt in den größeren, dickwandigen Atemwegen wie Kehlkopf, Luftröhre und Bronchien. Die Luft in diesem **anatomischen Totraum** nimmt nicht am Gasaustausch teil.

Durch verstärkte Atmung kann nach der normalen Ein- bzw. Ausatmung noch mehr Luft ein- bzw. ausgeatmet werden, das **inspiratorische** bzw. **exspiratorische Reservevolumen.** Volumina, die sich durch Addition ergeben, heißen *Kapazitäten,* etwa die **Vitalkapazität,** die dem maximal ein- und ausatembaren Luftvolumen entspricht (weitere Volumina und Kapazitäten → Abb. 16.17).

Prüfung der Lungenfunktion

Mithilfe der **Spirometrie** kann die **Lungenfunktion** überprüft werden, z. B. bei Herz-Lungen-Erkrankungen oder vor Operationen. Hierzu bläst der Patient bzw. die Patientin über einen Schlauch in ein **Spirometer,** welches seine Atmungskurve aufzeichnet. Eine der wichtigsten Größen neben der erwähnten Vitalkapazität ist die **Einsekundenkapazität** *(FEV$_1$).* Das ist die Luftmenge, die nach maximaler Einatmung durch forcierte (also schnellstmögliche) Ausatmung in der ersten Sekunde ausgeatmet werden kann. Bezogen auf die Vitalkapazität ergibt sich der **Tiffeneau-Wert,** der normalerweise mindestens 70 % beträgt.

Handliche Geräte ermöglichen eine schnelle Kontrolle des maximalen Luftstroms bei forcierter Ausatmung. Diese **Peak-Flow-Meter** (engl. *peak flow* = Spitzenfluss) werden z. B. von Menschen mit Asthma zur Selbstkontrolle genutzt.

Altersveränderungen der Lungen

Die Elastizität der Lungen nimmt mit zunehmendem Alter allmählich ab, die Brustkorbbeweglichkeit und damit die Atembewegungen sind eingeschränkt.

Alle wichtigen Parameter der Lungenfunktion verschlechtern sich deutlich (→ Abb. 16.18), das maximale Atemzeitvolumen bei über 80-Jährigen beträgt nur noch knapp die Hälfte dessen eines jungen Menschen.

Auch das Flimmerepithel der Atemwege, das der Selbstreinigung dient, vermindert sich. Infolge der enormen Leistungsreserven der Lungen fühlen sich aber nur ältere Menschen mit Lungenschädigungen, z. B. infolge Rauchens, im Alltag eingeschränkt.

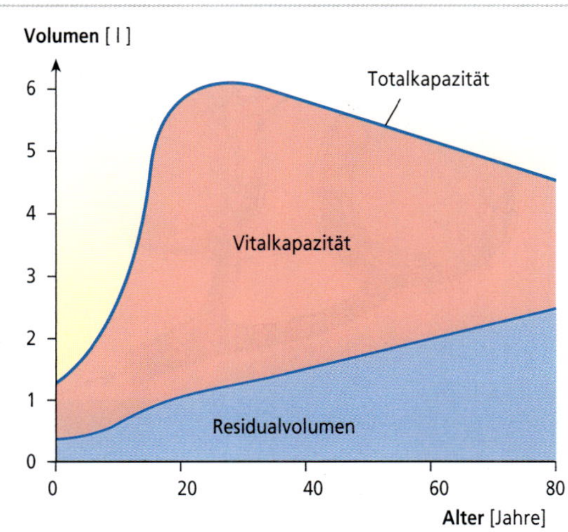

Abb. 16.18 Veränderungen der Atemvolumina während des Lebens.

SPICKZETTEL

Atemmechanik: Physikalische Mechanismen bei der **Ein- und Ausatmung** (*In*- bzw. *Expiration*).

- Einatmung (aktiv). Kontraktion von Zwerchfell und äußeren Zwischenrippenmuskeln → Vergrößerung des Thorax → Alveolendruck kleiner als Umgebungsdruck → Lufteinstrom
- Ausatmung (überwiegend passiv). Erschlaffung von Zwerchfell und äußeren Zwischenrippenmuskeln, „Zurückschnurren" von Lungen und Thorax aufgrund ihrer Elastizität, ggf. Kontraktion der inneren Zwischenrippenmuskeln → Verkleinerung des Thorax → Alveolendruck größer als Umgebungsdruck → Luftausstrom.

Atemhilfsmuskulatur: Skelettmuskeln, die nur bei besonderer Atemanstrengung zusätzlich für die Atmung eingesetzt werden und normalerweise andere Funktionen haben. Bsp. Mm. scaleni (Treppenmuskeln) = Hilfseinatmer.

Atemfrequenz: Zahl der **Atemzüge** (= Ein- bzw. Ausatmungen) pro Minute. Absinkend von 30–50/min beim Neugeborenen über 20–30/min beim Klein- und 16–24/min beim Schulkind bis auf 14–16/min beim Erwachsenen.

Lungen- und Atemvolumina: Messbare Luftmengen bei der Ein- und Ausatmung und weitere daraus errechnete Größen, die Auskunft über die Lungenfunktion geben. Kenngrößen v. a. **Vitalkapazität** (maximal ein- und ausatembares Luftvolumen, alters- und geschlechtsabhängig), **Tiffeneau-Wert** (Einsekundenkapazität geteilt durch Vitalkapazität, normal > 70 %).

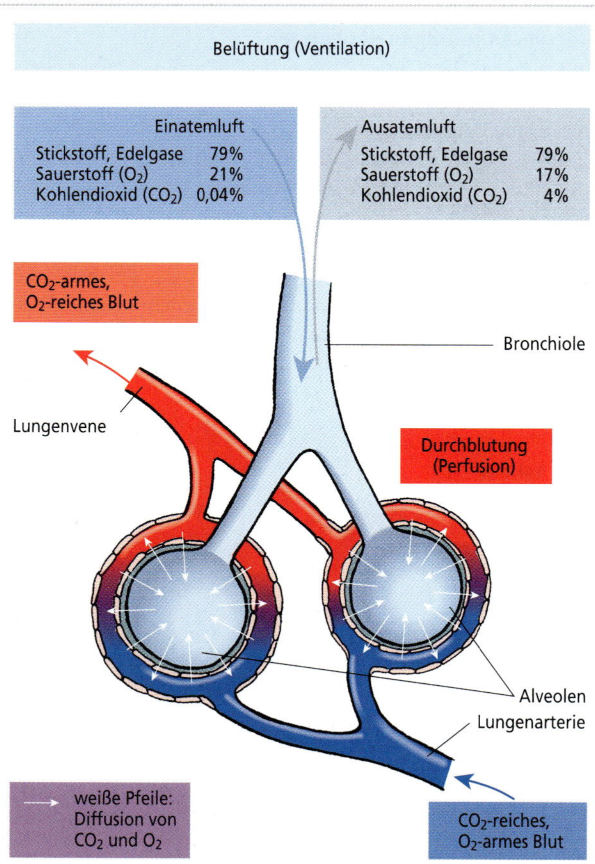

Abb. 16.19 Gasaustausch in den Alveolen. Kohlendioxidreiches, sauerstoffarmes Kapillarblut umströmt die Alveolen. Nach dem Gasaustausch enthält der ableitende Kapillarschenkel sauerstoffreiches, kohlendioxidarmes Blut.

16.11 Gasaustausch

Ort des **Gasaustauschs** (→ Abb. 16.19) sind die Alveolen: Sauerstoff diffundiert aus den Alveolen ins Blut, Kohlendioxid umgekehrt aus dem Blut in die Alveolen.

Die Alveolen werden außen von plattenartigen, dünnen Bluträumen überzogen, den „Kapillaren" des Lungenkreislaufs. Der zuführende Schenkel dieser Kapillaren enthält kohlendioxidreiches, sauerstoffarmes Blut, das aus der rechten Herzkammer über die Lungenarterien in den Lungenkreislauf gepumpt wird (→ 14.2.3). Während seiner Passage durch die Lungenkapillaren muss sich das Blut in einer sehr kurzen Kontaktzeit mit Sauerstoff beladen und gleichzeitig Kohlendioxid abgeben. Sauerstoff und Kohlendioxid diffundieren dazu durch die Wände von Alveole und Kapillare, der erwähnten *Blut-Luft-Schranke* (Diffusion → 3.5.4). Sie stellt beim Gesunden kein nennenswertes Diffusionshindernis dar, wohl aber z. B. bei einer Pneumonie.

Der ableitende Schenkel der Lungenkapillaren enthält dann sauerstoffreiches, kohlendioxidarmes Blut. Dieses Blut gelangt über die Lungenvenen in den linken Herzvorhof und wird dann von der linken Herzkammer in den Körperkreislauf gepumpt.

MEDIZIN

Entsprechend der Voraussetzungen eines regelrechten Gasaustauschs können auch dessen Störungen in drei großen Bereichen liegen:

- Der *Lungenbelüftung (Ventilation)*. Asthma bronchiale führt beispielsweise durch Atemwegsverengung zu einer **Lungenbelüftungsstörung** *(Ventilationsstörung)*
- Der *Diffusion*. Eine **Diffusionsstörung** ist u. a. Folge einer verlängerten Diffusionsstrecke (etwa bei Pneunomie)
- Der *Lungendurchblutung (Perfusion)*. Bei einer Lungenembolie sind Teile der Lungen nicht mehr durchblutet, dies wird als **Perfusionsstörung** bezeichnet.

Partialdrücke

Die Atemluft ist ein Gasgemisch und das Ausmaß des Gaswechsels hängt von den Teilkonzentrationen oder *Teildrücken* **(Partialdrücken)** der einzelnen Gase ab: Der Gasaustausch folgt stets einem Konzentrationsgefälle, und zwar von Orten hoher Konzentration (hohen Partialdrucks) zu Orten niedriger Konzentration (niedrigen Partialdrucks).

Reservealveolen

Die volle Kapazität der Lunge wird nur bei maximaler körperlicher Leistung beansprucht. Bei körperlicher Ruhe hingegen ist ein erheblicher Teil der Alveolen nicht belüftet. Durch den **Euler-Liljestrand-Reflex** werden diese in Reserve stehenden Alveolargruppen auch weniger durchblutet. Erst bei körperlicher Belastung oder bei hohem Fieber öffnen sich die Zugänge zu den Reservealveolen, und die Gasaustauschkapazität der Lunge wird größer.

16.11.1 Sauerstofftransport im Blut

Der über die Lunge ins Blut aufgenommene Sauerstoff diffundiert zum größten Teil sofort in die roten Blutkörperchen und lagert sich an das Eisen des Hämoglobins an (roter Blutfarbstoff → 12.2.2): 98,5 % des Sauerstoffs werden als HbO_2 transportiert.

Normalerweise sind im arteriellen Blut etwa 95 % des zur Verfügung stehenden Hämoglobins mit Sauerstoff gesättigt (→ Abb. 16.20). Die Sauerstoffsättigung lässt sich z. B. durch einen Clip am

Finger durch die Haut messen. Diese **Pulsoximetrie** gehört heute zum Standardmonitoring bei Eingriffen oder auf Intensivstationen.

Die Sauerstoffabgabe an das Gewebe erfolgt wiederum durch Diffusion. Hierfür sorgt der Konzentrationsunterschied zwischen dem sauerstoffreichen Blut und dem sauerstoffarmen Gewebe. Nach der Sauerstoffabgabe ist das Blut deutlich sauerstoffärmer. Diese **Sauerstoffausschöpfung** ist je nach Organ sehr unterschiedlich.

MEDIZIN

Ist z. B. infolge einer Atemstörung der O_2-Gehalt des Blutes vermindert, so kann eine **Zyanose** auftreten, bei der Haut und/oder Schleimhäute bläulich-rot verfärbt sind. Menschen mit einer Zyanose leiden oft gleichzeitig unter Atemnot.

16.11.2 Kohlendioxidtransport im Blut

Ähnlich wie in einer Mineralwasserflasche sind auch im Blut immerhin 10 % des abzutransportierenden Kohlendioxids (CO_2) physikalisch gelöst.

Ca. 80 % des Kohlendioxids im Blut werden jedoch nach einer chemischen Umwandlungsreaktion in Form von **Bikarbonat** (HCO_3^-) transportiert. Im Plasma verläuft diese Reaktion nur sehr langsam, in den Erythrozyten hingegen wird sie durch das Enzym **Carboanhydrase** erheblich beschleunigt. Ein Teil des so gebildeten Bikarbonats befindet sich im Plasma, der Rest in den Erythrozyten (→ Abb. 16.20).

Weitere 10 % des Kohlendioxids werden direkt an das Hämoglobinmolekül angelagert und in dieser Form von den Erythrozyten zur Lunge transportiert.

Alle Reaktionen der Kohlendioxidbindung im Blut laufen bei der Kohlendioxidabgabe in der Lunge wieder in umgekehrter Form ab. Bei der Lungenpassage werden jedoch nicht alle Kohlendioxid- bzw. Bikarbonatmoleküle aus dem Blut abgegeben, weil ein gewisser Kohlendioxidgehalt im Blut u. a. zur Aufrechterhaltung des physiologischen Blut-pH-Werts (→ 18.8.1) und für die Steuerung der Atmung (→ 16.12) nötig ist.

SPICKZETTEL

Gasaustausch: Sauerstoffaufnahme und Kohlendioxidabgabe in den Alveolen durch die **Blut-Luft-Schranke** (Alveolarepithel, Basalmembran, Kapillarendothel).
Sauerstofftransport im Blut: Zu 98,5 % gebunden an das Hämoglobin der Erythrozyten.
Kohlendioxidtransport im Blut: Zu 80 % als Bikarbonat (HCO_3^-) in Plasma und Erythrozyten.

16.12 Atmungsregulation

Während das Herz autonom arbeitet und Impulse aus dem ZNS lediglich regulierend eingreifen (→ 14.5.1), ist die ebenfalls rhythmische Atemtätigkeit nur durch Taktgeber im ZNS möglich.

Das Steuersystem für die Atmung liegt größtenteils im *verlängerten Mark* (*Medulla oblongata*, → 9.7.3). Dieses **Atemzentrum** mit getrennten **Inspirations-** und **Exspirationskernen** steuert die gesamte Atemmuskulatur, indem es Impulse aussendet, die über Halsmark und periphere Nerven die Atemmuskeln und Hilfsmuskeln zur Kontraktion veranlassen (→ Abb. 16.21).

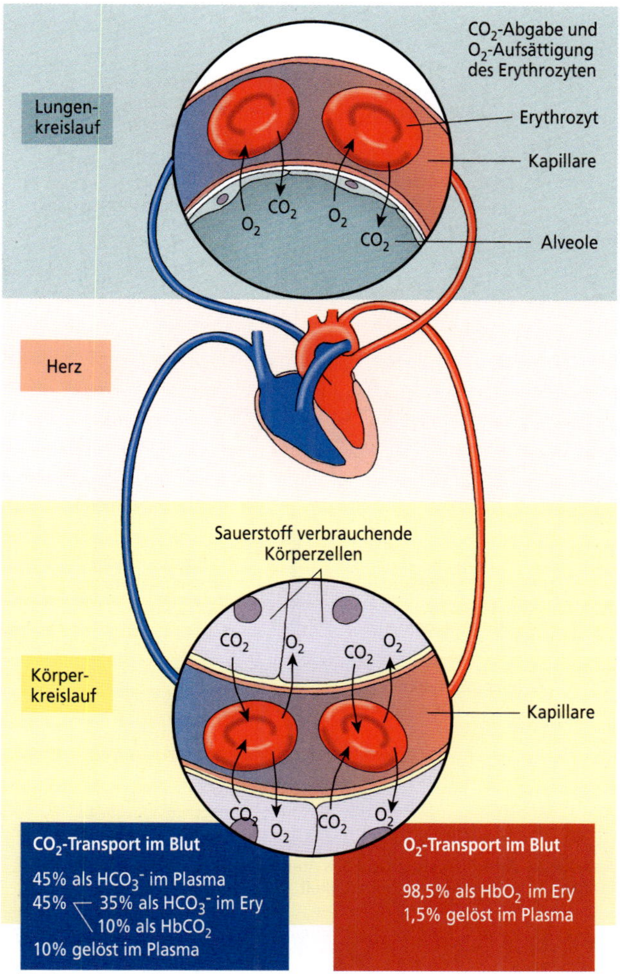

Abb. 16.20 Sauerstoff- und Kohlendioxidtransport im Blut.

Mechanisch-reflektorische Atmungsregulation

Dehnungssensoren in den Alveolen senden bei starker Dehnung bzw. Verkleinerung Reize aus, die dazu führen, dass jeweils die Gegenbewegung ausgelöst wird (Dehnung führt zu Aus-, Verkleinerung zu Einatmung). Dieser **Hering-Breuer-Reflex** *(Lungendehnungsreflex)* schützt v. a. die Lungen vor Überdehnung. Eine Feineinstellung der Atmung erfolgt über Dehnungssensoren in den Zwischenrippenmuskeln.

Atmungsregulation über die Blutgase

Niedriger pH-Wert (Azidose → 18.8.2), erhöhter CO_2-Gehalt oder verminderte O_2-Sättigung im Blut lösen zusätzliche Atemtätigkeit aus. Durch die gesteigerte Atemtätigkeit wird vermehrt CO_2 durch die Lungen abgegeben, sodass der pH-Wert wieder ansteigt und die Konstanz des inneren Milieus wiederhergestellt wird.

O_2- und CO_2-Partialdruck sowie pH-Wert werden über **Chemosensoren** gemessen und die Werte an das Atemzentrum übermittelt. Die **peripheren Chemosensoren** befinden sich in Geflechten des peripheren Parasympathikus, die aus dem IX. und X. Hirnnerv hervorgehen, z. B. an der Teilungsstelle der A. carotis communis sowie zwischen Lungenarterie und Aortenbogen. **Zentrale Chemosensoren** befinden sich im verlängerten Mark.

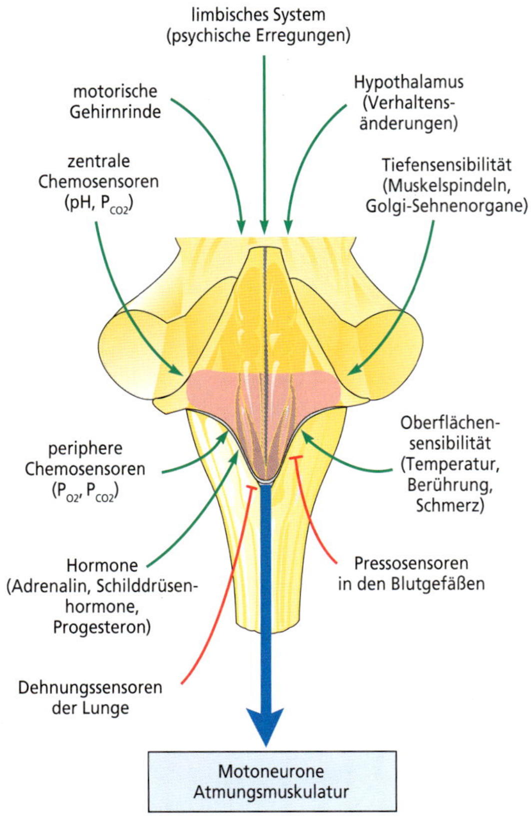

Abb. 16.21 Einflussfaktoren auf das Atemzentrum. → Steigerung der Atemtätigkeit, ⊣ Hemmung der Atemtätigkeit. [S130–4]

MEDIZIN

Bei Patienten und Patientinnen mit chronischen Atemwegserkrankungen ist die CO_2-Konzentration im Blut ständig erhöht. Dadurch gewöhnen sich die Chemosensoren daran und reagieren nicht mehr auf einen Anstieg des CO_2-Partialdrucks. Der Atemantrieb erfolgt nun hauptsächlich durch den erniedrigten O_2-Partialdruck. Wird in einer solchen Situation Sauerstoff gegeben, so fällt auch noch der letzte Atemantrieb (ein niedriger O_2-Partialdruck) weg: Im schlimmsten Fall kann es zum **Atemstillstand** *(Apnoe)* kommen

Blutgasanalyse

Mithilfe der **Blutgasanalyse** *(BGA)* können Sauerstoff- und Kohlendioxid-Partialdruck sowie der Blut-pH schnell und zuverlässig bestimmt werden.

Hierzu wird meist arterielles Blut verwendet. Alternative ist Kapillarblut aus Fingerbeere oder Ohrläppchen, das durch Auftragen gefäßerweiternder Salben (z. B. Finalgon®) *arterialisiert,* d. h. bezüglich der Sauerstoffsättigung bestmöglich arteriellen Werten angepasst wird.

Da Blutgase und Blut-pH von der Lungenfunktion und vom Säure-Basen-Haushalt (→ 18.8) abhängen, wird die BGA vor allem bei Lungenerkrankungen, bei der Beatmung von Patienten bzw. Patientinnen und bei Störungen im Säure-Basen-Haushalt (z. B. bei diabetischem Koma, Schock) eingesetzt.

Weitere Einflussfaktoren auf die Atmung

Während *körperlicher Arbeit* wird das Atemzeitvolumen nicht nur durch eine Erregung der Chemosensoren gesteigert. Vielmehr wird unmittelbar bei Aufnahme der körperlichen Belastung das Atemzentrum durch die motorischen Rindenfelder (→ 9.5.2) mit erregt. So kann die Atmung einem erhöhten Sauerstoffbedarf angepasst und das Atemminutenvolumen von 4 l in Ruhe auf bis zu 50 l bei höchster körperlicher Belastung gesteigert werden. Sowohl Atemzugvolumen als auch Atemfrequenz nehmen dabei zu.

Auch *Schmerz-* und *Temperaturreize* beeinflussen die Atemtätigkeit. So reduzieren starke Kältereize den Atemanreiz. Deshalb sollen Freibadbesucher nie aus der Sommerhitze ins kalte Wasser springen: Im ungünstigen Fall kann dadurch die Atmung angehalten und ein Herz-Kreislauf-Stillstand provoziert werden.

Dass einem vor Schreck die Luft wegbleiben kann, zeigt die starke Beeinflussbarkeit des Atemzentrums durch *psychische Faktoren.* Auch Zorn, Furcht, Freude und Stress können den Atemantrieb entweder steigern oder unterdrücken.

PFLEGE

Die Atmung gibt den Pflegenden auch Hinweise auf den seelischen Zustand eines Menschen. Schnelles Atmen kann z. B. auf Unsicherheit und Angst hindeuten. In diesem Fall können Pflegende Betroffene zu einem ruhigeren und effektiveren Atemrhythmus anleiten.
Besonders bewährt hat sich dazu die **atemstimulierende Einreibung** (*ASE* → Abb. 16.22): Durch langsame, kreisförmige Streichungen am Rücken (rechts und links der Wirbelsäule von oben nach unten) zunächst im Atemrhythmus des Patienten bzw. der Patientin, dabei jedoch immer langsamer werdend, wird die Atmung des bzw. der Betroffenen ruhiger und der Gasaustausch effektiver. Gleichzeitig vermittelt die Einreibung Zuwendung, und Unsicherheit und Angst werden vermindert.

SPICKZETTEL

Atmungsregulation: Atemzentrum in Medulla oblongata → rhythmisch wechselnde Impulse zu den Motoneuronen der Atemmuskeln → Rückmeldungen bezüglich der Atmung u. a. über Dehnungssensoren in den Lungen, zentrale und periphere Chemosensoren (pH, O_2-, CO_2-Partialdruck) → Anpassung der Atmung.

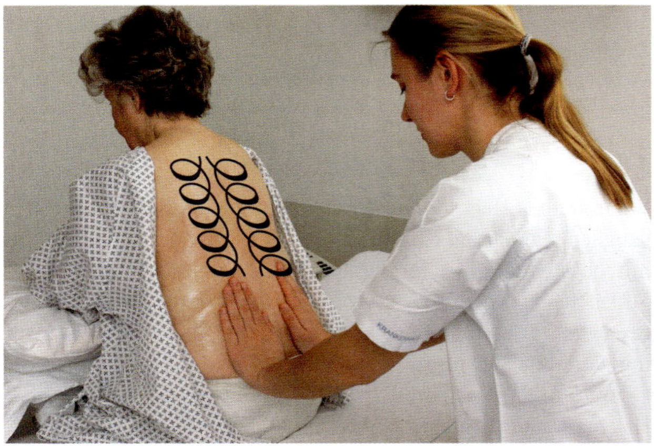

Abb. 16.22 Atemstimulierende Einreibung (ASE). [K115]

WIEDERHOLUNGSFRAGEN

1. Welche Organe gehören zu den oberen, welche zu den unteren Atemwegen? (→16 Einführung)
2. Welche Funktionen hat die Nase? (→16.1.2)
3. Welche Höhlen gehören zu den Nasennebenhöhlen? (→16.1.3)
4. In welche Etagen ist der Rachen gegliedert? (→16.2)
5. Was ist der lymphatische Rachenring, welche Strukturen gehören dazu, welche Funktion hat er? (→16.2)
6. Wie ist der Kehlkopf aufgebaut, welche Funktionen hat er? (→16.3)
7. Wie nehmen wir Einfluss auf die Stimmbildung? Wie entstehen hohe und tiefe Töne? (→16.3.2)
8. Welchen Weg nimmt die Luft vom Kehlkopf bis zu den Alveolen? (→16.4, →16.5, →16.6)
9. Wie sind die Lungen gegliedert? Warum ist die linke Lunge kleiner als die rechte? (→16.7)
10. Über welche Abwehrmechanismen verfügen Atemwege und Lungen? (→16.7)
11. Was versteht man unter der Pleura? (→16.8)
12. Wie viele Atemzüge macht ein Kleinkind pro Minute, wie viele ein Erwachsener? (→16.9.1)
13. Wie kommt es zur Einatmung, und welche Muskeln helfen dabei? (→16.9.3)
14. Was ist der Totraum der Lunge, und wie groß ist er ungefähr? (→16.10)
15. Wie überprüft man die Lungenfunktionen? (→16.10)
16. Wie verändern sich die Lungenfunktionen beim älteren Menschen und weshalb? (→16.10)
17. Wie funktioniert der Gasaustausch in der Lunge? (→16.11)
18. Wie wird Kohlendioxid im Blut transportiert? (→16.11.2)
19. Wie wird die Atemtätigkeit reguliert, welche Einflussfaktoren spielen dabei eine Rolle? (→16.12)

17

VERDAUUNGSSYSTEM, ERNÄHRUNG, STOFFWECHSEL

LERNZIELÜBERSICHT

17.1 Übersicht

- Die Nahrung wird im Verdauungstrakt mechanisch und chemisch zerlegt und die Nährstoffe dann resorbiert.
- Von innen nach außen bilden Mukosa, Submukosa, Muskularis und Serosa bzw. Adventitia die Wand des Verdauungstrakts.
- Im Bauchraum umschließt das Peritoneum die Peritonealhöhle. Viele Verdauungsorgane sind mit Peritoneum umkleidet oder grenzen vorne daran.

17.2 Mundhöhle und Rachen

- Der Mensch hat 20 Milchzähne und 32 bleibende Zähne.
- Das Sekret der Speicheldrüsen macht den Nahrungsbissen gleitfähig und enthält Enzyme, die die chemische Verdauung einleiten.

17.3 Speiseröhre

- Die Speiseröhre transportiert den Nahrungsbissen durch peristaltische Bewegungen magenwärts.

17.4 Magen

- Der Magen wird unterteilt in die Kardia, den kuppelförmigen Fundus, den Korpus, das Antrum und den Pylorus.
- Zellen in der Magenschleimhaut produzieren Schleim, Salzsäure und Enzyme. Dadurch werden u. a. Mikroorganismen abgetötet und Proteine gespalten.

17.5 Dünndarm

- Im Dünndarm (aus Duodenum, Jejunum und Ileum) werden die Nahrungsbestandteile weiter verdaut und schließlich resorbiert.
- Ins Duodenum münden die Gänge von Gallenblase und Bauchspeicheldrüse.
- Typisch für die Dünndarmschleimhaut sind eine enorme Vergrößerung durch Falten und Vertiefungen sowie viel lymphatisches Gewebe.

17.6 Leber und Pankreas, Gallenwege und Gallenblase

- Die Leber ist die größte Verdauungsdrüse. Sie bildet die Galle und erfüllt zentrale Aufgaben im Stoffwechsel. Blut erhält sie von Leberarterie und Pfortader.
- Baueinheit der Leber ist das Leberläppchen mit einer charakteristischen Anordnung von Blutgefäßen und Gallengängen.
- Die Galle gelangt über die Gallenwege in die Gallenblase, wo sie bei Bedarf gespeichert wird. Galle enthält v. a. die für die Fettverdauung nötigen Gallensäuren.
- Das Pankreas produziert den Pankreassaft, eine alkalische Flüssigkeit mit zahlreichen Verdauungsenzymen. Außerdem besitzt es einen endokrinen Anteil, der v. a. Insulin und Glukagon produziert.

17.7 Resorption

- Die Nährstoffe werden ganz überwiegend im Dünndarm und dabei besonders im Jejunum vom Darm ins Blut überführt.

17.8 Dickdarm und Rektum

- Im Dickdarm werden vor allem Wasser und Elektrolyte rückresorbiert. Dadurch wird der Darminhalt eingedickt und kann schließlich als Stuhl über den After ausgeschieden werden.
- Der erste Abschnitt des Dickdarms ist der Blinddarm mit dem Wurmfortsatz. Daran schließt sich das Kolon an.
- Den letzten Darmabschnitt bildet das Rektum. Zwei Schließmuskeln sichern am After die Kontinenz.

17.9 Physiologie der Ernährung

- Der tägliche Energiebedarf beträgt rund 10.000 Kilojoule (2.400 Kilokalorien).
- Eine grobe Gewichtsbeurteilung ermöglicht der BMI (Body-Mass-Index, normal 19–25). Der Taillenumfang soll bei Frauen 80 cm, bei Männern 94 cm nicht übersteigen.
- Am günstigsten ist eine überwiegend pflanzliche Ernährung.
- Unter den Kohlenhydraten sind Polysaccharide zu bevorzugen, am günstigsten als Vollkornprodukte.
- Fette sollten weniger als heute weithin üblich verzehrt werden, davon möglichst viele pflanzliche Fette.
- An Eiweiß werden 0,8 g/kg Körpergewicht empfohlen, sinnvoll ist die Kombination verschiedener Eiweißquellen.
- Vitamine haben wichtige Funktionen im Stoffwechsel. Sie können nicht vom Körper gebildet werden und müssen daher von außen zugeführt werden.
- Auch die Mineralstoffe (Mengen- und Spurenelemente) müssen mit der Nahrung aufgenommen werden.
- Ballaststoffe sind für Darmperistaltik und Stuhlregulierung bedeutsam und haben positive Wirkung auf den Stoffwechsel.

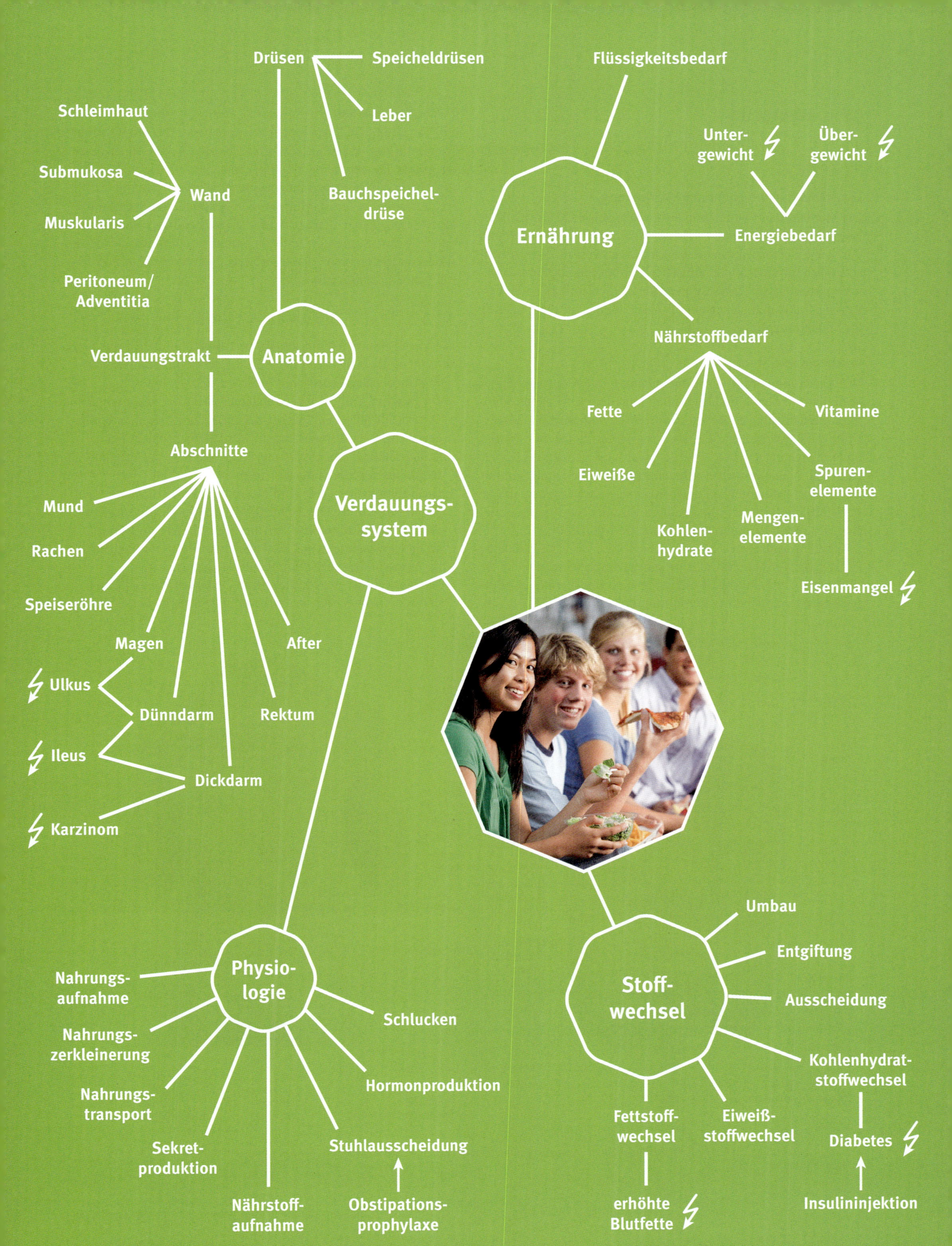
Verdauungssystem
Anatomie
Verdauungstrakt
Wand
Schleimhaut
Submukosa
Muskularis
Peritoneum/Adventitia
Abschnitte
Mund
Rachen
Speiseröhre
Magen
Ulkus
Dünndarm
Ileus
Dickdarm
Karzinom
Rektum
After
Drüsen
Speicheldrüsen
Leber
Bauchspeicheldrüse
Ernährung
Flüssigkeitsbedarf
Energiebedarf
Untergewicht
Übergewicht
Nährstoffbedarf
Fette
Eiweiße
Kohlenhydrate
Mengenelemente
Spurenelemente
Eisenmangel
Vitamine
Physiologie
Nahrungsaufnahme
Nahrungszerkleinerung
Nahrungstransport
Sekretproduktion
Nährstoffaufnahme
Stuhlausscheidung
Obstipationsprophylaxe
Hormonproduktion
Schlucken
Stoffwechsel
Umbau
Entgiftung
Ausscheidung
Kohlenhydratstoffwechsel
Diabetes
Insulininjektion
Eiweißstoffwechsel
Fettstoffwechsel
erhöhte Blutfette

[J787]

17.1 Übersicht

17.1.1 Aufbau und Funktionen des Verdauungssystems

Mechanische und chemische Verdauung

Der Mensch ist auf Zufuhr von Nahrung angewiesen. Zur Energiegewinnung muss diese zunächst *mechanisch* zerkleinert und durch Verdauungsenzyme *chemisch* zerlegt werden. Man spricht von **mechanischer** und **chemischer Verdauung** *(Digestion)*. Danach passieren die Nährstoffmoleküle die Schleimhäute des Verdauungstrakts und gelangen über kleine Blut- und Lymphgefäße ins Blut **(Resorption).**

Verdauungssystem

Der **Verdauungstrakt** *(Verdauungskanal)* ist ein durchgehendes Rohr, das mit dem Mund beginnt und mit dem After endet. Synonym werden oft die Begriffe *Gastrointestinaltrakt* und *Magen-Darm-Trakt* verwendet, die aber strenggenommen nur Magen und Darm umfassen. Die Wände des Verdauungstrakts zeigen wie andere Hohlorgane auch ein charakteristisches Bewegungsmuster mit lokal koordinierten, teils wellenförmigen Bewegungen, das als **Peristaltik** bezeichnet wird. Dadurch wird der Nahrungsbrei mechanisch zerkleinert, durchmischt und transportiert.

Verdauungsdrüsen (z. B. Speicheldrüsen, Leber, Pankreas) entlang des Verdauungstrakts geben enzymreiche Sekrete für die chemische Verdauung ab. Verdauungstrakt und Verdauungsdrüsen bilden zusammen das **Verdauungssystem** (→ Abb. 17.1).

Flüssigkeitsumsatz

Pro Tag nimmt ein Erwachsener *von außen* etwa 2 l Flüssigkeit auf (Getränke bzw. Wassergehalt fester Nahrung → Abb. 18.19). Dies ist jedoch nur der kleinere Teil der ungefähr 10 l Flüssigkeit, die täglich im Verdauungstrakt umgesetzt werden. Der mit ca. 8 l weitaus größere Teil stammt aus den Sekreten von Speicheldrüsen, Magen, Leber, Pankreas (Bauchspeicheldrüse) und Dünndarm. Davon werden ca. 95 % im Dünn- und 3 % im Dickdarm wieder aufgenommen (rückresorbiert). Nur etwa 150 ml werden mit dem Stuhl ausgeschieden.

17.1.2 Wand des Verdauungstrakts

Die Wand des Verdauungstrakts besteht grundsätzlich aus vier Schichten, die lediglich in den verschiedenen Abschnitten etwas unterschiedlich aufgebaut sind (→ Abb. 17.2):

- Die **Mukosa,** eine Schleimhaut, bildet die innere Wandschicht. Oberflächlich liegt ein Epithel, darunter das Schleimhautbindegewebe und als Besonderheit die **Muskeleigenschicht der Schleimhaut** *(Lamina muscularis mucosae),* welche Eigenbewegungen der Schleimhaut ermöglicht
- Die **Submukosa** ist eine schmale Bindegewebsschicht zwischen Schleimhaut und Muskelschicht. Ab der Speiseröhre enthält sie den **Plexus submucosus** *(Meissner-Plexus),* ein zum enterischen Nervensystem (→ 9.13.4) zählendes Nervenfasergeflecht, das insbesondere die Schleimhautbewegungen steuert
- Die **Muskularis,** eine Muskelschicht, besteht in Mund, Rachen und oberer Speiseröhre aus *quergestreifter Muskulatur,* die beim

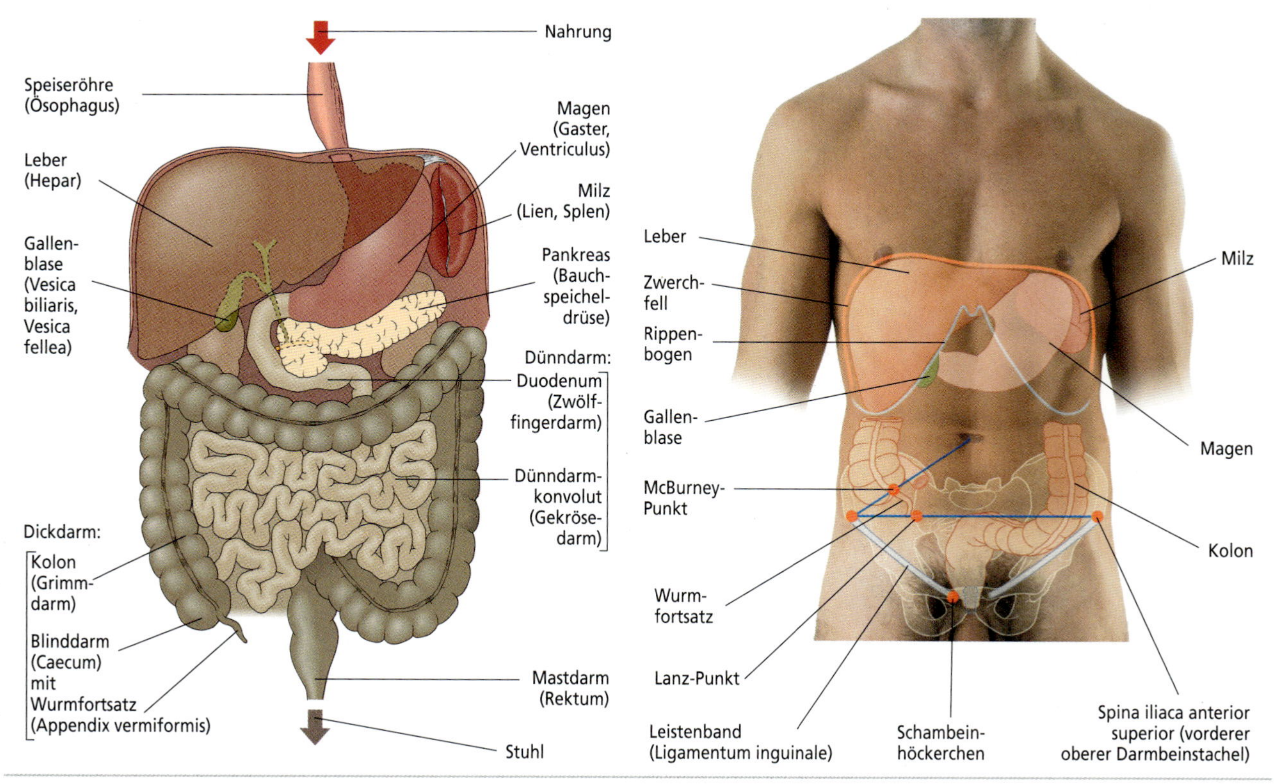

Abb. 17.1 Links Übersicht über das Verdauungssystem (vereinfachte Darstellung). Rechts Projektion von Leber, Magen, Milz und Teilen des Dickdarms auf die vordere Bauchwand. [E364]

Schlucken willkürlich angespannt wird. Im übrigen Teil des Verdauungstrakts besteht sie aus *glatter Muskulatur* mit unwillkürlichen Bewegungen. Die Muskelfasern sind innen ringförmig und außen längs angeordnet, damit sich der Verdauungskanal sowohl längs als auch quer zusammenziehen kann. Diese Bewegungen werden durch ein zweites Nervengeflecht des enterischen Nervensystems kontrolliert, den **Plexus myentericus** *(Auerbach-Plexus)* zwischen der Ring- und der Längsmuskelschicht

- Eine **Serosa,** hier *Peritoneum* genannt (→ 17.1.3), bildet bei Organen in der Bauchhöhle die äußerste Schicht des Magen-Darm-Trakts. Im Bereich von Mundhöhle, Rachen und (oberer) Speiseröhre stellt lockeres Bindegewebe **(Adventitia)** die Verbindung zu den Nachbargeweben her.

Im gesamten Magen-Darm-Trakt kommen außerdem verstreute endokrin aktive Zellen vor, die als **gastro-entero-pankreatisches System** *(GEP-System)* zusammengefasst werden. Die meisten sind an der Steuerung von Magen-Darm-Tätigkeit und Verdauung beteiligt (→ Tab. 11.2).

SPICKZETTEL

Verdauung *(Digestion):* Mechanische Zerkleinerung der Nahrung und enzymatische (chemische) Aufspaltung hochmolekularer Substanzen in kleine Moleküle.
Verdauungssystem: Organe für Aufnahme, Zerkleinerung, Transport, chemische Verdauung und Resorption von Nahrung und die Ausscheidung nicht benötigter Substanzen über den Darm. Besteht aus dem Verdauungstrakt und den Verdauungsdrüsen.
Verdauungstrakt *(Verdauungskanal):* Organe, welche die Nahrung auf ihrem Weg durch den Körper passiert, also Mundhöhle, Rachen, Speiseröhre, Magen, Dünndarm, Dickdarm, Mastdarm, Analkanal.
Wandschichten des Verdauungstrakts: Ab der Speiseröhre (mit organspezifischen Besonderheiten) von innen nach außen

- **Mukosa** (Schleimhaut) aus Epithel, Schleimhautbindegewebe und **Muskeleigenschicht der Schleimhaut** *(Lamina muscularis mucosae)*
- **Submukosa** (Bindegewebsschicht) mit **Plexus submucosus** *(Meissner-Plexus)*
- **Muskularis** (Muskelschicht) mit **Plexus myentericus** *(Auerbach-Plexus)*
- **Serosa** (Peritoneum).

Verdauungsdrüsen: Drüsen, welche Sekrete zur chemischen Verdauung in den Verdauungstrakt abgeben (Speichel-, Magen- und Dünndarmdrüsen, Leber, Pankreas).

17.1.3 Peritoneum

Die Verdauungsorgane von Magen bis Dickdarm liegen im **Bauchraum** (→ Abb. 17.1). Dieser wird ringsum von der Muskulatur der Bauchwand und des Rückens, oben vom Zwerchfell und unten von der Beckenbodenmuskulatur begrenzt.

Peritoneum und Peritonealhöhle

Die ganze Bauchwand und ein Großteil der Bauchorgane sind von einer spiegelglatten Haut bedeckt, dem *Bauchfell* oder **Peritoneum** (→ Abb. 17.3).

Das Peritoneum ist die seröse Haut des Bauchraums und besteht wie der Herzbeutel (→ 14.3.3) oder die Pleura (→ 16.8) aus zwei Blättern:

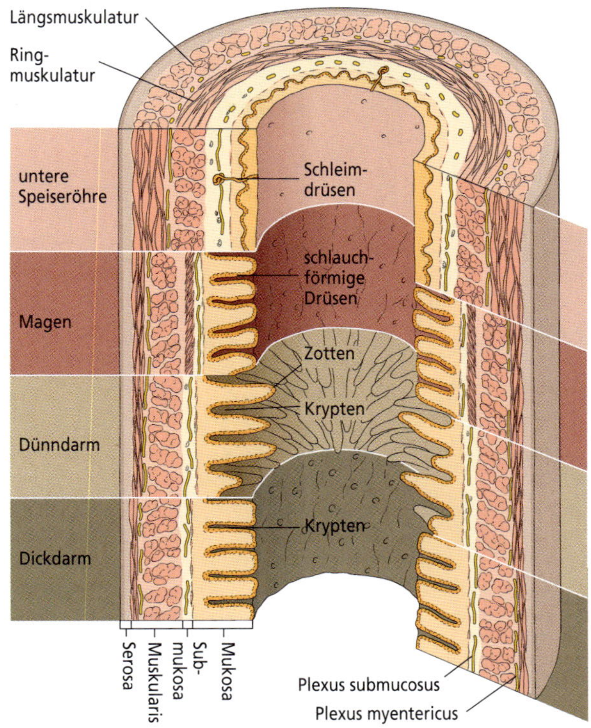

Abb. 17.2 Wandschichten des Verdauungstrakts. Von unterer Speiseröhre bis Dickdarm findet man einen prinzipiell gleichen Wandaufbau mit Mukosa, Submukosa, Muskularis und Serosa, jedoch mit Besonderheiten je nach Abschnitt.

- Das *innere Blatt des Bauchfells* oder **Peritoneum viscerale** überzieht die inneren Organe
- Das *äußere Blatt des Bauchfells* oder **Peritoneum parietale** kleidet die Bauchwand von innen aus.

Das Peritoneum umschließt die so gebildete **Peritonealhöhle** *(Bauchfellhöhle).*

Beide Blätter sondern geringe Mengen einer wässrigen Flüssigkeit in die spaltförmige Peritonealhöhle ab. Dieser Flüssigkeitsfilm gewährleistet die reibungsarme Verschieblichkeit der Bauchorgane, z. B. der Darmschlingen bei der Verdauung. Der bindegewebige Raum zwischen Peritoneum parietale und hinterer Leibeswand heißt **Retroperitonealraum** (*retro* = dahinter).

Intra-, retro- und extraperitoneale Organe

In der frühen Embryonalzeit bildet der Verdauungstrakt einen geraden Schlauch in der Mitte des Körpers, der breitflächig mit der rückseitigen Leibeswand in Verbindung steht und größtenteils von Peritoneum überzogen wird. Während der Entwicklung verschmälert sich die Verbindung zur rückseitigen Bauchwand. So entsteht ein zunächst noch recht breiter „Stiel", in dem die Blut-, Lymphgefäße und Nerven für die Bauchorgane verlaufen – das **embryonale Mesenterium.** Im weiteren Verlauf wachsen die Bauchorgane unterschiedlich stark und drehen sich. Schließlich verschmelzen Gewebeschichten miteinander, sodass letztendlich drei Lagebeziehungen zwischen Bauchorganen und Peritoneum unterschieden werden (→ Abb. 17.3):

- **Intraperitoneal** gelegene Organe sind am Ende der Embryonalzeit praktisch vollständig vom Peritoneum überzogen. Hierzu zählen z. B. Magen, Dünndarm (außer Zwölffingerdarm), Quer-

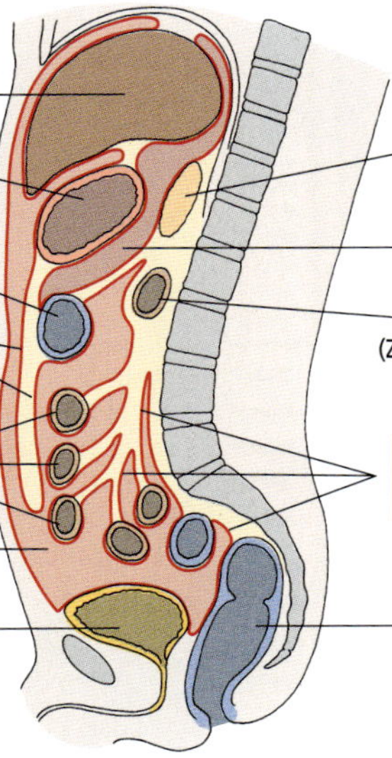

Abb. 17.3 Längsschnitt durch den Bauchraum und Peritonealverhältnisse. Zwischen Magen und Bauchspeicheldrüse liegt ein Hohlraum (Bursa omentalis) mit Verbindung zur Bauchhöhle. Seine Wände verkleben zum großen Netz (Omentum majus), das sich schürzenartig über die Dünndarmschlingen legt.

kolon, Leber und Milz, aber auch die Eierstöcke der Frau. Mit der hinteren Bauchwand stehen diese Organe über den oben erwähnten, im Laufe der Entwicklung immer schmaler gewordenen „Stiel" in Verbindung. Er besteht nur noch aus zwei Peritonealschichten, verstärkt durch Bindegewebe, und bildet so ein elastisches Aufhängeband. Über dieses Aufhängeband, beim Dünndarm **Mesenterium** (im engeren Sinne), beim Dickdarm **Mesokolon** genannt, werden die intraperitonealen Organe mit Lymph- und Blutgefäßen sowie Nerven versorgt (→ 17.1.4)

- Ein **retroperitoneal** gelegenes Organ ist nur an der Vorderseite von Bauchfell überzogen. Da retroperitoneal gelegene Organe fest mit der rückseitigen Leibeswand verwachsen sind, haben sie kein Mesenterium bzw. Mesokolon. Solche Organe sind z. B. die Bauchspeicheldrüse (Pankreas), der Zwölffingerdarm (Duodenum), auf- und absteigender Teil des Kolons, die Nieren, die Bauchaorta und die V. cava inferior (untere Hohlvene)
- Liegt ein Organ **extraperitoneal,** so besteht keinerlei Kontakt zum Peritoneum. Dies ist z. B. beim unteren *Rektum,* dem letzten Darmabschnitt, der Fall. Es verliert beim Durchtritt in das kleine Becken den Peritonealüberzug.

MEDIZIN

Gelangen Bakterien in die physiologischerweise sterile Peritonealhöhle, etwa bei der Perforation eines entzündeten Wurmfortsatzes, kann sich eine **Peritonitis** *(Bauchfellentzündung)* entwickeln. Der Patient bzw. die Patientin hat immer stärkere Bauchschmerzen, sein bzw. ihr Bauch wird „bretthart", und ohne Behandlung entwickeln sich ein lebensbedrohliches Krankheitsbild mit Darmlähmung und Schock.

SPICKZETTEL

Peritoneum *(Bauchfell):* Serosa des Bauchraums, deren inneres Blatt **(Peritoneum viscerale)** die inneren Organe bedeckt und deren äußeres Blatt **(Peritoneum parietale)** die Bauchwand von innen auskleidet.
Beide Blätter umschließen die **Peritonealhöhle** *(Bauchfellhöhle),* deren Flüssigkeitsfilm für die Verschieblichkeit der Bauchorgane sorgt.
Intraperitoneale Organe sind (fast) komplett von Peritoneum überzogen (z. B. Magen), **retroperitoneale Organe** nur vorne (z. B. Pankreas, Aorta), **extraperitoneale Organe** gar nicht (z. B. unteres Rektum).

17.1.4 Gefäßversorgung des Bauchraums

Arterien des Bauchraums

Die Verdauungsorgane des Bauchraums werden über drei große, bauchwärts aus der Aorta abzweigende Arterienstämme versorgt (→ 15.2.1, → Abb. 17.4).

Die erste Abzweigung der Bauchaorta, unmittelbar nach deren Zwerchfelldurchtritt, ist der **Truncus coeliacus** mit den drei Abzweigungen **A. gastrica sinistra** *(linke Magenschlagader, -arterie),* **A. hepatica communis** *(gemeinsame Leberschlagader, -arterie)* und **A. lienalis** *(A. splenica, Milzschlagader, -arterie).* Diese drei Arterien versorgen Leber, Gallenblase, Magen und Milz *ganz* sowie Bauchspeicheldrüse (Pankreas) und Zwölffingerdarm (Duodenum) *teilweise.*

Unmittelbar unterhalb des Truncus coeliacus entspringt die **A. mesenterica superior** *(obere Eingeweideschlagader, -arterie).* Von ihr gehen Äste zu Zwölffingerdarm, Magen und Bauchspeicheldrüse ab. Anschließend zweigt sie sich bogenförmig auf und versorgt den übrigen Dünndarm sowie etwa die Hälfte des Dickdarms mit sauerstoffreichem Blut.

Einige Zentimeter unterhalb der A. mesenterica superior entspringt die **A. mesenterica inferior** *(untere Eingeweideschlagader, -arterie).* Auch sie zweigt sich bogenförmig auf und versorgt die untere Hälfte des Dickdarms und den größten Teil des Rektums (Mastdarms).

Venen des Bauchraums

Die Bauchorgane sammeln ihr venöses Blut in einem gemeinsamen System, aus dem die **Pfortader** *(V. portae)* hervorgeht (→ Abb. 17.5). Diese bringt das Blut zur Leber, wo es erneut in ein Kapillarsystem einmündet und Nährstoffe, aber auch Stoffwechselprodukte entzogen und verstoffwechselt werden.

Nach der Leberpassage sammelt sich das venöse Blut der Leber letztlich in den drei **Vv. hepaticae** *(Lebervenen),* die unterhalb des Zwerchfells in die V. cava inferior (untere Hohlvene) münden.

Ausnahme sind die Venen aus dem mittleren und unteren Rektum, deren Blut über die Vv. iliacae internae (inneren Beckenvenen) in die V. cava inferior (untere Hohlvene) gelangt und so die Leber umgeht.

Lymphgefäße und Lymphknoten

Die **Lymphgefäße** des Bauchraums verlaufen im Wesentlichen wie die Blutgefäße. Die Lymphe fließt schließlich, nachdem sie die verstreut liegenden Lymphknoten passiert hat, in ein Sammel-

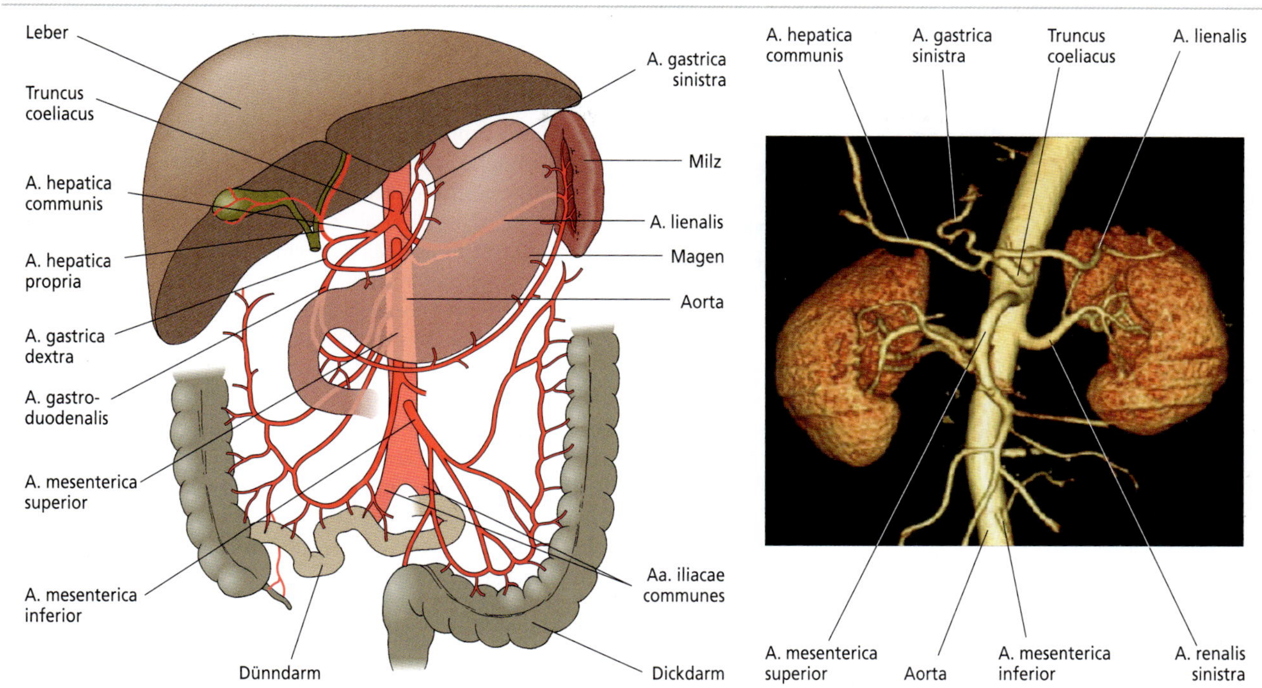

Abb. 17.4 Arterielle Versorgung der Bauchorgane. Links (vereinfachte) Schemazeichnung, rechts 3-D-Computertomografie der Bauchaorta, ihrer Äste und der Nierenarterien. [Foto E460]

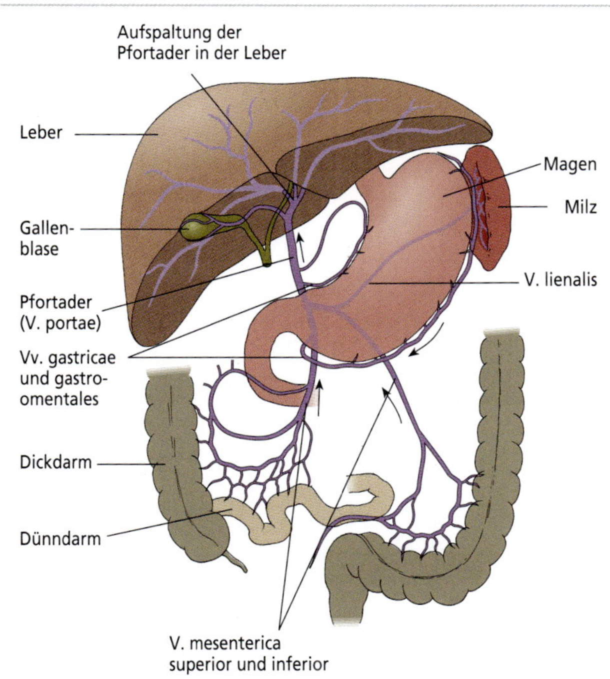

Abb. 17.5 Pfortadersystem.
Die Pfortader nimmt das venöse Blut aus dem Magen, der Milz, dem Pankreas, dem Dünndarm und dem größten Anteil des Dickdarms auf und leitet es zur Leber.

becken vor dem 1.–2. Lendenwirbel hinter der Aorta, die **Cisterna chyli.** Von dieser geht der **Ductus thoracicus** *(Brustmilchgang, Milchbrustgang)* ab (→ Abb. 17.30). Der Ductus thoracicus endet im linken Venenwinkel (→ Abb. 13.15), sodass sich die Darmlymphe schließlich in den venösen Teil des Blutkreislaufs entleert. Auf diese Weise wird sie im Körper verteilt und zu den Organen transportiert, die für die weitere Verwertung und Ausscheidung zuständig sind.

SPICKZETTEL

Pfortadersystem: „Seitenast" des venösen Körperkreislaufs, durch den das nährstoffreiche venöse Blut von Magen bis oberem Rektum über die **Pfortader** *(V. portae)* zur Verstoffwechselung in die Leber und dann erst über die **Vv. hepaticae** *(Lebervenen)* in die V. cava inferior (untere Hohlvene) geleitet wird.

17.2 Mundhöhle und Rachen

17.2.1 Mundhöhle

Die **Mundhöhle** (→ Abb. 17.6) ist der Anfangsteil des Verdauungstrakts. Ihre Aufgabe ist die Aufnahme und Vorbereitung der Nahrung für die weitere Verdauung.

Die Mundhöhle besteht aus dem **Mundhöhlenvorhof,** das ist der Raum zwischen Wangen, Lippen und Zähnen, sowie dem **Mundhöhlenhauptraum** *(Mundhöhle im engeren Sinne)* innerhalb der Zähne. Letzterer hat folgende Begrenzungen:

- Oben harter und weicher Gaumen (→ 17.2.5)
- Unten Unterseite der Zunge und **Mundbodenmuskulatur** (Muskelplatte zwischen den Unterkieferästen)

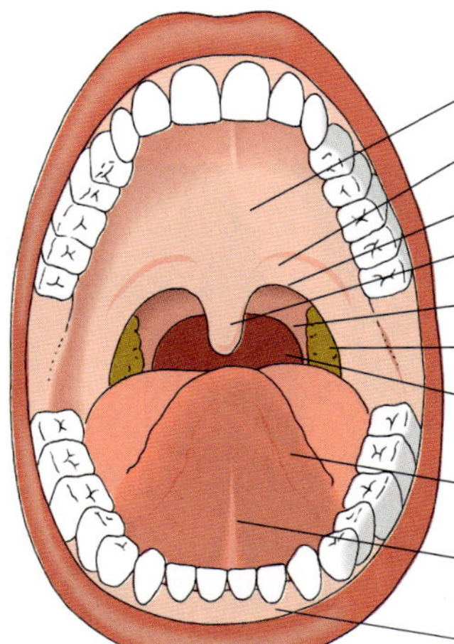

Abb. 17.6 Blick in die Mundhöhle.

- Seitlich Zahnreihen von Ober- und Unterkiefer
- Hinten Rachen
- Vorn Schneide- und Eckzähne.

Die Mundhöhle ist mit Schleimhaut ausgekleidet, deren Oberfläche aus einem mehrschichtigen unverhornten Plattenepithel besteht und in die zahlreiche Schleim absondernde *kleine Speicheldrüsen* eingelassen sind. An den Zahnfortsätzen von Ober- und Unterkiefer ist die Mundschleimhaut fest mit der Knochenhaut verwachsen. Sie heißt dort **Zahnfleisch** *(Gingiva).*

17.2.2 Zähne

Die **Zähne** sorgen für die *mechanische Zerkleinerung* der Nahrung. Alle Zähne zusammen bilden das **Gebiss.**

Jeder Zahn besteht aus *Zahnkrone, -hals* und einer oder mehreren *Wurzeln* (→ Abb. 17.7):

- Die **Zahnkrone** ist der sichtbare Teil des Zahnes, der aus dem Zahnfleisch herausragt. Er ist vom *Zahnschmelz* überzogen
- Der **Zahnhals** ist der Übergang vom Schmelz der Krone zum Zement der Zahnwurzel. Er wird vom Zahnfleisch umschlossen
- Die von außen nicht sichtbare **Zahnwurzel** ist fest in den **Zahnfächern** *(Zahnalveolen)* der **Zahnfortsätze** *(Alveolarfortsätze)* verankert und von einer dünnen Schicht *Zahnzement* bedeckt.

Die **Wurzelhaut** *(Periodontium)* umschließt die Zahnwurzel und hängt sie durch ihre straffen Bindegewebsfasern elastisch im Kiefer auf.

Am unteren Ende der Zahnwurzel **(Wurzelspitze)** liegt eine kleine Öffnung, die in den **Wurzelkanal** im Zahninneren führt. Über sie wird der Zahn mit Blut- und Lymphgefäßen sowie mit Nerven versorgt.

Das gefäß- und nervenreiche Bindegewebe der Zahnhöhle **(Pulpahöhle)** heißt **Zahnpulpa.**

Hartsubstanzen der Zähne

Jeder Zahn ist aus drei sehr harten Baustoffen aufgebaut (→ Abb. 17.7):

- Das **Zahnbein** *(Dentin)* bildet die Hauptmasse des Zahns. Es ähnelt im Aufbau sehr dem Knochengewebe, ist aber härter. Das Zahnbein enthält Nervenfasern und ist daher schmerzempfindlich
- Der **Zahnschmelz** *(Enamelum)* ist der festeste und widerstandsfähigste Stoff des menschlichen Körpers. Er überzieht die Zahnkrone. Am dicksten ist er an der Kaufläche, zum Zahnhals hin nimmt seine Dicke ab. Zahnschmelz enthält weder Zellen noch Blutgefäße und Nerven. Schmelzverluste durch Karies oder Abnutzung können *nicht* ersetzt werden
- Der **Zahnzement** überzieht den Zahn an seiner Wurzel mit einer dünnen Schicht. Er ist ähnlich aufgebaut wie Knochengewebe.

Zahnentwicklung

Der Mensch hat zwei „Garnituren" von Zähnen: die **Milchzähne** und die **bleibenden Zähne.** Die Milchzähne bilden sich bereits vor der Geburt. Auch die Entwicklung der bleibenden Zähne beginnt schon pränatal, dauert aber länger, bis etwa zum zehnten Lebensjahr. Die bleibenden Zähne liegen dann bis zu ihrem jeweiligen Durchbruchszeitpunkt im Kiefer.

Milchgebiss und Zahnwechsel

Die Milchzähne brechen zwischen dem sechsten Lebensmonat und dem zweiten Geburtstag durch (→ Abb. 17.8). Die Schwankungsbreite ist groß: Manche Babys haben schon bei ihrer Geburt den ersten Zahn, andere erst mit fast einem Jahr. Das **Milchgebiss** hat 20 Zähne, und zwar pro Kiefer vier Schneide-, zwei Eck- und vier Mahlzähne *(Milchmolaren).*

Etwa im sechsten Lebensjahr beginnt der **Zahnwechsel:** Die Wurzeln der Milchzähne werden abgebaut, und die bleibenden Zähne schieben dann die Kronen der Milchzähne heraus, bis die Milchzähne ausfallen (→ Abb. 17.9).

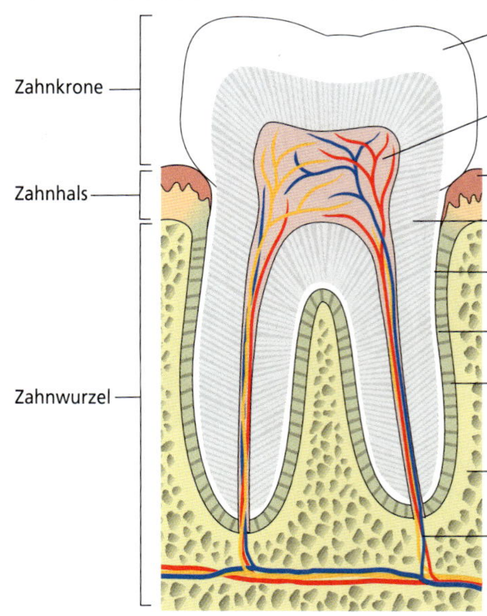

Abb. 17.7 Längsschnitt durch einen Backenzahn. Jede Wurzel durchziehen Blutgefäße, Nerven und Lymphgefäße.

Erwachsenengebiss

Das **Erwachsenengebiss** oder *bleibende Gebiss* besteht aus insgesamt 32 Zähnen, je 16 im Ober- und Unterkiefer. In der Mitte liegen pro Kiefer vier scharfkantige **Schneidezähne** zum Abbeißen der Nahrung. An die Schneidezähne schließt sich rechts und links je ein **Eckzahn** an. Es folgen auf beiden Seiten je zwei **Backenzähne** *(Prämolaren)* und drei **Mahlzähne** *(Molaren)* zum Kauen und Zermalmen der Nahrung. Die hintersten Mahlzähne heißen **Weisheitszähne,** weil sie in der Regel erst nach dem 17. Lebensjahr auswachsen (→Abb. 17.8).

Die **Kaufläche** der Backenzähne besteht aus zwei Höckern. Backenzähne haben im Unterkiefer eine, im Oberkiefer manchmal zwei Wurzeln. Die Kaufläche der Mahlzähne besteht meist aus vier oder fünf Höckern. Sie haben im Unterkiefer zwei Wurzeln, im Oberkiefer drei.

Zahnschema

Um die zahnmedizinische Dokumentation zu erleichtern, wird durch das **Zahnschema** jedem Zahn eine bestimmte Nummer zugeordnet (→Abb. 17.10).

Zahnhalteapparat

Der **Zahnhalteapparat** *(Parodontium)* umfasst das Zahnfleisch, den Zahnzement der Wurzel, die Wurzelhaut mit den Haltefasern und den Alveolarknochen. Der Zahnhalteapparat verankert den Zahn fest im Kiefer.

Karies

Karies *(Zahnfäule)* ist eine Erweichung v. a. des Zahnschmelzes durch Entkalkung, in fortgeschrittenen Stadien meist erkennbar an einer Braunfärbung der kariösen Stelle.

Ursache sind Bakterien im Zahnbelag und Kohlenhydrate aus der Nahrung (insbesondere Zucker). Die Bakterien bauen die Kohlenhydrate ab und es entstehen Säuren, die den Zahnschmelz angreifen.

Erreicht der Zahnzerfall die Pulpa mit den Nerven, kommt es zu Zahnschmerzen. Jeder kariöse Defekt wird zahnärztlich versorgt.

PRÄVENTION

Karies lässt sich durch regelmäßige Zahnpflege und richtige Ernährung weitgehend vermeiden. Die **Kariesprophylaxe** umfasst:

- Zähne gut pflegen (mindestens zweimal täglich Zähne putzen), wobei mit der Zahnpflege vor dem ersten Geburtstag begonnen werden sollte
- Wenig Zucker und Süßigkeiten essen

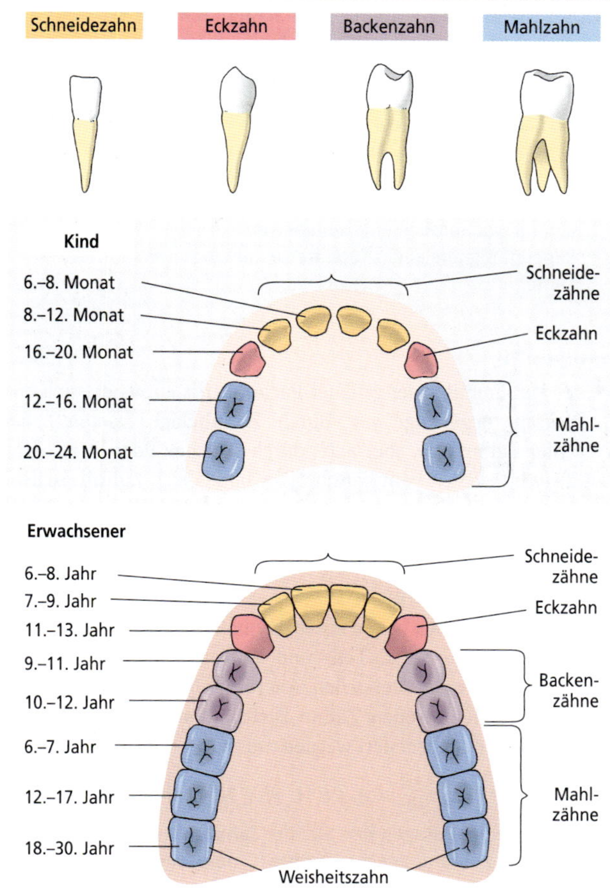

Abb. 17.8 Oben verschiedene Zahnformen. Mitte und unten Milch- und Erwachsenengebiss mit den Durchbruchszeiten der einzelnen Zähne.

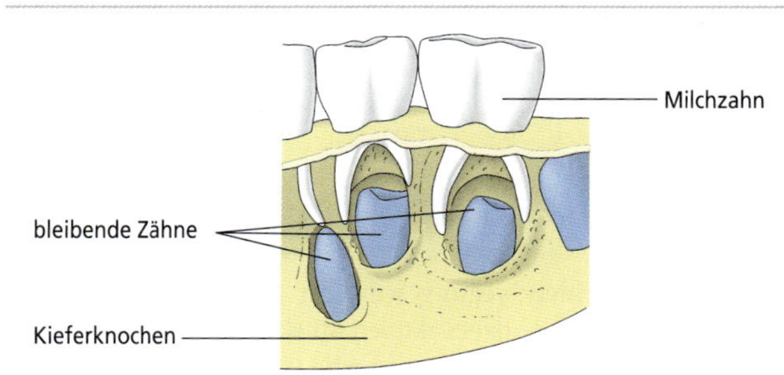

Abb. 17.9 Milchgebiss vor dem Zahnwechsel. Unter den Milchzähnen sind die bleibenden Zähne schon angelegt.

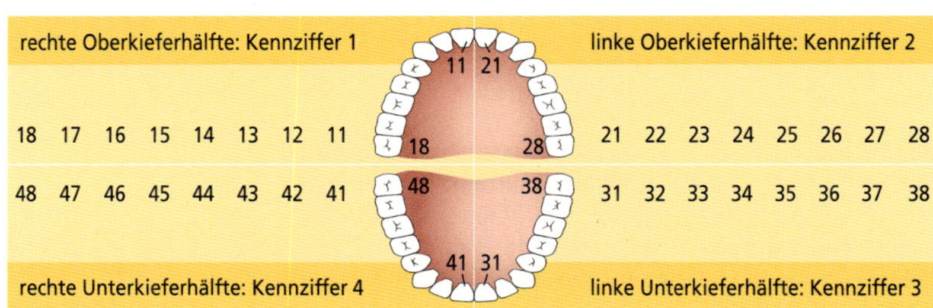

Abb. 17.10 Zahnschema. Zuerst erhält jede Kieferhälfte eine Kennziffer. Dann werden die Zähne einer Kieferhälfte beginnend mit dem vordersten Schneidezahn bis zum Weisheitszahn mit 1–8 durchnummeriert.

- Auf ausreichende Fluoridzufuhr achten. *Fluoride* machen die Zahnhartsubstanzen widerstandsfähiger gegen die von den Mundbakterien gebildeten Säuren. Ob bei Säuglingen und Kindern bis zum Grundschulalter Fluoridtabletten sinnvoll sind, hängt von einer evtl. Trinkwasser- und Kochsalzfluoridierung ab. Für ältere Kinder und Erwachsene ist die Verwendung fluoridierten Kochsalzes zusammen mit lokaler Fluoridierung (z. B. durch Zahnpasten oder Fluoridlacke) einmal wöchentlich empfehlenswert
- Regelmäßig alle sechs Monate zu Zahnarzt bzw. Zahnärztin gehen.

Parodontitis

Bei der *Parodontose* oder genauer **Parodontitis** entzündet sich das Zahnfleisch, begünstigt v. a. durch **Zahnbeläge** *(Plaques)* bei schlechter Zahnpflege, aber auch durch Rauchen oder Stress. Das Zahnfleisch löst sich vom Zahnhals, es bilden sich **Zahnfleischtaschen** und die Entzündung greift auf tiefere Strukturen des Zahnhalteapparats über – der Zahn lockert sich und fällt schließlich aus.

Gebiss alter Menschen

Viele ältere Menschen haben ein lückenhaftes Gebiss oder gar keine eigenen Zähne mehr. **Teil-** und **Vollprothesen** können die *Kaufunktion* oft wiederherstellen. Allerdings bilden sich die Kiefer nach Verlust der eigenen Zähne zurück, sodass die Prothesen „unterfüttert" oder erneuert werden müssen.

PFLEGE ALTER MENSCHEN

Die Pflegenden erfragen den Sitz der **Zahnprothese** und achten auf den Zustand der Mundhöhle (Druckstellen?) sowie darauf, dass die Betroffenen die Prothese immer tragen, auch wenn sie nichts essen dürfen. Sonst verformt sich der Kiefer oft in nur wenigen Tagen so stark, dass die Prothese nicht mehr passt. Insbesondere bei Pflegebedürftigen, die sich nur noch eingeschränkt äußern können, achten sie auf Wechsel der Essgewohnheiten. Bevorzugung weicher und Meiden harter Kost kann auf schlechten Prothesensitz hindeuten und sollte zahnärztlich abgeklärt werden.

Kauen

Beim Kauen werden Schneide- und Mahlbewegungen differenziert.

Bei der **Schneidebewegung** wird der Unterkiefer gegen den Oberkiefer bewegt. Die dabei aktiven Muskeln sind der **M. masseter** *(Kaumuskel)* und der **M. temporalis** *(Schläfenmuskel).*

Bei der **Mahlbewegung** wird der Unterkiefer durch den hinteren Teil des M. temporalis bzw. den **M. pterygoideus lateralis** *(seitlicher Flügelmuskel,* → Abb. 7.8) nach vorne bzw. hinten gezogen. Unterstützt werden die Bewegungen durch die Wangenmuskulatur und die Zunge, damit die Nahrung immer wieder zwischen die Zahnreihen gelangt und weiter zerkleinert wird.

SPICKZETTEL

Mundhöhle: Beginn des Verdauungstrakts, unterteilt in **Mundhöhlenvorhof** vor und **Mundhöhlenhauptraum** innerhalb der Zahnreihen. Ausgekleidet von einer Schleimhaut mit mehrschichtigem unverhornten Plattenepithel.

Zähne: Sehr harte Strukturen in der Mundhöhle, die im Kiefer verankert sind und dem Abbeißen und der Zerkleinerung von Nahrung dienen.

- Eingeteilt von vorne nach hinten in **Schneidezähne, Eckzahn, Backenzähne** *(Prämolaren),* **Mahlzähne** *(Molaren)*
- Bestehend aus **Zahnwurzel** (im Kiefer), **Zahnhals** (umschlossen von Zahnfleisch) und **Zahnkrone** (sichtbarer Teil)
- Aufgebaut hauptsächlich aus dem knochenähnlichen **Dentin** *(Zahnbein),* an der Wurzel überzogen von **Zahnzement,** an der Krone von **Zahnschmelz** *(Enamelum).*

Gebiss: Gesamtheit der Zähne eines Menschen. Zuerst **Milchgebiss** aus 20 Zähnen (pro Kieferhälfte zwei Schneidezähne, ein Eckzahn, zwei Milchmolaren). Ab etwa dem sechsten Lebensjahr sukzessive ersetzt durch das **Erwachsenengebiss** aus 32 Zähnen (pro Kieferhälfte zwei Schneidezähne, ein Eckzahn, zwei Backenzähne, drei Mahlzähne).

17.2.3 Zunge

Die **Zunge** *(Lingua)* ist ein mit Schleimhaut überzogener Muskelkörper. Die Zunge:

- Hilft bei Kau- und Saugbewegungen
- Formt einen schluckbaren Bissen und beginnt die Schluckbewegung
- Dient dem Geschmacks- und Tastempfinden
- Ist an der Lautbildung beim Sprechen beteiligt.

Der hintere Anteil der Zunge heißt **Zungenwurzel** *(Zungengrund);* sie ist fest mit dem Mundboden verwachsen. Die restliche Zunge ist frei beweglich und besteht aus dem **Zungenkörper** und der **Zungenspitze.** In der Mitte der Zungenunterseite liegt das **Zungenbändchen,** das die Zunge am Mundboden festhält. Am Übergang des Zungenbändchens zum Mundboden liegen rechts und links die Ausführungsgänge der beiden Unterkieferspeicheldrüsen.

Die **Zungenmuskulatur** ist quergestreift. Die **Außenmuskulatur der Zunge** strahlt vom Schädel in die Zunge ein und ist für die *Lageveränderungen* der Zunge verantwortlich. Die auf die Zunge begrenzte **Binnenmuskulatur der Zunge** verleiht der Zunge ihre *Verformbarkeit.* Innerviert wird die Zungenmuskulatur vom *N. hypoglossus* (HN XII, → 9.11.1).

Die Zungenoberfläche wird von einer Schleimhaut mit mehrschichtigem unverhorntem Plattenepithel gebildet. Zusätzlich finden sich an Zungenrücken und -rändern zahlreiche warzenförmige Schleimhauterhebungen, welche die Zungenoberfläche rau machen, die **Zungenpapillen.** Nach ihrer Form unterscheidet man **faden-, pilz-, warzen-** und **blattförmige Papillen.** Die fadenförmigen Papillen dienen dem *Tasten,* die übrigen enthalten *Geschmacksknospen* (→ 10.5.2) zum Schmecken der Speisen.

Die Schleimhaut der Zungenwurzel enthält viel lymphatisches Gewebe, das in seiner Gesamtheit als **Zungenmandel** *(Tonsilla lingualis)* bezeichnet wird. Es bildet einen Teil des lymphatischen Rachenrings (→ Abb. 13.14) und dient der Infektabwehr.

17.2.4 Speicheldrüsen

Für die Speichelbildung sorgen neben den vielen **kleinen Speicheldrüsen** der Mundschleimhaut drei paarige **große Speicheldrüsen.** Sie liegen außerhalb des Mundraums und geben ihr Sekret über Ausführungsgänge in den Mundraum ab (→ Abb. 17.11).

Die **Ohrspeicheldrüse** *(Glandula parotidea, Parotis)* liegt etwas vor und unter dem Ohr zwischen der Haut und dem Kaumuskel. Ihr Ausführungsgang **(Ductus parotideus)** endet gegenüber dem zweiten oberen Mahlzahn im Mundhöhlenvorhof.

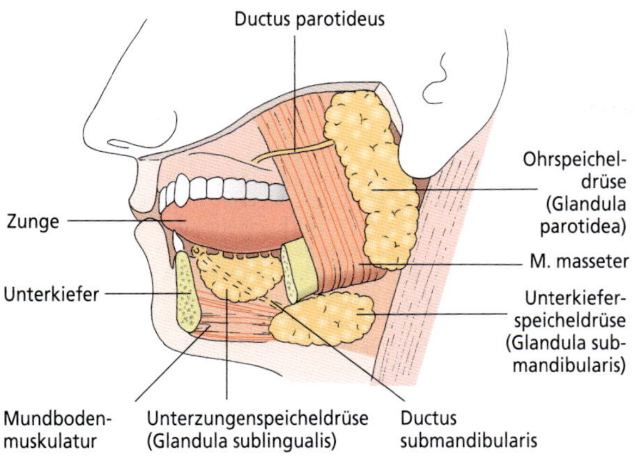

Abb. 17.11 Die großen Speicheldrüsen und ihre Ausführungsgänge.

Die **Unterkieferspeicheldrüse** *(Glandula submandibularis)* liegt unterhalb der Mundbodenmuskulatur an der Innenseite des Unterkiefers. Der Ausführungsgang mündet unter der Zunge an einer kleinen Erhebung nahe dem Zungenbändchen.

Die **Unterzungenspeicheldrüse** *(Glandula sublingualis)* liegt direkt auf der Mundbodenmuskulatur. Sie hat mehrere kurze Ausführungsgänge beidseits der Zunge und einen größeren Ausführungsgang, der gemeinsam mit dem der Unterkieferspeicheldrüse am Zungenbändchen endet.

Zusammensetzung des Speichels

Der **Mundspeichel** aus den Absonderungen der verschiedenen Speicheldrüsen besteht zu etwa 99,5 % aus Wasser. Die übrigen 0,5 % sind gelöste Anteile, vor allem Elektrolyte, Schleimstoffe, antimikrobiell wirksame Substanzen (z. B. Lysozym, IgA → 13.5.3) und verschiedene *Speichelenzyme* wie etwa das kohlenhydratspaltende **Ptyalin** (eine **α-Amylase** → 17.7.2), **Nukleasen** (zur Spaltung von Nukleinsäuren) und eine **saure Zungengrundlipase** zur Fettspaltung, die aber erst im Magen aktiviert wird.

Auch ohne Nahrungsaufnahme werden ständig geringe Mengen Speichel gebildet, um die Mundhöhle feucht zu halten. Bei Nahrungsaufnahme (oder allein dem Gedanken daran) steigt die Speichelproduktion reflektorisch stark an.

PFLEGE

Flüssigkeitsmangel und mangelnde Kautätigkeit vermindern den Speichelfluss. Die Mundschleimhaut trocknet aus, ist leichter verletzbar und wird anfällig für Infektionen.
Bei Patienten und Patientinnen, die nicht essen oder trinken dürfen, ist deshalb eine regelmäßige Mundpflege unabdingbar. Zusätzlich sollte der Speichelfluss z. B. durch Lutschen von Eiswürfeln oder Zitronenscheiben, Kaugummi-Kauen oder eine gezielte Massage entlang der Speicheldrüsen angeregt werden. Diese **Soor- und Parotitisprophylaxe** beugt Entzündungen von Mundhöhle und Ohrspeicheldrüsen vor.

17.2.5 Gaumen

Der **Gaumen** ist gleichzeitig das Dach der Mundhöhle und der Boden der Nasenhöhle. Der Gaumen:

- Trennt Mund- und Nasenhöhle
- Bildet das Widerlager der Zunge beim Sprechen
- Verschließt den oberen Rachenraum beim Schlucken
- Ermöglicht korrektes Sprechen (die Laute i, k, ch können ohne normalen Gaumenschluss nicht gesprochen werden).

Der Gaumen besteht aus zwei Teilen, dem vorderen **harten Gaumen** und dem hinteren **weichen Gaumen,** der auch *Gaumensegel* heißt (→ Abb. 17.6).

Der harte Gaumen besteht aus den **Gaumenfortsätzen des Oberkieferknochens** und den dahinter liegenden **Gaumenbeinen** (*Ossa palatina* → 7.2.1, → Abb. 16.3).

Der sich anschließende weiche Gaumen ist eine Sehnen-Muskel-Platte, die am harten Gaumen und an der Schädelbasis befestigt ist und im Bogen zum Zungengrund verläuft. In der Mitte des weichen Gaumens liegt das **Zäpfchen** *(Uvula).*

Zieht sich die Muskulatur des weichen Gaumens zusammen, so wird das Gaumensegel nach oben gezogen und der Nasen-Rachen-Raum gegen die Mundhöhle verschlossen. Dies wird als **Gaumenschluss** bezeichnet.

Die seitlichen Ränder des weichen Gaumens bilden zwei Schleimhautfalten, die zum Zungengrund und zur seitlichen Rachenwand führen. Sie heißen **vorderer** bzw. **hinterer Gaumenbogen** (*Arcus palatoglossus* bzw. *palatopharyngeus*). Zwischen den beiden Gaumenbögen liegen rechts und links die *Gaumenmandeln* (→ 16.2, → Abb. 16.4, → Abb. 17.6).

SPICKZETTEL

Zunge *(Lingua):* Schleimhautüberzogener, hochbeweglicher Muskelkörper am Boden der Mundhöhle. An der Oberfläche **Zungenpapillen** für Tasten und Geschmack. Außerdem wichtig für Kauen, Saugen, Schlucken, Sprechen.
Speicheldrüsen: Exokrine Drüsen, welche den **Mundspeichel** produzieren, der u. a. den Nahrungsbissen gleitfähig macht. Unterteilt in

- **Kleine Speicheldrüsen** überall in der Mundhöhlenschleimhaut
- Paarige **große Speicheldrüsen. Ohrspeicheldrüse** *(Glandula parotidea, Parotis)* vor und unterhalb des Ohrs, **Unterkieferspeicheldrüse** *(Glandula submandibularis)* innen am Unterkiefer, **Unterzungenspeicheldrüse** *(Glandula sublingualis)* auf dem Mundboden. Münden alle über Ausführungsgänge in die Mundhöhle.

17.2.6 Rachen

Der **Rachen** (*Pharynx* → 16.2) verbindet Mundhöhle und Speiseröhre, aber auch Nase und Luftröhre. In seinem mittleren Teil kreuzen sich Atem- und Speiseweg, wobei verhindert werden muss, dass Nahrung oder Flüssigkeit in Nase oder Luftröhre gelangt.

Schlucken

Ist die Nahrung genügend gekaut und mit Speichel vermischt, so formt die Zunge daraus einen schluckfähigen **Bissen** und schiebt diesen nach hinten in den Rachen.

Die Reizung von Berührungssensoren im Rachen, am Gaumen und am Zungengrund löst den **Schluckreflex** aus: Das Gaumensegel hebt sich, die Rachenmuskulatur zieht sich zusammen. Dadurch wird der Epipharynx (Nasenrachen) abgedichtet.

Als Nächstes kontrahiert sich die Mundbodenmuskulatur. Der an der Mundbodenmuskulatur befestigte Kehlkopf bewegt sich zwangsläufig mit nach oben, der Kehldeckel legt sich passiv quer

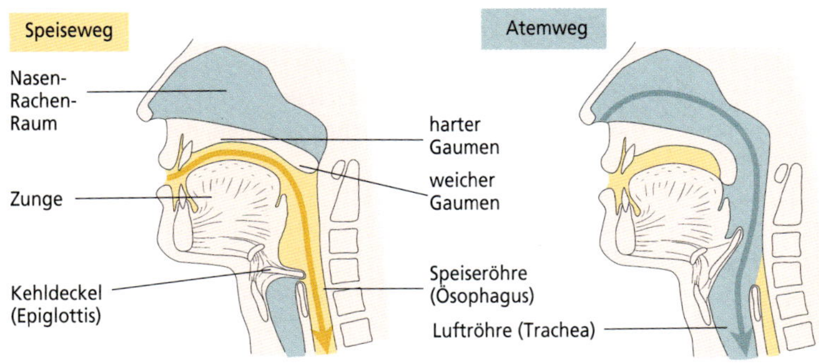

Abb. 17.12 Kreuzung von Atem- und Speiseweg im Rachen. Beim Schlucken wird der Nasen-Rachen-Raum durch Anheben des Gaumensegels und Anspannung der Rachenwand abgedichtet. Durch eine Aufwärtsbewegung des Kehlkopfs legt sich der Kehldeckel automatisch quer über den Kehlkopfeingang und verschließt ihn so. Beim Atmen steht der Kehldeckel steil, die Luft kann vom Rachen in die Luftröhre gelangen.

und verschließt den Kehlkopfeingang, sodass keine Nahrung in die Luftröhre gelangen kann (→ Abb. 17.12). Dieser Schutzmechanismus ist lebenswichtig.

Der obere Ösophagussphinkter (→ 17.3) erschlafft, gleichzeitig zieht sich die Rachenmuskulatur wellenförmig zusammen und schiebt den Bissen in die Speiseröhre.

Jenseits des Säuglingsalters ist die Atmung während des Schluckens reflektorisch gehemmt.

Es folgt der Transport des Bissens durch die Speiseröhre.

Aspiration

Das Schlucken ist ein hoch komplizierter Vorgang, der das koordinierte Zusammenspiel zahlreicher Muskeln erfordert. Bei **Schluckstörungen** legt sich der Kehldeckel oft nicht mehr schützend über die Luftwege, und es besteht das Risiko einer **Aspiration** („Einatmen" von Fremdkörpern in die Lunge) mit nachfolgender Lungenentzündung. In besonderem Ausmaß gefährdet sind Patienten und Patientinnen nach Langzeitbeatmung, einem Schlaganfall oder mit anderen schweren neurologischen Erkrankungen. Ist (zusätzlich) der Hustenreflex (→ 16.3.3) gestört, bleibt die Aspiration zudem nicht selten unbemerkt.

PFLEGE

Komplikationen durch Aspiration sind nicht selten prognoseentscheidend. Bei Patienten und Patientinnen mit dem geringsten Anhalt für eine **Schluckstörung** erfolgt deshalb ein Schluckversuch, ggf. auch eine umfangreichere interdisziplinäre Diagnostik. Therapeutische Maßnahmen (etwa Schlucktraining) und Art der Ernährung (z. B. Eindicken von Flüssigkeiten, künstliche enterale Ernährung) hängen von Art und Ausmaß der Schluckstörung ab.

SPICKZETTEL

Schlucken *(Schluckakt):* Komplizierter Vorgang, durch den Nahrung vom Mund in die Speiseröhre transportiert wird. Ablauf

- Reizung von Berührungssensoren an Rachen, Gaumen, Zungengrund → Auslösen des **Schluckreflexes**
- Heben des Gaumensegels, Kontraktion der Rachenmuskulatur → Abdichten des Epipharynx
- Kontraktion der Mundboden-/Zungenbeinmuskulatur → Hochziehen des Kehlkopfs → „Querlegen" das Kehldeckels → Verschluss des Kehlkopfeingangs und damit der Luftröhre
- Erschlaffen des oberen Ösophagussphinkters (→ 17.3), wellenförmige Kontraktionen der Rachenmuskulatur → Transport des Bissens in die Speiseröhre.

17.3 Speiseröhre

Die **Speiseröhre** *(Ösophagus)* ist ein beim Erwachsenen ca. 25 cm langer Muskelschlauch zwischen Rachen und Magen. Sie transportiert die Speisen vom Mund in den Magen. Ausgekleidet ist sie mit einem mehrschichtigen unverhornten Plattenepithel.

Verlauf der Speiseröhre

Die Speiseröhre beginnt hinter dem Ringknorpel des Kehlkopfs in Höhe des sechsten Halswirbels und läuft dann hinter der Luftröhre abwärts. Nach dem Durchtritt durch das Zwerchfell geht sie nach kurzem Verlauf im Bauchraum in den Magen über (→ Abb. 17.13).

Die Speiseröhre ist ein sehr dehnbarer, elastischer Schlauch. An drei Stellen ist sie jedoch weniger dehnbar. Diese drei **natürlichen Engstellen der Speiseröhre** sind die **Ringknorpelenge,** die **Aortenenge** und die **Zwerchfellenge.**

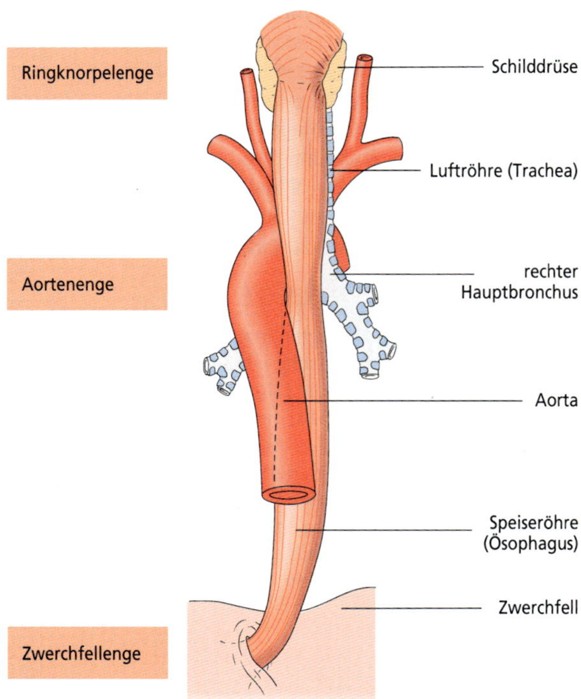

Abb. 17.13 Verlauf der Speiseröhre und ihre drei natürlichen Engstellen (Ansicht von hinten).

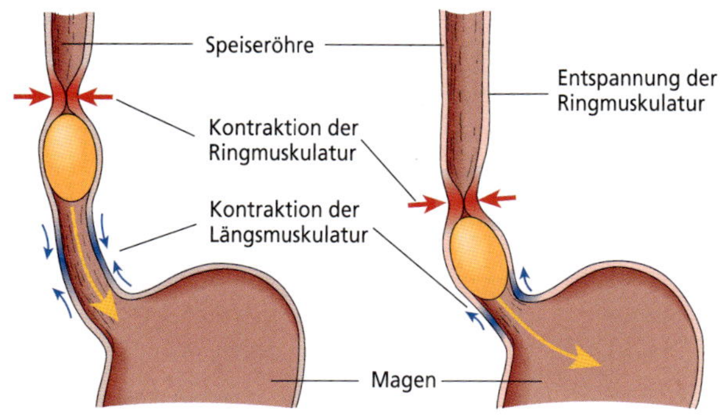

Abb. 17.14 Die Peristaltik der Speiseröhre.

MEDIZIN

Zu große oder zu wenig gekaute Bissen bleiben meist an den drei natürlichen Engstellen der Speiseröhre stecken, besonders in der Ringknorpelenge als erster und gleichzeitig engster Engstelle.

Transport der Nahrung durch die Speiseröhre

Normalerweise ist die Speiseröhre oben und unten durch einen erhöhten Spannungszustand der Muskulatur verschlossen. Man spricht auch vom **oberen** und **unteren Ösophagussphinkter.**

Nach Beginn des Schluckvorgangs erschlafft der *obere* Ösophagussphinkter, der Bissen kann vom Rachen in die Speiseröhre übertreten. Jetzt wird der Bissen in Richtung Magen weiterbefördert. Die längs und quer verlaufenden Muskelfasern der Speiseröhre ziehen sich abwechselnd zusammen. Kommen diese *peristaltischen Wellenbewegungen* am unteren Speiseröhrenende an, so wird unwillkürlich der *untere* Ösophagussphinkter geöffnet, und der Bissen kann in den Magen eintreten (→ Abb. 17.14).

Gastroösophagealer Reflux

Funktioniert der untere Ösophagussphinkter nicht richtig, so kann Mageninhalt in die Speiseröhre zurücklaufen **(gastroösophagealer Reflux).**

Beim jungen Säugling ist dies bis zu einem gewissen Ausmaß normal. Die Kinder „spuckeln" nach dem Füttern, wenn sie aber sonst keine Krankheitszeichen zeigen (also gut gedeihen, nicht unruhig sind nach dem Essen oder husten), sind keine weiteren Maßnahmen nötig. Der Verschlussmechanismus „reift von selbst nach".

Ein gastroösophagealer Reflux bei Erwachsenen hingegen führt nicht selten zu einer **Refluxkrankheit,** die sich z. B. durch Sodbrennen und saures Aufstoßen, aber auch unklare Heiserkeit oder Husten zeigt. Sie sollte behandelt werden, auch weil eine (jahrelange) **Refluxösophagitis** *(refluxbedingte Speiseröhrenentzündung)* das Risiko eines **Ösophaguskarzinoms** *(Speiseröhrenkrebs)* erhöht. Durch Erschlaffung des Bandapparates und häufige Bauchpresse wegen Obstipationsneigung ist ein gastroösophagealer Reflux bei älteren Menschen häufig.

SPICKZETTEL

Speiseröhre *(Ösophagus):* Ca. 25 cm langer Muskel-Schleimhaut-Schlauch zwischen Rachen und Magen, ausgekleidet mit mehrschichtigem unverhornten Plattenepithel. Aufgabe Nahrungstransport.

17.4 Magen

An die Speiseröhre schließt sich als sackartige Erweiterung des Verdauungskanals der **Magen** *(Ventriculus, Gaster)* an.

Das *Fassungsvermögen* des Magens beträgt etwa 1,5 l. In seiner Position gehalten wird der Magen hauptsächlich durch die ihn umgebenden Bänder, die zu Leber und Milz verlaufen. Trotzdem variiert die Form des Magens ständig, je nach Füllungszustand und Körperlage.

17.4.1 Abschnitte des Magens

Am Magen werden verschiedene Abschnitte unterschieden (→ Abb. 17.15):

- Den Mageneingang, also den Übergang von der Speiseröhre zum Magen, bezeichnet man als **Kardia** *(Magenmund)*
- Seitlich der Kardia, unmittelbar unter dem Zwerchfell, liegt der kuppelförmige **Fundus** *(Magengrund).* Dies ist beim stehenden Menschen die am höchsten liegende Region des Magens, in der sich beim Essen mitgeschluckte Luft ansammelt
- An den Fundus schließt sich der **Korpus** *(Magenkörper)* als größter Teil des Magens an. Dieser geht über in den *Vorraum des Pförtners (Antrum pyloricum),* kurz **Antrum**
- Den Abschluss des Magens bzw. den Übergang zum Dünndarm stellt der *Magenpförtner* **(Pylorus)** her.

Prinzipiell ist die Magenwand wie in 17.1.2 besprochen aufgebaut. Sie zeigt jedoch einige Besonderheiten.

17.4.2 Muskelschicht der Magenwand

Die Muskelschicht der Magenwand (Muskularis) besteht in Abweichung zum übrigen Verdauungskanal aus *drei* übereinandergelagerten Schichten von Muskelfasern, die von außen nach innen längs, ringförmig und schräg verlaufen.

Dadurch kann sich der Magen auf vielfältige Weise zusammenziehen, die Magengröße der jeweiligen Füllung anpassen, den Nahrungsbrei weiter mechanisch zerkleinern und mit dem Magensaft mischen und schließlich zum Magenausgang weiterleiten.

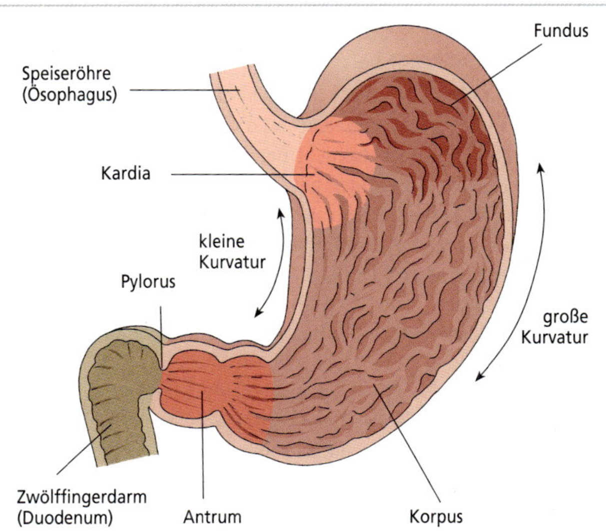

Abb. 17.15 Magen im Längsschnitt mit Kardia, Fundus, Korpus, Antrum und Pylorus sowie großer und kleiner Krümmung des Magens (Magenkurvatur).

Dies erfolgt durch *peristaltische Wellen,* die über den ganzen Magen in Richtung Pylorus verlaufen.

17.4.3 Magenschleimhaut

Die rötlich-graue Magenschleimhaut ist beim leeren Magen in ausgedehnte Längsfalten gelegt, welche am Pförtner zusammenlaufen. Die „Täler" zwischen den Falten heißen **Magenstraßen.**

Histologischer Aufbau der Magenschleimhaut

Das **Oberflächenepithel des Magens** ist ein einschichtiges Zylinderepithel. Dieses Epithel ist in tiefe Falten gelegt, wodurch unzählige schlauchförmige **Magendrüsen** entstehen, die den Magensaft produzieren. Diese Drüsen kommen zwar im ganzen Magen vor, der verdauende Magensaft wird jedoch nur in Fundus und Korpus produziert. Mit zunehmendem Alter wird die Magenschleimhaut dünner.

Die Fundus- und Korpusdrüsen enthalten drei unterschiedliche Zellarten (→ Abb. 17.16):

- Die **Belegzellen** *(Parietalzellen)* liegen überwiegend im mittleren Abschnitt der Drüsenschläuche. Ihre Hauptaufgaben sind die Herstellung von *Salzsäure* und *Intrinsic-Faktor* (→ 17.4.4, → 17.9.9)
- Die **Hauptzellen** in der Tiefe der Drüsenschläuche sind auf die Bildung der eiweißspaltenden Enzyme (*Pepsinogene* bzw. in der aktiven Form *Pepsine*) sowie geringer Mengen der fettspaltenden *Magenlipase* spezialisiert
- Die **Nebenzellen** bilden wie die zylinderförmigen Oberflächenepithelzellen des Magens den *muzinhaltigen Magenschleim,* der die innere Oberfläche des Magens vor der aggressiven Salzsäure schützen soll.

In den übrigen Regionen des Magens wird ausschließlich schützender Magenschleim gebildet. Entsprechend gibt es hier in den Drüsen nur Nebenzellen.

In der gesamten Magenschleimhaut findet man außerdem *endokrin aktive Zellen,* so z. B. Histamin produzierende **ECL-Zellen** sowie v. a. im Pförtnerbereich die **G-Zellen.** Diese bilden das Hormon **Gastrin,** das auf dem Blutweg die Magenbeweglichkeit steigert sowie die Haupt- und Belegzellen von Fundus und Korpus anregt, Salzsäure und Verdauungsenzyme zu bilden.

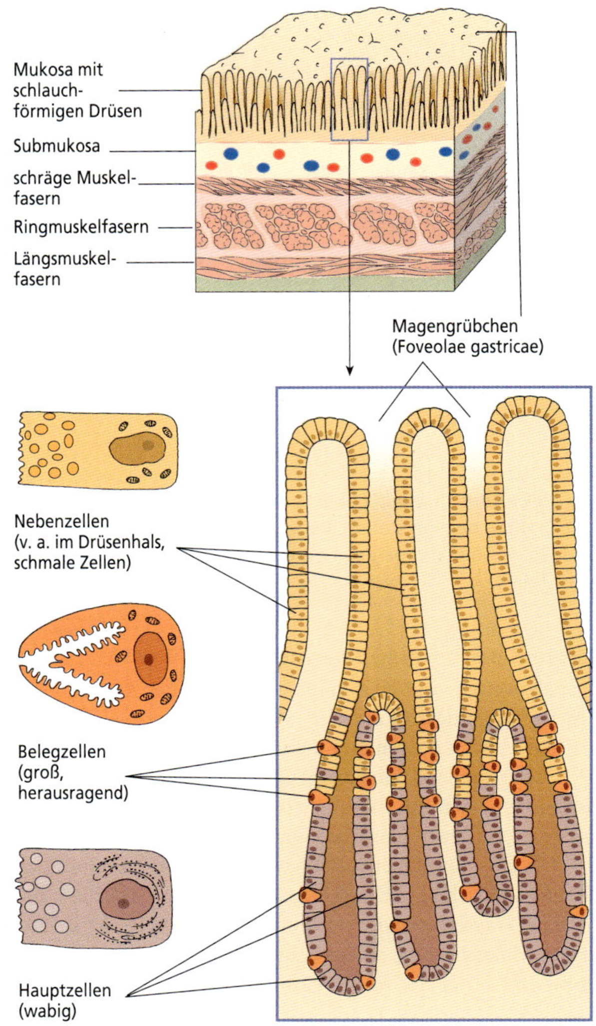

Abb. 17.16 Der Aufbau der Magenschleimhaut. Die schlauchförmigen Drüsen bestehen aus Haupt-, Beleg- und Nebenzellen.

Ulkus und Ulkuskrankheit

Ein **gastroduodenales Ulkus** *(Magen- und Zwölffingerdarmgeschwür)* ist ein Defekt der Magen- oder Zwölffingerdarmschleimhaut, der die Eigenmuskelschicht der Schleimhaut *(Lamina muscularis mucosae)* überwunden hat.

Die Ursache liegt in einem gestörten Gleichgewicht zwischen aggressiven Faktoren und Schutzmechanismen der Schleimhaut. Als wichtiger aggressiver Faktor hat sich dabei eine Besiedlung der Magenschleimhaut mit dem Bakterium *Helicobacter pylori* (→ Abb. 17.17) erwiesen, zu dem aber noch weitere Einflüsse hinzutreten müssen.

Leitsymptome sind Appetitlosigkeit sowie Schmerzen im Ober- und Mittelbauch, die beim **Ulcus ventriculi** *(Magengeschwür)* typischerweise unmittelbar nach Nahrungsaufnahme auftreten, beim **Ulcus duodeni** *(Zwölffingerdarmgeschwür)* hingegen erst etwa zwei Stunden später.

Die Diagnose wird durch Magenspiegelung (Gastroskopie) gestellt. Sie ermöglicht durch eine Gewebeentnahme auch die Abgrenzung vom **Magenkarzinom.**

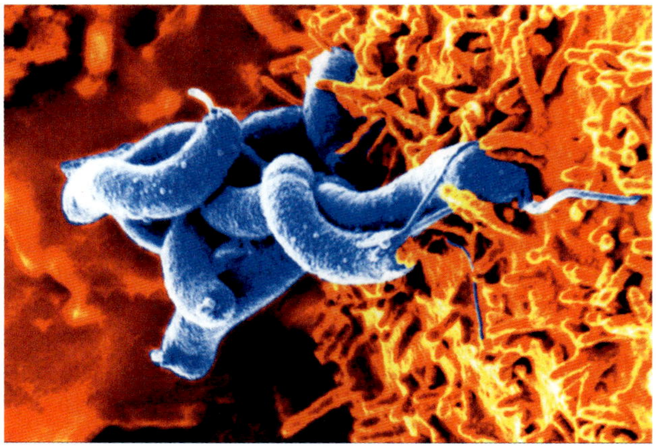

Abb. 17.17 Helicobacter pylori. Das saure Milieu des Magens tötet die meisten, aber nicht alle Krankheitserreger ab. Das Bakterium *Helicobacter pylori* (blau) hat sich geradezu auf das Leben auf der Magenschleimhaut (orange) spezialisiert. [T332–01]

Durch wirksame Medikamente gegen *Helicobacter pylori* sind die früher langjährigen Verläufe mit wiederholten Geschwüren **(Ulkuskrankheit)** wesentlich seltener geworden.

PFLEGE

Stress steigert die Säureproduktion des Magens. Patienten und Patientinnen nach großen Operationen oder auf der Intensivstation sind anfällig für sog. *Stressulzera.* Stressminimierend wirken eine ruhige Umgebung und die normale enterale Nahrungsaufnahme. Besonders Gefährdete erhalten zur **Ulkusprophylaxe** Medikamente, die die Säureproduktion hemmen.

17.4.4 Magensaft

Bestandteile des Magensafts

Alle Drüsen in Fundus und Korpus bilden abhängig von der Nahrungsaufnahme durchschnittlich 2 l **Magensaft** täglich. Neben Wasser enthält er v. a.:

- **Salzsäure** *(HCl).* HCl wird von den Belegzellen sezerniert. Der pH-Wert (→ 2.7.3) des Magensafts kann auf einen Wert von 1–2 absinken, sodass der Speisebrei dann einen pH von 2–4 hat. Die Salzsäure greift zudem die Eiweiße an (*denaturiert* sie), deren dreidimensionale Struktur bricht zusammen, sodass sie leichter von eiweißspaltenden Enzymen zerlegt werden können. Weiter wirkt die Salzsäure als Desinfektionsmittel gegen die meisten mit der Nahrung aufgenommenen Bakterien und Viren
- **Pepsinogene und Pepsine.** Die *Pepsinogene* werden in den Hauptzellen gebildet und im Magen bei einem pH < 6 in die aktiven, eiweißspaltenden *Pepsine* umgewandelt. Diese spalten die mit der Nahrung aufgenommenen Eiweiße in gröbere Bruchstücke von 10–100 Aminosäuren
- **Magenschleim.** Der muzinhaltige Magenschleim wird wie Bikarbonat von allen Oberflächenzellen der Magenschleimhaut sowie den Nebenzellen der Magendrüsen gebildet. Das zähe Muzin haftet auf der Oberfläche der Zellen und bildet einen geschlossenen Film, der das gesamte Mageninnere auskleidet. Dieser schützt die Schleimhaut vor dem Angriff der Salzsäure und des Pepsins und verhindert somit eine Selbstverdauung
- **Intrinsic-Faktor.** Der *Intrinsic-Faktor* wird ebenfalls von den säurebildenden Belegzellen gebildet. Er wird benötigt, um das Vitamin B_{12} im Dünndarm aufzunehmen (→ 17.9.9).

Steuerung der Magensaftbildung

Magensaft wird gebildet, wenn sich Nahrung im Magen befindet oder der Magen mit Nahrung „rechnet".

Es werden drei Phasen der Magensaftbildung differenziert:

- In der vom Gehirn gesteuerten **nervalen** *(zephalen)* **Phase** bei erwarteter Magenfüllung steigern beispielsweise Geruchs- und Geschmacksreize reflektorisch über das vegetative Nervensystem (N. vagus → 9.11.1) die Säure- und Gastrinbildung
- Die sich anschließende **Magenphase** *(gastrale Phase)* wird durch Nahrung im Magen ausgelöst. Magendehnung und chemische Reize (Eiweißabbauprodukte, Kaffee) steigern den Gastrinspiegel und in der Folge die Magensaftsekretion
- In der von Dünndarmhormonen gesteuerten **intestinalen Phase** wird die Gastrin- und damit Magensaftproduktion anfangs noch gefördert. Dann löst eiweiß- und fetthaltiger Speisebrei im Zwölffingerdarm die Sekretion der Dünndarmhormone Sekretin und Cholezystokinin (→ 17.6.9, → Tab. 11.2) aus. Dadurch werden Salzsäureproduktion und Magenentleerung gehemmt.

17.4.5 Entleerung des Magens

Der Mageninhalt wird in kleinen Portionen an den sich anschließenden Zwölffingerdarm weitergegeben. Vom Antrum gehen starke peristaltische Kontraktionswellen aus, der Pylorus öffnet sich kurzzeitig, und ein kleiner Anteil des Speisebreis kann in den Zwölffingerdarm übertreten. Die Geschwindigkeit der Magenentleerung hängt stark von der Zusammensetzung der Nahrung ab, sodass die **Magenverweilzeit** von zwei bis sieben Stunden schwankt. Kohlenhydratreiche Speisen (z. B. das Frühstücksbrötchen) verweilen am kürzesten im Magen, fettreiche Speisen (die Weihnachtsgans) am längsten.

PÄDIATRIE

Ein verhältnismäßig häufiges Krankheitsbild vor allem bei neugeborenen Jungen ist die **(hypertrophische) Pylorusstenose:** Etwa ab der dritten Lebenswoche erbrechen die Kinder zunehmend kurz nach dem Füttern, wobei die Milch nicht wie bei vielen Säuglingen ein bisschen „herausläuft", sondern im Bogen oder Strahl erbrochen wird. Durch Flüssigkeitsverlust und Elektrolytentgleisung verfallen die Babys rasch. Die meisten Kinder müssen operiert werden, danach ist die Prognose sehr gut.

SPICKZETTEL

Magen *(Ventriculus, Gaster):* Sackartiges, intraperitoneal gelegenes Verdauungsorgan im linken Oberbauch.

- Abschnitte **Kardia** (*Magenmund,* Mageneingang), **Magenfundus** (*Magengrund,* kuppelförmig links neben Kardia), **Magenkorpus** (*Magenkörper,* Hauptteil), **Antrum** (*Antrum pyloricum,* vor dem Pförtner), **Pylorus** (*Magenpförtner,* Magenausgang)
- **Oberflächenepithel** (→ Magenschleim, Bikarbonat). **Magenschleimhautdrüsen** mit **Belegzellen** (*Parietalzellen* → Salzsäure, Intrinsic-Faktor), **Hauptzellen** (→ Pepsinogen, Lipase), **Nebenzellen** (→ Magenschleim, Bikarbonat)
- Aufgaben Speicherung, Durchmischung des Speisebreis, Sekretion von Magensaft → Abtöten von Krankheitserregern, Beginn der Eiweiß- und Fettverdauung.

17.5 Dünndarm

Der **Dünndarm** ist der auf den Magen folgende Abschnitt des Verdauungsrohrs. Hauptaufgabe des Dünndarms ist es, den im Mund und Magen vorverdauten Speisebrei *(Chymus)* zu Ende zu verdauen und die dabei entstehenden kleinen Moleküle über das Epithel der Dünndarmschleimhaut in den Kreislauf aufzunehmen (→ 17.7). Zudem werden pro Tag ungefähr 8 l Verdauungssäfte (Speichel, Magensaft, Galle, Bauchspeicheldrüsensekret, Dünndarmsekret) im Dünndarm wieder rückresorbiert. Diese gewaltige Resorptionsaufgabe erfordert eine riesige innere Oberfläche.

17.5.1 Abschnitte des Dünndarms

Der Dünndarm besteht aus drei Abschnitten, die ohne scharfe Grenze ineinander übergehen (→ Abb. 17.18):

- **Duodenum** *(Zwölffingerdarm)*
- **Jejunum** *(Leerdarm)*
- **Ileum** *(Krummdarm).*

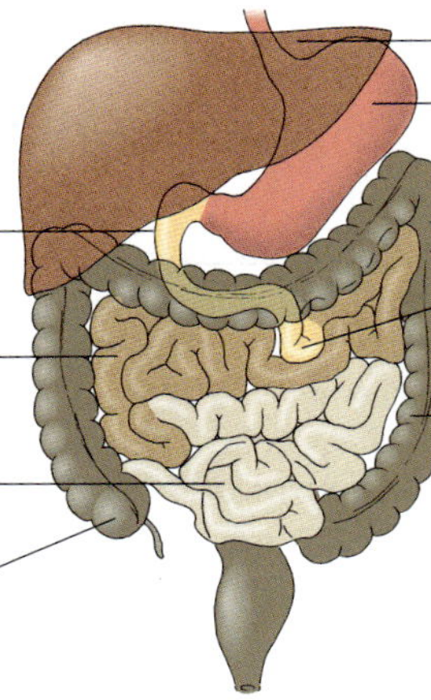

Abb. 17.18 Die verschiedenen Dünndarmabschnitte.

Erster Abschnitt des Dünndarms ist das etwa 25 cm lange, C-förmige **Duodenum.** Das C umschließt den Kopf der Bauchspeicheldrüse, deren Ausführungsgang *(Ductus pancreaticus, Bauchspeichelgang)* in der Regel gemeinsam mit dem Gallengang etwa in der Mitte des absteigenden Teils an einer kleinen warzenförmigen Erhebung *(Papilla duodeni major)* ins Innere des Duodenums einmündet (→ Abb. 17.27). Das Duodenum liegt überwiegend retroperitoneal.

Das Duodenum geht mit einem scharfen Knick *(Flexura duodenojejunalis)* in das **Jejunum** über. Dieses ist wesentlich länger als das Duodenum und geht seinerseits ohne scharfe Begrenzung in das **Ileum** über. Jejunum und Ileum liegen intraperitoneal und sind beim Erwachsenen etwa 3–6 m lang (ca. 40 % Jejunum, 60 % Ileum).

17.5.2 Dünndarmschleimhaut

Der allgemeine Aufbau der Dünndarmwand entspricht dem des übrigen Verdauungsrohrs (→ 17.1.4). Besonderheit ist aber eine enorme Oberflächenvergrößerung der Schleimhaut auf insgesamt 200 m^2.

Diese Oberflächenvergrößerung entsteht zum einen durch bis zu 1 cm hohe, ringförmige Schleimhautfalten, die **Kerckring-Falten.** Auf diesen Falten finden sich finger- bis blattförmige, ungefähr 1 mm hohe *Aus*stülpungen, die als **Zotten** bezeichnet werden, sowie etwas kürzere *Ein*stülpungen, die **Krypten** heißen (→ Abb. 17.19, → Abb. 17.20, → Abb. 17.21). Dadurch wird die durch die Schleimhautfalten schon vergrößerte Oberfläche noch weiter vergrößert. Zum Dritten tragen die Schleimhautzellen, hier **Enterozyten** *(Saumzellen)* genannt, selbst zur Oberflächenvergrößerung bei: Unzählige dicht beieinanderstehende Fortsätze des Zytoplasmas, die **Mikrovilli,** bilden einen *Bürstensaum.* Gegen Ende des Ileums nimmt die oberflächenvergrößernde Faltung der Dünndarmschleimhaut immer mehr ab.

Im Zentrum jeder Zotte findet sich ein *Lymphgefäß,* durch das die Darmlymphe *(Chylus)* transportiert wird.

Während des Verdauungsvorgangs sind die Zotten in ständiger Bewegung, tauchen in den Speisebrei und nehmen Moleküle auf, die dann über die Kapillaren oder das zentrale Lymphgefäß abtransportiert werden.

Zwischen den Zotten senken sich die schlauchförmigen Krypten in die Tiefe und bilden die **Lieberkühn-Drüsen** oder *-Krypten.* Hier entsteht ein Teil des Safts, der vom Dünndarm selbst gebildet und dem Speisebrei zugemischt wird. Die **Paneth-Körnerzellen** in der Tiefe der Krypten sind für die Epithelregeneration und die Immunabwehr wichtig.

Ausschließlich im Duodenum findet man die **Brunner-Drüsen** *(Glandulae duodenales* → Abb. 17.20). Sie liegen tief in der Darmwand, meist in der Submukosa. Ihr alkalisches, schleimhaltiges Sekret bildet zusammen mit den anderen Schleim bildenden Zellen des Dünndarms eine Schutzschicht für die Oberfläche.

Der **Dünndarmsaft** ist das Sekret, das von allen Brunner-, Lieberkühn- und Schleimdrüsen des Dünndarms gemeinsam gebildet wird und von dort ins Darminnere gelangt. Der Dünndarmsaft verbessert den Kontakt zwischen den im Darm gelösten Substanzen und den resorbierenden Mikrovilli der Enterozyten.

Lymphatisches Gewebe des Dünndarms

Im gesamten Magen-Darm-Trakt kommen gelegentliche Lymphfollikel (→ 13.1.2) vor. In Ileum und Wurmfortsatz sind sie besonders zahlreich und als Verdickungen der Schleimhaut **(Peyer-Plaques)** sichtbar.

Das gesamte lymphatische Gewebe im Magen-Darm-Trakt wird als **darmassoziiertes lymphatisches Gewebe** *(gut associated lymphoid tissue, GALT)* bezeichnet. Wie die anderen mukosaassoziierten lymphatischen Gewebe (→ 13.8) soll es Krankheitserreger erkennen und ggf. eine Abwehrreaktion einleiten.

Endokrines Gewebe des Dünndarms

In der Dünndarmschleimhaut liegen verstreut endokrine Zellen. Die von ihnen produzierten Hormone sind insbesondere an der Regulation der Verdauungsfunktionen (mit)beteiligt (→ Tab. 11.2).

17.5.3 Dünndarmbewegungen

Folgende Dünndarmbewegungen werden unterschieden:

- Die **Eigenbeweglichkeit der Zotten** durch Anspannung der Eigenmuskelschicht der Schleimhaut. Sie wird vom Plexus submucosus der Submukosa gesteuert und verbessert den Kontakt zwischen Epithel und Speisebrei
- **Mischbewegungen** durch rhythmische Einschnürungen der Ringmuskulatur sowie **Pendelbewegungen,** die von der Längsmuskulatur bewirkt werden. Ausgelöst werden die Mischbewegungen durch örtliche Dehnungen der Dünndarmwand, die der Plexus myentericus mit „Befehlen" zur Muskelkontraktion beantwortet
- **Peristaltische Wellen** (→ 17.3, → 17.4.2) zur Fortbewegung des Darminhalts in Richtung Dickdarm
- Einzelne kräftige peristaltische Wellen über Magen und Dünndarm im verdauungsfreien Intervall zur Entfernung von Bakterien und Speiseresten (**myoelektrischer Motorkomplex,** engl. *migrating motor complex,* kurz *MMC*).

Diese Bewegungen sind von einer äußeren Innervation unabhängig. Man spricht von einer **Autonomie der Darmbewegungen.** Die Darmbewegungen können aber von Sympathikus und Parasympathikus beeinflusst werden (→ 9.13).

MEDIZIN

Beim **Ileus** fällt die Transportfunktion des Darms infolge Verlegung des Darmlumens **(mechanischer Ileus)** oder Darmlähmung **(paralytischer Ileus)** aus. Ein mechanischer Ileus ist beispielsweise Folge tumorbedingter Darmverengungen, einer Darmverschlingung oder einer Hernie („Bruch").

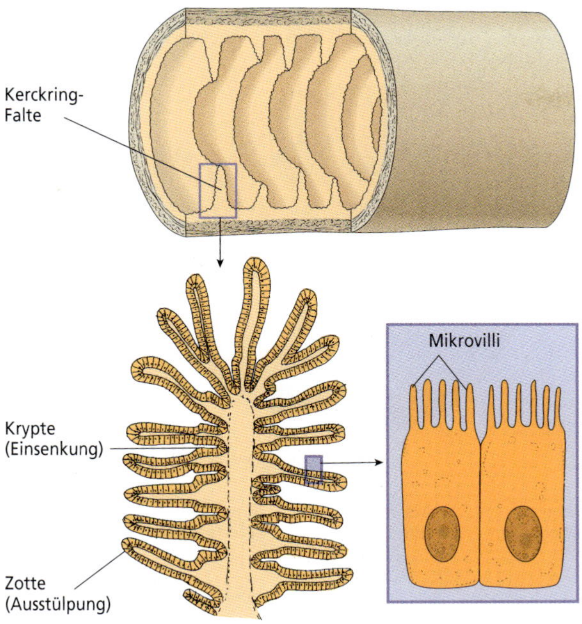

Abb. 17.19 Kerckring-Falten, Zotten, Krypten und Mikrovilli vergrößern die Resorptionsfläche des Dünndarms.

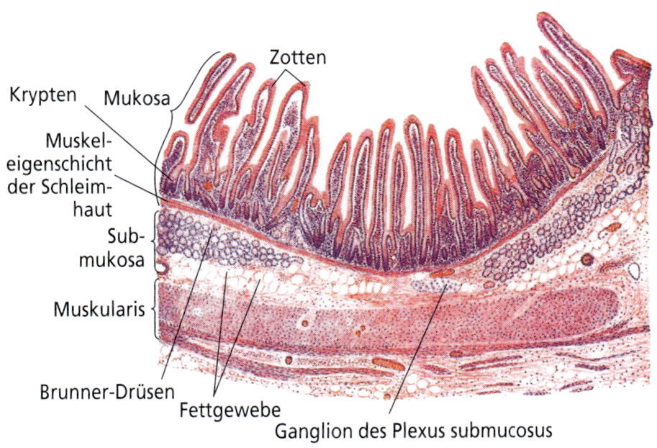

Abb. 17.20 Dünndarmschleimhaut, lichtmikroskopisches Bild. [M375]

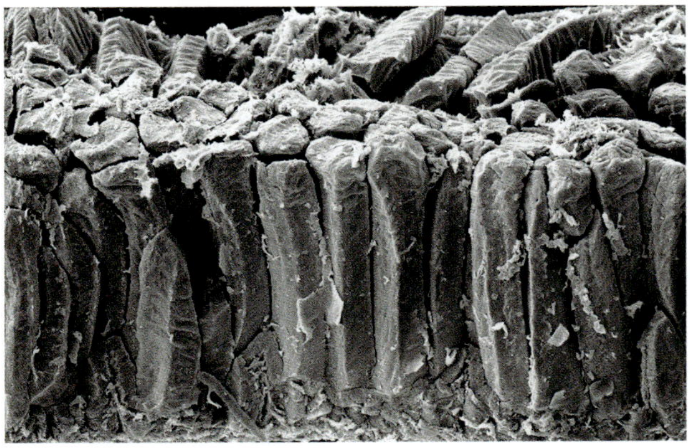

Abb. 17.21 Dünndarmzotten im rasterelektronenmikroskopischen Bild. Auf einem Quadratzentimeter stehen etwa 3.000 Zotten! [X243]

SPICKZETTEL

Dünndarm: Erster Abschnitt des Darms. Bis auf den ersten Teil intraperitoneal.

- Abschnitte **Duodenum** (*Zwölffingerdarm,* ca. 25 cm, Mündung von Hauptgallengang = Ductus choledochus und Bauchspeichelgang = Ductus pancreaticus), **Jejunum** (*Leerdarm,* ca. 2 m), **Ileum** (*Krummdarm,* gut 2,5 m)
- Oberflächenvergrößerung durch **Kerckring-Falten, Zotten, Krypten,** Mikrovilli auf den resorbierenden **Enterozyten**
- **Brunner-, Lieberkühn-Drüsen** u. a. Schleimhautdrüsen → **Dünndarmsaft**
- Lymphatisches Gewebe, besonders reichlich im unteren Ileum **(Peyer-Plaques)**
- Hauptaufgaben Speisebreitransport, Verdauung, Resorption.

17.6 Leber und Pankreas, Gallenwege und Gallenblase

Zur abschließenden Verdauung des Speisebreis werden Galle und Pankreassaft benötigt. Sie werden in der **Leber** *(Hepar)* bzw. dem **Pankreas** *(Bauchspeicheldrüse)* gebildet und dem Darminhalt im Zwölffingerdarm beigemischt.

17.6.1 Lage und makroskopischer Aufbau der Leber

Die rötlich braune **Leber** *(Hepar)* ist mit ca. 1,5 kg Gewicht (beim Erwachsenen) die größte Anhangsdrüse des Darms. Sie wird von außen in zwei unterschiedlich große Lappen unterteilt, den größeren **rechten** und den kleineren **linken Leberlappen.** Die Hauptmasse der Leber liegt unter der rechten Zwerchfellkuppel und ist an deren Form angepasst. Der linke Leberlappen reicht weit über die Mittellinie hinaus in den linken Oberbauch (→ Abb. 17.22, → Abb. 17.1).

An der Leberoberfläche kann man die obere, konvexe *Zwerchfellseite* von der unteren, leicht konkaven *Eingeweideseite* unterscheiden.

Von vorne erkennt man das an der Unterseite des Zwerchfells befestigte sichelförmige **Lig. falciforme** *(Sichelband),* das als Anhalt für die Grenze zwischen rechtem und linkem Leberlappen dienen kann (→ Abb. 17.22).

Betrachtet man die Leber von der Eingeweidefläche her (→ Abb. 17.22), so erkennt man noch zwei kleinere Lappen: den **Lobus quadratus** *(quadratischer Lappen)* und den **Lobus caudatus** *(geschwänzter Lappen).*

Zwischen diesen beiden kleineren Lappen befindet sich eine quergestellte Nische, die **Leberpforte** *(Porta hepatis).* An der Leberpforte treten die *Leberarterie* (**A. hepatica,** auch *A. hepatica propria* genannt) und die **Pfortader** *(V. portae)* als zuführende Blutgefäße in die Leber ein. Umgekehrt verlassen die großen Gallengänge, der **Ductus hepaticus dexter** und **sinister** (*rechter* bzw. *linker Lebergallengang*), die Leber hier.

Die Leber ist an ihrer Außenseite von einer derben *Bindegewebskapsel* sowie fast gänzlich von Peritoneum überzogen. Die Leber und die an ihr befestigte Gallenblase liegen somit intraperitoneal.

Bindegewebskapsel und Peritoneum werden vom Nervensystem sensibel innerviert, sind also *schmerzempfindlich.*

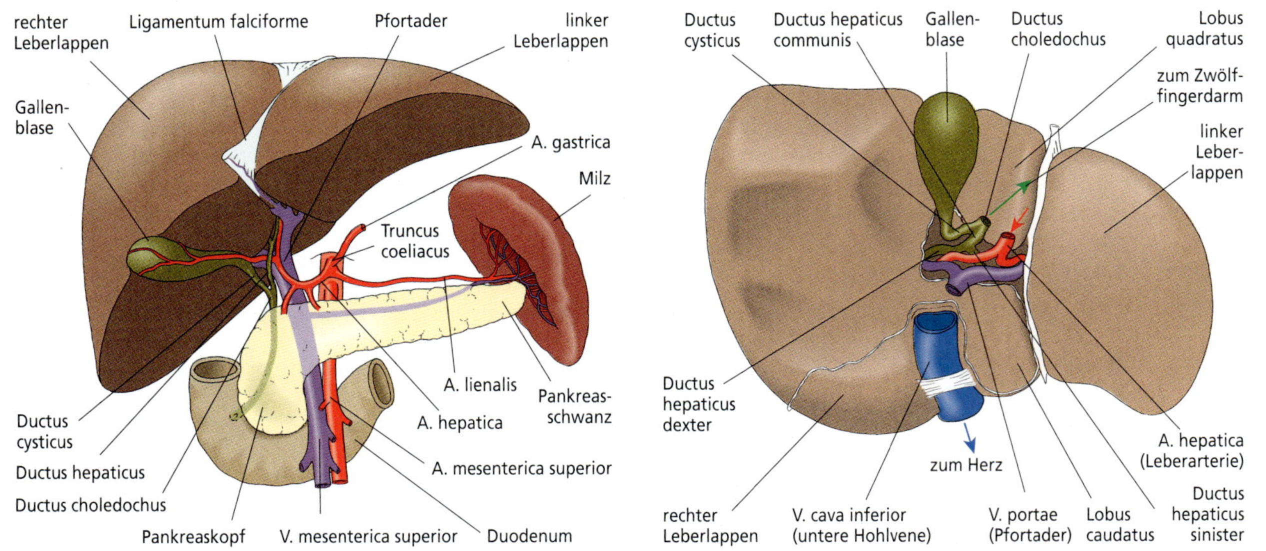

Abb. 17.22 Links Leber (mit Zwölffingerdarm, Pankreas und Milz) in der Ansicht von vorne. Rechts Eingeweidefläche (Unterseite) der Leber.

Blutversorgung der Leber

Ca. 25 % des zur Leber gelangenden Blutes ist sauerstoffreich und stammt aus der *A. hepatica (propria)*. Diese geht aus der *A. hepatica communis* hervor.

75 % ihres Blutes erhält die Leber durch die *Pfortader* (über 1 l/min). Sie sammelt das venöse Blut der Bauchorgane und spaltet sich unmittelbar nach Eintritt in die Leber in viele Äste auf. Das Blut der Pfortader enthält u. a. die im Dünndarm resorbierten Nährstoffe, Abbauprodukte aus der Milz, Hormone der Bauchspeicheldrüse und auch Stoffe, die schon von der Magenschleimhaut resorbiert wurden (wie z. B. Alkohol).

17.6.2 Feinbau der Leber

Leberläppchen

Die Leber ist aus einer riesigen Zahl 1–2 mm großer **Leberläppchen** *(Lobuli hepatici)* aufgebaut. Auf Schnittpräparaten erscheinen diese Leberläppchen wie die sechseckigen Wabenzellen einer Bienenwabe. An den Eckpunkten stoßen jeweils drei verschiedene Leberläppchen aneinander (→ Abb. 17.23, → Abb. 17.24). Hier befinden sich die **Periportalfelder,** in denen jeweils ein feiner Ast der Pfortader, ein Ast der Leberarterie und ein kleiner Gallengang verlaufen. Dieses auch als **Glisson-Trias** bezeichnete Versorgungssystem bringt somit zu jeweils drei Leberläppchen Pfortaderblut und sauerstoffreiches arterielles Blut und enthält andererseits feine Abflüsse von Gallenkanälchen aus jeweils drei Leberläppchen.

Das Leberläppchen selbst wird aus zahlreichen radiär verlaufenden Zellsträngen gebildet, die ein dreidimensionales Plattensystem bilden. Jede dieser Platten besteht gewöhnlich aus 1–2 Lagen von **Leberzellen** *(Leberepithelzellen, Hepatozyten).* Dazwischen liegen die **Lebersinusoide** (→ Abb. 17.23), das Kapillarnetz der Leber. Dort mischt sich das arterielle Blut mit dem Pfortaderblut und fließt durch die Sinusoide, die „Austauschstrecke" des Blutes mit den Leberzellen, zentralwärts. In der Mitte des Leberläppchens finden die Sinusoide Anschluss an die **Zentralvene,** über die das Blut aus dem Leberläppchen abfließt. Die abfließenden Zentralvenen aller Leberläppchen sammeln das Blut in immer größer werdenden Venen. Über die drei großen *Lebervenen* **(Vv. hepaticae)** fließt dieses Blut schließlich dicht unter dem Zwerchfell in die V. cava inferior (untere Hohlvene) ab.

Die Lebersinusoide sind von einem löchrigen Endothel ausgekleidet (diskontinuierliches Endothel → 15.1.3). Durch dessen Poren können alle Plasmabestandteile ungehindert in den **Disse-Raum** (→ Abb. 17.23) gelangen, einen schmalen Spaltraum zwischen den **Sinusendothelzellen** und den Leberzellen. Erst hier treten die Leberzellen mit den Plasmabestandteilen in Kontakt, wobei fingerförmige Ausläufer der Leberzellen (Mikrovilli) in den Disse-Raum hineinragen. Die Leberzellen nehmen Nähr- und Abfallstoffe aus dem Plasma auf, bauen diese um oder speichern sie und geben Stoffwechselprodukte ab.

Im Endothelverband der Lebersinusoide liegen ferner die **Kupffer-Zellen** *(Kupffer-Sternzellen),* die dem *Monozyten-Makrophagen-System* (→ 13.2.2) angehören und Bakterien, Fremdstoffe und Zelltrümmer phagozytieren.

Gallengänge innerhalb der Leber

Neben dem System der Lebersinusoide existiert in der Leber ein zweites Kapillarsystem mit **Gallenkanälchen,** das räumlich völlig getrennt von den Lebersinusoiden verläuft. Diese Gallenkanälchen werden durch rinnenartige Spalträume gebildet, die zwischen zwei benachbarten Leberzellen ausgespart bleiben und deren Wände von den Zellmembranen der Leberzellen selbst gebildet werden. Die Flussrichtung in den Gallenkanälchen ist der der Lebersinusoide entgegengesetzt: Sie beginnen im Zentrum der Leberläppchen und münden in den Periportalfeldern in größere Sammelgänge **(interlobuläre Gallengänge).**

Die Gallengänge vereinigen sich immer mehr, bis schließlich an der Leberpforte nur noch ein Hauptast aus dem rechten und dem linken Leberlappen austritt, der erwähnte Ductus hepaticus dexter und sinister. Sie vereinigen sich außerhalb der Leber zum **Ductus hepaticus communis** *(gemeinsamen Lebergallengang).*

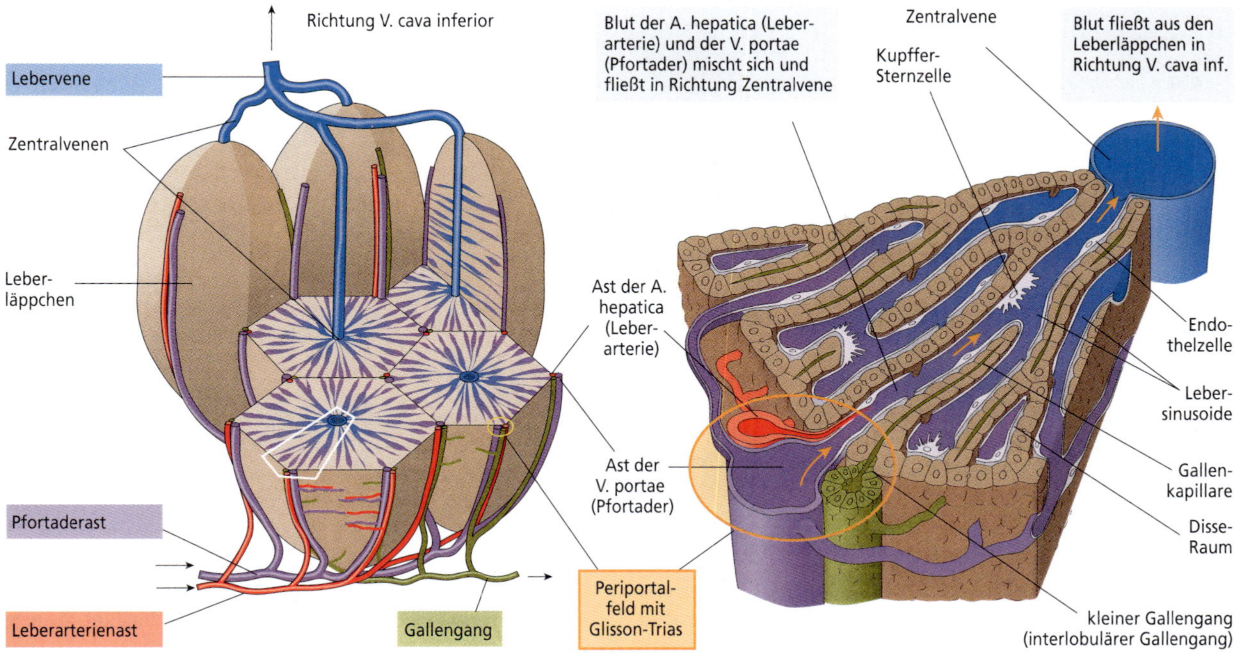

Abb. 17.23 Leberläppchen, links Übersicht, rechts Ausschnitt.
In der Mitte des Leberläppchens liegt die Zentralvene. Darauf laufen radspeichenartig Platten aus Leberzellen zu. Im „Zwickel" liegt das Periportalfeld mit je einem Endast von Pfortader und A. hepatica (A. und V. interlobularis), einem kleinen Gallengang, Lymphgefäßen und Nerven.
Das nährstoffreiche, venöse Pfortaderblut und das sauerstoffreiche arterielle Blut vermischen sich in den weiträumigen Sinusoiden zwischen den Leberzellen. Das löchrige Endothel erlaubt einen intensiven Stoffaustausch. Auf der den Sinusoiden abgewandten Seite bilden Aussparungen zwischen den Leberzellen die Gallenkanälchen. Die Galle fließt entgegengesetzt zum Blut vom Zentrum in die Peripherie.

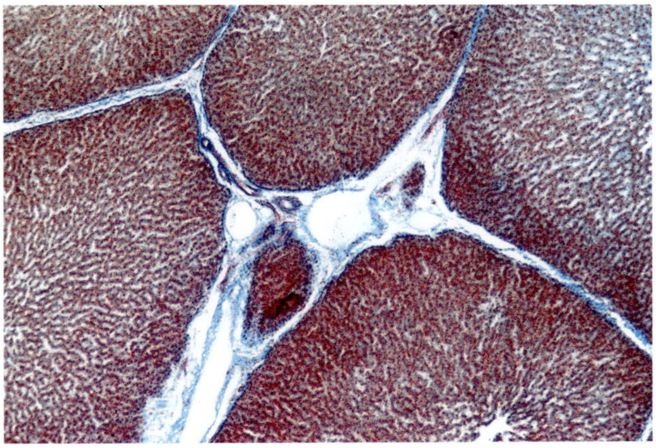

Abb. 17.24 Mehrere Leberläppchen im lichtmikroskopischen Bild. Normalbefund mit regelmäßiger Läppchenstruktur. In der Mitte ein Periportalfeld, unten eine Zentralvene. [X243]

17.6.3 Funktionen der Leber

Die Leber ist die Stoffwechselzentrale des menschlichen Körpers (→ Abb. 17.25). Die Leber:

- Produziert die Galle
- Erfüllt vielfältige Aufgaben im Eiweiß-, Kohlenhydrat- und Fettstoffwechsel
- Entgiftet z. B. Alkohol und viele Medikamente
- Speichert Vitamine, Kohlenhydrate und Fette
- Bildet Proteine (Albumine, Gerinnungsfaktoren)
- Sezerniert Bilirubin
- Ist an der Produktion von Hormonen bzw. Hormonvorstufen beteiligt, etwa bei Angiotensinogen, Erythropoetin, Vitamin-D-Hormon, IGF-1, Thrombopoetin
- Ist an der Regulation des pH-Wertes beteiligt.

Verarbeitungs- und Verteilungszentrale

Über die Pfortader wird der Großteil der Nährstoffe der Leber zugeführt. In Lebersinusoiden bzw. Disse-Raum tritt die Leber großflächig mit diesem nährstoffreichen Blut in Kontakt und die Leberzellen nehmen einen Großteil der gelösten Stoffe auf.

Je nach Nahrungsaufnahme sind manche Stoffe jedoch plötzlich im Überschuss vorhanden, andere benötigte Substanzen fehlen.

- Die Leber überführt zum einen Stoffe, die im Blut im Überschuss vorhanden sind, in eine Speicherform
- Zum anderen setzt sie bei Mangel an bestimmten Stoffen im Blut diese wieder aus ihrer Speicherform frei und gibt sie an das Blut ab, um die Zellen gleichmäßig mit Nähr- und anderen Stoffen zu versorgen.

Die Leber hat also eine wichtige „Pufferfunktion" für Nährstoffspitzen und -mangel.

Entgiftungs- und Ausscheidungsorgan

Die Leber ist das wichtigste Organ zum *Um- und Abbau* körpereigener und körperfremder Substanzen (→ Abb. 17.25). Zwar können durch Um- und Abbau auch giftigere Stoffe entstehen als zuvor, dies ist jedoch eher selten. Die Leber wird deshalb oft als *Entgiftungsorgan* bezeichnet.

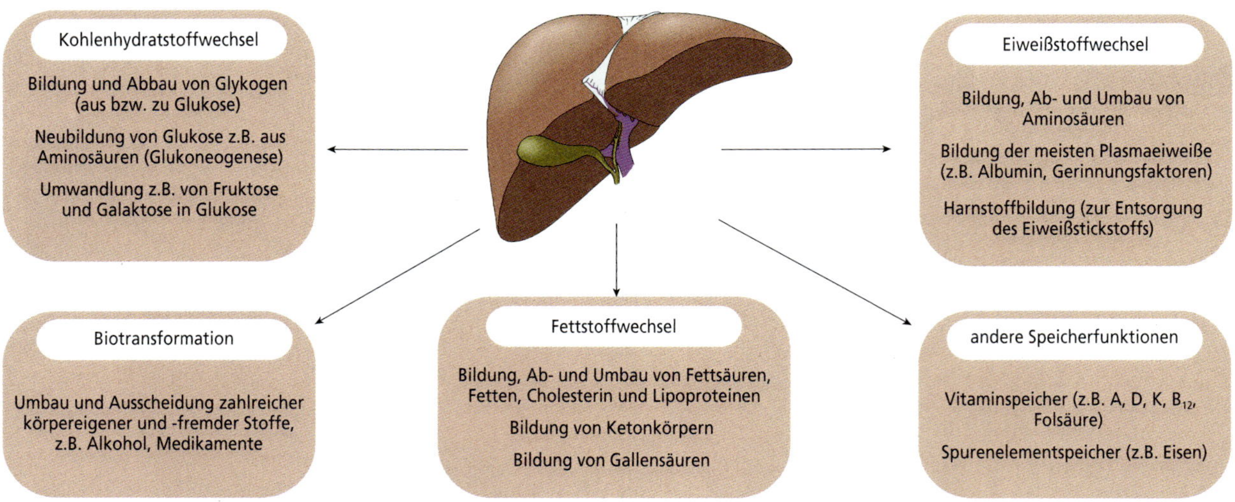

Abb. 17.25 Übersicht über die Stoffwechselaufgaben der Leber.

Die Leber verfügt über zahlreiche *Enzyme* zum Um- und Abbau von Substanzen. Die nachfolgende Ausscheidung erfolgt über zwei unterschiedliche Wege:

- **Ausscheidung über die Niere.** *Gut wasserlösliche* Abbauprodukte werden von den Leberzellen in die Lebersinusoide abgegeben. Von dort gelangen sie über das Blut zur Niere und verlassen mit dem Urin den Organismus
- **Ausscheidung über die Galle.** *Schlecht wasserlösliche* und damit auch im Blut schlecht lösliche Abbauprodukte geben die Leberzellen auf der den Lebersinusoiden gegenüberliegenden Seite in die Gallenkanälchen ab. Durch die emulgierende Wirkung der Gallensäuren werden sie in der Galle in Lösung gehalten und gelangen mit dieser in den Darm. Von dort aus werden sie mit dem Stuhl ausgeschieden.

Beim Neugeborenen sind viele Leberenzyme noch „unreif" – eine Mitursache für die normale Neugeborenengelbsucht (→21.2.1). Auch im Alter nimmt die Leistungsfähigkeit der Leber wieder ab. Mögliche Folgen sind eine verminderte Alkoholtoleranz und ein verzögerter Abbau in der Leber verstoffwechselter Substanzen (z. B. Medikamente!).

First-Pass-Effekt

Eine besondere Rolle fällt der Leber durch ihre Einbindung in den Pfortaderkreislauf zu: Sie wirkt wie ein Filter für alle Stoffe, die im Magen-Darm-Trakt resorbiert werden und somit vor Erreichen des Körperkreislaufs die Leber passieren müssen. Dieser Filterwirkung fallen auch Arzneistoffe „zum Opfer", die dem Organismus oral zugeführt werden, falls diese bei der Passage der Leber zu einem erheblichen Teil inaktiviert oder ausgeschieden werden **(First-Pass-Effekt).** Diesen Wirkungsverlust kann man vermeiden, wenn man das Medikament am Verdauungskanal vorbei als Spritze *intravenös* (in die Vene), *intramuskulär* (in den Skelettmuskel) oder *subkutan* (unter die Haut) gibt (→Abb. 8.4). Auch bei der *rektalen* Gabe als Zäpfchen wird die Leberpassage zumindest zum Teil vermieden.

Ammoniak

Im Darm sowie beim Eiweißabbau fällt eine erhebliche Menge von **Ammoniak** (genauer *Ammoniumionen*) an. Dieses wird von der Leber zu **Harnstoff** entgiftet, sodass es nicht im Blut ansteigen und als Nervengift das Gehirn schädigen kann.

MEDIZIN

Bei schweren Leberschäden mit unzureichender Entgiftungsfunktion der Leber gelangt vermehrt Ammoniak ins Blut. Dadurch droht eine ZNS-Schädigung mit neurologischen und psychischen Auffälligkeiten – man spricht von **hepatischer Enzephalopathie.** Ihre Schwerstform, das **Leberkoma,** verläuft auch heute noch häufig tödlich.

SPICKZETTEL

Leber *(Hepar):* Überwiegend im rechten Oberbauch und fast ganz intraperitoneal gelegene größte Drüse des Menschen und zentrales Stoffwechselorgan.

- Vier Leberlappen (**rechter Leberlappen, linker Leberlappen, Lobus quadratus** = *quadratischer Lappen,* **Lobus caudatus** = *geschwänzter Lappen*)
- Aufgebaut aus 1–2 mm großen, im Querschnitt sechseckigen **Leberläppchen** *(Lobuli hepatici)* mit strahlenförmig angeordneten Balken aus **Leberzellen** *(Hepatozyten).* Auf einer „Balkenseite" **Sinusoide** = Leberkapillaren, auf der anderen **Gallenkanälchen.** Zwischen jeweils drei Leberläppchen **Periportalfeld** (mit **Glisson-Trias** = Ast der Pfortader, der Leberarterie und kleiner Gallengang), in der Mitte **Zentralvene** (→ Vv. hepaticae)
- Blutzufluss aus der A. hepatica (Leberarterie, sauerstoffreiches Blut) und der Pfortader (V. portae, sauerstoffarmes, nährstoffreiches Blut)!
- Aufgaben Sekretion der Galle (→ Fettverdauung), zentrale Drehscheibe im Stoffwechsel, Entgiftung, Bildung u. a. von Albumin, Gerinnungsfaktoren, Speicher z. B. für einige Vitamine und Spurenelemente.

17.6.4 Galle

Pro Tag werden von der Leber kontinuierlich etwa 0,5 l gelbbraune **Galle** gebildet, die über die Gallenwege in den Zwölffingerdarm abgegeben wird.

Zusammensetzung der Galle

Die Galle besteht – neben Wasser und Elektrolyten – aus Bilirubin, Gallensäuren, Cholesterin, Lezithin und anderen auszuscheidenden fettlöslichen Substanzen (auch Medikamenten). Darüber hinaus werden über die Galle Zwischen- und Endprodukte des Stoffwechsels und etliche Hormone ausgeschieden.

Gallenfarbstoff Bilirubin

Ein wesentlicher Gallenbestandteil ist das **Bilirubin,** das überwiegend aus dem Abbau der roten Blutkörperchen (Erythrozyten → 12.2.4, → Abb. 12.8) stammt. Genauer gesagt ist es das Abbauprodukt des **Häms,** der sauerstoffbindenden Komponente des Hämoglobins. Der Abbau erfolgt in den Zellen des Monozyten-Makrophagen-Systems von Milz, Knochenmark und Leber und führt über das grünliche Zwischenprodukt **Biliverdin** schließlich zum Endprodukt des Hämabbaus, dem gelblichen Bilirubin. Bilirubin ist wasserunlöslich und wird daher im Blut größtenteils an das Eiweiß Albumin gebunden transportiert. Dieses **indirekte Bilirubin** erreicht die Leber, wo es von Albumin abgetrennt und in die Leberzellen aufgenommen wird. Die Leberzellen koppeln dann das Bilirubin an *Glucuronsäure,* wodurch es besser wasserlöslich wird. Diese „gekoppelte" Form des Bilirubins heißt **direktes Bilirubin.** Sie wird anschließend mit der Galle in den Darm ausgeschieden.

Im Darm wird das Bilirubin durch die Dickdarmbakterien weiter umgebaut:

- **Sterkobilin** wird mit dem Stuhl ausgeschieden und verleiht ihm seine charakteristische bräunliche Farbe
- Das ebenfalls im Darm entstehende Zwischenprodukt **Urobilinogen** wird teilweise rückresorbiert und danach teils in der Leber weiter abgebaut, teils (insbesondere bei hohen Konzentrationen) mit dem Urin ausgeschieden.

MEDIZIN

Steigt die Bilirubinkonzentration im Blut an, färben sich zunächst die Augenbindehäute und bei weiterem Anstieg auch die Haut gelb – es kommt zur **Gelbsucht** *(Ikterus).* Ursachen können sein:

- Ein erhöhter Untergang roter Blutzellen (*hämolytischer Ikterus,* **prähepatischer Ikterus**)
- Eine schwere Schädigung der Leberzellen, z. B. im Rahmen einer Virusleberentzündung **(intrahepatischer Ikterus)**
- Eine Verlegung der Gallenwege, z. B. durch Gallensteine oder Tumoren (*Verschlussikterus,* **posthepatischer Ikterus**).

Gallensäuren und Fettverdauung

Für die Fettverdauung und -resorption sind folgende Inhaltsstoffe der Galle von großer Bedeutung:

- Die **Gallensäuren** (z. B. *Cholsäure, Chenodesoxycholsäure*)
- Lezithin und andere Phospholipide.

Die Gallensäuren werden in der Leber aus **Cholesterin** gebildet. Sie setzen die Oberflächenspannung zwischen Fetten und Wasser herab und ermöglichen damit eine sehr feine Verteilung der Fette im Dünndarminhalt (*emulgieren,* → 2.8.2).

Im Dünndarm ballen sich die Fette mit den Gallensäuren spontan zu kleinsten Partikeln zusammen, den **Mizellen.** Diese emulgieren die Fette noch weiter und stellen einen engen Kontakt zur Darmschleimhaut her, sodass die gelösten Fette von der Schleimhaut aufgenommen werden können (→ 17.7.3).

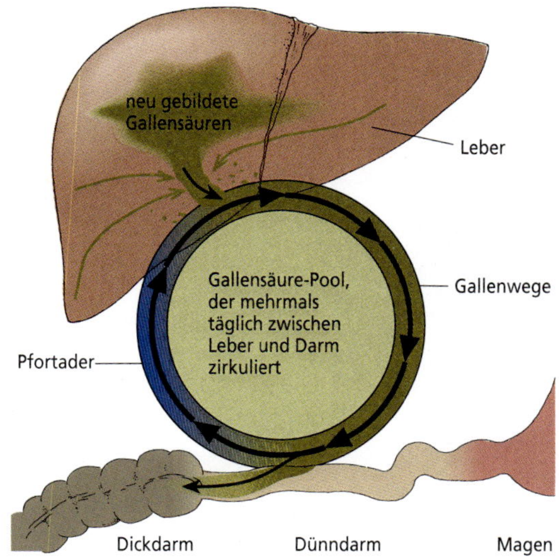

Abb. 17.26 Enterohepatischer Kreislauf. Über 90 % der Gallensäuren, die täglich über die Gallenwege in den Darm gelangen, werden zurückgewonnen und der Leber wieder zugeführt. Nur etwa 10 % werden über den Stuhl ausgeschieden.

Enterohepatischer Kreislauf

Im letzten Abschnitt des Dünndarms werden die Gallensäuren zu etwa 90 % rückresorbiert, gelangen mit dem Pfortaderblut wieder zur Leber und werden dort erneut in die Galle abgegeben. Dieser *Kreislauf der Gallensäuren* (aber auch anderer Substanzen) zwischen Leber und Darm wird als **enterohepatischer Kreislauf** bezeichnet. Er entlastet die Leber, die durch dieses beständige „Recycling" nur wenige Gallensäuren neu herstellen muss (→ Abb. 17.26).

17.6.5 Gallenwege

Die aus der Leber kommenden **Ductus hepaticus dexter** und **sinister** *(rechter* und *linker Lebergallengang)* vereinigen sich an der Leberpforte zu einem gemeinsamen Gang, dem **Ductus hepaticus communis** *(gemeinsamer Lebergallengang).* Aus diesem geht nach kurzer Strecke und in spitzem Winkel der **Ductus cysticus** *(Gallenblasengang)* ab, der die Verbindung zur Gallenblase herstellt. Nach Abgang des Ductus cysticus wird der „eigentliche" Gallengang als **Ductus choledochus** *(Hauptgallengang)* bezeichnet. Dieser 6–8 cm lange Gang steigt hinter dem Zwölffingerdarm ab, durchquert den Kopf der Bauchspeicheldrüse und mündet in der Regel gemeinsam mit dem Ausführungsgang der Bauchspeicheldrüse (Ductus pancreaticus) in die Papilla duodeni major des Duodenums (→ Abb. 17.27).

Ein Schließmuskel **(M. sphincter Oddi)** an der Papille sorgt dafür, dass die Galle außerhalb von Verdauungsphasen über Ductus choledochus und Ductus cysticus in die Gallenblase zurückgestaut wird. Hier wird sie auf etwa 50–80 ml *(Blasengalle)* „eingedickt".

17.6.6 Gallenblase

Die birnenförmige **Gallenblase** *(Vesica biliaris, Vesica fellea)* liegt an der Eingeweidefläche („Unterseite") der Leber und ist dort mit deren bindegewebiger Kapsel verwachsen.

Die innere Schleimhaut der Gallenblase besteht aus einem Zylinderepithel mit Mikrovilli zur Lichtung hin. Diese resorbieren Wasser aus der Galle, wodurch die Gallenblasengalle stark einge-

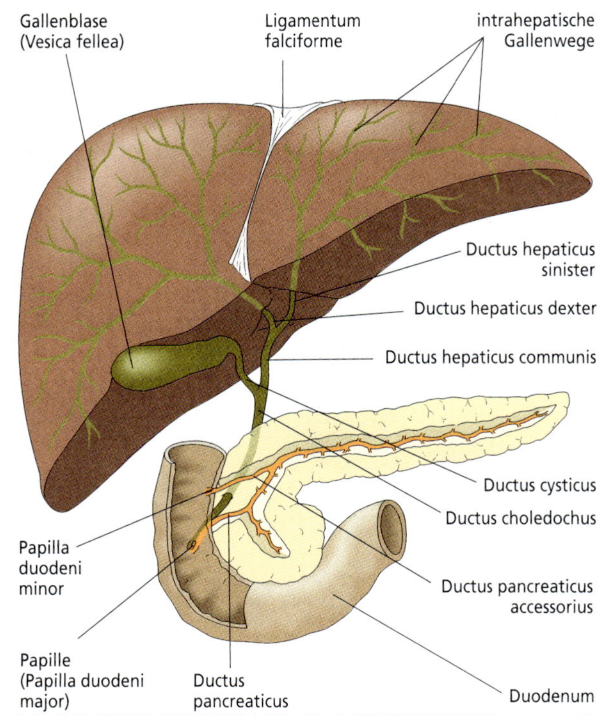

Abb. 17.27 Verlauf von Gallenwegen und Ausführungsgang der Bauchspeicheldrüse.
Meist mündet der Gallengang zusammen mit dem Ausführungsgang des Pankreas (Ductus pancreaticus) in den Zwölffingerdarm. Manchmal existiert ein zweiter Ausführungsgang (Ductus pancreaticus accessorius) mit eigenem Abfluss ins Duodenum.

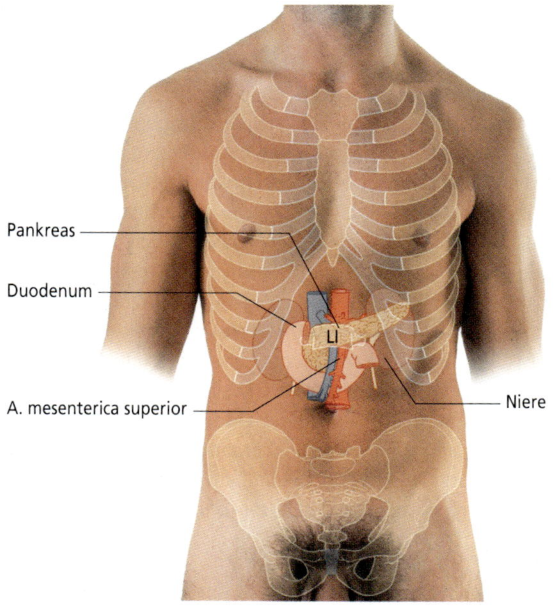

Abb. 17.28 Projektion von Duodenum und Pankreas auf die vordere Bauchwand.
LI = Höhe des ersten Lendenwirbelkörpers. [E364]

dickt (konzentriert) wird. Die Zellen des Gallenblasenepithels sezernieren außerdem einen zähen, die Oberfläche schützenden Schleim. Unter dem Gallenblasenepithel liegt eine Schicht dehnbarer, glatter Muskulatur.

Gelangen Fette ins Duodenum, so ist dies das Signal, dass Galle zur Verdauung benötigt wird. Freisetzung des Hormons *Cholezystokinin* (→ Tab. 11.2, → 17.6.9) führt dann zu Gallenblasenkontraktion und (indirekt) Erschlaffung des M. sphincter Oddi und damit zur Abgabe von Galle ins Duodenum.

Gallensteine

Bei manchen Menschen entstehen aus den in der Galle gelösten Substanzen Steine, manchmal klein wie Brillantsplitter, manchmal so groß wie Murmeln. Besonders häufig bilden sich Gallensteine bei Überernährung, Diabetes mellitus oder erhöhten Blutfettwerten. Das **Gallensteinleiden** *(Cholelithiasis)* ist die häufigste Erkrankung des rechten Oberbauchs. Zwei Drittel der Betroffenen haben kaum Beschwerden, allenfalls nach Aufnahme fettreicher und blähender Nahrungsmittel. Es droht jedoch die Einklemmung eines Steines mit sehr starken, krampfartigen Oberbauchschmerzen **(Gallenkolik)** durch die verstärkten Gallenblasenkontraktionen. Bleibt ein Stein trotzdem im Ductus choledochus hängen, so führt die Galleabflussstörung zur *Gelbsucht* **(Ikterus).**

SPICKZETTEL

Galle: Von der Leber produzierte und über die **Gallenwege** in das Duodenum abgegebene Flüssigkeit. Bestandteile u. a. **Gallensäuren** (→ Fettverdauung), **Bilirubin** *(Gallenfarbstoff)* u. a. auszuscheidende Substanzen.
Gallenwege:
- Gallenkanälchen
- → interlobuläre Gallengänge
- → immer größer werdende Gallengänge innerhalb der Leber
- → **Ductus hepaticus dexter** und **sinister** (*rechter* und *linker Lebergallengang*)
- → Vereinigung an der Leberpforte zum **Ductus hepaticus communis** *(gemeinsamer Lebergallengang)*
- → Abgabe des **Ductus cysticus** *(Gallenblasengang)*
- → weiter als **Ductus choledochus** *(Hauptgallengang)* zum Duodenum.

Gallenblase *(Vesica biliaris, Vesica fellea):* Gallereservoir unten an der Leber. Bei fetthaltigem Nahrungsbrei im Duodenum Kontraktion und Gallenabgabe ins Duodenum.

17.6.7 Pankreas

Das im Oberbauch liegende **Pankreas** (*Bauchspeicheldrüse* → Abb. 17.27, → Abb. 17.28) ist ca. 15–20 cm lang, 1,5–3 cm dick und etwa 80 g schwer.
Der vom C-förmigen Abschnitt des Duodenums eingeschlossene **Pankreaskopf** ist der breiteste Teil des Pankreas. An den Kopf schließt sich der quer verlaufende **Pankreaskörper** an; diesem folgt der **Pankreasschwanz,** welcher am *Milzhilum* (→ 13.8.2) endet. An seiner Vorderseite ist das Pankreas von Bauchfell überzogen, liegt also retroperitoneal.
Das Pankreas ist eine der wichtigsten Drüsen des Körpers:
- Es bildet im *exokrinen Anteil* (→ 5.2.2) den *Pankreassaft,* der in den Dünndarm abgegeben wird (→ 17.6.8)
- In seinen *endokrinen Anteilen,* den *Langerhans-Inseln,* bildet das Pankreas Hormone vor allem für den Kohlenhydratstoffwechsel (→ 11.7.1).

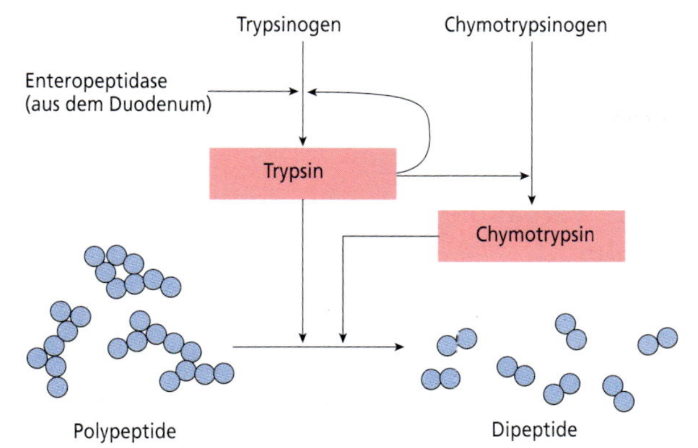

Abb. 17.29 Eiweißspaltung durch Enzyme des Pankreas.

Exokrine Pankreasanteile

Das Innere des Pankreas wird von kleinen serösen Drüsenläppchen gebildet, die den Pankreassaft bilden und die Hauptmasse des Pankreas ausmachen. Ihre Ausführungsgänge münden letztlich alle in den großen Hauptausführungsgang des Pankreas, den *Bauspeichel(drüsen)gang* oder **Ductus pancreaticus.**

Der Ductus pancreaticus durchzieht das gesamte Organ vom Schwanz bis zum Kopf und mündet gemeinsam mit dem Gallengang an der **Papille** (eigentlich *Papilla duodeni major, Papilla Vateri*) in den Zwölffingerdarm (Duodenum). Manchmal findet man einen zusätzlichen Seitenast des Ductus pancreaticus **(Ductus pancreaticus accessorius),** der dann eine eigene Mündungsstelle in den Zwölffingerdarm besitzt (**Papilla duodeni minor** → Abb. 17.27).

Langerhans-Inseln

Daneben gibt es im ganzen Pankreas verstreut liegende, hormonproduzierende Zellverbände, die *Langerhans-Inseln* (→ 11.7.1). Vier Arten von Inselzellen bilden unterschiedliche Hormone (Hormonwirkungen → 11.7):

- Die *B-Zellen* produzieren Insulin. Insulinmangel führt zum *Diabetes mellitus* (→ 17.9.6)
- Die *A-Zellen* liefern Glukagon
- Die *D-Zellen* geben Somatostatin ab
- Die *PP-Zellen* synthetisieren das pankreatische Polypeptid.

17.6.8 Pankreassaft

Pro Tag werden vom Pankreas etwa 1,5 l **Pankreassaft** gebildet und dem Dünndarminhalt beigemischt.

Der aus dem Magen kommende Speisebrei ist durch den Magensaft sauer und muss im Dünndarm wieder neutralisiert werden, weil die Enzyme des Pankreassaftes bei saurem pH-Wert ihre Spaltfunktion nicht erfüllen können.

Dazu trägt der *bikarbonatreiche* Pankreassaft zusammen mit den alkalischen Sekreten der Leber und des Darmsaftes maßgeblich bei.

Pankreasenzyme

Der Pankreassaft enthält zudem zahlreiche Verdauungsenzyme:

- **Trypsin** und **Chymotrypsin** sind eiweißspaltende Enzyme. Sie brechen als **Endopeptidasen** (**Peptidase,** *Protease* = Peptide spaltendes Enzym) Peptidbindungen *innerhalb* des Eiweißmoleküls auf, wodurch *kleinere* Peptide entstehen. Sie sind allerdings so aggressiv, dass sie als inaktive Vorstufen (**Trypsinogen** und **Chymotrypsinogen**) abgesondert werden müssen, da sie sonst das Pankreasgewebe selbst angreifen und verdauen würden. Erst im Dünndarm werden die inaktiven Vorstufen in die aktiven Enzyme überführt (→ Abb. 17.29)
- Die **Carboxypeptidase** ist eine **Exopeptidase,** d. h. sie spaltet einzelne Aminosäuren vom *Ende* der Eiweißmoleküle ab, die dann resorptionsfähig sind
- **Pankreasamylase,** eine α-Amylase, spaltet pflanzliche Stärke bis zum Zweifachzucker Maltose und trägt so zur Kohlenhydratverdauung bei
- Das wichtigste Pankreasenzym zur Fettverdauung ist die **Pankreaslipase,** die Fettsäuren von den Neutralfetten (Triglyzeriden) abspaltet.
- **Ribonukleasen** *(RNAsen)* und **Desoxyribonukleasen** *(DNAsen)* spalten Ribonukleinsäuren.

17.6.9 Regulation der Gallen- und Pankreassaftsekretion

Gallen- und Pankreassaftsekretion unterstehen zum einen dem vegetativen Nervensystem. Zum anderen werden sie durch zwei Hormone gesteuert, die von der Schleimhaut des Zwölffingerdarms freigesetzt werden, sobald saurer bzw. fettreicher Speisebrei vom Magen in den Zwölffingerdarm gelangt (→ auch Tab. 11.2).

Sekretin

Das Hormon **Sekretin** führt an der Bauchspeicheldrüse zu einer starken Anreicherung des gebildeten Saftes mit Bikarbonat und trägt somit maßgeblich zur Neutralisierung des sauren Speisebreis bei. Ferner steigert Sekretin die Gallenbildung in der Leber. Am Magen hemmt Sekretin die Salzsäure- und fördert die Pepsinogenbildung und vermindert die Magenbeweglichkeit.

Cholezystokinin

Cholezystokinin *(CCK)* erhöht den Enzymgehalt des Pankreassafts und bewirkt eine Gallenblasenkontraktion. Gleichzeitig erschlafft der Schließmuskel des Gallengangs *(M. sphincter Oddi),* sodass Galle in den Zwölffingerdarm abgegeben werden kann. Außerdem hemmt Cholezystokinin die Salzsäurebildung im Magen und die Magenbeweglichkeit und stimuliert die Darmbewegungen.

SPICKZETTEL

Pankreas *(Bauchspeicheldrüse):* Etwa 80 g schweres, retroperitoneales Organ im mittleren und linken Oberbauch. Verdauungs- und Hormondrüse.

- Abschnitte **Pankreaskopf, -körper, -schwanz**
- Exokriner Anteil aus kleinen Läppchen, die den alkalischen, verdauungsenzymreichen **Pankreassaft** bilden, welcher über den **Ductus pancreaticus** *(Bauspeichel[drüsen]gang)* ins Duodenum abgegeben wird. Aufgabe Kohlenhydrat-, Fett-, Eiweißverdauung
- Endokriner Anteil aus verteilten Zellgruppen **(Langerhans-Inseln)** mit *A-, B-, D-, PP-Zellen,* die u. a. **Insulin** und **Glukagon** bilden. Aufgaben Regulation von Blutzuckerspiegel und Verdauungsfunktionen.

17.7 Resorption

Nach Zumischen von Galle und Pankreassaft zum Speisebrei im Zwölffingerdarm und unterstützt durch den Dünndarmsaft werden die Nahrungsbestandteile abschließend zerlegt und in den Organismus aufgenommen (resorbiert → Abb. 17.30). Die Resorption beginnt im Duodenum und ist in der Regel nach Passage des Jejunums abgelaufen. Das Ileum ist für die meisten Substanzen eine Resorptionsreserve, nur wenige werden überwiegend oder ausschließlich dort aufgenommen (etwa Vitamin B_{12}).

Die Resorption ist auch altersabhängig: Bei jungen Säuglingen können z. B. noch ganze Eiweiße die Darmschleimhaut passieren; bei älteren Menschen ist die Resorptionskapazität z. B. für einige Vitamine vermindert.

17.7.1 Verdauung und Resorption der Eiweiße

Die Eiweißverdauung beginnt im Magen. Die *Salzsäure* denaturiert die Eiweiße und macht sie dadurch besser angreifbar für Verdauungsenzyme. *Pepsine* spalten als Endopeptidasen Peptidbindungen im Molekülinnern. Dadurch entstehen Polypeptide mit 10–100 Aminosäuren.

Im Dünndarm stoppt die Eiweißverdauung zunächst wieder, da der annähernd neutrale pH-Wert die Pepsine inaktiviert. Mit dem Pankreassaft gelangen aber die eiweißspaltenden Enzymvorstufen Trypsinogen und Chymotrypsinogen in den Dünndarm und werden dort zu *Trypsin* und *Chymotrypsin* aktiviert. *Carboxypeptidasen* aus der Bauchspeicheldrüse sowie **Aminopeptidasen** des Dünndarms spalten von den Enden der Eiweiße einzelne Aminosäuren ab. So entstehen kleinere Peptide aus bis zu acht Aminosäuren. Diese werden von **Oligopeptidasen** des Bürstensaums in Aminosäuren, Di- und Tripeptide zerlegt, welche dann resorbiert werden.

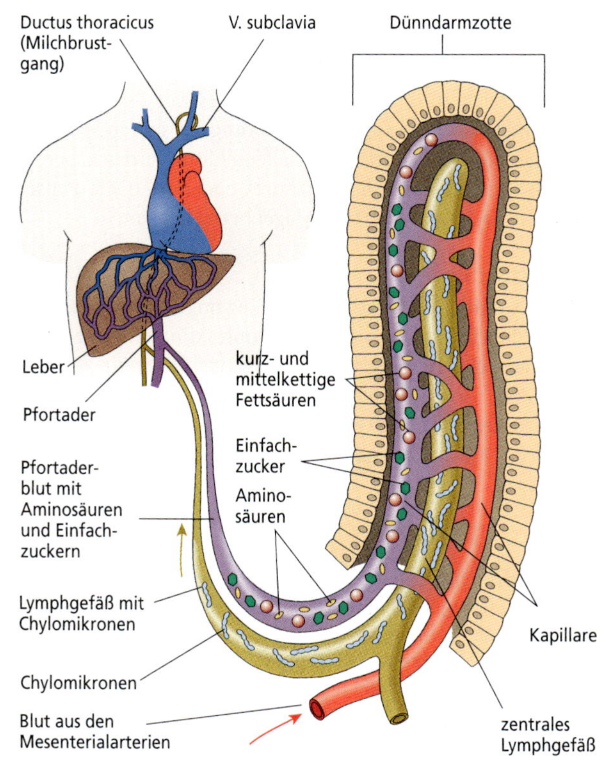

Abb. 17.30 Resorption der Nährstoffe in den Dünndarmzotten und deren Abtransport. Zucker, Aminosäuren und kurz- bzw. mittelkettige Fettsäuren gelangen über die Blutkapillaren zur Pfortader und dann in die Leber. Langkettige Fettsäuren, Cholesterinester und Phospholipide werden dagegen als Chylomikronen über das Lymphsystem abtransportiert.

17.7.2 Verdauung und Resorption der Kohlenhydrate

Den größeren Teil der Nahrungskohlenhydrate nimmt der Mensch in Form von *Polysacchariden* (Vielfachzuckern → 17.9.5) wie z. B. Stärke (etwa in Kartoffeln und Reis) auf.

Die enzymatische Aufschließung dieser Vielfachzucker beginnt bereits im Mund durch die Speicheldrüsenamylase, das **Ptyalin.** Die Kohlenhydratverdauung stoppt im Magen wieder, da das Ptyalin durch den sauren Magensaft inaktiviert wird. Im Dünndarm werden erneut α-Amylasen aus der Bauchspeicheldrüse zugegeben. Zusammen mit den **Glukosidasen** aus der Dünndarmschleimhaut, welche Glukose abspalten, setzen sie den Abbau fort. Als Bruchstücke resultieren die *Disaccharide* (Zweifachzucker) *Maltose* und *Isomaltose* und das *Monosaccharid* (Einfachzucker) *Glukose.* Maltose und Isomaltose werden sodann durch **Maltasen** und **Isomaltasen,** Enzyme der Dünndarmschleimhaut, ebenfalls in Glukose gespalten und zur Leber abtransportiert.

Den kleineren Teil der Kohlenhydrate nimmt der Mensch in Form der Zweifachzucker *Saccharose* (Rohr-, Rübenzucker) und *Laktose* (Milchzucker) auf. Diese werden von **Saccharase** und **Laktase** in die Einfachzucker Galaktose und Glukose (Spaltprodukte des Milchzuckers) bzw. Fruktose und Glukose (Spaltprodukte des Rohrzuckers) zerlegt.

MEDIZIN

Bei etwa 15 % der Mitteleuropäer entwickelt sich während Kindheit und Jugend genetisch bedingt ein **Laktasemangel.** Folge ist eine **Laktoseintoleranz** *(Milchzuckerunverträglichkeit)* – Verzehr unvergorener Milch/-produkte führt zu Bauchschmerzen, Blähungen und Durchfall, da die Laktose in den Dickdarm gelangt und dort von Bakterien verstoffwechselt wird. Betroffene sollen ihre individuelle Verträglichkeitsgrenze austesten. Fermentierte Milchprodukte werden oft besser, Käse meist vertragen. Viele Milchprodukte sind mittlerweile auch in laktosefreier Form erhältlich, evtl. hilft auch Laktaseersatz durch Tabletten.

17.7.3 Verdauung und Resorption der Fette

Etwa 90 % der Nahrungsfette sind *Triglyzeride* (Neutralfette → 2.8.2). Die übrigen 10 % sind Phospholipide, Cholesterin und die fettlöslichen Vitamine (A, D, E und K → 17.7.4, → 17.9.9).

Im Magen werden die Fette emulgiert, d. h. zu feinsten Tröpfchen verteilt, dadurch wird die Angriffsfläche für die fettspaltenden Enzyme vergrößert. Außerdem werden ca. 20 % der Triglyzeride schon im Magen unter dem Einfluss der *Zungengrund- und Magenlipasen* gespalten. Der größte Teil der Fettverdauung erfolgt aber im Dünndarm, nachdem Galle und Pankreassaft dem Speisebrei zugemischt wurden. Unter dem Einfluss der *Pankreaslipase* werden die Triglyzeride in Monoglyzeride und freie Fettsäuren zerlegt. Cholesterin und Phospholipide werden durch Enzyme der Bauchspeicheldrüse (**Cholesterinesterase** bzw. **Phospholipase**) gespalten.

Monoglyzeride, Fettsäuren, Cholesterin, Phospholipide und fettlösliche Vitamine lagern sich dann unter dem Einfluss der Gallensäuren zu winzigen Gebilden, den *Mizellen* (→ 2.8.2), zusammen. Diese Mizellen sind die Voraussetzung für eine intakte Fettresorption, indem sie sich zwischen die Mikrovilli legen und den optimalen Kontakt zur Dünndarmschleimhaut herstellen. Nur kurz- und mittelkettige freie Fettsäuren sind besser wasserlöslich und können ohne Mizellenbildung resorbiert werden.

Fette bzw. ihre gespaltenen Bausteine werden überwiegend im Duodenum und im beginnenden Jejunum resorbiert:

- Kurz- und mittelkettige Fettsäuren gelangen durch Diffusion in die Kapillaren der Darmzotten und von dort über das Pfortadersystem zur Leber
- Große Fettmoleküle (langkettige Fettsäuren, Cholesterinester, Phospholipide) werden in der Epithelzelle von einer Proteinhülle umgeben. Diese Fett-Eiweiß-Tröpfchen heißen **Chylomikronen.** Die Lymphgefäße der Darmzotten leiten die Chylomikronen über größere Lymphgefäße und den Ductus thoracicus (→ Abb. 13.16, → Abb. 17.30) an der Leber vorbei in den Blutkreislauf.

17.7.4 Resorption der Vitamine

Die *fettlöslichen* Vitamine A, D, E und K sind nur über die Mizellenbildung in Gegenwart anderer Fette resorbierbar (→ 17.9.9).

Die meisten *wasserlöslichen* Vitamine werden durch Diffusion resorbiert. Vitamin B_{12} kann allerdings ohne den vom Magen produzierten *Intrinsic-Faktor,* mit dem es sich verbindet, nicht im Ileum aufgenommen werden (→ 17.4.4).

SPICKZETTEL

Resorption: Nach erfolgter Verdauung Aufnahme der Nährstoffe vom (Dünn-)Darm ins Blut.
Eiweißverdauung: Beginn im Magen durch **Pepsine,** Fortsetzung im Dünndarm durch **Trypsin, Chymotrypsin, Amino-, Carboxy-, Oligopeptidasen** → Resorption von Aminosäuren, Di-, Tripeptiden.
Kohlenhydratverdauung: Beginn in der Mundhöhle durch **Ptyalin** (Speichelamylase), Fortsetzung im Dünndarm durch **Pankreasamylase, Glukosidasen, Maltasen, Isomaltasen, Saccharasen, Laktasen** → Resorption der Monosaccharide.
Fettverdauung: Im Magen Emulgierung, Beginn der Verdauung durch **Zungengrund-, Magenlipasen.** Im Dünndarm Mizellenbildung durch Gallensäuren. Weitere Verdauung durch **Pankreaslipase, Cholesterinesterasen, Phospholipasen** → Resorption, Überführung teils ins Blut, teils als Chylomikronen in Lymphgefäße.

17.8 Dickdarm und Rektum

Der **Dickdarm** und das sich anschließende **Rektum** *(Mastdarm)* bilden den letzten Abschnitt des Verdauungsrohrs. Verdauung und Resorption der Nährstoffe sind im Dünndarm bereits abgeschlossen, im Dickdarm werden vor allem noch Wasser und Elektrolyte rückresorbiert. Hierdurch wird der Darminhalt eingedickt und nach Speicherung im Mastdarm als halbfester **Stuhl** *(Kot, Faeces)* über den After ausgeschieden.

Der Dickdarm besitzt mit durchschnittlich 7 cm einen wesentlich größeren Durchmesser als der Dünndarm. Man unterscheidet folgende Abschnitte, die ohne deutliche Grenzen ineinander übergehen (→ Abb. 17.31):

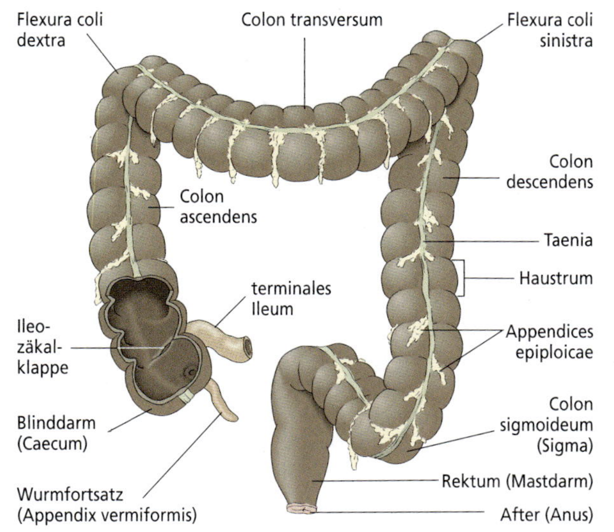

Abb. 17.31 Dickdarm (Blinddarm und Kolon) sowie Rektum in der Vorderansicht. Die Tänien sind durch Bündelung der Längsmuskulatur entstanden. Appendices epiploicae sind kleine Anhängsel aus Bindegewebe und Fett.

- Den **Blinddarm** *(Caecum)* mit dem **Wurmfortsatz** *(Appendix vermiformis,* → 17.8.1)
- Das **Kolon** *(Grimmdarm)* mit vier Abschnitten (→ 17.8.2).

Der Aufbau der Dickdarmwand entspricht dem des übrigen Verdauungstrakts (→ Abb. 17.2), mit folgenden Besonderheiten:

Dickdarmschleimhaut

An der Dickdarmschleimhaut (→ Abb. 17.32) findet man keine Zotten mehr, sondern ausschließlich besonders tiefe Einstülpungen, die **Dickdarmkrypten.** Das einschichtige Kryptenepithel besteht vorwiegend aus *Schleim bildenden Becherzellen,* deren Schleim die Dickdarmschleimhaut gegenüber dem zunehmend festeren Stuhl gleitfähig hält.

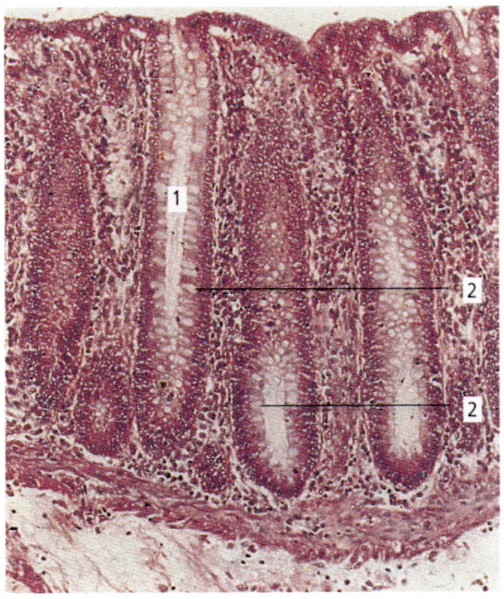

Abb. 17.32 Dickdarmschleimhaut im lichtmikroskopischen Bild. Es sind nur noch Krypten (1) vorhanden, Zotten fehlen. Die hellen, ovalen Zellen sind Schleim produzierende Becherzellen (2). [X141]

An den Kryptenübergängen finden sich neben den Becherzellen zusätzlich resorbierende Epithelzellen, die zum Darminneren hin einen Bürstensaum (Mikrovilli) besitzen. Hier werden Wasser und Elektrolyte rückresorbiert.

Darmflora

Im Gegensatz zum keimarmen Dünndarm ist der Dickdarm schon kurz nach der Geburt physiologischerweise mit Mikroorganismen besiedelt, die als **physiologische Darmflora** oder *Mikrobiom des Darms* bezeichnet werden. Die Darmbakterien sind nicht nur zahlreich, sondern zeigen auch eine hohe Artenvielfalt, welche sowohl von genetischen als auch von Umweltfaktoren (z. B. der Ernährung) abhängt. Schätzungen belaufen sich auf ca. 40 Billionen Darmbakterien aus etwa 500 individuell unterschiedlichen Arten pro Mensch. Im Dickdarm sind dies v. a. **anaerobe** *(ohne Sauerstoff lebende)* **Bakterien** wie etwa **Bifidobakterien.** Die Darmbakterien bauen für den Menschen unverdauliche Nahrungsbestandteile weiter ab.

MEDIZIN

Die **Darmbakterien** wirken auf den ganzen Menschen. Sie spielen z. B. bei Säuglingen bei der Ausbildung des Immunsystems eine Rolle, produzieren einige Vitamine und kurzkettige Fettsäuren und nehmen darüber Einfluss auf den Stoffwechsel. Ein Zusammenhang zu Erkrankungen wie etwa Übergewicht ist möglich, aber für etliche der postulierten Erkrankungen nicht gesichert. Zudem können Veränderungen der Darmflora sowohl Ursache als auch Folge einer Erkrankung sein.
Probiotika enthalten lebende Bakterien, v. a. bestimmte *Bifidobakterien* und *Laktobazillen (Milchsäurebakterien)*, welche die physiologische Darmflora stärken sollen. Zwar entfalten ausreichende Mengen bestimmter Bakterienstämme bei einigen Problemen tatsächlich positive Wirkungen. Insgesamt ist aber der Zusatznutzen von Probiotika umstritten und eine evtl. Wirkung im Wesentlichen auf die Zeit des Verzehrs beschränkt.

Tänien und Haustren

Charakteristisch für den Dickdarm ist die äußere Längsmuskelschicht: Sie verläuft nicht gleichmäßig um den ganzen Darm, sondern ist zu drei bandförmigen Streifen zusammengebündelt, den **Tänien.**

Durch Kontraktionen der Ringmuskelschicht entstehen im Abstand von einigen Zentimetern peristaltische Einschnürungen, zwischen denen dann **Haustren** als Ausbuchtungen deutlich hervortreten. Die Haustren sind keine starren Gebilde, sondern verändern je nach Peristaltik dauernd ihre Form.

Peritonealüberzug des Dickdarms

Blinddarm, Colon transversum und Sigma sind vollständig von Bauchfell *(Peritoneum)* überzogen und nur über ein dünnes Aufhängeband, das **Mesokolon** *(Dickdarmgekröse)*, elastisch mit der hinteren Bauchwand verbunden. Über das Mesokolon wird der Dickdarm mit Blut- und Lymphgefäßen sowie Nerven versorgt. Diese Abschnitte des Dickdarms liegen *intraperitoneal* und sind somit gut beweglich (→ 17.1.5).

Im Gegensatz dazu sind die „außen“ liegenden Abschnitte Colon ascendens und Colon descendens nur an ihrer Vorderseite von Peritoneum *(Bauchfell)* überzogen und an ihrer Hinterseite fest mit der hinteren bzw. seitlichen Leibeswand verwachsen. Sie liegen somit *retroperitoneal.*

17.8.1 Blinddarm und Appendix

Der erste, vor der rechten Darmbeinschaufel gelegene Abschnitt des Dickdarms ist der **Blinddarm** *(Caecum)*. Er stellt mit nur 6–8 cm Länge den kürzesten Dickdarmabschnitt dar. In den Blinddarm stülpt sich von links her in einem nahezu rechten Winkel das Dünndarmende ein, das *terminale Ileum.* An der Einmündungsstelle entstehen zwei Schleimhautfalten, die als **Ileozäkalklappe** *(Valva ileocaecalis, Bauhin-Klappe)* bezeichnet werden. Diese Klappe lässt in periodischen Abständen Dünndarminhalt in den Dickdarm übertreten. Ein Rückfluss ist normalerweise ausgeschlossen, da die Ileozäkalklappe als Ventil wirkt.

Am unteren Ende des Blinddarms hängt als wurmförmiges Anhangsgebilde der **Wurmfortsatz** *(Appendix vermiformis)*. Seine Schleimhaut ist ähnlich aufgebaut wie die des Dickdarms, in die Wand sind jedoch zahlreiche Lymphfollikel eingelagert, die vor allem im Kindesalter der Infektabwehr dienen.

MEDIZIN

Bei der insbesondere bei Kindern und Jugendlichen häufigen **Appendizitis** (im Volksmund nicht ganz korrekt als *Blinddarmentzündung* bezeichnet) kommt es zu einer akuten Entzündung des Wurmfortsatzes. Da der Wurmfortsatz eine Sackgasse für den Speisebrei bildet, können sich Keime leicht ausbreiten. Die Therapie besteht in der Regel in einer frühzeitigen operativen Entfernung des Wurmfortsatzes, der **Appendektomie.**

17.8.2 Kolon

Das **Kolon** *(Grimmdarm)* wird in vier Abschnitte unterteilt:

- An den Blinddarm schließt sich das **Colon ascendens** *(aufsteigender Grimmdarm)* an. Es verläuft an der rechten Bauchwand nach oben bis zur Leber
- Hier macht es eine scharfe Biegung *(Flexura coli dextra, rechte Kolonflexur)* und verläuft als **Colon transversum** *(quer verlaufender Grimmdarm)* zum linken Oberbauch nahe der Milz
- Hier macht das Kolon wieder einen scharfen Knick *(Flexura coli sinistra, linke Kolonflexur)* und verläuft als **Colon descendens** *(absteigender Grimmdarm)* an der seitlichen Bauchwand abwärts
- In Höhe der linken Darmbeinschaufel löst sich das Kolon von der seitlichen Bauchwand und geht in einer S-förmigen Krümmung in den letzten Kolonabschnitt über, das **Colon sigmoideum** (*S-förmiger Grimmdarm,* kurz *Sigma*).

Das intraperitoneal gelegene Sigma geht auf Höhe des 2.–3. Kreuzbeinwirbels in das *Rektum* über.

17.8.3 Rektum und Analkanal

Rektum *(Mastdarm)* und **Analkanal** *(Canalis analis)* sind der letzte Darmabschnitt und bilden funktionell eine Einheit (→ Abb. 17.33). Sie liegen im kleinen Becken. Das obere Rektum ist vorne noch von Peritoneum überzogen (retroperitoneal), das übrige Rektum und der Analkanal liegen extraperitoneal.

Die charakteristischen Dickdarmzeichen, Tänien und Haustren, sind am Rektum nicht mehr vorhanden. Das Rektum hat wie das Sigma eine S-Form: In seinem oberen Teil folgt es der Ausbuchtung des Kreuzbeins und biegt dann in Höhe des Steißbeins nach hinten um. Im Bereich des Kreuzbeins ist das Rektum sehr dehnbar. Diese *Ampulla recti,* kurz **Ampulle,** ist der Sammelbehälter, in dem der Stuhl vor der Ausscheidung gespeichert wird.

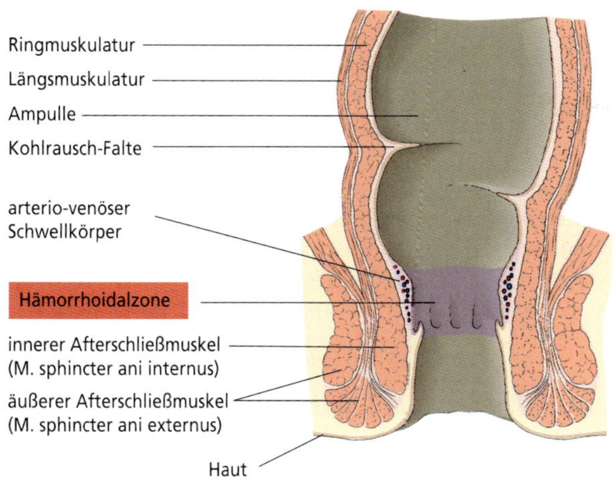

Abb. 17.33 Das Rektum im Längsschnitt mit Schließmuskeln. Zwischen Ampulle und After liegt die Hämorrhoidalzone. Dort findet sich unter der Schleimhaut ein arteriovenöser Schwellkörper.

Das Rektum geht im Bereich des Beckenbodens in den Analkanal über. Der **After** *(Anus)* ist schließlich die Öffnung, durch den der Darm an die Körperoberfläche mündet. Er wird durch mehrere Muskeln verschlossen:

- Den **inneren Afterschließmuskel** *(M. sphincter ani internus)*, der die abschließende Verstärkung der inneren Ringmuskelschicht des Darmes darstellt und nicht willkürlich beeinflusst werden kann (glatte Muskulatur)
- Den **äußeren Afterschließmuskel** *(M. sphincter ani externus)*. Er gehört der quergestreiften Beckenbodenmuskulatur an und kann willkürlich zusammengezogen werden
- Den ebenfalls zur quergestreiften Beckenbodenmuskulatur zählenden **M. puborectalis.**

Die Schleimhaut entspricht im oberen Abschnitt noch der Dickdarmschleimhaut, geht aber dann zunehmend in die äußere Haut des Afters (mit Haaren und Talg- bzw. Schweißdrüsen) über. In der *Hämorrhoidalzone* (→ Abb. 17.33) liegt unter der Schleimhaut ein Venengeflecht, das mit der *oberen Mastdarmschlagader* **(A. rectalis superior)** in Verbindung steht. Dieser *arteriovenöse Schwellkörper* trägt ebenfalls zum Verschluss des Anus bei. Knotige Erweiterungen in diesem Bereich werden üblicherweise als **Hämorrhoiden** bezeichnet.

Kolorektales Karzinom

Das **kolorektale Karzinom** gehört zu den häufigsten Tumoren überhaupt. Meist entwickelt es sich über Jahre aus **Kolonadenomen** (Wucherungen der Schleimhaut). Als Hauptrisikofaktor gilt falsche Ernährung, insbesondere ballaststoffarme, fett- und fleischreiche Kost (→ 17.9.11).

Oft späte Alarmsymptome sind Blut im Stuhl sowie plötzliche Änderungen der Stuhlgewohnheiten (beispielsweise anhaltende Verstopfung oder unwillkürlicher Stuhlabgang). Aufgrund der guten Behandelbarkeit von Adenomen und Karzinomen in frühen Stadien wurde in Deutschland ein Früherkennungsprogramm mit Stuhltests auf okkultes (mit dem bloßen Auge nicht sichtbares Blut) und *Koloskopie (Darmspiegelung)* etabliert. Dieses wird jedoch nach wie vor zu wenig in Anspruch genommen.

SPICKZETTEL

Dickdarm: Vorletzter, teils intra-, teils retroperitonealer Darmabschnitt.

- Abschnitte **Blinddarm** *(Caecum)* mit **Wurmfortsatz** *(Appendix vermiformis)*, **Kolon** *(Grimmdarm)* mit **Colon ascendens, transversum, descendens, sigmoideum**
- Besonderheit **Tänien** = äußere Längsmuskulatur in Form dreier Muskel„längsstreifen", **Haustren** = peristaltikabhängige Ausbuchtungen
- Schleimhautkrypten mit Becherzellen, sehr viele Darmbakterien.

Rektum *(Mastdarm)* und **Analkanal** *(Canalis analis):* Letzter, überwiegend extraperitonealer Darmabschnitt, insgesamt ca. 20 cm lang. Aufgabe Stuhlspeicherung und -ausscheidung. Zur Sicherung der Kontinenz kompliziertes Verschlusssystem mit **innerem Afterschließmuskel** (*M. sphincter ani internus*, glatte Muskulatur), **äußerem Afterschließmuskel** (*M. sphincter ani externus*, quergestreifte Muskulatur), **M. puborectalis** (quergestreifte Beckenbodenmuskulatur), unterstützend arteriovenöses Gefäßgeflecht.

17.8.4 Stuhlentleerung

Die **Stuhlentleerung** *(Defäkation)* ist ein reflektorisch ablaufender Vorgang, der jedoch willentlich beeinflusst werden kann. Die Kontrolle über die Stuhlentleerung wird etwa im dritten Lebensjahr erworben (→ 21.3.2).

Bei ausreichender Füllung der Ampulle werden dort Dehnungssensoren erregt. Diese senden über afferente Nervenbahnen Impulse zum *Defäkationszentrum* im Sakralmark, außerdem wird im Großhirn die Empfindung „Stuhldrang" ausgelöst. Vom Defäkationszentrum werden dann parasympathische Nervenfasern erregt, die den inneren Afterschließmuskel erschlaffen lassen und zugleich zur Anspannung der äußeren Längsmuskulatur des Rektums führen. Dadurch wird der Stuhl nach außen getrieben. Eine anhaltende Anspannung von Zwerchfell und Bauchmuskeln, die *Bauchpresse* (→ 16.9.4), kann ggf. den Vorgang unterstützen. Ein Hinauszögern der Stuhlentleerung über eine gewisse Zeit ist möglich, weil der äußere Afterschließmuskel willentlich angespannt und damit die Stuhlentleerung verhindert werden kann.

17.8.5 Stuhl

Der **Stuhl** *(Kot, Faeces)* ist der eingedickte und durch Bakterien zersetzte, unverdauliche Rest des Nahrungsbreis. Der Stuhl besteht zu 75 % aus Wasser. Der Rest setzt sich zusammen aus:

- Unverdaulichen, teilweise zersetzten Nahrungsbestandteilen (vorwiegend Zellulose)
- Abgestoßenen Epithelzellen der Darmschleimhaut
- Schleim
- *Bakterien* (pro Gramm Stuhl etwa 10 Milliarden)
- *Sterkobilin*, das im Darm durch Umwandlung des Gallenfarbstoffs Bilirubin gebildet wird und dem Stuhl seine bräunliche Farbe verleiht
- *Gärungs-* und *Fäulnisprodukten*, die durch bakterielle Zersetzung im Dickdarm entstehen und für den unangenehmen Geruch des Stuhls verantwortlich sind
- *Entgiftungsprodukte:* Medikamente, Gifte und deren Abbauprodukte sowie andere von der Leber über die Galle in den Darm abgegebene Stoffwechselprodukte.

Obstipation

Häufiges Pflegeproblem gerade im Krankenhaus ist **Obstipation** *(Verstopfung):* Der Patient bzw. die Patientin hat seltener als dreimal die Woche Stuhlgang *und* die Darmentleerung ist erschwert.

Meist ist die Obstipation Folge von Flüssigkeitsmangel, ballaststoffarmer Ernährung und/oder Bewegungsmangel, oft kombiniert. Entsprechend bestehen die pflegerischen Maßnahmen vor allem in ausreichender Flüssigkeitszufuhr (Ausnahme sind Erkrankungen mit Flüssigkeitsbeschränkung), ballaststoffreicher Kost (reichlich Gemüse, Salat, Obst, Vollkornprodukte, evtl. Leinsamen o. Ä.) und frühzeitiger Mobilisation. Bessert sich die Obstipation nicht, muss sie wie jede neu entstandene, nicht durch äußere Umstände erklärbare Obstipation ärztlich abgeklärt werden, da eine Obstipation auch Zeichen ernster Erkrankung sein kann. *Abführmittel* sollten nur kurzzeitig auf Arztanordnung eingesetzt werden.

Diarrhö

Ist die Stuhlentleerung zu häufig und der Stuhl breiig oder sogar wässrig, spricht man von *Durchfall* oder **Diarrhö.**

Akute Diarrhöen sind ganz überwiegend durch Infektionen verursacht. Bei (Klein-)Kindern sind **Nahrungsmittelunverträglichkeiten** häufige Ursachen einer chronischen Diarrhö, bei Erwachsenen die chronischen Darmentzündungen **Morbus Crohn** und **Colitis ulcerosa.**

Eine kurzzeitige Diarrhö im Rahmen von Infektionen bedarf meist keiner weiteren Diagnostik. Vor allem bei Säuglingen, Kleinkindern und älteren Menschen ist aber auf einen ausreichenden Flüssigkeitsersatz zu achten, da sie besonders schnell austrocknen.

SPICKZETTEL

Stuhlentleerung *(Defäkation):* Ausscheidung von **Stuhl** über den After. Reflektorischer Vorgang, der aber unter der Kontrolle höherer ZNS-Zentren steht. Ablauf
- Stimulation von Dehnungssensoren durch Füllung der Ampulle
- → Impulse zum *Defäkationszentrum* im Sakralmark, Bewusstwerden von Stuhldrang im ZNS
- → über parasympathische Fasern Erschlaffung des (unwillkürlichen) inneren Afterschließmuskels, Anspannung der Längsmuskulatur des Rektums
- → Stuhlausscheidung.

Hinauszögern durch Kontraktion des willkürlichen äußeren Afterschließmuskels.

17.9 Physiologie der Ernährung

17.9.1 Energiebedarf des Menschen

Energieliefernde Stoffwechselprozesse *(Katabolismus)* sind für den Organismus lebenswichtig, denn nur mit ihrer Hilfe kann er die Struktur seiner Zellen aufbauen und aufrechterhalten *(Anabolismus).* Auch für körperliche Arbeit und zur Konstanthaltung des inneren Milieus wird Energie benötigt (→ Abb. 17.34). Diese Energie führt sich der Mensch in Form der **Nahrungsmittel** zu, deren Energiegehalt in den chemischen Bindungen der Nährstoffe **Fett, Eiweiß** und **Kohlenhydrate** gespeichert ist (→ 2.8).

Allerdings kann der Mensch die zugeführte Energie aus mehreren Gründen nicht zu 100 % ausnutzen: So kostet z. B. die Verdauung Energie, danach kann der Mensch die resorbierten Eiweiße nicht vollständig, sondern nur bis zum Harnstoff abbauen und scheidet somit Energie wieder aus. Und schließlich regt Nahrungszufuhr den Stoffwechsel an mit der Folge einer gesteigerten Wärmeabgabe an die Umgebung.

Kalorie und Joule

Der **Energiegehalt** von Nahrungsmitteln wird in der Einheit (Kilo-)**Joule** oder (Kilo-)**Kalorie** ausgedrückt. 1 Kilokalorie (kcal) entspricht der Energie, die man braucht, um 1 l Wasser von 14 auf 15 °C zu erwärmen.

$$1\,kJ \cong 0{,}24\,kcal \text{ bzw. } 1\,kcal \cong 4{,}19\,kJ.$$

Der **Energieumsatz** kann in **Watt** (W) angegeben werden (bevorzugt für kürzere Zeiträume, z. B. eine halbe Stunde Fahrradfahren), oder, wenn es sich um tagesbezogene Durchschnittswerte handelt, in kJ/Tag oder kcal/Tag.

Grundumsatz

Der tägliche Energiebedarf eines Menschen hängt von vielen Faktoren ab und ist selbst bei körperlicher Ruhe von Mensch zu Mensch sehr unterschiedlich.

Daher hat man einen **Grundumsatz** definiert, der unter festgelegten Bedingungen gemessen wird:
- Morgens (nach ausreichender Nachtruhe)
- Nüchtern (hier: zwölf Stunden keine Nahrung)
- In Ruhe liegend
- Bei behaglicher Umgebungstemperatur.

Der Grundumsatz wird oft pro m^2 Körperoberfläche angegeben, da die umgesetzte Energie als Wärme über die Hautoberfläche an die Umgebung abgegeben wird (seltener pro kg Körpergewicht). Die Körperoberfläche wird aus Körpergröße und -gewicht mittels eines Nomogramms oder einer Gleichung ermittelt.

Säuglinge und Kleinkinder haben einen hohen Grundumsatz (ca. 60 W/m^2) – über ihre relativ große Körperoberfläche verlieren sie viel Wärme (→ 15.4.3); entsprechend hoch ist der Energieumsatz zur Aufrechterhaltung der Körperkerntemperatur. Zusätzlich brauchen sie Energie zum Aufbau neuer Körperstrukturen.

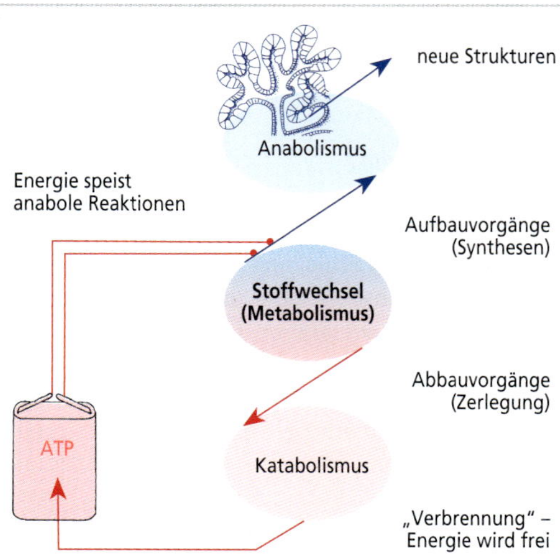

Abb. 17.34 Stoffwechsel (Metabolismus). Schaffung neuer Organstrukturen heißt Anabolismus, Zerlegung und Verbrennung von Nahrungsbestandteilen oder Körperreserven Katabolismus.

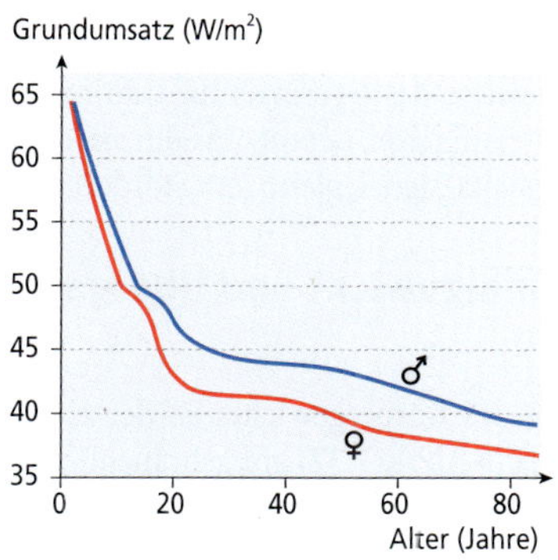

Abb. 17.35 Grundumsatz in Abhängigkeit vom Lebensalter.

Tab. 17.1: PAL-Werte (leicht vereinfacht nach der *Deutschen Gesellschaft für Ernährung, DGE*). Die Werte beziehen sich jeweils auf den ganzen Tag.

(Berufs-)Tätigkeit	PAL*
Ausschließlich liegend/sitzend, z. B. alte, gebrechliche, bettlägerige Menschen	1,2–1,3
Sitzende Tätigkeit (z. B. Büroangestellte), keine oder wenig körperlich anstrengende Freizeitaktivität	1,4–1,5
Überwiegend sitzende Tätigkeit mit zeitweiliger stehender/gehender Tätigkeit, z. B. Laboranten, Kraftfahrer, Studenten	1,6–1,7
Überwiegend stehende/gehende Tätigkeit, z. B. Verkäufer, Handwerker	1,8–1,9
Körperlich anstrengende Tätigkeit, z. B. Bauarbeiter	2,0–2,4

* Bei körperlich anstrengender Freizeitaktivität (30–60 Minuten, 4–5 Tage pro Woche) plus 0,3 pro Tag

Im jungen Erwachsenenalter liegt der Grundumsatz bei gut 40 W/m² (bei Männern etwas mehr als bei Frauen). Dies bedeutet für eine Frau (1,65 m groß, 60 kg schwer) pro Tag knapp 5.900 kJ (≅ 1.400 kcal), für einen Mann (1,75 m groß, 70 kg schwer) gut 7.300 kJ (≅ 1.750 kcal). Etwa nach dem 45. Lebensjahr sinkt der Grundumsatz langsam, aber stetig ab (→ Abb. 17.35).

Auch einige Krankheiten verändern den Grundumsatz, Fieber oder eine Schilddrüsenüberfunktion steigern ihn beispielsweise.

Unter etwas weniger „strengen" Bedingungen gemessen wird der **Ruheumsatz,** der ca. 10 % über dem Grundumsatz liegt.

Energiebedarf in den verschiedenen Lebensphasen

Um den gesamten **Energieumsatz** und damit den **Energiebedarf** eines Menschen zu erhalten, muss man zum Ruheumsatz einen Zuschlag für körperliche Betätigung addieren, den **Leistungsumsatz** *(Arbeitsumsatz).* Zur Berechnung dieses Leistungszuschlags dient der **PAL-Wert** *(Physical Activity Level, körperliches Aktvitätsniveau),* der die körperliche Aktivität eines Menschen wiedergibt (→ Tab. 17.1). Wünschenswert ist ein PAL-Wert von mindestens 1,6.

$$\text{Gesamtenergieumsatz} = \text{PAL} \times \text{Grundumsatz}$$

Als Faustregel gilt, dass für nicht schwer körperlich arbeitende Frauen eine Zufuhr von gut 8.000 kJ, entspricht 2.000 kcal, pro Tag ausreichend ist, für Männer 10.500 kJ bzw. 2.500 kcal (Details → Tab. 17.2). Das entspricht einem mittleren Energieumsatz von ca. 110 W – ein überraschend geringer Wert, wenn man z. B. an die bis 2009 üblichen 100-Watt-Glühbirnen denkt.

Schwangere benötigen im zweiten Schwangerschaftsdrittel gut 1.000 kJ (250 kcal) täglich mehr, im letzten Schwangerschaftsdrittel 2.100 kJ (500 kcal). Stillende Frauen haben in den ersten 4–6 Monaten bei ausschließlichem Stillen ebenfalls einen Mehrbedarf von 2.100 kJ (500 kcal) pro Tag.

Kinder haben pro kg Körpergewicht einen höheren Energiebedarf als Erwachsene, wobei Mädchen ca. 10 % weniger Energie brauchen als Jungen.

Im Alter sinkt der Energiebedarf durch sinkenden Grundumsatz und verminderte körperliche Aktivität. Beim über Siebzigjährigen ist der Kalorienbedarf auf rund 70 % des Kalorienbedarfes eines Zwanzigjährigen vermindert. Allerdings sind gerade bei älteren Menschen der Gesundheitszustand und damit einhergehend körperliche Aktivität und Energiebedarf sehr unterschiedlich.

Tab. 17.2: Richtwerte für den täglichen Energiebedarf in den verschiedenen Lebensphasen (Quelle D-A-CH-Referenzwerte für die Nährstoffzufuhr, 2. Aufl. 2015), jeweils für normalgewichtige Menschen. Unterschiedliche kcal-/kJ-Werte sind durch Runden bedingt. Mehrbedarf in Schwangerschaft und Stillzeit siehe Text.

Alter in Jahren	PAL-Wert 1,4				PAL-Wert 1,6				PAL-Wert 1,8			
	Junge/Mann		Mädchen/Frau		Junge/Mann		Mädchen/Frau		Junge/Mann		Mädchen/Frau	
	kJ/Tag	kcal/Tag	kJ/Tag	kcal/Tag	kJ/Tag	kcal/Tag	kJ/Tag	kcal/Tag	kJ/Tag	kcal/Tag	kJ/Tag	kcal/Tag
1–3	4.800	1.200	4.500	1.100	5.500	1.300	5.100	1.200	–	–	–	–
4–6	5.700	1.400	5.400	1.300	6.600	1.600	6.100	1.500	7.400	1.800	6.900	1.700
7–9	6.900	1.700	6.400	1.500	7.900	1.900	7.300	1.800	8.900	2.100	8.200	2.000
10–12	7.900	1.900	7.300	1.700	9.000	2.200	8.300	2.000	10.100	2.400	9.400	2.200
13–14	9.500	2.300	8.100	1.900	10.800	2.600	9.300	2.200	12.200	2.900	10.400	2.500
15–18	10.900	2.600	8.500	2.000	12.500	3.000	9.700	2.300	14.100	3.400	10.900	2.600
19–24	10.100	2.400	8.000	1.900	11.600	2.800	9.200	2.200	13.000	3.100	10.300	2.500
25–50	9.800	2.300	7.700	1.800	11.200	2.700	8.800	2.100	12.600	3.000	9.900	2.400
51–64	9.300	2.200	7.100	1.700	10.600	2.500	8.200	2.000	11.900	2.800	9.200	2.200
≥ 65	9.000	2.100	6.900	1.700	10.300	2.500	7.900	1.900	11.500	2.800	8.900	2.100

SPICKZETTEL

Energiebedarf des Menschen: Energie in kcal/Tag oder kJ/Tag, die ein Mensch für die Aufrechterhaltung seiner Strukturen, Funktionen sowie körperliche Aktivität benötigt. Zusammengesetzt aus **Grundumsatz** und **Leistungsumsatz.** Alters-, geschlechts- und aktivitätsabhängig, z. B. Erwachsene mittleren Alters bei überwiegend sitzender, zeitweilig stehender/gehender Tätigkeit Frauen 2.100 kcal/Tag (8.800 kJ/Tag), Männer 2.700 kcal/Tag (11.200 kJ/Tag). Aktivere Menschen, Jugendliche, Schwangere und Stillende benötigen (etwas) mehr, Kinder und ältere Menschen weniger.

17.9.2 Regulation von Essverhalten und Gewicht

Die **Regulation von Essverhalten und Gewicht,** letztlich also der Energiezufuhr, ist äußerst komplex und noch nicht völlig geklärt (→ Abb. 17.36). Eine Schlüsselrolle kommt dem Hypothalamus zu. Er integriert die aus dem Körper kommenden Informationen z. B. über Blutzuckerspiegel und Zustand der Fettdepots, aber auch z. B. Emotionen (Essen aktiviert das körpereigene „Belohnungssystem").

Die kurzfristige Regulation der Nahrungsaufnahme erfolgt über mehrere Hormone, z. B. Cholezystokinin und GLP-1 aus dem Dünndarm (beide appetitsenkend) und das Ghrelin aus dem Magen (appetitsteigernd, auch → Tab. 11.2, → 17.6.9).

An der langfristigen Regulation ist z. B. das Hormon **Leptin** beteiligt. Die Fettzellen produzieren Leptin (→ 11.8), das im Hypothalamus über Zwischenstoffe eine appetithemmende Wirkung hat. Außerdem steigert es Sympathikusaktivität und Energieverbrauch. Je weniger Fettgewebe, desto geringer die Leptinfreisetzung. Insulin verstärkt die Wirkung von Leptin. Insulin ist ebenfalls ein Sättigungs- und Adipositassignal, gleichzeitig fördert es den Fettaufbau.

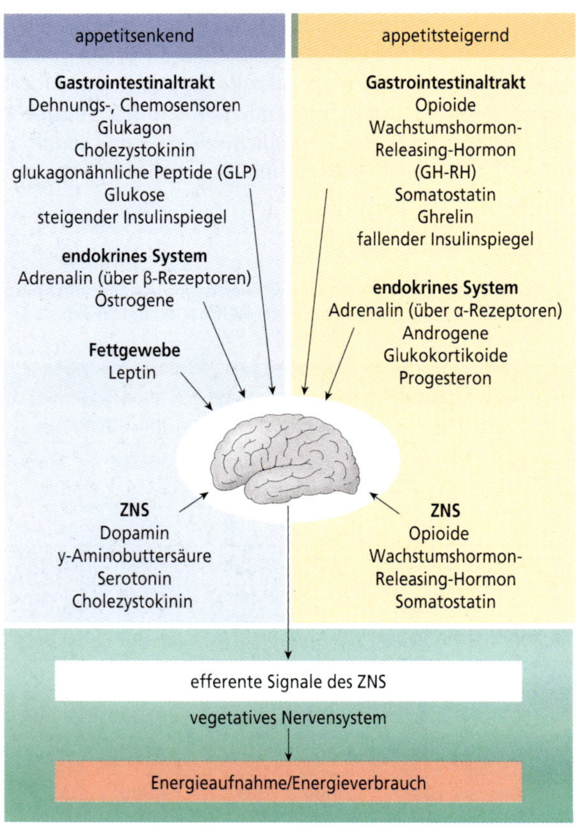

Abb. 17.36 Regulation von Appetit und Energieaufnahme.

17.9.3 Normalgewicht und Übergewicht

BMI

Zur Beurteilung des Körpergewichts ist derzeit der **Body-Mass-Index** (kurz *BMI,* → Abb. 17.37) am gebräuchlichsten, der eng mit der Fettmasse korreliert und statt eines starren Zielgewichts eine Gewichtsspanne vorgibt.

Kritisiert wird allerdings, dass Geschlecht, Muskelmasse und Fettverteilung nicht berücksichtigt werden.

$$\text{Body-Mass-Index} = \frac{\text{Körpergewicht in kg}}{(\text{Körpergröße in m})^2}$$

Für Erwachsene gilt ein BMI von 19–25 als normal. Für ältere Erwachsene scheint etwas mehr als für jüngere normal (und günstig) zu sein, weshalb auch altersabhängige Normwerte definiert werden: 19–24 Jahre normaler BMI 19–24, 25–34 Jahre normaler BMI 20–25, 35–44 Jahre normaler BMI 21–26 usw. bis > 64 Jahre normaler BMI 24–29.

Bei Kindern ist der normale BMI stark altersabhängig, für sie gibt es spezielle Perzentilenkurven (→ Abb. 17.38) oder Tabellen.

Übergewicht

Übersteigt die Energiezufuhr den Energiebedarf, nimmt der Mensch zu. **Übergewicht** ist in unserer Wohlstandsgesellschaft mit ihrer ständigen Verfügbarkeit kalorienreicher und wohlschmeckender Nahrung ein echtes Problem. Bei Erwachsenen spricht man bei einem BMI ≥ 25 von Übergewicht und bei einem BMI ≥ 30 von **Adipositas.** Kinder gelten bei einem Perzentilenwert von über 90 % als übergewichtig, über 97 % als adipös (Perzentilenbegriff → Abb. 21.10).

Oberhalb eines BMI von ca. 30 kg/m^2 nimmt die Gefahr von Herz-Kreislauf-Erkrankungen wie etwa Schlaganfall und Herzinfarkt stark zu. Auch der Bewegungsapparat wird chronisch überbeansprucht, sodass Lebenserwartung und -qualität der Betroffenen deutlich abnehmen.

Nach Zahlen des *Robert Koch-Instituts (RKI)* sind in Deutschland zwei Drittel der Männer und gut die Hälfte der Frauen übergewichtig. Besonders bedenklich: Bereits gut 15 % der Kinder und Jugendlichen sind übergewichtig oder adipös. Krankheiten wie der Diabetes mellitus Typ 2 (→ 17.9.6), die ehemals nur bei älteren Erwachsenen auftraten, werden dadurch zunehmend bei jungen Erwachsenen oder sogar Jugendlichen beobachtet.

Organische Ursachen eines Übergewichts sind in jedem Alter möglich, aber insgesamt selten. Meist entwickelt sich Übergewicht auf dem Boden einer genetischen Veranlagung durch zu reichliche Ernährung und zu wenig Bewegung.

Auch wenn sie in den Medien immer wieder angepriesen werden – kurzzeitige „Radikaldiäten" bringen nur wenig. Erfahrungsgemäß schnellt das Gewicht nach Beendigung der Diät rasch wieder in die Höhe (sog. *Jo-Jo-Effekt*). Auch von Sonderdiäten, die die Zahl der „erlaubten" Nahrungsmittel stark einschränken und demzufolge z. B. das Risiko von Mangelzuständen bergen, raten die meisten Mediziner ab.

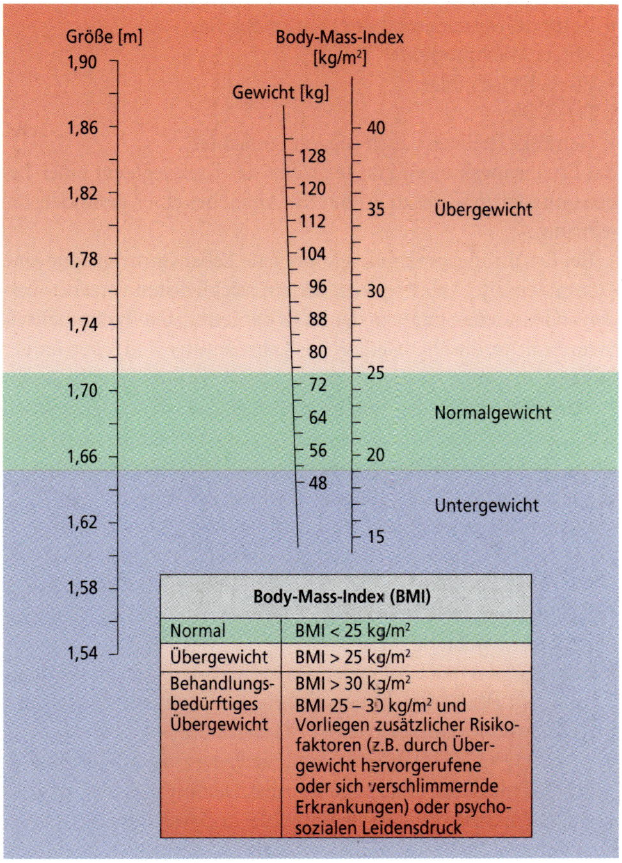

Abb. 17.37 Nomogramm zur Bestimmung des BMI. Zieht man eine Linie zwischen Körpergröße und Gewicht, so ergibt der Schnittpunkt dieser Linie mit der Skala rechts den Body-Mass-Index.

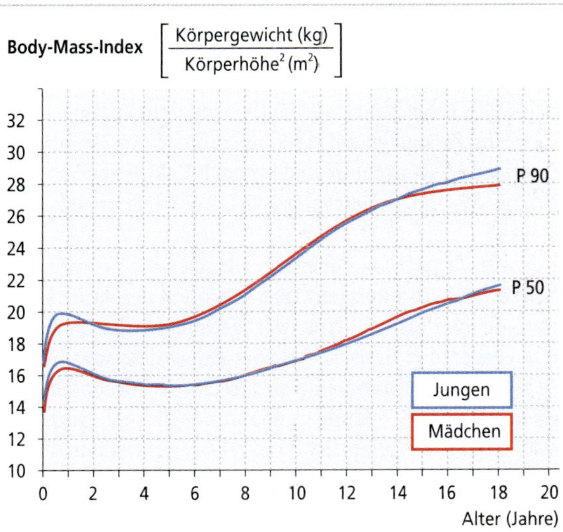

Abb. 17.38 BMI-Perzentilen für Jungen und Mädchen. Die 50 %-Perzentile (P50) bedeutet, dass die Hälfte aller gleichaltrigen Kinder einen geringeren oder gleichen BMI hat. Kinder mit einem BMI über der 90 %-Perzentile (P90) gelten als übergewichtig.

Das Gewicht soll vielmehr *langfristig* und *langsam* reduziert werden, beim Erwachsenen am besten mit einer kalorienreduzierten vollwertigen Kost von etwa 1.000–1.200 kcal täglich. Bei Kindern ist eine Gewichtsstabilisierung anzustreben, mit zunehmendem Wachstum sinkt dann der BMI. Bessere Ernährungsgewohnheiten langfristig zu etablieren, ist dabei ebenso wichtig wie regelmäßige körperliche Betätigung, die vielen Betroffenen in einer entsprechenden Sportgruppe leichter fällt als alleine. Körperliche Aktivität trägt nicht nur zur Gewichtsabnahme bei, sondern hat zahlreiche günstige Effekte – körperlich aktive Übergewichtige haben eine höhere Lebenserwartung als inaktive Schlanke.

PRÄVENTION

Übergewichtige Kinder verlieren das Zuviel an Pfunden selten, übergewichtige Jugendliche fast nie „von selbst". Alle im Gesundheitswesen Tätigen sollten die Kinder und Jugendlichen und ihre Eltern zu einem gesunden Lebensstil beraten:

- Sich im Wesentlichen an die Empfehlungen einer gesunden Ernährung halten (→ 17.9.2)
- Regelmäßige Mahlzeiten einhalten, nicht ständig zwischendurch oder nebenher essen
- Süßigkeiten/Knabbereien nicht völlig verbieten (steigert den Reiz), aber einschränken und nach kalorienärmeren Alternativen suchen (z. B. Salzstangen statt Chips, Laugenbrezel statt Croissant)
- Den Energiegehalt von Getränken nicht vergessen. Bei Kindern sind es eher süße Getränke wie Limonaden oder Säfte, bei Erwachsenen eher Alkoholika, die hier „ins Gewicht schlagen"
- Bewegung in den Alltag bringen, z. B. das Kind zu Fuß statt mit dem Auto zum Kindergarten bringen, fürs Wochenende Ausflüge mit Bewegung statt Kino planen
- Sport im Verein treiben. Falls die Kinder sich wegen ihres Körpergewichts (anfangs) genieren, z. B. bei der Krankenkasse oder Volkshochschule nach Sportgruppen für übergewichtige Kinder und Jugendliche fragen. Wichtig: Einen Sport aussuchen, der einem Spaß macht. Auch wenn Schwimmen noch so gesund ist – wer nicht schwimmen mag, wird es nicht lange durchhalten und ist mit Fahrradfahren oder Fußballspielen besser bedient.

Fettverteilungstyp

Für das Risiko von Folgeerkrankungen ebenso wichtig wie die Kilogrammzahl auf der Waage ist der **Fettverteilungstyp** (→ Abb. 17.39). Beim **androiden Fettverteilungstyp** (*männlicher Fettverteilungstyp,* „Apfelform") befindet sich die Hauptfettansammlung am Körperstamm. Das Risiko für Folgeerkrankungen ist erhöht. Ein deutlich geringeres Risiko besteht beim **gynäkoiden Fettverteilungstyp** (*weiblicher Fettverteilungstyp,* „Birnenform"). Das Fett findet sich dabei mehr subkutan an Hüfte und Oberschenkel. Ursache ist wahrscheinlich eine unterschiedliche Stoffwechselaktivität des viszeralen und subkutanen Fettgewebes (an Bauch bzw. Hüften).

Einfachste Möglichkeit den Fettverteilungstyp zu ermitteln ist das Messen des *Taillenumfangs.* Ab einem Taillenumfang von 80 cm bei Frauen und 95 cm bei Männern ist das Risiko für Folgeerkrankungen erhöht, ab 88 cm bzw. 102 cm deutlich. Alternativen sind der *Taille-Hüft-Quotient* (*waist to hip ratio, WHR,* Grenze 0,85 bei Frauen und 1 bei Männern) und der *Taille-Größe-Quotient* (*waist to height ratio, WHtR,* Grenze 0,5 für unter 40-Jährige, zwischen 40 und 50 Jahren pro Jahr 0,01 mehr bis 0,6 für über 50-Jährige).

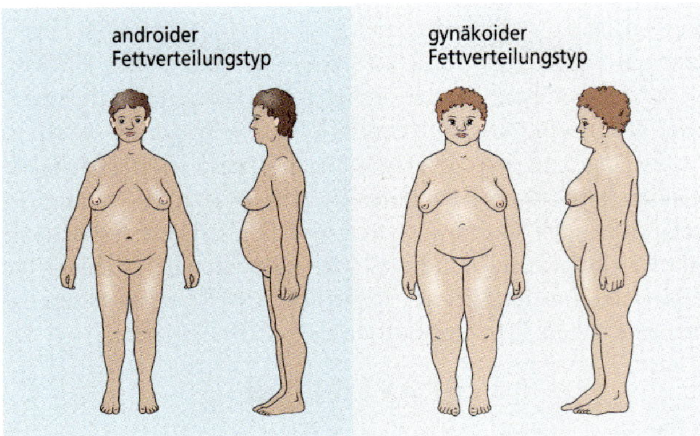

Abb. 17.39 Androider und gynäkoider Fettverteilungstyp.

Untergewicht

Auch wenn es nicht so häufig und nach außen oft nicht so auffällig ist wie Übergewicht – auch **Untergewicht** ist ein medizinisches Problem: In Deutschland haben 2–4 % der Bevölkerung einen BMI unter 18,5, sind also untergewichtig. Besonders betroffen sind:

- Chronisch Kranke, z. B. Menschen mit chronischen Lungenerkrankungen, Darmentzündungen oder Krebs
- Ältere Menschen
- Mädchen in der Pubertät und (junge) Frauen.

SPICKZETTEL

BMI *(Body-Mass-Index):* Maßzahl zur Beurteilung des Körpergewichts. Formel Körpergewicht in kg/(Körpergröße in m)^2. Normal bei Erwachsenen BMI 19–25, für Kinder altersabhängig.

17.9.4 Grundsätze ausgewogener Ernährung

Energiegehalt der Nahrung

Aus *Fett, Eiweiß und Kohlenhydraten* werden unterschiedliche Mengen an Energie gewonnen: Pro aufgenommenem Gramm Kohlenhydrate und Eiweiß sind dies 17 kJ (4,1 kcal), pro Gramm Fett 39 kJ (9,3 kcal). Diese Zahlen bezeichnen den vom Menschen verwertbaren (biologischen) Energiegehalt; der tatsächliche (physikalische) Energiegehalt ist höher, weil der Mensch vor allem die Eiweiße nicht vollständig „verbrennen“ kann (→ 1.8.3). Die verschiedenen *Nahrungsmittel* haben einen sehr unterschiedlichen Energiegehalt, der den überall erhältlichen **Kalorientabellen** entnommen werden kann.

Die energieliefernden Fette, Eiweiße und Kohlenhydrate heißen auch **Makronährstoffe** – im Gegensatz zu den **Mikronährstoffen,** z. B. Vitaminen und Mineralstoffen, die nicht zur Energieerzeugung herangezogen werden, aber dennoch lebensnotwendig sind.

Zusammensetzung der Nahrung

Eine Möglichkeit der Veranschaulichung einer ausgewogenen Ernährung sind **Ernährungskreise und -pyramiden,** die es in zahlreichen Modifikationen gibt, etwa einfache Kreise (→ Abb. 17.40), Tellergrafiken, schräge Pyramiden oder solche mit Stufen. Das Prinzip ist aber immer das gleiche. Die Lebensmittel werden zunächst in Lebensmittelgruppen eingeteilt, meist:

- Gemüse, Salat, Obst (Obst teilweise auch abgetrennt)
- Getreide, Getreideprodukte, Kartoffeln, Reis
- Milch, Milchprodukte
- Fisch, Fleisch, Eier
- Fette, Öle
- Getränke (teilweise auch separat betrachtet).

Bei Ernährungskreisen gilt: Je größer das Kreissegment einer Lebensmittelgruppe, desto größer ihr Anteil bei einer gesunden Ernährung.

Bei Ernährungspyramiden bildet jede Lebensmittelgruppe eine Pyramidenseite. Lebensmittel, die am reichlichsten verzehrt werden sollen, stehen dann an der Basis der jeweiligen Pyramidenseite und solche, die eher Genuss- als Lebensmittel sind, oben an der Spitze.

Prinzipiell sollte die Ernährung möglichst abwechslungsreich sein, also z. B. nicht immer die gleichen Sorten Gemüse, Salat oder Obst, sondern möglichst verschiedene, auch unter Berücksichtigung von Jahreszeit und individuellem Geschmack. Ansonsten gilt:

- Pflanzliche Lebensmittel, also Gemüse, Salat, Obst, Getreide/-produkte, Reis, Kartoffeln etc. sind die Grundlage der Ernährung. Sie füllen bei Ernährungskreisen fast ¾ des Kreises. Stellt man sich einen gefüllten Teller vor, sind sie das Hauptgericht (und nicht die Beilage)
- Gemüse, Salat und Obst sollten am reichlichsten verzehrt werden. Sie liefern gleichzeitig die unentbehrlichen Vitamine, Mineralstoffe, Ballaststoffe und sekundären Pflanzenstoffe (→ 17.9.9, → 17.9.10, → 17.9.11, → 17.9.12). Hierfür wurde auch der Slogan „5 am Tag“ geprägt: möglichst fünf Portionen Salat, Gemüse und Obst täglich, am besten drei Portionen Gemüse/Salat und zwei Portionen Obst. Gemüse sollten teils als Rohkost, teils gegart gegessen werden, wegen ihres Eiweiß- und Ballaststoffgehalts sollten Hülsenfrüchte regelmäßig auf dem Speiseplan stehen. Äpfel u. a. Obstsorten sollten nicht geschält werden. Als Maß für eine Portion kann die eigene Hand dienen („was in eine Hand hineinpasst“)
- Bei Getreideprodukten sollten möglichst Vollkornprodukte gewählt, Kartoffeln fettarm zubereitet werden
- Milch bzw. Milchprodukte sollten ebenfalls täglich verzehrt werden, z. B. 250 ml Milch, Buttermilch, Joghurt oder Kefir und 50–60 g Käse täglich
- Fisch sollte 1- bis 2-mal wöchentlich auf dem Speiseplan stehen (Meeresfische sind wichtige Jodlieferanten). An Fleisch und Wurst, falls gewünscht, reichen je nach Kalorienbedarf 300–600 g pro Woche (möglichst mager). Auch Eier ergänzen die Auswahl
- Fette und Öle sind zwar energiereich, aber zur Versorgung mit essenziellen Fettsäuren und zur Resorption der fettlöslichen Vitamine unerlässlich. (Hochwertige) pflanzliche Öle und Fette sollten gegenüber tierischen bevorzugt werden, sowohl für Salate als auch zum Braten und als Streichfette. Besonders günstig sind z. B. Raps-, Walnuss-, Soja- und Olivenöl. Auch Nüsse, die an sich zu den pflanzlichen Lebensmitteln zählen, liefern günstige Fette
- Süßigkeiten und Knabbereien sind ernährungsphysiologisch nicht nötig, sondern Genussmittel. Zucker (incl. Fruktose) sollte sparsam verzehrt werden. Problematisch der hohe Zuckergehalt von Fertigprodukten, nicht nur in Puddings, Joghurts, Süßigkeiten und Softdrinks, sondern auch in herzhaften Fertigprodukten
- Als angemessene Trinkmenge gelten bei Erwachsenen 1,5 l täglich, am besten Mineralwässer, Kräuter- oder Früchtetees. Kaf-

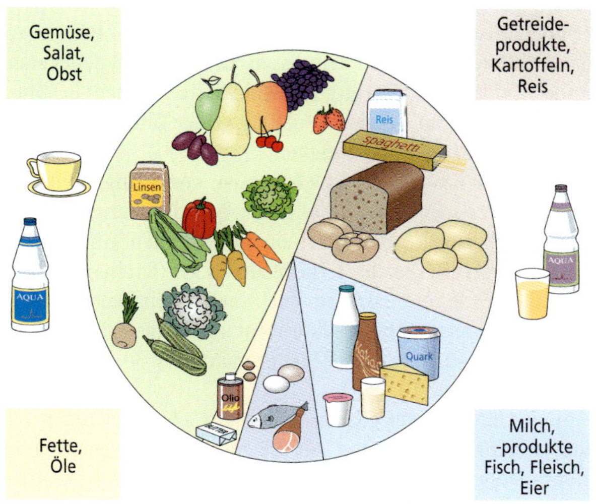

Abb. 17.40 Beispiel eines Ernährungskreises.

fee, Schwarz-/Grüntee oder stark verdünnte Saftschorlen sind in Maßen möglich. Am ungünstigsten sind Nektare, Limonaden, Colagetränke oder sog. Energydrinks. Milch zählt nicht zu den Getränken, sondern zu den tierischen Lebensmitteln. Ebenfalls nicht als Getränk anzusehen ist Alkohol. Er ist nicht empfehlenswert, als tolerabel auch bezüglich der Lebergesundheit gelten etwa 10 g Alkohol täglich bei Frauen und 20 g bei Männern, jedoch mit regelmäßigen alkoholfreien Tagen. 10 g Alkohol sind beispielsweise enthalten in 0,25 l Bier oder 0,125 l Wein.

Nährstofftabellen mit dem genauen Nährstoffgehalt der einzelnen Lebensmittel sind in erster Linie für Menschen mit speziellen Risiken oder Kostformen erforderlich.

PFLEGE

Trotz aller Kalorien und Nährstoffe – **Essen** ist auch Genuss und hat soziale Aspekte. Deshalb sollte man Patienten und Patientinnen nicht mehr Einschränkungen beim Essen auferlegen als unbedingt nötig, zumal viele der früher üblichen Diäten nicht die erwünschten günstigen Wirkungen auf die Erkrankung hatten (z. B. Leber-, Magenschonkost). Meiden sollte der Kranke aber die Speisen, die er nicht verträgt. Eine appetitlich angerichtete Mahlzeit, welche die Vorlieben des bzw. der Betroffenen berücksichtigt, und das Essen in Gesellschaft können die Lebensgeister zusätzlich wecken.

PRÄVENTION

Angesichts der Zunahme von ernährungsmitbedingten Erkrankungen wird *präventiven Aspekten der Ernährung* mehr und mehr Beachtung geschenkt. Am besten ist eine Ernährung mit reichlich Vollkornprodukten, Gemüse, Salat, Obst, mehr Fisch und weit weniger Fleisch und Wurst als üblich. Berücksichtigung von regionalen und familiären Gepflogenheiten ist nicht nur möglich, sondern sogar nötig, um den unterschiedlichen „Geschmäckern" Rechnung zu tragen.
Nahrungssupplemente (z. B. Vitamin-, Antioxidanzien-Tabletten) haben in Studien enttäuscht, höchstwahrscheinlich weil nur die *Kombination* der *verschiedenen*, teils noch unbekannten pflanzlichen Substanzen „wirkt". Sinnvoll sind lediglich die Supplementierung von Jod (→ 11.4.2), Fluorid (→ 17.2.2) und Folsäure (→ 17.9.9), außerdem Vitamin- und/oder Mineralstoffgaben bei bestimmten Patientengruppen, etwa Menschen mit chronischen Darmerkrankungen.
Auch eine *ovo-lakto-vegetarische Ernährung* mit Milch und Milchprodukten sowie Eiern ist auf Dauer ohne Mangelerscheinungen möglich. „Vegetarisch" bedeutet allerdings nicht „Durchschnittskost nur ohne Fleisch", sondern eine abwechslungsreiche Kost mit einer Vielzahl verschiedener pflanzlicher Lebensmittel. Hingegen ist eine *vegane Ernährung* ohne jegliche tierische Produkte problematisch. Die verschiedenen Lebensmittel müssen sehr genau zusammengestellt werden, um einen Mangel v. a. an bestimmten Aminosäuren, Kalzium, Eisen, Jod, Vit. B_2, Vit. B_{12} und D zu vermeiden. Deutsche Fachgesellschaften sehen eine vegane Ernährung bei Schwangeren, Stillenden und Kindern kritisch. Voraussetzungen sind immer sehr bewusste Nahrungsmittelauswahl, Nährstoffsupplementierung und ärztliche Kontrollen. Generell gilt: Je weniger „erlaubte" Lebensmittel, desto höher das Risiko einer Mangelernährung.

Besonderheiten bei Kindern und alten Menschen

Ab dem Kleinkindalter entsprechen die Ernährungsempfehlungen im Wesentlichen denen für Erwachsene (Säuglingsernährung → 21.2.2). Bei Kindern ist gesunde Ernährung aus präventiven Gesichtspunkten besonders wichtig, da Essgewohnheiten in der Kindheit oft entscheidend dafür sind, was im späteren Leben als schmackhaft empfunden wird. Besonders zu achten ist auf ausreichend Milch und Milchprodukte zum Aufbau einer maximalen Knochendichte sowie auf wenig Süßgetränke, Süßigkeiten, Knabbereien und „Fast-Food".

Im Alter sinkt der Kalorienbedarf. Da aber der Bedarf an Eiweiß, Vitaminen und Mineralstoffen (insbesondere Kalzium) unverändert bleibt, muss die Zufuhr an Kohlenhydraten und Fetten reduziert und die Nahrung sorgfältiger zusammengestellt werden. Reichlich Ballaststoffe beugen der im Alter häufigen *Obstipation* (Verstopfung) vor, Milch und Milchprodukte decken den Kalziumbedarf. Mit Kochsalz sollte wegen der Gefahr eines Bluthochdrucks eher gespart werden.

MEDIZIN

Ernährungsstörungen im Alter sind häufig. Bis zum Alter von etwa 80 Jahren ist eher Übergewicht das Problem, etwa wenn der ältere Mensch „so wie früher" isst und nicht den verminderten Kalorienbedarf berücksichtigt. Bei Hochbetagten ist hingegen Mangelernährung häufig, wobei oft viele Ursachen zusammenspielen (z. B. Probleme bei Nahrungseinkauf und -zubereitung, Appetitlosigkeit, Zahnprothesenprobleme). Reduzierter Ernährungszustand birgt ein erhöhtes Erkrankungsrisiko!

17.9.5 Kohlenhydrate in der Ernährung

Kohlenhydrate in der Ernährung

Kohlenhydrate sind unverzichtbare Bestandteile der Ernährung und liefern schnell Energie. Der optimale Kohlenhydratanteil in der Ernährung ist umstritten und dürfte für Gesunde am ehesten bei gut 50 % der Gesamtenergiezufuhr liegen. Wichtiger als ein paar Prozent mehr oder weniger ist aber die Art der verzehrten Kohlenhydrate.

Der Großteil der Kohlenhydrate in der Nahrung ist pflanzlicher Herkunft. *Polysaccharide* (Vielfachzucker, z. B. Stärke → 2.8.1), wie sie reichlich in Getreide, Reis und Kartoffeln vorkommen, gehen verhältnismäßig langsam ins Blut über, da sie im Verdauungstrakt erst aufgespalten werden müssen. Sie sättigen daher langanhaltend. Insbesondere Vollkornprodukte enthalten meist auch viel Vitamine, Mineralstoffe und Ballaststoffe, weshalb ihnen in der Ernährung ein hoher Stellenwert zukommen sollte.

Di- und *Monosaccharide* (Zwei- bzw. Einfachzucker) hingegen, die ihres süßen Geschmacks wegen oft weit mehr verzehrt werden als der Gesundheit zuträglich, gelangen rasch ins Blut, steigern schnell den Blutzuckerspiegel und führen zu starker Insulinsekretion. Sie sättigen nur kurz dauernd. Auch größere Fruktosemengen, enthalten insbesondere in Getränken und Fertigprodukten (versteckt auch unter anderen Namen, z. B. Fruchtsüße, Invertzucker, Maissirup), aber auch in größeren Mengen bestimmter Obstsorten, sind ungünstig.

Letztlich werden alle mit der Nahrung aufgenommenen Kohlenhydrate im Verdauungstrakt zu Di- und Monosacchariden gespalten. Hierbei fällt hauptsächlich *Glukose* (Traubenzucker) an. Die übrigen Monosaccharide, z. B. *Fruktose* und *Galaktose*, werden ebenfalls überwiegend zu Glukose umgewandelt. Die Glukose ist das *zentrale Molekül* des Kohlenhydrat-Stoffwechsels und das wichtigste energieliefernde Molekül des Menschen.

Speicherform der Glukose ist das Glykogen. Es ist ein schnell verfügbarer Energiespeicher, die Glykogenvorräte des Körpers sind allerdings gering (→ 2.8.1). Viel bedeutsamer ist, dass der Organismus auch aus überschüssiger Glukose Fett bilden kann – eine fettarme, aber sehr kohlenhydratreiche Ernährung (Süßigkeiten!) führt also auch zu Fettpolstern!

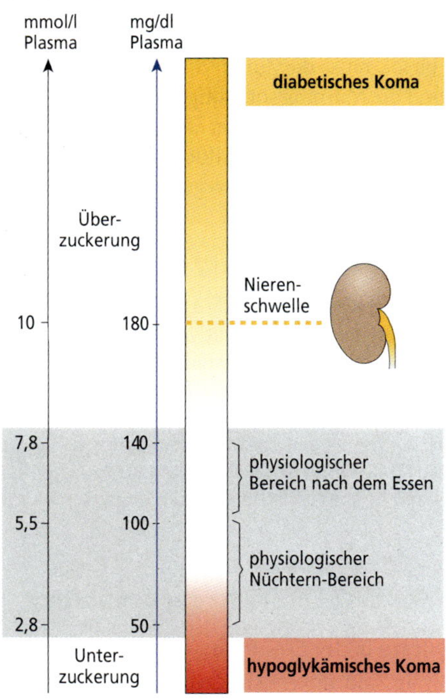

Abb. 17.41 Blutzuckerspiegel. Unterhalb eines Wertes von 2,8 mmol/l (≙ 50 mg/dl) liegt eine Unterzuckerung (Hypoglykämie) vor. Der obere Grenzwert hängt vom Zeitpunkt der letzten Nahrungsaufnahme ab. Wird die sog. Nierenschwelle überschritten, schafft es die Niere nicht mehr, die filtrierte Glukose zu resorbieren und ins Blut zurückzuführen. Folglich findet man Glukose im Urin. Durch einfache Streifentests kann diese Glukosurie nachgewiesen werden.

Glykämischer Index

Der **glykämische Index** (kurz *Glyx, GI*) ist ein Maß für den Anstieg der Blutglukose nach dem Essen. Er gibt die blutzuckersteigernde Wirkung an, die 100 g Kohlenhydrate in einem bestimmten Lebensmittel im Vergleich zu 100 g reiner Glukose (Traubenzucker, Referenzwert 100) entfalten.

Je niedriger der glykämische Index ist, desto langsamer steigt der Blutzuckerspiegel und desto länger hält das Sättigungsgefühl an. Einige Beispiele: Bratkartoffeln haben einen Glyx von 95, Cornflakes von 85, Toastbrot, Haushaltszucker (Saccharose), Vollmilchschokolade und Salzkartoffeln von 70, gebackene Kartoffel und Langkornreis von 60, Vollkornbrot und Spaghetti von 55, Haferflocken von 40, Milch und Milchprodukte von 30, Nüsse von 20 und Blattsalate von 10.

Unumstritten ist der glykämische Index allerdings nicht. Zum einen ist der Kohlenhydratgehalt der einzelnen Lebensmittel sehr unterschiedlich. Zum anderen hängt die Blutzuckerwirksamkeit auch von der Verarbeitung eines Lebensmittels und den zusammen mit diesem verzehrten übrigen Bestandteilen der Mahlzeit ab.

17.9.6 Diabetes mellitus

Aufbau und biologische Bedeutung des Insulins → 11.7.2

MEDIZIN

Insulin ist das einzige blutzuckersenkende Hormon, indem es die Aufnahme der Glukose aus dem Plasma bzw. dem Interstitium in das Innere der Zellen fördert. Erst durch Insulin wird Glukose als wichtigster Ausgangsstoff für die Energieerzeugung verfügbar. Fehlt Insulin, so kommt es zum Energiemangel *in den Zellen* mit gleichzeitig zu hohem Glukosespiegel *außerhalb der Zellen*/im Blut. Der physiologische Glukosespiegel liegt beim Menschen je nach Zeitpunkt der letzten Mahlzeit bei 2,8–7,8 mmol/l Plasma (≙ 50–140 mg/dl Plasma → Abb. 17.41).

Die Häufigkeit der *Zuckerkrankheit* (des **Diabetes mellitus,** kurz **Diabetes**) steigt in den Industrieländern seit Jahrzehnten an. Unter Berücksichtigung der Dunkelziffer gehen Schätzungen für Deutschland von über 10 Millionen Betroffenen (entsprechend etwa einem Achtel der Bevölkerung) aus.

Diabetes mellitus Typ 1 und 2

Man unterscheidet zwei Diabetes-Typen, Typ 1 und 2:

- Der **Diabetes mellitus Typ 1** beginnt ganz überwiegend bei Kindern, Jugendlichen und jungen Erwachsenen. Hier liegt ein *absoluter Insulinmangel* vor, d. h. die Zellen der Bauchspeicheldrüse produzieren effektiv zu wenig Insulin. Diese Form ist eine *Autoimmunerkrankung* (→ 13.9), wobei vermutlich Virusinfekte den Autoimmunprozess anstoßen
- Der mit mehr als 90 % aller Fälle viel häufigere **Diabetes mellitus Typ 2** betrifft vor allem ältere, übergewichtige Menschen, wird aber zunehmend auch bei übergewichtigen jüngeren Erwachsenen und sogar Jugendlichen beobachtet. Eine genetische Veranlagung ist sicher, die Manifestation aber aufs Engste mit dem Lebensstil verbunden: Durch Bewegungsmangel und Überernährung kommt es zu einer zunehmenden Unempfindlichkeit der Zielzellen gegenüber Insulin *(Insulinresistenz),* das Pankreas produziert immer mehr Insulin, um den Blutzucker normal zu halten. Die Insulinproduktion ist also anfänglich *er-*

terin *(HDL = high density lipoproteins)* nach heutigem Wissen eine Schutzwirkung – HDL nehmen überschüssiges Cholesterin aus dem Körper auf und bringen es zur Verstoffwechselung in die Leber.

17.9.8 Eiweiße in der Ernährung

Dritte große Nährstoffgruppe sind die **Eiweiße** oder *Proteine,* die ebenfalls sowohl in pflanzlichen als auch in tierischen Nahrungsmitteln vorkommen.

Der Mensch benötigt das Nahrungseiweiß weniger als Energiequelle, sondern vielmehr als Lieferant der *essenziellen Aminosäuren* (→ 2.8.3), die er nicht selbst herstellen kann, aber zum Aufbau körpereigener Eiweiße benötigt.

Empfohlen werden für Erwachsene 0,8 g/kg KG täglich (für 1- bis 3-Jährige ca. 1 g/kg KG, für ältere Kinder 0,9 g/kg KG). Diese Empfehlung beinhaltet bereits einen „Sicherheitszuschlag". Entgegen früherer Ansicht bietet eine besonders eiweißreiche Ernährung keine Vorteile.

Da die verschiedenen Eiweißquellen einen unterschiedlichen Gehalt an essenziellen Aminosäuren haben und somit nicht gleichwertig sind, wurde die **biologische Wertigkeit** als Maß für die „Qualität" eines Nahrungseiweißes eingeführt. Die biologische Wertigkeit gibt an, welche Menge an Körpereiweiß aus 100 g des betreffenden Nahrungseiweißes gebildet werden kann, wobei dem Hühnereiweiß die biologische Wertigkeit 100 zugeordnet wurde. Pflanzliche Eiweiße haben durchschnittlich eine geringere biologische Wertigkeit als tierische. Durch Kombination verschiedener pflanzlicher Eiweißlieferanten kann der Bedarf an essenziellen Aminosäuren jedoch durchaus gedeckt werden – ohne das in den tierischen Eiweißquellen meist reichlich vorhandene Fett. Ovo-Lakto-Vegetarier brauchen einen Mangel an essenziellen Aminosäuren nicht zu befürchten.

PÄDIATRIE

Bei der **Phenylketonurie** reichert sich durch einen rezessiv vererbten Enzymdefekt die Aminosäure Phenylalanin im Blut an. Durch toxische Stoffwechselprodukte des Phenylalanin wird die ZNS-Entwicklung beeinträchtigt, geistige Behinderung ist die Folge.
Eine frühestmögliche phenylalaninarme Diät normalisiert die geistige Entwicklung.
In Deutschland werden alle Neugeborenen im Rahmen des Neugeborenen-Screenings (→ 21.2.1) auf eine Phenylketonurie untersucht.

SPICKZETTEL

Makronährstoffe: Nährstoffe, die dem Menschen als Energielieferanten dienen. Hoher täglicher Bedarf. Unterteilt in Kohlenhydrate, Eiweiße, Fette.
Mikronährstoffe: Lebensnotwendige Substanzen, die der Körper in vergleichsweise geringen Mengen von außen aufnehmen muss. Dienen nicht als Energielieferanten, sondern z. B. zur Synthese von Hormonen, als Kofaktoren von Enzymen. Beispiele Vitamine, Mineralstoffe.

Grundsätze ausgewogener Ernährung:
- Überwiegend pflanzliche Lebensmittel, am besten drei Portionen Salat/Rohkost/Gemüse, zwei Portionen Obst am Tag. Dazu Getreideprodukte (Nudeln, Brot, Müsli etc.), möglichst als Vollkornprodukte, bei Reis Naturreis. Wenig schnell resorbierbare Kohlenhydrate und Zucker. Achten auf versteckten Zucker (auch Fruktose, Maltose etc.) in Fertigprodukten
- Täglich Milch bzw. Milchprodukte, 1- bis 2-mal wöchentlich Fisch, wenig Fleisch/Wurst
- Bevorzugung pflanzlicher Fette, ausreichende Zufuhr von Omega-3-Fettsäuren, z. B. in Nüssen, hochwertigen Pflanzenölen. Weniger tierische Fette. Wenig Trans-Fette (in stark erhitzten und industriell verarbeiteten Pflanzenfetten). Achten auf versteckte Fette
- Empfohlene Eiweißzufuhr für Erwachsene ca. 0,8 g/kg Körpergewicht, für Kinder mehr
- Wenig Süßigkeiten, Knabbereien, Alkohol
- Als Getränke am besten Wasser, ungesüßte Kräuter-/Früchtetees. Kaffee, Schwarztee, stark verdünnte Säfte in Maßen.

17.9.9 Vitamine

Vitamine (→ Tab. 17.3) sind lebensnotwendige organische Verbindungen, die der Körper nicht oder nur in unzureichender Menge selbst herstellen kann. Sie müssen dem Organismus daher mit der Nahrung zugeführt werden.

Einige Vitamine bezieht der Körper allerdings nicht (nur) aus der Nahrung, sondern (auch) von Darmbakterien, die z. B. Vitamin K und Folsäure im Rahmen ihres Stoffwechsels ins Darmlumen abgeben.

Fett- und wasserlösliche Vitamine

Aufgrund ihrer verschiedenen Löslichkeit werden die Vitamine in *fettlösliche* und *wasserlösliche* Vitamine unterteilt.

Zu den fettlöslichen Vitaminen gehören die Vitamine A, D, E und K (Merkhilfe „EDeKA"), die anderen sind wasserlöslich. Fettlösliche Vitamine können nur resorbiert werden, wenn genügend Galle sezerniert wird und die Fettresorption intakt ist (→ 17.7.3, → 17.7.4).

Vitamin A

Heute werden als **Vitamin A** *(Retinole)* meist mehrere fettlösliche, lichtempfindliche Substanzen zusammengefasst, welche *sämtliche* Vitamin-A-Wirkungen entfalten. Abkömmlinge, die viele, aber nicht alle Vitamin-A-Effekte haben, werden abgrenzend als **Retinoide** bezeichnet.

Vitamin A kann aus tierischen Nahrungsmitteln (v. a. Leber und anderem Fleisch, Milch, Eiern) aufgenommen oder aus den zugeführten Provitaminen α-, β- und γ-**Carotin** gebildet und in der Leber gespeichert werden.

Das für die Vitamin-A-Synthese wichtigste Provitamin β-Carotin ist ein Pflanzenfarbstoff, der reichlich in Karotten, Spinat, Grünkohl und Brokkoli vorkommt, in geringem Maße auch in tierischen Lebensmitteln. Die Resorption besonders aus Karotten wird dabei durch Aufschluss der Pflanzenzellen wesentlich verbessert (mindestens blanchieren).

Tab. 17.3: Übersicht über Funktion, Hauptquellen und Tagesbedarf der verschiedenen Vitamine. Die Vitamine A, D, E, K sind fettlöslich, die übrigen wasserlöslich.

Vitamin	Wichtig für/als	Hauptvorkommen (Auswahl)	Tagesbedarf (Erw.)
Vitamin A (Retinole), β-Carotin	Sehvorgang, Epithelien, Immunsystem	Grüne Gemüse, Karotten, Leber	700–850 µg
Vitamin-D-Hormon	Knochenbildung, Kalzium-/Phosphathaushalt, Immunregulation, evtl. Muskulatur	Fette Fische. Bei ausreichend Sonnenlicht Bildung im Körper	20 µg
Vitamin E (Tokopherole)	Schutz der Nahrungs- und Körperfette vor Oxidation	(Pflanzen-)Öle, Getreidekeime, Haselnüsse	11–15 mg
Vitamin K	Blutgerinnung, Proteinstoffwechsel (z. B. des Knochens)	(Grüne) Gemüse, Milch, Fleisch, Eier, Getreide, Bildung durch Darmbakterien	60–80 µg
Vitamin B_1 (Thiamin)	Kohlenhydrat-, Aminosäurestoffwechsel, Nervensystem	Vollkorngetreide, Sonnenblumenkerne, Erdnüsse, Haferflocken, Erbsen, (Schweine-)Fleisch	1–1,3 mg
Vitamin B_2 (Riboflavin)	Coenzym zahlreicher Redoxreaktionen, Hormonproduktion	Vollkorngetreide, Milch/-produkte	1,0–1,4 mg
Vitamin B_6 (Pyridoxin)	Aminosäurestoffwechsel	(Grüne) Gemüse, Linsen, Kartoffeln, Bananen, Vollkorngetreide, Fisch, Geflügel, Schweinefleisch	1,4–1,6 mg
Vitamin B_{12} (Cobalamine)	Nukleinsäuresynthese, Erythro-, Leuko-, Thrombozytenbildung	Fleisch, Innereien, Fisch, Eier, Milch/-produkte	4 µg
Vitamin C (Ascorbinsäure)	Aufbau von Bindegewebe, Schutz vor Oxidation, Immunabwehr	Obst, Salat, Gemüse, Kartoffeln	95–110 mg
Biotin	Stoffwechsel	Ei, Innereien, Hefe, Nüsse, Haferflocken, Spinat, Linsen	40 µg
Folsäure	Nukleinsäuresynthese, Zellteilung, Bildung der Erythrozyten, Homozysteinstoffwechsel	Vollkorngetreide, grüne Gemüse, Tomaten, Orangen, Hülsenfrüchte, Kartoffeln, Nüsse, Eier, Bildung durch Darmbakterien	0,3 mg**
Niazin	Stoffwechsel (Bestandteil des Coenzyms NAD), Leberfunktion	Nüsse, Innereien, Milch/-produkte, Fisch, Fleisch, Getreide, begrenzte Bildung im Körper bei ausreichender Tryptophanzufuhr	11–16 mg
Pantothensäure	Stoffwechsel (Bestandteil von Coenzym A)	Fleisch, Fisch, Milch, Vollkorngetreide, Hülsenfrüchte	5 mg

* Als Faustregel kann gelten, dass Kinder altersentsprechend geringere Mengen benötigen. Ausnahme ist v. a. Vit. D, bei dem 20 µg benötigt werden
** Frauen mit Kinderwunsch und Schwangere im ersten Schwangerschaftsdrittel zusätzlich 0,4 mg synthetische Folsäure als Tablette

Vitamin A ist für Epithelwachstum und als Bestandteil des Sehpigments für das Sehen unentbehrlich. Es verbessert die Infektionsabwehr an den Schleimhäuten, ist an der Organentwicklung des Embryos und wahrscheinlich der Spermienbildung beteiligt. Schließlich wird v. a. β-Carotin eine wichtige Rolle als „Fänger" von Sauerstoffradikalen (Oxidationsschutz) zugeschrieben.

Vitamin-D-Hormon

Vitamin D (Kalziferole, Calciferole) sind nach heutigem Verständnis nicht den Vitaminen, sondern den Hormonen zuzurechnen (daher **Vitamin-D-Hormon**). Ihre Bildung und die Effekte auf den Kalzium- und Knochenstoffwechsel werden im Hormonkapitel besprochen (→ 11.5).

Allerdings erfordert die Vitamin-D-Hormon-Bildung eine ausreichende Sonnenlichtexposition der Haut. In Deutschland kann im Sommerhalbjahr auch unter Beachtung des Hautschutzes genug Sonne „getankt" werden, um den Bedarf zu decken und eine Reserve für den Winter zu bilden. Die Vitamin-D-Zufuhr mit der Nahrung ist selbst bei ausgewogener Kost gering. Für bestimmte Gruppen, etwa Säuglinge oder ans Haus gebundene alte Menschen, empfiehlt sich daher eine Supplementierung nach Arztrücksprache.

Vitamin E

Das fettlösliche **Vitamin E** *(Tokopherole)* umfasst verschiedene Substanzen mit ähnlichem Aufbau und gleicher Wirkung. Sie kommen vor allem in Pflanzenölen, Soja und Weizenkeimen vor.

Vitamin E wirkt als Oxidationsschutz bei verschiedenen Stoffwechselvorgängen, insbesondere beim Abbau ungesättigter Fettsäuren.

Zusätzliche Wirkungen sind sehr wahrscheinlich, aber noch nicht völlig geklärt.

Vitamin K

Vitamin K (Hauptvertreter **Vitamin K_1** = *Phyllochinon* und **Vitamin K_2** = *Menachinon*) steigert in der Leber die Biosynthese der Gerinnungsfaktoren II, VII, IX und X sowie von Protein C und S. Außerdem ist Vitamin K für den Knochenstoffwechsel von Bedeutung.

Substanzen der fettlöslichen Vitamin-K-Gruppe werden sowohl von Pflanzen als auch von Bakterien hergestellt, auch von Darmbakterien. Es ist allerdings umstritten, ob die Produktion der Darmbakterien wesentlich zur menschlichen Vitamin-K-Versorgung beiträgt.

Ein Vitamin-K-Mangel ist bei intakter Leber- und Darmfunktion selten. Ausnahme sind Säuglinge, weshalb Neugeborene in Deutschland eine (bevorzugt orale) Vitamin-K-Prophylaxe erhalten.

Ein beabsichtigter Vitamin-K-Mangel ist hingegen die medikamentöse Antikoagulation mit Cumarinen (beispielsweise Marcumar® → 12.4.5).

Vitamin B_1

Wichtige Lieferanten des wasserlöslichen **Vitamins B_1** *(Thiamin)* sind Keimanlagen von Getreiden (also Vollkornprodukte, nicht aber „Weißmehl"), Hülsenfrüchte, Kartoffeln sowie Schweinefleisch.

Vitamin B_1 wird im Organismus umgewandelt, v. a. in *Thiaminpyrophosphat.* Die Hauptfunktion dieses Coenzyms liegt im Kohlenhydratstoffwechsel.

Vitamin B_2

Vitamin B_2 *(Riboflavin)* kommt in allen tierischen und pflanzlichen Zellen vor. Den höchsten Vitamin-B_2-Gehalt besitzen Getreidekeime (Vollkornprodukte), einige Gemüse sowie Fleisch (Leber), Milch bzw. Milchprodukte und Eier.

Aus Vitamin B_2 werden zwei Coenzyme gebildet, die unter anderem für die Wasserstoffübertragung in der Atmungskette nötig sind.

Vitamin B_6

Vitamin B_6 *(Pyridoxin)* umfasst die drei ähnlichen Substanzen **Pyridoxal, Pyridoxol** und **Pyridoxamin,** die alle zur aktiven Form **Pyridoxalphosphat** umgewandelt werden.

Es kommt in allen lebenden Zellen vor, besonders reichlich in Hefe, Körnerfrüchten, grünem Gemüse sowie Innereien und Milchprodukten.

Vitamin B_6 ist ein wichtiges Coenzym besonders im Aminosäurestoffwechsel und ist für die Häm- und Nukleinsäuresynthese notwendig.

Vitamin B_{12}

Vitamin B_{12} *(Cobalamine)* wird nur von Mikroorganismen synthetisiert. Da aber tierische Organismen das von den Mikroorganismen gebildete Vitamin B_{12} aufnehmen und speichern können, sind tierische Nahrungsmittel für den Menschen die Hauptquelle von Vitamin B_{12}.

Vitamin B_{12} ist beteiligt an der Biosynthese von Nukleinsäuren und bei der Bildung der Myelinscheiden im Nervensystem. Außerdem ist es für einen intakten Folsäurestoffwechsel nötig. Daher ist Vitamin B_{12} für Gewebe mit hoher Zellteilungsrate (blutbildendes Knochenmark, Haut, Schleimhäute) und das Nervensystem unverzichtbar.

MEDIZIN

Vitamin-B_{12}-Mangel ist relativ häufig. Da zur Vitamin-B_{12}-Resorption der in der Magenschleimhaut gebildete *Intrinsic-Faktor* (→ 17.4.4) erforderlich ist, kann die Ursache nicht nur in Fehlernährung und Darmerkrankungen, sondern auch in Magenerkrankungen liegen. Ältere Menschen haben u. a. wegen der häufigeren *atrophischen Gastritis* mit Magenschleimhautschwund ein erhöhtes Risiko.
Ein Vitamin-B_{12}-Mangel äußert sich insbesondere durch Blutarmut sowie Schäden am Nervensystem *(perniziöse Anämie).*

Vitamin C

Vitamin C oder *Ascorbinsäure* ist als wohl bekanntestes Vitamin v. a. in frischen Früchten, Paprika, Tomaten und Kartoffeln enthalten.

Vitamin C gilt als Oxidationsschutzmittel im Stoffwechsel. Es ist an der Synthese oder am Umbau von Hormonen und Coenzymen genauso beteiligt wie am Stoffwechsel der Aminosäuren und des Kollagens oder an der Abdichtung von Kapillaren. Auch bei der Gerinnung spielt es eine wichtige Rolle. Aufgrund seiner Reduktions-Oxidations-Eigenschaften wird dem Vitamin C zudem eine Schutzfunktion bei der Abwehr von entarteten Zellen zugesprochen.

Die klassische Vitamin-C-Mangelkrankheit, der **Skorbut,** ist in Deutschland derzeit selten.

Leichtere Vitamin-C-Mangelerscheinungen können sich gelegentlich durch abnorme Müdigkeit, Infektanfälligkeit, langsame Wundheilung und Blutungsneigung aufgrund erhöhter Kapillarbrüchigkeit äußern.

Biotin

Biotin oder *Vitamin H* kommt in zahlreichen Lebensmitteln vor, besonders in Hefe, Innereien und Eigelb. Auch Darmbakterien produzieren Biotin, ihr Beitrag zur Versorgung ist allerdings fraglich.

Biotin ist eine wichtige Molekülgruppe von Enzymen, die Kohlensäurereste (Carboxylgruppen) übertragen.

Folsäure

Obwohl **Folsäure** *(Folat)* in pflanzlichen und tierischen Lebensmitteln vorkommt (z. B. grüne Gemüse, Tomaten, Apfelsinen, Kartoffeln, Vollkornprodukten, Fleisch, Milch) und zudem durch Darmbakterien gebildet wird, sind grenzwertige Versorgung und Folsäuremangel häufig.

Im Organismus wird Folsäure unter Beteiligung von Vitamin C zu *Tetrahydrofolsäure* reduziert, die im Stoffwechsel der kleinen Kohlenstoffmoleküle sowie zum Aufbau neuer Erbsubstanz, d. h. bei allen Zellteilungen, benötigt wird.

Deshalb äußert sich ein Folsäuremangel am ehesten am stoffwechselaktivsten Gewebe, dem Knochenmark: Es kommt wie beim Vitamin-B_{12}-Mangel zu einer Blutbildungsstörung (→ 12.2.6). In der Frühschwangerschaft erhöht Folsäuremangel das Risiko eines Neuralrohrdefektes beim Neugeborenen, weshalb Frauen schon vor der Empfängnis zusätzlich Folsäure einnehmen sollten.

Niazin

Niazin (**Nikotinsäure** und **Nikotinamid**) kommt reichlich in Hefe, Nüssen, Fleisch (Innereien) und Milchprodukten vor und ist ein Baustein des NAD^+, ein lebenswichtiges, wasserstoffübertragendes Coenzym der Atmungskette (→ 2.9).

Es ist insofern ein besonderes Vitamin, als es vom Körper aus der Aminosäure Tryptophan unter Mithilfe von Vitamin B_6 gebildet werden kann. Eine Bedarfsdeckung ist hierdurch allerdings nicht möglich.

Pantothensäure

Pantothensäure findet sich in den meisten tierischen Lebensmitteln, aber auch in Hefe, grünem Gemüse und Getreide.

Pantothensäure ist Bestandteil des *Coenzyms A,* einer durch ihre hohe Bindungsenergie zentralen Substanz für den gesamten Stoffwechsel.

Wer braucht zusätzliche Vitamine?

Eine ausgewogene Ernährung enthält trotz individueller Unterschiede abgesehen von den oben genannten Ausnahmen ausreichende Vitaminmengen. Zusätzliche Vitamingaben sind nur erforderlich, wenn:

- Die *Vitaminzufuhr* ungenügend ist, z. B. bei einseitiger oder nicht ausreichender Ernährung (etwa bei Alkoholkranken oder längerfristiger parenteraler Ernährung)
- Der *Vitaminbedarf* erhöht ist, wie z. B. im Säuglingsalter oder während Schwangerschaft und Stillzeit
- Die *Vitaminresorption* vermindert ist (beispielsweise bei fehlendem Intrinsic-Faktor, → 17.4.4, oder *Malassimilationssyndromen*).

Zu viele Vitamine können sogar schaden, da die fettlöslichen Vitamine A, D, E und K nur begrenzt ausgeschieden werden und dadurch z. B. die Leber geschädigt werden kann. Ein Überangebot an wasserlöslichen Vitaminen kann der Körper dagegen in der Regel durch Ausscheidung mit dem Urin beseitigen. Allerdings besteht z. B. auch bei der wasserlöslichen Folsäure der Verdacht, dass eine zu hohe (künstliche) Zufuhr das Risiko einiger bösartiger Erkrankungen erhöht.

SPICKZETTEL

Vitamine: Lebensnotwendige organische Verbindungen, die der Körper nicht bzw. nicht ausreichend herstellen kann und deshalb von außen aufnehmen muss.
Ausnahme *Vitamin D* (daher auch *Vitamin-D-Hormon*), das der Körper unter dem Einfluss von Sonnenlicht selbst bilden kann.

- **Wasserlösliche Vitamine. Vitamin B_1** *(Thiamin)*, **Vitamin B_2** *(Riboflavin)*, **Vitamin B_6** *(Pyridoxin)*, **Vitamin B_{12}** *(Cobalamine)*, **Vitamin C** *(Ascorbinsäure)*, **Biotin** *(Vitamin H)*, **Folsäure** *(Folat)*, **Niazin, Pantothensäure.** Keine Speicherung im Körper, Ausscheidung von Überschüssen mit dem Urin
- **Fettlösliche Vitamine. Vitamin A** *(Retinole)*, **Vitamin D** *(Vitamin-D-Hormon)*, **Vitamin E** *(Tokopherole)*, **Vitamin K.** Speicherung im Körper, bei Überdosierung Vergiftungserscheinungen möglich.

Deckung des Vitaminbedarfs durch „gesunde" Ernährung möglich, Ausnahme Folsäure (Versorgung grenzwertig).

17.9.10 Mineralstoffe

Neben ausreichend Makronährstoffen, Vitaminen und Flüssigkeit sind **Mineralstoffe** für die Gesundheit unerlässlich. Sie liegen überwiegend als Ionen (Salze, Elektrolyte) oder Bestandteile anorganischer Verbindungen vor.
Man unterscheidet:

- Die **Mengenelemente** (*Mineralstoffe* im engeren Sinn), die in Konzentrationen über 50 mg/kg Körpergewicht im Körper vorkommen und in vergleichsweise großen Mengen benötigt werden. Mengenelemente sind die Ionen der sieben Elemente Kalium, Natrium, Kalzium, Chlor, Phosphor, Schwefel und Magnesium
- Die **Spurenelemente,** die (abgesehen vom Eisen) nur in äußerst geringen Mengen („Spuren") in Körper und Nahrung vorkommen.

Mengenelemente

Übersicht über die biologische Funktion → Tab. 2.1
Bei normaler Ernährung besteht bei sechs der sieben Mengenelemente keine Gefahr der Mangelzufuhr. Lediglich bei *Kalzium* (Ca^{2+}) kann eine Unterversorgung auftreten, wenn der Bedarf erhöht ist (Schwangerschaft, Stillzeit, Säuglingsalter) und/oder kalziumreiche Lebensmittel gemieden werden. Kalziummangel tritt ferner bei reichhaltigem Verzehr „kalziumbindender" Nahrungsmittel mit hohem Oxalsäuregehalt auf, z. B. Spinat oder Rhabarber.

PRÄVENTION

Empfohlen wird derzeit für Erwachsene eine **Kalziumzufuhr** von 1.000 mg täglich (für Jugendliche etwas mehr), auch zur Vorbeugung der Osteoporose (→ 6.1.2).
Zur Schätzung der täglichen Kalziumaufnahme reichen wenige Zahlen:

- Milch und Milchprodukte. Milch, Dickmilch, Joghurt, Frischkäse u. a. flüssige bis breiige Milchprodukte enthalten gut 100 mg Kalzium/100 g, halbfeste Käse wie Camembert ca. 400 mg/100 g und feste Käse etwa 800 mg/100 g
- Grünkohl 200 mg/100 g, Rucola 150 mg/100 g, Broccoli, Fenchel und Porree 100 mg/100 g
- Sojabohnen 200 mg/100 g, Sojamilch und Tofu gut 100 mg/100 g
- Kalziumreiches Mineralwasser nach Herstellerangaben auf der Flasche.

Bei *Natrium* und *Chlor* besteht eine Überversorgung: In Deutschland nehmen Männer durchschnittlich 10 g NaCl auf, Frauen 8,4 g. Benötigt werden nur 5–6 g NaCl. Durch die erhöhte Natriumaufnahme sind zumindest Risikopatienten bzw. -patientinnen vermehrt bluthochdruckgefährdet (→ 15.3.6). Mit Salz sollte deshalb eher sparsam umgegangen und auf „verstecktes" Salz z. B. in Wurstwaren, Fertiggerichten und Snacks geachtet werden.

Für alle Mengenelemente bestehen individuelle Ausscheidungsmöglichkeiten, sodass keine Anreicherung im Körper zu befürchten ist.

Spurenelemente

Nicht alle Spurenelemente sind lebensnotwendig *(essenziell)*. Manche sind höchstwahrscheinlich entbehrlich, andere sogar giftig *(toxisch)*.

Zu den essenziellen Spurenelementen (→ Tab. 17.4) gehören:

- **Eisen** als Baustein des Blutfarbstoffes Hämoglobin
- **Jod,** das für den Aufbau der Schilddrüsenhormone benötigt wird (bei Jodmangel droht eine *Jodmangelstruma*)
- **Fluor,** das für einen harten, gegenüber Bakterien widerstandsfähigen Zahnschmelz (→ 17.2.2) von Bedeutung ist
- **Kobalt** als Bestandteil von Vitamin B_{12}
- **Chrom, Kupfer, Mangan, Molybdän, Selen** und **Zink,** die in Enzymen enthalten sind.

Nicht lebensnotwendige Spurenelemente sind *Aluminium, Brom, Gold* und *Silber.*

Eindeutig toxische (giftige) Wirkungen entfalten die Spurenelemente *Antimon, Arsen, Blei, Cadmium, Quecksilber* und *Thallium.*

Tab. 17.4: Die essenziellen Spurenelemente.

Element	Wirkungsort/Funktion(en)	Körperbestand	Tagesbedarf
Chrom	Kohlenhydratstoffwechsel	ca. 5 mg	30–100 µg
Eisen	Bestandteil von Hämoglobin, Myoglobin und Faktoren der Atmungskette	3–5 g	10–15 mg*
Fluor**	Verbessert die Zahnmineralisierung	2–6 g	3,1–3,8 mg
Jod	Bestandteil der Schilddrüsenhormone	10–20 mg	150–200 µg***
Kobalt	Bestandteil von Vitamin B_{12}	ca. 1 mg	< 1 µg
Kupfer	Bestandteil von Oxidasen	80–100 mg	1–1,5 mg
Mangan	Unter anderem Bestandteil von Enzymen des Kohlenhydratstoffwechsels	10–40 mg	2–5 mg
Molybdän	Bestandteil von Redox-Enzymen	ca. 20 mg	50–100 µg
Selen	Bestandteil von Enzymen, möglicherweise Immunregulation, Antioxidans	ca. 10 mg	60–70 µg
Zink	Bestandteil vieler Enzyme	ca. 2 g	7–16 mg

* Schwangere 30 mg, Frauen nach einer Geburt 20 mg
** Lebensnotwendigkeit nicht völlig gesichert, Kariesprophylaxe
*** Schwangere 230 µg, Frauen nach einer Geburt 260 µg

Vor allem die **Schwermetalle** Blei, Cadmium und Quecksilber sind trotz erreichter Erfolge allgegenwärtig und besitzen als gewerbliche Gifte sowie als Umweltschadstoffe medizinische Bedeutung.

Eisen in der Ernährung

Eisen zählt zu den Spurenelementen, obschon seine Konzentration im Körper bei ca. 60 mg/kg Körpergewicht liegt. Es ist Bestandteil des roten Blutfarbstoffs Hämoglobin (→ 12.2.2), des Muskelfarbstoffs Myoglobin und etlicher Enzyme.

Eisenquellen sind Fleisch, Getreide, Haferflocken, Gemüse (etwa Grünkohl, Mangold, Möhren, Spinat), Nüsse, Wildreis. Dabei ist die Resorption aus pflanzlichen Eisenquellen niedriger als aus tierischen, kann aber durch Vitamin C gesteigert werden. Milch/-produkte, Soja, schwarzer Tee und Kaffee hemmen hingegen die Resorption.

Jod in der Ernährung

Jod ist für die Bildung der Schilddrüsenhormone unerlässlich. Jodreiche Lebensmittel sind v. a. Meeresfische, -früchte und -pflanzen. Ansonsten ist der Jodgehalt von Lebensmitteln aufgrund der Jodarmut des Bodens im deutschsprachigen Raum gering mit einem deutlichen Nord-Süd-Gefälle.

Da selbst eine abwechslungsreiche Ernährung mit Fisch den Bedarf nicht deckt, wird generell die Verwendung von Jodsalz im Haushalt empfohlen. Es ist auch für die Verwendung in Großküchen, Bäckereien und Lebensmittelproduktion zugelassen.

Spurenelementmangel

Aufgrund des geringen Tagesbedarfs macht sich Mangel an einem Spurenelement erst allmählich und mit zum Teil uncharakteristischen Symptomen bemerkbar.

Ein Beispiel ist die Leistungsschwäche bei eisenmangelbedingter Anämie (→ 12.2.6), dem mit Abstand häufigsten Spurenelementmangel.

Beim Jod hat sich die Versorgung im Vergleich zu früher wesentlich gebessert, ist aber nach wie vor grenzwertig.

Bei den weiteren Spurenelementen sind Mangelzustände bei Menschen ohne Grunderkrankungen mit einigermaßen ausgewogener Ernährung nicht zu befürchten.

Überdosierung von Spurenelementen

Nur für wenige Spurenelemente existieren *Ausscheidungsmechanismen,* sodass sich überschüssige Substanzen in verschiedenen Geweben des Körpers ablagern können.

Dies gilt auch für die essenziellen Spurenelemente. So führt beispielsweise eine länger dauernde Überdosierung von Fluor zur Anreicherung von Fluoriden im Zahnschmelz und damit zur Dunkelfärbung der Zähne.

SPICKZETTEL

Mineralstoffe: Lebensnotwendige anorganische Substanzen, die von außen zugeführt werden müssen. Vorkommen meist als Ionen oder in chemischen Verbindungen.
Unterteilt in
- **Mengenelemente.** Mineralstoffe mit einer Konzentration über 50 ml/kg Körpergewicht. Chlor, Kalium, Kalzium, Magnesium, Natrium, Phosphor, Schwefel
- **Spurenelemente.** Mineralstoffe mit einer Konzentration unter 50 ml/kg Körpergewicht (Ausnahme Eisen). Eisen, Fluor, Jod, Kupfer, Mangan, Molybdän, Selen, Zink.

Deckung des Mineralstoffbedarfs durch „gesunde" Ernährung möglich, Ausnahmen (je nach genauem Bedarf) Eisen, Jod. Tendenziell zu hohe Zufuhr von Kochsalz (NaCl).

17.9.11 Ballaststoffe

Der Name **Ballaststoffe** stammt aus dem 19. Jahrhundert, als man meinte, die *unverdaulichen,* meist pflanzlichen Verbindungen seien für den menschlichen Körper unnütz – eben Ballast. Da man heute weiß, dass dies nicht stimmt, werden die Ballaststoffe heute teils als *Faserstoffe* bezeichnet.
Dieser Begriff trifft allerdings auch nicht zu, da nicht alle Ballaststoffe faserig sind.

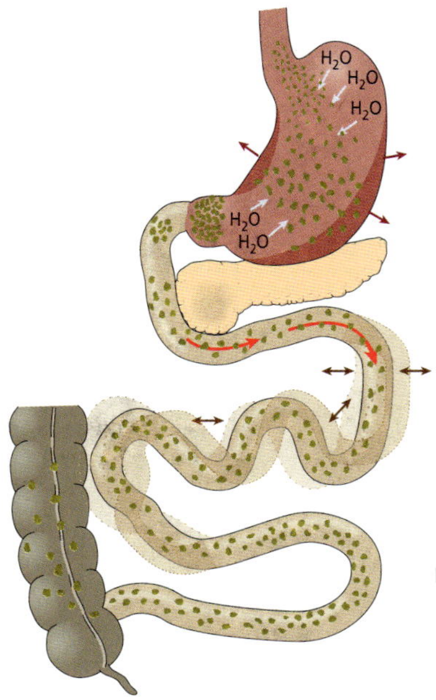

Abb. 17.44 Ballaststoffe. Unverdauliche pflanzliche Fasern enthalten Kohlenhydrate, die vom menschlichen Darm nicht gespalten werden können. Diese Ballaststoffe lassen den Nahrungsbrei aufquellen und regen dadurch die Darmperistaltik an. Damit eignen sie sich zur Vorbeugung einer Verstopfung (Obstipation).

Es werden zwei Gruppen differenziert:

- Die **wasserlöslichen Ballaststoffe** wie **Pektin, Inulin** und **Oligofruktose,** enthalten in Obst, Gemüse und Getreide. Sie können von den körpereigenen Verdauungsenzymen nicht gespalten, wohl aber von den Bakterien im Dickdarm verwertet werden. Ihre Abbauprodukte sind kurzkettige Fettsäuren. Sie säuern das Darmmilieu an und fördern dadurch die Ausscheidung von Gallensäuren (→ 17.6.4), was den Cholesterinspiegel senkt. Ein Teil der löslichen Faserstoffe zählt zu den sog. **Präbiotika.** Dies bedeutet, sie fördern die Vermehrung der „nützlichen" Darmbakterien *Laktobazillen* und *Bifidosbakterien*
- Die **wasserunlöslichen Ballaststoffe** *(Ballaststoffe im engeren Sinn)* mit den Hauptvertretern **Zellulose, Hemizellulose** und **Lignin.** Sie werden weder vom menschlichen Körper noch von den Darmbakterien abgebaut. Durch ihre Wasserbindungsfähigkeit erhöhen sie das Volumen des Speisebreis: Das Sättigungsgefühl steigt, die Darmperistaltik wird angeregt und der Transport des Nahrungsbreis gefördert (→ Abb. 17.44). Bei zu geringer Aufnahme neigen die meisten Menschen zu Obstipation (Verstopfung).

Als Mindestmenge an Ballaststoffen werden 30 g täglich in Form von Vollkornprodukten, Kartoffeln, Gemüse oder Obst empfohlen.

PRÄVENTION

Diabetes mellitus, Fettstoffwechselstörungen und Gallensteinleiden treten unter **ballaststoffreicher Kost** seltener auf, möglicherweise ist auch das Dickdarmkarzinomrisiko bei Menschen mit ausreichender Ballaststoffzufuhr niedriger.

SPICKZETTEL

Ballaststoffe *(Faserstoffe):* Überwiegend pflanzliche Substanzen, die der Mensch zwar nicht verdauen und resorbieren kann, die aber dennoch gesundheitliche Vorteile für ihn bieten, z. B. durch Anregung der Darmperistaltik, verlangsamter Glukoseaufnahme aus dem Darm oder cholesterinsenkender Wirkung.
Unterteilt in **wasserunlösliche Ballaststoffe** (z. B. Zellulose) und **wasserlösliche Ballaststoffe** (z. B. Pektin).

17.9.12 Sekundäre Pflanzenstoffe

Sekundäre Pflanzenstoffe sind z. B. **Karotinoide, Flavonoide, Phytosterine, Phytoöstrogene** und **Saponine.** Man findet sie in Obst, Gemüse und Vollkornprodukten. Sie sind nach heutigem Wissen nicht für den Pflanzenstoffwechsel erforderlich, sondern dienen beispielsweise als Schutz vor Fraßfeinden.

Wie die Ballaststoffe kann der Mensch auch die sekundären Pflanzenstoffe nicht energetisch verwerten. Nach heutigem Kenntnisstand entfalten aber auch sie positive Wirkungen: Karotinoide und Flavonoide haben möglicherweise als Antioxidanzien einen Schutzeffekt vor Arteriosklerose, Phytosterine haben einen cholesterinsenkenden Effekt, besonders auf das LDL. Auch eine Senkung des Risikos für bestimmte Krebserkrankungen und entzündungshemmende Effekte wird diskutiert.

Wie hoch der Bedarf an sekundären Pflanzenstoffen ist und ob sie auch „allein" oder nur mit anderen Nahrungsbestandteilen verzehrt wirken, ist noch unklar.

17.9.13 Gewürzstoffe

Zu den **Gewürzstoffen** zählen die Duft- und Aromastoffe, die den Speisen zum Teil ihren Geruch und Geschmack verleihen.

Gewürzstoffe sind nicht lebensnotwendig. Dennoch wirken sie anregend auf die Sekretion von Verdauungssäften, machen die zugeführten Nahrungsmittel teilweise bekömmlicher und tragen damit zur Gesundheit bei.

Bei sehr hohem Verzehr von scharfen Gewürzen, wie er beispielsweise in einigen asiatischen Regionen üblich ist, treten jedoch im Mund- und Rachenraum gehäuft Karzinome auf.

WIEDERHOLUNGSFRAGEN

1. Wie sind die Wandschichten des Verdauungstrakts aufgebaut? (→17.1.2)
2. Was ist die Peritonealhöhle? (→17.1.3)
3. Was versteht man unter intra-, retro- und extraperitoneal? Nennen Sie jeweils ein Beispiel. (→17.1.3)
4. Wie heißen die drei großen Arterien, die die Bauchorgane versorgen? (→17.1.4)
5. Wie ist ein Zahn aufgebaut? (→17.2.2)
6. Aus wie vielen und welchen Zähnen bestehen das Milchgebiss und das Erwachsenengebiss? (→17.2.2)
7. Wie ist die Zunge aufgebaut, welche Funktionen hat sie? (→17.2.3)
8. Welche drei großen Speicheldrüsen gibt es und wo liegen sie? (→17.2.4)
9. Wie verhindert der Körper, dass beim Schlucken Nahrung in die Luftröhre gelangt? (→17.2.6)
10. Wie heißen die verschiedenen Magenabschnitte? (→17.4.1)
11. Welche Substanzen werden von den Zellen der Magenschleimhaut produziert? (→17.4.3, →17.4.4)
12. Wie wird die Magensaftbildung gesteuert? (→17.4.4)
13. Aus welchen Abschnitten besteht der Dünndarm? (→17.5.1)
14. Welche Besonderheiten tragen zur Oberflächenvergrößerung der Dünndarmschleimhaut bei? (→17.5.2)
15. Über welche beiden Gefäße gelangt Blut in die Leber? (→17.6.1)
16. Wie ist ein Leberläppchen aufgebaut, wie fließt das Blut innerhalb der Leber und der Leberläppchen? (→17.6.2)
17. Welche Aufgaben hat die Leber? (→17.6.3)
18. Was ist Bilirubin? (→17.6.4)
19. Welche Funktion haben die Gallensäuren? (→17.6.4)
20. Wie funktioniert der „enterohepatische" Kreislauf? (→17.6.4)
21. Welchen Weg nimmt die Galle? (→17.6.5)
22. Wie ist das Pankreas aufgebaut, welche Funktionen hat es? (→17.6.7)
23. Wie werden Kohlenhydrate im Verdauungstrakt gespalten? (→17.7.2)
24. Wie werden Fette von der Dünndarmschleimhaut aufgenommen? (→17.7.3)
25. Wie heißen die einzelnen Abschnitte des Dickdarms? (→17.8)
26. Welche Besonderheiten zeigt die Dickdarmschleimhaut? (→17.8)
27. Wie wird der Energiebedarf (die täglich notwendige Kalorienzufuhr) eines Menschen berechnet? Nennen Sie die Größenordnung für ein durchschnittlich aktives Grundschulkind, einen männlichen Jugendlichen, der sehr aktiv Fußspall spielt, einen 40-jährigen Büroarbeiter und eine alte Frau, die kaum mehr aus der Wohnung kommt. (→17.9.1)
28. Wie ist Übergewicht definiert? (→17.9.3)
29. Wie sollte eine „vernünftige" Ernährung zusammengesetzt sein? (→17.9.4)
30. Welche Kohlenhydrate sollten bevorzugt werden und warum? (→17.9.5)
31. Wie können Kohlenhydrate verstoffwechselt werden? (→17.9.5)
32. Welche Wirkungen hat das Insulin? (→17.9.6)
33. Wie viel Fett und welche Fette sollte der Mensch pro Tag zu sich nehmen? (→17.9.7)
34. Was sind Vitamine? Nennen Sie zwei beliebige Vitamine mit Funktion und wichtigen Quellen. (→17.9.9)
35. Wie unterscheiden sich „Mengenelemente" und „Spurenelemente"? (→17.9.10)
36. Bei welchen Spurenelementen kommt es in Mitteleuropa häufiger zu einem Mangel? Wie lässt sich der Bedarf decken? (→17.9.10)
37. Was sind „Ballaststoffe"? (→17.9.11)

18

HARNSYSTEM, WASSER-, ELEKTROLYT- UND SÄURE-BASEN-HAUSHALT

LERNZIELÜBERSICHT

18.1 Nieren

- Die Nieren liegen unter dem Zwerchfell dem Rücken an. Im Innern unterscheidet man Nierenrinde, -mark und -becken.
- Funktionelle Einheit der Niere ist das Nephron, bestehend aus Nierenkörperchen und Tubulusapparat.
- Im Nierenkörperchen wird das Glomerulusfiltrat durch Abpressen aus dem Blut hergestellt.

18.2 Ausscheidungsfunktion der Nieren

- Maßgeblich für die Filtratproduktion ist der glomeruläre Filtrationsdruck, den die Niere in einem weiten Blutdruckbereich konstant hält.
- Es werden etwa 120 ml Flüssigkeit pro Minute abgepresst, also 170–180 l pro Tag. Abgegeben werden aber nur ca. 1,5 l Harn – 99 % der Flüssigkeit wird im Tubulusapparat rückresorbiert und wieder dem Kreislauf zugeführt.
- Die Hormone Aldosteron und ADH regulieren diese Rückresorption.

18.3 Endokrine Funktionen der Nieren

- Die Niere bildet auch Hormone:
- Renin führt über Aktivierung des Renin-Angiotensin-Aldosteron-Systems zu einem Blutdruckanstieg.
- Erythropoetin fördert die Erythrozytenbildung im Knochenmark.

18.4 Urin

- Urin besteht zu 95 % aus Wasser, daneben u. a. aus Harnstoff, -säure, Kreatinin und Farbstoffen (Urochromen).
- Einfache Urinuntersuchungen sind Teststreifen- und Urinsedimentuntersuchungen. Verdächtig sind z. B. größere Mengen von Zellen, Glukose, Proteinen.

18.5 Ableitende Harnwege

- Der Urin wird zuerst im Nierenbecken gesammelt, von dort gelangt er über die Harnleiter in die Harnblase.
- Die Entleerung der Harnblase (Miktion) erfolgt durch die willentliche Aktivierung eines Reflexbogens.
- Außerhalb der Miktion wird die Harnröhre durch den Tonus der Schließmuskeln verschlossen gehalten (Kontinenz).

18.6 Wasserhaushalt

- Alters- und geschlechtsabhängig besteht der Mensch zu 50–75 % aus Wasser.
- Dieser Wasseranteil muss in engen Grenzen konstant gehalten werden, und die Wasseraufnahme und -abgabe müssen im Gleichgewicht zueinander stehen. Reguliert z. B. durch die Hormone ADH (Adiuretin) und Aldosteron werden pro Tag etwa 2,5 l Wasser aufgenommen bzw. produziert und wieder abgegeben.
- Eine Hyperhydratation führt z. B. zu Wasseransammlungen im Gewebe (Ödeme). Eine Dehydratation (Unterwässerung) ist von Durst und Kreislaufstörungen begleitet.

18.7 Elektrolythaushalt

- Die Elektrolyte (als Salze vorliegende Mineralstoffe) sind v. a. für Erregungsvorgänge der Zellen, Wasserhaushalt und als Baustoffe wichtig.
- Natriummangel oder -überschuss gehen häufig mit Störungen des Wasserhaushalts einher, etwa bei Herzinsuffizienz mit Ödemen.
- Kaliummangel entsteht z. B. durch Einnahme von entwässernden oder abführenden Mitteln, Kaliumüberschuss meist durch eine Nierenfunktionsstörung. Beide können zu Herzrhythmusstörungen führen.
- Störungen des Kalziumhaushalts können Folge von Hormonstörungen sein.
- Nierenfunktionsstörungen führen u. a. zu Kalium-, Phosphat- und Magnesiumüberschuss.

18.8 Säure-Basen-Haushalt

- Der normale Blut-pH liegt bei etwa 7,4 und wird durch körpereigene Puffersysteme konstant gehalten.
- Eine Azidose (pH-Abfall) kann durch Anhäufung saurer Stoffwechselprodukte, z. B. beim Diabetes mellitus, entstehen. Durch eine verstärkte Atmung mit gesteigerter CO_2-Abgabe versucht der Körper eine Gegenregulation.
- Bei starkem Erbrechen oder seelisch bedingter Hyperventilation kommt es durch Säureverlust zu einer Alkalose (pH-Anstieg).

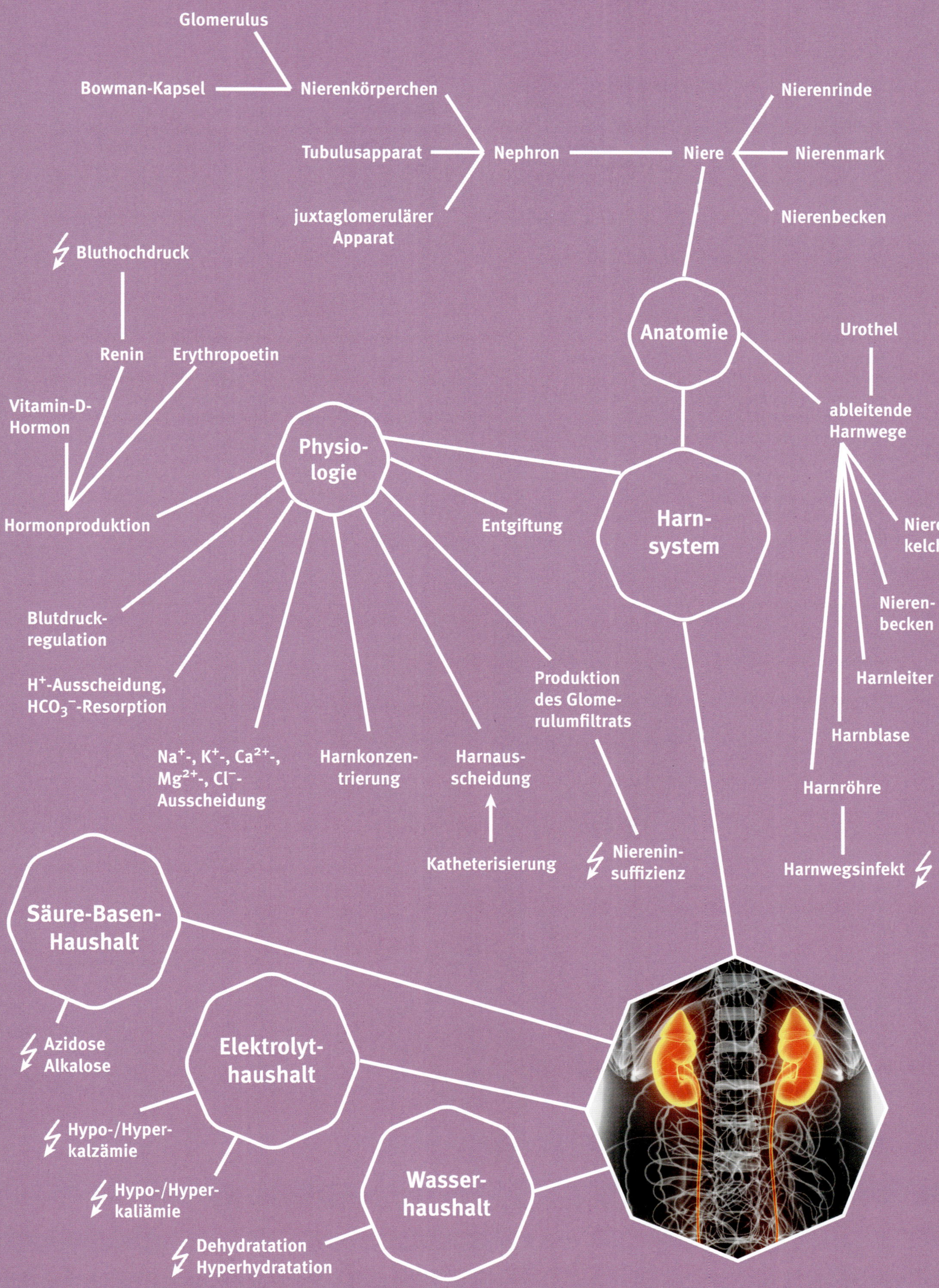
Glomerulus
Bowman-Kapsel
Nierenkörperchen
Tubulusapparat
Nephron
juxtaglomerulärer Apparat
Niere
Nierenrinde
Nierenmark
Nierenbecken
Bluthochdruck
Renin
Erythropoetin
Vitamin-D-Hormon
Hormonproduktion
Anatomie
Urothel
ableitende Harnwege
Physiologie
Harnsystem
Entgiftung
Nierenkelche
Nierenbecken
Blutdruckregulation
H^+-Ausscheidung, HCO_3^--Resorption
Produktion des Glomerulumfiltrats
Harnleiter
Harnblase
Na^+-, K^+-, Ca^{2+}-, Mg^{2+}-, Cl^--Ausscheidung
Harnkonzentrierung
Harnausscheidung
Harnröhre
Katheterisierung
Niereninsuffizienz
Harnwegsinfekt
Säure-Basen-Haushalt
Azidose
Alkalose
Elektrolythaushalt
Hypo-/Hyperkalzämie
Hypo-/Hyperkaliämie
Wasserhaushalt
Dehydratation
Hyperhydratation

[J787]

Mit **Harnproduktion** und **Harnausscheidung** erfüllt das **Harnsystem** (→ Abb. 18.1), und hier vor allem die Nieren, mehrere für die Aufrechterhaltung des inneren Milieus entscheidende Regulationsaufgaben:

- Ausscheidung von Stoffwechselendprodukten (vor allem der **harnpflichtigen Substanzen** → 18.6), insbesondere des Eiweißstoffwechsels
- Ausscheidung von Fremdsubstanzen wie etwa Medikamenten (Entgiftungsfunktion)
- Regulation der Elektrolytkonzentrationen, insbesondere der Mengenelemente Natrium, Kalium, Kalzium, Magnesium und Phosphat
- Konstanthaltung des Wassergehalts und des osmotischen Drucks (→ 3.5.5)
- Aufrechterhaltung des Säure-Basen-Gleichgewichts
- Regulation des Blutdrucks
- Bildung des hormonähnlichen Enzyms Renin (beeinflusst Blutdruck und Elektrolythaushalt)
- Produktion des Hormons Erythropoetin (stimuliert die Blutbildung)
- Umwandlung einer Vitamin-D-Vorstufe in das wirksame Vitamin-D-Hormon (→ 18.3).

Das Harnsystem besteht aus den beiden **Nieren** und den **ableitenden Harnwegen.**

SPICKZETTEL

Harnsystem: Organe für die Urinproduktion und -ausscheidung, bestehend aus den **Nieren** und den **ableitenden Harnwegen.** Hauptaufgaben Urinproduktion, -ausscheidung, Mitregulation von Wasser-, Elektrolyt-, Säure-Basen-Haushalt, Blutdruck. Darüber hinaus Renin-, Erythropoetinproduktion, Mitbeteiligung an Vitamin-D-Bildung.

18.1 Nieren

18.1.1 Äußere Gestalt der Nieren

Die rotbraunen **Nieren** *(Renes, Nephri)* liegen links und rechts der Wirbelsäule unter dem Zwerchfell (→ Abb. 18.1, → Abb. 18.2). Sie sind ca. 11 cm lang, 6 cm breit, 2,5 cm dick und 150 g schwer. Ihre äußere Form erinnert an eine große Bohne. Die linke Niere reicht vom 11. Brustwirbel bis zum 2. Lendenwirbel, die rechte liegt wegen der darüber liegenden Leber meist um etwa einen Wirbelkörper tiefer.

Die Nieren liegen im *Retroperitonealraum* (→ 17.1.5) zwischen Peritoneum und Rückenmuskulatur. Dort befinden sich außerdem die Nebennieren (→ 11.6), die auf den oberen *Nierenpolen* sitzen, sowie die Harnleiter.

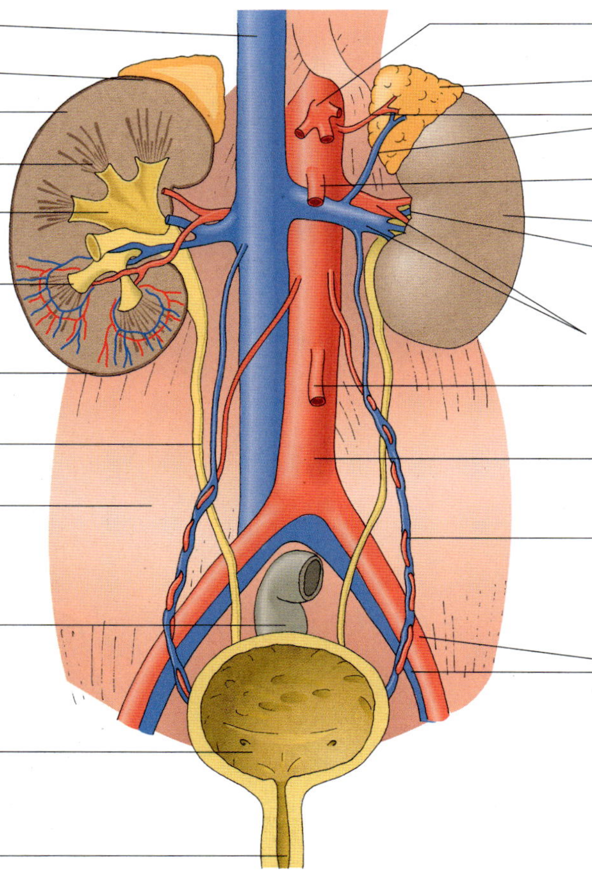

Abb. 18.1 Übersicht über das Harnsystem mit linker und rechter Niere, den beiden Harnleitern, der Harnblase und der Harnröhre.

Nierenhilum und Nierenkapsel

Im zur Mitte hin gelegenen Nierenrand liegt eine nischenförmige Vertiefung, die *Nierenpforte* oder das **Nierenhilum.** Dort befindet sich das *Nierenbecken,* das den aus dem Nierenparenchym kommenden Urin sammelt und in den *Harnleiter* übergeht. Ferner treten hier Nierenarterie *(A. renalis),* Nierenvene *(V. renalis),* Nerven und Lymphgefäße ein bzw. aus.

Die Niere ist von einer derben bindegewebigen **Nierenkapsel** überzogen.

Um die Nierenkapsel herum liegt eine kräftige Schicht Fettgewebe **(Fettkapsel),** die von einer weiteren dünneren Bindegewebshülle umgeben ist, dem **Fasziensack.**

Durch Fett und Bindegewebe wird die Niere an der hinteren Bauchwand verankert und vor Stoßverletzungen geschützt.

18.1.2 Innerer Aufbau der Nieren

Schneidet man eine Niere der Länge nach auf, so erkennt man drei Zonen (→ Abb. 18.3): Im Inneren liegt das **Nierenbecken** *(Pelvis renalis, Pyelon),* an welches sich nach außen das fein gestreifte **Nierenmark** *(Medulla renalis)* anschließt. Ganz außen liegt die hellere **Nierenrinde** *(Cortex renalis).*

Ausläufer der Rinde, die **Nierensäulen** oder *Columnae renales,* reichen hinunter bis zum Nierenbecken und unterteilen so das Nierenmark in mehrere kegelförmige **Markpyramiden,** deren Spitzen zum Nierenhilum zeigen.

Umgekehrt setzt sich das Nierenmark in den **Markstrahlen** in die Nierenrinde fort (→ Abb. 18.3).

Die Spitzen der kegelförmigen Markpyramiden heißen **Nierenpapillen.** Jede Nierenpapille besitzt mikroskopisch kleine Öffnungen. Diese münden in einen kleinen Hohlraum, den **Nierenkelch,** der den fertigen Urin auffängt und ans Nierenbecken weiterleitet (→ Abb. 18.3, → 18.5.1).

18.1.3 Blutversorgung der Nieren

Arterielle Nierengefäße

Die Durchblutung beider Nieren beträgt etwa 20 % des Herzzeitvolumens (→ 14.6.1), also ca. 1 l/min ≙ 1.500 l täglich. Das Gefäßsystem der Nieren ist außerordentlich kompliziert. Jede Niere erhält ihr Blut über die linke bzw. rechte **A. renalis** *(Nierenarterie).* Nach ihrem Eintritt am Nierenhilum verzweigen sich die Nierenarterien in **Segmentarterien** und dann in **Zwischenlappenarterien** *(Aa. interlobares),* die in den Nierensäulen aufsteigen. An der Grenze von Nierenmark und -rinde geben die Zwischenlappenarterien fächerförmig die **Bogenarterien** *(Aa. arcuatae)* ab, die sich weiter verzweigen und als **Zwischenläppchenarterien** *(Aa. interlobulares)* zur Nierenkapsel ziehen (→ Abb. 18.3).

Aus den Zwischenläppchenarterien entspringen mikroskopisch kleine Arteriolen, die jedes **Nierenkörperchen** mit Blut versorgen. In den Nierenkörperchen wird das *Glomerulusfiltrat* (→ 18.1.4) abgepresst.

Zu *jedem* Nierenkörperchen zieht *eine* solche Arteriole, auch als **Vas afferens** *(zuleitendes Gefäß)* bezeichnet. Im Nierenkörperchen zweigt sie sich zu einem knäuelartigen Kapillarschlingengeflecht auf, dem **Glomerulus** (Verkleinerungsform von *glomus* = Knäuel → Abb. 18.5, → Abb. 18.6). Das Blut aus dem Vas afferens fließt durch dieses *erste* Kapillarnetz hindurch und in unmittelbarer Nachbarschaft zum Vas afferens, also am selben Ende des Nierenkörperchens, über ein *ableitendes Gefäß* **(Vas efferens)** wieder ab.

Bei diesem Vas efferens handelt es sich wiederum um eine *Arteriole,* die in ein *zweites* Kapillarnetz mündet (→ Abb. 18.4):

- Die Vasa efferentia der kapselnahen und mittleren Glomeruli umgeben als **peritubuläre Kapillaren** in Nierenrinde und äußerer Markzone den **Tubulusapparat,** einen Komplex aus mikroskopisch kleinen Röhren, die das im Nierenkörperchen gebildete Glomerulusfiltrat ableiten

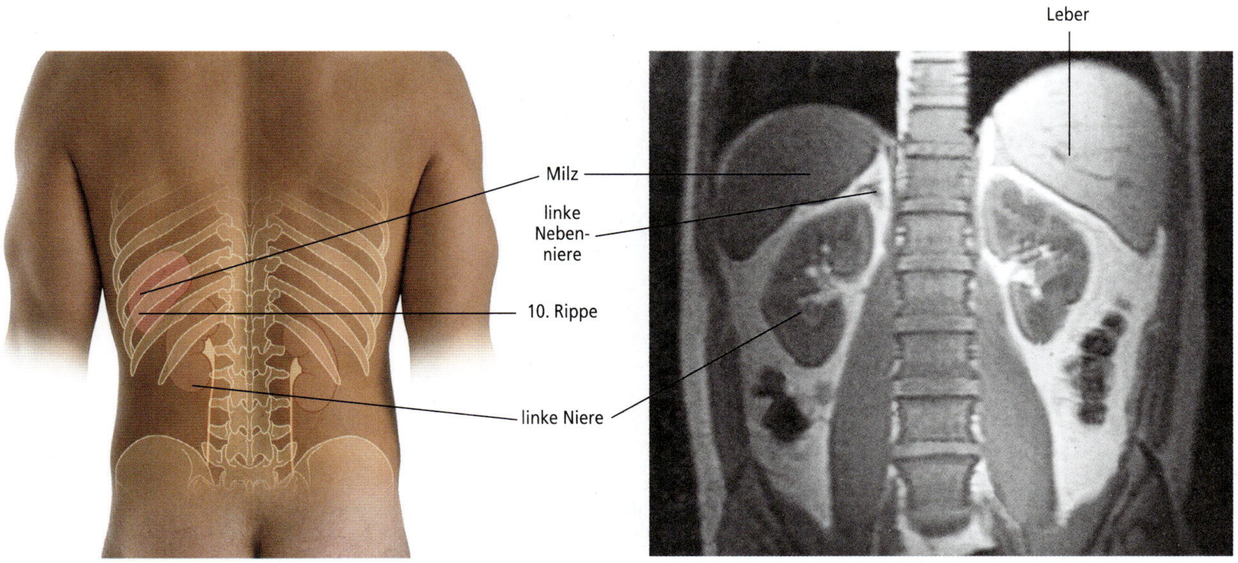

Abb. 18.2 Links Projektion von Nieren und Milz auf die Rückenoberfläche. Die Nieren liegen beidseits neben der Wirbelsäule, teilweise von den Rippen bedeckt. Die Milz projiziert sich seitlich oberhalb der linken Niere zwischen der 9. und 11. Rippe auf die Körperoberfläche, ihre Längsachse entspricht etwa dem Verlauf der 10. Rippe. Rechts Nieren, Nebennieren, Leber und Milz in der Kernspintomografie (von vorn). [links E364, rechts E458]

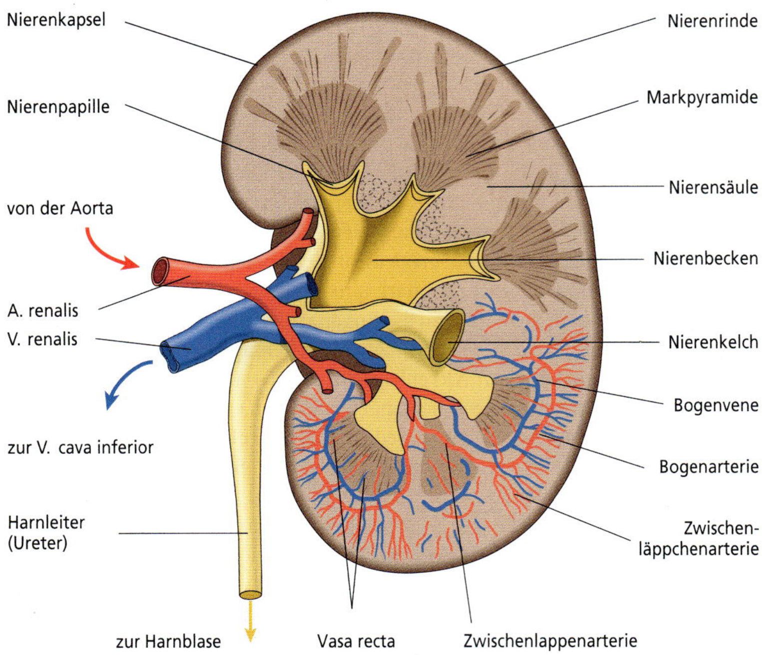

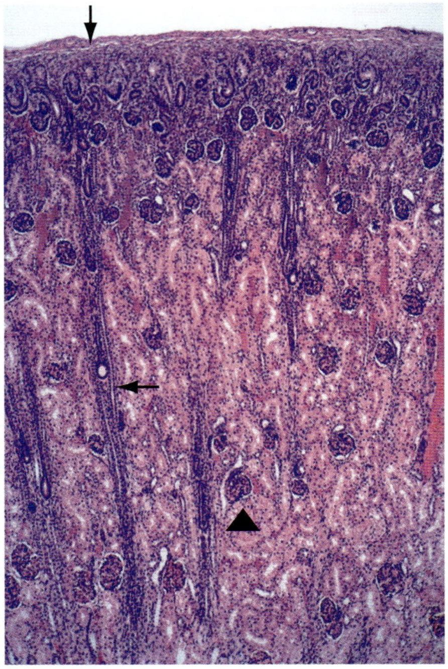

Abb. 18.3 Links Längsschnitt durch eine Niere, oben mit eröffneten Harnsammelwegen (von den Nierenkelchen bis zum Harnleiter), unten mit Darstellung der Blutversorgung. Rechts die Nierenrinde im histologischen Bild. Bei ↓ die Nierenkapsel, bei ← ein Markstrahl, bei ▲ ein Nierenkörperchen und ganz rechts in der Bildmitte eine Zwischenläppchenarterie. [X141]

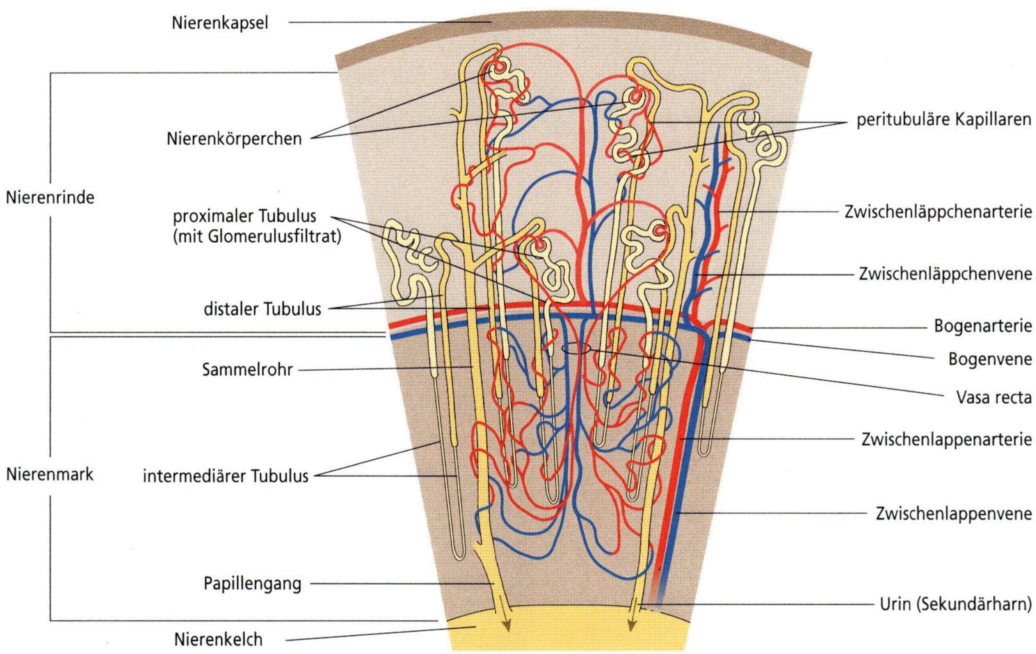

Abb. 18.4 Feinbau von Nierenrinde und Nierenmark (Beschriftung des Tubulusapparats links, des Gefäßsystems rechts).
Die Nierenrinde besteht hauptsächlich aus Nierenkörperchen und gewundenen Tubulusabschnitten, das Nierenmark vor allem aus strahlenförmig verlaufenden Gefäßen und geraden Tubulusabschnitten.
Das Blut durchfließt in der Niere zwei Kapillarnetze. Das erste Kapillarnetz ist immer der Glomerulus. Das Blut aus den kapselnahen und mittleren Glomeruli fließt danach in die peritubulären Kapillaren in der Nierenrinde, das aus den marknahen Glomeruli in die Vasa recta des Nierenmarks. Die Anordnung der Blutgefäße und deren Beziehung zu Tubuli und Sammelrohren ist wesentlich für die Harnkonzentrierung.

- Die Vasa efferentia der marknahen Glomeruli bilden lang gestreckte, gerade Gefäße **(Vasa recta),** die bis weit ins Nierenmark ziehen und deren Kapillaren vor allem die Sammelrohre umschlingen.

In der Niere sind somit zwei Kapillarnetze hintereinandergeschaltet. Solche hintereinandergeschalteten Kapillarnetze werden auch als **Wundernetze** bezeichnet.

Venöse Nierengefäße

Das venöse Blut fließt über **Zwischenläppchenvenen** *(Vv. interlobulares),* **Bogenvenen** *(Vv. arcuatae)* und **Zwischenlappenvenen** *(Vv. interlobares)* in die **V. renalis** (*Nierenvene,* → Abb. 18.3, → Abb. 18.4). Diese wiederum mündet in die V. cava inferior (untere Hohlvene).

SPICKZETTEL

Niere *(Ren, Nephros):* Paarig angelegtes, bohnenförmiges Organ im Retroperitonealraum, Gewicht etwa 150 g.

- Von außen nach innen gegliedert in **Nierenrinde** *(Cortex renalis),* **Nierenmark** *(Medulla renalis),* **Nierenbecken** *(Pelvis renalis, Pyelon),* wobei Rindenausläufer als **Nierensäulen** *(Columnae renales)* das Mark in **Markpyramiden** unterteilen und umgekehrt Markausläufer als **Markstrahlen** in die Rinde ziehen. Am **Nierenhilum** *(Nierenpforte)* Ein- bzw. Austritt von Gefäßen, Nerven, Übergang des Nierenbeckens in den Harnleiter
- Hochkomplizierte Gefäßversorgung mit zwei hintereinander geschalteten Kapillarnetzen, die eng mit der Nierenfunktion verbunden ist.

18.1.4 Nephron

Die Urinbildung erfolgt im **Nephron.** Jedes Nephron besteht aus dem *Nierenkörperchen* (→ Abb. 18.5, → Abb. 18.6) und den dazugehörigen kleinsten Harnkanälchen, dem *Tubulusapparat* (→ Abb. 18.4, → Abb. 18.7). Beide bilden zusammen eine funktionelle Einheit:

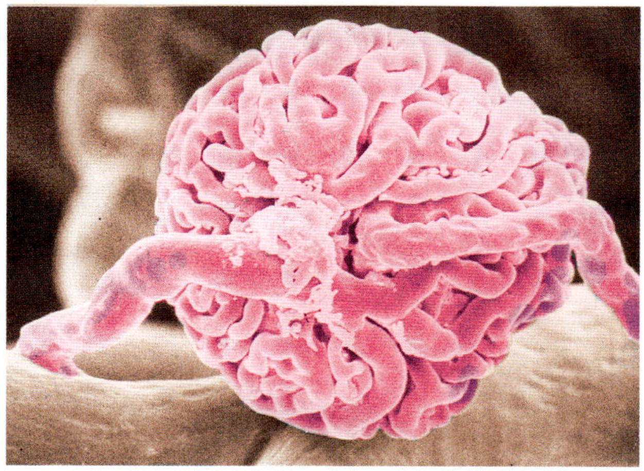

Abb. 18.5 Aufsicht auf den Gefäßpol eines Glomerulus. Das dickere Gefäß links ist das Vas afferens, das etwas dünnere rechts das Vas efferens. Die hellen Zellen dazwischen sind Reste der Mesangiumzellen. [X243]

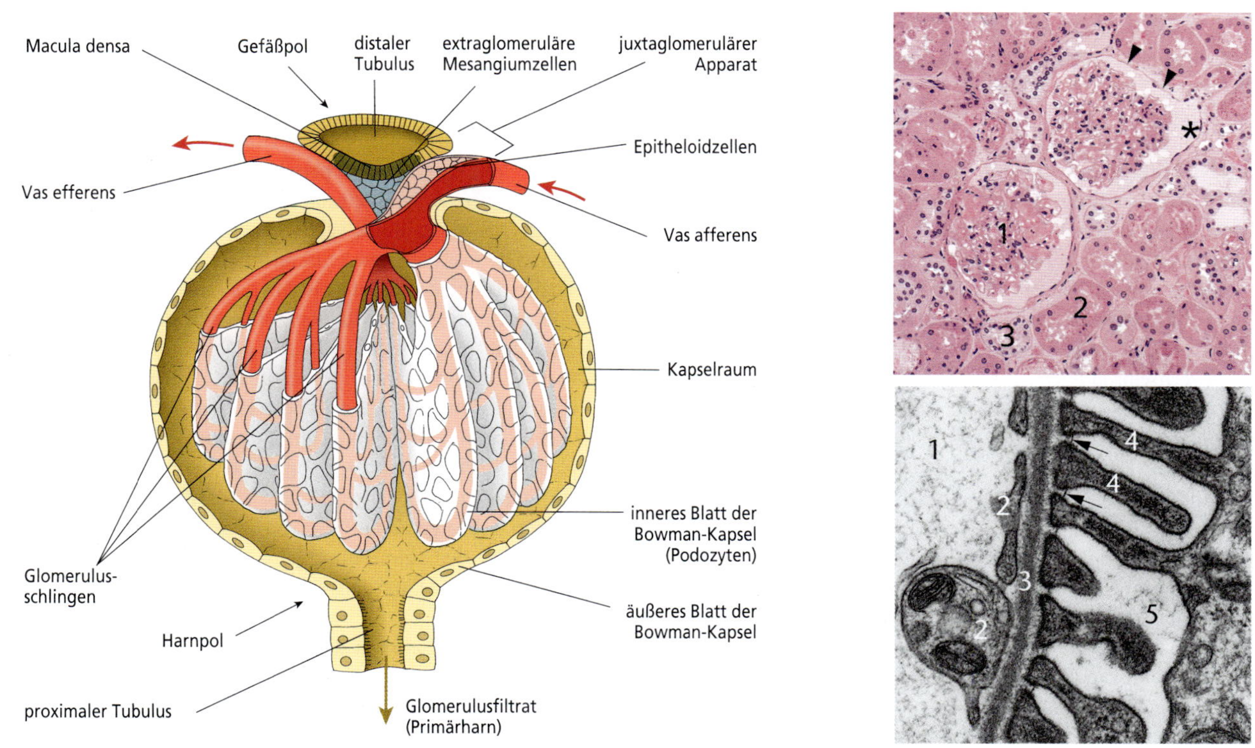

Abb. 18.6 Links Feinbau eines Nierenkörperchens in der Schemazeichnung.
Oben rechts Nierenkörperchen, lichtmikroskopische Aufnahme. 1 = Glomerulus, 2 = proximaler, 3 = distaler Tubulus, Pfeilspitzen = äußeres Blatt der Bowman-Kapsel, Sternchen = Kapselraum.
Unten rechts Blut-Harn-Schranke, elektronenmikroskopische Aufnahme. 1 = Kapillarinneres, 2 = Kapillarendothel mit Poren, 3 = Basalmembran, 4 = Podozytenfortsätze, 5 = Kapselraum, ← Schlitzmembran. [Fotos: M375, R309]

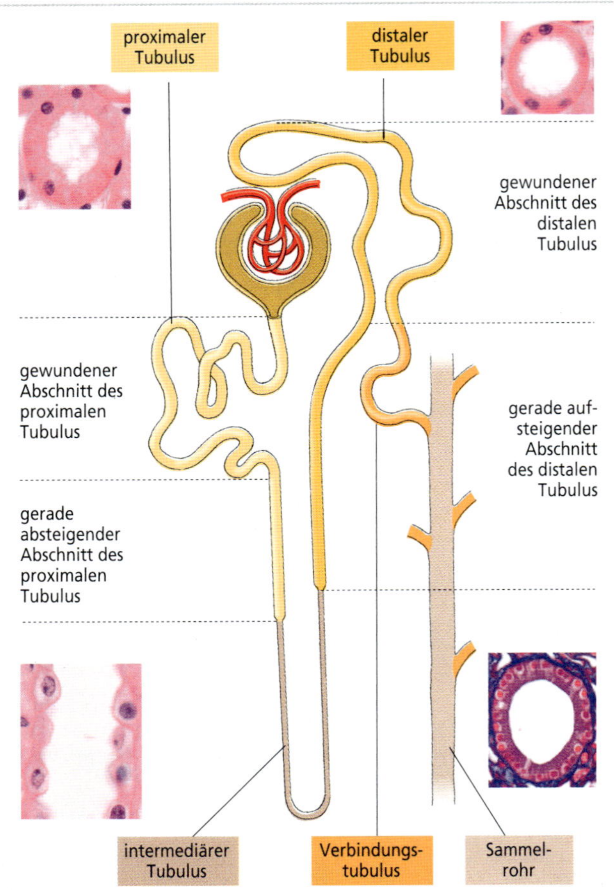

Abb. 18.7 Nierenkörperchen und Tubulusapparat in schematischer Darstellung.

- Im **Nierenkörperchen** *(Corpusculum renale)* wird der *Primärharn* oder das **Glomerulusfiltrat** durch Filtrierung des Blutes gewonnen, während dieses durch das Gefäßknäuel (den Glomerulus) fließt. Jede Niere besitzt gut eine Million Nierenkörperchen, verteilt über die gesamte Rinde
- Im **Tubulusapparat** wird das Glomerulusfiltrat durch Reabsorptionsvorgänge stark konzentriert, durch Sekretionsvorgänge mit Stoffwechselprodukten „angereichert" und dann als **Urin** *(Sekundär-, Endharn, Harn)* in einen Nierenkelch weitergeleitet.

Der Glomerulus wird von einer Kapsel umgeben, der zweiblättrigen **Bowman-Kapsel** (→ Abb. 18.6):

- Das *äußere Blatt der Bowman-Kapsel* ist ein einfaches Plattenepithel
- Das *innere Blatt der Bowman-Kapsel* hat sich zu den sternförmigen **Podozyten** differenziert, die mit ihren füßchenförmigen Ausläufern das Kapillarendothel umhüllen. Zwischen den Füßchen bleiben kleine Schlitze, die von einer extrazellulären **Schlitzmembran** überspannt werden.

An der Ein- bzw. Austrittspforte der Kapillaren (**Gefäßpol** des Nierenkörperchens) geht das äußere in das innere Blatt über. Zwischen äußerem und innerem Blatt liegt der **Kapselraum,** in den das Glomerulusfiltrat hineingepresst wird.

Zwischen den Glomeruluskapillarschlingen liegen spezialisierte Bindegewebszellen, die **Mesangiumzellen,** die in ihrer Gesamtheit das **intraglomeruläre Mesangium** bilden. Die Mesangiumzellen stabilisieren die Kapillarschlingen, sind kontraktil und zur Phagozytose fähig, reagieren auf Hormonreize mit einer Änderung der glomerulären Filtrationsrate (→ 18.2.1, → 18.2.2) und haben selbst endokrine Funktion.

Produktion des Glomerulusfiltrats

Im Nierenkörperchen beginnt die Harnproduktion damit, dass aus dem Blut, das durch die Glomerulusschlingen fließt, ein wässriges Filtrat abgepresst wird – das **Glomerulusfiltrat.** Der Filter hat drei Schichten (→ Abb. 18.6):

- Das *Kapillarendothel.* Da es Poren bis zu 100 nm Durchmesser hat, ist es lediglich für Zellen eine Barriere
- Die *Basalmembran.* Ihre negativen Ladungen hindern negativ geladene Proteine am Durchtritt
- *Podozytenfortsätze* und *Schlitzmembran.* Deren Poren sind höchstens 5 nm weit und somit ein sehr effektiver „Feinfilter".

Wasser, Elektrolyte und kleine Moleküle wie etwa Glukose können diese **Blut-Harn-Schranke** ungehindert, Zellen und große Moleküle gar nicht passieren. Mittelgroße Substanzen werden je nach Größe und Ladung teilweise filtriert. Entsprechend enthält das Glomerulusfiltrat Ionen und kleine Moleküle in der gleichen Konzentration wie das Blutplasma, jedoch nahezu keine Eiweiße.

Gefäß- und Harnpol des Nierenkörperchens

Zuleitendes und ableitendes Blutgefäß – also Anfang und Ende des Kapillarknäuels – liegen dicht zusammen am **Gefäßpol** des Nierenkörperchens (→ Abb. 18.5, → Abb. 18.6), der in Richtung Nierenrinde zeigt. Am gegenüberliegenden Ende – also Richtung Nierenmark – liegt der **Harnpol.** Am Harnpol geht der Kapselraum in den *proximalen Tubulus* über, den ersten Abschnitt der Harnkanälchen.

Bau des Tubulusapparates

Das System der Harnkanälchen, der **Tubulusapparat** (→ Abb. 18.4, → Abb. 18.7), beginnt mit dem **proximalen Tubulus** *(Hauptstück),* welcher in seinem Anfangsteil stark gewunden verläuft. An den gewundenen Teil in der Rinde schließt sich ein gerade verlaufender Teil an, der bis ins Nierenmark hinunterzieht. Dieser gerade Teil des proximalen Tubulus wird intensiv von den bereits erwähnten peritubulären Kapillaren umschlungen, mit denen ein intensiver Flüssigkeitsaustausch stattfindet (→ 18.2.3). Ausgekleidet wird der proximale Tubulus von einem isoprismatischen Epithel.

Im Anschluss an das gerade Stück verengt sich der Tubulus zu dem sehr dünnen **intermediären Tubulus** *(Überleitungsstück)* mit platten Epithelzellen. Dieser macht einen Bogen und geht in seinem aufsteigenden Schenkel über in den **distalen Tubulus** *(Mittelstück).* Die geraden Teile von proximalem und distalem Tubulus sowie der dünne intermediäre Tubulus ragen ins Nierenmark hinein. Sie werden als **Henle-Schleife** zusammengefasst.

Der distale Tubulus zieht dann mit seinem gerade aufsteigenden Teil zurück in die Nähe des Nierenkörperchens, windet sich (gewundener Abschnitt des distalen Tubulus) und berührt den Gefäßpol des Nierenkörperchens. Diese sich berührenden Abschnitte von Arteriole und Tubulus bilden zusammen mit spezialisierten Nierenzellen den *juxtaglomerulären Apparat.*

Ein kurzer **Verbindungstubulus** *(Verbindungsstück)* verbindet den distalen Tubulus mit dem **Sammelrohr** (→ 18.1.6).

18.1.5 Juxtaglomerulärer Apparat

Zum **juxtaglomerulären Apparat** (→ Abb. 18.6) zählen:

- Spezialisierte Epithelzellen des distalen Tubulus in unmittelbarer Nähe des Vas afferens. Die Tubuluszellen sind hier schmaler und höher, und ihre Kerne liegen dicht beieinander. Aufgrund ihrer lichtmikroskopischen Erscheinung heißt diese Struktur **Macula densa.** Über die Macula densa, die wahrscheinlich als *osmotischer Sensor* fungiert, reguliert der juxtaglomeruläre Apparat den Filtrationsdruck und damit die glomeruläre Filtrationsrate *lokal* in „seinem" Nierenkörperchen (→ 18.2.2). Dies wird auch als **tubuloglomeruläre Rückkopplung** bezeichnet (→ 18.2.2)
- **Epitheloidzellen** *(granulierte Zellen, Polkissenzellen),* das sind umgewandelte glatte Muskelzellen in der Wand des Vas afferens, die das Hormon *Renin* (→ 18.3.1) bilden. Über das Renin wirkt der juxtaglomeruläre Apparat *systemisch* auf den ganzen Organismus
- **(Extraglomeruläre) Mesangiumzellen** zwischen den Zellen des distalen Tubulus und dem Vas afferens. Sie sind an der tubuloglomerulären Rückkopplung beteiligt.

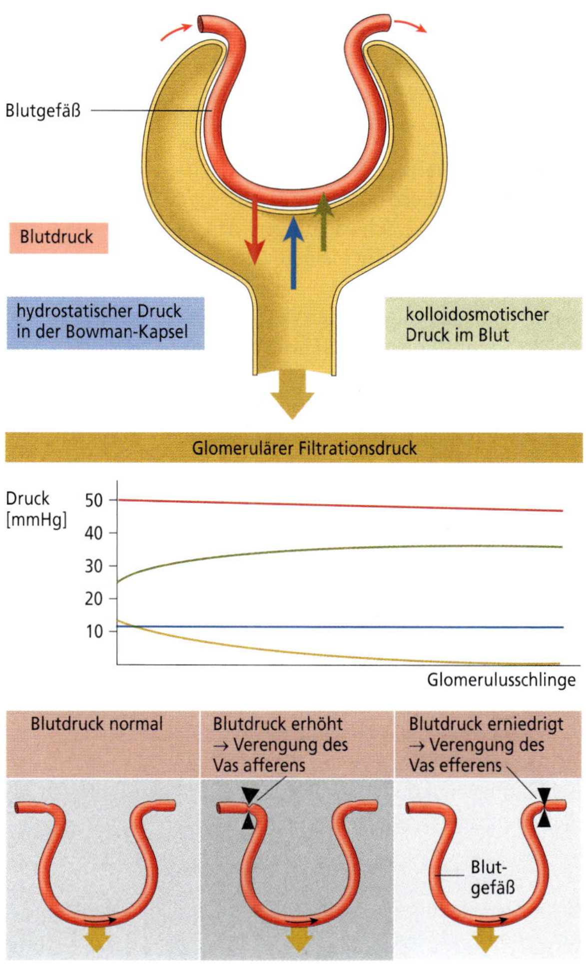

Abb. 18.8 Oben und Mitte: Der glomeruläre Filtrationsdruck fällt von 13 mmHg am Anfang der Glomerulusschlinge auf 0 ab.
Unten: Der Druck in der Glomerulusschlinge wird v. a. über die glatte Muskulatur an Anfang und Ende der Schlinge konstant gehalten (Pfeilspitzen).

18.1.6 Sammelrohre

Die **Sammelrohre** nehmen den Urin (Sekundärharn) auf. Mehrere Sammelrohre münden in einen **Papillengang** zusammen, der sich in einen Nierenkelch (→ 18.5.1) öffnet.

Außerdem sind die Sammelrohre Wirkort des Hormons ADH (Adiuretin → 11.2.1), das die Wasserrückresorption in den distalen Tubuli und den Sammelrohren steigert und den Harn dadurch konzentriert. Fehlt diese Wirkung, entwickelt sich ein Diabetes insipidus (→ 18.7.1).

SPICKZETTEL

Nephron: Funktionseinheit der Nieren aus
- **Nierenkörperchen** *(Corpusculum renale)* mit einem Kapillarknäuel **(Glomerulus),** das von der zweiblättrigen **Bowman-Kapsel** umgeben ist. Aufgabe Produktion des **Glomerulusfiltrats** *(Primärharns)* durch Abpressen eines fast eiweißfreien Blutfiltrats in den Kapselraum der Bowman-Kapsel
- **Tubulusapparat.** System von Harnkanälchen mit **proximalem Tubulus** *(Hauptstück),* **intermediärem Tubulus** *(Überleitungsstück),* **distalem Tubulus** *(Mittelstück),* **Sammelrohr.** Aufgabe Aufnahme des Glomerulusfiltrats aus dem Kapselraum und Konzentration zum **Urin** *(Sekundär-, Endharn, Harn).*

Juxtaglomerulärer Apparat: Am Gefäßpol des Nierenkörperchens lokalisierter Verband aus
- Spezialisierten Zellen des Vas afferens (**Epitheloidzellen,** *Polkissen-, granulierte Zellen*)
- Spezialisierten Zellen des distalen Tubulus **(Macula densa)**
- **(Extraglomerulären) Mesangiumzellen.**

Aufgaben Regulation des glomerulären Filtrationsdrucks **(tubuloglomeruläre Rückkoppelung),** Reninproduktion (→ Beteiligung an Blutdruckregulation).

18.2 Ausscheidungsfunktion der Nieren

18.2.1 Glomerulärer Filtrationsdruck

Am Anfang der Glomerulusschlingen herrscht ein Blutdruck von etwa 50 mmHg (→ 18.2.2), der bis zum Ende kaum abfällt (ca. 48 mmHg). Dieser **glomeruläre Blutdruck** ist jedoch nicht identisch mit dem **glomerulären Filtrationsdruck** (also dem Druck, mit dem das Glomerulusfiltrat abgepresst wird), da dem glomerulären Blutdruck zwei Kräfte entgegenwirken (→ Abb. 18.8):

- Zum einen der kolloidosmotische Druck des Blutes. Er liegt am Anfang der Kapillarschlinge bei etwa 25 mmHg und steigt durch Abpressen von Wasser auf ca. 36 mmHg an
- Zum anderen der hydrostatische Druck in der Bowman-Kapsel (etwa 12 mmHg).

Um den Filtrationsdruck in den Glomerulusschlingen zu berechnen, muss man also vom glomerulären Blutdruck den kolloidosmotischen Druck im Blutplasma und den hydrostatischen Druck in der Bowman-Kapsel abziehen:

- Am Anfang der Kapillarschlinge ergibt sich somit ein Wert von 50 mmHg – 25 mmHg – 12 mmHg = 13 mmHg
- Am Ende der Kapillarschlinge ist der glomeruläre Filtrationsdruck auf 48 mmHg – 36 mmHg – 12 mmHg = 0 gesunken.

GFR in den verschiedenen Lebensphasen

Die Glomerulusfiltratmenge, die sämtliche Nierenkörperchen beider Nieren pro Zeiteinheit erzeugen, heißt **glomeruläre Filtrationsrate** *(GFR).* Sie beträgt beim jungen Erwachsenen ca. 120 ml/

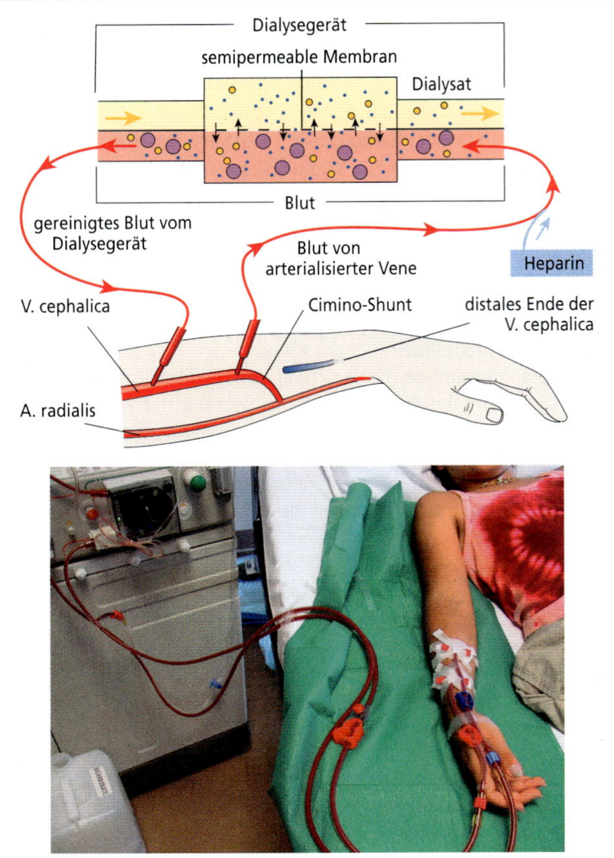

Abb. 18.9 Oben Prinzip der Hämodialyse als häufigster Dialyseform, unten junges Mädchen während der Dialyse. Aus einem operativ angelegten Shunt („Kurzschluss" zwischen Arterie und Vene) wird Blut entnommen und ins Dialysegerät geleitet. Die auszuscheidenden Substanzen diffundieren entlang eines Konzentrationsgefälles aus dem Blut ins Dialysat. Außerdem wird dem Blut Wasser entzogen. Danach wird das „gereinigte" Blut der Patientin über einen zweiten Gefäßzugang wieder zugeführt. [Foto J787]

min, das entspricht 170–180 l täglich. Das Blutplasmavolumen von ca. 3 l wird also pro Tag fast 60-mal in den Nieren filtriert (und zu 99 % wieder rückresorbiert)!

Bezogen auf die Körperoberfläche entspricht die GFR bei Kindern nach dem ersten Geburtstag der bei Erwachsenen, der Absolutwert ist aufgrund der geringeren Körperoberfläche naturgemäß altersentsprechend geringer. Etwa nach dem 50. Lebensjahr nimmt die GFR alle 10 Jahre um etwa 10 % ab.

GERIATRIE

Die Altersveränderungen der Nieren müssen bei der **Arzneimitteltherapie** berücksichtigt werden, da viele Arzneimittel *renal* (über die Niere) ausgeschieden werden: Weil die Ausscheidungsleistung stark nachlässt, kann es bei „normaler" Dosierung zur Arzneimittelanreicherung und Vergiftung kommen.

Niereninsuffizienz

Bei der **Niereninsuffizienz** ist die Glomerulusfiltratmenge reduziert. Dies kann *plötzlich* erfolgen (*akute Nierenschädigung/Nierenversagen,* **akute Niereninsuffizienz**) oder sich *allmählich* entwickeln **(chronische Niereninsuffizienz).** Beide Formen können zahlreiche Ursachen haben. Ab einer kritischen Reduktion der GFR verbleiben auszuscheidende Stoffe im Körper, als Folge entgleisen z. B. Wasser-, Elektrolyt- und Säure-Basen-Haushalt.

Für die Diagnose und Kontrolle haben sich die **harnpflichtigen Substanzen** *Kreatinin* und *Harnstoff* sowie das *Cystatin C* bewährt. Harnpflichtige Substanzen werden *obligatorisch* über die Nieren ausgeschieden und reichern sich bei Niereninsuffizienz im Blut an.

MEDIZIN

Sowohl akutes als auch chronisches Nierenversagen führen letztlich zur lebensbedrohlichen **Urämie** *(Harnvergiftung)* mit Beteiligung praktisch aller Organsysteme. Helfen kann dann nur eine *Dialysebehandlung* (am häufigsten als Hämodialyse durchgeführt → Abb. 18.9) oder eine *Nierentransplantation.*

SPICKZETTEL

Glomerulärer Filtrationsdruck: Effektiver Druck für die Filtration des Glomerulusfiltrats aus dem Plasma. Sinkt von ca. 13 mmHg am Anfang des Glomerus auf 0 ab.
Glomeruläre Filtrationsrate *(GFR):* Glomerulusfiltratvolumen, das von beiden Nieren pro Zeiteinheit gebildet wird. Beim jungen Erwachsenen ca. 120 ml/min ≙ 170 l/Tag. Bei Kindern altersentsprechend weniger, ab etwa dem 50. Lebensjahr pro Jahrzehnt Abnahme um etwa 10 %.

18.2.2 Autoregulation von Nierendurchblutung und glomerulärer Filtration

Um eine kontinuierliche Nierenfunktion mit konstanter glomerulärer Filtration sicherzustellen, muss der Blutdruck in den Glomerulusschlingen trotz Schwankungen des arteriellen Blutdrucks immer bei etwa 50 mmHg bleiben. Dies wird durch mehrere Mechanismen gewährleistet:

- Die glatten Muskelfasern der Vasa afferentia und efferentia regulieren selbsttätig ihre Gefäßweite (*myogene Durchblutungsregulation* oder *Bayliss-Effekt,* → 15.3.4, → Abb. 18.8)
- Bei hoher Kochsalzkonzentration im distalen Tubulus an der Macula densa wird über eine Verengung des Vas afferens die Filtrationsrate dieses Glomerulus gesenkt und umgekehrt bei niedriger Kochsalzkonzentration gesteigert *(tubuloglomeruläre Rückkopplung)*
- Zahlreiche Hormone beeinflussen Blutdruck und glomeruläre Filtration. Das *Renin-Angiotensin-Aldosteron-System* (→ 18.3.1) ist wahrscheinlich vor allem bei niedrigen Blutdrücken wirksam und führt dann an der Niere v. a. zu einer Verengung des Vas efferens (→ Abb. 18.8). Das bei zu hohem Blutvolumen freigesetzte *ANP* (→ 15.3.5) erweitert v. a. das Vas afferens, sodass die Filtrationsrate dieses Glomerulus und damit die Natriumausscheidung steigt.

Die **Autoregulation** („Selbst-Konstanthaltung") der Nierendurchblutung funktioniert jedoch nur bei einem mittleren arteriellen Blutdruck zwischen 80 und 180 mmHg.

MEDIZIN

Bei extrem niedrigem oder hohem Blutdruck versagt die Autoregulation der Niere:

- Sinkt der mittlere arterielle Blutdruck unter 80 mmHg, so kommt es zum *akuten Nierenversagen* (→ 18.6). Der glomeruläre Blutdruck und damit auch der Filtrationsdruck fallen so stark ab, dass die Urinproduktion abnimmt **(Oligurie)** oder völlig zusammenbricht **(Anurie)**

- Steigt der mittlere arterielle Blutdruck über 180 mmHg, wird so viel Glomerulusfiltrat produziert, dass keine ausreichende Rückresorption mehr möglich ist. Es werden große Mengen eines unzureichend konzentrierten Urins ausgeschieden **(Druckdiurese).**

SPICKZETTEL

Autoregulation der Niere: Fähigkeit der Nieren, den glomerulären Blutdruck und damit die Filtrationsrate durch Änderung des Strömungswiderstands bei einem mittleren arteriellen Druck von 80 bis 180 mmHg konstant zu halten.

18.2.3 Funktionen des Tubulusapparats

Wie erwähnt gelangt das Glomerulusfiltrat aus dem Kapselraum des Nierenkörperchens in das Tubulussystem und wird dort in seiner Zusammensetzung entscheidend *verändert* und stark *konzentriert* (→ Abb. 18.10, → Abb. 18.11). Durch die enorme *Rückresorption* bleiben dem Organismus viele lebenswichtige Substanzen erhalten.

- Chlorid, Bikarbonat, Natrium, Kalzium und Kalium z. B. werden schon im proximalen Tubulus zu zwei Dritteln *aktiv* rückresorbiert
- Neben Elektrolyten werden im proximalen Tubulus auch Aminosäuren und Glukose *aktiv* ins Blut zurückresorbiert. Dieser Rückresorptionsmechanismus kann jedoch nur bestimmte Konzentrationen bewältigen. Wird eine *maximale Transportkapazität* überschritten, so scheidet der Körper den „Überschuss" mit dem Harn aus
- Den rückresorbierten Ionen folgt schon im proximalen Tubulus *passiv* Wasser. Eine weitere Wasserrückresorption findet im distalen Tubulus und in den Sammelrohren statt, reguliert durch die Hormone *ADH* (Adiuretin → 11.2.1) und *Aldosteron* (→ 11.6.2). So werden insgesamt 99 % des filtrierten Wassers zurückgewonnen
- Aus dem Tubulussystem werden nicht nur Stoffe rückresorbiert (also ins Blut aufgenommen), sondern umgekehrt auch in den Tubulus abgegeben *(tubuläre Sekretion).* Dadurch beschleunigt der Körper die Ausschleusung körpereigener und körperfremder Substanzen wie etwa des körpereigenen Abbauprodukts Harnsäure oder vieler Arzneimittel
- K^+- und H^+-Ionen werden je nach Bedarf von den Tubuli aufgenommen oder abgegeben *(sezerniert).*

Das Volumen des Urins beträgt mit ca. 1,5 l nur etwa 1 % des Glomerulusfiltrats, und seine Osmolarität (→ 3.5.5) ist etwa viermal so hoch wie die des Plasmas.

Säuglinge können den Harn noch nicht so stark konzentrieren wie ältere Kinder oder Erwachsene.

Auch im Alter nehmen Verdünnungs- und Konzentrationsvermögen der Nieren ab.

Gegenstromprinzip

Die Harnkonzentrierung erfolgt im Nierenmark. Dabei nutzt die Niere einen Trick, der als **Gegenstromprinzip** bekannt ist. Ein Austausch zwischen zwei Röhren ist nämlich bei gegensätzlicher Flussrichtung in den Röhren effektiver als bei gleichsinniger.

Auf- und absteigende Schenkel der Henle-Schleife, Vasa recta sowie Sammelrohre bilden solche gegensinnigen Röhren (→ Abb. 18.12):

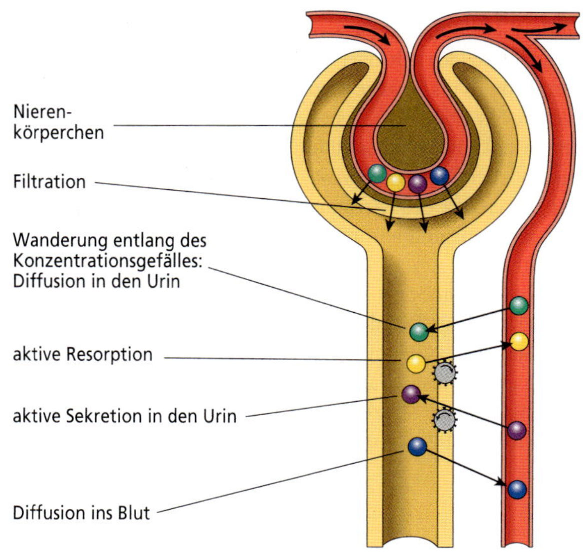

Abb. 18.10 Transportvorgänge im Tubulussystem. Es gibt vier verschiedene Möglichkeiten des Stofftransportes zwischen dem Tubulus- und dem Blutgefäßsystem.

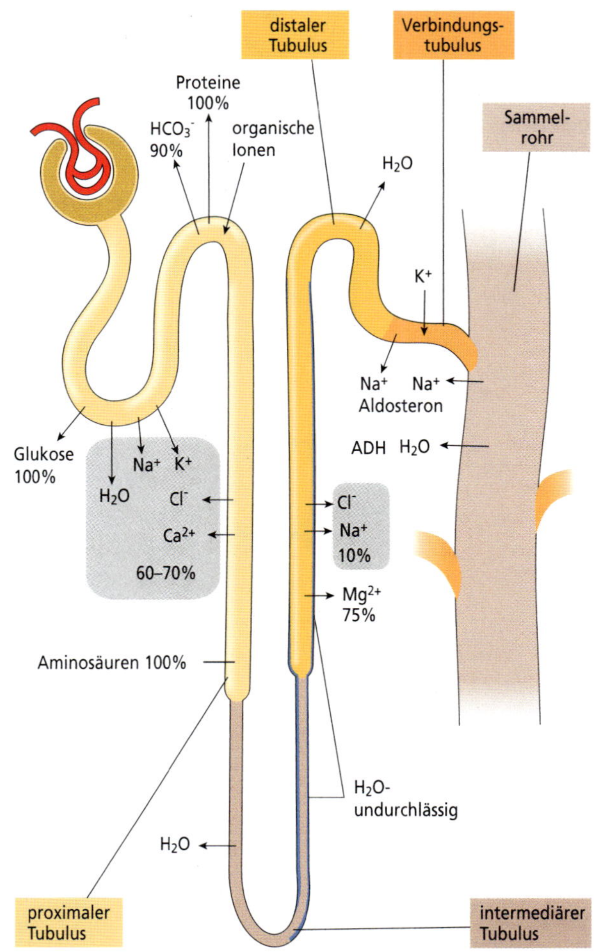

Abb. 18.11 Die tubulären Transportvorgänge der verschiedenen Substanzen im Detail.

- Der im absteigenden Schenkel der Henle-Schleife ankommende Harn hat zunächst die gleiche Osmolarität wie das Plasma
- Im aufsteigenden Schenkel wird aktiv Natriumchlorid (NaCl) aus dem Tubulus ins Gewebe gepumpt. Wasser kann jedoch nicht folgen (hierfür ist der aufsteigende Schenkel undurchlässig). Infolgedessen sinkt die Osmolarität im Harn (der aufsteigende Schenkel wirkt als *Verdünnungssegment*) und steigt sie im Gewebe
- Zur Hypertonie des Nierenmarks tragen auch Harnstofftransporter in den Sammelrohren bei, sodass Harnstoff ins Gewebe austritt
- Der absteigende Schenkel ist wasserdurchlässig, sodass hier Wasser aus dem Tubulus ins Gewebe strömt, der Harn wird zum Mark hin zunehmend hyperton. Dadurch, dass die arteriellen und venösen Vasa recta gegenläufig und durchlässig sind, bleibt diese Konzentrationserhöhung im Mark erhalten und wird nicht durch den Blutstrom ausgewaschen

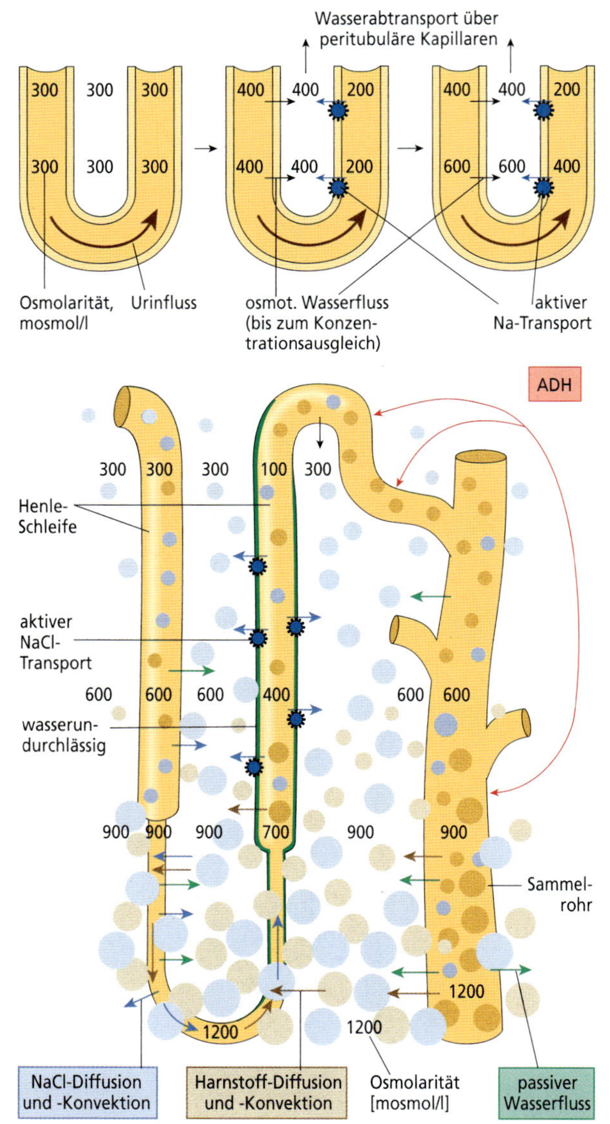

Abb. 18.12 Harnkonzentrierung im Gegenstromprinzip. Oben Modell, unten die Verhältnisse in der Niere.

- Mit dem Harnfluss gelangt der höher konzentrierte Harn in den aufsteigenden Schenkel der Henle-Schleife. Dort wird weiter NaCl aus dem Tubulus ins Gewebe gepumpt, der Vorgang wiederholt sich. Schließlich ist der Harn im papillennahen Markbereich (also am Übergang von ab- zu aufsteigendem Schenkel) stark hyperton und am Ende des aufsteigenden Schenkels hypoton
- Wenn der Harn durch die parallel zu den Henle-Schleifen laufenden Sammelrohre fließt, wird ihm osmotisch Wasser entzogen, er wird *konzentriert.* Die Harnosmolarität kann allerdings nicht höher sein als die des Nierenmarks im Papillenbereich.

MEDIZIN

Diuretika *(harntreibende Medikamente)* hemmen die tubulären Transportprozesse. *Schleifendiuretika* wie etwa Furosemid (z. B. Lasix®) hemmen eine Na^+-Pumpe im dicken aufsteigenden Schenkel der Henle-Schleife, Thiaziddiuretika greifen etwas weiter hinten am distalen Tubulus an und kaliumsparende Diuretika an den Sammelrohren. Durch die verminderte Na^+-Rückresorption werden allerdings in der Folge K^+-, teilweise auch noch andere Ionen vermehrt ausgeschieden. Ausnahme sind, wie der Name schon sagt, die kaliumsparenden Diuretika.

Glukosurie bei Diabetes

Die an Transporter gebundenen Resorptionsmechanismen im Tubulus können die Ausscheidung eines zu resorbierenden Stoffes nur so lange verhindern, wie die Konzentration dieses Stoffes im Glomerulusfiltrat einen bestimmten Schwellenwert nicht übersteigt, die **Nierenschwelle.**

Liegt z. B. bei Diabetes die Glukosekonzentration im Blut und damit auch die im Glomerulusfiltrat über ca. 180 mg/dl (→ Abb. 17.39), so kommt es durch die „Überforderung" der Resorptionsmechanismen zur Glukoseausscheidung mit dem Urin **(Glukosurie).**

PFLEGE

Da die Glukoseausscheidung aus osmotischen Gründen nur zusammen mit Wasser möglich ist, müssen Menschen mit **schlecht eingestelltem Diabetes** häufig (und viel) Wasser lassen und haben kompensatorisch großen Durst.

SPICKZETTEL

Harnmodifikation und -konzentrierung im Tubulusapparat:
- Rückresorption u. a. von Elektrolyten, Aminosäuren, Glukose aus dem Tubulusapparat ins Blut
- „Anreicherung" des Glomerulusfiltrats mit harnpflichtigen Substanzen, z. B. Sekretion von Harnsäure in den Tubulus
- Wasserrückresorption und damit Harnkonzentrierung durch passives „Mitreißen" von Wasser, Harnkonzentrierung im Gegenstromprinzip, hormongesteuerte Rückresorption.

→ Ausscheidung von ca. 1,5 l Urin täglich.

18.3 Endokrine Funktionen der Nieren

Die Niere hat nicht nur Ausscheidungsfunktion, sondern ist gleichzeitig ein endokrines Organ. Sie bildet vor allem die zwei „renalen Hormone" Renin und Erythropoetin.

Außerdem ist die Niere an der Umwandlung von Cholekalziferol in aktives Vitamin-D-Hormon beteiligt (→ 11.5).

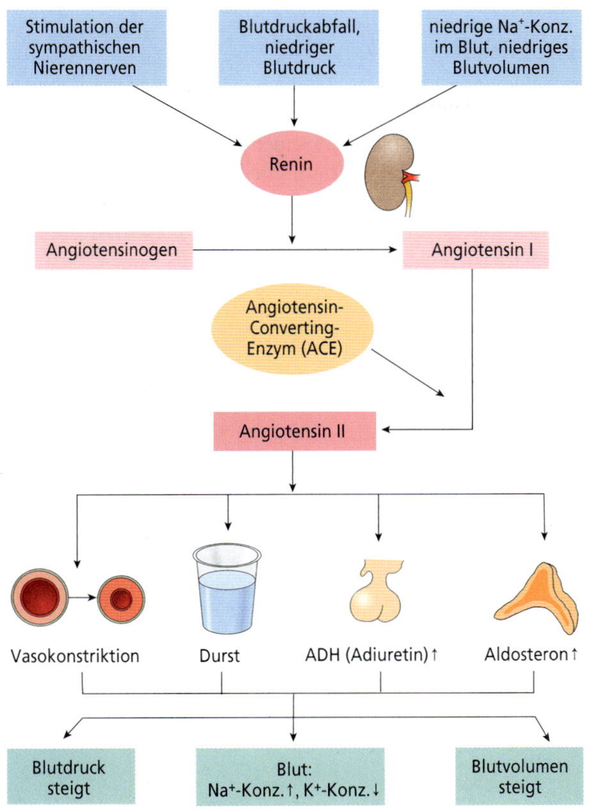

Abb. 18.13 Renin-Angiotensin-Aldosteron-System (RAAS).

18.3.1 Renin

Das Enzym **Renin** wird in den Epitheloidzellen des juxtaglomerulären Apparates (→ 18.1.5) gebildet. Über mehrere Zwischenschritte steigert es Blutdruck und Blutvolumen.

Bei Minderdurchblutung der Niere (durch generalisierten Blutdruckabfall oder Nierenarterienstenose), Natriummangel oder Sympathikusaktivierung wird vermehrt Renin ausgeschüttet. Hohe Natriumkonzentrationen, aber auch Angiotensin II oder Aldosteron hemmen umgekehrt die Reninsekretion.

Renin-Angiotensin-Aldosteron-System

Das **Renin-Angiotensin-Aldosteron-System** *(RAAS)* ist ein komplexes Regulationssystem zur Konstanthaltung von Blutdruck, Nierendurchblutung und Natriumhaushalt (→ Abb. 18.13).

Renin spaltet im Blut vom ebenfalls im Blut befindlichen Eiweiß **Angiotensinogen** (gebildet in der Leber) ein Stück ab, das **Angiotensin I.** Aus diesem entsteht nach Abspaltung von zwei weiteren Aminosäuren durch das **Angiotensin-converting-Enzym** *(ACE)* das hoch wirksame **Angiotensin II,** ein Peptidhormon aus acht Aminosäuren.

Angiotensin II hat starke gefäßverengende (vasokonstriktorische) Wirkungen, was den Blutdruck kurzfristig ansteigen lässt. Außerdem steigert es den Durst, fördert die Natriumrückresorption im proximalen Tubulus und stimuliert die Freisetzung von *Aldosteron* (→ 11.6.2) und *ADH* (→ 9.6.2, → 11.2.1). Diese erhöhen über eine gesteigerte Rückresorption von Natrium bzw. Wasser in der Niere die Natriumkonzentration im Blut sowie das Blutvolumen und damit den Blutdruck.

MEDIZIN

Das RAAS kann durch drei Arzneimittelgruppen gehemmt werden: Häufig gegen Bluthochdruck und Herzinsuffizienz eingesetzt werden **ACE-Hemmer,** welche die Bildung von Angiotensin II vermindern, sowie **Angiotensin-II-(Rezeptor-)Blocker,** welche die Rezeptoren von Angiotensin II an den Zielzellen besetzen, sodass dieses nicht mehr wirken kann. Eher selten eingesetzt werden **Renin-Hemmer,** die direkt am Renin angreifen, sodass kein Angiotensinogen gebildet wird.

18.3.2 Erythropoetin

Erythropoetin *(EPO)* ist ein Eiweißhormon, das zu über 90 % in den Nieren und weniger als 10 % in der Leber gebildet wird. Es steigert die *Erythropoese,* also die Neubildung von roten Blutkörperchen im Knochenmark (→ 12.2.3), wodurch vermehrt Sauerstoff transportiert werden kann. Entsprechend wird es bei Sauerstoffmangel (präziser: zu niedrigem *Sauerstoffpartialdruck* im arteriellen Blut → 16.11) vermehrt ausgeschüttet. Dies ist z. B. bei (fortgeschrittenen) Lungenerkrankungen, aber auch bei der *Höhenanpassung* im Hochgebirge der Fall (→ 12.2.6).

SPICKZETTEL

Renin-Angiotensin-Aldosteron-System *(RAAS):* System aus mehreren Hormonen und Enzymen zur Konstanthaltung von Natrium-, Flüssigkeitshaushalt und Blutdruck.

- Niedriger Blutdruck in der Niere, niedrige NaCl-Konzentration im Vas afferens, Sympathikusaktivierung
- → Freisetzung des Enzyms **Renin** aus dem juxtaglomerulären Apparat
- → Abspalten von **Angiotensin I** aus **Angiotensinogen**
- → Abspalten von **Angiotensin II** aus Angiotensin I durch **Angiotensin-converting-Enzym** *(ACE)*
- → Vasokonstriktion (Gefäßengstellung → kurzfristige direkte Blutdruckerhöhung), erhöhte Freisetzung von Aldosteron und ADH, gesteigertes Durstempfinden
- → Anstieg von Wasserrückresorption in den Nieren, Blutvolumen, Blutdruck.

Erythropoetin *(EPO)* : Überwiegend in den Nieren gebildeter Wachstumsfaktor der Erythropoese. Vermehrte Ausschüttung bei niedrigem pO_2 im arteriellen Blut.

18.4 Urin

18.4.1 Urinmenge und -bestandteile

Urinmenge in den verschiedenen Lebensphasen

Erwachsene scheiden pro Tag ungefähr 1,5 l Urin aus, bei reichlichem Trinken auch mehr. Bei Kindern steigt die Urinmenge mit dem Alter (→ Tab. 18.1). Die Zahl der Blasenentleerungen (Miktionen) pro Tag nimmt dabei von 10–18 beim Säugling auf 4–6 beim Erwachsenen ab und erhöht sich beim älteren Menschen meist wieder etwas.

PFLEGE VON KINDERN

Die **Urinmenge beim Säugling** ist naturgemäß nicht genau zu beobachten. Generell ist aber die Windel beim gesunden Säugling bei jedem Wickeln (Wickeln nach den Mahlzeiten) gut nass.

Tab. 18.1: Anhaltswerte für die normale Urinmenge in den verschiedenen Lebensphasen.

Altersgruppe	Urinmenge [ml/Tag]
Neugeborenes ab dem 3. Tag	100–300
Säugling ab dem 2. Monat	250–500
Kleinkind	500–600
Kindergartenkind	600–700
Grundschulkind	700–1.000
Jugendliche	800–1.500
Erwachsene	1.000–2.000

Urinbestandteile

Urin besteht zu 95 % aus Wasser.

Der mit täglich 20–25 g Ausscheidungsmenge wichtigste gelöste Bestandteil des Urins ist der **Harnstoff,** der in der Leber gebildet wird und ein Stoffwechselendprodukt des Eiweißstoffwechsels ist (→ 2.8.3).

In größerer Menge werden außerdem die schwer wasserlösliche **Harnsäure** sowie das aus dem Muskelstoffwechsel und dem Fleisch der Nahrung stammende **Kreatinin** mit dem Urin aus dem Organismus entfernt.

Außerdem enthält der Urin *Salze* wie etwa das Kochsalz (NaCl), *Phosphate* und *Säuren* wie Zitronensäure oder Oxalsäure.

Färbung des Urins

Für die gelbliche Färbung des Urins sind vor allem die **Urochrome** verantwortlich, das sind v. a. stickstoffhaltige gelbe Farbstoffe aus dem Hämoglobinabbau (→ 12.2.4, → 17.6.4).

MEDIZIN

Ein schmutzig brauner oder rötlicher Urin weist auf eine Nieren- bzw. Harnwegsblutung **(Hämaturie),** ein trüber oder gar weißlich cremiger Urin auf eine Infektion mit massiver Beimengung von weißen Blutkörperchen **(Leukozyturie)** hin. Allerdings können einige Nahrungsmittel oder Medikamente ebenfalls den Urin verfärben, und Trübung oder Flockung sind auch bei abgestandenem Urin möglich.

18.4.2 Urindiagnostik

Teststreifendiagnostik

Durch die moderne Teststreifendiagnostik können rasch folgende pathologische Urinbestandteile erkannt werden (→ Abb. 18.14):

- **Proteine.** Sie dürfen nur in kleinen Mengen im Urin erscheinen (bis 150 mg/Tag). Eine erhöhte Eiweißausscheidung **(Proteinurie)** ist oft Zeichen einer Schädigung der glomerulären Kapillarwände, z. B. durch eine **Glomerulonephritis** (Entzündung der Nierenkörperchen)

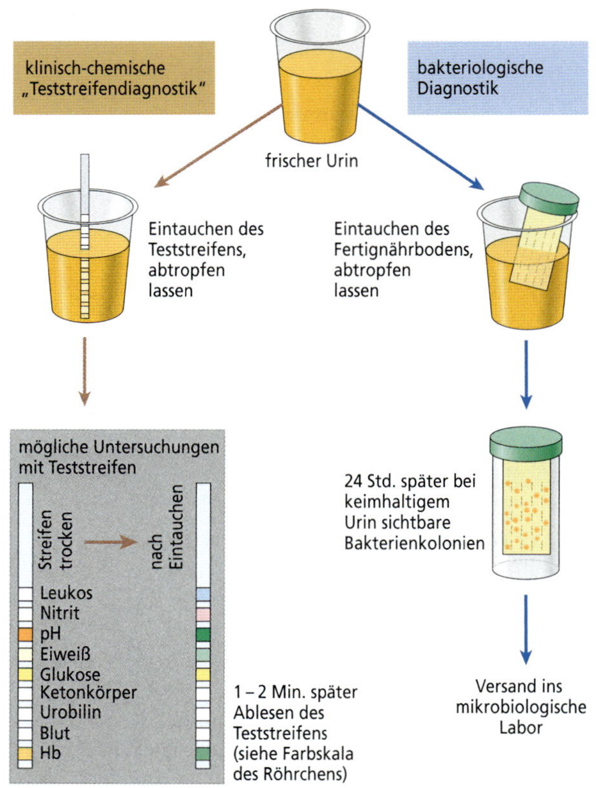

Abb. 18.14 Einfache Urinuntersuchungen in Klinik und Praxis.

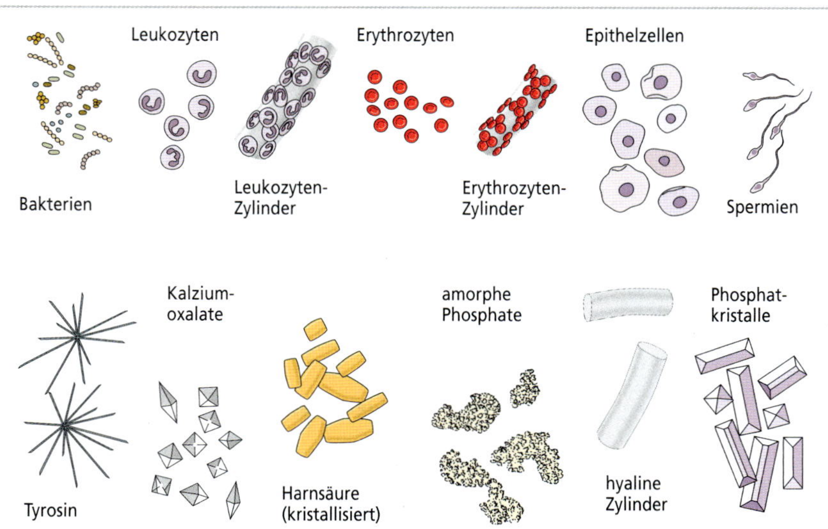

Abb. 18.15 Urinsediment (Auswahl). Die verschiedenen Kristalle sind an sich ohne Krankheitswert, können aber auf eine (beginnende) Nierenerkrankung oder Stoffwechselstörung hinweisen. Zylinder sind rollenförmige Zusammenballungen von Erythrozyten, Leukozyten, Eiweißen (hyaline Zylinder) oder Epithelzellen (Epithelzylinder) aus der Niere und gewissermaßen „Ausgussmodelle" von Tubuli. Von einer geringen Zahl hyaliner Zylinder abgesehen, ist ihr Auftreten pathologisch und weist auf die Niere als Erkrankungsort hin. Bakterien sind meist Zeichen einer Infektion.

- **Glukose.** Glukose wird bei einem Blutzucker über 180 mg/dl mit dem Urin ausgeschieden
- **Erythrozyten.** Rote Blutkörperchen im Urin (**Hämaturie,** *Erythrozyturie*) weisen auf eine Erkrankung oder Verletzung von Niere oder Harnwegen (z. B. Nierensteine, Tumoren) oder auf eine erhöhte Blutungsneigung hin
- **Leukozyten.** Der Urin des Gesunden enthält nur einige aus den ableitenden Harnwegen abgeschilferte Zellen sowie sehr wenige weiße Blutkörperchen. Größere Mengen weißer Blutzellen im Urin **(Leukozyturie)** zeigen in der Regel eine Infektion von Nieren oder ableitenden Harnwegen an
- **Ketonkörper.** Ketonkörper sind Endprodukte eines Stoffwechselwegs beim Fettabbau. Sie treten z. B. beim Fasten oder Diabetes mit ungünstiger Stoffwechselführung im Urin auf.

PFLEGE

Die Pflegenden leiten den Patienten bzw. die Patientin, bei Kindern die Eltern zur **Uringewinnung** an:

- Urinproben älterer Kinder oder Erwachsener werden als **Mittelstrahlurin** gewonnen, damit keine Zellen oder Keime aus dem äußeren Harnröhrenbereich in die Probe gelangen und das Ergebnis verfälschen. Die erste Urinportion wird in die Toilette entleert, dann eine Urinprobe in einem Gefäß aufgefangen und der restliche Urin wiederum verworfen
- Bei Säuglingen und Kleinkindern wird entweder mit viel Geduld die Spontanmiktion abgewartet oder ein spezieller Klebebeutel zum Auffangen des Urins verwendet.

Urinsediment

Wird Urin zentrifugiert, reichern sich die festen Bestandteile im **Urinsediment** *(Harnsediment)* an. Bei der mikroskopischen Untersuchung des Urinsediments können z. B. Kristalle, Zylinder oder Bakterien gesehen werden (→ Abb. 18.15).

SPICKZETTEL

Urin *(Sekundär-, Endharn, Harn):* In den Nieren gebildetes und über die ableitenden Harnwege nach außen abgegebenes Ausscheidungsprodukt des Harnsystems. Gelbe, klare Flüssigkeit, wichtigste Bestandteile Wasser (95 %), Harnstoff, Harnsäure, Kreatinin, Elektrolyte. Menge beim älteren Säugling/Kleinkind ca. 500 ml, beim Schulkind ca. 1 l, beim Erwachsenen ca. 1, 5 l täglich je nach Trinkmenge und Umgebungsbedingungen.

18.5 Ableitende Harnwege

18.5.1 Nierenbecken

Die ableitenden Harnwege beginnen mit den 8–10 **Nierenkelchen** (→ Abb. 18.3), die bereits zum **Nierenbecken** zählen. Das Nierenbecken kann anschaulich beschrieben werden als Bindegewebssäckchen, das wie der gesamte Harntrakt von **Urothel** (*Übergangsepithel* → 5.2.1, → Abb. 18.17) ausgekleidet ist. Glatte Muskelfasern in der Wand des Nierenbeckens fördern den Abtransport des Urins in die Harnleiter.

18.5.2 Harnleiter

Das Nierenbecken verengt sich nach unten zum **Harnleiter** *(Ureter)*. Die Harnleiter sind 4–7 mm dicke und 30 cm lange Schläuche, die retroperitoneal (→ 17.1.5) ins kleine Becken ziehen (→ Abb. 18.1) und dort in die Harnblase einmünden (→ Abb. 18.16). Die Einmündungsstelle ist dabei so in die Blasenwand eingewebt, dass sie als Ventil wirkt: Der Urin kann zwar von den Harnleitern in die Blase fließen, nicht jedoch umgekehrt.

PÄDIATRIE

Bei Säuglingen und Kleinkindern kann der Ventilmechanismus in der Blasenwand beeinträchtigt sein, sodass beim Wasserlassen Blasenurin in Harnleiter und Nierenbecken zurückfließt. Durch diesen **vesikoureteralen Reflux** können Bakterien in die Niere gelangen und wiederholte Harnwegsinfekte verursachen, die sich oft nur durch „unerklärliches“ Fieber zeigen.

Die Wand des Harnleiters besteht aus Urothel, einer dünnen Bindegewebsschicht, 2–3 Schichten glatter Muskulatur und Bindegewebe zum Einbau in die Umgebung. Die Peristaltik (→ 17.1.1) transportiert den Urin aktiv in Richtung Blase.

Physiologische Harnleiterengen

An den drei **physiologischen Harnleiterengen** ist der Harnleiter enger als im übrigen Verlauf, und zwar:

- Am Abgang aus dem Nierenbecken
- An der Kreuzung mit A. und V. iliaca communis (→ Abb. 18.1)
- Während des letzten Stückes durch die Harnblasenwand.

MEDIZIN

Nierensteine bleiben bevorzugt an den physiologischen Harnleiterengen „hängen“ und führen zu **Nierenkoliken.**

18.5.3 Harnblase und Harnröhre

Harnblase

Die **Harnblase** (*Vesica urinaria* → Abb. 18.16) ist ein aus *glatter Muskulatur* gebildetes Hohlorgan. Sie liegt vorne im kleinen Becken direkt hinter der Symphyse und den Schambeinen. Die volle Harnblase ragt nach oben über die Symphyse hinaus.

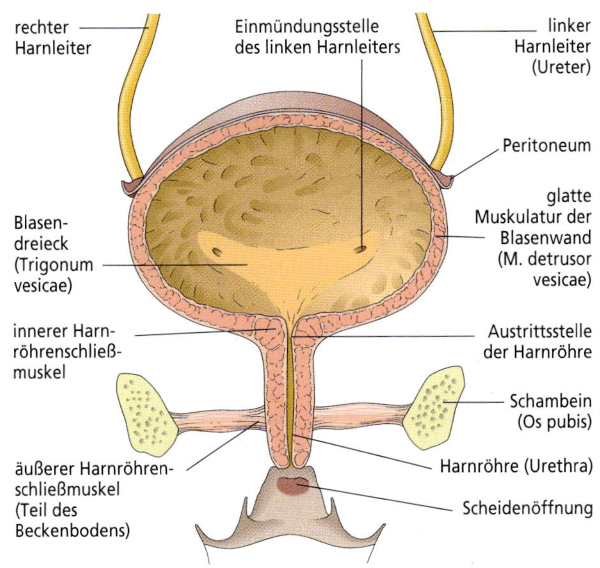

Abb. 18.16 Harnblase der Frau im Frontalschnitt (von vorn).

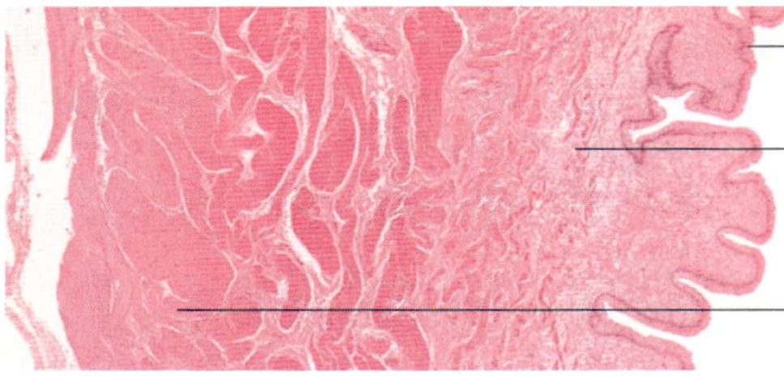

Abb. 18.17 Die Harnblasenwand im lichtmikroskopischen Bild. [O568]

Das Dach der Harnblase wird von Peritoneum (Bauchfell) bedeckt, der hintere Teil der Blase grenzt bei der Frau an die Scheide und die Gebärmutter, beim Mann an das Rektum.

Die Blasenschleimhaut ist deutlich gefaltet; nur in einem kleinen dreieckigen Feld am Blasenboden ist sie glatt. Dieses **Blasendreieck** *(Trigonum vesicae)* wird hinten durch die beiden Mündungsstellen der Harnleiter und vorne durch die Austrittsstelle der **Harnröhre** *(Urethra)* markiert.

Auch die Harnblase wird von Urothel ausgekleidet (→ 5.2.1). Darunter liegen das Schleimhautbindegewebe und drei Schichten glatter Blasenwandmuskulatur (→ Abb. 18.17). Die Schichten (außen und innen eine Längs-, in der Mitte eine Ringmuskelschicht) sind stark durchflochten und wenig voneinander abgrenzbar, weshalb sie als **M. detrusor vesicae** oder *Detrusormuskel* zusammengefasst werden.

PFLEGE

Ein **Blasenkatheter** bedeutet ein hohes Infektionsrisiko für Harnwege und Nieren, da pathogene Keime von der Harnröhrenmündung über den Katheter in die Blase „wandern" können. Frauen sind wegen ihrer kurzen Harnröhre besonders gefährdet. Zur pflegerischen Prophylaxe gehören absolut steriles Arbeiten beim Legen des Katheters und eine sorgfältige Katheterpflege. Außerdem achten die Pflegenden darauf, dass der Patient bzw. die Patientin ausreichend trinkt und so die Harnblase „spült".

Harnröhre

Die **Harnröhre** *(Urethra)* verbindet die Harnblase mit der Körperoberfläche. Der Abgang der Harnröhre aus der Harnblase heißt **innere Harnröhrenöffnung** *(Ostium urethrae internum)*, ihre Mündung an der Körperoberfläche entsprechend **äußere Harnröhrenöffnung** *(Ostium urethrae externum)*.

- Die Harnröhre der Frau ist nur etwa 4 cm lang und verläuft fast gerade. Sie mündet in den Scheidenvorhof (→ Abb. 19.8, → Abb. 19.13)
- Die Harnröhre des Mannes ist mit etwa 20 cm deutlich länger mit mehreren Biegungen, Engstellen und Erweiterungen. Außerhalb der Harnblase verläuft sie mit ihrem *Vorsteherdrüsenteil* zunächst durch die Vorsteherdrüse (Prostata, → 19.1.6) und dann durch den Beckenboden *(membranöser Teil)*. Der mit rund 15 cm längste Abschnitt ist der *Schwellkörperteil* im Harnröhrenschwellkörper des Penis. Die Harnröhre des Mannes mündet auf der Eichel des Penis. Im Vorsteherdrüsenteil münden die Samenwege in die Harnröhre, weshalb man ab dort auch von *Harnsamenröhre* spricht (→ Abb. 19.6).

Verschlussmechanismen von Harnblase und -röhre

Am Beginn der Harnröhre verdicken sich die glatten Muskelfasern der Harnblase zum **inneren Harnröhrenschließmuskel** *(M. sphincter urethrae internus)*. Zusätzlich wird die Harnröhre im Beckenbodenbereich durch quergestreifte Muskelfasern um- und verschlossen, die in ihrer Gesamtheit den willkürlich kontrollierbaren **äußeren Harnröhrenschließmuskel** *(M. sphincter urethrae externus)* bilden. Insbesondere bei der Frau verflechten sich beide Systeme.

Altersveränderungen der Blase

Bei älteren Menschen nimmt das Fassungsvermögen der Blase ab. Der M. detrusor vesicae wird durch zunehmendes Bindegewebe weniger kontraktil und gleichzeitig nicht selten „instabil" mit Kontraktionen in der Blasenfüllungsphase. Typischerweise müssen ältere Menschen häufiger die Toilette aufsuchen und ist die Drangzeit verkürzt.

18.5.4 Harnblasenentleerung

Das maximale Fassungsvermögen der Harnblase beträgt beim Erwachsenen etwa 800 ml. Der Drang zur *Blasenentleerung* **(Miktion)** tritt aber bereits bei einer Blasenfüllung von 350 ml auf.

Die Blasenentleerung wird willkürlich ausgelöst und läuft dann reflektorisch ab:

- Zuerst spannt sich die glatte Muskulatur der Blasenwand an (M. detrusor vesicae)
- Dadurch erweitert sich die Harnröhre im Bereich des inneren Harnröhrenschließmuskels
- Die Erschlaffung des äußeren Harnröhrenschließmuskels schließt sich an.
- Der Urin kann nun durch die Harnröhre abfließen, wobei die Entleerung der Blase durch Anspannen der Bauch- und Beckenbodenmuskulatur unterstützt wird.

Reflexbogen der Blasenentleerung

Die Harnblase wird parasympathisch aus dem Sakralmark und sympathisch aus dem unteren Thorakal- und oberen Lumbalmark versorgt. Die Rolle des Sympathikus ist eher gering.

Der Füllungsgrad der Harnblase wird durch Dehnungssensoren in der Blasenwand registriert. Typischerweise steigt der Blaseninnendruck bis etwa 200 ml Blasenfüllung (beim Erwachsenen) kaum. Ab einer Blasenfüllung von ca. 350 ml aber nimmt die Zahl der von den Dehnungssensoren zum Sakralmark und zum **Miktionszentrum** in der Brücke gehenden Impulse stark zu.

Im Großhirn entsteht das Gefühl des *Harndranges* und über das Miktionszentrum in der Brücke werden die parasympathischen Nervenzellen im Sakralmark aktiviert. Parasympathische Fasern vermitteln dann über den *N. pelvicus* eine Anspannung des M. detrusor vesicae, gleichzeitig werden die für den äußeren Harnröhrenschließmuskel zuständigen Nervenzellen im Sakralmark gehemmt, sodass der äußere Harnröhrenschließmuskel, innerviert vom *N. pudendus*, erschlafft.

Beim Erwachsenen wird die Blasenentleerung außerdem von höheren Hirnzentren kontrolliert, die Blasenentleerung kann willentlich beeinflusst werden.

Diese **Blasenkontrolle** wird erst etwa im dritten Lebensjahr erworben. Vorher läuft die Miktion unwillkürlich über einen Reflexbogen im Sakralmark ab.

Harninkontinenz

Menschen mit **Harninkontinenz** *(Blaseninkontinenz)* können die Blase nur eingeschränkt oder gar nicht kontrolliert entleeren.

Vorübergehende Harninkontinenz ist bei Frauen nach einer Geburt recht häufig. Besonders tritt Harninkontinenz aber bei älteren Menschen auf.

Ursachenabhängig werden v. a. unterschieden:

- **Funktionelle Inkontinenz** (z. B. wenn ein mobilitätseingeschränkter Mensch die Toilette nicht schnell genug erreicht)
- **Stressinkontinenz** (Urinabgang z. B. bei schwerem Heben, Husten durch Beckenbodenschwäche)
- **Dranginkontinenz** (mit plötzlichem, nicht unterdrückbaren Harndrang z. B. bei Harnwegsinfektion, Prostatavergrößerung)
- **Inkontinenz bei chronischer Harnretention** (bei Abflussstörung, etwa infolge Prostatavergrößerung).

Harninkontinenz ist sehr belastend. Wichtig ist, dass Betroffene ihre Probleme nicht verschweigen, sondern ärztlichen Rat suchen, denn oft erzielt individuelle Therapie eine deutliche Besserung.

PFLEGE

Bei manchen Inkontinenzformen hilft ein **Toilettentraining** *(Kontinenz-, Blasentraining)*. Ziel ist es, die Blase durch regelmäßigen Gang zur Toilette so zu trainieren, dass sie sich zu festen Zeiten entleert.

In einem Miktionsprotokoll werden die Zeitpunkte willkürlicher und unwillkürlicher Blasenentleerungen sowie Trinkmengen vermerkt. Die Zeiten für die Toilettengänge entsprechen anfangs den Entleerungszeiten auf dem Miktionsprotokoll, das während des Toilettentrainings fortgeführt wird. Kann der Patient bzw. die Patientin zur festgelegten Zeit kein Wasser lassen, versucht er bzw. sie es eine halbe Stunde später noch einmal. Gelingt das Wasserlassen zu den festgelegten Zeiten und fließt über einen Zeitraum von zehn Tagen kein Urin mehr unwillkürlich ab, werden die Zeitabstände zwischen den Toilettengängen alle vier Tage um etwa eine Viertelstunde verlängert.

SPICKZETTEL

Ableitende Harnwege: Strukturen, die der „fertige" Urin bis zu seiner Ausscheidung passiert. Aufgaben Transport, Speicherung, Ausscheidung des Urins. Ausgekleidet von einem dehnbaren Epithel mit „Oberflächenschutz", dem **Urothel** *(Übergangsepithel)*.

- **Nierenkelche** *(Calices renales)*, **Nierenbecken** *(Pelvis renalis)*. Urinsammelnde Hohlräume im Bereich von Nierenmark/-hilum
- **Harnleiter** *(Ureter)*. Aus dem Nierenbecken abgehender Schleimhaut-Muskel-Schlauch, der den Urin zur Blase transportiert
- **Harnblase** *(Vesica urinaria)*. Urinreservoir im mittleren Unterbauch hinter der Symphyse. Beim Erwachsenen Harndrang ab ca. 350 ml, maximales Fassungsvermögen ca. 800 ml
- **Harnröhre** *(Urethra)*. Bei der Frau ca. 4 cm kurze und gerade, beim Mann ca. 20 cm lange und gekrümmte Verbindung zwischen Harnblase und Umwelt
- Zur Sicherung der Kontinenz am Abgang aus der Blase **innerer Harnröhrenschließmuskel** (*M. sphincter urethrae internus*, glatte Muskulatur), im Beckenbodenbereich **äußerer Harnröhrenschließmuskel** (*M. sphincter urethrae externus*, quergestreifte Muskulatur).

Blasenentleerung *(Miktion):* Ausscheidung von **Urin** über die Harnröhre. Reflektorischer Vorgang, kontrolliert durch höhere ZNS-Zentren.

- Stimulation von Dehnungssensoren bei Harnblasenfüllung
- → Impulse zum Sakralmark und zum *Miktionszentrum* im ZNS, Bewusstwerden von Harndrang
- → über parasympathische Fasern Anspannung des M. detrusor vesicae (glatte Blasenmuskulatur), Erschlaffung des (willkürlichen) äußeren Harnröhrenschließmuskels
- → Urinausscheidung.

Hinauszögern durch Kontraktion des willkürlichen äußeren Harnröhrenschließmuskels.

18.6 Wasserhaushalt

18.6.1 Wasseranteil des Körpers in den verschiedenen Lebensphasen

Der Mensch besteht zu einem wesentlichen Anteil aus Wasser (→Abb. 18.18, Verteilung des Körperwassers →3.4): So entfallen beim Neugeborenen etwa 75 % des Körpergewichts auf das Wasser. Im Kindesalter sinkt der Wasseranteil, bleibt aber bis zur Pubertät bei Mädchen und Jungen gleich. Bei Erwachsenen beträgt der Wasseranteil etwa 60 % des Körpergewichts. Fettgewebe ist wasserarm, daher haben Frauen einen um 5–10 % geringeren Wasseranteil als Männer. Bei sehr starker Adipositas kann der Wasseranteil unter 40 % sinken.

Im Alter sinkt der Wasseranteil auf ca. 50 % des Körpergewichts. Gleichzeitig nehmen Konzentrations- und Verdünnungsleistung der Nieren sowie Durstwahrnehmung ab, der Wasserhaushalt wird insgesamt labiler.

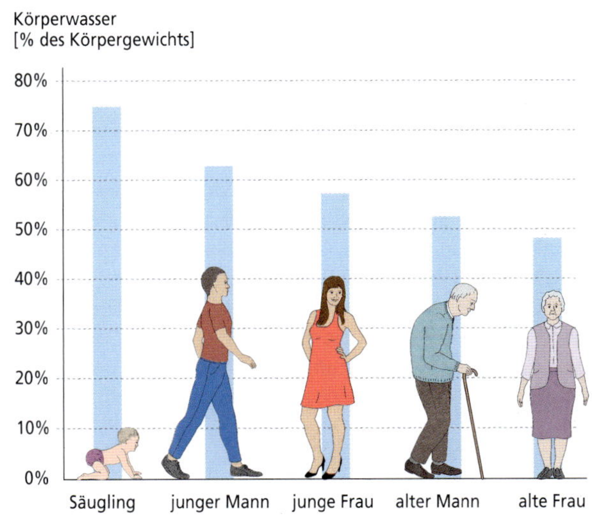

Abb. 18.18 Alters- und geschlechtsabhängiger Wasseranteil des menschlichen Körpers.

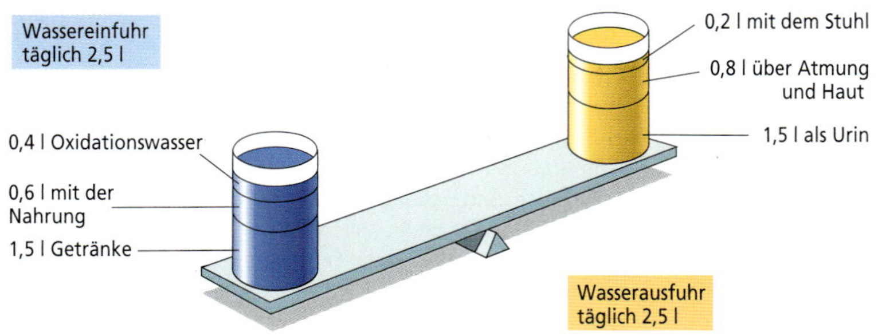
Wassereinfuhr täglich 2,5 l
0,4 l Oxidationswasser
0,6 l mit der Nahrung
1,5 l Getränke
0,2 l mit dem Stuhl
0,8 l über Atmung und Haut
1,5 l als Urin
Wasserausfuhr täglich 2,5 l

Abb. 18.19 Tägliche Wassereinfuhr und -ausfuhr (beim Erwachsenen). Einfuhr und Ausfuhr betragen jeweils ca. 2.500 ml und müssen im Gleichgewicht zueinander stehen.

18.6.2 Regulation der Wasserbilanz

Der Organismus ist auf eine ausgeglichene **Wasserbilanz** angewiesen. Nur so kann er seine Funktionen aufrechterhalten. Er sorgt deshalb durch eine beständige Regulation seines **Wasserhaushalts** dafür, dass er weder austrocknet noch überwässert wird.

Reguliert wird der Wasserhaushalt vor allem durch drei Hormone:
- Das vom Hypothalamus sezernierte *ADH* (antidiuretisches Hormon, Adiuretin, → 11.2.1)
- Das in der Nebennierenrinde gebildete *Aldosteron* (→ 11.6.2, → 18.3.1)
- Die im Herzen produzierten *natriuretischen Peptide* (→ Tab. 11.2, → 14.6.2).

Alle drei Hormone wirken (auch) an der Niere:
- ADH erhöht die Wasserdurchlässigkeit v. a. in den Sammelrohren und führt dadurch zu Wasserrückgewinnung
- Gleichsinnig zum ADH wirkt Aldosteron, welches die Resorption von Salz und Flüssigkeit im distalen Tubulus steigert
- Die natriuretischen Peptide hingegen fördern Natriumausscheidung und Harnbildung und sind so wichtige Gegenspieler zu ADH und Aldosteron.

Wasserein- und -ausfuhr

Wasser wird dem Körper direkt (Getränke, im Krankenhaus Infusionen) und indirekt über wasserhaltige feste Nahrungsmittel zugeführt. Im Schnitt nimmt ein nicht körperlich arbeitender Erwachsener 1,5 l täglich durch Getränke und 600 ml durch feste Nahrung zu sich (Wasserbedarf → Tab. 18.2).

Zu diesen 2,1 l treten noch 400 ml **Oxidationswasser,** die bei der Nahrungsverstoffwechselung frei werden: Aus dem chemischen Abbau von je einem Gramm Kohlenhydraten entstehen 0,6 ml, von Fett 1 ml und von Eiweiß 0,4 ml Wasser.

Demgegenüber steht die Wasserausscheidung: Der Gesunde scheidet täglich mit dem Urin etwa 1,5 l, über den Stuhl 200 ml, über die Haut (*Verdunstung* und *Schwitzen*) 300 ml und über die befeuchtete (Aus-)Atemluft 500 ml Wasser aus (→ Abb. 18.19).

Flüssigkeitsbilanzierung

Bei der **Flüssigkeitsbilanzierung** werden die täglichen Trink- und/oder Infusionsmengen und Wasseranteile von Nahrungsmitteln (Suppen, Breikost) auf der Einfuhrseite der täglichen Urinmenge sowie Schätzwerten für den Wasserverlust über die Atemluft, die Haut und ggf. Erbrechen, Durchfälle oder Blutungen gegenübergestellt. Die Differenz zwischen beiden Größen ergibt dann jeweils eine *ausgeglichene* (Einfuhr entspricht Ausscheidung), *positive* (zu viel Einfuhr) oder *negative* (zu viel Ausscheidung) *Flüssigkeitsbilanz.* Eine erhebliche positive oder negative Flüssigkeitsbilanz muss durch entsprechende Behandlungsmaßnahmen korrigiert werden.

Hyperhydratation

Eine **Hyperhydratation** (*Überwässerung,* oft auch *Volumenüberlastung* genannt) des Körpers entwickelt sich z. B. bei Herzinsuffizienz (Herzschwäche → 14.6.4). Blut staut sich vor dem überlasteten Herzen zurück, wegen des ansteigenden Blutdrucks vor dem Herzen wird Wasser in das umliegende Gewebe „abgepresst" und es entstehen Wasseransammlungen (Ödeme). Auch Nierenversagen führt zur Überwässerung.

Dehydratation

Eine **Dehydratation** (*Unterwässerung,* oft auch *Volumendefizit*), entsteht durch ein vermindertes Flüssigkeitsangebot (etwa zu wenig Trinken oder Infusionslösungen) und/oder erhöhte Verluste (etwa durch Schwitzen oder Durchfälle).

Starkes Durstgefühl entsteht bei einem Wasserdefizit von etwa 2 l beim Erwachsenen.

Besonders gefährdet für eine Dehydratation sind Kinder und ältere Menschen:
- Bei Kindern ist der Wasserumsatz (bezogen auf die gesamte extrazelluläre Flüssigkeit) deutlich höher als beim Erwachsenen, gleichzeitig sind die Regulationsmechanismen insbesondere bei Säuglingen noch nicht so leistungsfähig. Häufigste Ursache einer Dehydratation im Kindesalter sind Magen-Darm-Infektionen: Erbrechen und Durchfälle führen zu einem erhöhten Flüssigkeitsverlust, gleichzeitig ist durch den beeinträchtigten Allgemeinzustand die Trinkmenge nicht selten sogar niedriger als normal

Tab. 18.2: Altersabhängiger Flüssigkeitsbedarf pro Tag.

Altersgruppe	Wasserbedarf (ml/kg KG × Tag)
Säuglinge 1.–3. Monat	150–170
Säuglinge 4.–6. Monat	140–160
Säuglinge 7.–9. Monat	110–140
Säuglinge 10.–12. Monat	100
Kleinkinder bis 10 kg	100
Kindergartenkinder bis 20 kg	80
Schulkinder bis 40 kg	60
Erwachsene	20–30

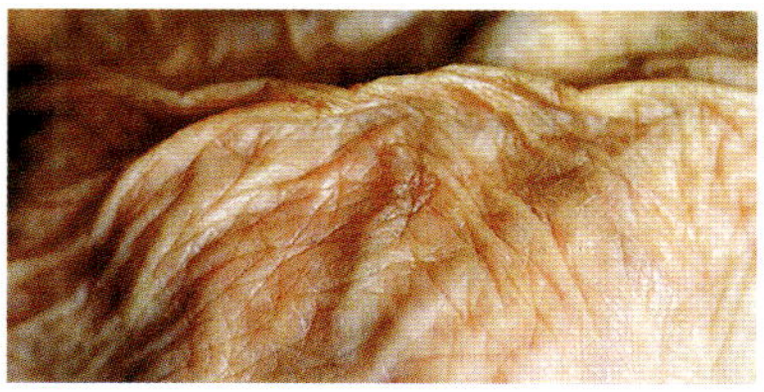

Abb. 18.20 „Stehende" Hautfalten. Verstreicht eine abgehobene Hautfalte nicht sofort, ist dies Warnzeichen einer Dehydratation. [K157]

- Der ältere Mensch empfindet Durst meist nicht mehr so stark wie der jüngere, sodass viele ältere Menschen immer „ein bisschen zu wenig" trinken und so langsam, aber sicher dehydrieren. Daher müssen ältere Menschen bewusst zum Trinken angehalten werden.

PFLEGE

Warnzeichen eines Volumendefizits sind trockene Schleimhäute (rissige Zunge), stehende Hautfalten (→ Abb. 18.20), Schwäche, Kreislaufbeschwerden (Kollapsneigung) und wenig, aber konzentrierter Urin.
Bei Säuglingen sollte immer nach dem Zeitpunkt der letzten Gewichtsmessung gefragt werden – der Flüssigkeitsmangel lässt sich anhand der Gewichtsabnahme abschätzen.

Für die Behandlung ist bedeutsam, in welchem Maße der Wasserverlust von einem Elektrolytverlust begleitet ist (→ 18.7).

Tab. 18.3: Physiologische Konzentrationen und Aufgaben der wichtigsten Elektrolyte (→ 2.1) im Serum.

Elektrolyt (Serumnormalwerte)	Bedeutung für den Organismus
Natrium (Na^+) (135–145 mmol/l)	• Häufigstes Kation im Extrazellulärraum • Entscheidend für osmotischen Druck und Volumen des Extrazellulärraums • Wichtige Rolle bei der Entstehung des Aktionspotenzials im Nervensystem und am Herzen
Kalium (K^+) (3,6–4,8 mmol/l)	• Häufigstes Kation im Intrazellulärraum • Wichtige Rolle bei Ruhepotenzial und Erregungsübertragung im Nervensystem und am Herzen
Kalzium (Ca^{2+}) (2,3–2,6 mmol/l)	• Am Aufbau von Knochen und Zähnen beteiligt • Entscheidende Rolle bei der neuromuskulären Erregungsübertragung und bei der Muskelkontraktion
Magnesium (Mg^{2+}) (0,7–1,1 mmol/l)	• Mitbeteiligung bei der Erregungsüberleitung an den Muskeln
Chlorid (Cl^-) (97–108 mmol/l)	• Häufigstes Anion im Extrazellulärraum • Entscheidendes Anion für osmotischen Druck und Volumen des Extrazellulärraums
Phosphat (PO_4^{3-}) (0,84–1,45 mmol/l)	• Baustein von ATP, Zellmembran und Knochen • Hilft als Puffersystem des Blutes, den pH-Wert im Blut konstant zu halten

Koppelung von Wasser- und Osmoregulation

Da Wasser das Lösungsmittel der Elektrolyte darstellt, zieht jede Änderung des Wasservolumens eine Konzentrationsänderung der darin gelösten Elektrolyte nach sich. Entsprechend sind **Wasser- und Osmoregulation** (und dabei vor allem die Regulation des NaCl-Haushalts) eng aneinander gekoppelt.

- Zur Überwachung des Wasserhaushalts dienen *Dehnungssensoren* in der Wand der großen intrathorakalen Venen und der Herzvorhöfe sowie *Drucksensoren* in Aortenbogen und Karotissinus. Ihre Stimulation durch ein Mehr an Flüssigkeit in den Gefäßen hemmt die ADH-Ausschüttung (→ 11.2.1). Auch der Aldosteronspiegel sinkt. Das natriuretische Peptiol ANP steigt und wirkt direkt auf die Niere. Folge ist eine vermehrte Wasserausscheidung. Bei verminderter Stimulation durch Flüssigkeitsmangel laufen die umgekehrten Vorgänge ab
- Fühler für die Plasmaosmolarität sind sehr genau arbeitende *Osmosensoren* im Hypothalamus, aber auch in der Leber. Osmolaritätszunahme steigert die Ausschüttung von ADH. Dadurch resorbieren die Nieren mehr Wasser aus dem Tubulussystem, die Salzkonzentration im Urin nimmt zu. Außerdem verspürt der bzw. die Betroffene Durst. Osmolaritätsabnahme hat entgegengesetzte Wirkungen.

SPICKZETTEL

Wasseranteil des Körpers: Abnehmend von ca. 75 % des Körpergewichts bei Neugeborenen über 60 % bei Erwachsenen mittleren Alters auf etwa 50 % beim alten Menschen. Bei Frauen wegen des Mehr an Fettgewebes ca. 5–10 % niedriger als bei Männern.
Flüssigkeitsbedarf pro Tag: Säuglinge im ersten Lebenshalbjahr ca. 150 ml/kg KG, Kleinkinder ca. 100 ml/kg KG, Schulkinder ca. 60 ml/kg KG, Erwachsene 20–30 ml/kg KG.
Flüssigkeitsbilanz: Wassereinfuhr minus Wasserausfuhr. Im Normalfall ausgewogen.

18.7 Elektrolythaushalt

Klinisch bedeutsam für den **Elektrolythaushalt** sind besonders die Blutkonzentrationen der Mengenelemente *Natrium, Kalium, Kalzium, Magnesium, Chlorid* und *Phosphat* (→ Tab. 18.3, → 1.2.1). Das siebte Mengenelement, der *Schwefel,* hat medizinisch keine Bedeutung.

Wenn im Folgenden von einem Mangel oder Überschuss an Elektrolyten die Rede ist, so bezieht sich dies stets auf den Elektrolytspiegel im *Blut.* Bezogen auf den *Ganzkörperbestand* kann die Bilanz ganz anders aussehen!

18.7.1 Störungen des Natrium- und Wasserhaushalts

Störungen im Natriumhaushalt sind häufig mit Störungen des Wasserhaushalts vergesellschaftet, und eine fachgerechte Behandlung von Störungen des Natriumhaushalts ist nur bei gleichzeitiger Betrachtung des Wasserhaushalts möglich.

Hyponatriämie

Hohe Natriumverluste, etwa durch starkes Erbrechen, Durchfälle, bestimmte Nierenerkrankungen (Salzverlustniere), aber auch zu hoch dosierte Gabe von Diuretika (harntreibende Medikamente → 18.2.3) führen zu einem *Natriummangel im Blut* **(Hyponatriämie)** mit gleichzeitig vermindertem Wasserbestand des Organismus, wobei dem Körper relativ mehr Natrium als Wasser fehlt. Es liegt ein echter Natriummangel vor. Man spricht auch von **hypotoner Dehydratation** („hypoton" deshalb, weil mit dem Natriumspiegel auch der osmotische Druck sinkt → 3.5.5).

Hingegen kommt es beispielsweise bei Herzinsuffizienz mit Ödemen oder hochgradiger Niereninsuffizienz zu einem Natriummangel im Blut bei gleichzeitigem Wasserüberschuss **(hypotone Hyperhydratation).** Hier ist der Natriummangel nur relativ – es wird relativ mehr Wasser als Natrium im Körper zurückgehalten.

Hypernatriämie

Ein *Natriumüberschuss im Blut* wird als **Hypernatriämie** bezeichnet. Er ist seltener als Natriummangel.

Auch hier sind, je nachdem, ob und wie der Wasserhaushalt beeinträchtigt ist, verschiedene Formen zu unterscheiden: Beispielsweise scheidet der Körper beim **Diabetes insipidus,** bei dem entweder zu wenig ADH produziert wird oder die Nieren nicht darauf ansprechen, große Mengen eines stark verdünnten Urins aus. Der Körper verliert viel Wasser, aber wenig Natrium, die Natriumkonzentration im Blut steigt an, es liegt also eine **hypertone Dehydratation** vor. Auch bei Fieber oder Schwitzen geht vor allem Wasser verloren.

Ein Natriumüberschuss mit gleichzeitigem Wasserüberschuss **(hypertone Hyperhydratation)** ist eher selten und meist Folge übermäßiger Natriumzufuhr, etwa durch nicht genau berechnete Infusionen oder das Trinken von Meerwasser.

18.7.2 Störungen des Kaliumhaushalts

Sowohl Kaliumüberschuss als auch Kaliummangel führen zu Störungen der neuromuskulären Erregungsleitung, wodurch es zu gefährlichen Herzrhythmusstörungen kommen kann.

Bei lang dauernder Einnahme von Diuretika oder bestimmten Abführmitteln *(Laxanzien)* wird vermehrt Kalium ausgeschieden. Die Folge ist ein *Kaliummangel im Blut* **(Hypokaliämie)** mit Muskelschwäche, (Verstärkung der) Obstipation und Herzrhythmusstörungen (→ Abb. 18.21). Ferner sind Hypokaliämien Folgen von wiederholtem Erbrechen oder Durchfällen sowie verschiedener Hormonstörungen.

Ein *Kaliumüberschuss im Blut* **(Hyperkaliämie)** ist meist durch eine hochgradige und daher überwiegend bekannte Nierenfunktionsstörung bedingt. Betroffene leiden unter Kribbelgefühlen der Haut, Lähmungen sowie schweren Herzrhythmusstörungen bis zum Herzstillstand.

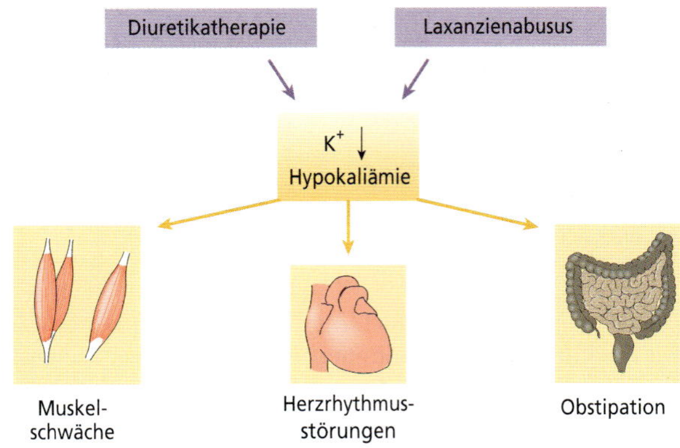

Abb. 18.21 Ursachen und Folgen einer Hypokaliämie.

18.7.3 Störungen des Kalzium- und Phosphathaushalts

Kalzium- und Phosphatausscheidung

Die Rückresorption von Kalzium und Phosphat in den proximalen Tubuli der Niere wird hormonell reguliert. Das in den Epithelkörperchen der Nebenschilddrüse gebildete *Parathormon* (→ 11.5) hemmt die Rückresorption von Phosphat in der Niere und fördert dadurch dessen Ausscheidung – der Serumphosphatspiegel sinkt. Gleichzeitig intensiviert Parathormon die Kalziumrückresorption, wodurch der Serumkalziumspiegel ansteigt. In geringem Maße reguliert auch das in den C-Zellen der Schilddrüse gebildete *Kalzitonin* (→ 11.5) die Kalziumrückresorption in der Niere.

Störungen des Kalziumhaushalts

Ein *Kalziummangel im Blut* **(Hypokalzämie)** kann durch hormonelle Störungen (etwa Vitamin-D-Hormon-, Parathormonmangel, hormonaktive Tumoren) oder Diuretika bedingt sein. Eine weitere Ursache besteht in psychisch bedingtem übermäßigem Atmen *(Hyperventilation):* Hierbei kommt es infolge übermäßigen Atmens zu einer Abnahme des *ionisierten* Kalziums im Blut, es liegt also kein eigentlicher Kalziummangel vor. Folge ist eine erhöhte Erregbarkeit von Nerven und Muskeln mit typischen Muskelkrämpfen **(Hyperventilationstetanie).**

Ein *Kalziumüberschuss* im Blut **(Hyperkalzämie)** wird bei einer Überfunktion der Nebenschilddrüsen *(Hyperparathyroidismus)* und bei manchen Krebserkrankungen gefunden.

Störungen des Phosphathaushalts

Ein *Phosphatmangel im Blut* **(Hypophosphatämie)** kommt bei einigen Nierenerkrankungen vor *(Phosphatdiabetes),* noch häufiger jedoch bei fehlernährten Alkoholkranken.

Ein *Phosphatüberschuss im Blut* **(Hyperphosphatämie)** tritt begleitend bei einer Niereninsuffizienz sowie bei verschiedenen Hormonstörungen auf.

18.7.4 Störungen des Magnesiumhaushalts

Sinkt die Magnesiumkonzentration im Blut, so steigert sich die neuromuskuläre Erregbarkeit bis hin zu Krämpfen und Herzrhythmusstörungen. Ein *Magnesiummangel im Blut* **(Hypomagnesiämie)** tritt beispielsweise bei Mangelernährung auf, außerdem recht häufig bei schwangeren Frauen aufgrund des Mehrbedarfs. Hypomagnesiämien sind häufig mit Hypokalzämien vergesellschaftet.

Ein **Magnesiumüberschuss** *(Hypermagnesiämie)* tritt bei fehlender Ausscheidungsleistung auf, also bei akuter und chronischer Niereninsuffizienz.

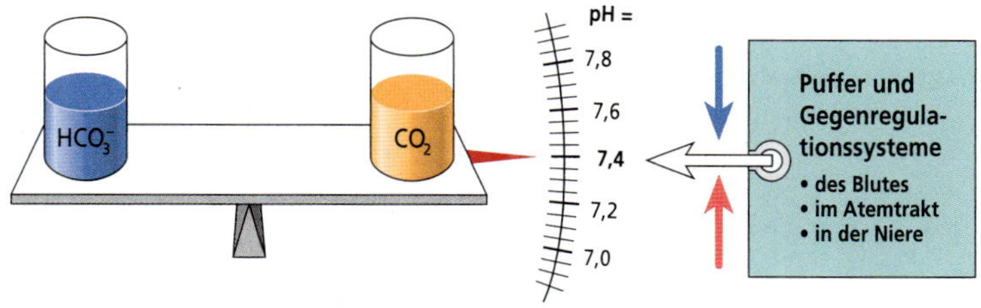

Abb. 18.22 Das pH-Gleichgewicht im Blut. Die Puffersysteme im Körper halten den pH-Wert in einem engen Rahmen um den Wert 7,4 konstant. Durch Überlastung der Puffersysteme kann es zu Azidosen und Alkalosen kommen. Sie haben entweder metabolische oder respiratorische Ursachen.

18.7.5 Störungen des Chloridhaushalts

Eine wichtige Ursache für einen **Chloridmangel** im Blut stellen Chloridverluste bei massivem Erbrechen von Magensäure dar. Bei schweren Verlusten muss deshalb Chlorid (zusammen mit anderen Elektrolyten) durch Infusionen wieder ersetzt werden.

18.8 Säure-Basen-Haushalt

18.8.1 Regulation des Blut-pH

Der Blut-pH liegt mit einem Wert von **7,40** beim Gesunden im leicht alkalischen Bereich. Alle Stoffwechselreaktionen sind pH-abhängig, d. h. sie laufen nur in einem bestimmten pH-Bereich optimal ab. Der Organismus muss daher den Blut-pH im Bereich von 7,36 bis 7,44 halten (→ Abb. 18.22), obwohl z. B. ständig saure Stoffwechselprodukte anfallen.

MEDIZIN

Ein pH < 7,36 bedeutet eine **Azidose,** ein pH > 7,44 eine **Alkalose** des Blutes. Für die Konstanthaltung des pH sorgen die Puffersysteme des Blutes, die Atmung und die Nieren.

Wirkungsvollstes Puffersystem im Blut ist das **Kohlensäure-Bikarbonat-System.** Es bewältigt 75 % der anfallenden „Pufferarbeit". Puffersäure ist hier Kohlensäure (H_2CO_3), Pufferbase Bikarbonat (HCO_3^-, Begriffsbestimmungen → 2.7.2). Die „sauren" Wasserstoff-Ionen (H^+, Protonen) werden von den Bikarbonat-Ionen abgefangen, d. h. die Wasserstoff-Ionen verbinden sich mit den Pufferionen zu Kohlensäure, diese zerfällt in „neutrales" Wasser und Kohlendioxid, welches über die Lunge abgeatmet werden kann ($H^+ + HCO_3^- \leftrightarrow H_2CO_3 \leftrightarrow CO_2 + H_2O$).

Im Blut bedeutsam sind außerdem **Proteinpuffer,** vor allem das Hämoglobin und Albumin. Hingegen spielt der **Phosphatpuffer** wegen seiner niedrigen Konzentration nur eine geringe Rolle.

Auch Lungen und Nieren können regulierend eingreifen:

- Je mehr saure Stoffwechselprodukte im Körper anfallen, beispielsweise bei der diabetischen Ketoazidose (→ 18.8.2), desto mehr Wasserstoff-Ionen müssen gebunden werden und desto mehr Kohlendioxid wird abgeatmet: Der Patient bzw. die Patientin atmet tief und schnell *(Kußmaul-Atmung)*
- Dieser kurzfristigen Gegenregulation durch die Atmung steht die langsamere und längerfristige durch die Nieren zur Seite: Die Nieren können z. B. saure Stoffwechselprodukte beseitigen, indem sie die Wasserstoff-Ionen (H^+) im Tausch gegen Natrium- oder Bikarbonat-Ionen ausscheiden oder vermehrt Ammonium-Ionen (NH_4^+) über die Tubuli abgeben.

18.8.2 Metabolische Azidose

Ein Überschuss an Wasserstoff-Ionen oder ein Basenverlust führt zur **metabolischen Azidose** – *metabolisch,* weil die Ursache im Stoffwechsel (Metabolismus) liegt (→ Abb. 18.23).

Die häufigste metabolische Azidose ist die *diabetische Ketoazidose:* Der Organismus kann aufgrund des Insulinmangels keine Glukose verwerten und gewinnt deshalb Energie durch verstärkte Verbrennung von Fettsäuren. Hierbei entstehen saure Ketonkörper, die zur Übersäuerung des Blutes führen.

Gegenregulation bei metabolischer Azidose

Mithilfe der aufgeführten Puffersysteme, der Nieren und der Lungen versucht der Körper, einer lebensbedrohlichen Übersäuerung mit Elektrolytentgleisung zu entgehen. Im Blut puffert insbesondere der Bikarbonatpuffer; die Nieren scheiden Protonen aus, bilden Ammoniak und Phosphate; die Lungen geben durch verstärkte Atmung vermehrt Kohlendioxid ab.

Bei einer *kompensierten* metabolischen Azidose gelingt die Kompensation; der pH-Wert steigt wieder in den Normbereich.

Gelingt die Kompensation nicht, so spricht man von *dekompensierter* metabolischer Azidose. Hier besteht Lebensgefahr, und das massiv gestörte innere Milieu muss unter intensivmedizinischen Bedingungen wieder ins Gleichgewicht gebracht werden.

18.8.3 Metabolische Alkalose

Bei (länger andauerndem) Erbrechen oder Magendrainage kann es durch den Verlust von Wasserstoff- und Chlorid-Ionen der Magensäure zu einer **metabolischen Alkalose** kommen (→ Abb. 18.24). Therapeutisch steht die Korrektur der in der Regel massiven Elektrolytstörung im Vordergrund.

18.8.4 Respiratorische Azidose

Eine **respiratorische Azidose** (→ Abb. 18.23) tritt auf, wenn die Abatmung von Kohlendioxid gestört ist und sich so Kohlendioxid bzw. Bikarbonat und Wasserstoff-Ionen im Körper ansammeln; so bei Lungenfunktionsstörungen oder bei medikamentös verursachtem vermindertem Atemantrieb (Atemdepression). In ausgeprägten Fällen sind Betroffene zyanotisch („blaue Lippen"), benommen und haben je nach Ursache Atemnot.

Durch den „Stau" des sauren Kohlendioxids kommt es zur Azidose; kompensatorisch reagieren die Nieren mit vermehrter Ausscheidung von Wasserstoff-Ionen. Therapeutisch wird die Atmung gestützt. Absinken des pHs unter 7,2 erfordert eine künstliche Beatmung.

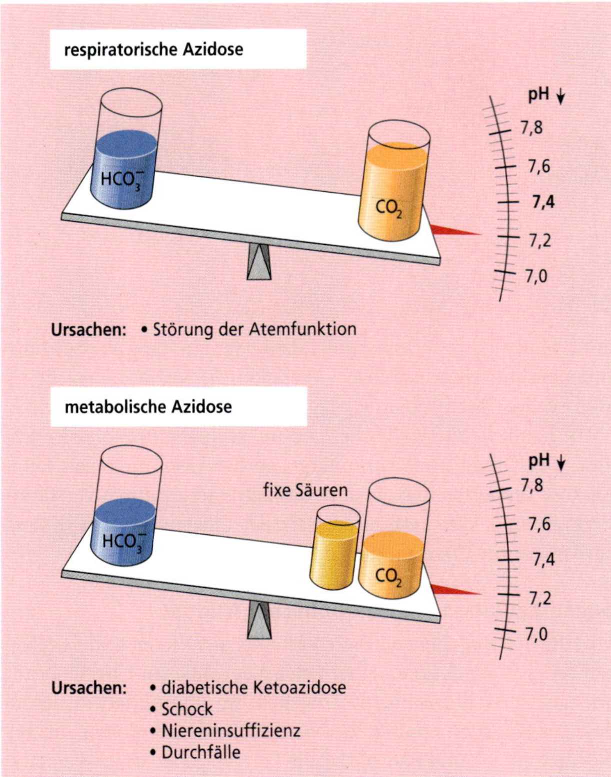

Abb. 18.23 Häufige Ursachen respiratorischer und metabolischer Azidosen.

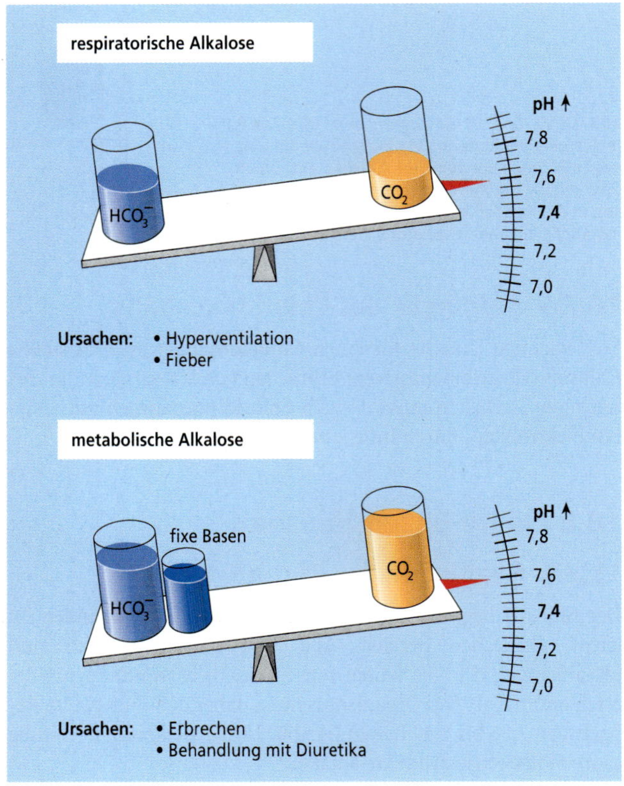

Abb. 18.24 Häufige Ursachen respiratorischer und metabolischer Alkalosen.

18.8.5 Respiratorische Alkalose

Bei jeder Überreizung des Atemzentrums wird zu viel ein- und ausgeatmet und damit zu viel Kohlendioxid abgeatmet. Die so entstehende respiratorische Alkalose ist am häufigsten *psychosomatisch* verursacht *(psychogene Hyperventilation).* Aber auch Fieber, Schädel-Hirn-Traumen, Hirnhautentzündungen, Blutvergiftung und Leberversagen können eine Hyperventilation und **respiratorische Alkalose** auslösen (→ Abb. 18.24).

In chronischen Fällen versuchen die Nieren eine Gegenregulation, indem sie die Ausscheidung von Wasserstoff-Ionen vermindern und die von Bikarbonat verstärken.

SPICKZETTEL

Blut-pH: Normalerweise 7,4 und durch Puffersysteme (Kohlensäure-Bikarbonat-, Protein-, Phosphatpuffer), Lungen und Nieren weitgehend konstant gehalten.
Azidose: Blut-pH < 7,36.
Alkalose: Blut-pH > 7,44.

WIEDERHOLUNGSFRAGEN

1. Welche Aufgaben hat die Niere? (Übersicht Kapitelanfang)
2. Welche Strukturen erkennt man, wenn man eine aufgeschnittene Niere betrachtet? (→18.1.2)
3. Welchen Weg nimmt das Blut in der Niere? (→18.1.3)
4. Was ist ein Nephron, aus welchen Strukturen besteht es? (→18.1.4)
5. Wie wird das Glomerulusfiltrat gebildet? (→18.1.4, →18.2.1)
6. Welche Aufgaben hat der juxtaglomeruläre Apparat der Niere? (→18.1.5)
7. Wie viel Flüssigkeit wird täglich in den Nierenkörperchen filtriert? (→18.2.1)
8. Welche Substanzen eignen sich zur Einschätzung der Nierenfunktion? (→18.2.1)
9. Was versteht man unter der Autoregulation der Nierendurchblutung, welchen Zweck hat sie? (→18.2.2)
10. Wie ist der Tubulusapparat gebaut, wie funktioniert er? (→18.1.4, →18.2.3)
11. Welche Aufgaben haben die zwei von der Niere produzierten Hormone? (→18.3)
12. Welche Urinbestandteile/Urinbefunde werden durch Urinteststreifendiagnostik erfasst, welche Urinbestandteile kann man bei mikroskopischer Untersuchung des Urinsediments erkennen (jeweils mindestens drei Beispiele)? (→18.4.1, →18.4.2)
13. Welche Organstrukturen gehören zu den ableitenden Harnwegen? (→18.5)
14. Wie kommt es zur Harnblasenentleerung? (→18.5.4)
15. Wie viel Flüssigkeit braucht ein Säugling von 8 kg täglich ungefähr, wie viel ein Grundschulkind (ca. 25 kg), wie viel eine 60 kg schwere Frau? (→18.6.2)
16. Was sind die Anhaltswerte für die Flüssigkeitsbilanz eines gesunden Erwachsenen? (→Abb. 18.19)
17. Welche Mechanismen und Hormone regulieren den Wasserhaushalt und wie? (→18.6.2)
18. Nennen Sie die sechs wichtigen Blutelektrolyte. Charakterisieren Sie einen davon genauer (physiologische Funktionen, Störungen). (→18.7)
19. Wo liegt der normale Blut-pH, warum ist seine Konstanthaltung für den Körper so wichtig? (→18.8.1)
20. Was ist eine metabolische Azidose, wodurch kann sie zustande kommen (mindestens eine Ursache), über welche Gegenregulationsmechanismen verfügt der Körper? (→18.8.2)
21. Was ist die häufigste Ursache der respiratorischen Alkalose, wie zeigt sie sich? (→18.8.5)

19 GESCHLECHTSORGANE

LERNZIELÜBERSICHT

- Bei Männern und Frauen werden innere und äußere Geschlechtsorgane unterschieden.

19.1 Geschlechtsorgane des Mannes

- Die Hoden im Hodensack bilden Spermien (Samenzellen) und Hormone.
- Die Hypophyse setzt FSH frei, welches die Spermienreifung fördert, sowie LH, das die Testosteronproduktion anregt.
- Das männliche Sexualhormon Testosteron hat Funktionen für Gesamtorganismus, Geschlechtsorgane und Sexualtrieb.
- Das Sperma (Ejakulat) enthält die Spermien, außerdem die Sekrete von Nebenhoden, Bläschendrüsen, Prostata und Cowper-Drüsen.
- Die ableitenden Samenwege bestehen aus Nebenhoden und Samenleiter, der in die Harnröhre mündet.
- Geschlechtsdrüsen wie die Prostata produzieren Sekrete, die die Fortbewegung der Spermien gewährleisten.
- Äußere Geschlechtsorgane sind Hodensack und Penis. Die Erektion kommt durch Blutfüllung der Penisschwellkörper zustande.

19.2 Geschlechtsorgane der Frau

- Die beiden Eierstöcke bilden, gesteuert durch FSH und LH, Eizellen und als Haupthormon Östrogen.
- Die Eizellbildung beginnt vor der Geburt und ruht dann 12–50 Jahre.
- Beim Eisprung wird die reife Eizelle frei, aus dem Restgebilde formt sich der progesteronproduzierende Gelbkörper.
- In den Eileitern findet die Befruchtung statt, in der Gebärmutter nistet sich die befruchtete Eizelle ein.
- Wird keine Eizelle befruchtet, wird der oberflächennahe Teil der Gebärmutterschleimhaut bei der monatlichen Regelblutung (Menstruation) abgestoßen.
- Östrogen ist v. a. für den Aufbau der Gebärmutterschleimhaut und die Ausprägung der weiblichen Geschlechtsmerkmale bedeutsam.
- Progesteron bereitet die Gebärmutterschleimhaut auf eine befruchtete Eizelle vor und unterhält sie bei Einsetzen einer Schwangerschaft.
- Der hormonell gesteuerte Menstruationszyklus beginnt mit etwa zwölf Jahren und endet um das 50. Lebensjahr.
- Er dauert ca. 28 Tage und wird unterteilt in Menstruation, Proliferations-, Sekretions- und Ischämiephase.
- Äußere Geschlechtsorgane sind große und kleine Schamlippen, Scheidenvorhof und Klitoris. Sie sind über die Scheide (Vagina) mit den inneren Geschlechtsorganen verbunden.
- Die aus Brustdrüse, Binde- und Fettgewebe bestehende weibliche Brust zählt zu den sekundären Geschlechtsmerkmalen.

19.3 Entwicklung der Geschlechtsorgane

- Das chromosomale Geschlecht steht bei der Befruchtung fest. Vorgeburtlich entwickelt sich die zunächst undifferenzierte Anlage der Geschlechtsorgane in die weibliche oder männliche Richtung.
- Durch die Sexualhormone erfahren die Geschlechtsorgane in der Pubertät ihre endgültige Ausprägung.

19.4 Sexueller Reaktionszyklus

- Der sexuelle Reaktionszyklus verläuft bei Männern wie Frauen in Erregungs-, Plateau-, Orgasmus- und Rückbildungsphase.

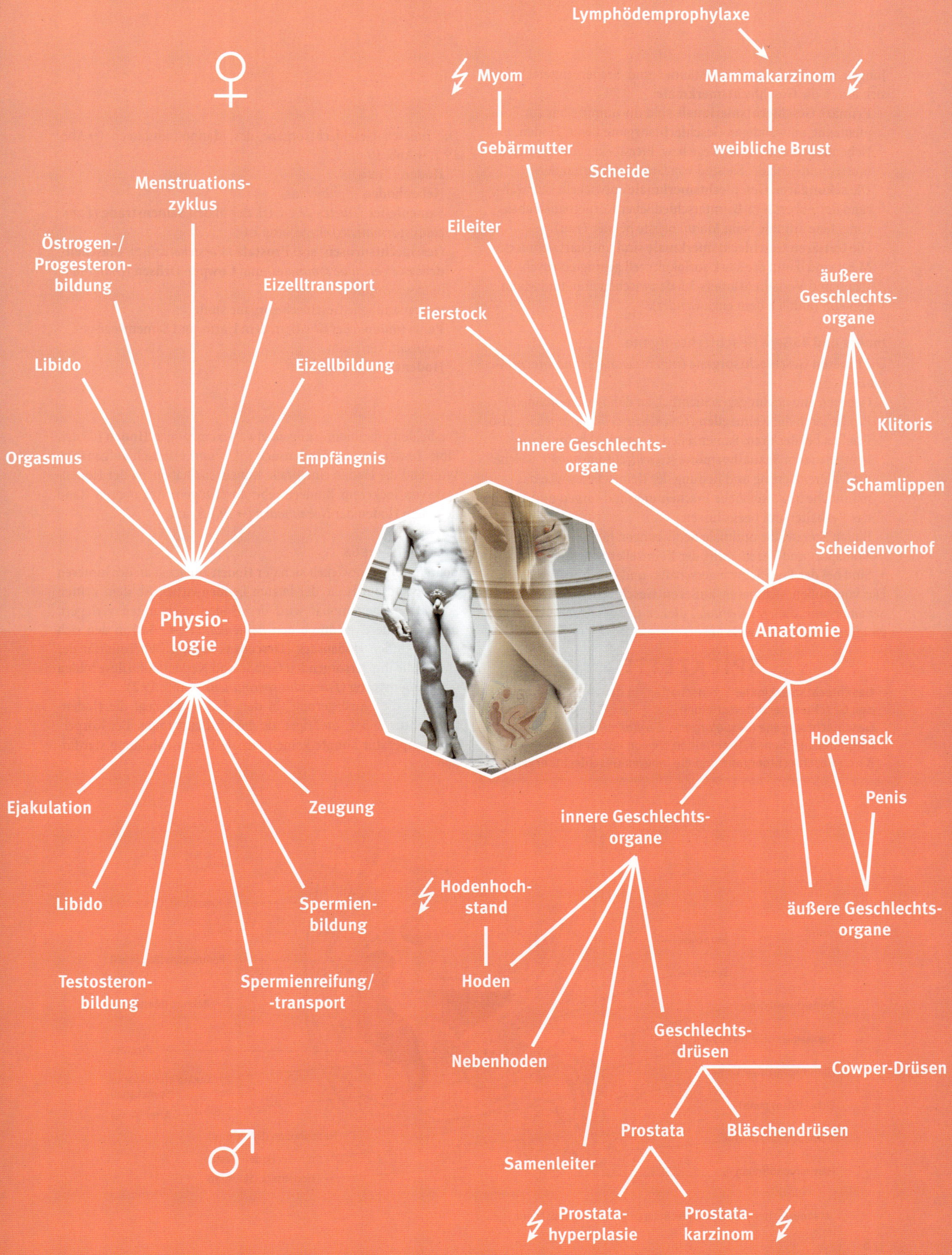
Physio-
logie
Anatomie
Menstruations-
zyklus
Östrogen-/
Progesteron-
bildung
Eizelltransport
Libido
Eizellbildung
Orgasmus
Empfängnis
Ejakulation
Zeugung
Libido
Spermien-
bildung
Testosteron-
bildung
Spermienreifung/
-transport
Lymphödemprophylaxe
Myom
Mammakarzinom
Gebärmutter
weibliche Brust
Scheide
Eileiter
Eierstock
innere Geschlechts-
organe
äußere
Geschlechts-
organe
Klitoris
Schamlippen
Scheidenvorhof
Hodensack
Penis
innere Geschlechts-
organe
äußere Geschlechts-
organe
Hodenhoch-
stand
Hoden
Nebenhoden
Geschlechts-
drüsen
Cowper-Drüsen
Prostata
Bläschendrüsen
Samenleiter
Prostata-
hyperplasie
Prostata-
karzinom

[J787/L190]

Jungen und Mädchen bzw. Männer und Frauen unterscheiden sich durch die **Geschlechtsmerkmale:**

- **Primäre Geschlechtsmerkmale** sind die unmittelbar zur Fortpflanzung notwendigen **Geschlechtsorgane** Penis, Hoden, Nebenhoden und Samenwege bzw. Eierstöcke, Eileiter, Gebärmutter und Scheide. Sie sind von Geburt an vorhanden
- Die **sekundären Geschlechtsmerkmale** entwickeln sich während der Pubertät (z. B. unterschiedlicher Körperbau/-behaarung, tiefe Stimme beim Mann, Brüste bei der Frau)
- Die **tertiären Geschlechtsmerkmale** sind unscharf definiert. Meist sind damit die stark soziokulturell geprägten psychischen und Verhaltensunterschiede zwischen Frau und Mann gemeint (ähnlich dem engl. *Gender*).

Innere und äußere Geschlechtsorgane

Die **inneren Geschlechtsorgane** *(innere Sexualorgane, inneres Genitale):*

- Gehören entwicklungsgeschichtlich zu den Beckenorganen
- Produzieren die **Keimzellen** *(Geschlechtszellen, Gameten),* also Eizellen bei der Frau, Samenzellen (Spermien) beim Mann
- Synthetisieren **Sexualhormone** *(Geschlechtshormone),* welche für Differenzierung und Reifung der Keimzellen sowie das männliche bzw. weibliche Erscheinungsbild sorgen und auch das Verhalten mit beeinflussen
- Bilden *Sekrete,* die optimale Bedingungen für Geschlechtsakt, Transport und Vereinigung der Keimzellen schaffen
- Sind bei der Frau Schwangerschafts- und Gebärorgane.

Die von außen sichtbaren **äußeren Geschlechtsorgane** *(äußere Sexualorgane, äußeres Genitale)* dienen der geschlechtlichen Vereinigung *(Geschlechtsverkehr).*

SPICKZETTEL

Geschlechtsmerkmale: Eigenschaften, in denen sich die beiden Geschlechter unterscheiden.
Geschlechtsorgane *(Sexualorgane, Genitalien):* Organe, die der Fortpflanzung dienen. Unterteilt in die von außen sichtbaren **äußeren Geschlechtsorgane** und die **inneren Geschlechtsorgane.**

19.1 Geschlechtsorgane des Mannes

19.1.1 Innere und äußere Geschlechtsorgane

Die *inneren* Geschlechtsorgane des Mannes umfassen (→ Abb. 19.1, → Abb. 19.6):

- **Hoden** *(Testis)*
- **Nebenhoden** *(Epididymis)*
- **Samenleiter** *(Ductus deferens),* der in den **Samenstrang** *(Funiculus spermaticus)* eingebettet ist
- **Geschlechtsdrüsen,** also **Prostata** *(Vorsteherdrüse),* **Bläschendrüsen** *(Vesiculae seminales)* und **Cowper-Drüsen** *(Glandulae bulbourethrales).*

Äußere männliche Geschlechtsorgane sind:

- **Penis** *(männliches Glied),* in dem Harn- und Samenwege gemeinsam verlaufen
- **Hodensack** *(Skrotum).*

19.1.2 Hoden und Hodensack

Die beiden pflaumenförmigen, etwa 4,5 cm langen **Hoden** (*Testes,* Sing. *Testis*) sind im **Hodensack** *(Skrotum)* elastisch aufgehängt. Während die Hoden eine pralle Konsistenz haben, ist der Hodensack von lockerem Bindegewebe durchzogen. Am oberen Rand liegt dem Hoden der *Nebenhoden* (→ 19.1.5) auf.

Descensus testis

Beim Embryo entwickelt sich der Hoden zunächst an der hinteren Leibeswand auf Höhe der letzten Lendenwirbel. Ab dem dritten Schwangerschaftsmonat wird der Hoden nach unten verlagert, dann „wandert" er durch den *Leistenkanal* (→ 7.3.8) in den sich entwickelnden Hodensack **(Descensus testis).** Dabei nimmt der Hoden die ihn versorgenden Gefäße und Nerven mit. Diese bilden den **Samenstrang** (*Funiculus spermaticus* → Abb. 19.2).

Durch die „Auslagerung" in den Hodensack liegt die Hodentemperatur 2–5 °C niedriger als die im Bauchraum. Bei Körperkerntemperatur könnte keine normale Spermienbildung stattfinden.

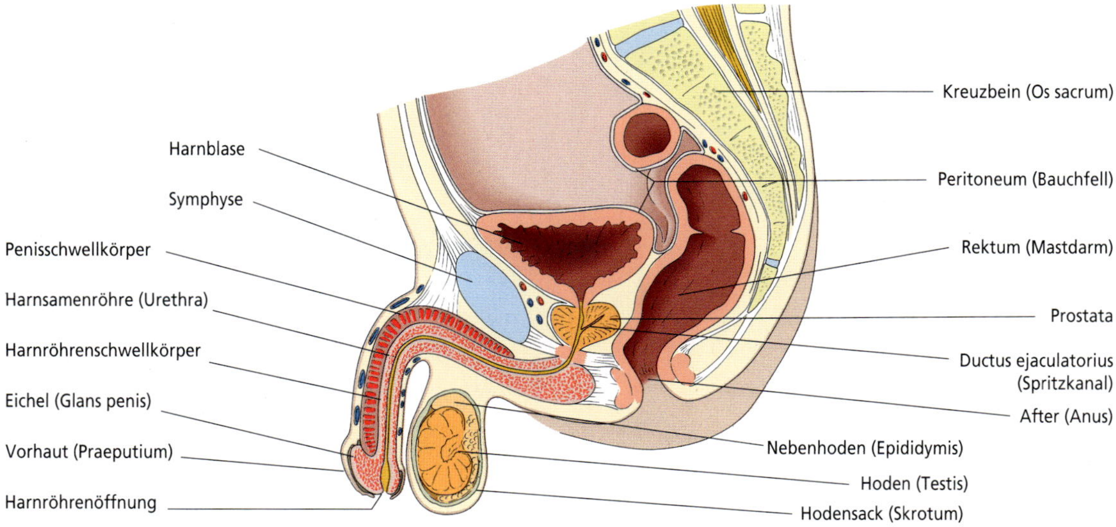

Abb. 19.1 Männliche Harn- und Geschlechtsorgane #im Sagittalschnitt.

PÄDIATRIE

Bei ungefähr 4 % der reif geborenen Jungen (häufiger noch bei Frühgeborenen) ist einer oder sind gar beide Hoden nicht im Hodensack zu tasten.
Bleibt ein solcher **Hodenhochstand** nach dem ersten Lebenshalbjahr bestehen, wird wegen des erhöhten Risikos einer Hodenschädigung mit Fruchtbarkeitsminderung sowie eines bösartigen Hodentumors durch Hormone oder Operation behandelt.

Innerer Aufbau der Hoden

Der Hoden ist von einer derben Bindegewebskapsel mit glatten Muskelzellen (**Tunica albuginea**) umgeben und wird durch mehrere bindegewebige Scheidewände (Septen) in ca. 250 **Hodenläppchen** *(Lobuli testis)* unterteilt. Diese enthalten vielfach gewundene **Hodenkanälchen** *(Samenkanälchen, Tubuli seminiferi),* die im hinteren Teil des Hodens in ein verzweigtes System feiner Gänge münden, das **Hodennetz** *(Rete testis).*

Hoden und Nebenhoden sind fast vollständig von einer **serösen Hodenhülle** *(Tunica vaginalis testis)* umgeben. Sie ist während des Descensus testis als Fortsetzung des Peritoneums (Bauchfells) entstanden und besteht wie dieses aus zwei Blättern, dem **Epiorchium** als innerem und dem **Periorchium** als äußerem Blatt. Zwischen beiden Blättern liegt die **seröse Hodenhöhle.**

In den Hodenkanälchen befindet sich das **Keimepithel** (→ Abb. 19.5) aus den **Keimzellen** bzw. deren Vorstufen und den **Sertoli-Stützzellen:**

- Aus den Keimzellvorstufen entstehen im Rahmen der Samenzellbildung (→ 19.1.4) die *Samenzellen* **(Spermien)**
- Die Sertoli-Stützzellen haben u. a. Stütz- und Ernährungsfunktion für die sich entwickelnden Spermien, phagozytieren („fressen") untaugliche Spermien/-vorstufen und bilden die **Blut-Hoden-Schranke,** welche eine Zerstörung der reifenden Spermien durch das Immunsystem verhindert.

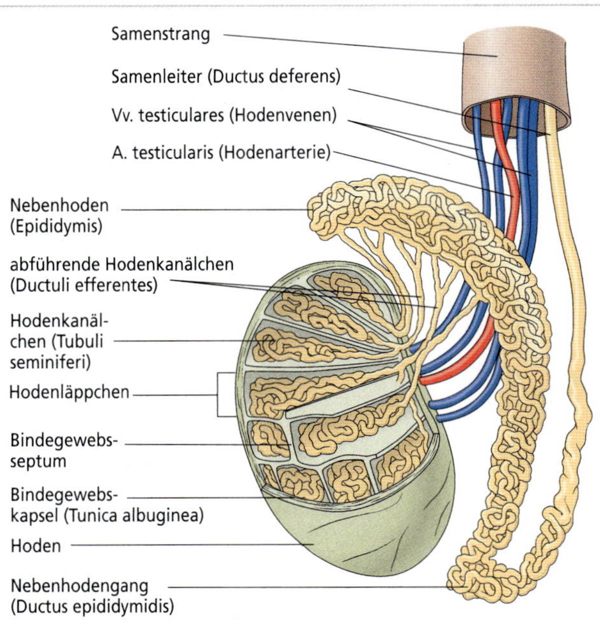

Abb. 19.2 Hoden, Nebenhoden und Anfangsteil des Samenleiters.

Im interstitiellen Bindegewebe zwischen den Hodenkanälchen liegen Blutgefäße und gruppenweise die **Leydig-Zwischenzellen,** die das männliche Sexualhormon Testosteron produzieren.

SPICKZETTEL

Hoden *(Testis):* Männliche Keimdrüse.

- Volumen ca. 20 ml, außerhalb des Körperinneren im **Hodensack** *(Skrotum)* gelegen
- Aufgebaut aus **Hodenläppchen** *(Lobuli testis)* aus den gewundenen **Hodenkanälchen** *(Samenkanälchen, Tubuli seminiferi)* und dem **Hodennetz** *(Rete testis)* aus den Ausführungsgängen der Hodenkanälchen
- Im Keimepithel der Hodenkanälchen **Spermien/-vorstufen, Sertoli-Zellen,** im Bindegewebe dazwischen **Leydig-Zwischenzellen**
- Umgeben von der zweiblättrigen **serösen Hodenhülle** (*Tunica vaginalis testis,* Bauchfellduplikatur) und der bindegewebigen **Tunica albuginea**
- Aufgaben Produktion der Spermien und der männlichen Geschlechtshormone.

19.1.3 Männliche Sexualhormone

Mit Anbruch der Pubertät beginnt der Hypophysenvorderlappen, stimuliert durch das Releasing-Hormon *Gn-RH* (→ 11.2.1), mit der Ausschüttung von FSH und LH. Diese Sekretion hält beim Mann das ganze Leben über an.

- *FSH* fördert beim Mann die Spermienreifung
- *LH* regt die Leydig-Zwischenzellen zur Ausschüttung von Testosteron an.

Testosteron ist das typische Sexualhormon des Mannes und gehört zu den **Androgenen.** Chemisch handelt es sich dabei um Steroidhormone (→ 11.1.1). Androgene:

- Sind vor der Geburt unabdingbar für Geschlechtsentwicklung und -differenzierung
- Führen während der Pubertät zu Hoden- und Peniswachstum sowie zur Ausbildung der sekundären männlichen Geschlechtsmerkmale (z. B. Stimmbruch, Bartwuchs, Körperbehaarung, Knochen-, Muskelwachstum)
- Fördern zusammen mit FSH, LH und Sertoli-Zellen die Spermienbildung
- Steigern Blutbildung und Eiweißaufbau (und damit Knochen- und Muskelwachstum)
- Fördern bei gegebener genetischer Disposition die Glatzenbildung
- Stimulieren den Geschlechtstrieb *(Libido)* und in gewissem Maß eine „männliche Aggressionsbereitschaft".

Eine geringe Menge von Androgenen wird außerdem bei beiden Geschlechtern in der Nebennierenrinde gebildet (→ 11.6.4), bei Frauen auch in den Eierstöcken.

Testosteronhaushalt im Alter

Der Testosteronspiegel nimmt mit zunehmendem Alter ganz langsam ab (ab 40 Jahren um 1 % jährlich). Ein Zusammenhang zwischen niedrigen Testosteronspiegeln und unspezifischen „Altersbeschwerden" ist aber umstritten und die meisten Männer sind bis ins hohe Alter zeugungsfähig. Änderungen im Testosteronabbau und ein Zunehmen weiblicher Geschlechtshormone sind jedoch mitverantwortlich für die Entstehung der gutartigen Prostatahyperplasie (→ 19.1.6).

SPICKZETTEL

Testosteron: Wichtigstes **Androgen** (männliches Geschlechtshormon), beim Mann v. a. produziert in den **Leydig-Zwischenzellen** des Hodens. Hauptwirkungen Penis-, Hodenwachstum, Ausbildung der sekundären Geschlechtsmerkmale, Förderung von Spermienbildung, Erythropoese, Eiweißaufbau, Geschlechtstrieb.

19.1.4 Sperma

Das **Sperma** *(Samenflüssigkeit, Ejakulat)* des geschlechtsreifen Mannes setzt sich aus Spermien sowie den Sekreten aus Nebenhoden, Samenblasen, Prostata und Cowper-Drüsen zusammen. Das Sperma ist schwach alkalisch (→ 2.7.3) und neutralisiert beim Geschlechtsverkehr den sauren pH der Scheide. Ferner enthält es Enzyme, welche die noch im Nebenhoden nahezu unbeweglichen Spermien aktivieren, sowie Fruktose als Energiequelle für die Spermienbewegung.

Sperma wird durch vegetativ ausgelöste *Samenergüsse* **(Ejakulationen)** abgegeben. Die 2–6 ml Ejakulat enthalten ca. 70–600 Millionen Spermien (→ Abb. 19.3, → Abb. 19.4). Die ca. 60 µm langen Spermien bestehen aus:

- *Kopf* mit einfachem Chromosomensatz und kappenförmigem **Akrosom,** welches für das Eindringen in die Eizelle wichtig ist
- *Hals* (verbindet Kopf- und Mittelstück)
- *Mittelstück* (enthält zahlreiche Mitochondrien zur Energieversorgung für die Bewegung)
- *Hauptstück*
- *Endstück.*

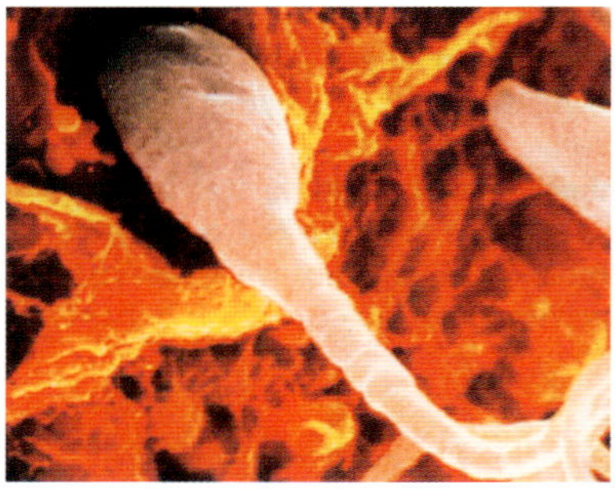

Abb. 19.3 Spermium (rasterelektronenmikroskopisches Bild). [E371]

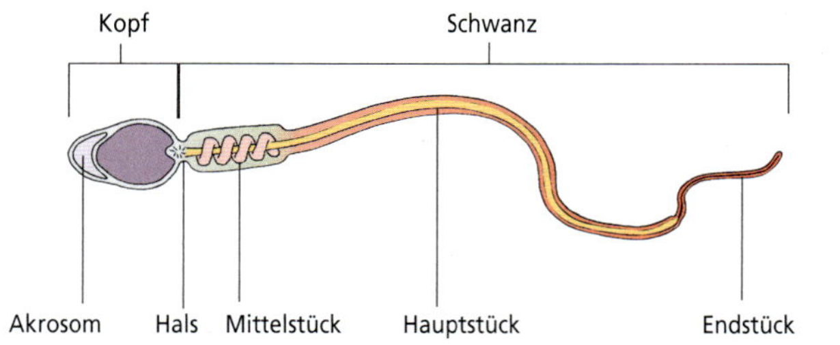

Abb. 19.4 Spermium in der Schemazeichnung.

Hals, Mittel-, Haupt- und Endstück bilden den *Schwanz* des Spermiums.

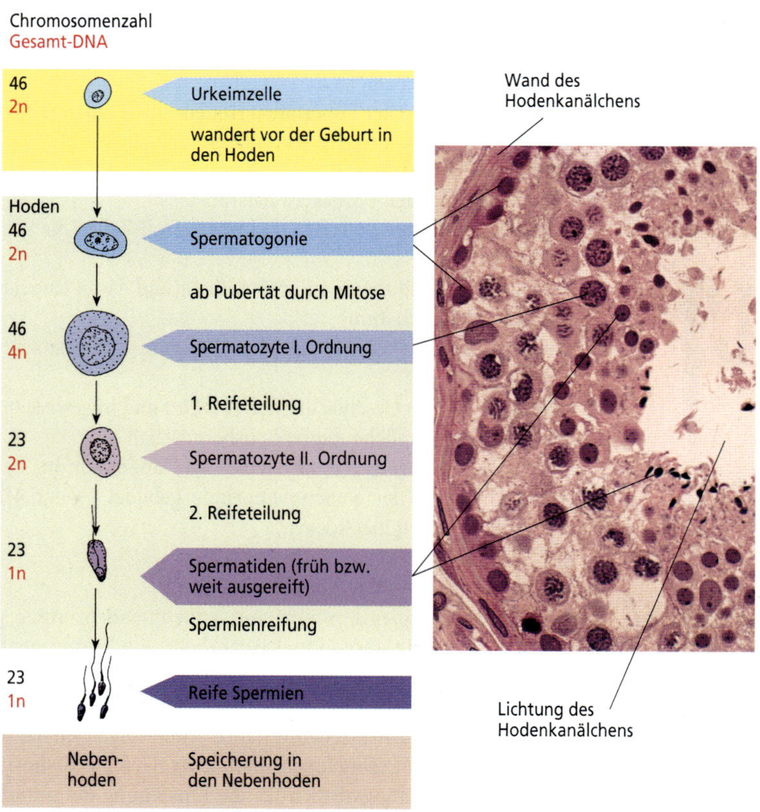

Abb. 19.5 Links Schema der Spermienbildung, rechts die räumlichen Verhältnisse im Hodenkanälchen im lichtmikroskopischen Bild. [Foto R170–3]
Die Spermatogonien (doppelter Chromosomensatz = diploid, zwei Chromatiden pro Chromosomenpaar, also Gesamt-DNA = 2n) teilen sich durch Mitosen zu Spermatozyten I. Ordnung.
Nach DNA-Verdopplung sind diese diploid mit vier Chromatiden pro Chromosomenpaar (Gesamt-DNA = 4n). Durch die erste Reifeteilung entstehen Spermatozyten II. Ordnung mit 23 Chromosomen aus je zwei Chromatiden (haploid, 2n).
Bei der zweiten Reifeteilung werden die beiden Chromatiden aufgeteilt, sodass die Spermatiden 23 Chromosomen, jedoch nur noch in „einfacher Ausfertigung“ enthalten (Gesamt-DNA = 1n).
Die Reifung zum befruchtungsfähigen Spermium erfolgt ohne weitere Teilungen. [Foto: M375]

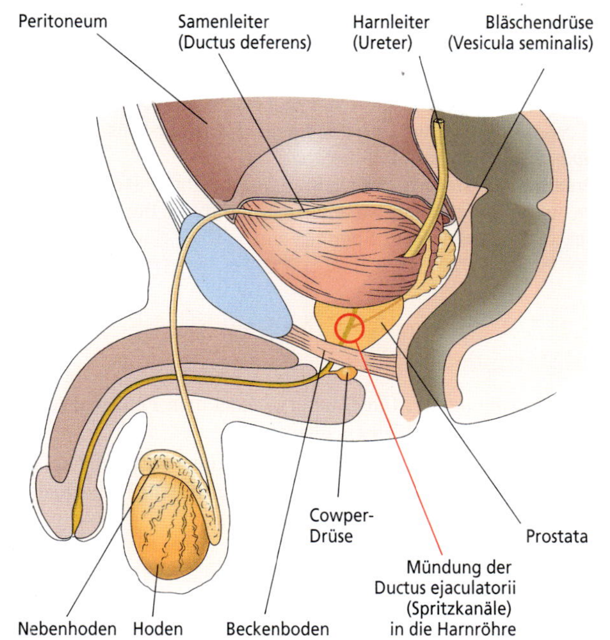

Abb. 19.6 Verlauf der ableitenden Samenwege in der Seitenansicht.

Spermienbildung

Unter **Spermienbildung** *(Spermatogenese, Samenzellbildung)* versteht man die Entwicklung reifer, befruchtungsfähiger Spermien aus unreifen Vorstufen ab der Pubertät.

Während der ca. 80 Tage dauernden Spermienbildung wird der diploide Chromosomensatz zunächst auf die Hälfte reduziert (→3.7.3, →Abb. 19.5). Die so entstandenen **Spermatiden** reifen danach zu befruchtungsfähigen **Spermien** heran. Die Spermienbildung beginnt an der Wand der Hodenkanälchen, und je reifer die sich entwickelnden Spermien werden, desto weiter nach innen „wandern" sie, sodass die reifen Spermien in die Lichtung der Hodenkanälchen abgegeben werden können.

SPICKZETTEL

Sperma *(Samenflüssigkeit, Ejakulat):* Milchige Flüssigkeit aus den Sekreten von Geschlechtsdrüsen und Nebenhoden sowie Spermien, die bei der **Ejakulation** *(Samenerguss)* des Mannes aus dem Penis abgegeben wird.
Spermium *(Samenzelle):* Männliche Keimzelle, bestehend aus Kopf (mit einfachem Chromosomensatz) und Schwanz. Aktiv beweglich. Mindestens 15 Millionen Spermien/ml Sperma.

19.1.5 Ableitende Samenwege

Die **ableitenden Samenwege** bestehen aus Nebenhoden und Samenleitern und dienen als Speicher und als Ausführungsgänge für Spermien bzw. Sperma.

Nebenhoden

Der **Nebenhoden** *(Epididymis)* ist ein Gangsystem an der Rückseite des Hodens. Er nimmt aus dem Hodennetz (→Abb. 19.2) mehrere **abführende Hodenkanälchen** *(Ductuli efferentes)* auf, die sich zum ca. 5 m langen, stark gewundenen **Nebenhodengang** *(Ductus epididymidis)* vereinigen. Die Epithelien des Nebenhodengangs sind durch Stereozilien (→5.2) gekennzeichnet.

Im Nebenhoden werden die Spermien gespeichert und reifen heran. Nicht voll funktionsfähige Spermien werden phagozytiert. Erst danach sind die Spermien beweglich und befruchtungsfähig.

Samenleiter

Der Nebenhodengang geht ohne scharfe Grenze in den **Samenleiter** (*Ductus deferens, Vas deferens* →Abb. 19.2) über. Dieser zieht im **Samenstrang** durch den Leistenkanal in den Bauchraum, verläuft danach an Harnblasenseite und -boden und durchzieht als **Ductus ejaculatorius** *(Spritzkanal)* die *Prostata* (→Abb. 19.6). Schließlich mündet der Samenleiter in die Harnröhre, die ab dort als **Harnsamenröhre** bezeichnet wird.

Die Wand des Samenleiters enthält eine starke Schicht aus glatter Muskulatur, die während der Ejakulation den Samen durch Kontraktionen in die Harnsamenröhre schleudert.

Neben dem Samenleiter verlaufen im Samenstrang noch Gefäße, Nerven und der **M. cremaster** *(Hodenhebermuskel)*. Er entstammt der Bauchwandmuskulatur, reicht bis zu den Hodenhüllen und zieht den Hoden bei Kälte reflektorisch an den Körper.

SPICKZETTEL

Ableitende Samenwege:

- **Nebenhoden** *(Epididymis)*. Gangsystem an der Rückseite des Hodens. Aufgaben Spermienreifung/-speicherung, Phagozytose nicht funktionsfähiger Spermien, Weitertransport zum Samenleiter
- **Samenleiter** *(Ductus deferens, Vas deferens)*. Schleimhaut-Muskel-Schlauch, der im **Samenstrang** *(Funiculus spermaticus)* vom Nebenhoden durch den Leistenkanal in den Bauchraum und dann als **Ductus ejaculatorius** *(Spritzkanal)* durch die Prostata zieht und in die Harnröhre mündet. Aufgabe Samentransport bei der Ejakulation.

19.1.6 (Akzessorische) Geschlechtsdrüsen

Zu den **(akzessorischen) Geschlechtsdrüsen** des Mannes zählen:

- Die **Bläschendrüsen** *(Samenbläschen, Vesiculae seminales)* an der Harnblasenhinterwand (→Abb. 19.6), deren alkalisches, fruktosereiches Sekret mehr als die Hälfte der Samenflüssigkeit ausmacht
- Die **Cowper-Drüsen** *(Glandulae bulbourethrales)* im Beckenbodenbereich (→Abb. 19.6, →Abb. 19.7), die ein schleimiges Sekret abgeben
- Die **Prostata** *(Vorsteherdrüse)*.

Prostata

Die unpaare, etwa kastaniengroße und ca. 20 g schwere **Prostata** *(Vorsteherdrüse)* liegt zwischen der Unterfläche der Harnblase und der Beckenbodenmuskulatur und umschließt die Harnsamenröhre (→Abb. 19.1, →Abb. 19.6, →Abb. 19.7). Hinten grenzt die Prostata an das Rektum (Mastdarm).

Die Prostata besteht aus 30–50 Einzeldrüsen, die ein trübes, dünnflüssiges Sekret produzieren, das ungefähr ein Viertel der Samenflüssigkeit bildet. Das Prostatasekret ist für den typischen Spermageruch verantwortlich und enthält zahlreiche Enzyme. Eine kräftige Bindegewebskapsel umgibt die Prostata.

Gutartige Prostatahyperplasie

Infolge hormoneller Veränderungen vergrößert sich bei ca. 60 % der älteren Männer die Prostata. Häufige Folge dieser **gutartigen Prostatahyperplasie** ist eine Verengung der Harnröhre und daraus resultierend eine erschwerte, unvollständige Harnblasenentleerung. Die Restharnbildung begünstigt zudem Harnwegsinfekte. Bei ausgeprägten Beschwerden wird die Prostata meist endoskopisch entfernt.

Prostatakarzinom

Das **Prostatakarzinom** ist der häufigste bösartige Tumor bei Männern. Es entwickelt sich in ¾ der Fälle in den harnröhrenfernen Prostatabezirken und führt daher erst spät zu Beschwerden ähnlich denen bei Prostatahyperplasie. Therapiemöglichkeiten sind die operative Entfernung der Prostata, die Strahlen- und die Hormontherapie.

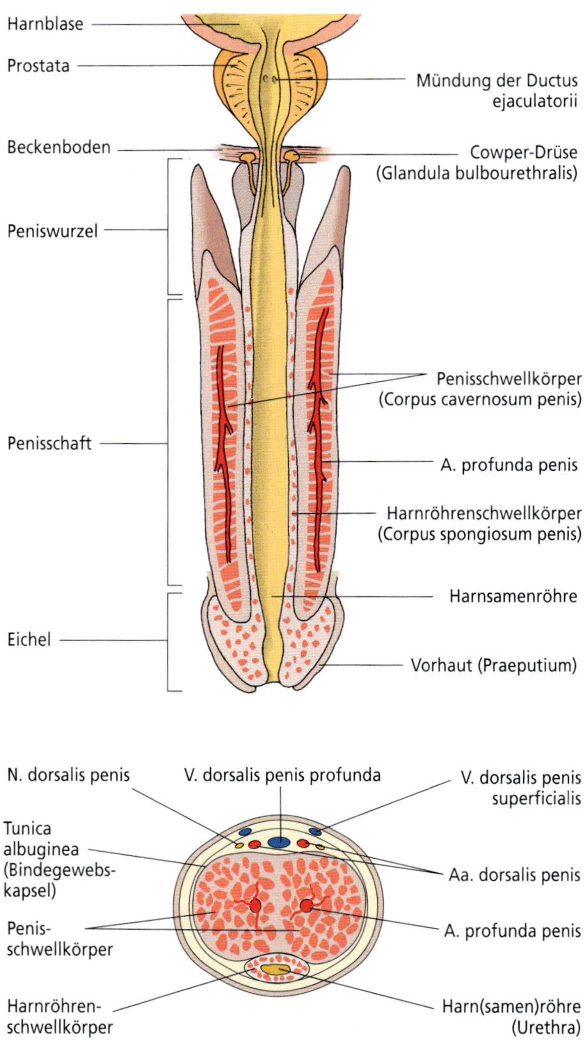

Abb. 19.7 Penis im Längs- und Querschnitt. Die Penisschwellkörper sind von schwammartigen Hohlräumen durchsetzt, die sich bei sexueller Erregung mit Blut aus den Penisarterien füllen.

SPICKZETTEL

(Akzessorische) Geschlechtsdrüsen (beim Mann): Drüsen entlang der ableitenden Samenwege, deren Sekret mengenmäßig den größten Anteil des Spermas ausmacht. **Bläschendrüsen** *(Samenbläschen, Vesiculae seminales)*, **Cowper-Drüsen** *(Glandulae bulbourethrales)*, *Prostata.*
Prostata *(Vorsteherdrüse):* Größte Geschlechtsdrüse des Mannes unterhalb der Harnblase um die Harnröhre. Das Prostatasekret macht ca. ¼ des Spermas aus.

19.1.7 Äußere männliche Geschlechtsorgane und Harnsamenröhre

Am **Penis** *(männliches Glied)* unterscheidet man **Peniswurzel, Penisschaft** und **Eichel** *(Glans penis).*

Der Penis ist von einer dehnbaren Haut überzogen, die in Form einer Verdopplung (**Vorhaut** oder *Praeputium*) die Eichel bedeckt (→ Abb. 19.6, → Abb. 19.7).

PFLEGE VON KINDERN

Bis etwa zum dritten Geburtstag ist die Vorhaut ganz oder teilweise mit der Eichel verklebt und kann nicht oder nicht vollständig zurückgezogen werden. Dies ist ein physiologischer Schutz der Eichel vor ständigem Urinkontakt während der Wickelzeit und darf nicht mit einer **Phimose** *(Vorhautverengung)* verwechselt werden.
Bei der Körperpflege sollte die Vorhaut bei kleinen Jungen nicht zurückgezogen werden, denn dies kann zu Einrissen und narbigen Verengungen führen. Hierüber klären Pflegende auch die Eltern auf.

Schwellkörper

Der Penisschaft enthält zwei Arten von **Schwellkörpern,** die jeweils von einer derben Bindegewebskapsel umschlossen sind (→ Abb. 19.7). Dies sind:

- Der paarige **Penisschwellkörper** *(Corpus cavernosum penis).* Der Penisschwellkörper ermöglicht die **Erektion** (Aufrichtung des Gliedes), indem sich schwammartige Hohlräume durch parasympathisch gesteuerte Erweiterung der Arteriolen prall mit Blut füllen und gleichzeitig der venöse Rückstrom durch die Penisvenen gedrosselt wird
- Der **Harnröhrenschwellkörper** *(Corpus spongiosum penis)* an der Unterseite, der mit der **Eichel** *(Glans penis)* endet. Der Harnröhrenschwellkörper führt die **Harnsamenröhre** *(Harnröhre, Urethra),* die im Anfangsbereich noch von Urothel (Übergangsepithel) ausgekleidet ist. Der Harnröhrenschwellkörper schwillt ebenfalls bei der Erektion an, bleibt dabei aber verhältnismäßig „weich", sodass das Sperma die Harnröhre passieren kann.

SPICKZETTEL

Penis *(männliches Glied):* Äußeres Geschlechtsorgan des Mannes. Enthält unter anderem **Schwellkörper** (→ Erektion, notwendig für den Geschlechtsverkehr) und die Harn(samen)röhre.

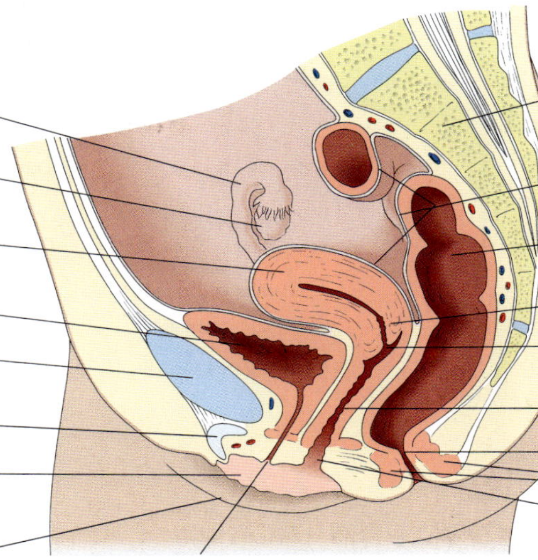

Abb. 19.8 Weibliche Geschlechtsorgane im Sagittalschnitt.

19.2 Geschlechtsorgane der Frau

19.2.1 Innere und äußere Geschlechtsorgane

Eierstöcke *(Ovarien)*, **Eileiter** *(Tuben)*, **Gebärmutter** *(Uterus)* und **Scheide** *(Vagina)* sind die *inneren* Geschlechtsorgane der Frau. Sie liegen geschützt im kleinen Becken (→ Abb. 19.8, → Abb. 19.10). Eierstöcke und Eileiter mit dem umgebenden Bindegewebe heißen zusammengefasst auch **Adnexe.**

Zu den *äußeren* Geschlechtsorganen zählen große und kleine **Schamlippen** *(Labien, Vulva-, Venuslippen)*, **Klitoris** *(Kitzler)* und **Scheidenvorhof** *(Vestibulum vaginae)* mit Drüsen (→ Abb. 19.8, → Abb. 19.13).

19.2.2 Eierstöcke

Die etwa pflaumengroßen **Eierstöcke** *(Ovarien)* der Frau sind rechts und links am seitlichen Rand des kleinen Beckens aufgehängt und in eine Bauchfelldoppelung eingehüllt (→ Abb. 19.10). Ihre Aufgabe ist neben der Bildung der weiblichen Sexualhormone **Östrogen** und **Progesteron** die Bereitstellung von befruchtungsfähigen Eizellen.

Im Inneren bestehen die Eierstöcke aus einem bindegewebigen Grundgerüst, in das im Rindenbereich Follikel mit den Eizellen bzw. deren Vorstufen eingebettet sind.

Die **Eizellbildung** *(Oogenese)* verläuft in folgenden Schritten (→ Abb. 19.9, → Abb. 3.24):

- Schon vor der Geburt teilen sich die aus den Urkeimzellen entstandenen **Oogonien** (diploid = 46 Chromosomen, Gesamt-DNA 2n) eines weiblichen Fetus durch Mitosen
- Ein Teil dieser Oogonien vergrößert sich, tritt in die Prophase der *ersten Reifeteilung* ein und heißt nun **Oozyte I. Ordnung** *(primäre Oozyte).* Mindestens bis zur Pubertät und höchstens bis zur Menopause (also 12–50 Jahre!) verharren die Oozyten I. Ordnung in der begonnenen ersten Reifeteilung (diploid, 4n). Sie sind während dieser Zeit von **Follikelepithel** umgeben und werden mit dieser Hülle als **Primärfollikel** *(Eibläschen)* bezeichnet. Zum Zeitpunkt der Geburt enthält jeder Eierstock etwa 400.000 Primärfollikel
- Hormonell bedingt differenzieren sich einige Primärfollikel jeden Monat zu **Sekundärfollikeln.** Typisch sind ein *mehrschichtiges* Follikelepithel, eine **Zona pellucida** aus Glykoproteinen zwischen Oozyte und Follikelepithel und eine äußere, hormonproduzierende **Follikelhülle** *(Theca folliculi).* Aus dem Sekundärfollikel kann sich ein **Tertiärfollikel** mit einem flüssigkeitsgefüllten Hohlraum und einer Größe bis zu 1 cm entwickeln (→ Abb. 19.9). Sekundär- und Tertiärfollikel produzieren vor allem **Östrogen,** welches die Gebärmutterschleimhaut zum Wachstum anregt

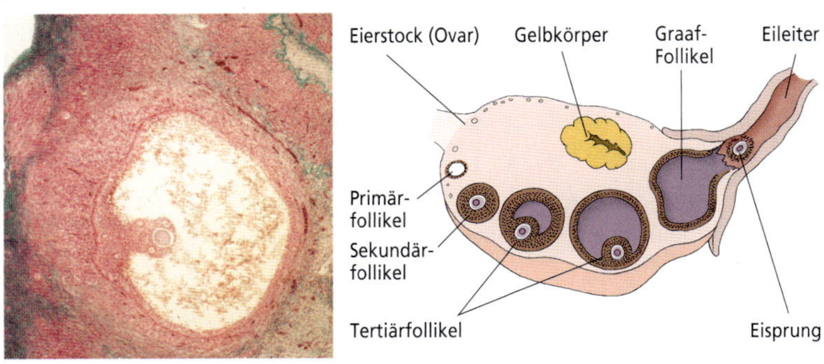

Abb. 19.9 Rechts Eisprung und Gelbkörperbildung in der Schemazeichnung. Links lichtmikroskopisches Bild eines Tertiärfollikels im Eierstock. [Foto M375]

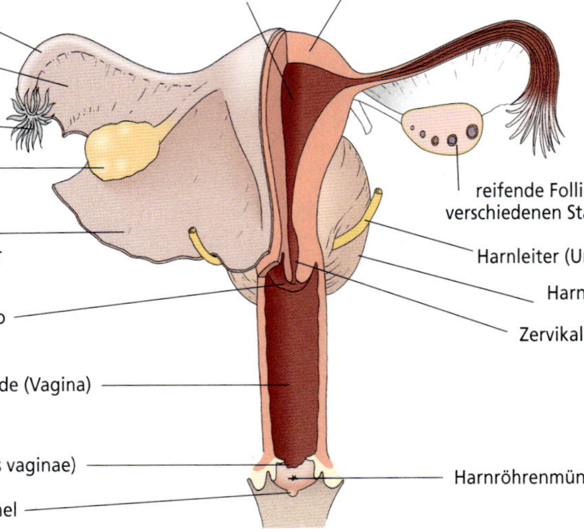

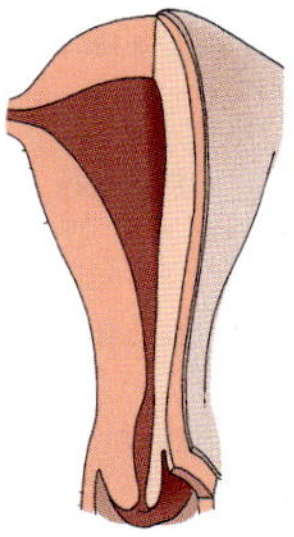

Abb. 19.10 Innere weibliche Geschlechtsorgane im Frontalschnitt (Ansicht von hinten).

- Der Tertiärfollikel kann zugrunde gehen oder zum dominanten Follikel weiter wachsen und sich zum sprungreifen **Graaf-Follikel** umwandeln. Kurz vor dem Eisprung vollendet die Oozyte I. Ordnung die erste Reifeteilung und teilt sich in eine **Oozyte II. Ordnung** (*sekundäre Oozyte,* 23 Chromosomen, 2n), die das gesamte Zytoplasma der Mutterzelle enthält, und ein kleineres **Polkörperchen,** das abgestoßen wird. Noch im Follikel tritt die Oozyte II. Ordnung in die *zweite Reifeteilung* ein, die ebenfalls zunächst nicht vollendet wird
- In der Mitte eines Monatszyklus der geschlechtsreifen Frau „springt" jeweils eine Oozyte aus ihrem Graaf-Follikel (**Eisprung** oder *Ovulation).* Ausgelöst wird der Eisprung durch einen kurzzeitigen Konzentrationsanstieg des Hypophysenvorderlappenhormons **LH** (*luteinisierendes Hormon* → Abb. 19.12). Beim Eisprung nimmt die Eizelle einen Kranz aus Follikelepithelzellen mit, die **Corona radiata.** Nach dem Eisprung wandert die Oozyte durch den Eileiter, wo sie innerhalb weniger Stunden auf Spermien treffen muss – andernfalls stirbt sie ab
- Erst unmittelbar nach dem Eindringen eines Spermiums wird die zweite Reifeteilung (→ 3.7.3) abgeschlossen, aus der die *reife Eizelle* (**Ovum,** 23 Chromosomen, 1n) und zwei weitere Polkörperchen hervorgehen.

Der „entleerte" Graaf-Follikel bildet sich zum **Gelbkörper** *(Corpus luteum)* um und bildet bis zur Menstruation bzw. bis zum dritten Schwangerschaftsmonat vor allem Progesteron.

SPICKZETTEL

Eierstock *(Ovar):* Weibliche Keimdrüse.
- Volumen gut 5 ml, beidseits seitlich im kleinen Becken
- Aufgebaut aus Bindegewebe, in der Rinde **Ovarialfollikel** verschiedener Reifungsstadien, in denen sich die Eizellen entwickeln
- Umgeben von einer Bindegewebskapsel und Peritoneum
- Aufgaben Produktion der Eizellen und der weiblichen Geschlechtshormone.

Eizelle: Weibliche Keimzelle. Einmal im Monat Freisetzung einer befruchtungsfähigen Eizelle beim **Eisprung,** Vollendung der zweiten Reifeteilung erst nach Eindringen des Spermiums.

19.2.3 Eileiter

Die paarigen, 10–15 cm langen **Eileiter** (*Tubae uterinae, Tuben* → Abb. 19.8, → Abb. 19.10) nehmen das Ei nach dem Eisprung auf. Außerdem finden hier die Befruchtung der Eizelle und ihr Transport zur Gebärmutter statt. Wie die Eierstöcke liegen auch die Eileiter intraperitoneal.

Der eierstocknahe Teil der Eileiter ist zum **Eileitertrichter** erweitert und zur Bauchhöhle hin offen, zur Gebärmutter hin werden die Eileiter deutlich enger.

Die Wand der Eileiter besteht aus einer stark gefälteten Schleimhaut mit Flimmerepithel und einer dünnen Muskelschicht, die das Ei aktiv in Richtung Gebärmutter transportieren.

19.2.4 Gebärmutter

Die bei der nicht schwangeren Frau etwa 7 cm lange **Gebärmutter** *(Uterus)* liegt nach vorne geneigt über der Harnblase (→ Abb. 19.8). Ihre Form wird oft mit der einer auf dem Kopf stehenden Birne verglichen.

Die Gebärmutter hat mehrere Abschnitte (→ Abb. 19.10):
- Der obere, breitere Anteil, der **Gebärmutterkörper** *(Corpus uteri),* besteht aus kräftiger Muskulatur, wobei der oberhalb der Eileitermündungen liegende Abschnitt als **Gebärmuttergrund** *(Fundus uteri)* bezeichnet wird. Die **Gebärmutterhöhle** *(Cavum uteri)* ist von *Gebärmutterschleimhaut* **(Endometrium)** ausgekleidet. Während der Schwangerschaft dient der Gebärmutterkörper als „Fruchthalter" und beteiligt sich am Aufbau des *Mutterkuchens* (**Plazenta** → Abb. 20.7)
- Die **Gebärmutterenge** *(Isthmus uteri)* stellt den Übergang dar zum unteren, schmaleren Anteil der Gebärmutter, dem **Gebärmutterhals** (*Cervix uteri,* kurz *Zervix*). Dieser besteht aus straffem Bindegewebe und glatter Muskulatur, welche den **Zervikalkanal** *(Gebärmutterhalskanal)* umgeben. Die Öffnung des Zervikalkanals zur Gebärmutterhöhle heißt **innerer Muttermund.** Der in die Scheide hineinragende Teil der Zervix heißt **Portio.** Nach unten schließt der Gebärmutterhals mit dem **äußeren Muttermund** ab. Vor der ersten (vaginalen) Geburt ist der äußere Muttermund rund, danach ein querer Spalt.

Wandaufbau der Gebärmutter

Am Wandaufbau der Gebärmutter sind drei Schichten beteiligt:

- Auf der Außenseite das *Peritoneum* (hier **Perimetrium** genannt). Die durch den Peritonealüberzug zwischen Gebärmutter und Rektum entstehende Tasche heißt **Douglas-Raum** und ist der tiefste Raum der Peritonealhöhle
- In der Mitte die erwähnte dicke Schicht aus glatter Muskulatur **(Myometrium)**
- Auf der Innenseite die *Gebärmutterschleimhaut* **(Endometrium),** wobei eine tiefere *Basalschicht* (**Basalis,** *Lamina basalis*) und eine oberflächliche *Funktionsschicht* (**Funktionalis,** *Lamina functionalis*) unterschieden werden. Das Endometrium bereitet sich im Monatszyklus auf die Einnistung einer Frucht vor. Kommt es nicht zur Befruchtung, so wird die oberflächennahe Funktionalis regelmäßig ca. einmal im Monat unter Kontraktionen abgestoßen (**Menstruation** → 19.2.6).
  Die Schleimhaut der Zervix verändert sich kaum mit dem Zyklus. Die **Zervixdrüsen** bilden einen zähen Schleim, der die Gebärmutterhöhle wie ein Pfropf verschließt und vor Keimen aus der Scheide schützt. Nur während der fruchtbaren Tage und der Menstruation verdünnt sich der Schleim, und der Zervikalkanal öffnet sich etwas.

Der bindegewebige Raum um die Gebärmutter wird **Parametrium** genannt. Er enthält Blut- und Lymphgefäße, Lymphknoten und Nerven.

MEDIZIN

Ca. 25 % aller Frauen über 30 Jahre haben **Uterusmyome,** gutartige Tumoren der glatten Gebärmuttermuskulatur. Beschwerden (z. B. verstärkte, verlängerte, schmerzhafte Menstruationen) treten nur bei einem Teil der Frauen auf.

SPICKZETTEL

Gebärmutter *(Uterus):* Zu den inneren weiblichen Geschlechtsorganen zählendes muskuläres Hohlorgan, in welchem sich während einer Schwangerschaft das ungeborene Kind entwickelt.

- Von außen gegliedert in **Gebärmutterkörper** *(Corpus uteri)* mit **Gebärmuttergrund** *(Fundus uteri),* **Gebärmutterenge** *(Isthmus uteri),* **Gebärmutterhals** *(Cervix uteri)* mit **Portio**
- Innen **Gebärmutterhöhle** *(Cavum uteri).* Gebärmutterwandschichten von innen nach außen **Endometrium** *(Gebärmutterschleimhaut),* **Myometrium** (glatte Muskulatur), **Perimetrium** (Peritoneum)
- Endometrium mit oberflächlicher **Funktionalis** *(Funktionsschicht)* und darunter gelegener **Basalis** *(Basalschicht).*

Eileiter *(Tuba uterina, Tube):* 10–15 cm langer, beidseits oben von der Gebärmutter abgehender und am eierstocknahen Ende offener Schleimhaut-Muskel-Schlauch. Fängt nach dem Eisprung die Eizelle auf und transportiert sie zur Gebärmutter.

19.2.5 Weibliche Sexualhormone

Ähnlich wie beim Jungen setzt beim Mädchen mit Beginn der Pubertät durch die Vermittlung des Releasing-Hormons Gn-RH (→ 11.2.1) die Sekretion von FSH und LH ein:

- *FSH,* welches vor allem in der ersten Zyklushälfte vom Hypophysenvorderlappen ausgeschüttet wird, bewirkt die Follikelreifung zum Graaf-Follikel und die Ausschüttung von Östrogen aus den Eierstöcken
- *LH* wird vor allem in der Zyklusmitte ausgeschüttet. Es bewirkt mit FSH den Eisprung und die Umwandlung des Graaf-Follikels in den progesteronproduzierenden Gelbkörper.

Wirkungen von Östrogenen und Progesteron

Die eigentlichen weiblichen Sexualhormone, die Östrogene und das Progesteron, entfalten vielfältige Wirkungen im Organismus (→ Abb. 19.11, → Abb. 19.12).

Östrogene:

- Fördern in der Pubertät die Ausprägung der Geschlechtsmerkmale (z. B. Brustentwicklung, „weibliche“ Fettverteilung)
- Verursachen den Wiederaufbau der Gebärmutterschleimhaut nach der Menstruation
- Bewirken im Eierstock die Eireifung

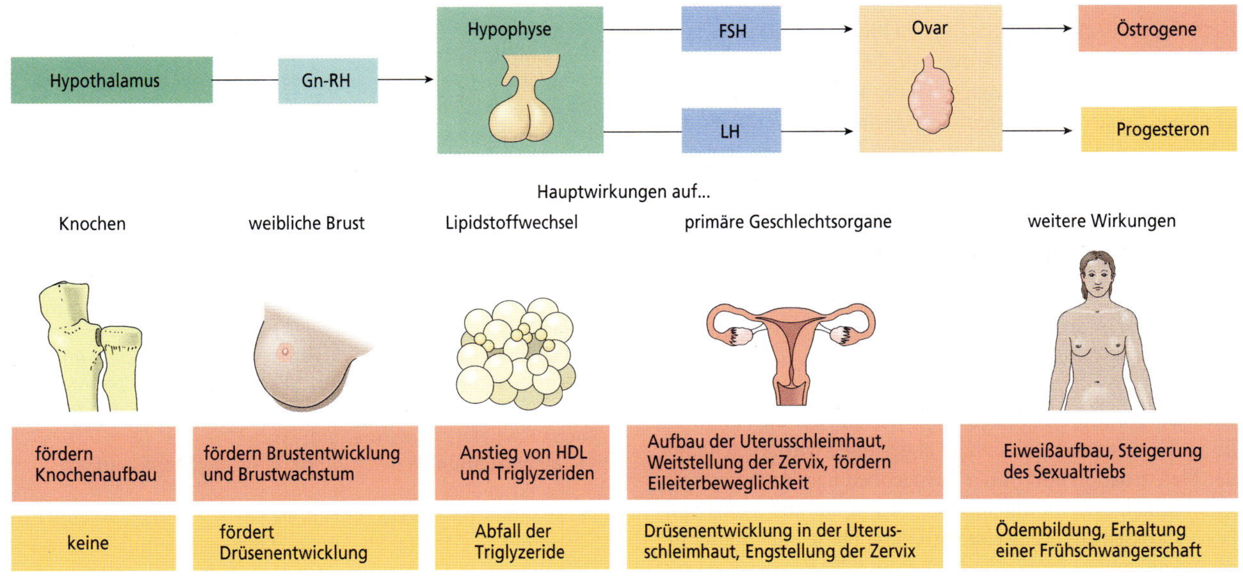

Abb. 19.11 Wirkungen der weiblichen Sexualhormone Östrogen und Progesteron (Östrogene rosa, Progesteron gelbe Felder).

- Haben eiweißaufbauende Effekte – aber schwächer ausgeprägt als beim Testosteron
- Bewirken einen vermehrten Einbau von Kalzium in die Knochen
- Begünstigen Wassereinlagerungen in die Gewebe
- Wirken auf das ZNS und beeinflussen so die Stimmung und das Verhalten
- Sichern in der Schwangerschaft mit den Östrogenen aus der Plazenta (dem Mutterkuchen) die Anpassung des mütterlichen Organismus und die Entwicklung des Kindes
- Bereiten die Brust auf Milchbildung und -abgabe vor.

Geringe Östrogenmengen werden außerdem bei Männern und Frauen in der Nebennierenrinde (→ 11.6.4) und im Fettgewebe (→ 5.3.5) gebildet.

Progesteron:

- Bereitet in der zweiten Zyklushälfte die Gebärmutterschleimhaut für den Fall einer Befruchtung auf die Aufnahme der Frucht vor
- Erhöht die Körpertemperatur um ca. 0,5 °C
- Lässt den Zervixschleim zäher werden
- Unterstützt in der Frühschwangerschaft die Einnistung und das Wachstum des Embryos
- Stellt die Gebärmutter in der Schwangerschaft „ruhig"
- Bereitet die Milchbildung in den Brüsten vor.

Prolaktin und Oxytocin → 20.5.3

SPICKZETTEL

Östrogene: Weibliches Sexualhormon, gebildet v. a. in den Eierstöcken, bei Männern und Frauen nach den Wechseljahren in geringen Mengen auch in der Nebennierenrinde und im Fettgewebe. Hauptwirkungen Eizellreifung, Wiederaufbau des Endometriums nach der Menstruation, Eiweiß-/Knochenaufbau.
Progesteron: Weibliches Sexualhormon, gebildet v. a. in den Eierstöcken. Hauptwirkungen Vorbereitung des Endometriums auf eine Schwangerschaft in der zweiten Zyklushälfte, „Ruhigstellung" der Gebärmutter während der Schwangerschaft.

19.2.6 Menstruationszyklus

Zwischen dem Beginn der monatlichen Blutungen *(Menarche)* mit ca. 12 Jahren und ihrem Aufhören *(Menopause)* mit gut 50 Jahren treten (außerhalb von Schwangerschaft und einem Teil der Stillzeit) in der Gebärmutterschleimhaut periodische Veränderungen auf. Diese werden hormonell gesteuert und sollen in regelmäßigen Abständen optimale Bedingungen für die Einnistung einer befruchteten Eizelle schaffen. Parallel dazu wird in der Mitte dieses 25–35 Tage dauernden **Menstruationszyklus** *(Monats-, weiblicher Zyklus)* eine befruchtungsfähige Eizelle bereitgestellt.

Phasen des Menstruationszyklus

Der Menstruationszyklus wird in vier Phasen unterteilt (→ Abb. 19.12):

- Die **Menstruation** *(Regelblutung)*, während der die Funktionalis der Gebärmutterschleimhaut abgestoßen wird. Gegen Ende der Menstruation hört durch östrogenbedingte Aufbauvorgänge innerhalb der Funktionalis die Blutung auf und neue Kapillaren sprossen aus. Teilweise wird diese Phase noch weiter in die *Desquamationsphase* (1.–2. Tag) und die *Regenerationsphase* (3.–4. Tag) unterteilt
- Die **Proliferationsphase** *(Aufbauphase)* vom 5.–14. Tag, in der sich die Funktionalis unter Östrogeneinfluss wieder aufbaut. Unter FSH-Einfluss reifen mehrere Follikel heran, von denen schließlich einer besonders groß (dominant) wird und größere Östrogenmengen produziert. Durch positive Rückkoppelung kommt es zu einem Östrogen- und LH-Gipfel und um den 14. Zyklustag zum Eisprung am dominanten Follikel
- Die **Sekretionsphase** vom 15. Zyklustag bis kurz vor der nächsten Menstruation. Der Gelbkörper entwickelt sich und produziert Progesteron. Dadurch wachsen die Drüsen in der Gebärmutterschleimhaut stark und bilden reichlich Sekret. Glykogen wird eingelagert, um die Gebärmutterschleimhaut auf die Aufnahme einer befruchteten Eizelle vorzubereiten. Kommt es nicht zur Befruchtung der Eizelle, bildet sich der Gelbkörper (→ 19.2.2) etwa ab dem neunten Tag nach dem Eisprung zurück
- Die **Ischämiephase.** Wird die Eizelle nach dem Eisprung nicht befruchtet, wird die Funktionalis infolge der abnehmenden Progesteronbildung minderdurchblutet und stirbt schließlich ab. Diese oft nur wenige Stunden dauernde Ischämiephase leitet die Regelblutung ein.

Wechseljahre

Nach dem 45. Lebensjahr stellen die Eierstöcke ihre Tätigkeit allmählich ein – die Menstruationen werden seltener und setzen schließlich aus. Der Zeitpunkt der letzten Menstruation mit etwa 51 Jahren wird als **Menopause** bezeichnet. Danach beginnt die **Postmenopause.**

Während dieser **Wechseljahre** *(Klimakterium)* sinkt der Spiegel an weiblichen Geschlechtshormonen deutlich ab. Dies führt zu den typischen Wechseljahresbeschwerden wie etwa Hitzewallungen und Schweißausbrüchen. Viele Frauen berichten zudem über Stimmungslabilität und depressive Verstimmungen, gerade hier spielen aber auch psychosoziale Faktoren eine Rolle. Später kommt es zu Veränderungen an den Genitalorganen, z. B. Dünnerwerden und Austrocknen der Scheidenschleimhaut, sowie zu verstärktem Knochenabbau und einer Zunahme des Herz-Kreislauf-Risikos.

MEDIZIN

Bis kurz nach der Jahrtausendwende wurde gegen Wechseljahresbeschwerden und zur Osteoporoseprophylaxe oft die Langzeiteinnahme niedrig dosierter Östrogene und Gestagene empfohlen. Heute wird das Nutzen-Risiko-Verhältnis anders bewertet (Risikoerhöhung z. B. für Brustkrebs). Bei ausgeprägten Beschwerden kann eine systemische **Hormonersatztherapie** (möglichst kurz, möglichst niedrig dosiert) erfolgen. Anders beurteilt und häufig praktiziert wird hingegen eine *lokale* Östrogenanwendung gegen urogenitale Beschwerden.

SPICKZETTEL

Menstruationszyklus: Hormonell gesteuerte, etwa alle vier Wochen wiederkehrende Vorgänge v. a. in Eierstöcken und Gebärmutter, die letztlich der Fortpflanzung dienen. Beginnen mit der **Menarche** (erste Menstruation) und enden mit der **Menopause** (letzte Menstruation). Phasen

- **Menstruation** *(Regelblutung)*. 1.–4. Tag. Abstoßung der Funktionalis
- **Proliferationsphase** *(Aufbauphase)*. 5.–14. Tag. Östrogenbetont. Wiederaufbau der Funktionalis. Eisprung nach vorherigem LH-Gipfel ungefähr am 14. Tag

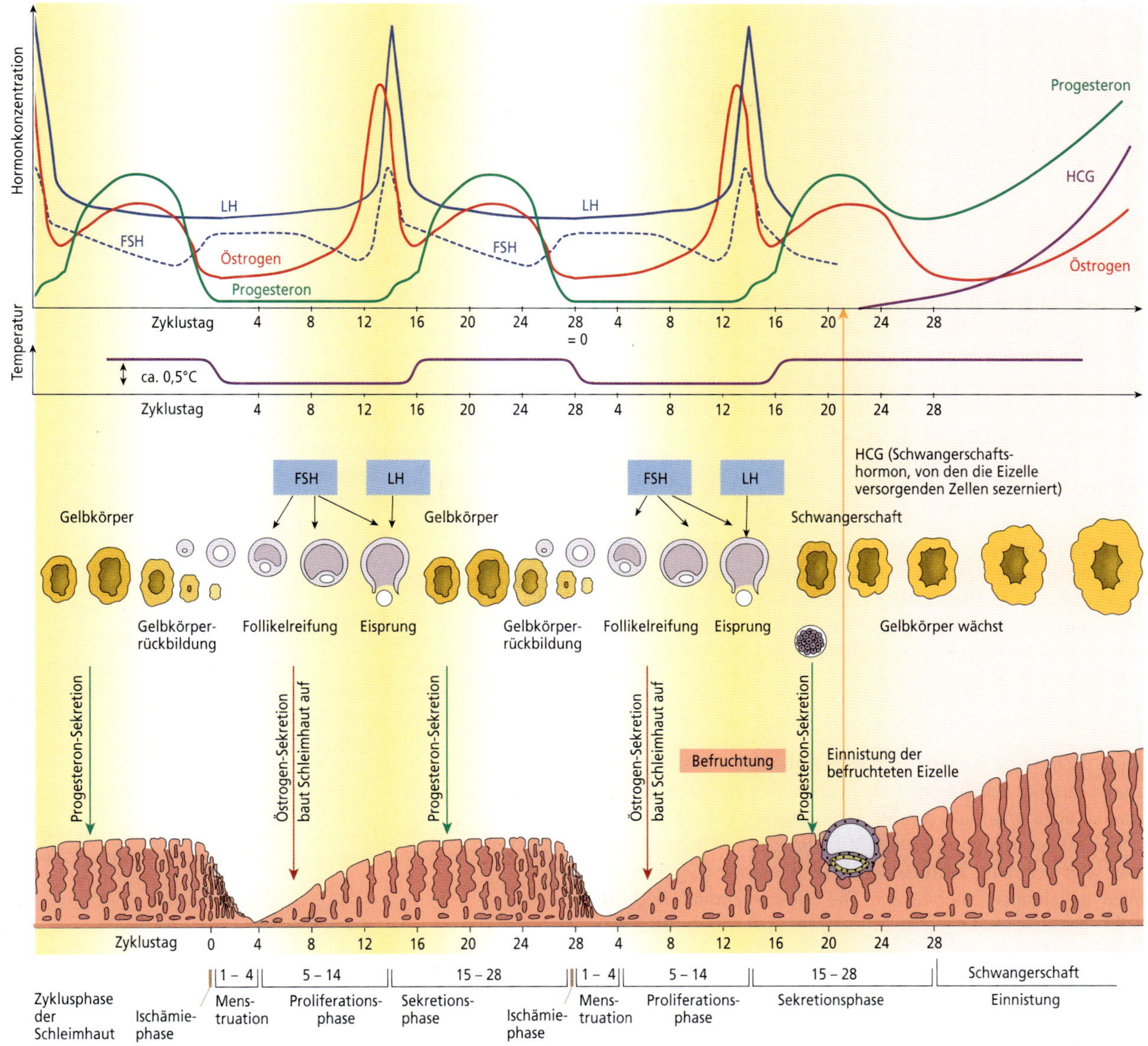

Abb. 19.12 Schema der wichtigsten hormonellen Veränderungen und deren Effekte auf die Gebärmutterschleimhaut und die Eierstöcke beim Menstruationszyklus und in der Schwangerschaft.

- **Sekretionsphase.** 15.–28. Tag. Entwicklung des progesteronproduzierenden Gelbkörpers, Drüsenwachstum in der Funktionalis
- **Ischämiephase** (falls keine Befruchtung eintritt). Wenige Stunden am 28. Tag. Durchblutungsminderung und Absterben der Funktionalis.

19.2.7 Scheide

Die 8–12 cm lange **Scheide** *(Vagina)* ist ein elastischer, bindegewebig-muskulärer Schlauch, der die Verbindung zwischen Gebärmutter und äußerem Genitale herstellt (➔Abb. 19.8, ➔Abb. 19.10). Der Teil der Scheidenlichtung, der um die Portio liegt, heißt **Scheidengewölbe.**

Der **Scheideneingang** *(Scheidenöffnung, Introitus vaginae)* ist von elastischen Schleimhautfalten umgeben, dem sog. **Jungfernhäutchen** *(Hymen, vaginale Korona).*

Die Scheidenwand ist nur ca. 3 mm dick. Die Schleimhaut ist ein mehrschichtiges unverhorntes Plattenepithel, das ebenfalls zyklischen Schwankungen unterliegt. Die Scheide ist aufgrund der gitterartigen Anordnung ihrer (dünnen) Muskulatur und vieler elastischen Fasern sehr dehnbar – wichtig für die Geburt.

Das Scheidensekret besteht aus dem Sekret der Zervixdrüsen, abgestoßenen vaginalen Epithelzellen und durch die Scheidenschleimhaut hindurchgetretener Flüssigkeit (Transsudat). Aus dem Glykogen der abgeschilferten Zellen entsteht mithilfe von Milchsäurebakterien *(Laktobazillen),* der **Döderlein-Bakterien,** Milchsäure (Laktat). So entsteht ein saures Milieu in der Scheide (pH = 4,0), welches vor aufsteigenden Krankheitskeimen schützt.

SPICKZETTEL

Scheide *(Vagina):* Elastischer Schleimhaut-Muskel-Schlauch, der Gebärmutter und Außenwelt verbindet. Nimmt beim Geschlechtsverkehr den Penis auf und ist Teil des Geburtskanals. Während der Geschlechtsreife durch Besiedelung mit Milchsäurebakterien saures, vor Infektionen schützendes Milieu.

19.2.8 Äußere weibliche Geschlechtsorgane

Schamlippen

Die behaarten **großen Schamlippen** *(Labia majora pudendi)* begrenzen die **Schamspalte.** Sie enthalten Talg-, Schweiß- und Duftdrüsen. Die **kleinen Schamlippen** *(Labia minora pudendi)* sind haarlose Hautfalten mit zahlreichen Talgdrüsen. Innen sind sie mit einem mehrschichtigen unverhornten Plattenepithel bedeckt, außen ist das Epithel gering verhornt.

Scheidenvorhof

Zwischen den kleinen Schamlippen liegt der **Scheidenvorhof** *(Vestibulum vaginae).* In ihn mündet vorne die **Harnröhre** *(Urethra)* und etwas weiter hinten der **Scheideneingang** (*Introitus vaginae* → Abb. 19.13). Viele **kleine Vorhofdrüsen** und die paarigen **großen Vorhofdrüsen** *(Glandulae vestibulares majores, Bartholin-Drüsen)* in den kleinen Schamlippen halten durch ihr Sekret den Scheidenvorhof feucht.

Klitoris

Die ca. 10 cm lange **Klitoris** (*Kitzler* → Abb. 19.13) besteht überwiegend aus Schwellkörpergewebe. Die beiden **Klitorisschenkel** verlaufen etwa unterhalb des M. ischiocavernosus (→ Abb. 7.40) und vereinigen sich vorne in der Mittellinie zum **Klitorisschaft.** Dieser setzt sich in die **Klitoriseichel** fort, die vorne zwischen den großen Schamlippen hervorragt. Die Klitoris enthält reichlich sensible Nervenendigungen und ist wie die **Vorhofschwellkörper** beidseits seitlich des Scheideneingangs *erektil,* das heißt bei sexueller Erregung schwillt sie an.

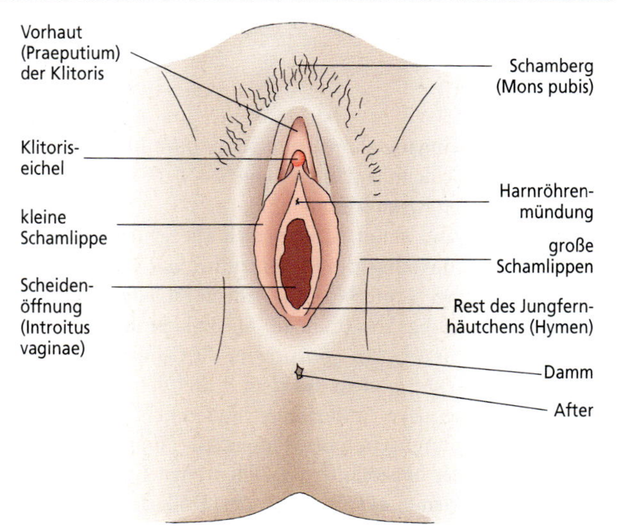

Abb. 19.13 Äußeres weibliches Genitale.

Vulva

Schamberg *(Mons pubis, Venushügel),* **Schambehaarung** *(Pubes),* **große** und **kleine Schamlippen, Klitoris, Scheidenvorhof** einschließlich seiner Drüsen und Harnröhrenöffnung werden häufig unter dem Begriff **Vulva** zusammengefasst.

SPICKZETTEL

Äußere weibliche Geschlechtsorgane:
- **Große Schamlippen** *(Labia majora pudendi),* **kleine Schamlippen** *(Labia minora pudendi)*
- **Klitoris** *(Kitzler)*
- **Scheidenvorhof** *(Vestibulum vaginae).*

19.2.9 Weibliche Brust

Die **weiblichen Brüste** *(Mammae)* zählen zu den sekundären Geschlechtsmerkmalen der Frau: Die Drüsenkörper sind zwar bereits bei Geburt angelegt, die flachen Anlagen bilden sich aber erst während der Pubertät unter dem Einfluss der weiblichen Geschlechtshormone zur weiblichen Brust aus (→ Abb. 19.14).

Aufbau der weiblichen Brust

Die weibliche Brust besteht aus der **Brustdrüse** *(Milchdrüse),* Fett- und Bindegewebe. Die Brustdrüse ist aus mehreren Drüsenlappen aufgebaut, getrennt durch Binde- und Fettgewebe. Die Drüsenlappen setzen sich aus kleineren Läppchen und diese wiederum aus oft tubulären Endstücken zusammen. Jeder Lappen mündet mit einem **Milchausführungsgang** auf der **Brustwarze** *(Mamille).*

Die Brustwarze enthält reichlich sensible Nervenendigungen, wodurch ihre Berührungsempfindlichkeit bedingt ist und der Milcheinschuss und erotische Empfindungen ausgelöst werden können.

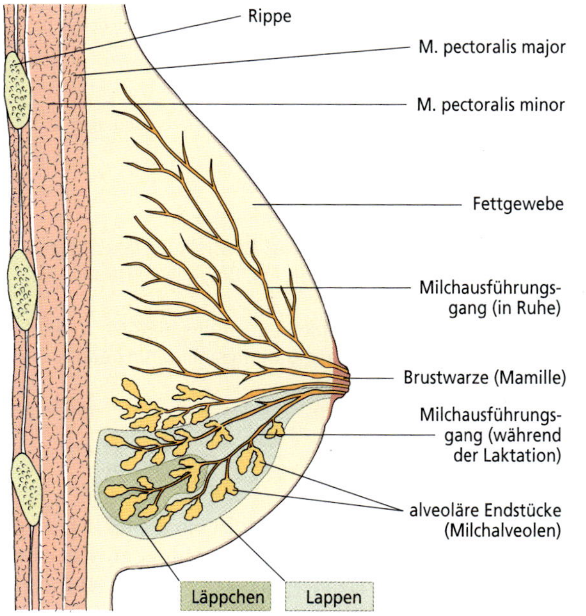

Abb. 19.14 Feinbau der weiblichen Brust, oben in der Ruhe-, unten in der Stillphase.

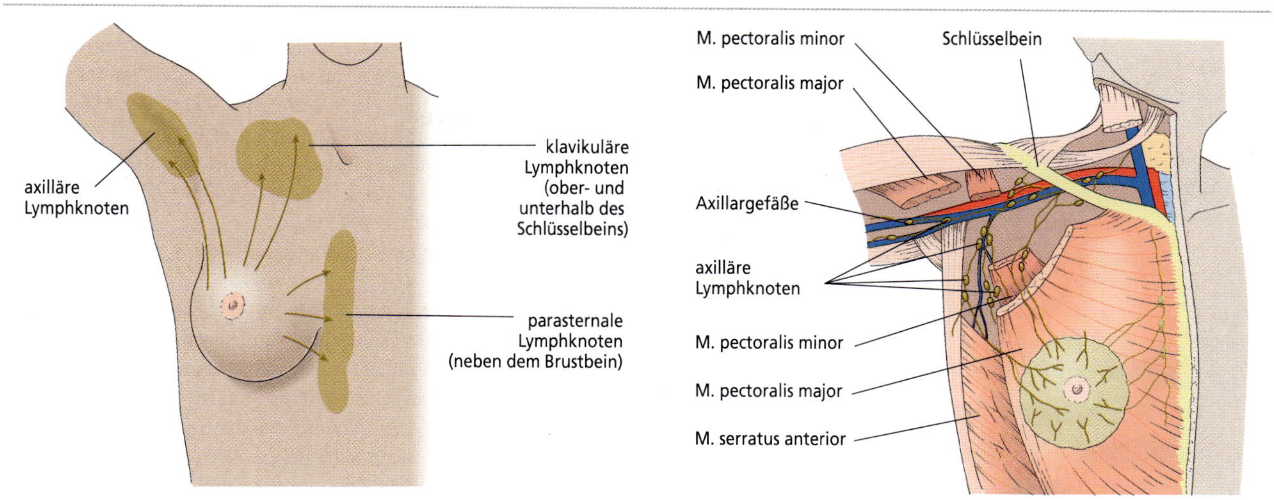

Abb. 19.15 Lymphabflusswege der Brustdrüse. Die Lymphbahnen des oberen äußeren Quadranten ziehen hauptsächlich zu den axillären Lymphknoten.

Erst in der Schwangerschaft entwickeln sich an den Enden der Milchgänge alveoläre Endstücke, kurz *Milchalveolen,* und beim **Milcheinschuss** (→ 20.5.3) zu Beginn der Stillperiode erreicht die Brust ihre maximale Größe.

Der Lymphabfluss der Brustdrüse erfolgt vor allem in Richtung Achsel (→ Abb. 19.15), in geringem Umfang auch zu Lymphknoten im Bereich von Schlüsselbein und Brustbein.

Mammakarzinom

Das **Mammakarzinom** *(Brustkrebs)* ist der häufigste bösartige Tumor der Frau. Hinweise können sein:

- (Schmerzlose) Knoten
- Absonderungen aus der Brustwarze
- Verlust der Verschieblichkeit des Drüsengewebes auf dem Brustmuskel
- (Neu aufgetretene) Asymmetrien der Brüste
- Hautveränderungen der Brust, z. B. „Orangenhaut".

PRÄVENTION

Da eine frühzeitige Tumorerkennung die Prognose verbessert, motivieren Pflegende Frauen, die kostenlosen **Krebsfrüherkennungsuntersuchungen** in Anspruch zu nehmen. In Deutschland wird zusätzlich (keineswegs als Ersatz!) die regelmäßige Selbstuntersuchung der Brüste nach vorheriger Anleitung empfohlen.

Grundlage der Behandlung ist die Operation, oft brusterhaltend. Auch die Achsellymphknoten werden möglichst belassen und nur der/die **Wächterlymphknoten** (erste Lymphknoten des Abflussgebiets) entfernt. Außerdem ist häufig eine Strahlen-, Chemo- und/oder Hormontherapie sinnvoll.

PFLEGE

Mögliche Folge der Entfernung oder Bestrahlung der Achsellymphknoten ist ein **Lymphödem,** das die Lebensqualität der Frauen erheblich einschränken kann. Der **Lymphödemprophylaxe** dienen:

- Regelmäßige Armhochlagerungen und Bewegungsübungen, ggf. Lymphdrainage
- Vermeiden von Überbelastung, monotonen Bewegungen, starker Wärmeeinwirkung und Verletzungen am betroffenen Arm
- Keine Blutdruckmessung oder Blutabnahme am betroffenen Arm.

Brustdrüsen des Mannes

Männer besitzen ebenfalls Brustdrüsen. Diese entwickeln sich durch den anderen Hormonhaushalt jedoch kaum und haben auch weniger sensible Nervenendigungen.

SPICKZETTEL

Weibliche Brust *(Mamma):* Dem M. pectoralis major beidseits aufliegende Hautdrüse aus **Brustdrüse** *(Milchdrüse),* Binde- und Fettgewebe. Mündung der **Milchausführungsgänge** auf der **Brustwarze** *(Mamille).* Sekundäres Geschlechtsmerkmal.

19.3 Entwicklung der Geschlechtsorgane

Vorgeburtliche Entwicklung

Bei der Befruchtung wird durch die Geschlechtschromosomen das *chromosomale Geschlecht* festgelegt. Die Anlagen der Keimdrüsen sind aber bis etwa zur siebten Entwicklungswoche in Form und Struktur nicht unterscheidbar **(Indifferenzstadium).** Anwesenheit des Y-Chromosoms führt dann zur Bildung des *Hoden-determinierenden Faktors* und damit zur Hodenentwicklung, ansonsten entwickeln sich Eierstöcke. Die von Hoden bzw. Eierstöcken produzierten Hormone induzieren danach die Bildung der weiteren Geschlechtsorgane.

Nachgeburtliche Entwicklung und Pubertät

Bis zur Pubertät erfahren die Geschlechtsorgane keine entscheidenden Veränderungen.

Im Alter von circa neun Jahren bei Mädchen und elf Jahren bei Jungen kommt es zum Anstieg der Geschlechtshormonspiegel im Blut und damit zur **Pubertät.** Die Geschlechtshormone stammen dabei zunächst aus der Nebennierenrinde (→ 11.6.1). Die Brust-

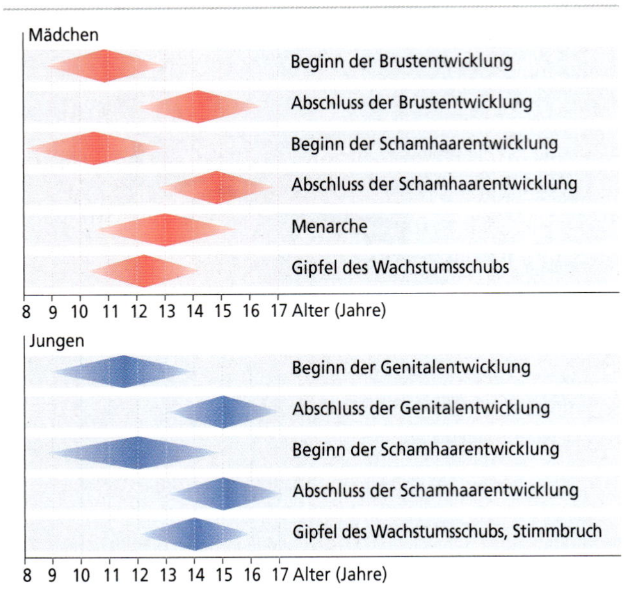

Abb. 19.16 Ablauf der Pubertät bei Mädchen und Jungen.

entwicklung bzw. das Wachstum von Hoden und Penis beginnt, erste, zunächst noch spärliche Schamhaare zeigen sich, der *pubertäre Wachstumsschub* setzt ein. Ausgelöst durch die hormonellen Veränderungen, tritt mit knapp 13 Jahren bei den Mädchen die *erste Menstruationsblutung* **(Menarche)** ein, bei den Jungen kommt es in der Regel zwischen 13 und 15 Jahren zum ersten, meist unwillkürlich ausgelösten *Samenerguss*. Die Fortpflanzungsfähigkeit wird meist 1–2 Jahre nach dem Einsetzen der Regelblutung bzw. der Samenergüsse erreicht (→ Abb. 19.16).

Mit den körperlichen Veränderungen während der Pubertät gehen seelische Veränderungen einher, die erhebliche innere und familiäre Spannungen hervorrufen können.

19.4 Sexueller Reaktionszyklus

Der **sexuelle Reaktionszyklus** ist beim weiblichen und männlichen Geschlecht prinzipiell gleich und wird vom vegetativen Nervensystem vermittelt.

Nach den amerikanischen Sexualwissenschaftlern *Masters* und *Johnson* lassen sich vier Phasen unterscheiden (→ Abb. 19.17):

In der **Erregungsphase** lösen unterschiedliche Reize erotische Empfindungen aus, vor allem aber die Berührung der **erogenen Zonen** (Mund- und Genitalregion, bei der Frau Brüste). Die Erregung führt zu einem Gefühl des Wohlbefindens. Puls-, Atemfrequenz und Blutdruck steigen ebenso wie Muskelspannung und Hautdurchblutung. Bei der Frau sondern Scheidenwand und Drüsen am Scheidenvorhof ein schleimiges Sekret ab, welches die Scheide anfeuchtet und ein Eindringen des erigierten Penis erleichtert. Schamlippen und Klitoris schwellen an, die Brustwarzen stellen sich auf. Beim Mann kommt es zur Erektion, d. h. zum Anschwellen und Aufrichten des Penis.

Die Merkmale der Erregungsphase prägen sich in der **Plateauphase** weiter aus.

Der Höhepunkt sexueller Erregung ist der **Orgasmus,** der als intensivster körperlicher Genuss empfunden wird. Während dieser nur wenige Sekunden andauernden Phase kommt es bei der Frau zur Verengung des unteren Scheidendrittels mit rhythmischen Kontraktionen der Beckenbodenmuskulatur und der Gebärmutter.

Beim Mann wird die Samenflüssigkeit durch rhythmische und unwillkürliche Kontraktionen der Samengänge, der Harnröhre, der Muskeln an der Peniswurzel und schließlich des Penis selbst in das hintere Scheidengewölbe geschleudert (*Samenerguss* oder **Ejakulation**).

In der anschließenden **Rückbildungsphase** kehren alle Organe in ihren ursprünglichen nichterregten Zustand zurück. Anschließend kommt es beim Mann und teilweise auch bei der Frau zur sexuellen Reizunempfindlichkeit **(Refraktärphase),** während der Erektion und Orgasmus nicht möglich sind.

Veränderungen des sexuellen Reaktionszyklus im Alter

Die Fähigkeit zum Geschlechtsverkehr (Koitus) bleibt beiden Geschlechtern erhalten. Der sexuelle Reaktionszyklus verändert sich jedoch:

- Beim Mann lässt die Erektionsfähigkeit nach dem 50. Lebensjahr deutlich nach. Die Erektion erfordert intensivere Stimulation. Nach dem Orgasmus erfolgt die Rückbildung rascher und die Pause bis zur nächsten möglichen Erektion steigt auf 12–24 Stunden. Subjektiv lässt gleichzeitig das Bedürfnis zur Ejakulation und zum Orgasmus nach
- Bei der Frau über 50 verzögert sich die Scheidenbefeuchtung in der Erregungsphase. Die Orgasmusphase ist in der Regel ebenfalls kürzer, und die Rückbildung der sexuellen Erregung erfolgt rascher.

Insbesondere Erkrankungen des Bewegungsapparates (z. B. Hüftarthrose) können den Geschlechtsverkehr weiter erschweren, schmerzhaft oder unmöglich machen.

Untersuchungen haben aber ergeben, dass ältere Menschen sich ebenso nach einem Sexualpartner (und nicht nur Gesprächspartner) sehnen wie jüngere und fehlende Möglichkeiten, diese Wünsche auszuleben, Vereinsamung begünstigen.

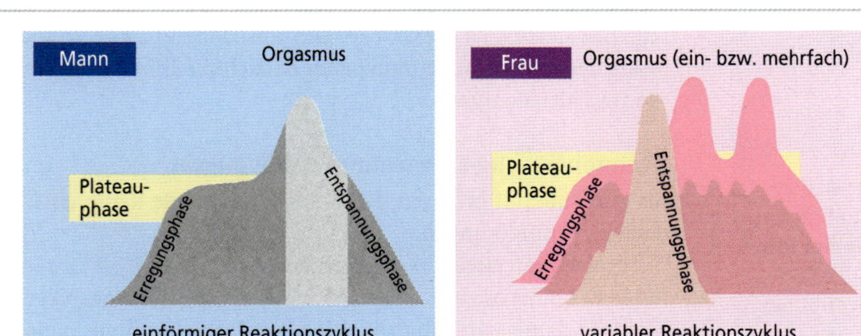

Abb. 19.17 Sexueller Reaktionszyklus bei Mann und Frau. Im männlichen Reaktionszyklus ist nur ein Orgasmus möglich mit anschließender absoluter Refraktärphase. Bei Frauen (rechts) ist die Variabilität der Verläufe größer; u. U. können mehrere Orgasmen erfolgen. Drei mögliche Verläufe sind abgebildet.

WIEDERHOLUNGSFRAGEN

1. Welche Aufgaben haben die Geschlechtsorgane? (Kapitelanfang)
2. Welche Organe gehören zu den inneren Geschlechtsorganen des Mannes? (→ 19.1.1)
3. Wie sind die Hoden aufgebaut? (→ 19.1.2)
4. Welche Wirkungen besitzt das Testosteron? (→ 19.1.3)
5. Welche Strukturen ziehen beim Mann durch den Leistenkanal? (→ 19.1.2, → 19.1.5)
6. Welche (männlichen) Geschlechtsdrüsen gibt es? (→ 19.1.6)
7. Wie kommt es beim Mann zur Erektion? (→ 19.1.7)
8. Nennen Sie die Geschlechtsorgane der Frau! (→ 19.2.1)
9. Welche Aufgaben haben die Eierstöcke? (→ 19.2.2)
10. Wie ist die Gebärmutterwand aufgebaut? (→ 19.2.4)
11. Welche Wirkungen haben die Östrogene? (→ 19.2.5)
12. Charakterisieren Sie die verschiedenen Phasen des Menstruationszyklus! (→ 19.2.6)
13. Wodurch wird die Menstruationsblutung ausgelöst? (→ 19.2.6)
14. Welche Strukturen bilden die Vulva der Frau? (→ 19.2.8)
15. Wie ist die Brustdrüse aufgebaut? (→ 19.2.9)
16. Wie ist der typischer Pubertätsverlauf beim Jungen und beim Mädchen? (→ 19.3)
17. In welche vier Phasen kann der sexuelle Reaktionszyklus eingeteilt werden? (→ 19.4)

20

ENTWICKLUNG, SCHWANGERSCHAFT UND GEBURT

LERNZIELÜBERSICHT

20.1 Von der Befruchtung bis zur Einnistung

- Bei der Befruchtung vereinigen sich Ei- und Samenzelle zur Zygote.
- Durch Zellteilungen entsteht erst eine Zellkugel (Morula), dann eine Hohlkugel (Blastozyste), die etwa fünf Tage nach der Befruchtung mit der Einnistung in die Gebärmutterschleimhaut beginnt.
- Die Blastozyste enthält eine Verdickung mit dem Embryoblasten, der eigentlichen Keimanlage.
- Das Hormon Choriongonadotropin (HCG) hält den Gelbkörper und damit die Frühschwangerschaft aufrecht.
- Bei Befruchtung zweier Eizellen oder sehr früher Trennung der Fruchtanlage entstehen Zwillinge.

20.2 Entwicklung des Embryos

- Der Embryoblast beginnt in der dritten Woche der Schwangerschaft mit der Bildung der drei Keimblätter Ektoderm, Mesoderm und Entoderm.
- In den ersten acht Wochen nach der Befruchtung gehen aus diesen Keimblättern alle Organanlagen hervor.
- Der Embryo liegt von mehreren Häuten umgeben geschützt in der fruchtwassergefüllten Amnionhöhle.
- Die Ernährung erfolgt durch die Plazenta, die aus einem mütterlichen und einem kindlichen Teil besteht. Kindliches und mütterliches Blut mischen sich nicht.
- Das Kind ist durch die Gefäße der Nabelschnur mit der Plazenta verbunden.

20.3 Entwicklung des Fetus

- Ab der neunten Schwangerschaftswoche nach der Befruchtung (SSW p. c.) bzw. der elften Schwangerschaftswoche nach dem ersten Tag der letzten Regelblutung (SSW p. m.) wird der Embryo „Fetus" genannt.
- Der Fetus wächst bis zur Geburt auf etwa 50 cm und 3.500 g heran und die Organe nehmen zunehmend ihre Funktion auf.
- Der fetale Blutkreislauf zeigt einige Besonderheiten: Parallelauswurf beider Herzhälften in den großen Kreislauf, weitgehende Umgehung von Lunge und Leber durch Kurzschlüsse (Ductus venosus Arantii, Foramen ovale, Ductus arteriosus Botalli), Nabelarterien und -venen.
- Über die Nabelarterien gelangt sauerstoffarmes Blut in die Plazenta, über die Nabelvenen wird sauerstoffreiches Blut wieder zum Fetus zurückgeleitet.
- Durch viele Faktoren (z. B. Medikamente, Infektionen, Genussgifte) kann es zu Entwicklungsstörungen des Ungeborenen kommen (Embryo- bzw. Fetopathien).

20.4 Schwangerschaft

- Die Schwangerschaft wird in drei etwas unterschiedlich lange Abschnitte gegliedert: Das erste Trimenon wird oft von Übelkeit und Stimmungsschwankungen begleitet. Im zweiten Trimenon besteht meist Wohlbefinden, Bauchumfang und Brustgröße nehmen zu. Das dritte Trimenon wird von den meisten Frauen als mühsam und anstrengend erlebt.

20.5 Geburt und Wochenbett

- Etwa nach 40 Schwangerschaftswochen erfolgt die Geburt, eingeleitet u. a. durch das wehenauslösende Hormon Oxytocin und durch Prostaglandine.
- Die Geburt beginnt mit der Eröffnungsphase, an deren Ende es zum Blasensprung kommt.
- Es folgt die etwa eine Stunde dauernde Austreibungsphase, bei der das Kind – meist mit dem Kopf voran – austritt.
- Binnen weniger Minuten muss sich das Neugeborene an das Leben außerhalb des Mutterleibs anpassen und vor allem Atem- und Herz-Kreislauf-Funktion selbst übernehmen.
- Als Nachgeburt wird die Plazenta ausgestoßen.
- Im Wochenbett kommt es zur Rückbildung des Uterus und zum Wochenfluss. Für Milchbildung und -entleerung wichtig sind die Hormone Prolaktin und Oxytocin.

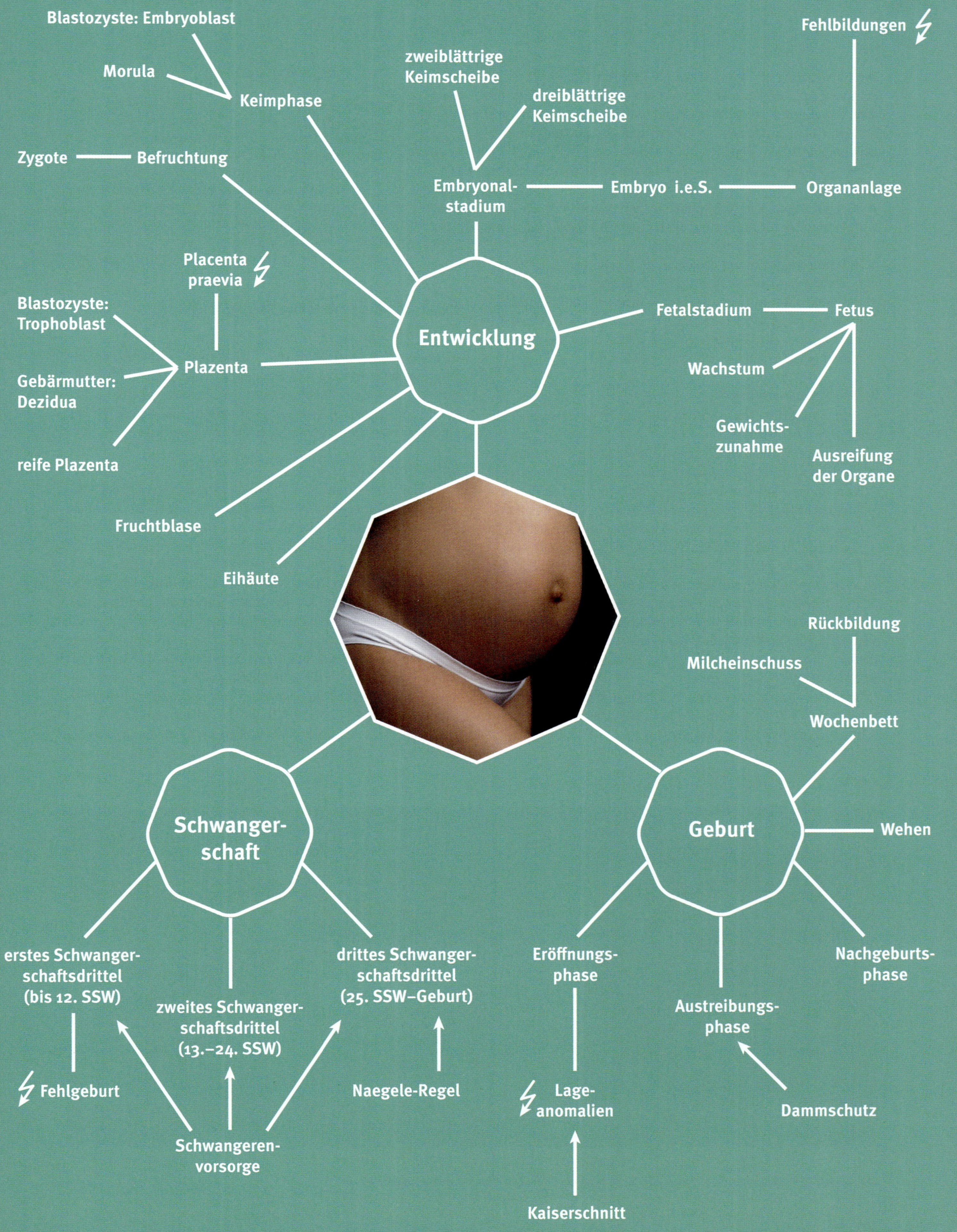
Entwicklung
Schwangerschaft
Geburt
Blastozyste: Embryoblast
Morula
Keimphase
Zygote
Befruchtung
zweiblättrige Keimscheibe
dreiblättrige Keimscheibe
Embryonalstadium
Embryo i.e.S.
Organanlage
Fehlbildungen
Placenta praevia
Blastozyste: Trophoblast
Plazenta
Gebärmutter: Dezidua
reife Plazenta
Fruchtblase
Eihäute
Fetalstadium
Fetus
Wachstum
Gewichtszunahme
Ausreifung der Organe
Rückbildung
Milcheinschuss
Wochenbett
Wehen
Eröffnungsphase
Austreibungsphase
Nachgeburtsphase
Lageanomalien
Kaiserschnitt
Dammschutz
erstes Schwangerschaftsdrittel (bis 12. SSW)
zweites Schwangerschaftsdrittel (13.–24. SSW)
drittes Schwangerschaftsdrittel (25. SSW–Geburt)
Fehlgeburt
Schwangerenvorsorge
Naegele-Regel

[J787]

Die Entwicklung eines Menschen aus einer einzigen Zelle ist ein komplizierter Vorgang, der nicht mit der Geburt, sondern erst mit dem Tod abgeschlossen ist. Man unterscheidet zwischen der **pränatalen Entwicklung** *vor* der Geburt und der **postnatalen Entwicklung** *nach* der Geburt.

Die pränatale Entwicklung lässt sich grob in drei Abschnitte unterteilen:

- Die erste Phase, teils **Keimphase** genannt, dauert von der Befruchtung bis zur Einnistung der befruchteten Eizelle (etwa am zehnten Tag nach der Befruchtung)
- Im **Embryonalstadium** von der 2.–8. Woche nach der Befruchtung werden fast alle Organe des **Embryos** angelegt
- Das **Fetalstadium** ab der neunten Woche nach der Befruchtung dauert bis zur Geburt. In dieser Phase reifen die Organe aus, beginnen ihre Funktionen aufzunehmen und der **Fetus** nimmt erheblich an Gewicht zu.

Schwangerschaftsdauer

Es gibt, zunächst etwas verwirrend, zwei „Zählweisen" der Schwangerschaftsdauer:

- Die eine geht vom (unbekannten) Zeitpunkt der Befruchtung aus. Dies ist die *Schwangerschaftsdauer post conceptionem = p. c.* Nach dieser Zählweise dauert die Schwangerschaft 38 Wochen. Sie wird häufig von Wissenschaftlern benutzt, um die Entwicklung der Frucht zu Beginn der Schwangerschaft zu beschreiben
- Die zweite, in Klinik und Praxis übliche Zählweise, geht vom ersten Tag der letzten Menstruation aus. Dieser ist in aller Regel bekannt. Die Schwangerschaftsdauer, so angegeben, ist die *Schwangerschaftsdauer post menstruationem = p. m.,* die Schwangerschaftsdauer beträgt hier 40 Wochen.

Wenn die Frau das Ausbleiben der Menstruation bemerkt, befindet sie sich am Anfang der 3. SSW p. c. (SSW = Schwangerschaftswoche) oder der 5. SSW p. m.

Ist nichts anderes angegeben, beziehen sich die folgenden Angaben auf *SSW p. m.* Geschrieben wird z. B. 4 + 2 (vier vollendete Schwangerschaftswochen plus zwei Tage).

SPICKZETTEL

Schwangerschaft *(Gravidität):* Etwa 38 Wochen dauernder Zeitraum von der Befruchtung bis zur Geburt, in dem sich das Ungeborene in der mütterlichen Gebärmutter entwickelt.
SSW p. c. = Schwangerschaftswochen post conceptionem = Schwangerschaftswochen nach der Befruchtung = 38 Wochen.
SSW p. m. = Schwangerschaftswochen post menstruationem = Schwangerschaftswochen nach der letzten Menstruation = 40 Wochen. Auch eine Angabe ohne Zusatz bedeutet in der Regel SSW p. m.

20.1 Von der Befruchtung bis zur Einnistung

Beim Eisprung gelangt eine reife Eizelle vom Eierstock in den Eileiter. Trifft sie bei ihrer Wanderung zur Gebärmutter auf befruchtungsfähige Spermien, kann es zur Verschmelzung beider Keimzellen und damit zur *Befruchtung* kommen. Die Eizelle ist nur einen Tag befruchtungsfähig, Spermien mehrere Tage.

Befruchtung

Nach dem Samenerguss des Mannes während eines vaginalen **Geschlechtsverkehrs** *(Koitus, Kohabitation)* wandern die Spermien von der Scheide in die Eileiter. Dabei werden die Spermien durch das Milieu im weiblichen Genitaltrakt verändert und dadurch erst befruchtungsfähig. Dieser Reifungsprozess heißt **Kapazitation.**

Bei Kontakt mit der Zona pellucida der Eizelle lösen sich Teile der Akrosom-Membran in der **Akrosomreaktion** auf und das Spermium kann die Zona pellucida durchdringen. Meist treffen mehrere Spermien fast gleichzeitig auf die Eizelle, jedoch kann nur das erste Spermium in die Eizelle eindringen **(Imprägnation).** Unmittelbar danach verändert sich die Zona pellucida (→ 19.2.2) und wird für nachfolgende Spermien unpassierbar. Die Eizelle vollendet die zweite Reifeteilung (→ 3.7.3, → 19.2.2) und die Zellkerne von Eizelle und Spermium schwellen zu den **Vorkernen** an, die dann miteinander verschmelzen. Diese Verschmelzung der Vorkerne ist die **Befruch-**

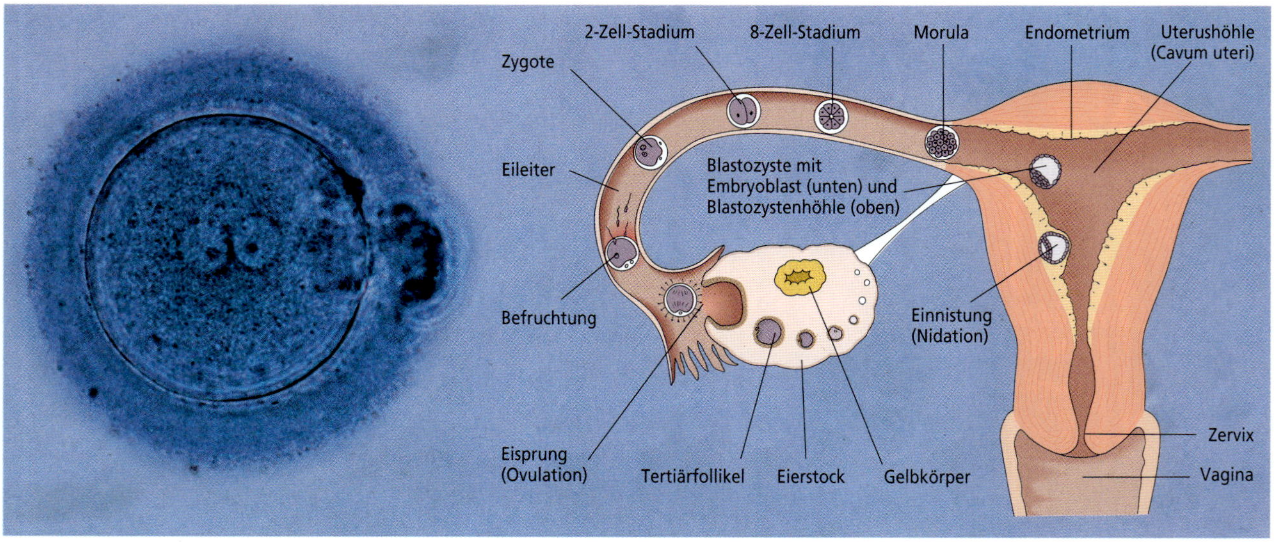

Abb. 20.1 Entwicklung des Keimes von der Zygote über das Zweizellenstadium bis zur Blastozyste. [T077]

tung *(Konzeption, Empfängnis).* Die neue Zelle, die **Zygote,** enthält wie jede normale Körperzelle alle 23 Chromosomen (→4.1) in doppelter (diploider) Ausführung: je 23 vom Vater (bzw. dem Spermium) und 23 von der Mutter (bzw. der Eizelle).

Erste Zellteilungen (Furchung)

Wenige Stunden später beginnen die ersten Zellteilungen, die **Furchungsteilungen.** Aus der Zygote werden zunächst zwei **Blastomere** (hier: Tochterzellen), dann vier, acht, sechzehn usw., bis sich eine Zellkugel bildet, die mikroskopisch einer Beere ähnelt und deshalb **Morula** heißt (→Abb. 20.1). Die Morula wandert durch den Eileiter und erreicht nach 3–4 Tagen die Gebärmutter. Bis dahin hat sie sich in einen hohlen Zellball verwandelt, die **Blastozyste** *(Keimblase).* Die Aushöhlung heißt **Blastozystenhöhle.**

Die Blastozyste hat eine Verdickung, die die eigentliche Fruchtanlage enthält, den **Embryoblast** (→Abb. 20.1, →Abb. 20.5). Die Zellwand der umgebenden Blase, der **Trophoblast,** dient nach der Einnistung zusammen mit mütterlichem Gewebe der Ernährung des Embryos (→20.2.3).

Einnistung (Nidation)

Am 5.–6. Tag nach der Befruchtung lagert sich die Blastozyste an die Gebärmutterschleimhaut an. Die Trophoblastzellen produzieren Enzyme, die das Eindringen in die Schleimhaut ermöglichen. Außerdem bildet der Trophoblast nun das Schwangerschaftshormon *humanes Choriongonadotropin* **(HCG),** das in den ersten Wochen der Schwangerschaft die Funktion des Gelbkörpers aufrechterhält. Ansonsten würde das Endometrium abgestoßen, ein **Frühabort** *(frühe Fehlgeburt)* wäre die Folge. Der Nachweis von HCG wird als Schwangerschaftstest eingesetzt.

MEDIZIN

Nistet sich die Blastozyste schon im Eileiter ein, kommt es zur **Eileiterschwangerschaft,** der häufigsten **Extrauteringravidität** (Schwangerschaft außerhalb der Gebärmutter). Die Fruchtanlage stirbt nach kurzer Zeit ab, auch die Frau ist gefährdet. Wandert hingegen die Blastozyste zu weit, sitzt die Plazenta (der Mutterkuchen, →20.2.3) später zu nah am Muttermund oder überdeckt ihn sogar **(Placenta praevia).** Die daraus resultierenden Blutungen in der Spätschwangerschaft sind für Mutter und Kind lebensbedrohlich.

Zwillinge

Bis nach Einnistung der Blastozyste können sich die Fruchtanlagen vollständig trennen und sich unabhängig voneinander zwei genetisch identische Individuen entwickeln: **eineiige Zwillinge.**

Etwa doppelt so häufig sind **zweieiige Zwillinge.** Hier sind zwei Eizellen herangereift und durch zwei Spermien befruchtet worden. Zweieiige Zwillinge sind sich nicht ähnlicher als Geschwister unterschiedlichen Alters.

SPICKZETTEL

Keimphase: Zeit von der Befruchtung bis zur Einnistung.
- Im Eileiter Eindringen eines Spermiums in die Eizelle **(Imprägnation)**
- → zweite Reifeteilung der Eizelle
- → Bildung der **Vorkerne**
- → **Befruchtung** = Verschmelzung der Vorkerne
- → **Zygote**
- → Wanderung Richtung Gebärmutter, Furchungsteilungen
- → **Morula** (beerenähnlich)
- → **Blastozyste** *(Keimblase)* = hohler Zellball mit **Embryoblast, Trophoblast** und **Blastozystenhöhle**
- → am 5.–6. Tag Anlagerung an, dann Eindringen in die Gebärmutterschleimhaut.

20.2 Entwicklung des Embryos

20.2.1 Entstehung der Keimblätter

Etwa acht Tage nach der Befruchtung differenziert sich der Embryoblast in die zweiblättrige **Keimscheibe.** Zwischen Embryoblast und Trophoblast bildet sich ein weiterer Hohlraum, die **Amnionhöhle** (→Abb. 20.5). Die Blastozystenhöhle wird zum (primären) **Dottersack.**

Anfang der dritten Woche entsteht durch Zellwanderung eine dritte Schicht. Nachfolgend bilden sich die drei **Keimblätter,** aus denen alle Organe hervorgehen:
- Aus dem *äußeren Keimblatt* **(Ektoderm)** entwickeln sich v. a. Nervensystem, Sinnesorgane und Haut
- Aus dem *mittleren Keimblatt* **(Mesoderm)** formieren sich u. a. Binde- und Stützgewebe, Muskulatur, Herz, Nieren, (innere) Geschlechtsorgane, Blutgefäße, Blutzellen, viele lymphatische Organe und Unterhaut
- Aus dem *inneren Keimblatt* **(Entoderm)** entstehen hauptsächlich die Epithelien der Atmungs- und Verdauungsorgane, Teile der ableitenden Harnwege, Schilddrüse, Leber und Pankreas.

20.2.2 Organentwicklung

Die Entwicklung schreitet unglaublich rasch voran (→Abb. 20.2, →Abb. 20.3, →Abb. 20.4). In der 3.–8. SSW p. c. werden alle Organe angelegt **(Organogenese):**
- In der 3. SSW p. c. bildet sich in der Längsachse der Keimscheibe der *Primitivstreifen.* Unmittelbar darauf entwickeln sich hier die *Chorda dorsalis,* ein primitives Achsenorgan, sowie *Neuralrinne* und *Neuralplatte,* aus denen später Gehirn und Rückenmark hervorgehen. Eine noch schlauchförmige *Herzanlage* ist ebenso vorhanden wie erste *Blutgefäße*
- In der 4. SSW p. c. formt sich die Gehirn-, kurz darauf die Rückenmarkanlage. Der Embryo nimmt durch ungleiches Wachstum eine C-förmig gekrümmte Form an. Gegen Ende dieser Woche sind *Arm-* und oft auch *Beinknospen, Ohrgrübchen, Nasengrube* und – gerade eben – *Linsenplakoden* (verdickte Bezirke) am Ort der späteren Augenlinse erkennbar. Erste Herzkontraktionen beginnen. Durch seitliche Abfaltung (→Abb. 20.3) entwickelt sich die *Darmanlage,* kurz darauf erfolgen erste Ausknospungen zur Entwicklung der (unteren) Luftwege, auch die *Leber-* und die erste *Zwerchfellanlage* sind vorhanden
- In der 5. SSW p. c. entwickeln sich Gehirn, Gesicht und Extremitäten rasch weiter. Die *Herzscheidewand* beginnt sich zu bilden, *Lungenknospen* sprossen aus. Die *Urogenitalleiste* wird sichtbar, die Entwicklung der (bleibenden) Nieren beginnt
- In der 6. SSW p. c. imponiert von außen v. a. das Wachstum der unteren Extremität und der Ohranlagen. Die ersten bindegewebigen Skelettanlagen werden zu hyalinem Knorpel
- Bereits in der 7. SSW p. c. sind die Augenlider erkennbar. Da die Bauchhöhle für den sich entwickelnden Darm zu klein ist,

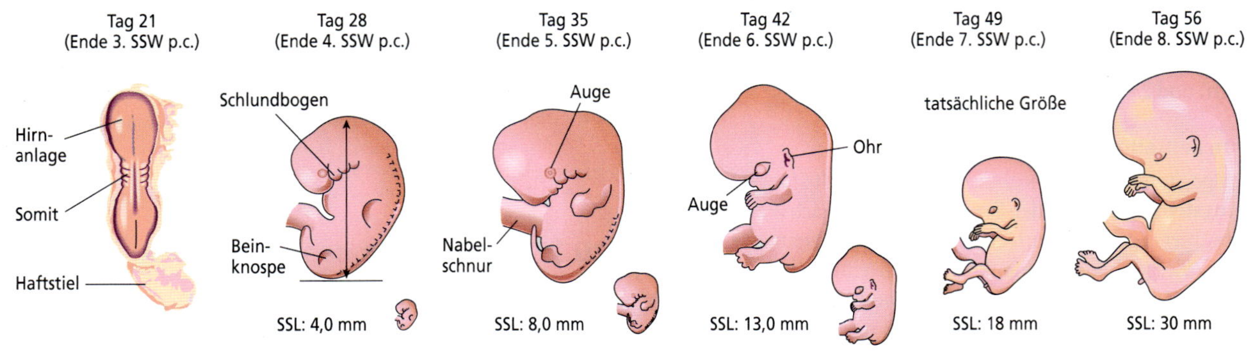

Abb. 20.2 Übersicht über die Embryonalentwicklung.
Nach nur acht Wochen hat der Embryo eindeutig menschliche Züge. Noch komplizierter sind die von außen nicht sichtbaren Vorgänge – innerhalb weniger Wochen werden alle wichtigen Organsysteme angelegt.
SSL = Scheitel-Steiß-Länge. [E581]

wölbt sich der Darm in die Nabelschnur vor *(physiologischer Nabelbruch).* Der bis dahin gemeinsame Endteil von Urogenital- und Darmtrakt wird in einen vorderen Harn- und hinteren Darmbereich getrennt. Etwa in dieser Zeit beginnt auch die Differenzierung der Geschlechtsorgane

- Gegen Ende der 8. SSW p.c. sind neben dem Kopf auch Hals und alle Extremitätenbereiche erkennbar. Die Verknöcherung der Knorpelstäbe beginnt, Harn- und Darmtrakt haben sich zur Körperoberfläche geöffnet. Der Embryo ist zu diesem Zeitpunkt gerade 3 cm groß und 10 g schwer!

SPICKZETTEL

Embryonalstadium: 2.–8. SSW p.c. bzw. 4.–10. SSW p.m. Anlage der Organe.

- 2. SSW p.c. zweiblättrige **Keimscheibe**
- 3. SSW p.c. drei **Keimblätter (Ekto-, Meso-, Entoderm),** Chorda dorsalis, Neuralrinne/-rohr, erste Herz-, Blutgefäßanlagen
- Ende 8. SSW p.c. alle Organanlagen vorhanden. Extremitäten einschließlich Händen/Füßen, Gesicht, Augen, Ohren erkennbar. Scheitel-Steiß-Länge 3 cm, Gewicht 10 g.

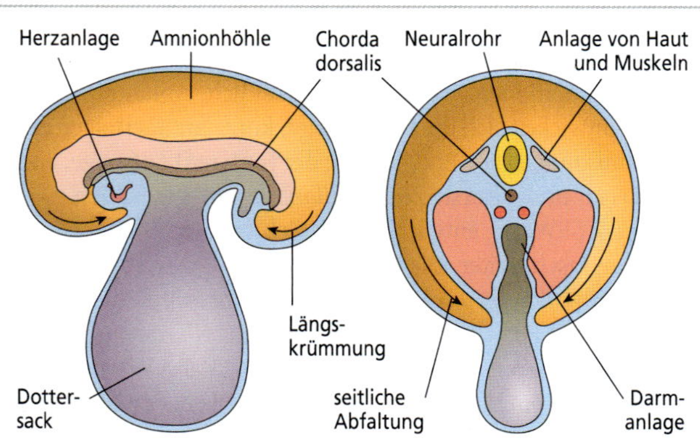

Abb. 20.3 Embryo am 26. Entwicklungstag (4. SSW p.c.). Das Neuralrohr ist schon geschlossen, Herzanlage, Lungenknospen und Darmanlage vorhanden.

20.2.3 Ernährung des Embryos

Trophoblast

Als Reaktion auf die Blastozyste wandelt sich die Funktionalis des Endometriums zur **Dezidua** um. Die Zellen lagern Glykogen und Lipide zur Ernährung der Blastozyste ein.

Schon kurz darauf reicht die Ernährung aus der Umgebung jedoch nicht mehr. Der Trophoblast (→ 20.1) teilt sich nun in zwei Schichten:

- Den **Zytotrophoblasten,** der den Embryoblasten weiterhin umgibt und ständig neue Zellen bildet
- Den **Synzytiotrophoblasten,** eine durch Verschmelzung von Trophoblastzellen entstandene, vielkernige „Riesenzelle", der weit in das Endometrium hineinwächst (→ Abb. 20.5).

Plazentaentwicklung

Der wachsende Synzytiotrophoblast bekommt Hohlräume, die zu Lakunen zusammenfließen. Er eröffnet Kapillaren in der Dezidua, sodass das Lakunennetz mit mütterlichem Blut und Sekreten aus den Uterusdrüsen gefüllt ist.

Aus dem Zytotrophoblasten wachsen ab dem 13. Tag nach der Befruchtung zottenförmige Fortsätze in den Synzytiotrophoblasten (→ Abb. 20.5).

Der Trophoblast wird zum **Chorion** *(Zottenhaut),* das den Keim vollkommen umgibt.

In den **Zotten** entwickeln sich Bindegewebe und Kapillaren, die an den embryonalen Kreislauf angeschlossen sind.

Wegen der besseren Ernährungsbedingungen auf der dem Endometrium zugewandten Seite wachsen die **Chorionzotten** auf dieser Seite weiter, während sich die Zotten auf der Seite der Uterushöhle zurückbilden und ein zottenloses Chorion zurückbleibt (→ Abb. 20.6):

Dadurch teilt sich das Chorion in eine zottenreiche **Chorionplatte** *(Chorion frondosum)* und eine zottenlose **Chorionhaut** *(Chorion laeve)* an der gegenüberliegenden Seite. Die Chorionplatte mit den 15–20 **Zottenbäumchen** stellt den *kindlichen* Teil der **Plazenta** *(Mutterkuchen)* dar, wobei jede Zotte *kindliche* Kapillargefäße enthält.

Der *mütterliche* Anteil der Plazenta besteht aus der erwähnten Dezidua, die im Bereich der Chorionplatte als **Basalplatte** *(Decidua basalis)* bezeichnet wird. Der dünne Deziduateil zwischen

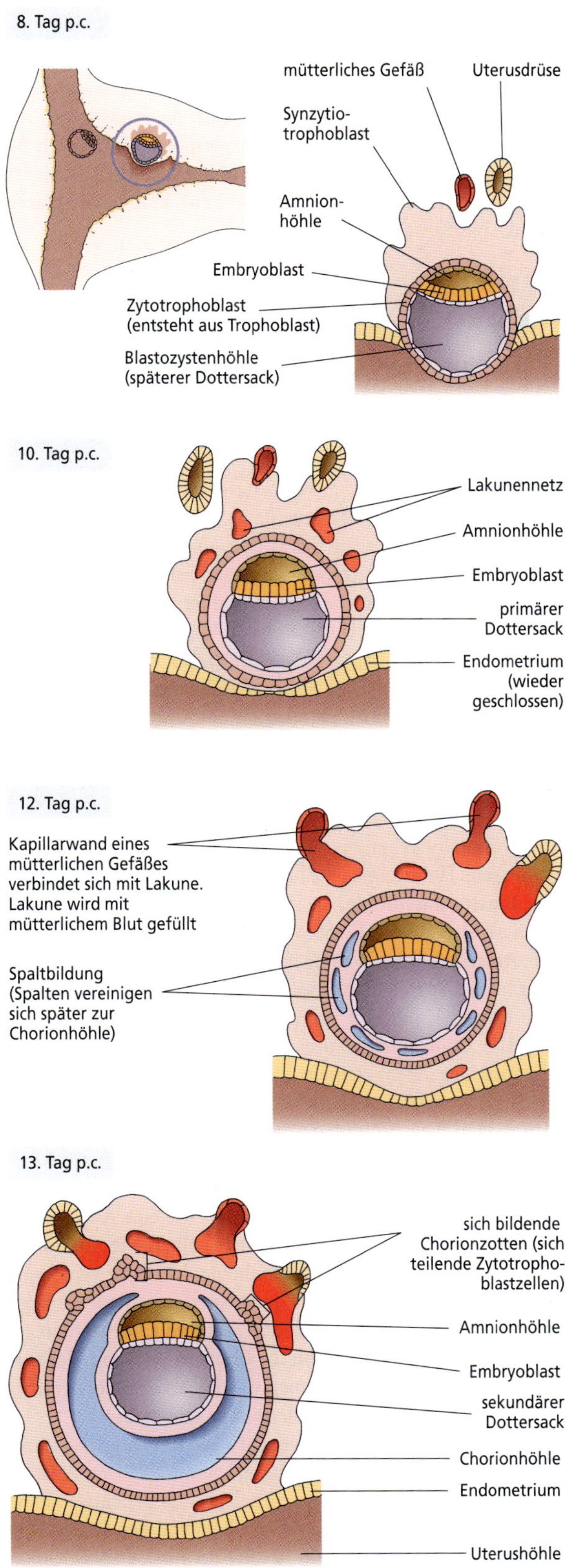

Abb. 20.5 Einnistung der Blastozyste, Ausbildung von Amnionhöhle, Dottersack und Chorionhöhle und beginnende Plazentaentwicklung.

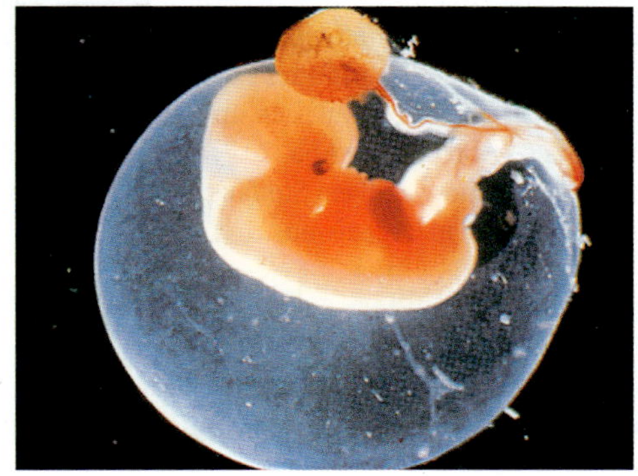

Abb. 20.4 5½ Wochen alter Embryo. Bei dem in Wirklichkeit nur etwa 1 cm großen Embryo zeichnen sich bereits die Finger ab! [E337]

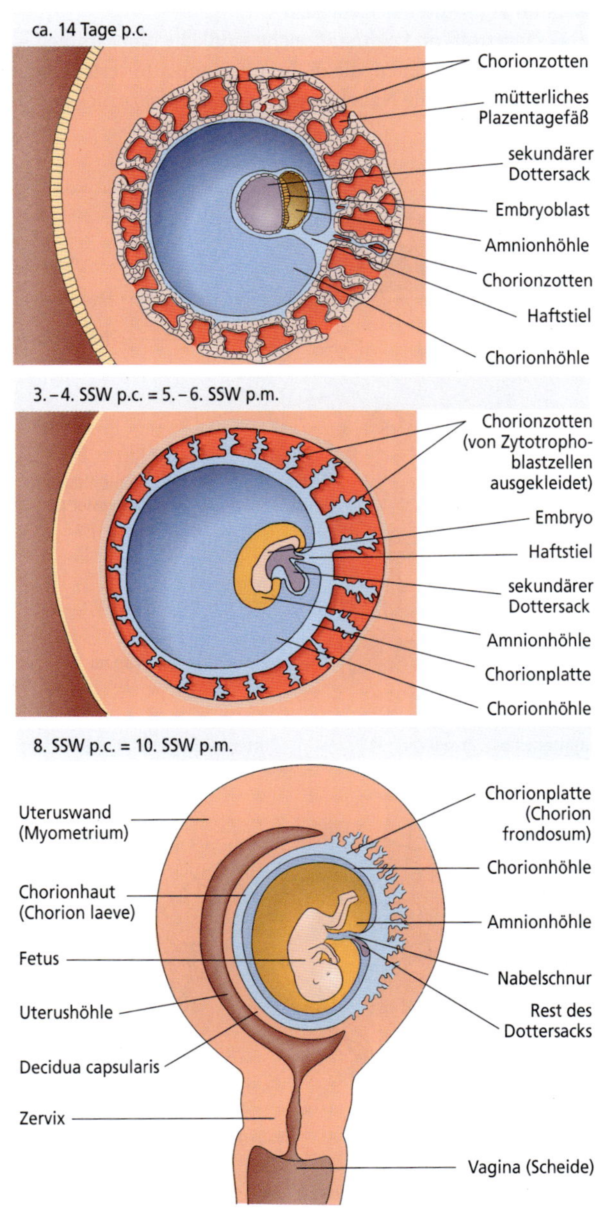

Abb. 20.6 Entwicklung des Embryos bzw. Fetus und der Plazenta.

dem implantierten Keim und der Gebärmutterhöhle (also über der Chorionhaut) heißt *Decidua capsularis* (→ Abb. 20.6), die Dezidua im übrigen Teil der Gebärmutter *Decidua parietalis.* Decidua capsularis und parietalis verschmelzen im weiteren Verlauf.

Die Plazenta (→ Abb. 20.6, → Abb. 20.7) ermöglicht für das Ungeborene den lebensnotwendigen Stoffaustausch zwischen kindlichem und mütterlichem Organismus.

Blutversorgung des Kindes

Das für die Versorgung des Embryos benötigte Blut der Mutter kommt aus spiralförmigen Arterien der Gebärmutter, den **Spiralarterien,** fließt in die **Zwischenzottenräume** und umspült so die Zotten.

Das sauerstoffarme kindliche Blut wird vom embryonalen/fetalen Herzen über zwei **Nabelarterien** *(Aa. umbilicales)* in die Blutgefäße der Zottenbäumchen gepumpt. Dort werden Stoffwechsel„abfall"produkte des Kindes gegen „frische" Nährstoffe und Sauerstoff der Mutter ausgetauscht.

Das sauerstoff- und nährstoffreiche kindliche Blut sammelt sich dann in kleineren Venen, die in der Chorionplatte verlaufen, und fließt danach über die **Nabelvene** *(V. umbilicalis)* zurück zum Fetus (→ Abb. 20.7).

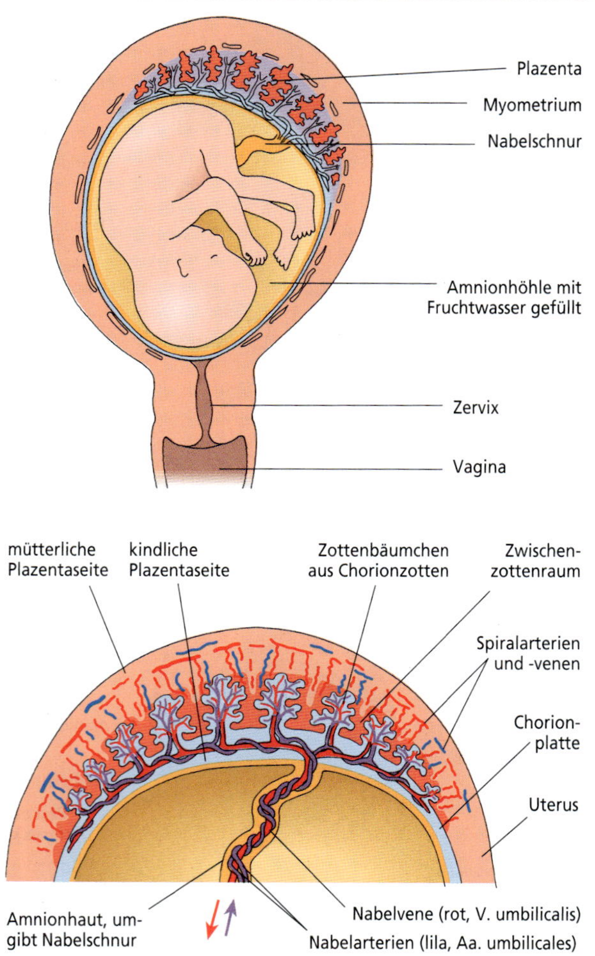

Abb. 20.7 Aufbau der Plazenta. Oben: Übersicht, unten im Detail. Die kindlichen Gefäße treten (hier von unten) in die Plazenta ein. Die mütterlichen Gefäße münden (hier von oben) in den Zwischenzottenraum.

Plazentaschranke

Zwischen dem mütterlichen Blut in den Zwischenzottenräumen und dem kindlichen Blut in den Kapillaren der Zotten liegt eine trennende Gewebeschicht. Über diese **Plazentaschranke** erfolgt nicht nur der Gasaustausch, sondern auch die Passage von Nährstoffen, Elektrolyten und IgG-Antikörpern (→ 13.5.3). Auch Alkohol, Nikotin, etliche Medikamente und bestimmte Mikroorganismen, insbesondere Viren (z. B. Rötelnviren), können die Plazentaschranke passieren.

Reife Plazenta

Zum Zeitpunkt der Geburt ist die Plazenta ein scheibenförmiges Organ von ca. 18 cm Durchmesser, 2 cm Dicke, 500 g Gewicht und 16 m^2 Austauschfläche! Sie wird *nach* der Geburt des Kindes als Nachgeburt ausgestoßen (→ 20.5.1).

Aufgaben der Plazenta

Die Plazenta hat nicht nur Ernährungs-, Ausscheidungs-, Wärmeaustausch- und Schutzfunktion. Sie ist auch der Ort der immunologischen Toleranz des für die Mutter „halbfremden" kindlichen Organismus, die bis heute nicht im Detail geklärt ist.

Außerdem produziert die Plazenta zahlreiche Eiweiße und Hormone, insbesondere HCG, Östrogene, Progesteron und **HPL** *(humanes Plazentalaktogen, HCS, menschliches Chorion-Somatotropin),* das durch mütterliche Stoffwechselveränderungen und Förderung des Brustwachstums letztlich der kindlichen Versorgung dient.

20.2.4 Fruchtblasen und Eihäute

Wie erwähnt entstehen bis zum achten Tag der Entwicklung zwei geschlossene Hohlräume (→ Abb. 20.3, → Abb. 20.5, → Abb. 20.6):

- Die **Blastozystenhöhle,** die sich zunächst zum **Dottersack** vergrößert, aber bis zur 11. SSW verkümmert
- Die **Amnionhöhle** als zunächst kleinerer Hohlraum.

Wenige Tage später bildet der Trophoblast Spalten, die sich zu einem dritten Hohlraum vereinigen, der **Chorionhöhle** (→ Abb. 20.5). Die Chorionhöhle umschließt den ganzen Embryo einschließlich der noch kleinen Amnionhöhle bis auf eine kleine „Brücke", den **Haftstiel** (→ Abb. 20.6).

Am achten Tag beginnt das Amnionepithel, Flüssigkeit **(Amnionflüssigkeit)** in die Höhle hinein abzugeben. Dadurch wird die Amnionhöhle zur **Fruchtblase,** die weiter wächst, den Embryo schließlich vollständig umgibt und diesen wie eine Art Wasserkissen gegen Stöße und vor Austrocknung schützt. Die Amnionhöhle verdrängt Zug um Zug die Chorionhöhle, bis diese verschwindet (→ Abb. 20.6). Die **Amnionhaut** (kurz *Amnion*) als äußere Begrenzung der Amnionhöhle stößt dadurch an die **Chorionhaut** (kurz *Chorion*) und beide bilden dann die **Chorion-Amnion-Haut.** Amnion- und Chorionhaut zusammen werden als **Eihäute** bezeichnet. Oft wird auch die Dezidua capsularis dazu gerechnet.

Die Amnionflüssigkeit, nun **Fruchtwasser** genannt, wird innerhalb von drei Stunden vollständig ausgetauscht. Den Austausch übernimmt der Fetus zunehmend selbst. Das Fruchtwasser wird in der späteren Schwangerschaft vor allem von den fetalen Nieren produziert und als fetaler Urin in die Fruchtblase abgegeben. Ein Teil davon wird wieder geschluckt, ein Teil auch über die Eihäute und die kindliche Lunge resorbiert.

In der 20. SSW p. m. beträgt die Fruchtwassermenge ca. 500 ml, gegen Ende der Schwangerschaft ungefähr einen Liter.

20.2.5 Nabelschnur

Im Chorion entstehen Gefäße; einige von ihnen sprießen in die Chorionzotten ein, andere ziehen über den Haftstiel zum Embryo, wo sie sich mit den vom Embryo gebildeten Gefäßanlagen vereinigen. Diese Gefäße dienen dem Transport von Blutgasen und Nährstoffen von der Mutter zum Kind und wieder zurück. Der Haftstiel verlängert sich im Verlauf der Schwangerschaft, windet sich stark und wird zur **Nabelschnur,** die das Kind mit der Plazenta verbindet. Sie enthält zwei Arterien, in denen Blut vom Kind zur Plazenta fließt, und eine Vene, die Blut von der Plazenta zum Kind leitet. Die Nabelschnur wird von Amnion überzogen.

SPICKZETTEL

Plazenta *(Mutterkuchen):* Aus mütterlichen und kindlichen Anteilen bestehendes Gewebe an der Gebärmutterwand zur Versorgung des Ungeborenen und mit diesem über die **Nabelschnur** verbunden. Am Ende der Schwangerschaft Durchmesser 15–20 cm, Gewicht ca. 500 g, Austauschfläche ca. 16 m^2.
Fruchtblase: Aus der **Amnionhöhle** entstandener Raum um den Embryo/Fet, gefüllt mit **Fruchtwasser** (am Ende der Schwangerschaft ca. 1 l), das das Ungeborene vor Stößen schützt.
Eihäute: Meist Bezeichnung für Amnion- und Chorionhaut (Chorion laeve), die durch Wachstum der Chorionhöhle miteinander verschmelzen und die Fruchtblase begrenzen.

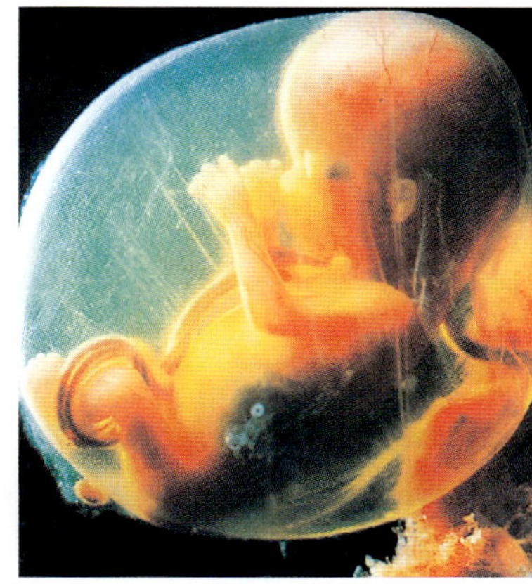

Abb. 20.8 Ca. elf Wochen alter Fetus. Der Fetus beginnt, Fruchtwasser zu trinken, Urin auszuscheiden und sich zu bewegen. [E745]

20.3 Entwicklung des Fetus

Leistungen der fetalen Organe

Nach etwa der 8. SSW p. c. (10. SSW p. m.) sind alle Organsysteme angelegt. Ab der 9. SSW p. c. (11. SSW p. m.) wird der Embryo **Fetus** *(Fötus, Fet)* genannt.

Im **Fetalstadium** nehmen Länge und Gewicht der Leibesfrucht schnell zu, die Organe reifen aus und beginnen, ihre Funktion aufzunehmen (➔ Tab. 20.1, ➔ Abb. 20.8, ➔ Abb. 20.11).

Die Grenze der Lebensfähigkeit liegt etwa bei der 23.–24. SSW p. m., entsprechend einem Geburtsgewicht von ca. 500 g. Allerdings ist das Risiko schwerer Komplikationen und/oder bleibender Schäden für diese sehr kleinen Frühgeborenen nach wie vor hoch.

SPICKZETTEL

Fetalstadium: 9. SSW p. c. (= 11. SSW p. m.) bis zur Geburt. Ausreifung der Organe, Längenwachstum, Gewichtszunahme. Grenze der Lebensfähigkeit etwa in der 24. SSW p. m.

Fetaler Blutkreislauf

Weil die Aufgaben der Lungen und teilweise auch der Leber bis zur Geburt durch die Plazenta wahrgenommen werden, hat der Blutkreislauf des Fetus einige Besonderheiten im Vergleich zu dem des geborenen Kindes (➔ Abb. 20.9):

- Das sauerstoffreiche Blut des Fetus, das über die Nabelvene aus der Plazenta kommt, fließt zum größten Teil unter Umgehung der Leber über den **Ductus venosus Arantii** direkt in die V. cava inferior (untere Hohlvene) und von dort in den rechten Herzvorhof
- In der Vorhofscheidewand befindet sich beim Fetus ein ovales Loch, das **Foramen ovale.** Das relativ sauerstoffreiche Blut aus

Tab. 20.1: Tabellarische Darstellung der Entwicklungsschritte während der Fetalperiode.

Schwangerschaftswoche (p. m.)	Größe in cm	Gewicht in g	Merkmale
Ende 12.	9	10–45	• Alle Organe sind angelegt • Die Gesichtsentwicklung ist weitgehend abgeschlossen
Ende 16.	16	60–200	• Die Plazenta produziert jetzt genügend Progesteron, um die Schwangerschaft zu erhalten
Ende 20.	25	250–450	• Die Mutter nimmt die Kindsbewegungen deutlich wahr • Lanugohaare, Haupthaare und Augenbrauen sind sichtbar
Ende 24.	30	500–820	• Die Haut ist rötlich gefärbt • Wegen des fehlenden Unterhautfettgewebes ist die Haut noch runzelig und der Fetus noch mager • Die Grenze der Lebensfähigkeit ist erreicht
Ende 28.	35	1.000–1.500	• Ein Frühgeborenes ist jetzt in der Regel lebensfähig, da Lungen und Zentralnervensystem genügend ausgebildet sind
Ende 32.	40	1.500–2.100	• Finger- und Zehennägel sind nun vorhanden, die Augen geöffnet • Das Kind wächst und nimmt zu
Ende 36.	45	2.200–2.900	• Das Kind wächst und nimmt zu, es hat jetzt eine glatte Haut
Ende 40.	50	3.000–3.800	• Auch die Geschlechtsmerkmale sind voll ausgebildet, die Hoden sind in der Regel im Hodensack • Das Kind ist geburtsreif (38.–42. SSW)

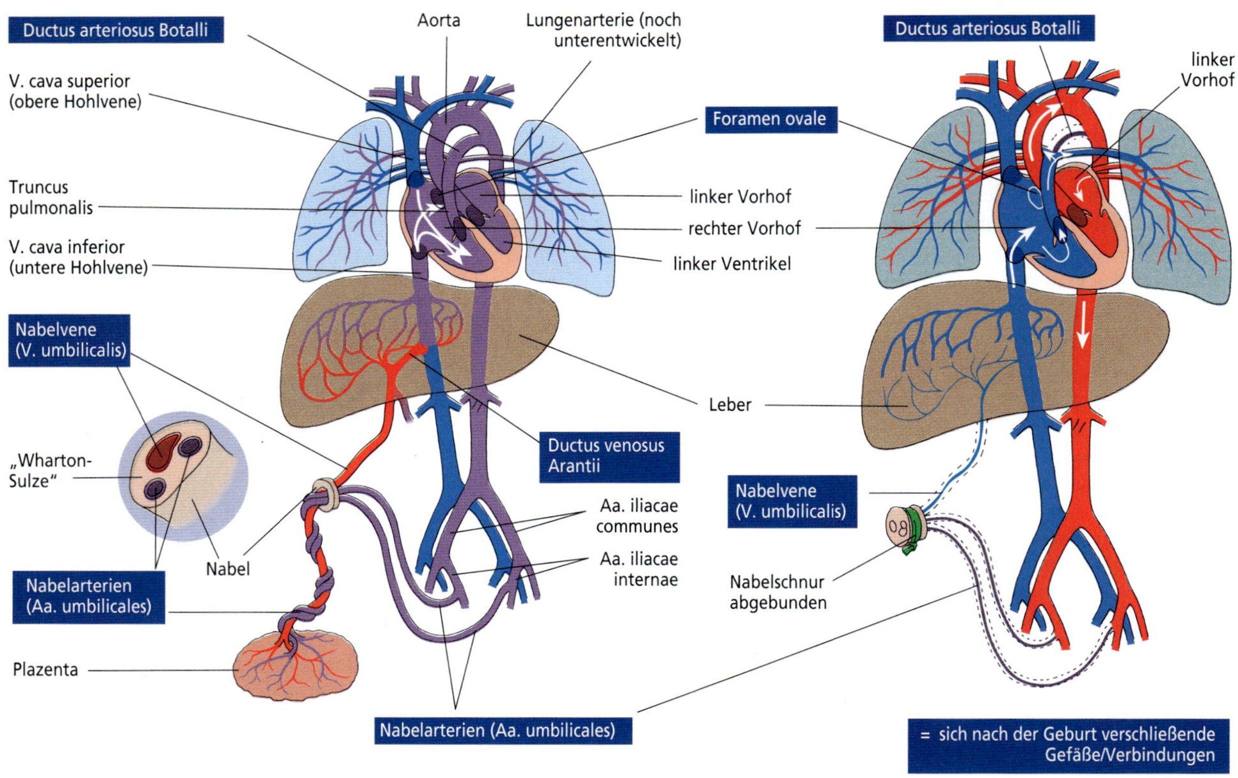

Abb. 20.9 Links schematische Darstellung des fetalen Blutkreislaufs. Nährstoff- und sauerstoffreiches Blut fließt über die Nabelvene und überwiegend unter Umgehung der Leber zum rechten Vorhof des Kindes. Der größere Anteil gelangt durch das Foramen ovale in den linken Vorhof, von dort in die linke Kammer und in den Körperkreislauf. Der übrige Teil erreicht über die rechte Kammer den Truncus pulmonalis. Da das Lungengewebe noch kaum durchblutet wird, fließt das Blut vom Truncus pulmonalis hauptsächlich über den Ductus arteriosus Botalli in die Aorta.
Rechts Umstellung des Blutkreislaufs nach der Geburt (Nabelschnur abgebunden). Mit dem ersten Atemzug füllen sich die Lungen mit Luft. Die veränderten Druck- und pO_2-Verhältnisse führen zum Verschluss von Foramen ovale und Ductus arteriosus Botalli. Die Nabelschnurgefäße ziehen sich zusammen und thrombosieren, der Ductus venosus Arantii verschließt sich in den ersten Lebenstagen. Die genannten Verschlüsse sind zunächst nur funktionell und erst nach Wochen bis Monaten auch anatomisch.

der V. cava inferior fließt überwiegend durch das Foramen ovale vom rechten in den *linken Vorhof* und damit in den Körperkreislauf und gibt dort als Erstes die Kopfarterien ab (Gehirnversorgung!). Dieser „Kurzschluss" ist sinnvoll, weil die Lungen des Fetus den Gasaustausch noch gar nicht aufnehmen können; die Lungenpassage wäre nur ein Umweg
- Der übrige Teil des sauerstoffreichen Blutes aus der V. cava inferior mischt sich mit dem sauerstoffarmen Blut aus der V. cava superior (oberen Hohlvene) und gelangt über die *rechte Kammer* in den Truncus pulmonalis. Von dort aus fließt es bis auf einen kleinen Teil über einen weiteren Kurzschluss, den **Ductus arteriosus Botalli,** unter Umgehung der Lungen in die Aorta (unterhalb des Abgangs der Kopfarterien)
- Am Ende der Aa. iliacae communes zweigen zwei kräftige Arterien ab, die als Nabelarterien mit „verbrauchtem" Blut die Plazenta erreichen. Dort wird das Blut mit „frischem" Sauerstoff und Nährstoffen angereichert.

SPICKZETTEL

Besonderheiten des fetalen Kreislaufs:
- **Ductus venosus Arantii** = Kurzschluss zwischen Nabelvene und V. cava inferior zur Umgehung der Leber
- **Foramen ovale** = Loch im Vorhofseptum zur Umgehung der Lungen
- **Ductus arteriosus Botalli** = Kurzschluss zwischen Truncus pulmonalis und Aorta zur Umgehung der Lungen
- Durch Foramen ovale und Ductus arteriosus Parallelauswurf beider Herzhälften in den großen Kreislauf
- Bevorzugte Versorgung des Gehirns.

Entwicklungsstörungen

Die überaus *rasche* und *parallel* verlaufende Entwicklung der Organe erklärt die hohe Empfindlichkeit des Embryos gegenüber schädigenden Einflüssen.

Entwicklungsstörungen haben zahlreiche, im Einzelfall oft unbekannte Ursachen, z. B. genetische Faktoren, Infektionen, Röntgen- und ionisierende Strahlung oder Alkohol. Für die Ausprägung der Störung ist vor allem der *Zeitpunkt* der Schädigung entscheidend:
- Schädigungen vor und während der Befruchtung heißen **Gametopathien** (z. B. numerische Chromosomenaberrationen →4.6.1), Schädigungen bis zum 18. Tag nach der Befruchtung **Blastopathien.** Beide führen meist zum Keimtod. Betroffene mit Chromosomenanomalien zeigen überwiegend komplexe und für die jeweilige Anomalie typische Fehlbildungsmuster
- **Embryopathien** (Schädigung bis zu 10. SSW p. m.) zeigen sich meist durch gröbere **Fehlbildungen**

- **Fetopathien** ab der 11. SSW p. m. haben weniger ausgeprägte Fehlbildungen, Wachstums- und Ausreifungsstörungen mit funktionellen Defekten sehr unterschiedlicher Schwere zur Folge.

20.4 Schwangerschaft

Die Schwangerschaft wird in drei Abschnitte gegliedert:

- Das **erste Trimenon** *(Frühschwangerschaft, erstes Schwangerschaftsdrittel)* bis zur vollendeten 12. Woche (p. m.)
- Das vergleichsweise „stabile" **zweite Trimenon** *(Mitte der Schwangerschaft, zweites Schwangerschaftsdrittel)* von der 13. bis zur vollendeten 24. SSW
- Das letzte **dritte Trimenon** *(Spätschwangerschaft, letztes Schwangerschaftsdrittel)* von der 25. SSW bis zur Geburt.

Die Grenze zwischen zweitem und drittem Trimenon ist allerdings nicht genau definiert (Ende 24. bis 28. SSW).

Der voraussichtliche Geburtstermin kann nach der **Naegele-Regel** errechnet werden, sofern der erste Tag der letzten Menstruation bekannt ist:

Errechneter Geburtstermin =
1. Tag der letzten Regel + 1 Jahr + 7 Tage – 3 Monate ± x

x = Abweichung vom 28-tägigen Zyklus in Tagen

Erstes Trimenon

Im **ersten Trimenon** werden alle Organsysteme des Kindes angelegt.

Vonseiten der Mutter kann man diese Zeit als *Anpassungs- und Umstellungsphase* bezeichnen. Infolge der *starken Hormonausschüttungen* kommt es nicht selten zu Müdigkeit und Übelkeit sowie zu depressiven Verstimmungen. **Schwangerschaftserbrechen** führt evtl. zu anfänglichem Gewichtsverlust.

Zweites Trimenon

In den Folgemonaten geht es der Schwangeren meist viel besser. Die körperlichen Veränderungen sind jetzt erkennbar: Die Brüste werden voller, der Bauch wächst (→ Abb. 20.10), und die Schwangere nimmt pro Monat 1–1,5 kg zu.

Um die 17.–20. SSW (→ Abb. 20.11) verspürt die Schwangere erstmals die Bewegungen des Fetus.

Blutvolumen, Atem- und Herz-Kreislauf-Tätigkeit steigen, um das Ungeborene zu versorgen. Ein verminderter Tonus der glatten Muskulatur in Magen-Darm-Trakt, Gefäßen und Harnwegen durch die Hormonumstellung machen die Schwangere anfällig für Verstopfung, Sodbrennen, Krampfadern der Beine und Harnwegsinfekte (→ Abb. 20.12). Bei nicht wenigen Frauen entwickeln sich Pigmentierungen z. B. in der Mittellinie des Bauches oder im Gesicht und **Schwangerschaftsstreifen** durch Bindegewebsveränderungen.

Drittes Trimenon

Die letzten Monate der Schwangerschaft erleben die meisten Frauen aufgrund des erhöhten Leibesumfangs als anstrengend und mühsam. Sie ermüden wieder schneller, viele haben Luftnot.

Der Gesetzgeber lässt deshalb den **Mutterschutz** bereits sechs Wochen vor dem errechneten Geburtstermin beginnen. Während des Mutterschutzes ist die Schwangere von der Erwerbstätigkeit befreit.

Typische Fundusstände:		**Symphysen-Fundus-Abstand** [cm]
40. SSW:	2 QF unterhalb des Rippenbogens	34
36. SSW:	Am Rippenbogen (höchster Stand)	36
32. SSW:	Mitte zwischen Nabel und Xiphoid	29
28. SSW:	3 QF oberhalb des Nabels	26
24. SSW:	Am Nabel	22
20. SSW:	3 QF unterhalb des Nabels	17
16. SSW:	2 QF über der Symphyse	6
12. SSW:	Obere Symphysenkante	0

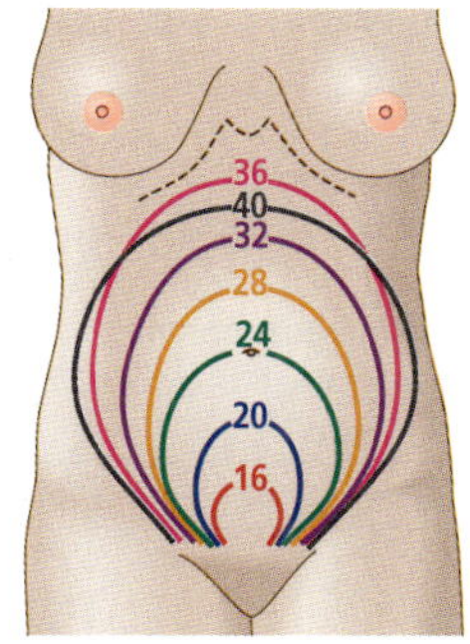

Abb. 20.10 Gebärmutterwachstum. Der höchste Stand wird in der 36. SSW erreicht. Danach senkt sich die Gebärmutter wieder etwas, weil der vorangehende Kindsteil in das kleine Becken der Mutter eintritt.

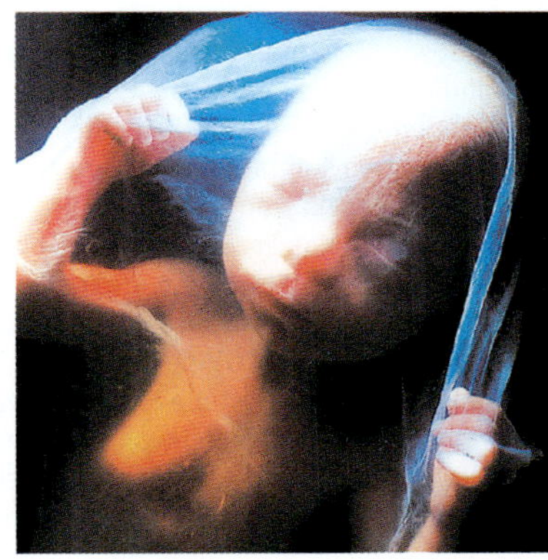

Abb. 20.11 Etwa 17 Wochen alter Fetus. Der Fetus sieht fast aus wie ein schlafendes Baby. Er ist mittlerweile so groß und bewegt sich so kräftig, dass die Schwangere die Bewegungen zu spüren beginnt. [E745]

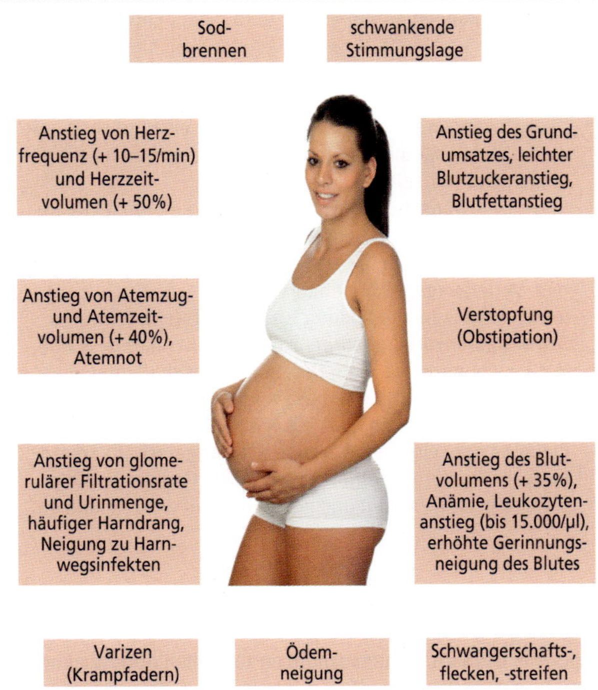

Abb. 20.12 Schwangerschaftsbedingte Veränderungen des mütterlichen Organismus. [Foto: J787]

Insgesamt liegt die Gewichtszunahme während der Schwangerschaft bei 8–12,5 kg:

Kind Fruchtwasser Plazenta Uterus Blutvolumenzunahme Wassereinlagerung, Zunahme Fettgewebe	3,5 kg 1,0 kg 0,5 kg 1,0 kg 1,5 kg 3,5 kg
Summe	11 kg

PRÄVENTION

Insbesondere Frauen, die ihr erstes Kind erwarten, fühlen sich oft unsicher.

- Beste Ernährungsform ist eine ausgewogene Mischkost mit viel Obst, Gemüse, Salat, Milch (bzw. Milchprodukten) und Seefisch. Der Kalorienmehrbedarf beträgt im zweiten Schwangerschaftsdrittel 250 kcal/Tag und im dritten 500 kcal/Tag. Auf rohes Fleisch, rohen Fisch, rohe Milch und rohe Eier, daraus hergestellte Produkte, Weich-/Schimmelkäse sowie Käserinde sollte die Mutter wegen der Gefahr einer kindlichen Infektion verzichten
- Aus dem gleichen Grund soll die Frau die einschlägigen Hygieneregeln sorgfältig beachten, z. B. häufig Hände waschen. Kontakt zu fremden Katzen meiden, keine Katze neu anschaffen, Katzentoilette nicht selbst saubermachen, bei der Gartenarbeit Handschuhe tragen. Für Schwangere ausdrücklich empfohlen sind die Influenza-, Pertussis- und fallzahlabhängig die COVID-19-Impfung
- Empfehlenswert sind die Einnahme von 100(–150) µg Jodid während der ganzen Schwangerschaft zur Vorbeugung einer Schilddrüsenunterfunktion bei Mutter und Kind sowie 400 µg Folsäure täglich im ersten Schwangerschaftsdrittel (zur Vorbeugung vor Neuralrohrdefekten)
- Bei Alkohol, Rauchen und Drogen gilt ein absolutes Nein. Wohl ca. jedes 300. Neugeborene in Deutschland hat ein **fetales Alkoholsyndrom** mit Fehlbildungen, Entwicklungsstörungen und Verhaltenauffälligkeiten. Leichtere, oft nicht als solche erkannte **fetale Alkoholspektrumstörungen** sollen sogar 0,5–1 % der Neugeborenen betreffen!
- Die Schwangere soll keine Medikamente eigenmächtig nehmen, da viele Medikamente über die Plazenta zum Kind gelangen und ihm teilweise schaden
- Sport ist erwünscht, jedoch nicht bis an die Grenze der Belastbarkeit und keine Sportarten, die nicht abgebrochen werden können oder mit starken Erschütterungen oder hohem Verletzungsrisiko einhergehen
- Jede Schwangere hat Anspruch auf mindestens zehn **Schwangerenvorsorgeuntersuchungen** mit Anamnese und Untersuchung sowie Blut-, Urin- und Ultraschalluntersuchungen (→ Abb. 20.13) in bestimmten Abständen. So sollen Risiken für Mutter und Kind wie etwa ein **Schwangerschaftsdiabetes** oder eine **hypertensive Schwangerschaftserkrankung** (Leitsymptome erhöhter Blutdruck, Proteinurie, Ödeme) rechtzeitig erkannt und ggf. behandelt werden können.

Pränatale Diagnostik

Weiterführende pränatale Diagnostik umfasst v. a.:

- Spezielle Ultraschalluntersuchungen zur Fehlbildungsdiagnostik
- Das **Ersttrimesterscreening** in der 11.–14. SSW mit Ultraschall und Bestimmung von HCG und **PAPP-A** *(schwangerschaftsassoziiertes Plasmaprotein A)* aus der Plazenta im mütterlichen Blut. Der Test ergibt eine *Wahrscheinlichkeit* für das *Down-Syndrom* (→ 4.6), keine sichere Diagnose
- Das sog. **zellfreie DNA-Screening** *(cfDNA)* in der 12.–14. SSW durch Analyse *fetaler* DNA-Bruchstücke aus dem mütterlichen Blut, oft auch als *nichtinvasiver Pränataltest (NIPT)* bezeichnet. Gesucht wird derzeit in erster Linie nach bestimmten Chromosomenstörungen, v. a. den Trisomien 21, 18, 13, außerdem kann das Geschlecht des Ungeborenen bestimmt werden. Die Tests sind mittlerweile sehr zuverlässig, am zuverlässigsten für die Trisomie 21
- Untersuchung kindlicher Zellen auf Chromosomenstörungen. Bei der **Amniozentese** wird, meist in der 15.–17. SSW, durch die Bauchdecke der Mutter Fruchtwasser entnommen. Seltener wird durch **Chorionzottenbiopsie** Chorionzotten-Gewebe in der 8.–11. SSW entnommen. Beide Verfahren bergen das Risiko einer Fehlgeburt.

Wegen ihrer Konsequenzen (z. B. Frage eines Schwangerschaftsabbruchs) sollten solche Untersuchungen nur nach vorheriger umfassender Beratung der Schwangeren durch den Arzt durchgeführt werden.

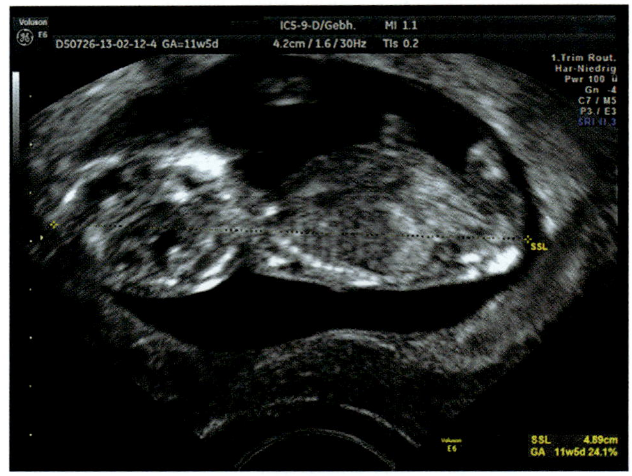

Abb. 20.13 Unauffälliges Sonografiebild eines Embryos in der 12. SSW beim ersten Ultraschallscreening. Scheitel-Steiß-Länge = SSL = 4,9 cm (zwischen den +). [T192]

SPICKZETTEL

Naegele-Regel: Errechneter Geburtstermin = 1. Tag der letzten Regel + 1 Jahr + 7 Tage – 3 Monate ± x; x = Abweichung vom 28-tägigen Zyklus in Tagen.
Erstes Trimenon *(Frühschwangerschaft, erstes Schwangerschaftsdrittel):* bis Ende 12. SSW p. m. Mütterlicherseits Anpassungsphase, oft Müdigkeit, Übelkeit, Erbrechen.
Zweites Trimenon *(Mitte der Schwangerschaft, zweites Schwangerschaftsdrittel):* 13. SSW p. m. bis etwa Ende 24. SSW. Relativ stabile Phase. Anfangsbeschwerden abnehmend. Bauchwachstum, (beginnende) Gewichtszunahme.
Drittes Trimenon *(Spätschwangerschaft, letztes Schwangerschaftsdrittel):* Ab etwa 25. SSW bis Geburt. Schnelle Ermüdung der Mutter, u. a. deutliche Zunahme von Blut-, Atem-, Herzzeitvolumen, erhöhte Gerinnungsneigung, Neigung zu Sodbrennen, Obstipation, Varizen, Ödemen, Sodbrennen.

20.5 Geburt und Wochenbett

Bereits während der Schwangerschaft bereiten die hohen Östrogenspiegel im mütterlichen Blut die Gebärmutter auf die Wirkung von **Oxytocin** vor, dem wehenauslösenden Hormon aus dem Hypophysenhinterlappen (→ 11.2.1, → 20.5.3). In den letzten Schwangerschaftsmonaten treten vereinzelt **Wehen** auf, die jedoch noch nicht geburtswirksam sind. Mit diesen **Übungswehen** trainiert die Gebärmutter gewissermaßen. In den letzten vier Wochen drücken **Senkwehen** das Kind in den mütterlichen Beckeneingang. Der Bauch der Schwangeren senkt sich, viele Frauen bekommen wieder besser Luft. Das Ungeborene liegt physiologischerweise in **Längslage** (d. h. seine Längsachse entspricht der des Uterus) mit dem Kopf nach unten **(Schädellage).**

Durch *Prostaglandine,* die im letzten Drittel der Schwangerschaft vermehrt produziert werden, wird der Muttermund aufgeweicht **(Zervixreifung),** sodass er sich unter den Wehen öffnen kann.

Ausgelöst durch den Fetus selbst, kommt es im Regelfall 252–283 Tage nach der Befruchtung (= 38.–42. SSW) zu regelmäßigen, geburtswirksamen Kontraktionen der Gebärmutter – die Geburt beginnt.

20.5.1 Geburt

Eröffnungsphase

Mit dem Einsetzen regelmäßiger Wehen beginnt die **Eröffnungsphase** *(Eröffnungsperiode)* der Geburt. **Eröffnungswehen** erweitern den unteren Teil der Gebärmutter, dehnen den Muttermund (→ Abb. 20.14) und drängen das Kind tiefer ins mütterliche Becken. Die Eröffnungsphase endet mit der vollständigen Öffnung des Muttermundes. Die Eröffnungsphase dauert bei der *Erstgebärenden* ca. 10–12 Stunden, bei *Zweit-* oder *Mehrgebärenden* meist weniger als fünf Stunden. Am Ende der Eröffnungsphase, evtl. schon vorher, zerreißt die Fruchtblase **(Blasensprung),** und das Fruchtwasser fließt nach außen ab.

Beim Menschen ist der Kopf des Kindes groß im Verhältnis zum mütterlichen Becken. Um den Platz bestmöglich „auszunutzen“, steht der kindliche Kopf im Beckeneingang quer.

Dann beugt er und dreht sich, sodass der Kopf schließlich gerade vor dem Beckenausgang steht mit dem Hinterhaupt als führendem Körperteil, wobei das Gesicht des Ungeborenen zum Rücken der Mutter zeigt (→ Abb. 20.15).

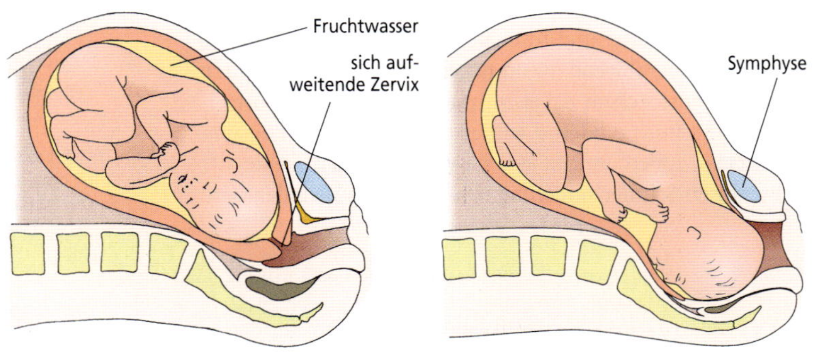

Abb. 20.14 Links Aufdehnung des Gebärmutterhalses während der Eröffnungsphase. Das Fortschreiten der Geburt erkennt man am Weiterwerden des Muttermundes. Rechts: Das Kind tritt mit dem Kopf in den Geburtskanal ein.

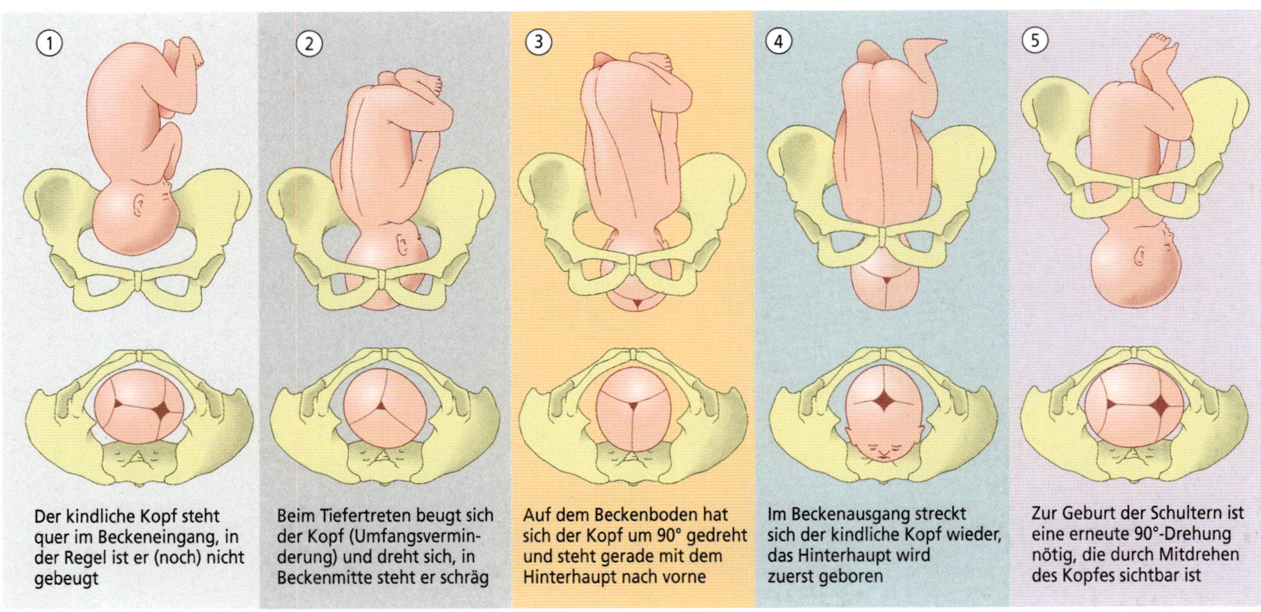

Abb. 20.15 Eintritt des Kindes in der Eröffnungsphase und Durchtritt des Kindes durch den Geburtskanal in der Austreibungsphase bei der vorderen Hinterhauptlage.

Austreibungsphase

Die **Austreibungsphase** (*Austreibungsperiode,* → Abb. 20.15, → Abb. 20.16) beginnt mit der vollständigen Öffnung des Muttermundes und endet mit der Geburt des Kindes. Sie dauert etwa 30–60 Minuten, bei Erstgebärenden bis zwei Stunden. Während der Austreibungsphase nehmen sowohl die Stärke als auch die Häufigkeit der Wehen, nun **Austreibungswehen** genannt, erheblich zu.

Hat der vorangehende Teil des Kindes den Beckenboden erreicht, soll die Gebärende die **Presswehen** und die Austreibung des Kindes durch aktives Pressen oder Schieben unterstützen. Diese **Pressphase** dauert etwa 20–30 Minuten. Nun sind unterstützende Maßnahmen der Hebamme besonders wichtig, z. B. die Korrektur der Haltung der Gebärenden und der **Dammschutz,** um zu verhindern, dass der Kopf zu schnell durchtritt und es zum **Dammriss** kommt. Nach der Geburt von Kopf und Schulter wird der Rest des Körpers oft in einer einzigen Wehe geboren.

Während der Austreibungsphase streckt sich der Kopf, das Hinterhaupt wird zuerst geboren, dann das Gesicht. Nach der Geburt des Kopfes muss sich das Kind zur Geburt der Schultern erneut drehen, sichtbar an einer Drehung des bereits geborenen Kopfes.

Betreuung unter der Geburt

Die Geburt ist für Mutter und Kind anstrengend. Viele Gebärende empfinden es als beruhigend, wenn neben professionellen Helfern auch eine vertraute Person dabei ist, meist der Vater. Geburtserleichternd und schmerzlindernd wirken u. a. Atem- und Entspannungstechniken, außerdem gibt es verschiedene Möglichkeiten der medikamentösen Schmerzlinderung. Das kindliche Befinden wird kontinuierlich überwacht, z. B. durch Aufzeichnung der kindlichen Herztöne und der Wehen mittels **CTG** *(Kardiotokografie).*

Kaiserschnitt

Etwa 30 % der Schwangeren in Deutschland entbinden heute nicht vaginal, sondern durch **Kaiserschnitt** *(Sectio caesarea).* Ursachen sind u. a. **Lageanomalien** des Kindes (→ Abb. 20.17), ein **Geburtsstillstand,** eine viel zu frühe Geburt oder Mehrlinge, aber auch der Wunsch der Frau.

Postpartale Adaptation des Neugeborenen

Sofort nach der Geburt des Körpers beginnt die *postpartale Adaptation* (nachgeburtliche Anpassung, Näheres → 21.2.1).

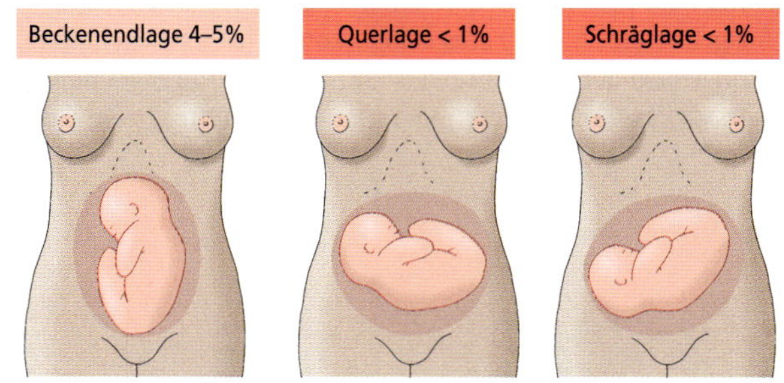

Abb. 20.17 Lageanomalien. Bei der Beckenendlage ist eine vaginale Geburt prinzipiell möglich, aber mit höherem Risiko verbunden. Quer- und Schräglage zwingen zum Kaiserschnitt.

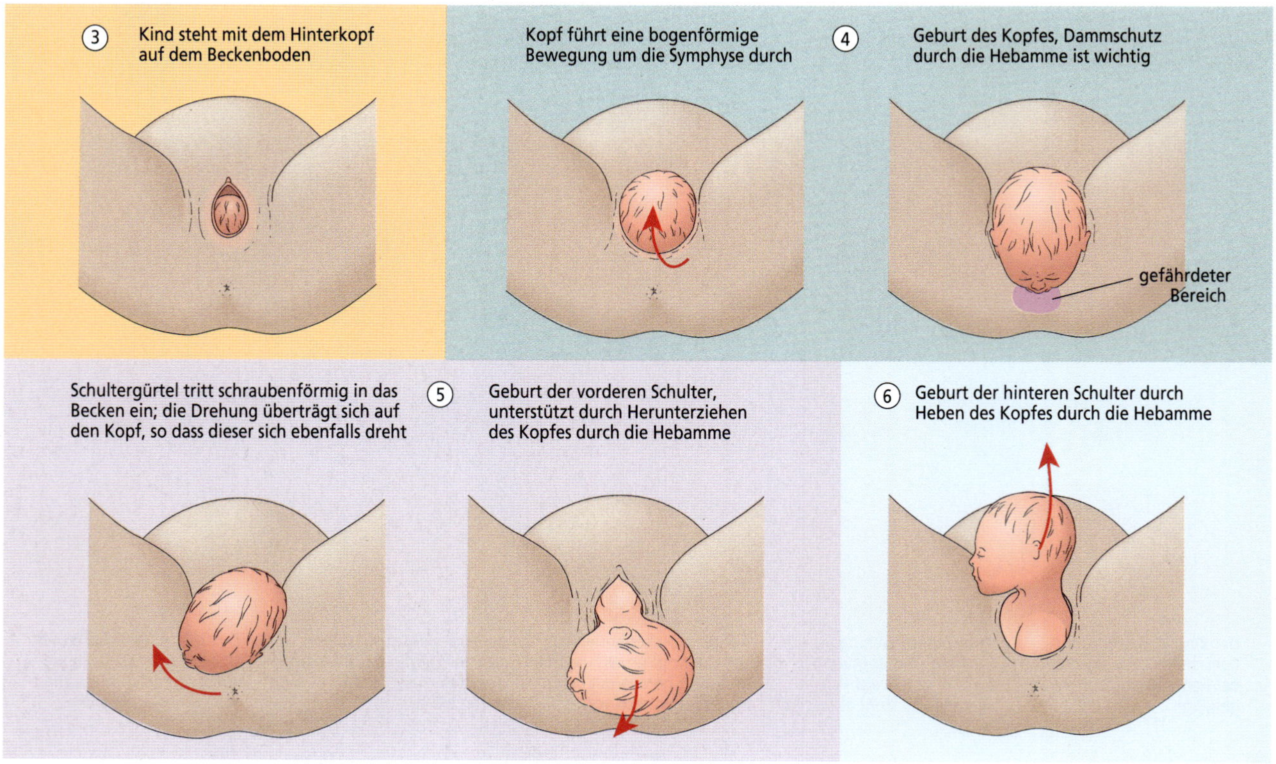

Abb. 20.16 Die sechs Stadien der normal verlaufenden Austreibungsphase.

Einige Sekunden nach der Geburt beginnt das Neugeborene, selbst zu atmen. Ausgelöst durch die zunehmende Sauerstoffsättigung und die Abkühlung des Blutes in der Nabelschnur ziehen sich die Nabelschnurgefäße zusammen und thrombosieren (→ 12.4). Die jetzt funktionslose Nabelschnur kann durchgeschnitten werden. Das Neugeborene wird *abgenabelt.*

Nachgeburtsphase

Wenige Minuten nach der Geburt des Kindes setzen **Nachgeburtswehen** ein, die zur Ablösung und Ausstoßung der Plazenta und der Eihäute führen. Die große Plazenta-Haftfläche, aus der es kurz zuvor noch heftig geblutet hat, wird durch Gerinnung abgedichtet. Unterstützend zieht sich die Gebärmutter zusammen, wodurch sich die Wundfläche verkleinert. Die Plazenta wird untersucht, um sicherzugehen, dass Plazenta und Eihäute vollständig ausgestoßen worden sind (→ Abb. 20.18).

Neugeborenes und Mutter sollten sich jetzt von den Anstrengungen erholen dürfen, am besten zusammen. Fast von alleine sucht das Kind die mütterlichen Brustwarzen. Such-, Saug- und Schluckreflex des Kindes sind zu dieser Zeit sehr intensiv (→ Abb. 20.19).

SPICKZETTEL

Geburt *(Entbindung):* Vorgang, durch den das Kind mithilfe der **Wehen** den Mutterleib verlässt. Physiologischerweise (etwa) am Ende der 40. SSW p. m. aus Schädellage. Dauer ca. 13 Stunden bei Erstgebärenden, deutlich weniger bei Mehrgebärenden.

- **Eröffnungsphase** *(-periode).* Vom Beginn regelmäßiger Wehen bis zur vollständigen Eröffnung des Muttermunds, d. h. bis auf eine Weite, die den Durchtritt des kindlichen Kopfes zulässt. Zu Beginn Querstand des Kopfes im Beckeneingang. Am Ende der Eröffnungsphase **Blasensprung** (Platzen der Fruchtblase, Fruchtwasserabgang)
- **Austreibungsphase** *(-periode).* Von der vollständigen Muttermundseröffnung bis zur Geburt des Kindes. Beinhaltet auch die **Pressphase,** in der die Gebärende durch aktives Pressen die Geburt unterstützt. Zunächst Geradstand des gebeugten kindlichen Kopfes im Beckenausgang, kindlicher Hinterkopf zur Symphyse der Mutter. Dann Streckung und Geburt des Kopfes, erneute Kopfdrehung um 90° und Geburt der Schultern
- **Nachgeburtsphase** *(-periode).* Ausstoßung der Plazenta.

20.5.2 Wochenbett

Wochenbett *(Kindbett, Puerperium)* bezeichnet die ersten 6–8 Wochen nach der Geburt, in der sich die schwangerschafts- und geburtsbedingten Veränderungen bei der Mutter wieder zurückbilden.

Wochenfluss

Unterstützt durch weitere, oft schmerzhafte **Nachwehen** bildet sich die Gebärmutter rasch zurück. Durch den Gewebeabbau entsteht der **Wochenfluss** *(Lochien),* zunächst blutige, dann immer blassere Sekrete, die nach ca. 4–6 Wochen versiegen (→ Abb. 20.20).

Der Wochenfluss ist durch Aufsteigen von Bakterien aus der Vulva stark keimhaltig und darf wegen der Gefahr einer *Brustdrüsenentzündung* (→ 20.5.3) nicht mit den Brüsten in Berührung kommen.

PFLEGE

Durch die hormonelle Umstellung tritt bei etwa der Hälfte der Frauen innerhalb der ersten Woche nach der Geburt eine **postpartale Verstimmung** *(Babyblues, Heultage)* auf. Die Frauen sind erschöpft und weinerlich und haben Ängste und Zweifel,

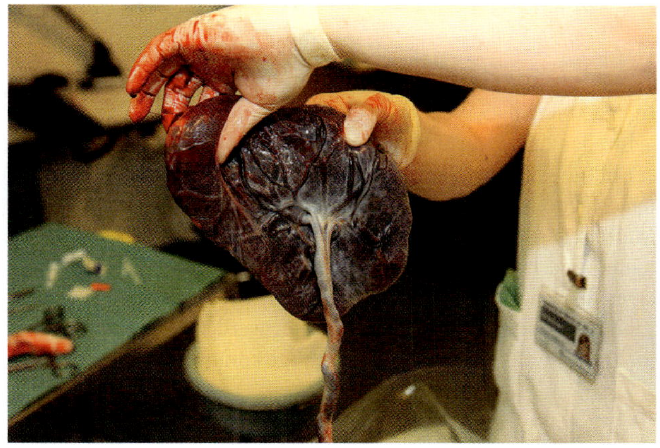

Abb. 20.18 Plazenta nach der Geburt. Sie wird von der mütterlichen und von der kindlichen Seite (hier im Bild) auf Vollständigkeit geprüft. [J787]

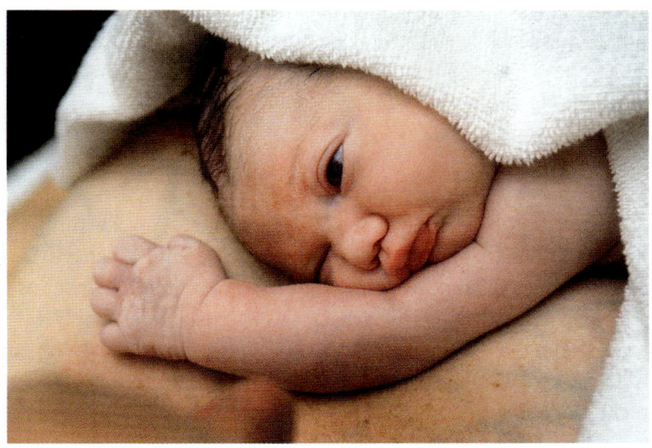

Abb. 20.19 Geschafft! Jetzt dürfen sich Mutter und Kind erholen und kennenlernen. [J787]

Wochen nach Entbindung	Wochenfluss	Uterusgröße
1. Woche	blutig	
Ende 1. Woche	braun-rötlich	
Ende 2. Woche	dunkelgelb	
Ende 3. Woche	grauweiß	
nach ca. 4–6 Wochen	Versiegen des Wochenflusses	

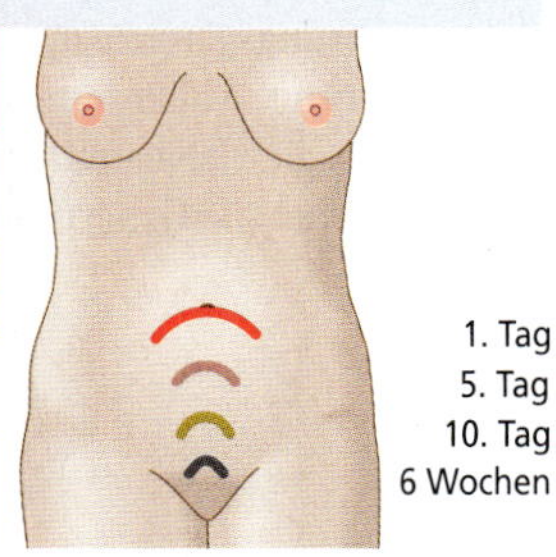

Abb. 20.20 Uterusrückbildung und Wochenfluss.

ob sie der Verantwortung gegenüber dem Neugeborenen gerecht werden können. Mit Aufklärung über das Phänomen und Unterstützung durch Pflegende und Partner geht diese Verstimmung rasch wieder vorüber, sie hat keinen Krankheitswert. Bei länger dauernden Beschwerden sollte professionelle Hilfe in Anspruch genommen werden.
Ernsthafte psychische Erkrankungen im Wochenbett sind weitaus seltener, bedürfen aber der umgehenden Behandlung.

Eierstocktätigkeit

In den ersten 4–5 Wochen nach der Geburt kommt es in aller Regel weder zum Eisprung noch zur Menstruation.

Stillt die Mutter nicht, nehmen die Eierstöcke etwa in der vierten Woche nach der Geburt die Tätigkeit wieder auf. Stillt die Mutter, so hemmt das Stillen diese Vorgänge, sofern das Kind häufig und lange angelegt wird und somit hohe Prolaktinspiegel erreicht werden. Verlass ist darauf allerdings nicht, sodass während der Stillphase trotzdem verhütet werden muss, wobei aber nicht alle Verhütungsmethoden infrage kommen.

20.5.3 Milcheinschuss und Stillen

Während der Schwangerschaft nimmt das Brustdrüsengewebe und damit die Brust an Größe zu, ohne dass eine nennenswerte Milchabsonderung stattfindet.

Nach der Geburt sinken die sehr hohen *Progesteron-* und *Östrogenspiegel* (→ 19.2.5) im mütterlichen Blut rasch ab, da mit dem Abstoßen der Plazenta eine wichtige Produktionsstätte dieser Hormone wegfällt. Nach etwa drei Tagen entfaltet sich die Wirkung des Hormons Prolaktin (→ Abb. 20.21).

Prolaktin

Prolaktin wird vom Hypophysenvorderlappen ausgeschüttet. Es hat bereits in der Schwangerschaft das Brustdrüsenwachstum stimuliert. Prolaktin setzt nun in den Brustdrüsen die **Milchsynthese** in Gang und führt um den dritten Tag zum **Milcheinschuss** (Details zur Muttermilch → 21.2.2). Das Saugen an der durch Nervenendigungen sehr sensiblen Brustwarze beim Stillen führt zu weiterer Prolaktinfreisetzung, wodurch die Milchproduktion aufrechterhalten wird (→ Abb. 20.21).

Oxytocin

Die **Milchentleerung** *(Milchejektion)* wird von einem anderen Hormon vermittelt, dem **Oxytocin:** Oxytocin wird vom Hypophysenhinterlappen ausgeschüttet, jedoch im Rahmen der Neurosekretion vom Hypothalamus synthetisiert (→ Abb. 11.6).

Oxytocin führt zu einer Kontraktion der Muskulatur in den Milchausführungsgängen der Brustdrüse und ermöglicht so die Milchentleerung. Außerdem verstärkt es die Nachwehen und fördert dadurch die Gebärmutterrückbildung, weshalb häufiges Anlegen des Kindes die Gebärmutterrückbildung erleichtert.

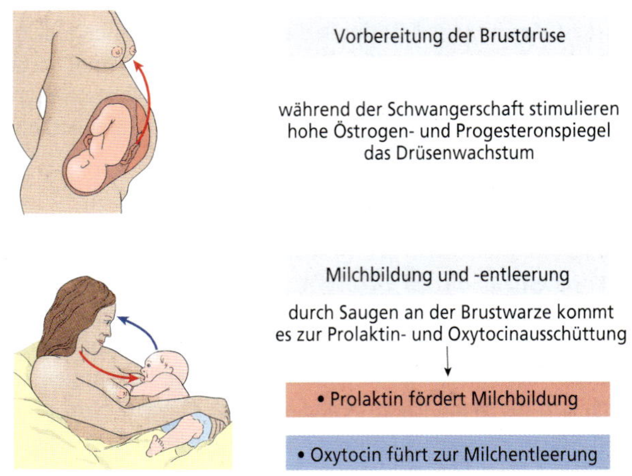

Abb. 20.21 Hormonelle Steuerung der Brustdrüsenentwicklung, der Milchbildung und der Milchentleerung.

Mastitis

Als Folge der mechanischen Belastung von Brustwarze und Warzenvorhof während des Stillens kommt es nicht selten zu kleinsten Hauteinrissen *(Rhagaden).* Über diese Risse können Bakterien eindringen und zu einer *Brustdrüsenentzündung* **(Mastitis)** führen. Begünstigend wirkt hier ein **Milchstau,** der vor allem bei Erstgebärenden zu Beginn der Stillzeit häufig auftritt.

PFLEGE

Zur **Vorbeugung vor einer Mastitis** zeigen die Pflegenden der jungen Mutter, wie sie das Kind richtig anlegt und die Brust gepflegt wird, damit sich keine Hauteinrisse bilden. Sie weisen sie außerdem darauf hin, dass der Wochenfluss nicht mit der Brust in Berührung kommen darf. Entstandene Rhagaden der Brustwarzen werden z. B. mit Bepanthen®-Salbe behandelt.
Ist es dennoch zu einem Milchstau oder gar einer Mastitis gekommen, helfen gute Brustentleerung (häufiges Anlegen, ggf. Abpumpen der Milch), Kühlung (durch kühlende Umschläge oder Eisbeutel) sowie Ruhigstellen der Brust (z. B. durch einen festen BH).

SPICKZETTEL

Wochenbett *(Kindbett, Puerperium):* Etwa 6–8 Wochen dauernder Zeitraum von der Geburt bis zur Rückbildung der Schwangerschafts- und Geburtsveränderungen. Gekennzeichnet durch Gebärmutterrückbildung mit abnehmendem **Wochenfluss** *(Lochien),* (langsamer) Straffung von Beckenboden- und Bauchmuskulatur, Hormonumstellung, Beginn des Stillens mit **Milcheinschuss** typischerweise am 3.–4. Tag nach der Geburt.

WIEDERHOLUNGSFRAGEN

1. Welche zwei Möglichkeiten gibt es, die Dauer einer Schwangerschaft anzugeben? (Kapitelanfang)
2. Wie heißt die Zelle, die aus der Verschmelzung von Samen- und Eizellkern entsteht? (→ 20.1)
3. Wie ist die Blastozyste aufgebaut? (→ 20.1)
4. Wie heißen die drei Keimblätter, aus denen sich die kindlichen Organe entwickeln? (→ 20.2.1)
5. Wie wird die wachsende Frucht ernährt? (→ 20.2.3)
6. Welche Substanzen können die Plazentarschranke passieren? (→ 20.2.3)
7. Was versteht man unter der Fruchtblase, was unter den Eihäuten? (→ 20.2.4)
8. Stellen Sie die Entwicklung des Ungeborenen in ihren Grundzügen dar. (→ 20.2.2, → 20.3)
9. Über welche beiden „Abkürzungen" umgeht der fetale Kreislauf die Lunge? (→ 20.3)
10. Was geschieht in den einzelnen Schwangerschaftsabschnitten bei der Frau? (→ 20.4)
11. Wie verläuft eine normale Geburt? (→ 20.5.1)
12. Welche Veränderungen vollziehen sich im kindlichen Körper unmittelbar nach der Geburt? (→ 20.5.1)
13. Welche Hormone sind am Milcheinschuss und am Stillen beteiligt, welche Aufgaben haben sie? (→ 20.5.3)
14. Welche Probleme ergeben sich häufig im Wochenbett? (→ 20.5.2, → 20.5.3)

21

KINDER

LERNZIELÜBERSICHT

21.1 Einführung

- Die Entwicklungphase von der Geburt bis zum Erwachsenen wird unterteilt in Neugeborenenperiode, Säuglings-, Kleinkind-, Kindergarten-, Schulkindalter, Pubertät und Adoleszenz.

21.2 Säuglingsalter

- Am riskantesten sind die ersten Minuten und Stunden nach der Geburt.
- Bestimmung von APGAR-Wert, Tragezeit und Geburtsgewicht ermöglichen die rasche Risikoeinschätzung bei Neugeborenen.
- Alleinige Muttermilchernährung ist für 4–6 Monate das Beste.
- Danach wird pro Monat eine Mahlzeit durch Beikost ersetzt, bis das Kind um den ersten Geburtstag zunehmend am Familientisch mitisst.

21.3 Wachstum und Entwicklung

- Im ersten Halbjahr und während der Pubertät wächst ein Kind am meisten.
- Die Entwicklung verläuft zwar bei jedem Kind anders und ist von vielfältigen Einflüssen überlagert. Die Überprüfung sog. „Meilen- und Grenzsteine“ der Entwicklung hat sich aber bewährt, um die kindliche Entwicklung in den ersten Jahren einzuschätzen.
- Auffällig ist vor allem, wenn sich die Entwicklung deutlich oder in mehreren Bereichen verzögert.
- In Schulkindalter und Pubertät stehen weniger körperliche als mehr psychische und soziale Probleme im Vordergrund.

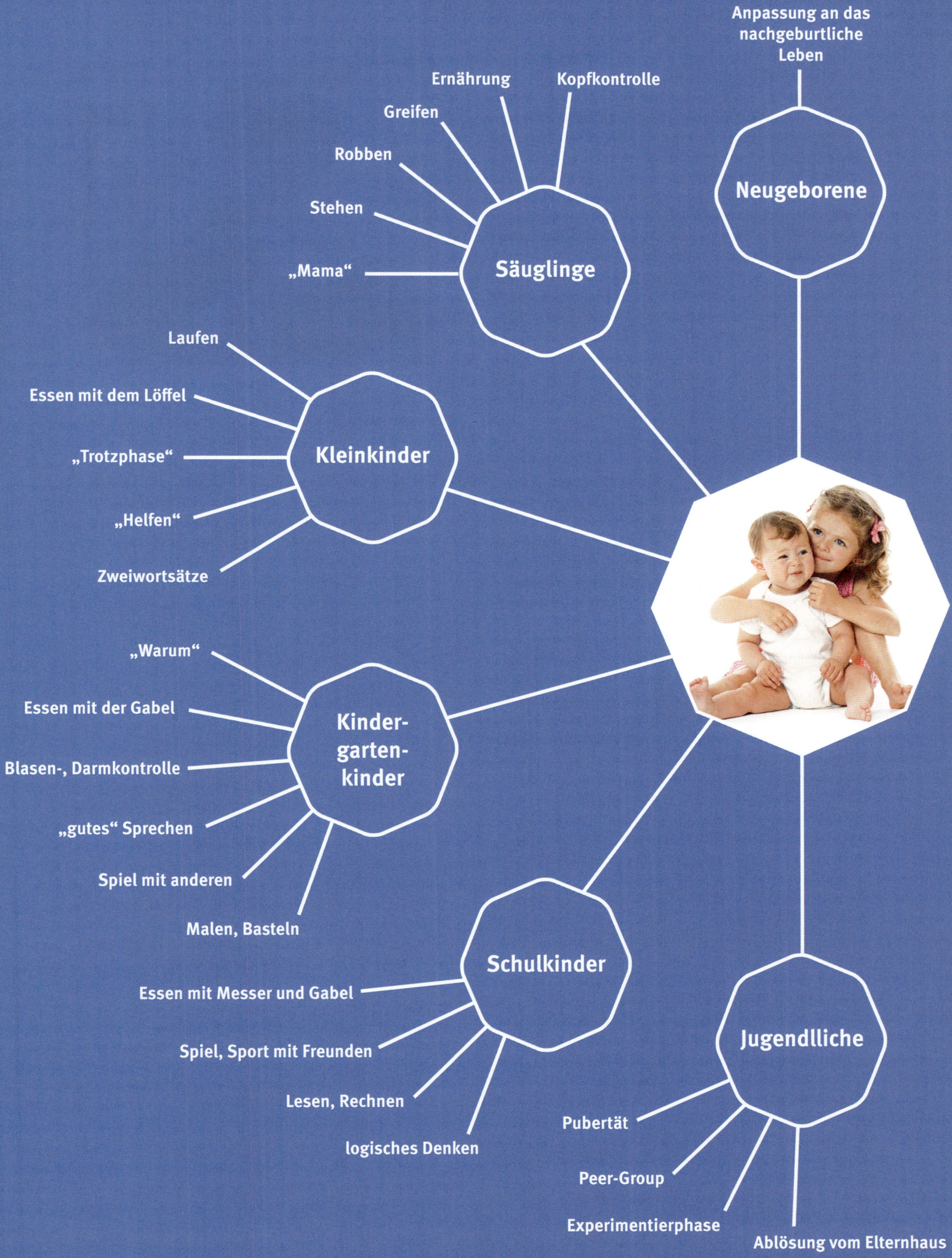
Neugeborene
Anpassung an das nachgeburtliche Leben
Säuglinge
Kopfkontrolle
Ernährung
Greifen
Robben
Stehen
„Mama“
Kleinkinder
Laufen
Essen mit dem Löffel
„Trotzphase“
„Helfen“
Zweiwortsätze
Kinder-garten-kinder
„Warum“
Essen mit der Gabel
Blasen-, Darmkontrolle
„gutes“ Sprechen
Spiel mit anderen
Malen, Basteln
Schulkinder
Essen mit Messer und Gabel
Spiel, Sport mit Freunden
Lesen, Rechnen
logisches Denken
Jugendliche
Pubertät
Peer-Group
Experimentierphase
Ablösung vom Elternhaus

[J787]

21.1 Einführung

Im Vergleich zu anderen Säugetieren entwickelt sich der Mensch langsam. Kein anderes Wesen braucht so lange, um erwachsen zu werden: Der vernunftbegabte Mensch kann seine vielfältigen Anlagen und Talente, seine „menschlichen Möglichkeiten", nur in vielen Reifungsschritten entfalten.

Der Mensch – ein sich entwickelndes Wesen

Das große Thema des Menschen ist deshalb: **Entwicklung.** Bereits im Mutterleib durchläuft der Embryo Abertausende von Entwicklungsschritten, bis nach neun Monaten ein Wesen zur Welt kommt, das noch nicht einmal krabbeln kann – wenn man ein Fohlen anschaut, das schon ein paar Minuten nach der Geburt auf seinen vier staksigen Beinen steht, ein geradezu enttäuschendes Ergebnis.

Nach der Geburt geht der Entwicklungsmarathon weiter. Wahrscheinlich wird deshalb kein anderer Altersabschnitt in so viele Zeitbereiche untergliedert wie Kindheit und Jugend:

- **Neugeborenenperiode** *(Neonatalperiode):* 1.–28. Lebenstag
- **Säuglingsalter:** 1. Lebensjahr
- **Kleinkindalter:** 2.–3. Lebensjahr
- **Kindergartenalter** *(frühes Kindesalter):* 4.–6. Lebensjahr
- **Schulkindalter:** 7. Lebensjahr bis Pubertätsbeginn (ca. 12. Lebensjahr)
- **Pubertät** und **Adoleszenz** (*frühes* bzw. *spätes Jugendalter*): Periode von der Entwicklung der sekundären Geschlechtsmerkmale bis zum Abschluss des Körperwachstums, also bis zum 18.–20. Lebensjahr. Gerade diese Phasen werden aber unterschiedlich definiert.

Kindesvernachlässigung und -missbrauch

Eine Kehrseite der langen Kindheit ist die lange *Abhängigkeit.* Zuverlässige Zahlen zur Häufigkeit von Kindesvernachlässigung, körperlicher oder psychischer Kindesmisshandlung und sexuellem Missbrauch gibt es nicht, denn die Erscheinungsformen sind zahlreich und die Dunkelziffer ist hoch. 2016 gaben Jugendliche in einer Umfrage in 6,3 % emotionale Vernachlässigung, 5,6 % körperliche Vernachlässigung, 5,6 % emotionalen Missbrauch, 7 % körperlichen Missbrauch und 5,5 % sexuellen Missbrauch an, typischerweise kombiniert. Bei Älteren waren die Zahlen noch höher.

PFLEGE VON KINDERN

Beobachten Pflegende **auf Misshandlung verdächtige Symptome,** etwa nicht altersgerechtes Verhalten oder viele blaue Flecke an für Kinderstürze untypischen Stellen, besprechen sie einen evtl. Verdacht immer mit (erfahrenen) Kollegen und Ärzten.

Erkrankungen im Kindes- und Jugendalter

Bedrohten noch vor 100 Jahren vor allem Mangelernährung und Infektionskrankheiten die Gesundheit der Kinder, so sind es heute ganz andere, nicht minder schwerwiegende Probleme:

- Gut 15 % der Kinder und Jugendlichen in Deutschland sind übergewichtig oder sogar adipös und haben ein entsprechend hohes Risiko für Diabetes mellitus Typ 2 oder Herz-Kreislauf-Erkrankungen bereits im jungen Erwachsenenalter. Diese Zahlen sind in den letzten Jahren stabil geblieben, allerdings auf hohem Niveau
- Etwa 25 % hatten irgendwann im Leben mindestens eine Allergie (z. B. Heuschnupfen, allergisches Asthma) oder Neurodermitis, wobei sich in den letzten 10–15 Jahren die Häufigkeit von Heuschnupfen und Asthma nicht signifikant verändert hat
- Bei 20 % der Kinder und Jugendlichen gibt es Hinweise auf psychische Auffälligkeiten oder Verhaltensprobleme
- Insgesamt nur ca. 22 % der 3- bis 17-jährigen Mädchen und 29 % der gleichaltrigen Jungen bewegen sich täglich eine Stunde oder mehr, mit zunehmendem Alter immer weniger. Wünschenswert wäre noch deutlich mehr.

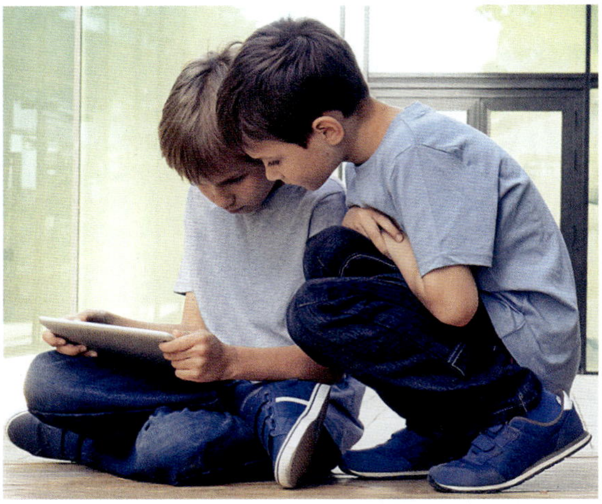

Abb. 21.1 Mangelware Bewegung. PC, Tablet und Smartphone sind nicht die einzige, aber eine wichtige Mitursache für Bewegungsmangel bei Kindern und Jugendlichen. [J787]

Das Krankheitsspektrum bei Kindern und Jugendlichen hat sich von akuten zu chronischen und von körperlichen zu psychischen Erkrankungen hin verschoben. Hierfür wurde der Begriff **Neue Morbidität** *(new epidemics)* geprägt. Diese Erkrankungen sind aufs Engste mit dem Lebensstil verknüpft (→ Abb. 21.1), Vorbeugung wäre somit prinzipiell möglich.

Dabei sind Gesundheit und Risiken bzw. Erkrankungen ungleich verteilt. Beispielsweise sind Übergewicht/Adipositas und Verhaltensprobleme bei sozial benachteiligten Kindern deutlich häufiger – man spricht auch von **gesundheitlicher Ungleichheit.**

PRÄVENTION

Bei Kindern bietet sich im besonderen Maße die Möglichkeit, Gesundheit zu fördern und Krankheiten vorzubeugen. Beraten werden zunächst die Eltern, mit zunehmendem Alter auch die Kinder und Jugendlichen selbst.

Kinderärzte empfehlen zwölf **Kindervorsorgeuntersuchungen** (U1–U6 im Säuglingsalter, U7, U7a, U8, U9 bis zur Einschulung, U10 und U11 bis zehn Jahre) und zwei **Jugendgesundheitsuntersuchungen** mit etwa 13 und 16 Jahren, wobei viele Krankenkassen die U10, U11 und J2 freiwillig übernehmen. Dadurch können viele Störungen erkannt werden, bevor sie den Eltern auffallen. Gleichzeitig bieten sie die Möglichkeit wiederholter Impfberatungen.

Pflegende sollten auch Kontakte aus anderem Grunde nutzen, um z. B. über „gesunde" Ernährung, Bewegungsförderung, die Gefahren von Rauchen und Alkoholkonsum sowie die Unfallprophylaxe aufzuklären, denn ein „gesunder" Lebensstil ist in der Kindheit leichter zu erlernen als im Erwachsenenalter. Besser als Belehrungen mit „erhobenem Zeigefinger" ist es, wenn ein gesunder Lebensstil mit positiven Werten verbunden in den Alltag integriert und vorgelebt wird.

Etliche individuelle Angebote erreichen allerdings gerade diejenigen nicht, die sie am meisten benötigen. Erforderlich sind zusätzlich niedrigschwellige Angebote und Ansätze unabhängig von individueller Nachfrage.
Beispiele sind Gesetze zu Rauchverboten oder Kindersitzen, Stadtplanung mit möglichst sicherem Verkehr, ausreichend Spiel- und Grünflächen und Förderung von gesunder Ernährung und Bewegung, aber auch der Grundregeln des menschlichen Miteinanders in Kindertagesstätten und Schulen. Prävention ist somit eine gesamtgesellschaftliche Aufgabe.

SPICKZETTEL

Kindes- und Jugenalter: Zeit von der Geburt bis etwa zum 18.–20. Lebensjahr. Geprägt durch zahlreiche körperliche, geistige und psychosoziale Entwicklungsschritte vom abhängigen Neugeborenen zum selbstständigen Erwachsenen.

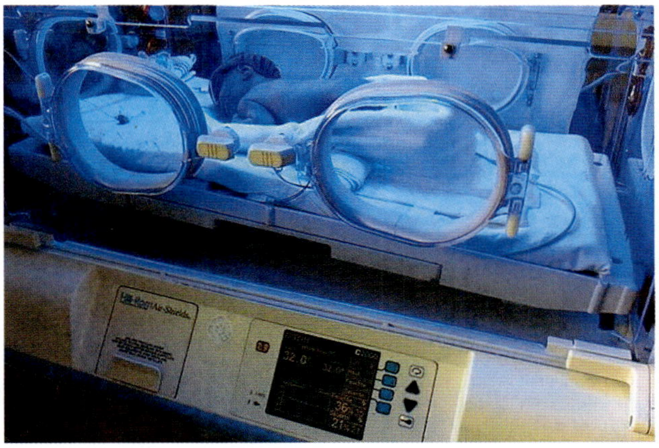

Abb. 21.2 Fototherapie bei ausgeprägtem Neugeborenenikterus. [K115]

21.2 Säuglingsalter

21.2.1 Neugeborenenperiode

Die ersten 28 Tage nach der Geburt werden auch als **Neugeborenenperiode** *(Neonatalperiode)* bezeichnet. Hauptthema ist die „Gewöhnung an die Welt".

Anpassung an das nachgeburtliche Leben

Die Geburt und die ersten Stunden danach sind risikoreich: Der Übergang von der Fremdversorgung durch die mütterliche Plazenta auf die Eigenversorgung des Neugeborenen erfordert eine tief greifende Umstellung des Organismus (*postpartale* oder **neonatale Adaptation;** Adaptation = Anpassung).

- *Umstellung der Atmung:* Schon während der Geburt wird die Atmung stimuliert. Viele Reize lösen dann den ersten Atemzug aus: Kälte, Berührung, Anstieg der Kohlendioxidkonzentration und Absinken der Sauerstoffkonzentration im Blut stimulieren das Atemzentrum im Stammhirn (→ 9.7.3). Mit dem ersten Atemzug füllen sich die Lungen mit Luft, der erste Schrei entfaltet die Lungenbläschen weiter. Ein Zusammenfallen der frisch entfalteten Lungenbläschen wird u. a. durch einen dünnen Film von Lipoproteinen verhindert, der die Alveolen auskleidet und die Oberflächenspannung reduziert. Dieser Stoff wird als **Surfactant** *(Surface actice agent)* bezeichnet (→ 16.6)
- *Umstellung des Kreislaufs:* Mit Entfaltung der Lungen sinkt der Druck im Lungenstromgebiet; der Weg des geringsten Widerstandes für das Blut im rechten Herzen führt jetzt über die Lungenarterien zu den Lungen. Das nun nicht mehr benutzte Foramen ovale in der Herzscheidewand wird durch den gleichzeitig ansteigenden Druck im linken Herzen zugepresst. Durch den höheren Sauerstoffgehalt des Blutes kontrahiert sich die Gefäßwandmuskulatur des Ductus arteriosus (→ Abb. 20.9), sodass auch dieser sich verschließt: Lungenkreislauf und Körperkreislauf sind getrennt
- Infolge der Abkühlung und der zunehmenden Sauerstoffsättigung des Blutes ziehen sich die Nabelschnurgefäße zusammen. Die Hebamme schneidet die jetzt funktionslos gewordene Nabelschnur durch. Das Neugeborene wird *abgenabelt*
- *Energiestoffwechsel:* Mit der Abnabelung wird die Energiezufuhr von der Mutter unterbrochen. Das Neugeborene greift nun auf seine eigenen Reserven zurück, nämlich das *Glykogen* (→ 2.8.1) in der Leber und das braune Fettgewebe (→ 5.3.5)
- *Ausscheidungen:* Schon der Fetus im Mutterleib gibt Urin ab. Spätestens 48 Stunden nach der Geburt erfolgt beim Neugeborenen dann der erste Stuhlgang, das **Mekonium** *(Kindspech):* eine zähe grünschwarze Masse, die u. a. aus abgeschilferten Darmepithelien, verschluckten Körperhärchen und eingedickter Galle besteht. Wird das Mekonium bereits intrauterin abgegeben (das Fruchtwasser ist dann grün), so deutet dies auf einen erheblichen Sauerstoffmangel des Fetus hin
- *Leber:* Die entgiftenden Leberenzyme sind zunächst noch nicht voll ausgebildet. Zusammen mit einem erhöhten Erythrozytenabbau mit hoher Bilirubinfreisetzung kann es deshalb in den ersten Lebenstagen auch beim gesunden Neugeborenen zu einer milden Gelbsucht (→ 17.6.3) kommen, dem **physiologischen Neugeborenenikterus.** Meist normalisiert sich der Bilirubinspiegel von selbst. Ansonsten hilft eine **Fototherapie** (→ Abb. 21.2), z. B. auf einer *Lichtmatratze,* das angereicherte Bilirubin wieder abzubauen.

Beurteilung der neonatalen Adaptation

Gerade weil die ersten Stunden nach der Geburt so „störanfällig" sind, müssen die Geburtshelfer schnell und ohne aufwendige Hilfsmittel beurteilen können, wie gut ein gerade Geborenes die Umstellung bewältigt hat oder umgekehrt wie gefährdet es ist. Hierzu dient das **APGAR-Schema,** bei dem eine, fünf und zehn Minuten nach der Geburt **A**ussehen (Hautfarbe), **P**uls (Herzfrequenz), **G**rimassieren und Schreien bei Manipulationen, **A**ktivität (Muskeltonus) und **R**espiration (Atmung) beurteilt werden (→ Tab. 21.1).

Beurteilung der Reife

Der Mutterleib ist für den sich entwickelnden Menschen für durchschnittlich 280 Tage (40 Schwangerschaftswochen → 20.5) das optimale Milieu – nicht wesentlich länger oder kürzer. Nach dieser **Tragezeit** geborene Kinder sind in aller Regel *reif* und alle Funktionen optimal entwickelt. Die *äußeren* Zeichen einer abgeschlossenen intrauterinen Entwicklung heißen **Reifezeichen** (→ Abb. 21.3).

Neben der Schwangerschaftsdauer ist das Geburtsgewicht das wichtigste Maß für die Reife eines Neugeborenen (Normalgewicht 2.500–4.200 g, → Abb. 21.4). Unter- und übergewichtige Neugeborene haben ein höheres Erkrankungsrisiko.

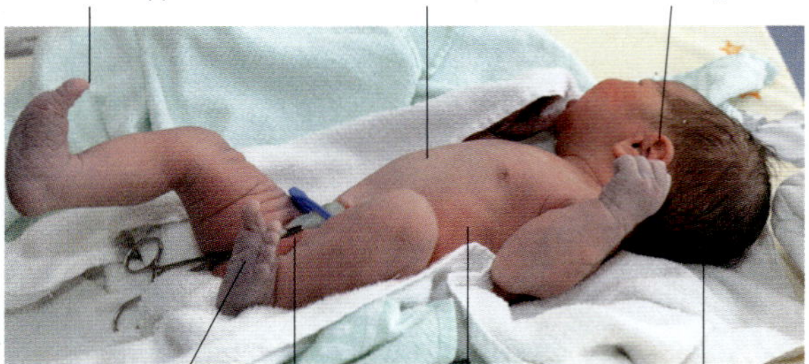

Abb. 21.3 Reifezeichen des Neugeborenen. Die Käseschmiere oder Vernix caseosa ist eine schützende, grauweiße Schmiere auf der Haut. [Foto: J787]

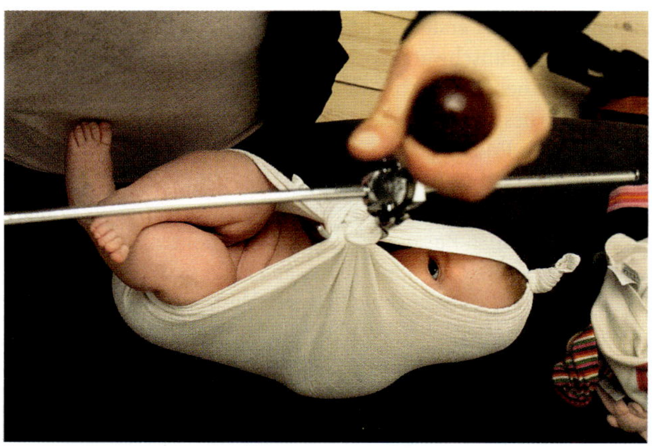

Abb. 21.4 Wiegen eines Neugeborenen. [J787]

Harmlose Auffälligkeiten des Neugeborenen

Die Geschlechtshormonspiegel im Blut des Neugeborenen sind zunächst hoch, da während der Schwangerschaft mütterliche Geschlechtshormone über die Plazenta ins Blut des Ungeborenen gelangen. Folgen sind eine *Neugeborenenakne,* eine Schwellung der Brustdrüsen, evtl. sogar mit Absonderung von sog. *Hexenmilch,* sowie vaginale Schleim- und Blutabsonderungen bei Mädchen. Mit dem Abbau der mütterlichen Hormone gehen diese Erscheinungen von selbst zurück.

Häufige und ebenfalls vorübergehende Hautauffälligkeiten bei Neugeborenen sind eine meist feine *Hautschuppung, Milien* (kleine weiße, talggefüllte Pünktchen vor allem um die Nase) sowie das *Neugeborenenexanthem (Erythema toxicum),* ein Hautausschlag aus kleinen, gelblich-weißen Pünktchen mit rotem Hof.

Die Eltern sollten über diese typischen Auffälligkeiten Bescheid wissen, da viele sonst sehr beunruhigt sind.

Neugeborenenscreening

Es gibt angeborene Erkrankungen des Stoffwechsels und des Hormonsystems, die beim Neugeborenen klinisch nicht erkennbar sind, aber bei frühzeitiger Behandlung eine wesentlich bessere Prognose haben als unbehandelt. Solche Erkrankungen sollen mithilfe des **Neugeborenenscreenings** erkannt werden. Vorzugsweise am dritten Lebenstag werden dem Neugeborenen wenige Tropfen Blut aus der Ferse entnommen, auf eine Filterpapierkarte getropft und ins Labor geschickt. Getestet wird unter anderem auf Schilddrüsenunterfunktion (→ 11.5), Mukoviszidose (→ 4.6.2), adrenogenitales Syndrom (→ 11.6.5) und Phenylketonurie (→ 17.9.7).

Probleme der Frühgeborenen

Etwa 8 % der Neugeborenen werden vor der vollendeten 37. Schwangerschaftswoche geboren (→ Abb. 21.5). Überleben können **Frühgeborene** derzeit ab etwa 450 g Geburtsgewicht (ca. 23. SSW), oft allerdings um den Preis bleibender Schäden.

Bei Frühgeborenen sind alle wichtigen Organe mehr oder weniger unreif, insbesondere Lungen, Gefäßsystem und ZNS. Ihnen drohen eine Vielzahl von Komplikationen und Erkrankungen, z. B.:

- Plötzliche Atempausen *(Apnoen)*
- *Surfactant-Mangel-Syndrom* (Surfactant → 16.6, → 21.2.1) mit schwerer Funktionsstörung der Lungen
- Hirnblutungen oder Sauerstoffmangel des Gehirns

Tab. 21.1: APGAR-Schema. Das von der Anästhesistin *Virginia Apgar* entwickelte Schema dient der Beurteilung der Vitalfunktionen bei Neugeborenen. Als Merkhilfe werden die Beurteilungskriterien so formuliert, dass ihre Anfangsbuchstaben das Wort „APGAR" ergeben, wobei es mehrere Varianten gibt.

Beurteilungskriterium	Bewertung		
	0 Punkte	**1 Punkt**	**2 Punkte**
Aussehen (Hautfarbe)	Blau (zyanotisch), weiß/blass	Stamm rosa, Extremitäten blau	Vollständig rosa
Puls	Nicht wahrnehmbar	‹ 100/min	› 100/min
Grimassieren bei Manipulationen (z. B. Hautreiz, Absaugen)	Keine Reaktion	Grimassieren (Verziehen des Gesichts), geringe Reaktion	Schreien, Husten, Niesen, abwehrende Reaktion
Aktivität und Muskeltonus	Keine spontanen Bewegungen, schlaffer Tonus	Wenig Bewegungen, geringer Tonus	Aktive Bewegungen, guter Tonus
Respiration (Atmung)	Keine (Apnoe)	Flach, unregelmäßig	Regelmäßige Atmung, kräftiges Schreien
Gesamtpunktzahl: 7–10 unauffällig; 4–6 mäßige Depression; ‹ 4 schwere Depression, akute Gefährdung			

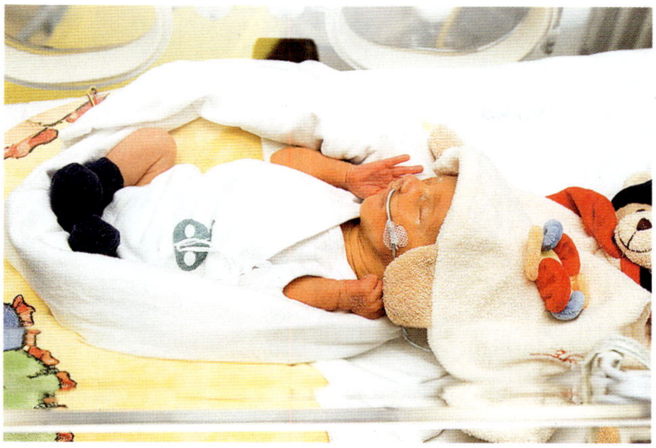

Abb. 21.5 Frühgeborenes in einem „Nest" im Brutkasten (Inkubator). Je kürzer die Schwangerschaft, desto größer das Komplikationsrisiko. [K115]

- Mangelnde Kreislaufumstellung vom fetalen auf den postpartalen Kreislauf
- Unterzuckerung
- Infektionen *(Frühgeborenen-Sepsis).*

PÄDIATRIE

Spätschäden des Frühgeborenen betreffen vor allem das Gehirn als das gegenüber Sauerstoffmangel empfindlichste Organ sowie die Lungen, die durch die (zunächst lebensrettende) Beatmung geschädigt werden können.
Die Folgen sind:
- Störungen der motorischen und geistigen Entwicklung (von leichten Lernstörungen bis zu schwerer geistiger Behinderung)
- Krampfanfälle
- Chronische Lungenerkrankungen
- Heute selten: Netzhautschäden bis zur Erblindung, ebenfalls durch die Sauerstoffgabe.

Risiken übertragener Neugeborener

Auch **Terminüberschreitung** um mehr als zwei Wochen bringt Risiken für das Kind mit sich: **Übertragene Neugeborene** sind gefährdet, da die Plazenta nach der 40. Schwangerschaftswoche rasch „altert" und dann nicht mehr genügend Sauerstoff und Nährstoffe bereitstellen kann. Die Neugeborenen fallen durch grob abschuppende Haut und fehlende Käseschmiere auf. Sie neigen zu Atem- und Kreislaufproblemen, Unterzuckerung und Infektionen.

Deshalb wird der Geburtsvorgang bei einer Überschreitung der 42. SSW in der Regel durch Prostaglandin- oder Wehenhormongabe und evtl. Sprengung der Fruchtblase eingeleitet.

Wiedereinsetzen des Wachstums

Nach einer Übergangsphase von 3–10 Tagen, in der das Kind bis zu 15 % seines Körpergewichts – also bis zu 500 g! – verliert und die Bereitstellung der Muttermilch allmählich in Gang kommt, haben sich die Verdauungsorgane, Leber und Nieren den neuen Bedingungen angepasst. Das Kind nimmt jetzt wieder zu und wächst.

SPICKZETTEL

Neugeborenes: Säugling in den ersten vier Lebenswochen. Entwicklungsaufgaben in den ersten Lebensminuten Umstellung der Atem- und Herz-Kreislauf-Funktion auf „Eigenversorgung", dann eigene Ernährung (Trinken!), Ausscheidung, danach Entwicklung eines Tagesrhythmus.
Frühgeborenes: Vor der vollendeten 37. SSW p. m. Geborenes. Risikoerhöhung durch Unreife der Organe, v. a. von Lungen und Gehirn, insbesondere bei vor der 32. SSW Geborenen.
Übertragenes Neugeborenes: Nach der vollendeten 42. SSW p. m. Geborenes. Risikoerhöhung durch Alterung der Plazenta.
APGAR-Wert: 1, 5 und 10 Minuten nach der Geburt ermittelter Score zur Zustandsbeurteilung eines Neugeborenen. Kriterien **A**ussehen (Hautfarbe), **P**uls, **G**rimassieren/Schreien bei Manipulationen, **A**ktivität (Muskeltonus), **R**espiration. Jeweils 0–2 Punkte, normal ≥ 7, optimal ≥ 9 Punkte.

21.2.2 Ernährung des Säuglings

Für die ersten 4–6 Lebensmonate am besten ist die ausschließliche Ernährung mit Muttermilch. Sie besteht zu 87 % aus Wasser, außerdem verschiedenen Eiweißen (einschließlich Kasein, Antikörpern), Fett, Milchzucker, Elektrolyten, Vitaminen und Enzymen.

Muttermilch

Muttermilch ist jederzeit optimal an die Bedürfnisse des Säuglings angepasst:
- In den ersten Tagen nach der Geburt werden täglich etwa 50–100 g **Vormilch** *(Kolostrum)* gebildet. Diese erste, gelbliche Milch enthält sehr viele mütterliche Antikörper (IgA) und Leukozyten, die den Säugling vor Infektionen schützen
- Gegen Ende der ersten Woche wird die Milch flüssiger (**Übergangsmilch** oder *transitorische Milch*)
- Ab 2–3 Wochen nach der Geburt wird die **reife Muttermilch** produziert. Die Milchmenge steigt mit dem wachsenden Nährstoffbedarf des Säuglings auf bis zu 1.000 g täglich an.

Vorteile des Stillens

Obwohl industrielle Säuglingsmilchen hierzulande von hoher Qualität sind, hat Stillen Vorteile, die nicht zu „kopieren" sind:
- Muttermilch enthält mütterliche Abwehrstoffe (vor allem IgA-Antikörper) und Leukozyten, die den Säugling weniger anfällig für Infektionen machen
- Stillen beeinflusst das Darm-Mikrobiom des Säuglings positiv
- Stillen ermöglicht den intensivsten Kontakt zwischen Mutter und Kind, es ist hygienisch, praktisch und zudem preisgünstig
- Gestillte Kinder sind insgesamt seltener krank. Stillen mindert das Risiko von späterem Übergewicht, evtl. auch das von Allergien und Diabetes mellitus Typ 1. Frühzeitiger Kontakt mit Kuhmilchprodukten wird vermieden, was das Risiko einer Kuhmilchallergie senkt
- Bei der Mutter fördert Stillen die Gebärmutterrückbildung und die Gewichtsregulierung. Langes Stillen (maßgeblich ist die Gesamtstilldauer bei allen Kindern) mindert auch das Brustkrebsrisiko.

Heute hat sich das **Feeding-on-demand** durchgesetzt, bei dem das Kind trinkt, wann und so viel es will. Der gesunde Säugling „weiß", wann er satt ist. Die meisten Kinder „kommen" anfangs etwa alle

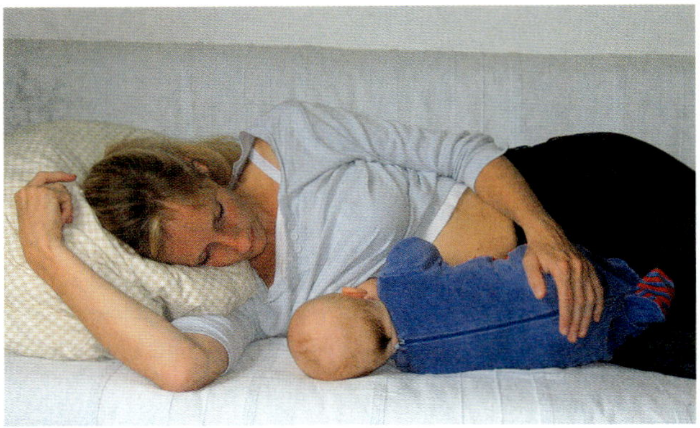

Abb. 21.6 Stillen im Liegen. Kind und Mutter sind einander zugewandt, damit das Kind die Brust erreichen kann, ohne den Kopf drehen zu müssen. [O408]

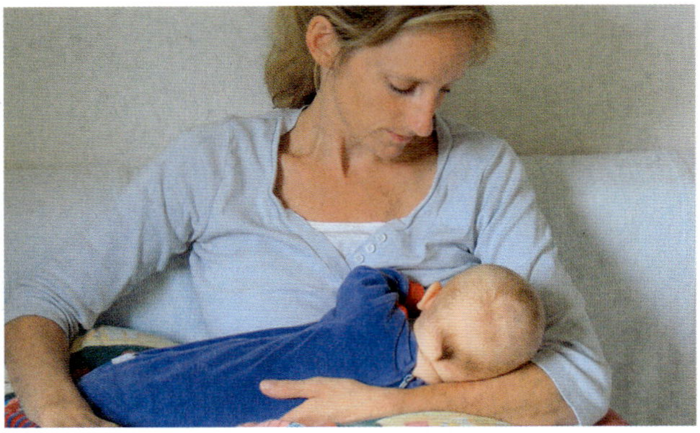

Abb. 21.7 Stillen im Sitzen. Der Ellenbogen der Mutter liegt entspannt auf, damit es nicht zu Verspannungen im Nacken-Schulter-Bereich kommt. [O408]

2–3 Stunden, brauchen mit einem Vierteljahr noch fünf Mahlzeiten und mit etwa einem halben Jahr noch vier.

Das routinemäßige Wiegen eines gesunden Kindes vor und nach jeder Mahlzeit wird nicht mehr empfohlen. Gewogen wird z. B. wöchentlich: Ein gesundes Kind legt im ersten Lebenshalbjahr pro Woche 150–200 g zu.

PFLEGE VON KINDERN

Wesentlich gefördert wird der Stillerfolg durch **Rooming-in,** bei dem das Kind die ganze Zeit, mindestens aber über Tag bei der Mutter ist und auch in deren Zimmer versorgt (z. B. gewickelt) werden kann. Wichtig ist außerdem eine gute Stillberatung durch Hebammen und Pflegende (z. B. zu Stillpositionen, →Abb. 21.6, →Abb. 21.7) – insbesondere Mütter, die zum ersten Mal stillen, werden durch widersprüchliche Ratschläge sehr verunsichert.

Milchbildung und -ejektion → 20.5.3

Industrielle Säuglingsmilchen

Als Muttermilchersatz, beispielsweise bei Stillhindernissen, stehen **industriell hergestellte Säuglingsmilchen** zur Verfügung. Basis ist in aller Regel Kuhmilch, die im Vergleich zur Muttermilch eiweiß- und mineralstoffreicher, jedoch kohlenhydratärmer ist und daher in ihrer Zusammensetzung geändert werden muss. Industrielle Säuglingsmilchen sind glutenfrei. Selbst hergestellte Säuglingsmilch ist nicht zu empfehlen.

Säuglingsanfangsnahrungen können ab der Geburt zur ausschließlichen Ernährung und nach Einführung von Beikost bis zum Ende des ersten Lebensjahres für die Milchmahlzeiten gegeben werden.

- Die dünnflüssigen **Pre-Milchen** enthalten als Kohlenhydrat nur *Laktose* (Milchzucker) und werden wie Muttermilch „nach Bedarf" gefüttert
- Die sämigeren **1-Milchen** enthalten daneben weitere Kohlenhydrate wie etwa Stärke. Sie sind zur Fütterung nach Bedarf weniger geeignet, weil sie möglicherweise die natürliche Appetitkontrolle des Säuglings unterlaufen.

Folgenahrungen *(Folgemilchen)* für die Zeit nach Beikosteinführung (*2-Milchen* ab dem sechsten, *3-Milchen* ab dem 8.–10. Lebensmonat) sind ernährungsphysiologisch nicht notwendig. Sie haben einen höheren Protein- und Mineralstoffgehalt und enthalten meist mehrere Kohlenhydrate. Als alleinige Nahrung sind sie auch für ältere Säuglinge *nicht* geeignet.

HA-Nahrungen *(hypoallergene Nahrungen, Hydrolysatnahrungen)* werden Säuglingen mit erhöhtem Allergierisiko (also mit mindestens einem Elternteil mit Allergievorgeschichte) oder bereits vorhandener Allergie gegeben. Durch die starke Aufspaltung des Eiweißanteils soll das Allergierisiko vermindert werden.

Sojanahrungen werden selten gefüttert, etwa bei Stoffwechselstörungen, die eine laktose- oder galaktosefreie Ernährung erfordern. Zur Verminderung des Allergierisikos eignen sie sich nicht.

Beikost

Für Europa wird empfohlen, frühestens ab dem fünften und spätestens ab dem siebten Lebensmonat schrittweise **Beikost** einzuführen, um den steigenden Bedarf des Kindes an Energie, Spurenelementen und Vitaminen zu decken. Der genaue Zeitpunkt kann von der individuellen Situation abhängig gemacht werden. Ausschließliches Stillen nach Beginn des fünften Lebensmonats mindert nach heutigem Wissen das Allergierisiko nicht weiter.

Reihenfolge und Art der Breimahlzeiten sowie der Zeitpunkt am Tag variieren von Land zu Land. In Deutschland wird meist zuerst ein Gemüse-Kartoffel-Fleisch-Brei eingeführt (→ Abb. 21.8).

Im Gegensatz zu früher wird heute empfohlen, mit glutenhaltigen Getreiden wie etwa Weizen im 5.–7. Lebensmonat noch während des Stillens zu beginnen, da dies nach heutigem Wissen das Risiko einer Zöliakie (glutensensitive Enteropathie) vermindern kann. Auch Abwechslung (verschiedene Gemüse- und Obstsorten, gelegentlich Nudeln oder Reis) wird befürwortet. Die Empfehlung, besonders „allergieträchtige" Lebensmittel wie z. B. Fisch möglichst spät zu füttern, wurde verlassen, da sie keine Schutzwirkung gezeigt hat.

Babys ab ca. sechs Monaten kann (im Sitzen und unter Aufsicht) stückige, weiche Kost zum Selbst-Greifen und -Essen angeboten werden. Wird nur alle paar Tage ein neues Nahrungsmittel eingeführt, kann bei Unverträglichkeiten die Ursache leichter gefunden werden.

Selbst gekochter und industriell hergestellter Brei, beide ohne Salz-, Zucker- oder Aromazusatz, gelten als gleichwertig.

Nach Einführen von Beikost soll weiter gestillt werden. Auch wenn nicht mehr gestillt wird, bleibt ein bestimmter „Milchsockel", um den Kalziumbedarf des Kindes zu decken. Bis zum

Ende des ersten Lebensjahres soll das Kind keine Kuhmilch trinken, der Milchbrei kann aber ab dem sechsten Monat mit Vollmilch zubereitet werden.

Ab Einführung der dritten Breimahlzeit benötigt das Kind Getränke zur Deckung seines Flüssigkeitsbedarfs. Geeignet sind Trinkwasser sowie ungezuckerte Früchte- oder Kräutertees, die möglichst aus Tasse oder Becher und nicht aus der Flasche gegeben werden.

Ab dem zwölften Lebensmonat kann das Kind zunehmend am Familientisch mitessen, wobei die Kinderportion nur leicht gewürzt und kaum gesalzen werden sollte.

PRÄVENTION

Zur **Rachitisprophylaxe** wird in Deutschland ab der zweiten Lebenswoche die Gabe von Vitamin D empfohlen, am besten kombiniert mit Fluorid zur **Kariesprophylaxe** (z. B. Fluor-Vigantoletten®).

SPICKZETTEL

Empfehlungen der Säuglingsernährung:

- Ausschließliche **Muttermilchernährung** in den ersten 4–6 Monaten, feeding-on-demand → Gewichtszunahme 150–200 g/Woche
- Danach Einführen von **Beikost,** üblicherweise als Brei. Faustregel alle paar Tage/Woche ein neues Nahrungsmittel (Verträglichkeit?), pro Monat Ersatz einer Milch- durch eine Beikostmahlzeit (in Deutschland empfohlen Gemüse-Kartoffel-Fleisch-Brei → Milch-Getreide-Brei → Obst-Getreide-Brei), ab etwa zehn Monaten Brotmahlzeiten und langsamer Übergang zu modifiziertem Familienessen
- Beibehaltung eines „Milchsockels“ (keine Kuhmilch im ersten Lebensjahr)
- Rachitisprophylaxe mit Vitamin D, am besten zusammen mit Fluorid.

21.2.3 Plötzlicher Kindstod

Der **plötzliche Kindstod,** kurz *SIDS (sudden infant death syndrome)* ist ein plötzlicher, nicht erklärbarer Tod eines Säuglings. Meist finden die Eltern das Kind ohne vorherige Warnzeichen tot im Bettchen.

Die Ursache liegt wahrscheinlich in einer Kombination innerer und äußerer Faktoren.

Der Rückgang um ca. 90 % seit Anfang der 1990iger Jahre wird auf wenige Maßnahmen zurückgeführt:

- Rauchfreie Umgebung
- Stillen über mindestens sechs Monate
- Rückenlage beim Schlafen, feste Matratze, Schlafsack, keine Decken, Kissen oder Kuscheltiere, Schlafzimmertemperatur 16–18 °C.

Empfohlen wird außerdem das Anbieten eines Schnullers zum Einschlafen jenseits der ersten Lebenswochen (jedoch kein Zwang, wenn das Kind keinen mag, und kein Wieder-in-den-Mund-stecken beim schlafenden Kind).

21.3 Wachstum und Entwicklung

Zahnentwicklung → 17.2.2

Trotz gewisser Unterschiede zwischen den Organsystemen gilt als Faustregel: Kinder haben eine „höhere Taktfrequenz“ als Erwachsene (→ Abb. 21.9 und Organkapitel) – von der Atem- und Herzfrequenz über Bewegungsdrang, Energiestoffwechsel, Flüssigkeitshaushalt bis zum Wachstum, das beim Erwachsenen bei null liegt.

21.3.1 Körperwachstum

Längenwachstum

In keinem Lebensalter wächst ein Kind schneller als in den ersten Lebensmonaten, nämlich ungefähr 16 cm im ersten Lebenshalbjahr. Danach fällt die Wachstumsgeschwindigkeit ab und liegt im Kindergarten- und Grundschulalter bei etwa 6–7 cm pro Jahr. Entsprechend haben die meisten Kinder mit vier Jahren die Körperlänge verdoppelt, also die 100 cm überschritten.

Beim Mädchen mit etwa 11 und beim Jungen mit etwa 13 Jahren setzt der **pubertäre Wachstumsschub** ein. Diese Zeitversetzung erklärt, warum Mädchen in der 6.–7. Klasse „weiter“ entwickelt erscheinen als Jungen. Die endgültige Größe haben Mädchen etwa mit 17, Jungen mit 19 Jahren erreicht. Die verlängerte pubertäre Wachstumsphase bei Jungen ist mit ein Grund, weshalb Männer ca. 10 cm größer sind als Frauen (→ Abb. 21.10).

Körperproportionen

Bis zum Ende des Wachstums verändern sich auch die **Körperproportionen.** Während zum Zeitpunkt der Geburt die Länge des Kopfes noch ein Viertel der gesamten Körperhöhe ausmacht, ist es beim Erwachsenen nur noch ein Achtel (→ Abb. 21.9). Auch das Verhält-

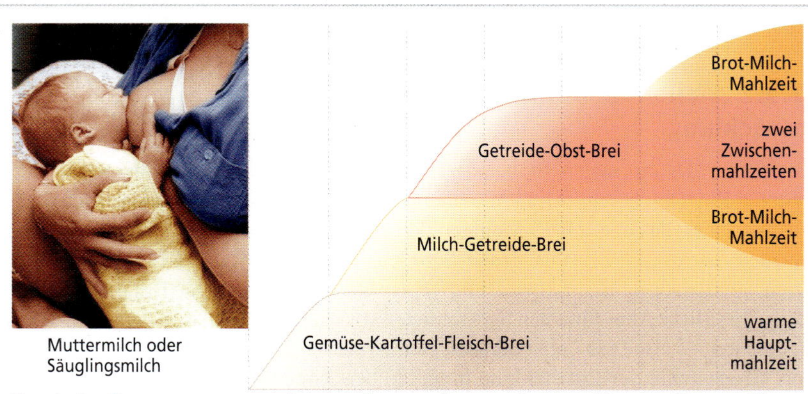

Abb. 21.8 Beikostschema, angepasst an die Gepflogenheiten in Deutschland. Es soll eine einprägsame Hilfe sein, ein Muss ist es nicht. Viele Familien praktizieren eine Kombination aus Breifütterung und Nahrungsmittelstückchen zum Selbst-Essen. In den Folgemonaten isst das Kind zunehmend am Familientisch mit. [Foto J787]

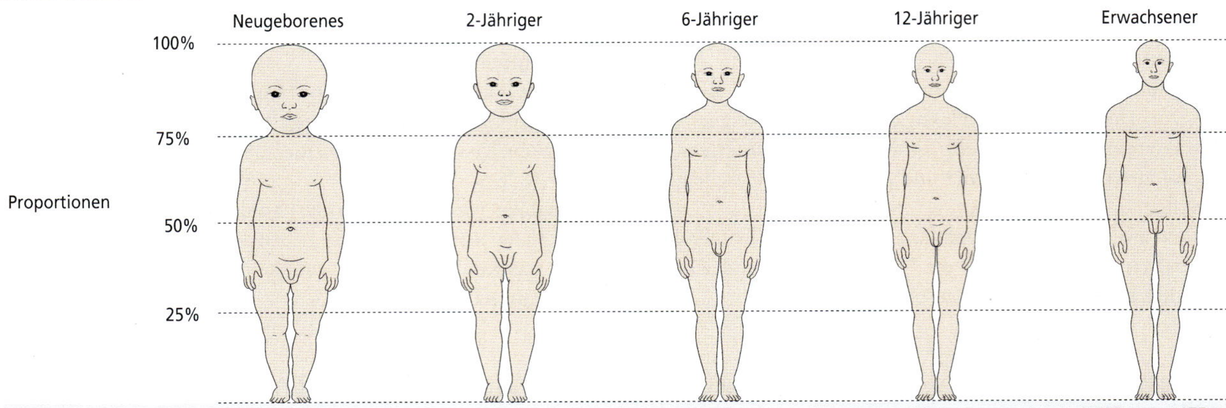

	Neugeborenes	2-Jähriger	6-Jähriger	12-Jähriger	Erwachsener
Körperlänge	50 cm	85 cm	115 cm	150 cm	♀ 165 cm ♂ 175 cm
Körpergewicht	3,3 kg	12 kg	20 kg	40 kg	♀ 60 kg ♂ 67 kg
Herzfrequenz	140/min	120/min	95/min	85/min	70/min
Blutdruck	60/35 mmHg	90/50 mmHg	100/60 mmHg	110/70 mmHg	120/80 mmHg
Atemfrequenz	40/min	25/min	20/min	17/min	15/min

Abb. 21.9 Übersicht über Körperwachstum und Vitalparameter vom Neugeborenen- zum Erwachsenenalter.

nis der Extremitäten zum Rumpf ändert sich: Das Längenwachstum der Beine und Arme übersteigt das des Rumpfes deutlich.

Gewichtsentwicklung

Etwa parallel zur Länge nimmt auch das Gewicht zu: Im Alter von 4–5 Monaten hat das Kind sein Geburtsgewicht verdoppelt, mit einem Jahr verdreifacht, mit 2–2½ Jahren vervierfacht, mit sechs Jahren versechsfacht und mit zehn Jahren verzehnfacht (→ Abb. 21.10).

Das Wachstum der einzelnen Köperorgane erfolgt dabei nicht immer parallel zum Körpergewicht:

Das Gehirn hat schon beim Dreijährigen 80 % der Endgröße erreicht, wohingegen die Hoden erst mit der Pubertät so richtig wachsen.

SPICKZETTEL

Längen- und Gewichtsentwicklung:
- 1 Jahr ca. 75 cm, 10 kg
- 2 Jahre ca. 85 cm, 12 kg
- 6 Jahre 115 cm, 20 kg
- 12 Jahre 150 cm, 40 kg.

21.3.2 Meilen- und Grenzsteine der Entwicklung

Die Spanne des Normalen ist bei der kindlichen Entwicklung breit: Ein Kind, das bereits mit 11 Monaten läuft, ist genauso „normal" wie eines, das erst mit 15 Monaten den ersten Schritt wagt. Trotzdem hat es sich bewährt, grobe „Orientierungsmarken" zu setzen. **Meilensteine der Entwicklung** geben üblicherweise das durchschnittliche Alter für einen bestimmten Entwicklungsschritt an, beschreiben also (wie unten der Text) die „typische" Entwicklung. **Grenzsteine der Entwicklung** hingegen bezeichnen, wann 90–95 % der gesunden Kinder diesen Entwicklungsschritt erreicht haben (90 %-Perzentile → Abb. 21.12). Das Nichterreichen eines Grenzsteins heißt nicht zwangsläufig, dass das Kind krank ist, hat aber eine wichtige Warnfunktion und muss kontrolliert bzw. geklärt werden.

PFLEGE VON KINDERN

Pflegende achten im täglichen Kontakt auf **Zeichen einer gestörten Entwicklung,** insbesondere einen auffälligen Muskeltonus (asymmetrisch, schlaff/steif) im Vergleich zu Gleichaltrigen, konstante Asymmetrien (z. B. in der Extremitätenhaltung), Nichterreichen von Grenzsteinen.

Neugeborenenalter

Das Neugeborene liegt in Beugehaltung, die Hände sind gefaustet, es kann Arme und Beine bewegen, den Körperstamm hingegen fast nicht. Es kann den Kopf zwar von der einen Seite zur anderen drehen, jedoch nicht länger „halten".

Das Verhalten eines Neugeborenen ist stark von Reflexen geprägt, die ganz überwiegend sein Überleben sichern sollen. Beispiele sind der **Saug-** oder der **Greifreflex** (→ Abb. 21.11). Die Reflexe verschwinden in den Folgemonaten in einer typischen Abfolge. Bestünde z. B. der Greifreflex weiter, könnte das Baby nicht das zielgerichtete Greifen und Loslassen erlernen.

Schon in der ersten Woche reagiert das Neugeborene auf Licht und Geräusche. Es zeigt Interesse am menschlichen Gesicht und beruhigt sich durch An-den-Körper-Nehmen. Im zweiten Monat entwickelt sich das **soziale Lächeln** als Antwort auf Zuwendung und vertieft die Eltern-Kind-Beziehung.

Drei Monate

Das drei Monate alte Kind kann in Bauchlage Kopf und Schultern heben und für längere Zeit halten, es stützt sich dabei auf die Unterarme *(Unterarmstütz).* Auf dem Rücken liegend führt der Säugling seine Hände in der Mittellinie vor dem Körper zusammen. Das Kind beobachtet die eigenen Hände und folgt bewegten Objekten von einer Seite zur anderen.

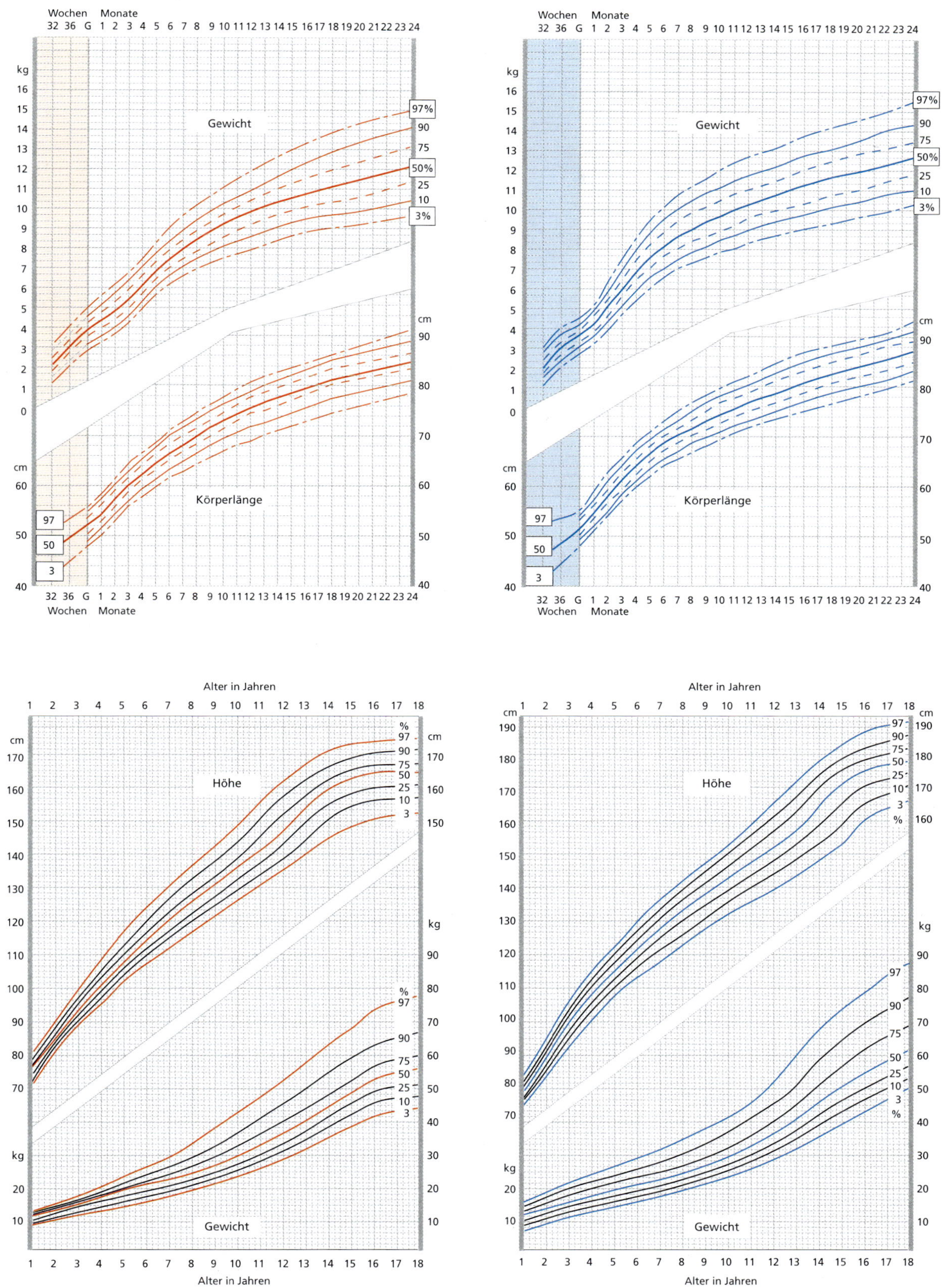

Abb. 21.10 Längenwachstum und Gewichtszunahme bei Jungen und Mädchen. Perzentil bedeutet „Hundertstelwert". Eine Länge auf der 50. Perzentile bedeutet also, dass die Hälfte der gleichaltrigen Kinder gleich groß oder kleiner ist.

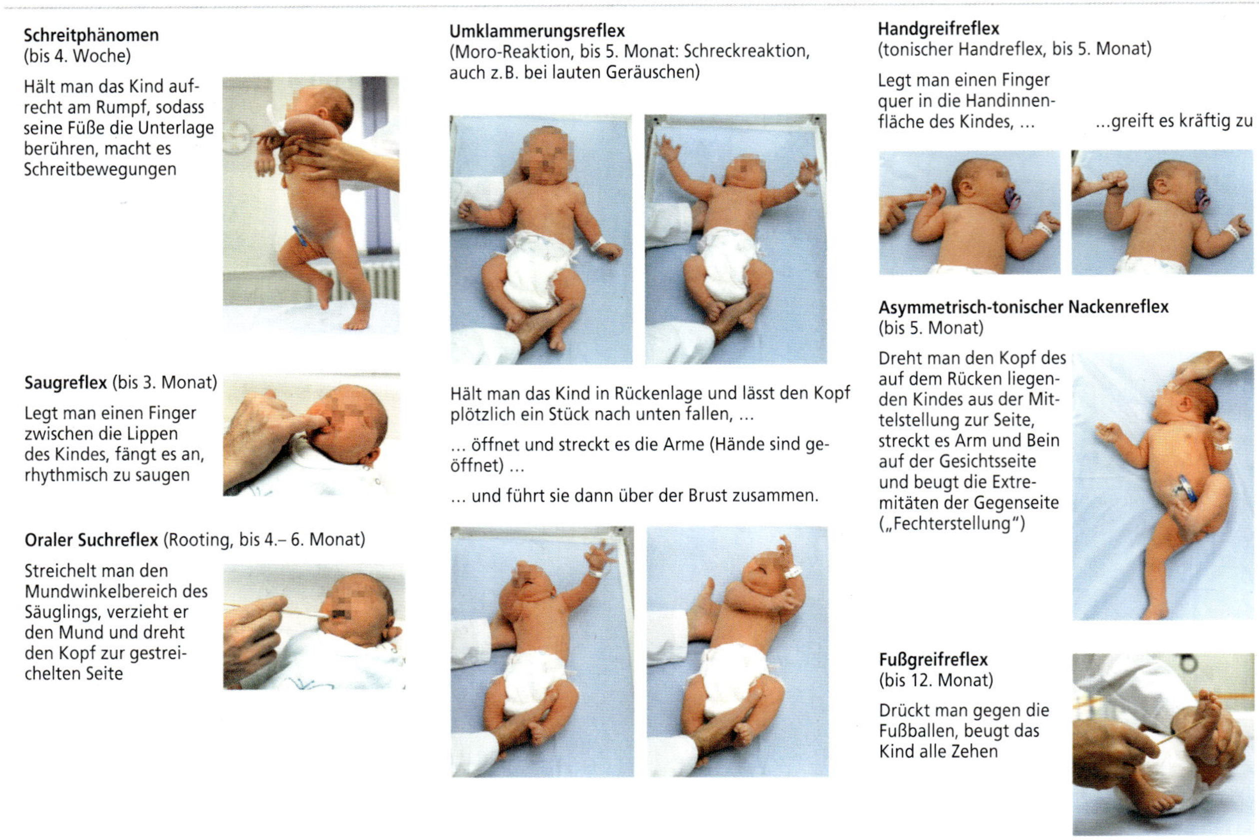

Abb. 21.11 Wichtige Reflexe des Neugeborenen. [K303]

Die Kommunikation mit der Umwelt wird intensiver – das Kind lächelt seine Bezugspersonen an und freut sich, wenn es etwas Angenehmes oder Interessantes erblickt.

Sechs Monate

Der Säugling von sechs Monaten greift seit Längerem gezielt, wobei er die Gegenstände zwischen Finger und Handfläche fasst **(palmares Greifen).** Die **Kopfkontrolle** ist jetzt erreicht, d. h. der Kopf kann voll gehalten werden. Das Baby stützt sich in der Bauchlage auf die geöffneten Hände und dreht sich ohne Hilfe in die Rückenlage (... und fällt dabei leicht vom Wickeltisch). Es beginnt zu sitzen, wobei es sich zunächst noch mit den Armen abstützt.

Das Sehen ist wesentlich verbessert, das Hören weitestgehend ausgereift. Das Baby fängt nun an, Silben zu bilden.

Die Kontakte zwischen Eigenwelt und Außenwelt laufen sehr stark über den Mund; über den Mund nimmt der Säugling nicht nur die lebenswichtige Nahrung auf, er erfährt auch Lust und Beruhigung (entspanntes, freudiges Nuckeln) und erforscht die Umwelt (alles verschwindet im Mund). Auch das „Selbst-Essen" beginnt jetzt.

Neun Monate

Das Baby dreht sich vom Rücken auf den Bauch, setzt sich aus der Bauchlage alleine auf und sitzt frei. Es steht mit Festhalten, kann sich aber nicht alleine wieder hinsetzen. Das Kind robbt oder rutscht und beginnt zu krabbeln – nichts ist mehr vor ihm sicher.

Über den **Scherengriff,** d. h. das Greifen mit Daumen und Zeigefinger über die *gesamte Fingerlänge,* entwickelt das Kind den **Pinzettengriff,** d. h. es greift „feiner" zwischen *Daumen- und Zeigefingerspitzen.* Auch die Sprachentwicklung macht Fortschritte – das Kind bildet Silbenketten und verändert bei seinem „Plappern" Lautstärke und Tonhöhe.

Der Säugling kann sich zunehmend allein beschäftigen, wirft gerne Spielzeug auf den Boden und beginnt nachzuahmen („Winke-winke"). Er kennt seinen Namen und versteht „nein". Fremden gegenüber ist er oft ausgesprochen misstrauisch **(Fremdeln).**

SPICKZETTEL

Säugling: Baby bis zum ersten Geburtstag. Normale Entwicklung (jeweils 90%-Perzentile im vorangegangenen Zeitabschnitt) u. a.

- Mit zwei Monaten symmetrische Bewegungen, Kopfhebung in Bauchlage, Betrachtung von Gesichtern, soziales Lächeln
- Mit drei Monaten Beobachtung bewegter Objekte über die Mittellinie hinaus, Reaktion auf Glocke o. Ä., spontanes Lächeln
- Mit 4½ Monaten Kopfkontrolle im Sitzen, Zusammenführen der Hände in der Mittellinie, Greifen einer Rassel, Lachen, Quietschen
- Mit sechs Monaten Unterarmstütz, Kopfkontrolle im Sitzen und beim Hochziehen zum Sitzen, Kopfdrehung zu einer Stimme hin
- Mit 7½ Monaten Umdrehen, Übernahme von (etwas) Gewicht durch die Beine, Beobachtung kleiner/fallender Gegenstände, gezieltes Greifen, Greifen nach weiter entfernten Gegenständen

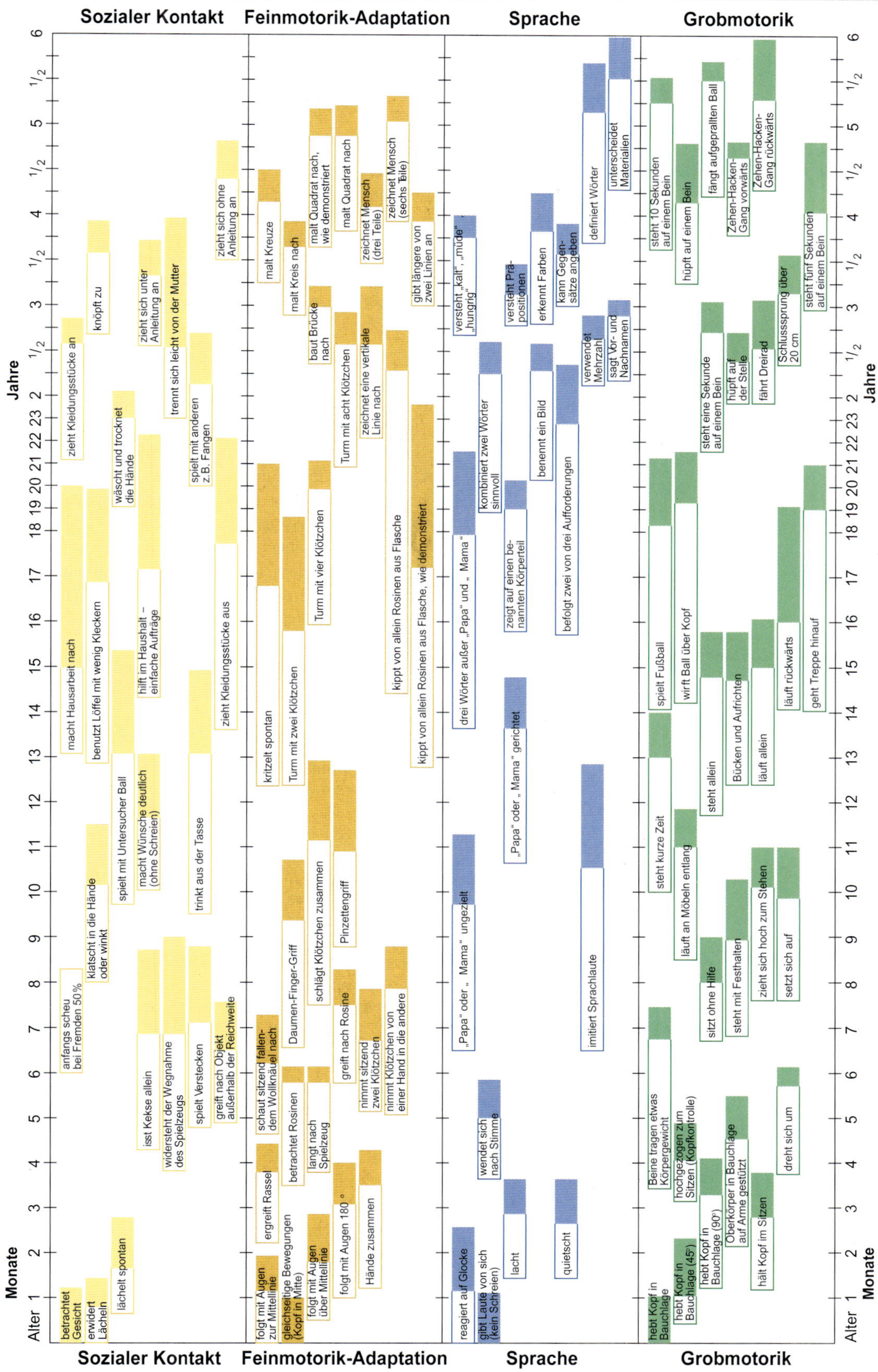

Abb. 21.12 Denver-Entwicklungsskalen zum Screening auf Entwicklungsauffälligkeiten. Der linke Rand des hellen Balkenteils zeigt jeweils das Alter, in dem 25 % der Kinder die Aufgabe können. Am linken Rand des dunklen Balkenteils ist dies bei 75 % der Fall, am rechten Rand bei 90 %. [G675]

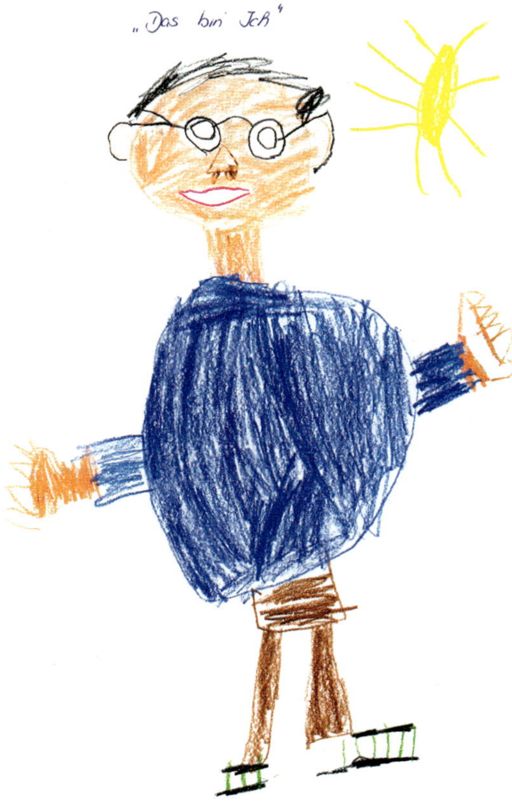

Abb. 21.13 Bild eines Fünfjährigen. [M121]

- Mit neun Monaten freies Sitzen, Wechseln von Gegenständen zwischen den Händen, Essen von Keksen o. Ä., Verstecken spielen
- Mit zwölf Monaten Aufsetzen, Aufstellen, Stehen mit Hilfe, Entlanglaufen an Möbeln, Scherengriff, Klatschen/Winken, erste (ungezielte) Worte.

Ein Jahr

Das Kind krabbelt viel, läuft mit Festhalten an einer Erwachsenenhand und macht evtl. erste freie Gehversuche. Es benutzt die ersten „sinnvollen“ Wörter, z. B. „Mama“ oder „da“, versteht aber wesentlich mehr.

Das Einjährige isst Fingermahlzeiten selbstständig, liebt Gib-und-Nimm-Spiele und genießt es, im Mittelpunkt zu stehen.

Zwei Jahre

Die „lebenspraktischen“ Fähigkeiten nehmen rasant zu: Das Kind steigt Treppen (zwei Füße pro Stufe), kann rennen, isst „gut“ mit dem Löffel und trinkt aus dem Becher.

Um den zweiten Geburtstag beginnt das Kind in Zweiwortsätzen zu sprechen (z. B. „Ball haben“). Es schaut die Bilder im Bilderbuch nicht mehr nur an, sondern hört auch kurzen, einfachen Bilderbuchgeschichten zu. Beim Spielen kann es z. B. Greif- oder Einlegepuzzle legen und einen Ball werfen.

Das Kind kann einfache Anweisungen befolgen. Gleichzeitig ist es sehr auf sich bezogen und fängt an, seinen Willen zu erproben – der Ausdruck „Trotzalter“ ist bezeichnend.

SPICKZETTEL

Kleinkind: Ein- und zweijähriges Kind. Normale Entwicklung (jeweils 90 %-Perzentile im vorangegangenen Zeitabschnitt) u. a.
- Mit 15 Monaten (kurzes) Stehen, Trinken aus einer Tasse, Pinzettengriff, Imitieren von Sprachlauten, erste (gezielte) Worte
- Mit 18 Monaten freies Stehen und Laufen, Bücken und Wiederaufrichten
- Mit 24 Monaten Rückwärts- und Treppengehen, Werfen eines Balls, „gutes“ Essen mit den Löffel, „Helfen“ im Haushalt, Ausziehen von Kleidungsstücken, Bauen eines Turms aus vier Klötzchen, Kritzeln, Sprechen mehrerer Wörter außer „Mama“ und „Papa“, Kennen von Körperteilen, Befolgen einfacher Aufforderungen.

Drei Jahre

Nicht umsonst beginnt mit drei Jahren das Kindergartenalter: Das Dreijährige ist sauber und trocken bei Tag und teils auch bei Nacht. Es kann sekundenlang auf einem Fuß stehen und Dreirad fahren. Das Kind kann nun auch etwas schwierigere Anweisungen befolgen (z. B. unter Aufsicht Hände waschen und abtrocknen) und lässt sich meist gerne vorlesen.

Dreijährige malen (z. B. Sonne, Menschen aus Kopf mit Gesicht, Armen und Beinen), legen (einfache) Puzzles und fangen an, mit Schere und anderem Bastelmaterial umzugehen. Dreijährige streben nach Unabhängigkeit, beginnen, *mit* anderen Kindern zu spielen, empfinden Mitgefühl und entwickeln Werte.

Das Dreijährige spricht „gut“ und oft viel, fragt ständig „warum?“ und kennt einige Kinderlieder.

SPICKZETTEL

Kindergartenkind: Drei- bis fünfjähriges Kind. Normale Entwicklung (jeweils 90 %-Perzentile im vorangegangenen Zeitabschnitt) u. a.
- Mit drei Jahren kurz Einbeinstand, Hüpfen auf der Stelle, Bauen eines Turms aus acht Klötzchen, Kippen von Rosinen aus der Flasche (ohne Vormachen), Anziehen von Kleidungsstücken, Verwendung der Mehrzahl
- Mit 4½ Jahren Springen über 20 cm, Nachmalen eines Kreises, Malen eines Menschen aus drei Teilen, Kennen von Farben, Gegensätzen, Anziehen unter Anleitung, Zuknöpfen von Knöpfen.

Sechs Jahre

Um den Schulbeginn kann das Kind mit Messer und Gabel sowie etwas später auch mit Werkzeugen umgehen. Die feinmotorischen Fähigkeiten sind gewachsen (z. B. bindet das Kind eine Schleife, malt mit Details ➔ Abb. 21.13) und werden auch durch den Schulalltag ständig weiterentwickelt.

Der Schulalltag prägt auch das Sozialleben. Der Beginn des Schulkindalters bringt zunächst wieder eine Labilitätsperiode, das Kind ermüdet leicht, zeigt wenig Ausdauer und ist Stimmungen unterworfen.

(Grund-)Schulalter

Abstraktionsfähigkeit und schlussfolgerndes Denken machen große Fortschritte, obschon das Kind noch vorwiegend anschaulich denkt. Das Kind sammelt, experimentiert und stellt funktionsfähige Dinge her.

Das Kind freut sich an Bewegung und Sport und grenzt sich zum anderen Geschlecht ab, spielt z. B. häufig nur mit gleichgeschlechtlichen Freunden.

Im späten Grundschulalter löst sich das Kind mehr und mehr aus der unmittelbaren elterlichen Fürsorge, beginnt Einsicht in die sozialen Aufgaben innerhalb von Familie und Gruppe zu gewinnen und vermag seine Fähigkeiten planmäßig einzusetzen.

Jugendalter

Das Jugendalter zwischen dem 13. und 20. Lebensjahr ist ein Abschnitt des Übergangs. Es imponiert ein letzter körperlicher Wachstumsschub (→ Abb. 21.10), der Körper wird schlaksig, und mit Stimmbruch bzw. Brustentwicklung stellen sich die sekundären Geschlechtsmerkmale ein. Die Fähigkeit, Kinder zu bekommen, erreichen junge Mädchen mit etwa 14 und junge Männer mit etwa 16 Jahren. Mit etwa 18 Jahren (Frauen) bzw. 20 Jahren (Männer) ist die körperliche Entwicklung abgeschlossen.

Psychisch zeigt sich die nahende Pubertät oft durch Widerspruchsgeist vor allem den Eltern gegenüber, und die Jugendlichen orientieren sich sehr stark an Gleichaltrigen **(Peergroup).** „Rebellische" Phasen wechseln oft abrupt mit solchen, in denen der Jugendliche überraschend „vernünftig" erscheint. Auch die Stimmung schwankt teils erheblich. Forscher erklären sich dies durch Umbauvorgänge im Gehirn, insbesondere im Stirnlappen des Großhirns. Weitere Kennzeichen der Pubertät sind Kreativität und Experimentieren – von Kleidung und Frisur über Sportarten bis zum Einüben neuer Rollen, etwa im Sportverein. Gefährlich wird es, wenn mit Alkohol und anderen Drogen experimentiert wird, denn diese richten, möglicherweise bedingt durch den Umbau des Gehirn, in der Pubertät dort besonders großen Schaden an. Das Risikobewusstsein insgesamt ist oft eher gering.

Bedingt durch die neue „hormonelle Interessenlage" wendet sich die Aufmerksamkeit des Jugendlichen ab von den gleichgeschlechtlichen Gruppen hin zu gegengeschlechtlichen Partnern, woraus oft im 15.–17. Lebensjahr die ersten länger haltenden Beziehungen entstehen.

Demgegenüber wird das soziale Erwachsenendasein, also die finanzielle und berufliche Selbstständigkeit, in den Industrieländern immer später erlangt, was nicht selten zu Konflikten führt.

SPICKZETTEL

Schulkind: 7. Lebensjahr bis Pubertätsbeginn (ca. 12. Lebensjahr)

- Mit sechs Jahren Schulreife, u. a. gute Feinmotorik (z. B. Essen mit Messer und Gabel, Binden von Schuhen), Zählen, Lesen/Schreiben des eigenen Namens, Erklären von Überlegungen, Freunde
- Im weiteren Verlauf Weiterentwicklung der Fähigkeiten, zunehmende Selbstständigkeit „außer Haus".

Jugendalter mit Pubertät, Adoleszenz: Wachstumsschub, Entwicklung der sekundären Geschlechtsmerkmale, zunehmende Loslösung vom Elternhaus.

WIEDERHOLUNGSFRAGEN

1. Welche Phasen werden im Kindes- und Jugendalter üblicherweise unterschieden? Charakterisieren Sie die „Hauptthemen" dieser Phasen. (→ 21.1, → 21.3.2)
2. Was versteht man unter der „Neuen Morbidität"? (→ 21.1)
3. Welches sind die wichtigsten Anpassungsvorgänge unmittelbar nach der Geburt? (→ 21.2.1)
4. Wie kommt es zum Neugeborenenikterus? (→ 21.2.1)
5. Was ist das APGAR-Schema, wie funktioniert es? (→ 21.2.1)
6. Wie viel wiegt ein gesundes Neugeborenes? (→ 21.2.1)
7. Wie unterscheiden sich Vormilch und reife Muttermilch? (→ 21.2.2)
8. Wie wird ein gesunder Säugling ernährt? (→ 21.2.2)
9. Wie verläuft in groben Zügen das körperliche Wachstum zwischen Geburt und Erwachsenenperiode? (→ 21.3.1)
10. Was sind Grenzsteine der kindlichen Entwicklung? Wählen Sie einen Zeitpunkt (z. B. vier Jahre). Was kann ein Kind in dem Alter typischerweise, was sind Alarmzeichen einer gestörten Entwicklung? (→ 21.3.2)

22

ÄLTERE MENSCHEN

LERNZIELÜBERSICHT

22.1 Was ist Altern?

- Altern ist ein biologisch vorbestimmter, unumkehrbarer Prozess, der sich nur schlecht definieren lässt.

22.2 Unterschiedliche Alterstheorien

- Altern vollzieht sich auf biologischer, psychischer und sozialer Ebene. Keine der mehreren hundert Alterstheorien kann Altern umfassend und schlüssig erklären.
- Es gibt zwei große Gruppen biologischer Alterstheorien: Die eine sieht Altern als genetisch vorbestimmt, die andere als exogen verursacht. Tatsächlich ist Altern multifaktoriell bedingt.
- Psychosoziale Alterstheorien fragen nach den Bedürfnissen alter Menschen in Bezug zur Gesellschaft (Aktivität? Rückzug?).

22.3 Veränderungen der Organsysteme im Alter

- Alle Organsysteme altern. Folge ist eine nachlassende Anpassungsfähigkeit von Organen und Gesamtorganismus.
- Altern ist nicht zu verhindern, aber zu beeinflussen. Es unterliegt großen individuellen Schwankungen.

22.4 Altern und Gesellschaft

- Altern ist in unserer Gesellschaft eher negativ besetzt.
- Vor allem über 75-Jährige sind im Alltag eingeschränkt bis zur Pflegebedürftigkeit.
- Durch die zunehmende Lebenserwartung wird die Zahl der Pflegebedürftigen in den nächsten Jahrzehnten erheblich zunehmen.

22.5 Häufige Gesundheitsprobleme älterer Menschen

- Immobilität, Stürze und Verwirrtheit sind charakteristische medizinische Störungen im Alter.
- Die Demenz ist die häufigste Ursache von Pflegebedürftigkeit im Alter, ihre häufigste Form, die Alzheimer-Demenz, ist bis heute unheilbar.

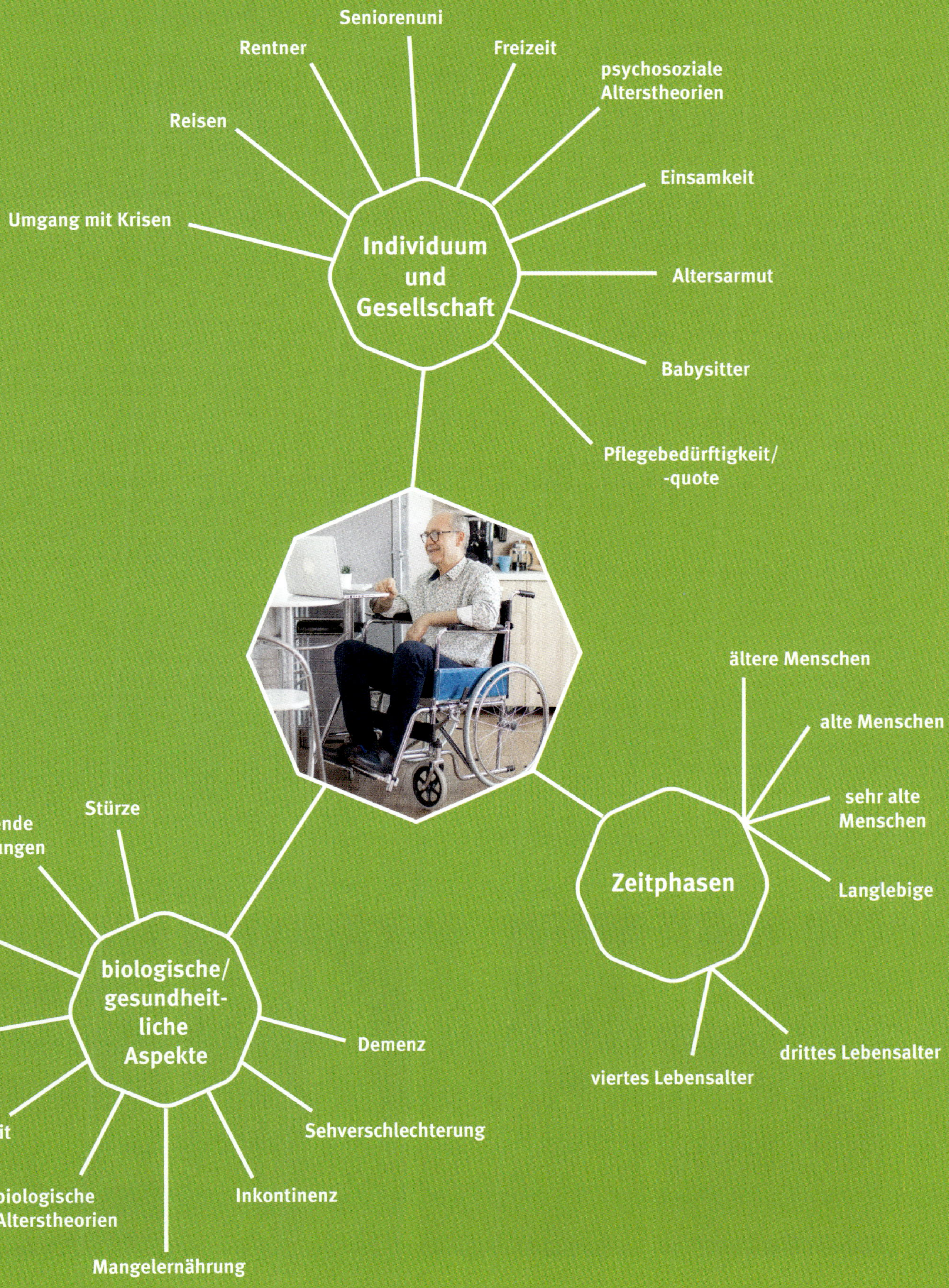
Individuum und Gesellschaft
Seniorenuni
Rentner
Freizeit
psychosoziale Alterstheorien
Reisen
Einsamkeit
Umgang mit Krisen
Altersarmut
Babysitter
Pflegebedürftigkeit/ -quote
Zeitphasen
ältere Menschen
alte Menschen
sehr alte Menschen
Langlebige
drittes Lebensalter
viertes Lebensalter
biologische/ gesundheit- liche Aspekte
Stürze
nachlassende Organleistungen
Immobilität
Schwer- hörigkeit
Demenz
Trainierbarkeit
Sehverschlechterung
biologische Alterstheorien
Inkontinenz
Mangelernährung

[J787]

22.1 Was ist Altern?

Die Frage, was **Altern** ist und wann es beginnt, lässt sich kaum beantworten, denn es gibt bis heute keine einheitliche Definition des Alterns.

Die umfassendste Definition, wie sie etwa von dem Mediziner *Max Bürger* Mitte des letzten Jahrhunderts geprägt wurde, bezeichnet Altern als „... jede irreversible Veränderung der lebenden Substanz als Funktion der Zeit“. Altern, so verstanden, beginnt nicht erst in höherem Lebensalter, sondern bereits bei der Geburt. Es beinhaltet damit beispielsweise auch die Entwicklung eines Kindes zum Erwachsenen.

Vier Kriterien, die Alterungsvorgänge kennzeichnen

Für den Alltag ist diese Definition zu weit. Vier Kriterien helfen, Alterungsprozesse weiter einzugrenzen:

- Alterungsvorgänge sind *universal,* sie sind für alle höheren Lebewesen gültig
- Sie sind *irreversibel,* also unumkehrbar
- Sie sind *schädlich* im Sinne einer verminderten Anpassungsfähigkeit für das betroffene Individuum
- Sie sind *biologisch-genetisch* vorherbestimmt und damit nicht zu verhindern. Entsprechend lässt sich auch eine *maximale Lebenserwartung* festlegen – für den Menschen liegt sie bei etwa 120 Jahren.

Versuch einer Definition des alten Menschen

Die „Grenze“ zwischen Erwachsenenalter und Alter (→ 1.4) ist willkürlich. Im deutschsprachigen Raum wird sie meist bei 60–65 Jahren angesetzt, nahe dem Zeitpunkt des Ausscheidens aus dem Berufsleben.

Infolge der erheblich gestiegenen Lebenserwartung dauert die Phase des Alters nicht selten über eine ganze Generation und umfasst den hoch aktiven Mittsechziger ebenso wie den bettlägerigen, pflegebedürftigen 90-Jährigen (→ Abb. 22.1). Deshalb wird das Alter weiter unterteilt, z. B. wie folgt:

- Menschen bis 75 Jahre werden meist als **ältere Menschen** bezeichnet
- Menschen zwischen 76 und 90 Jahren gehören zu den **alten Menschen**
- 91- bis 100-Jährige bilden die Gruppe der **sehr alten Menschen** oder *Hochbetagten*
- Über 100-Jährige werden **Langlebige** genannt.

Eine andere Einteilung spricht von **drittem Lebensalter** („junge Alte“, Phase relativ guter Gesundheit und hoher Aktivität, bis 80–85 Jahre) und **viertem Lebensalter** („alte Alte“, Phase zunehmender Gesundheitsprobleme und Hilfsbedürftigkeit). Und eine dritte Einteilung spricht sprachlich salopp, aber anschaulich von **„Go-go-Jahren“** (aktive Jahre ohne wesentliche Begleiterkrankungen), **„Slow-Go-Jahren“** (Jahre mit Begleiterkrankungen/funktionellen Defiziten, teilweise z. B. mit Hilfsmitteln kompensiert) und **„No-go-Jahren“** (Zeit ständiger Hilfsbedürftigkeit). Dies zeigt, dass die Einteilung in „Altersklassen“ willkürlich und nicht einheitlich ist.

Gerontologie, Geriatrie und Altenpflege

Die Wissenschaft von den körperlichen, psychischen und sozialen Vorgängen des Alterns heißt **Gerontologie** (*Alternsforschung, geron* = Alter), die Lehre von den Krankheiten des alternden und alten Menschen **Geriatrie** *(Altersheilkunde).*

PFLEGE ALTER MENSCHEN

Die **Altenpflege** wird durch den zunehmenden Anteil älterer Menschen in *allen* Bereichen der ambulanten und stationären Pflege an Bedeutung gewinnen. Pflegende alter Menschen benötigen durch die im Alter häufigeren Erkrankungen mit ihren gegenseitigen Beeinflussungen fundiertes medizinisches und (allgemein-)pflegerisches Wissen.

SPICKZETTEL

Altern: Physiologischer Prozess bei mehrzelligen Organismen, der über geringere Organreserven und bemerkte Funktionsminderung schließlich zum Tod des Organismus führt. Ursächlich bisher ungeklärt (multifakoriell bedingt), fortschreitend und unumkehrbar.

Älterer Mensch: Meist Bezeichnung für einen Menschen über 60–65 Jahren. Aufgrund der zunehmenden Lebenserwartung und des entsprechend unterschiedlichen Gesundheitszustandes üblicherweise in weitere, jedoch uneinheitliche „Alterskategorien“ unterteilt.

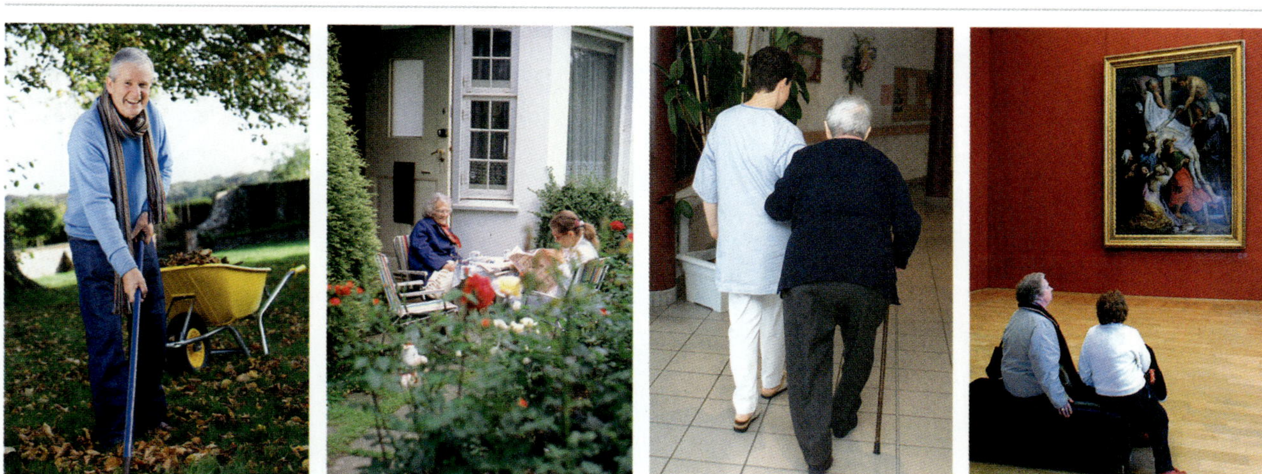

Abb. 22.1: Unterschiedliche Aspekte des Alters und des alten Menschen. Alle abgebildeten Menschen sind älter oder alt und doch völlig unterschiedlich – jeder Versuch, ein einheitliches Bild des alten Menschen zu zeichnen, muss scheitern. [J787]

22.2 Unterschiedliche Alterstheorien

Altern beeinflusst alle Aspekte menschlichen Seins. Es ist ein biologischer, psychischer und sozialer Prozess.

Es gibt zwar mehrere hundert **Alterstheorien,** die den Alterungsvorgang in seinen Dimensionen zu beschreiben, erklären oder ergründen versuchen. Jede davon hat jedoch Mängel, keine ist allumfassend und schlüssig. Entsprechend gibt es auch noch kein Mittel, um Altern zu verhindern, allen Anti-Aging-Produkten zum Trotz.

Alterungsvorgänge finden auf verschiedenen Ebenen statt, und die verschiedenen Alterstheorien ergänzen einander.

22.2.1 Biologische Alterstheorien

Biologische Alterstheorien konzentrieren sich auf die Struktur- und Funktionsveränderungen von Zellen, Organen und Organismus und fragen nach den *Ursachen* des Alterns. Ganz grob lassen sich zwei große Gruppen unterscheiden:

- Eine Gruppe von Theorien sieht den Alterungsprozess als Folge *endogener* Faktoren. Das Altern ist im Menschen verankert, also *genetisch vorherbestimmt*
- Die zweite Gruppe sieht *exogene,* also von außen kommende Einflüsse als Auslöser des Alterns.

Altern als genetisch vorbestimmtes Geschehen

Innerhalb einer Art (also Individuen weitgehend gleichen Erbguts) differiert die Lebenserwartung vergleichsweise wenig, zwischen verschiedenen Arten jedoch stark. So leben Fliegen im Mittel 30 Tage, Kaninchen sechs Jahre und Pferde 25 Jahre. Auch innerhalb einer Art zeigt sich eine starke Erblichkeit der Lebenserwartung: Kinder langlebiger Eltern leben meist erheblich länger als der Durchschnitt der Bevölkerung.

- Bei der **Genregulationstheorie** werden für die Lebensphasen *Entwicklung, Fortpflanzung* und *Alter* jeweils verschiedene Abschnitte des Genoms (Erbguts) als zuständig bzw. aktiviert angenommen. Gene, die den Alterungsvorgang (mit) steuern, heißen **Gerontogene.** Vieles diesbezüglich ist noch unklar. Sicher beeinflussen aber *zahlreiche* Gene den Alterungsvorgang und wird *nicht* eine genaue Zahl von Lebensjahren im Erbgut festgelegt
- An den Chromosomenenden befinden sich DNA-Abschnitte, die als **Telomere** bezeichnet werden und denen eine „Schutzkappenfunktion" zugeschrieben wird. Bei jeder Zellteilung werden diese Telomere ein Stück kürzer. Die **Telomertheorie** geht davon aus, dass die Telomerlänge die Zahl der möglichen Zellteilungen und damit das menschliche Leben begrenzt (Telomere als „biologische Sanduhr", **Hayflick-Limit**). Das Enzym **Telomerase,** das nur in Keimbahn- und Embryonalzellen (sowie Krebszellen!) aktiv ist, kann verkürzte Telomere wieder verlängern
- Nach der **somatischen Mutationstheorie** lassen mit dem Alter die zelleigenen DNA-Reparaturmechanismen nach, welche die ständig entstehenden Mutationen beseitigen. Folgen sind Veränderungen und Funktionsstörungen von Eiweißen und Enzymen, die schließlich zu Altern und Tod des Menschen führen.

Altern als Folge exogener Einflüsse

Eine der wichtigsten Theorien aus dieser Gruppe ist die **Theorie der freien Radikale:** Bei vielen Stoffwechselprozessen entstehen als giftige Nebenprodukte hoch reaktive *Radikale* (→ 2.4.2), vor allem *Sauerstoffradikale,* welche Membranproteine, Enzyme, Kohlenhydrate, Mitochondrien und DNA verändern bzw. schädigen. Diese punktuellen Schäden häufen sich an und führen so zu einem allgemeinen Funktionsrückgang der Zellen.

Endogene Radikalquellen sind z. B. Stress, Entzündungen oder starke körperliche Belastungen. Beispiele für exogene Radikalquellen sind Rauchen, Alkohol, UV-Strahlen (Sonnenbaden), Umweltchemikalien, aber auch einige Medikamente.

Umgekehrt ist es bei einigen Organismen gelungen, durch *Kalorienrestriktion* und damit Stoffwechselreduktion das Leben zu verlängern, teilweise allerdings um den Preis einer verminderten bis aufgehobenen Fortpflanzungsfähigkeit. Ob eine Radikalreduktion die Ursache für die Lebensverlängerung ist, ist unklar.

Die Zellen besitzen entgiftende Enzyme zur Neutralisation dieser Radikale. Der Gehalt an entgiftenden Enzymen (insbesondere *Superoxid-Dismutase, Katalase* und *Glutathion-Peroxidase*) in den Zellen einer Art korreliert sehr gut mit der Lebensspanne dieser Art. So enthalten z. B. Zellen der Menschenaffen bei etwa hälftiger Lebensspanne auch nur halb so viel dieser Enzyme wie menschliche Zellen.

Altern als multifaktorieller Prozess

Altern und Tod des Menschen sind unausweichlich und wesentlich genetisch bestimmt. Exogene Einflüsse können den Alterungsprozess aber beschleunigen oder verzögern: Viele Alterungsvorgänge, z. B. der Lunge, werden durch zusätzliche Schädigungen (etwa Rauchen) verstärkt und dadurch erst klinisch bedeutsam.

Auf der anderen Seite lassen sich zahlreiche körperliche und geistige Funktionen noch bis ins hohe Alter trainieren. Körperliche Bewegung mindert nicht nur den Muskelschwund, sondern nach heutigem Kenntnisstand auch das Demenzrisiko, und ein geistig aktiver und geübter alter Mensch kann ein besseres Gedächtnis haben als ein durchschnittlich trainierter junger Mensch. Und schließlich spielt auch der Zufall eine Rolle.

Aus dem Zusammenspiel verschiedenster endogener und exogener Faktoren ergeben sich individuell ganz unterschiedliche Alterungsverläufe. Trotzdem lassen sich typische Alterungsverläufe ausmachen (→ Abb. 22.2).

22.2.2 Psychosoziale Alterstheorien

Psychosoziale Alterstheorien fokussieren auf die Beziehung zwischen Individuum und Gesellschaft: Wie nehmen der Einzelne und die Gesellschaft Altern und Alter wahr, ist Altern in Zufriedenheit möglich? Auch hier gibt es die verschiedensten Theorien (alle stark vereinfacht):

- **Defizittheorie.** Altern wird als Abfolge von Einschränkungen und Aufgeben von Rollen gesehen
- **Kompetenztheorie.** Der (alte) Mensch möchte sich als kompetent und fähig erleben
- **Aktivitätstheorie.** Zufriedenheit im Alter bedeutet Aktivität, „Gebrauchtwerden" (→ Abb. 22.3)
- **Disengagementtheorie.** Alte Menschen möchten sich aus der Gesellschaft zurückziehen, sich ausruhen und nicht mehr arbeiten müssen („verdienter Lebensabend" → Abb. 22.3)
- **Kontinuitätstheorie.** Wichtig für die Zufriedenheit ist v. a., Lebenssituation und Lebensstil beibehalten zu können
- **Theorie der selektiven Optimierung mit Kompensation** *(SOK).* Verluste sind im Alter zwangsläufig. „Erfolgreich altern" heißt Ausnutzung noch vorhandener Ressourcen bei gleichzeitigem Ausgleich von Defiziten (durch andere Fähigkeiten, aber auch Hilfsmittel).

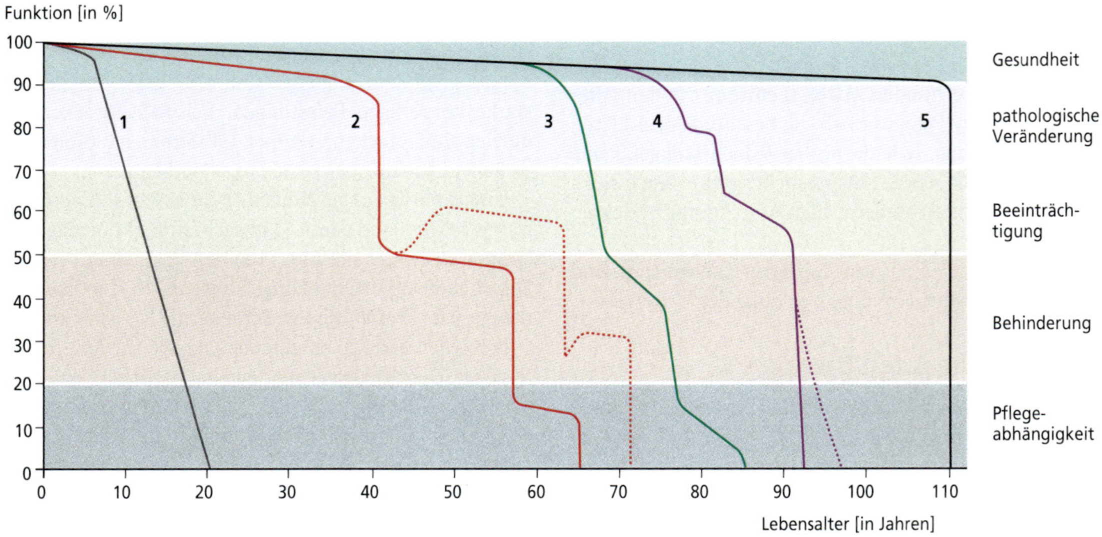

Abb. 22.2: Verschiedene Alterungsverläufe (verändert nach Nikolaus und Zahn). Linie 1: Stark beschleunigter Alterungsprozess ab dem sechsten Lebensjahr bei Progerie (vorzeitige Vergreisung). Linie 2: Risikofaktoren (Bluthochdruck, Rauchen) führen zu einer schnelleren Alterung. Nach einem Akutereignis (z. B. Schlaganfall) kann durch therapeutische Intervention eine Besserung der Lebenserwartung und der Lebensqualität erreicht werden (gestrichelte Linie). Linie 3: Rasche Funktionsbeeinträchtigung und mehrjährige Phase der Behinderung und Pflegeabhängigkeit, wie sie für Demenzkranke typisch ist. Linie 4: „Normales" Altern. Bis ins hohe Alter bestehen nur leichte Beeinträchtigungen. Die Phase von Behinderung und Pflegeabhängigkeit ist auf wenige Monate beschränkt (durch Therapien oft aber erheblich verlängert). Linie 5: Idealtypischer Verlauf des Alterns („in hohem Alter auf der Parkbank entschlafen").

Die etwas überspitzten Formulierungen machen deutlich, dass auch hier jede der Theorien Wahrheit in sich trägt, aber keine allen Menschen gerecht wird. So ist die Aktivitätstheorie sicher ganz wichtig für den Erhalt der Selbstständigkeit. Andererseits trägt sie der unterschiedlichen Persönlichkeit und den geringeren Reserven alter Menschen nicht Rechnung. Und im Widerspruch zur Kontinuitätstheorie kann es auch zufrieden machen, sich nach der Berentung einen lang gehegten Traum zu erfüllen und sein Leben neu zu gestalten.

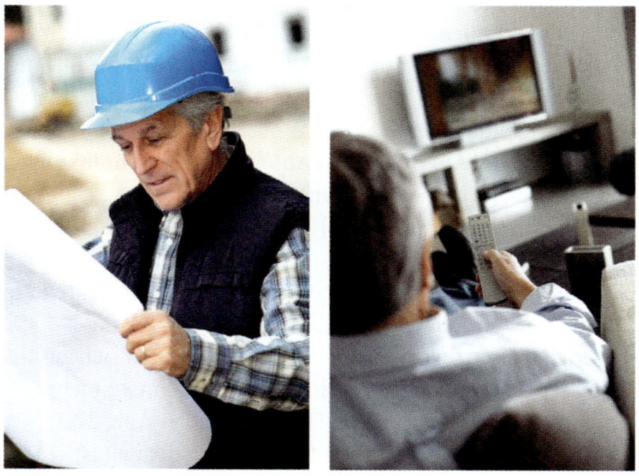

Abb. 22.3: Als Senior-Berater noch mal etwas Neues kennenlernen oder sich ausruhen – beides kann zufrieden oder unglücklich machen. [J787]

SPICKZETTEL

Alterstheorien: Verschiedenste Theorien, welche die biologischen, psychischen und soziale Aspekte des Alterns beschreiben oder ursächlich zu erklären versuchen.

22.3 Veränderungen der Organsysteme im Alter

Altersveränderungen treten, wie in den vorangegangenen Kapiteln bereits dargestellt, an allen Organen auf, wobei die verschiedenen Organsysteme beim Einzelnen unterschiedlich schnell altern können (Übersicht → Tab. 22.1).

Die Alterungsprozesse schränken die Anpassungsfähigkeit zunehmend ein – die Funktionsreserve der Organsysteme wird immer kleiner. Zunächst geschieht dies unmerklich, dann treten bei starken Belastungen erste Einschränkungen auf, schließlich wird schon bei kleinen Belastungen und Störungen offenbar, dass „es nicht mehr so geht" wie in jungen Jahren.

PFLEGE ALTER MENSCHEN

Auch wenn ein alter Mensch noch „fit" erscheint – schon bei einer harmlosen Erkrankung kann das nur noch **labile Gleichgewicht** kippen und sich der Gesundheitszustand deutlich verschlechtern.
Von entscheidender Bedeutung in der Altenpflege sind das Wissen um die Zusammenhänge zwischen den verschiedenen altersbedingten Veränderungen der Organsysteme und, darauf aufbauend, entsprechende Vorsichtsmaßnahmen zur Vermeidung von Komplikationen.

Tab. 22.1: Übersicht über die Abnahme von Organfunktionen im Alter

Altersbedingte Veränderungen	Folgen und mögliche Probleme
Herz-Kreislauf-System	
• Herzmuskelhypertrophie und -umbau (vermehrtes Bindegewebe) in Arbeitsmyokard und Erregungsleitungssystem • Abnahme der Koronardurchblutung • Abnehmende Elastizität der Gefäße • Verlangsamte Kreislaufreflexe	• Abnahme von maximaler Herzfrequenz, Herzkraft, Herzschlag-, Herzzeitvolumen • Verminderte körperliche Belastbarkeit, z. B. bei Anstrengung, in Höhe, perioperativ • Systol. und diastol. Blutdruckanstieg • Neigung zu orthostatischer Blutdruckregulationsstörung
Atmungssystem	
• Abnahme der Thoraxbeweglichkeit • Elastizitätsverlust der Lungen • Verlust an Alveolen • Abnahme des Flimmerepithels	• Abnahme von Atemvolumina und maximaler Sauerstoffaufnahme • Geringere Leistungsreserven, z. B. bei Anstrengung, in Höhe, perioperativ • Höheres Infektionsrisiko
Bewegungsapparat	
• Abnahme von Mineralgehalt und Knochendichte • Dünner-/Rauerwerden des Gelenkknorpels • Abnahme von Muskelmasse und -kraft (Einlagerung von Fett- und Bindegewebe)	• Osteoporose, höhere Frakturneigung • Schmerzen v. a. bei Gelenkbelastung • Geringere Kraft und Leistung • Schwäche • Gangunsicherheit, Stürze, Mobilitätseinschränkung
Harnsystem	
• Abnahme von Nierendurchblutung, glomerulärer Filtrationsrate, Konzentrations- und Verdünnungsfähigkeit • Vermindertes Durstempfinden • Abnahme des Blasenfassungsvermögens • Schwäche der Beckenbodenmuskulatur, geringerer Harnröhrenverschlussdruck • Bei Männern Prostatavergrößerung	• Elektrolytstörungen • Labilerer Wasserhaushalt • Störungen der Blutdruckregulation • Langsamere Ausscheidung von Medikamenten • Häufiger nächtliches Wasserlassen • Verminderte Drangzeit, Urininkontinenz
Verdauungssystem und Stoffwechsel	
• Zahnverlust • Verminderte propulsive Darmbewegungen • Veränderte Darmflora • Verminderte Leberenzymleistung	• Essprobleme (Förderung von Mangelernährung) • Obstipationsneigung • Geringere Alkoholverträglichkeit • Langsamere Ausscheidung einiger Medikamente
Hormonsystem und Stoffwechsel	
• Verminderter Grundumsatz • Abfallende Produktion vieler Hormone, besonders der Geschlechtshormone bei Frauen	• Bei nicht angepasster Energiezufuhr Förderung von Adipositas • Bei Frauen Erlöschen der Fruchtbarkeit • Schlechtere Glukosetoleranz • Sonst eher geringe klinische Folgen
Immunsystem	
• Abnahme der zellulären und humoralen Abwehr • Verminderte Entzündungsantwort	• Höhere Infektionsanfälligkeit • Zunahme bösartiger Tumoren • Anderes klinisches Bild von Infektionen
Nervensystem	
• Verlust von Nervenzellen und Synapsen • Abnahme der Transmitterkonzentrationen • Zunahme der Gliazellen • Ausbildung seniler Plaques, fibrillärer Veränderungen • Verminderte Nervenleitgeschwindigkeit • Durchblutungsminderung	• Langsamere Informationsverarbeitung und Reaktionsgeschwindigkeit • Sinkende Gedächtnisleistungen • Aber: Langer Erhalt und Trainierbarkeit geistiger Fähigkeiten durch hohe Plastizität des Gehirns
Augen	
• Trübung und Elastizitätsverlust von Linse und Hornhaut, Glaskörpertrübung • Langsamere Pupillenreflexe, nicht mehr so weite Pupillenöffnung • Nachlassendes Farbensehen	• Einschränkung der Nahakkommodation (Alterssichtigkeit) • Nachlassende Sehschärfe, verschwommenes Sehen • Vermehrter Lichtbedarf
Ohren	
• Verlust von Sinneszellen der Cochlea • Degenerative Veränderungen des Hörnervs	• Schwerhörigkeit, zunächst für hohe Töne, dann auch gestörtes Sprachverstehen

Tab. 22.1: Übersicht über die Abnahme von Organfunktionen im Alter *(Forts.)*

Altersbedingte Veränderungen	Folgen und mögliche Probleme
Geschmacks- und Geruchssinn	
• Abnahme der Geschmacksknospen und Riechzellen	• Unlust am Essen (Förderung von Mangelernährung) • Vermindertes Riechvermögen
Haut, Haare	
• Abnehmender Hautturgor • Erhöhte Verletzbarkeit, verlangsamte Wundheilung • Ergrauen der Haare, Haarausfall	• Meist v. a. kosmetische Bedeutung • Erhöhtes Dekubitusrisiko

Instant Aging

Vielen Menschen fällt es schwer, sich die altersbedingten Einschränkungen vorzustellen.

Bei **Instant Aging** wird durch spezielle Simulationsanzüge (u. a. mit Spezialbrille, Ohrenstöpseln, Halskrawatte, Spezialweste, Handschuhen und Gelenkbandagen → Abb. 22.4) versucht, das eingeschränkte Bewegungs-, Seh- und Hörvermögen eines älteren Menschen zu simulieren. Scheinbar banale Alltagstätigkeiten werden damit zu einer echten Herausforderung und manche Aufgaben völlig unlösbar.

Teilnehmer solcher Versuche und Schulungen sind insgesamt sensibler gegenüber den Problemen älterer Menschen. Sie achten z. B. mehr darauf, wie der Betreffende wohl mit seinem Essen zurechtkommt, und ordnen seltener Dosierungen halber Tabletten an.

Biografisches und biologisches Alter

Zwei Menschen können unterschiedlich gealtert sein, obwohl sie im gleichen Jahr geboren wurden.

Die Gerontologie unterscheidet daher zwischen **biografischem** *(kalendarischem, chronologischem)* **Alter** und **biologischem Alter.**

- Das biografische Alter bezeichnet das am Kalender ablesbare Alter eines Menschen und ist somit einfach festzustellen
- Demgegenüber informiert das biologische Alter über den aktuellen Gesundheitszustand und die Belastbarkeit eines Menschen. Ein biografisch 85-Jähriger, aber biologisch 75-Jähriger ist überdurchschnittlich rüstig und evtl. auch für große Operationen ohne Einschränkung geeignet. Ein biografisch 71-Jähriger, aber biologisch 80-Jähriger hingegen ist vorgealtert. Es gibt zwar mittlerweile Instrumente zur Schätzung des biologischen Alters, genau zu bestimmen ist es aber bislang nicht.

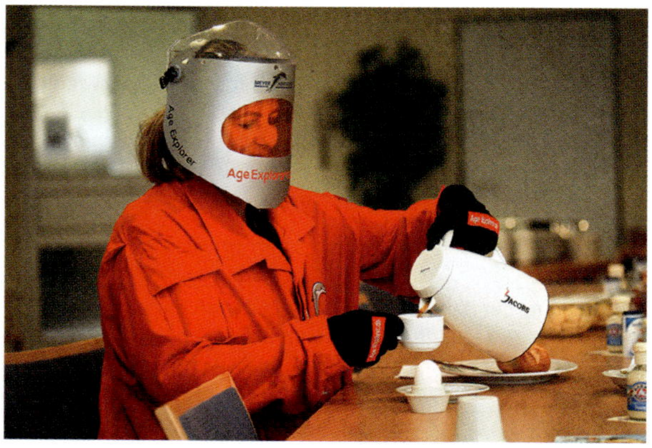

Abb. 22.4: Alterssimulationsanzug (hier AgeExplorer.de®). Mit einem Alterssimulationsanzug eine Tasse Kaffee einzuschenken macht die Einschränkungen alter Menschen „fühlbar" und lässt verstehen, warum alte Menschen mit so vielen Alltagstätigkeiten Probleme haben und lange dafür brauchen. [V655]

SPICKZETTEL

Biografisches Alter *(kalendarisches, chronologisches Alter):* Alter eines Menschen in Tagen, Wochen, Monaten, Jahren. Objektiv messbar.
Biologisches Alter: „Gesundheits"alter eines Menschen. Nicht objektiv messbar.

22.4 Altern und Gesellschaft

22.4.1 Altern in unserer Gesellschaft

Zwiespältige Einstellung

In unserer Gesellschaft ist das Verhältnis zum Altern und zum alten Menschen zwiespältig: einerseits Jugendwahn und Ablehnung alter Menschen (nach wie vor Herausdrängen aus dem Berufsleben trotz gegenteiliger Appelle und Beteuerungen, Betrachtung als Kostenfaktor in der Kranken-, Pflege- und Rentenversicherung), andererseits zunehmendes Umwerben der alten Menschen als Konsumenten und im Dienstleistungssektor bis hin zur Bevormundung. Die insgesamt eher negative Haltung zum alten Menschen („jeder will alt werden, aber keiner will alt sein") erleichtert es dem älteren Menschen nicht, die Veränderungen an sich selbst zu akzeptieren.

Zu hoffen bleibt, dass der zunehmende Nachwuchsmangel in der Arbeitswelt nicht nur zu einer der Not gehorchenden Wiedereinstellung älterer Arbeitnehmer führt, sondern zu einer echten Wertschätzung ihrer Erfahrung und Zuverlässigkeit.

Soziales Altern

Traditionelle Rollenerwartungen orientieren sich vielfach an der Defizit- und Disengagementtheorie (→ 22.2.2). Entsprechend unterstützen sie den alten Menschen zwar, fördern aber Passivität und engen seinen Verhaltensradius eher ein. Dadurch gehen körperliche, geistige und soziale Fähigkeiten mehr als nötig verloren. Die viele alte, insbesondere mobilitätseingeschränkte oder arme Menschen belastende Vereinsamung hat den gleichen Effekt: Besonders kommunikative und soziale Fähigkeiten werden nicht mehr in Anspruch genommen und verkümmern.

In diesem Sinn kann in Analogie zum biologischen Altern vom **sozialen Altern** gesprochen werden, wobei darunter insbesondere der Verlust psychophysischer Lebenskräfte und damit sozialer Aktionsmöglichkeiten zu verstehen ist.

PFLEGE ALTER MENSCHEN

Eine **ungünstige soziale Umgebung** führt zum vorzeitigen Bedarf an pflegerischer Hilfe. Umgekehrt wirken sich soziale Kontakte und Aktivitäten günstig aus.

Alte Menschen – sehr unterschiedlich

Ältere und alte Menschen sind sehr unterschiedlich:

- Viele ältere Menschen haben zwar „Zipperlein" und teils ernsthafte chronische Erkrankungen, diese sind aber im Alltag oft kompensiert und schränken auch Aktivitäten wie Sport oder Reisen nur wenig ein. Meist erst bei den über 75-Jährigen werden Krankheit und Pflegebedürftigkeit zum Problem
- Die älteren Menschen haben ganz unterschiedliche Vorstellungen von ihrem „Ruhestand": Die Palette reicht von gar keinen Vorstellungen und „ewigem Urlaub" über die intensivere Beschäftigung mit der Familie, Hobbys oder ehrenamtlichen Tätigkeiten bis hin zur Seniorenuniversität oder Auslandseinsätzen im ehemaligen Beruf
- Auch die finanziellen Möglichkeiten der älteren Menschen sind sehr unterschiedlich: Nicht wenige Rentnerhaushalte haben z. B. durch betriebliche Altersvorsorge oder Ersparnisse ein recht hohes Pro-Kopf-Einkommen. Andererseits ist Armut gerade bei älteren, verwitweten Frauen ohne eigene Rentenansprüche und ohne Ersparnisse ein echtes Problem, das die Bewältigung des Alltags massiv erschwert.

Hinzu kommen unterschiedliche Persönlichkeiten. Jeder nimmt es als selbstverständlich, dass Kinder, Jugendliche und Erwachsene völlig unterschiedliche Charakterzüge und Vorlieben haben. Bei alten Menschen ist dies nicht anders. Auch das bisher gelebte Leben prägt einen Menschen.

PFLEGE ALTER MENSCHEN

Es gibt nicht „den" alten Menschen. Pflege alter Menschen bedeutet auch, von Klischees Abschied zu nehmen und auf die unterschiedlichen Fähigkeiten, Ressourcen, Interessen und Vorlieben der alten Menschen einzugehen. Ein Grundsatz in der Pflege alter Menschen ist aber die **aktivierende Pflege.**

Altern als Anpassung an Krisen

Trotz aller Unterschiede gibt es gemeinsame Problemfelder:

Erste große Krise des älteren Menschen ist der Abschied vom Berufsleben. Selbst eine zuvor herbeigesehnte Berentung kann innerhalb weniger Monate zur Lebenskrise werden: Jahrzehntelang waren Alltag wie auch Jahreszyklus durch den Beruf klar strukturiert und damit – selbst wenn die Arbeit als Last empfunden wurde – sinnerfüllt. Dieser „Taktgeber" und „Sinnstifter" fällt nun weg. Der Betroffene muss seinen Tagesablauf selbst gestalten. Nicht nur für den Rentner selbst, auch für dessen Partner ist die Umstellung häufig eine Belastung. Viele Ehefrauen klagen, dass sie sich ihre Zeit nicht mehr selbst einteilen können und fühlen sich vom Ehemann eher kontrolliert und bei der Hausarbeit gestört als entlastet. Einige Paare beginnen sich regelrecht auf die Nerven zu gehen. Verschärft wird die Problematik evtl., wenn das verfügbare Einkommen sinkt, weil keine Ersparnisse oder andere Einkommen neben der Rente bestehen.

Auch wenn der gesundheitliche Zustand heute 70-Jähriger durchschnittlich besser ist als vor 20 Jahren: Es ist nicht zu leugnen, dass Krankheiten im Alter zunehmen (→ 22.5). Ältere und alte Menschen müssen verarbeiten, dass viele Krankheiten nicht mehr ausheilen, sondern bis zum Lebensende bestehen bleiben. Bei einigen löst dieses Bewusstsein eine tiefe Krise aus, bei anderen verlagert sich der Fokus unbewusst immer mehr auf die Gesundheit. Ein anderer Lebenssinn als die Bewältigung des gefährdeten Gesundheitszustands (des eigenen oder des Partners bzw. der Partnerin) und die Fixierung des Alltags auf das Management der Krankheiten scheint nicht mehr zu existieren.

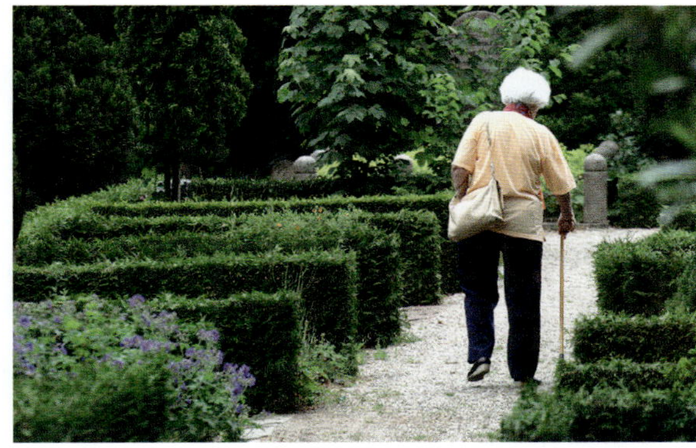

Abb. 22.5: Krise Tod. Verluste nahestehender Menschen häufen sich im Alter. Sehr alte Menschen sind evtl. die letzten Überlebenden von mehreren Geschwistern oder vielen Cousins – keine leichte Situation. [J787]

Noch eingreifender ist der Tod nahestehender Menschen (→ Abb. 22.5), allen voran des Partners bzw. der Partnerin. Der bzw. die Hinterbliebene fühlt sich oft wie gelähmt, leer und sinnlos. In dieser Situation verstärken sich viele Gesundheitsprobleme (z. B. ist die Sterberate frisch verwitweter Frauen über 2–3 Jahre erhöht). Aber es gelingt vielen Witwen und Witwern nach einer gewissen Trauerzeit (½–2 Jahre), zu einem neuen Lebensrhythmus zu finden, indem sie sich neuen Lebensinhalten zuwenden. So kann eine Seniorensportgruppe positive Körpererfahrungen (wieder)bringen. Noch wichtiger ist ein (neu geknüpftes) Netz sozialer Kontakte.

Nach heutiger Kenntnis ist die Zufriedenheit im Alter weniger von den tatsächlichen Problemen wie Rentenhöhe, Krankheiten oder Einsamkeit abhängig als von der Fähigkeit, Krisen zu bewältigen, und der *Bewertung* der Lebenssituation und des bisherigen Lebens durch den Einzelnen bzw. die Einzelne. Die Bewältigung von Krisen wird entsprechend von vielen Autoren als entscheidende Entwicklungsaufgabe des alten Menschen gesehen.

PFLEGE ALTER MENSCHEN

Die Betreuung alter Menschen umfasst somit auch, den alten Menschen dabei zu unterstützen, dass er seine (verbliebenen) **Chancen und Problemlösungsmöglichkeiten** erkennen und wahrnehmen und sein Leben akzeptieren kann.

22.4.2 Demografische Aspekte

Lag die durchschnittliche **Lebenserwartung** in Deutschland um 1900 für einen neugeborenen Jungen bei knapp 45 und für ein Mädchen bei etwas über 48 Jahren, so beträgt sie heute gut 78 bzw. 83 Jahre. Diese Entwicklung scheint nach wie vor anzuhalten. Ist erst einmal das 60. oder gar 80. Lebensjahr erreicht, sind diese Zahlen sogar noch höher. Die sog. **fernere Lebenserwartung** beträgt für

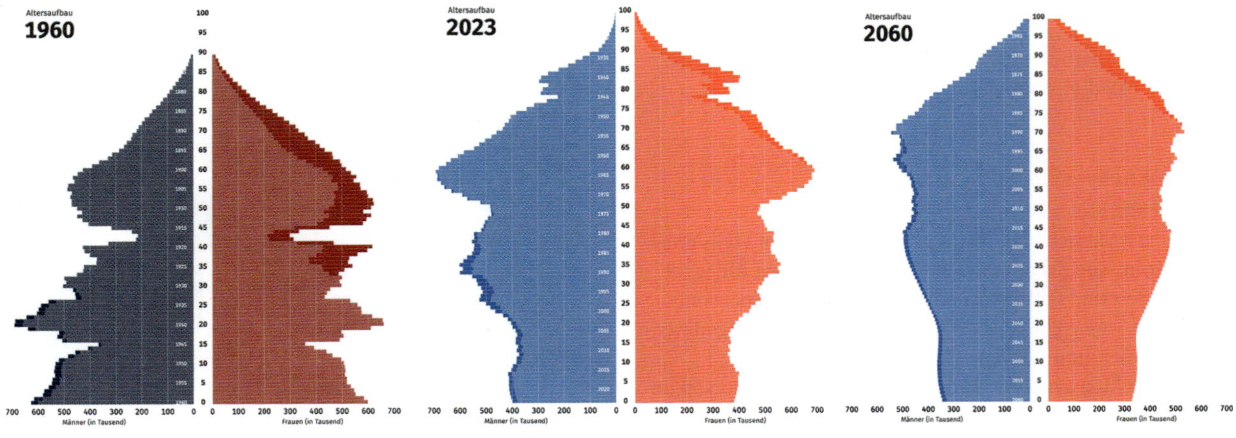

Über 65 Jährige auf 100 20- bis 64-Jährige		
27	36	54

Abb. 22.6: Altersaufbau der deutschen Bevölkerung von 1980 bis 2060 (2023 und 2060 geschätzt, basierend auf einer Nettozuwanderung von 221.000 Menschen jährlich und einer Geburtenrate von 1,55 Geburten pro Frau). [W193]

einen 60-jährigen Mann 21,75 und für eine 60-jährige Frau 25,4 Jahre, im Alter von 80 Jahren 8,1 bzw. 9,6 Jahre, Tendenz ebenfalls steigend (alle Zahlen vom *Statistischen Bundesamt Deutschland*). Die Ursache für die höhere Lebenserwartung der Frauen ist am ehesten in einem Zusammenspiel endo- und exogener Faktoren zu suchen.

Steigende Lebenserwartung und niedrige Geburtenrate führten und führen zu grundlegenden Änderungen im Altersaufbau der deutschen Bevölkerung, insbesondere zu einer Zunahme älterer Menschen. Der Altersaufbau der deutschen Bevölkerung hat von der Pyramidenform um 1910 über die Glockenform zur heutigen Zwiebelform gewechselt, in der die 45- bis 65-Jährigen dominieren. Um 2060 wird er wohl durch das Überwiegen aller Menschen eine Pilzform annehmen (→ Abb. 22.6). Waren 1960 nur 11 % der Deutschen älter als 65 Jahre, so sind es derzeit bereits 22 % und für 2060 werden ca. 30 % geschätzt.

PFLEGE ALTER MENSCHEN

Viele alte Menschen sind nicht pflegebedürftig und die **Pflegequote,** also das altersspezifische Risiko, pflegebedürftig zu werden, ist zuletzt sogar etwas gesunken, da nicht nur die *insgesamte Lebenserwartung,* sondern auch die *gesunde Lebenserwartung* gestiegen ist.
Aufgrund der starken Zunahmen alter Menschen wird aber die Zahl Pflegebedürftiger dennoch erheblich zunehmen. Ende 2019 waren gut 4,1 Millionen Menschen (4,9 % der Bevölkerung) pflegebedürftig im Sinne des Pflegeversicherungsgesetzes (altersspezifische Pflegequote → Abb. 22.7). Schätzungen für 2060 bewegen sich um 6,2 Millionen entsprechend knapp 8 % der Bevölkerung (gleiche Pflegequote, gleichen Pflegebedürftigkeitsbegriff und die in Abb. 22.6 gezeigte Bevölkerungsstruktur vorausgesetzt).

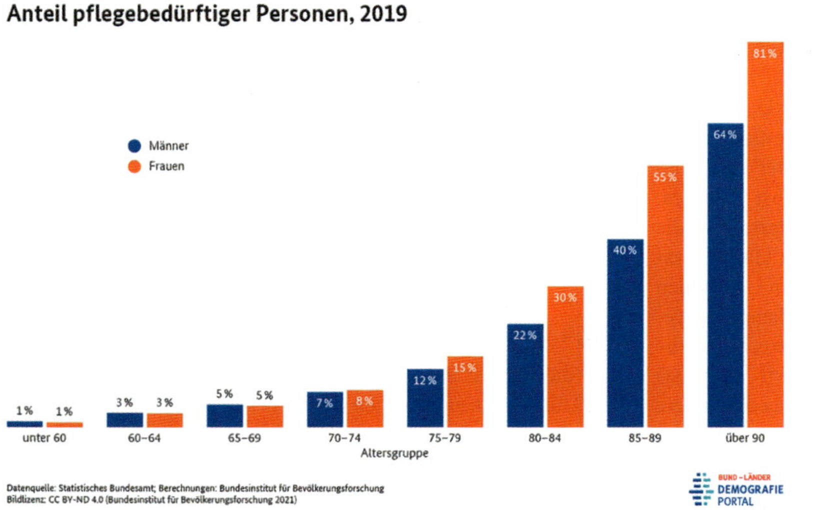

Abb. 22.7: Altersspezifische Pflegequote. [W193]

Heute werden die meisten alten Menschen von Familienangehörigen betreut. Bei Verheirateten pflegt meist der Ehepartner, bei Alleinstehenden Töchter oder Schwiegertöchter. Insgesamt pflegen viel mehr Frauen als Männer. Durch die Abnahme der Kinderzahl verteilt sich die Last auf immer weniger Schultern. Hinzu kommt, dass sich die Lebensplanung von Frauen in der letzten Generation grundlegend geändert hat: Die meisten sehen ihre Aufgabe nicht mehr allein in der Familie, sondern möchten Familie *und* Beruf, vielfach ist eine Berufstätigkeit beider Ehepartner schon aus finanziellen Gründen erforderlich. Eine oft jahrelange Pflege ist aber ohne weitere Hilfe nicht mit einer Berufstätigkeit zu vereinbaren. Die professionelle Pflege wird daher an Bedeutung zunehmen.

PFLEGE ALTER MENSCHEN

Der zu erwartende Anstieg der Pflegebedürftigkeit bringt für den Einzelnen, aber auch für Staat und Gesellschaft und in noch größerem Maße für die Berufe im Gesundheitswesen soziale, finanzielle und wirtschaftliche Herausforderungen mit sich.

22.5 Häufige Gesundheitsprobleme älterer Menschen

GERIATRIE

Obwohl Altern ein physiologischer Prozess ist und keine Krankheit, erkranken alte Menschen viel häufiger als junge Menschen, insbesondere an chronischen Erkrankungen. Typischerweise hat der alte Mensch nicht nur eine, sondern *mehrere* Erkrankungen gleichzeitig **(Multimorbidität).** Zunächst sind Unabhängigkeit und Lebensqualität des Individuums bedroht, später auch seine Lebensfähigkeit.
Die Auswirkungen der modernen Medizin auf die Pflegebedürftigkeit werden kontrovers diskutiert. Einerseits kann die moderne Medizin nicht nur das Leben verlängern (manchmal um viele Jahre), sondern auch Selbstständigkeit erhalten. Andererseits gelingt die Lebensverlängerung nicht selten um den „Preis" von Pflegebedürftigkeit.
Immer mehr setzt sich eine ganzheitliche Sichtweise des alten Menschen durch: Mit zunehmendem Alter ist nicht mehr Ziel, eine bestimmte Erkrankung mit allen zur Verfügung stehenden Therapien zu behandeln, sondern die Funktionen, die der alte Mensch im Alltag braucht, zu optimieren und seine Selbstständigkeit zu erhalten oder wiederherzustellen.

Unter **geriatrischen Syndromen** versteht man bei alten Menschen gehäuft auftretende Symptome oder Funktionsstörungen, vor allem die „geriatrischen Is":

- *Immobilität*
- *(Bewegungs-)Instabilität*
- *Einschränkungen* (engl. *impairment*) der Wahrnehmungsorgane (z. B. Altersschwerhörigkeit)
- *Inappetenz* (Appetitlosigkeit, Mangelernährung)
- *Intellektueller Abbau*
- *Inkontinenz*
- *Isolation.*

22.5.1 Immobilität

Viele ältere Menschen leiden unter *Bewegungseinschränkungen* bis hin zur *Bettlägerigkeit.* Die Ursachen der **Immobilität** sind vielfältig:

- Verminderte allgemeine Belastbarkeit, z. B. durch Herz- und Lungenerkrankungen
- Am Bewegungsapparat verminderte Beweglichkeit, abnehmende Kraft
- Neurologisch Abnahme von Koordinationsfähigkeit und Reaktionsgeschwindigkeit (z. B. auch der Gleichgewichtsreaktion), außerdem neurologische Erkrankungen wie etwa Lähmungen nach Schlaganfall, Bewegungsstörungen bei Morbus Parkinson oder Störungen des Lageempfindens bei Polyneuropathie
- Sehbehinderung und ungeeignete Brillen (z. B. erhöhte Stolpergefahr durch Nichterkennen von Kabeln)
- Vornübergeneigte Körperhaltung (verstärkt durch Verlagerung des Körperschwerpunkts nach vorne eine vorhandene Gangunsicherheit)
- Unsicherheit, Angst, insbesondere nach vorangegangenen Stürzen.

Folgen und pflegerische Maßnahmen

Jede länger dauernde Immobilität beeinträchtigt die Lebensqualität erheblich.

Sie fördert außerdem *Obstipation* (Verstopfung → 17.8.5), *Dekubitus* (durchgelegene Hautpartien → 8.3.4), *Pneumonie* (Lungenentzündung → 16.7), *Osteoporose* (Knochenabbau → 6.1.2), Muskelabbau sowie Leistungsminderung des Kreislaufsystems und setzt dadurch oft eine Abwärtsspirale in Gang.

Die psychischen Reaktionen des bzw. der Betroffenen reichen von aggressivem Verhalten gegenüber sich selbst und anderen (Pflegenden!) bis zu Passivität und Rückzug in kindliche Verhaltensmuster. Sehr häufig sind depressive Verstimmungen, die ebenfalls die Immobilität verstärken.

Entsprechend ist bei älteren Menschen Immobilität, wenn irgend möglich, zu vermeiden, wobei individuell angepasste Hilfsmittel gute Dienste leisten können (→ Abb. 22.8).

Ist im Rahmen einer akuten Erkrankung Bettruhe unbedingt erforderlich, sollen Physiotherapie und Bewegungsübungen im Bett (auch zwischendurch) den weiteren Funktionsverfall minimieren. Hierzu müssen Pflegende alte Menschen meist viel häufiger motivieren als jüngere.

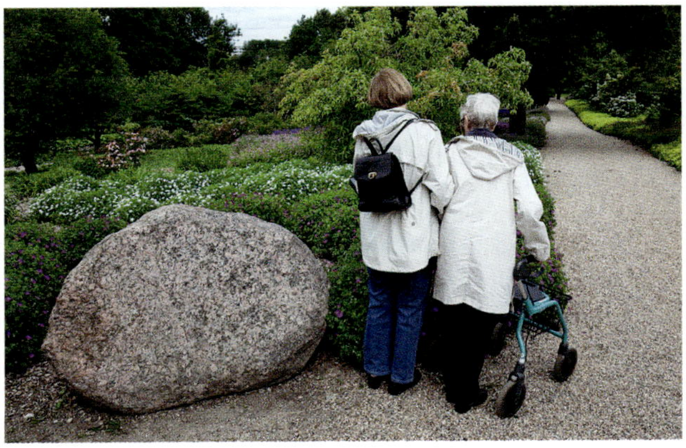

Abb. 22.8: Gehhilfen zu akzeptieren fällt vielen alten Menschen anfangs sehr schwer. Richtig angepasst, ermöglichen sie aber vielen Menschen Mobilität und soziale Kontakte und beugen (weiterem) Funktionsabbau und Stürzen vor. [J787]

Zusätzlich muss durch sorgfältige Prophylaxen den oben genannten Folgen der Immobilität vorgebeugt werden, da sie die vorhandene Immobilität verstärken und für die weitere Prognose des bzw. der Betroffenen nicht selten entscheidend sind.

22.5.2 Stürze

Mit der Immobilität gehen oft wiederholte **Stürze** einher, die – abgesehen von den Verletzungsfolgen – die Unsicherheit und Immobilität des bzw. der Betroffenen weiter verstärken und häufig die Einweisung in ein Krankenhaus oder den Umzug in eine Pflegeeinrichtung begründen.

Zu Stürzen führen – abgesehen von den erwähnten Immobilitätsursachen – **Schwindel** (z. B. infolge kurzzeitiger Durchblutungsminderung des Gehirns), plötzliche kurzzeitige Bewusstseinsverluste *(Synkopen)*, Blutdruckregulationsstörungen, Medikamente (insbesondere Beruhigungs- und Schlafmittel) und der Wechsel in eine ungewohnte Umgebung.

Schwindel und Stürze alter Menschen ohne eindeutige Ursache sollten stets diagnostisch abgeklärt werden, z. B. durch Langzeit-EKG. Möglicherweise bleibt die Ursache aber trotzdem unklar.

Sturzprophylaxe

Stürze sind oft folgenschwer – sturzbedingte Verletzungen sind gerade bei älteren Menschen nicht selten prognoseentscheidend. Die Pflegenden ermitteln daher bei jedem Pflegebedürftigen das individuelle Sturzrisiko mithilfe eines standardisierten Erhebungsinstruments (Assessment) und planen darauf basierend die weiteren Maßnahmen.

Generell achten Pflegende sowohl im ambulanten als auch im stationären Bereich auf eine möglichst sichere Umgebung:

- Darauf achten, dass insbesondere auf dem Weg zur Tür und zur Toilette keine Stolperfallen sind (z. B. lose Teppiche, Kabel). Toilette und Bad bewusst auf Rutschgefährdung inspizieren
- Patienten bzw. Patientin auf fehlende oder unsichere (z. B. wackelige) Haltemöglichkeiten in Fluren, Treppenaufgängen oder Bad aufmerksam machen
- Für ausreichende Beleuchtung sorgen
- Kleidung und Schuhe überprüfen. Die Schuhe sollten Halt bieten und rutschfest sein, die Kleidung darf nicht z. B. zu lang sein und dadurch zur Stolperfalle werden
- Geeignete Gehhilfen besorgen (lassen). Viele ältere Leute meiden wegen Unsicherheit das Gehen, was die Unsicherheit aber noch verstärkt und somit in einen Teufelskreis führt.

Im Krankenhaus oder in einer Pflegeeinrichtung gilt zusätzlich:

- Bei der Aufnahme die Räumlichkeiten zeigen, notwendige Veränderungen möglichst morgens vornehmen
- Klingel und Lichtschalter gut erreichbar anbringen
- Insbesondere mit mobilitätseingeschränkten Menschen regelmäßig das Stehen, Gehen und den Umgang mit Gehhilfen üben. Sie begleiten, bis sie sich sicher fühlen.

22.5.3 Akute Verwirrtheit

Als **Verwirrtheit** bezeichnet man ein komplexes Bild, unter anderem mit *Desorientiertheit* (Störung des normalen Raum- und Zeitempfindens), *Denkstörungen* (beispielsweise verlangsamtes Denken, Wahnvorstellungen), *Gedächtnisstörungen* und gestörtem *Schlaf-wach-Rhythmus*.

Setzt eine Verwirrtheit *plötzlich* ein, so spricht man von **akuter Verwirrtheit** oder *Delir*.

GERIATRIE

Die **akute Verwirrtheit** ist insbesondere bei über 70-Jährigen sehr häufig – Schätzungen reichen hinauf bis zu 50 % aller älteren Krankenhauspatienten bzw. -patientinnen.

Ursachen

Eine akute Verwirrtheit wird meist durch ein Zusammenspiel mehrerer ungünstiger Faktoren hervorgerufen. Zu nennen sind:

- Medizinische Ursachen wie Hormonstörungen, Dehydratation (Austrocknung), zu niedrigen Blutdruck, Infektionen oder Schmerzen
- Medikamentennebenwirkungen
- Soziale Ursachen wie z. B. ein Ortswechsel (Umzug in eine Pflegeeinrichtung, Einweisung in ein Krankenhaus), Verlust enger Bezugspersonen (beispielsweise Tod des Partners) oder Stress jeglicher Art.

Pflegerische Maßnahmen

Erster Schritt ist es, bei älteren Menschen auf Zeichen einer akuten Verwirrtheit zu achten, denn gerade wenn ein Mensch ruhig ist, wird eine Verwirrtheit leicht übersehen.

Die Ursache lässt sich im Regelfall im Krankenhaus mithilfe körperlicher und technischer Untersuchungen herausfinden.

Wird die Ursache beseitigt, verschwinden die akuten Störungen häufig.

Allerdings beruht ein großer Teil der akuten Verwirrtheitszustände auf der Verstärkung einer bisher maskierten und unerkannten Demenz.

22.5.4 Chronische Verwirrtheit und Demenz

Eine **chronische Verwirrtheit** nimmt über Monate oder Jahre allmählich zu. Ganz überwiegend liegt eine **Demenz** zugrunde, also der organisch bedingte, fortschreitende Verlust geistiger Fähigkeiten, welche vorher vorhanden waren.

Die Betroffenen leiden unter Gedächtnisstörungen, Wahrnehmungsstörungen, Denkstörungen (z. B. Wahnvorstellungen), Desorientiertheit, Persönlichkeitsveränderungen und in der Folge auch körperlichem Abbau. Schwer Erkrankte erkennen nicht ein-

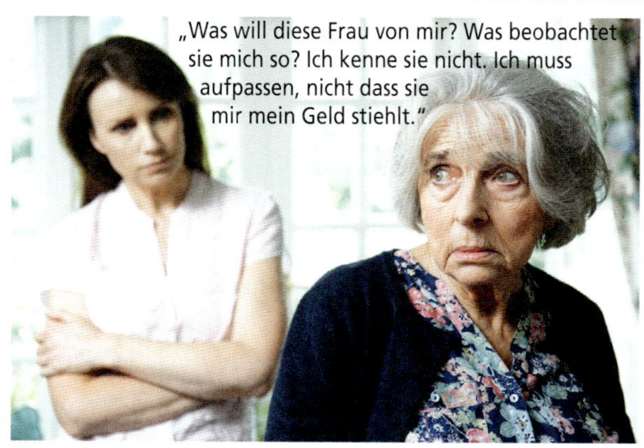

Abb. 22.9: Sich in einen Demenzkranken hineinzuversetzen, sich immer wieder zu verdeutlichen, wie schwer ein Leben ohne Erinnerungen ist, hilft „verrücktes" oder „paranoides" Verhalten zu verstehen und erleichtert den Umgang. [Foto: J787]

Tab. 22.2: Typische Symptome der Demenz.

Demenzbedingte Änderungen ...	
... im intellektuellen und kognitiven Bereich	• Gedächtnisstörungen • Zerstreutheit, Konzentrationsstörungen • Orientierungsstörungen zu Ort, Zeit, Situation, Personen • Probleme im sprachlichen Ausdruck/Sprachverständnis • Apraxien („Vergessen" von Handlungsabläufen, z. B. Ankleiden)
... in Stimmung und Befindlichkeit	• Interesselosigkeit • Affektiver Rückzug • Ängstlichkeit • Stimmungslabilität, Neigung zu diffuser Verstimmtheit
... im Verhalten	• Apathie • Reizbarkeit, Aggressivität
... in den körperlichen Funktionen	• Zunehmender körperlicher Abbau bis zu völliger Pflegebedürftigkeit, Harn- und Stuhlinkontinenz

mal mehr die nächsten Angehörigen, laufen rast- und scheinbar ziellos durch den Raum und zeigen ernste Störungen des *Schlaf-wach-Rhythmus* mit nächtlichem Herumwandern und langen Schlafperioden über Tag (→ Tab. 22.2, → Abb. 22.9).

Die Demenz ist keine „normale" Alterserscheinung, sondern eine Erkrankung, deren Häufigkeit allerdings mit steigendem Alter zunimmt: Weniger als 2 % der 65- bis 69-Jährigen, aber über 30 % der mindestens 90-Jährigen sind betroffen.

PFLEGE ALTER MENSCHEN

Die **Demenz** ist die *häufigste* Einzelursache von Pflegebedürftigkeit im Alter. Ihre häufigste Form, die **Alzheimer-Demenz,** ist letztlich bis heute ungeklärt und unheilbar.

Zwar können die Hirnleistungsstörungen durch sorgfältige Behandlung und Pflege oft für eine gewisse Zeit gemildert werden, doch wird der Patient bzw. die Patientin nach unterschiedlich langer Zeit vollkommen von der Fürsorge anderer abhängig und verstirbt dann oft innerhalb weniger Jahre.

SPICKZETTEL

Geriatrische Syndrome *(Alterssyndrome):* Typische Symptome/Funktionsstörungen alter Menschen, v. a. **I**mmobilität, (Bewegungs-)**I**nstabilität, Einschränkungen (engl. **i**mpairment) der Wahrnehmungsorgane (z. B. Altersschwerhörigkeit), **I**nappetenz (Appetitlosigkeit, Mangelernährung), intellektueller Abbau, **I**nkontinenz, **I**solation **(geriatrische Is).**

WIEDERHOLUNGSFRAGEN

1. Welche Kriterien kennzeichnen Alterungsvorgänge? (→ 22.1)
2. In welche weiteren Zeitabschnitte wird das Alter häufig weiter unterteilt? (→ 22.1)
3. Welches sind die wichtigsten Alterstheorien? (→ 22.2)
4. Skizzieren Sie kurz die Altersveränderungen der Organsysteme, stellen Sie zwei Organsysteme genauer dar. (→ 22.3)
5. Mit welchen Lebenskrisen müssen sich die meisten Älteren auseinandersetzen? (→ 22.4.1)
6. Wie verändert sich derzeit die Altersstruktur in den Industriestaaten? (→ 22.4.2)
7. Welche Grundprobleme zwingen ältere Menschen häufig zur Bettlägerigkeit? (→ 22.5.1)
8. Welche Symptome kennzeichnen die Demenz? (→ 22.5.4)

REGISTER

B

E

F

G

H

M

P

T

Übersicht altersabhängiger anatomischer und (patho-)physiologischer Besonderheiten des Menschen

1 Begriffe zur Beschreibung des Menschen

Lebensphasen

Lebensabschnitte → 1.4

3 Zelllehre (Zytologie)

Alterspigment Lipofuszin → 3.3.5, → 3.3.8

Körperwasserverteilung → 3.4

5 Die Gewebe des Körpers

Markscheidenentwicklung → 5.5.3

Knorpel → 5.3.6

Fettgewebsarten → 5.3.5 | Körperfettanteil → 5.3.5

6 Knochen, Gelenke und Muskeln

Skelettalter → 6.1.3
Knochenentwicklung, -wachstum → 6.1.3, → 6.1.4
Knochenbrüche → 6.1.7
Muskeldystrophien → 6.3.4

Osteoporose → 6.1.2
Gelenke → 6.2
Arthrose → 6.2.2

rotes Knochenmark → 6.1.2 | Periost → 6.1.2
Knochenmasse → 6.1.2 | Muskelmasse → 6.3.1

7 Der Bewegungsapparat

Schädel beim Säugling → 7.2.2
Wirbelsäule → 7.3.2 | Leistenhernien → 7.3.8
Radiusköpfchensubluxation → 7.4.3
Hüftgelenk → 7.5.1
angeborene Hüftgelenkdysplasie → 7.5.1
Fußgewölbe → 7.5.7 | angeborener Klumpfuß → 7.5.7
Beinachsenentwicklung → 7.5

Wirbelsäule → 7.3.3
Arthrose → 7.5
Schenkelhalsfraktur → 7.5.4

Rückenschmerzen → 7.3.2

Zwerchfellposition → 7.3.6 | Thoraxform → 7.3.5 | CCD-Winkel → 7.7.1

8 Die Haut

atopische Dermatitis → 8.1
Haut → 8.1

Schwangerschaftsstreifen → 8.3

Haut → 8.1, 8.2, 8.3, 8.4

Hautoberfläche (Aufteilung) → 8.1 | Behaarungsmuster → 8.6.1
Hautdrüsen (Aktivität) → 8.4.2 | Nägel (Besonderheiten) → 8.6.3

9 Das Nervensystem

EEG → 9.2.6
Hemisphärendominanz (Entwicklung) → 9.5.2
Rückenmark (Entwicklung) → 9.9.1
Neuralrohrdefekte → 9.9.1 | Gehirn → 9.16

Demenz → 9.5.1
Gehirnveränderungen → 9.16

Schlaganfall → 9.14.6

Schlaf → 9.7.5

10 Sensibilität und Sinnesorgane

Entwicklung der Sehfunktion → 10.6.3

Geruchssinn → 10.5.1
Geschmackssinn → 10.5.2
Pupille → 10.6.1 | grauer Star → 10.6.2
Alterssichtigkeit → 10.6.3
Altersschwerhörigkeit → 10.7.3

Gehör → 10.7.2, 10.7.3

11 Das Hormonsystem

Neuroblastom → 11.6.5

Wachstumshormon, Wachstumshormon-überproduktion (Symptome) → 11.2.2
Androgenüberproduktion (Symptome) → 11.6.5

Veränderungen des Hormonsystems → 11.1.6
ADH (Sekretionsrhythmik) → 11.2.1
Schilddrüsenhormone (Wirkung) → 11.4.2
Schilddrüsenüber-/-unterfunktion (Symptome) → 11.4.2

12 Das Blut

Eisenmangelanämie → 12.2.6

Knochenmarkreserve → 12.1.3

Gesamtleukozytenzahl → 12.3.5

fett: betrifft gleichzeitig zwei Altersgruppen – entweder Kinder und Erwachsene oder Erwachsene und alte Menschen
kursiv: betrifft alle Lebensphasen

Blutmenge ➔ 12.1 | rotes Knochenmark ➔ 12.1.3
Blutbildung ➔ 12.1.3 | Hämoglobinarten ➔ 12.2.2
rotes Blutbild ➔ 12.2.6

13 Die Abwehr

Antikörperspiegel ➔ 13.5.5

Abwehrsystem ➔ 13.5.1, ➔ 13.5.2

Abwehrsystem ➔ 13.2.2, ➔ 13.4, ➔ 13.5.3 | lymphatische Organe (Ausprägung) ➔ 13.8
Thymus (Ausprägung) ➔ 13.8.3

14 Das Herz

angeborene Herzfehler ➔ 14.2.3

Herzleistung ➔ 14.6.2

Herzfrequenz ➔ 14.4.1 | Herztöne ➔ 14.4.4
Herzinsuffizienz (Ursachen/Symptome) ➔ 14.6.4

15 Das Kreislauf- und Gefäßsystem

Arterien ➔ 15.1.2 | Kreislaufreflexe ➔ 15.3.5

Blutdruck/-messung ➔ 15.3.5
Temperaturregulation/thermische Neutralzone ➔ 15.4.3

16 Das Atmungssystem

Nasennebenhöhlen (Entwicklung) ➔ 16.1.3
lymphatischer Rachenring ➔ 16.2
Stimmbruch ➔ 16.3.2 | untere Atemwege ➔ 16.5
Atemtyp (Brust-, Bauchatmung) ➔ 16.9.3

Lunge ➔ 16.10

Atemfrequenz ➔ 16.9.1 | Lungen- und Atemvolumina ➔ 16.10

17 Verdauungssystem, Ernährung und Stoffwechsel

Zahndurchbruch, Milchzähne, Zahnwechsel ➔ 17.2.2
gastroösophagealer Reflux ➔ 17.3
Hypertrophische Pylorusstenose ➔ 17.4.5
Phenylketonurie ➔ 17.9.8 | Vitaminbedarf ➔ 17.9.9

Gebiss ➔ 17.2.2
Ernährungsstörungen ➔ 17.9.4

Leber (Leistungsfähigkeit) ➔ 17.6.3,
Resorption ➔ 17.7 | Darmflora ➔ 17.8
Grundumsatz ➔ 17.9.1 | Energiebedarf ➔ 17.9.1
Ernährungsempfehlungen ➔ 17.9.2
BMI, Gewichtsbeurteilung ➔ 17.9.3
Fettbedarf ➔ 17.9.7 | Eiweißbedarf ➔ 17.9.8

18 Harnsystem, Wasser- und Elektrolythaushalt

vesikoureteraler Reflux ➔ 18.5.2
Blasenkontrolle ➔ 18.5.4

Harnblase ➔ 18.5.3
Inkontinenz ➔ 18.5.4

glomeruläre Filtrationsrate ➔ 18.2.2
Nierenfunktion ➔ 18.2.1, ➔ 18.2.3
Urinmenge ➔ 18.4.1
Harnblasenentleerungen pro Tag ➔ 18.5.4
Körperwasser ➔ 18.7.1 | Flüssigkeitsbedarf ➔ 18.6.2

19 Die Geschlechtsorgane

Hodenhochstand ➔ 19.1.2 | Vorhaut ➔ 19.1.7
Jungfernhäutchen ➔ 19.2.7 | Pubertät ➔ 19.3
Geschlechtsorgane (Entwicklung) ➔ 19.3

Wechseljahre ➔ 19.2.6

Prostatahyperplasie ➔ 19.1.6

Sexualität ➔ 19.4
Geschlechtshormonspiegel ➔ 19.1.3, ➔ 19.2.5

20 Entwicklung, Schwangerschaft und Geburt

postpartale Adaption ➔ 20.5.1

21 Kinder

Vorsorgeuntersuchungen ➔ 21.1 | Neonatale Anpassung ➔ 21.2.1
Neugeborenen-Ikterus ➔ 21.2.1 | Säuglingsernährung ➔ 21.2.2
plötzlicher Kindstod ➔ 21.2.3 | Entwicklung (Zusammenfassung) ➔ 21.3
Körperwachstum/-proportionen ➔ 21.3.1 | Längenwachstum ➔ 21.3.1
Gewichtsentwicklung ➔ 21.3.1 | Pubertät ➔ 21.3.2

22 Der ältere Mensch

Alterstheorien ➔ 22.2
Organsysteme (Zusammenfassung) ➔ 22.3
geriatrische Syndrome/Gesundheits-störungen ➔ 22.5 | Demenz ➔ 22.5.4

Maßeinheiten, Vorsilben, Umrechnung

SI-EINHEITEN – BEZIEHUNGEN UND SYMBOLE

Größe	Name	Symbol
Basiseinheiten des SI-Systems		
Länge	Meter	m
Masse	Kilogramm	kg
Zeit	Sekunde	s
Elektische Stromstärke	Ampere	A
Temperatur	Kelvin	K
Lichtstärke	Candela	cd
Stoffmenge	Mol	mol
Abgeleitete Einheiten des SI-Systems (Auswahl)		
Fläche	Quadratmeter	m^2
Volumen	Kubikmeter	m^3
Flüssigkeitsvolumen	Liter	l oder L
Massenkonzentration	Kilogramm/Kubikmeter oder Kilogramm/Liter	kg/m^3 bzw. kg/l
Stoffmengenkonzentration	Mol/Liter	mol/l
Elektrische Spannung	Volt	V
Kraft	Newton	N
Druck	Pascal	Pa
Energie	Joule	J
Leistung	Watt	W
Frequenz	Hertz (1 Hertz = 1/s)	Hz

STANDARDVORSILBEN FÜR DEZIMALE VIELFACHE UND TEILE VON SI-EINHEITEN

Vorsilbe	Kurzzeichen	Bedeutung		
Tera	T	Billionenfach	$= 10^{12}$	= 1 000 000 000 000
Giga	G	Milliardenfach	$= 10^{9}$	= 1 000 000 000
Mega	M	Millionenfach	$= 10^{6}$	= 1 000 000
Kilo	k	Tausendfach	$= 10^{3}$	= 1 000
Hekto	h	Hundertfach	$= 10^{2}$	= 100
Deka	da	Zehnfach	$= 10^{1}$	= 10
		Einfach	$= 10^{0}$	= 1
Dezi	d	Zehntel	$= 10^{-1}$	= 0,1
Zenti	c	Hundertstel	$= 10^{-2}$	= 0,01
Milli	m	Tausendstel	$= 10^{-3}$	= 0,001
Mikro	μ	Millionstel	$= 10^{-6}$	= 0,000 00 1
Nano	n	Milliardstel	$= 10^{-9}$	= 0,000 000 00 1
Piko	p	Billionstel	$= 10^{-12}$	= 0,000 000 000 00 1
Femto	f	Billardstel	$= 10^{-15}$	= 0,000 000 000 000 00 1

UMRECHNUNG GESETZLICHER EINHEITEN

Größe	Umrechnung
Volumen	$1\ l = 10^{-3}\ m^3 = 1\ dm^3 = 10^3\ cm^3$ $1\ dl = 10^{-1}\ l = 10^{-4}\ m^3 = 0{,}1\ dm^3 = 100\ cm^3$
	$1\ ml = 10^{-3}\ l = 10^{-6}\ m^3 = 1\ cm^3$ $1\ \mu l = 10^{-6}\ l = 10^{-9}\ m^3 = 10^{-3}\ cm^3 = 1\ mm^3$
Druck	1 bar (Bar) = 10^5 Pa = 100 kPa
	1 mbar = 100 Pa
	1 mmHg (Millimeter-Quecksilbersäule*) = 133 Pa = 1,3 mbar
	1 Pa = 0,0075 mmHg*
Temperatur	1°C = 1 K (als Temperaturdifferenz)
	Temperaturangabe in K = T, Temperaturangabe in °C = t
	T + 273,15 = t bzw. T = t - 273,15
Zeit	1 min (Minute) = 60 s
	1 h (Stunde) = 60 min = 3 600 s
	1 d (Tag) = 24 h = 1 440 min = 86 400 s

* mmHg nur in Heilkunde zulässig

Anatomische Fachbegriffe

Abduktion	Bewegung vom Körper weg, abspreizen
Adduktion	Bewegung zum Körper hin, heranführen
anterior	(nach) vorne, vorderer
Anteversion	Beugung im Schulter- und Hüftgelenk, nach vorne heben
Außenrotation	Auswärtsdrehung
dexter	rechts
distal	von der Rumpfmitte entfernt liegend
dorsal	rückenwärts (am Rumpf = posterior), zu Hand-/Fußrücken hin (nur an Hand/Fuß)
Elevation	Anhebung, Hebung (des gestreckten Armes über die Horizontale hinaus)
Extension	Streckung
fibular	zum Wadenbein (Fibula) hin (nur am Bein)
Flexion	Beugung
frontal	in Richtung Stirn (nur am Kopf)
inferior	nach unten
Innenrotation	Einwärtsdrehung
kaudal	steißwärts, nach unten
kranial	kopfwärts, nach oben
lateral	von der Mitte weg, seitwärts
longitudinal	längs verlaufend
medial	zur Mitte, in der Mitte
median	in der Medianebene/Mittellinie
nasal	zur Nase hin (nur am Kopf)
okzipital	zum Hinterhaupt hin (nur am Kopf)
palmar	zur Handfläche (Hohlhand) hin (nur an der Hand)
peripher	auf den Rand des Körpers zu, von der Mitte weg
plantar	zur Fußsohle hin (nur am Fuß)
posterior	nach hinten, hinterer
Pronation	Einwärtsdrehung von Hand oder Fuß
proximal	auf den Rumpfansatz der Gliedmaßen zu
radial	zur Speiche (Radius) hin (nur am Arm)
Retroversion	Streckung im Schulter- und Hüftgelenk, nach hinten heben
sinister	links
superior	nach oben
Supination	Auswärtsdrehung von Hand oder Fuß
tibial	zum Schienbein (Tibia) hin (nur am Bein)
transversal	quer verlaufend
ulnar	zur Elle (Ulna) hin (nur am Arm)
ventral	nach vorne, bauchwärts (nur im Rumpfbereich benutzt und hier = anterior)
volar	zur Handfläche (Hohlhand) hin
zentral	auf das Innere des Körpers zu, zur Mitte hin, in der Mitte

Ebenen- und Achsenbezeichnungen

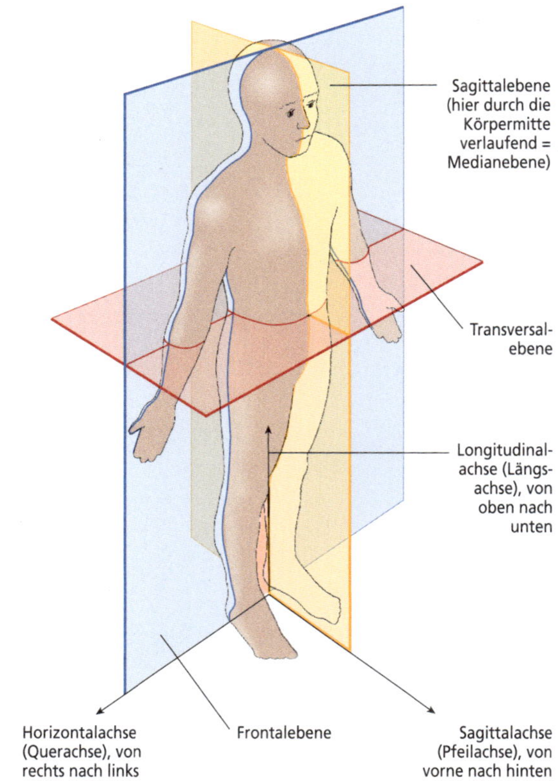

Lokalisationsbezeichnung bei runden Organen/ Körperöffnungen

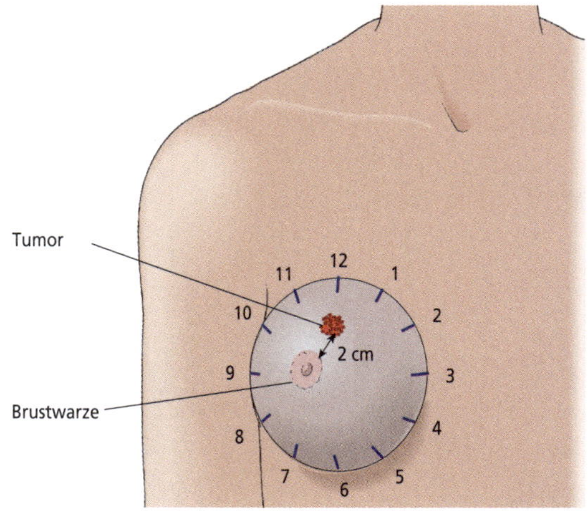